编 委 会

主　编　吴为群　黄绮玲　张巧玲

主　审　刘喜红　叶惠敏　王　琦

副主编　卢雪珍　胡华芸　刘慧燕

编　者（按姓氏笔画排序）

　　　　王　琦　叶惠敏　卢雪珍

　　　　刘喜红　刘慧燕　吴为群

　　　　张巧玲　陆　军　林穗方

　　　　胡华芸　黄琦玲

秘　书　支妙静　高少美

儿童营养师职业水平评价教材

主编 吴为群 黄绮玲 张巧玲

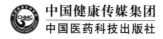

中国健康传媒集团
中国医药科技出版社

内 容 提 要

　　本书是儿童营养师职业水平评价教材，系统地介绍了最实用的儿童营养知识，判断儿童营养状况的简单实用方法，不同年龄段儿童的营养膳食指导，儿童常见营养相关性疾病的预防与营养膳食指导。教材中还附有一些典型案例分析，间有介绍一些儿童营养食谱和营养餐制作方法。本教材每章附有练习题，以供学员复习应试，对协助学员考证很有帮助。

图书在版编目（CIP）数据

　　儿童营养师职业水平评价教材 / 吴为群，黄绮玲，张巧玲主编.—北京：中国医药科技出版社，2020.3

　　ISBN 978-7-5214-1587-2

　　Ⅰ.①儿…　Ⅱ.①吴…　②黄…　③张…　Ⅲ.①儿童-食品营养-技术水平-评价-教材　Ⅳ.①R153.2

　　中国版本图书馆 CIP 数据核字（2020）第 026751 号

美术编辑　　陈君杞
版式设计　　易维鑫

出版　**中国健康传媒集团** | 中国医药科技出版社
地址　北京市海淀区文慧园北路甲 22 号
邮编　100082
电话　发行：010-62227427　邮购：010-62236938
网址　www.cmstp.com
规格　787×1092mm ¹⁄₁₆
印张　29 ¾
字数　720 千字
版次　2020 年 3 月第 1 版
印次　2020 年 3 月第 1 次印刷
印刷　三河市百盛印装有限公司
经销　全国各地新华书店
书号　ISBN 978-7-5214-1587-2
定价　**108.00 元**

获取新书信息、投稿、为图书纠错，请扫码联系我们。

儿童营养是社会和家庭关注的焦点，也是衡量国家综合国力的重要指标之一。目前，营养不良和超重及其并发症仍是广泛困扰中国乃至全球婴幼儿和儿童的公共卫生问题，婴幼儿和儿童营养不良会对儿童健康和生长发育产生很大的影响。

党中央、国务院高度重视儿童保健事业。习近平总书记亲自参与审议"中共中央　国务院关于学前教育深化改革规范发展的若干意见"，要求幼儿园注重保教结合，要为幼儿提供均衡的营养，培育幼儿良好的饮食、卫生、生活和行为习惯，促进幼儿快乐健康成长，为培养德智体美劳全面发展的社会主义建设者和接班人奠定坚实基础。

为此，国家《"健康中国2030"规划纲要》和《国民营养计划（2017－2030年）》将营养健康上升为国家战略，强调"健康中国，营养先行"。而有效营养干预需要从生命早期1000天开始，需要从学龄前儿童开始。世界卫生组织将生命早期1000天定义为人体生长发育的"机遇窗口期"，是人的体格和大脑发育最快的基础时期，这期间的营养状况不仅影响体格生长和智力发育，还与成年后慢性病的发病率有明显联系，与整个生命周期健康息息相关。

国家要大力发展营养健康产业，需要培养大量专业人才。而目前我国儿童营养专业人才很少，远远不能满足社会和家庭的需求；儿童营养方面的专业书籍也很少。为了积极配合落实国家健康产业新政策，经广东省人民政府及省民政厅批准，广东省营养师协会组织专家编写儿童营养师培训教材，并在全国率先开展儿童营养师专业培训和职业水平评价工作，为中国儿童营养事业的发展培养大量合格人才。

儿童营养师是指导儿童合理膳食，有效干预儿童常见营养疾病，传播儿童营养知识，评价儿童营养状况，促进儿童体格智力发育和身心健康的专业人员。

编写《儿童营养师职业水平评价教材》的主要目的是规范全国儿童营养师的培养，为国家、社会各机构培养具备相应职业技能的合格儿童营养师，推进科技人才评价专业化和社会化，方便用人单位选择合格专业人才，促进我国儿童营养产业及儿童营养事业的发展。

《儿童营养师职业水平评价教材》经过精心设计，内容共有十二章，涉及儿童营养学概论，营养相关的医学基础知识，营养学基础，儿童体格发育评价及儿童营养评估，婴儿营养及喂养指导，幼儿期、学龄前期、集体儿童、学龄期和青春期营养与膳食指导，儿童常见病症的营养防治方法，儿童营养及营养相关性疾病的膳食指导。

本教材编写充分体现了职业水平评价工作"以职业活动为导向，以职业能力为核心"的特点，系统地介绍了最实用的儿童营养知识，介绍了判断儿童营养状况的简单实用方法，介绍了不同年龄段儿童的营养膳食指导及儿童常见营养相关性疾病的预防与营养膳食指导，特别注重培养儿童营养人才的专业工作能力。教材中还附有一些典型案例分析，间有介绍一些儿童营养食谱和营养餐制作方法。本教材每章附有练习题，以供学员复习应试，对协助学员考证很有帮助。

　　本书编者全部都是大学或专科医院儿童保健及儿童营养专家，都具有长期儿童营养工作及教学的经验，专家们编写时均毫无保留地把自己的多年临床经验有机融合在每章的文字里，让读者能从本书中直接学到许多儿童营养工作经验，这是本教材的一大特色。

　　本教材为广大营养师、儿童家长、幼儿园工作人员、中小学食堂负责人和校医、社区医务人员和保健人员、儿科医生和护士、儿童营养产品企业的工作人员等社会各界人士，提供一本非常实用的儿童营养学习教材和职业水平评价教材。想进一步深入学习的读者可以参加儿童营养师专业培训，参加儿童营养师职业水平评价考试，获取儿童营养师职业水平评价证书。持证上岗，可以更有效地开展儿童营养工作。

　　作者在编写本教材过程中得到了恒康营养职业培训学校教师的大力支持，在此深表感谢。书中不足之处，恳请读者批评指正，以便再版订正。

编者

2020 年 1 月于广州

目 录
Contents

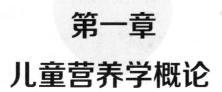

第一章
儿童营养学概论

第一节　儿童营养师介绍

一、儿童营养师职业定义和水平评价的目的

儿童营养师是指导儿童合理膳食，有效干预儿童常见营养疾病，传播儿童营养知识，评价儿童营养状况，促进儿童智力发育、体格发育和身心健康的专业人员。

儿童营养师适用对象很广，包括幼儿园工作人员，如园长、保健医师、营养师、老师；中小学食堂负责人和校医；基层社区医务人员和保健人员；儿童营养产品企业的销售人员和客服人员；医院儿科医生和护师；儿童营养师自由执业者；对儿童营养感兴趣的家长和社会各界人士。

儿童营养师职业水平评价的目的是规范儿童营养师的培养，为幼儿园、儿童食品生产企业等培养具备相应职业技能的合格营养师，推进科技人才评价专业化和社会化，方便用人单位选择合格专业人才，促进儿童营养产业的发展。详见附录一～二。

到目前为止，我国关于儿童营养方面的书籍和教材很少，从事儿童营养工作的人才极为缺乏。而当今中国社会儿童营养问题越来越多，儿童的营养状况正面临营养不足和营养过剩两方面的挑战，亟需培养大量儿童营养专业人才满足国家和社会的需要。

二、中央政府十分重视学前教育和儿童营养工作

党中央、国务院高度重视学前教育事业。习近平总书记在党的十九大报告中强调要"办好学前教育"，并把实现"幼有所育"作为"七有"重大民生问题之首。2018 年 7 月份习近平总书记亲自主持了中央全面深化改革委员会第三次会议，审议并通过了"中共中央国务院关于学前教育深化改革规范发展的若干意见"，要求幼儿园注重保教结合，要为幼儿提供均衡的营养，培育幼儿良好的饮食、卫生、生活和行为习惯，促进幼儿快乐健康成长，为培养德智体美劳全面发展的社会主义建设者和接班人奠定坚实基础。

国家《'健康中国 2030'规划纲要》和《国民营养计划（2017－2030 年）》将营养健康上升为国家战略，强调"健康中国，营养先行"，而营养干预需要从生命早期 1000 天开始，需要从学龄前儿童开始。世界卫生组织将生命早期 1000 天定义为人体生长发育的"机遇窗口期"，是人的体格和大脑发育最快的基础时期，这期间的营养状况与整个生命周期健康息息相关，不仅影响体格生长和智力发育，还与成年后慢性病的发病率有明显联系。

国务院颁布的《中国儿童发展纲要》为儿童营养改善提供了更加有利的政策和环境。从国际上看，全球更加重视和关注儿童营养问题，2012 年哥本哈根共识确定"减少学龄前儿童慢性营养不良"是关系全球发展的重大问题。第 65 届世界卫生大会通过了孕产妇和婴幼儿营养全面实施计划，要求各成员国将改善儿童营养提升为国家战略，纳入国家总体发展规划。这些都为儿童营养改善创造了重要机遇和良好条件。

国家卫生健康委员会最近发布《健康儿童行动计划（2018—2020 年）》，提出到 2020 年，覆

盖城乡的儿童健康服务体系要进一步完善，儿童医疗保健服务能力不断提升，儿童健康水平得到提高。该计划提出儿童健康促进行动、新生儿安全行动、出生缺陷综合防治行动、儿童早期发展行动、儿童营养改善行动、儿童重点疾病防治行动、儿童医疗卫生服务改善行动、儿童健康科技创新行动等8项行动。

认真落实中央有关政策，积极开展学前教育行动工作，促进学前教育和儿童营养的快速发展，已经提到相关部门及机构的议事日程。为了进一步加快我国学前教育改革步伐，快速有效推动儿童营养工作，加快落实中央儿童保健政策，促进儿童营养改善行动，需要大量儿童营养专业人才。需要加大儿童营养师培养和培训力度，通过政府批准的第三方营养师专业协会来开展儿童营养师职业水平评价工作，促进儿童营养师职业快速有序地发展。

三、儿童营养学定义

（一）儿童营养学定义

儿童营养学是研究儿童营养规律及其改善措施的学科，是研究儿童身体对食物的消化、吸收、利用及代谢规律，科学确定儿童对营养素需要量的学科，是研究如何选择最适当的食物以维持儿童健康的学问。

营养在儿童的生长发育过程中发挥着重要作用，儿童营养对于儿童的体格发育、智力发育及其社会心理发育和健康状况均起到十分重要的作用，甚至对成年后的健康状况起到深远的影响。儿童营养也是衡量国家综合国力的重要指标之一。

（二）最佳营养学定义

最佳营养学就是按照身体的需要，为身体提供最适当的营养素种类和剂量（优化量），协助儿童做到营养均衡，让儿童身体能够得到良好的发育，身体细胞能够充分发挥生命力、发挥修复能力和再生能力，尽可能地保持儿童健康，并保持最佳的学习状态和生活状态。

每个儿童的营养需求量取决于许多因素，包括学习和生活压力、身体健康状况、年龄和性别、生活方式、先天遗传的优势和不足、现在所处环境的影响、食物的烹饪方式和儿童的健康目标等诸多因素。不同的儿童营养需求量可能不同，同一个儿童在不同的时间营养需求量也可能不同。所以，要想达到最佳营养带来的健康效果，首先要会判断每个儿童的营养需求量，然后就是要有办法满足儿童身体的需要量，而这往往需要专业人士的指导才能做到。

（三）营养均衡是儿童健康的支柱

所谓营养均衡是指每天摄入儿童体内的营养素种类和剂量，可以满足儿童身体细胞的需要，可以满足生长发育和维护健康的需要。

国际最佳营养学创始人，营养学权威帕特里克·霍尔福德，在其《营养圣经》里提供的营养协同作用球形图，形象地显示各种营养素之间的协同作用很多、很普遍，体内营养均衡了营养素的利用效率才能达至最高，从图1-1中可以看到，没有哪一种营养素能单独起作用，总是与其他某些营养素互相关联。

营养学"木桶原理"。木桶是由一块一块木板拼起来的，短板的高度决定木桶装水的多少；打个比方，每一块木板相当于一种营养素，体内短缺营养素的水平决定全身其他营养素的利用水平和效率，营养均衡的人利用效率最高。

均衡的营养是儿童健康的支柱，是最重要的健康要素。现在很多人不懂得营养，更不懂均衡营养。营养摄入过多，容易导致儿童肥胖；营养摄入过少，会引起儿童营养缺乏病甚至各种营养相关性疾病。

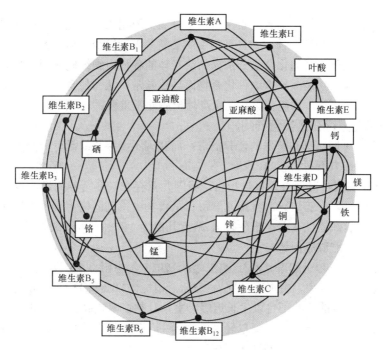

图 1-1　各种营养素协同作用球形图

（四）儿童必需营养素

人是由各种各样的营养素组成的，儿童需要从外界摄入 50 种必需营养素，包括蛋白质、脂肪、碳水化合物；维生素 A、B、C、D、E、K 等；矿物质钙、镁、锌、铁、硒、铬、铜、锰等；膳食纤维和水，总共七个大类、五十种必需营养素。这些必需营养素在儿童体内无法自行合成或合成不够，而必须从食物中摄取，详见表 1-1。

表 1-1　50 种人体必需的营养物质

脂肪	氨基酸	矿物质		维生素	其他
亚油酸	亮氨酸	钙	氟	A（视黄醇）	碳水化合物
亚麻酸	赖氨酸	镁	硅	B_1（硫胺素）	纤维
	异亮氨酸	磷	碘	B_2（核黄素）	光
	苏氨酸	钾	钼	B_3（烟酸）	氧气
	色氨酸	钠	钒	B_5（泛酸）	水
	蛋氨酸	硫	砷	B_6（吡多醇）	
	缬氨酸	铁	镍	B_{12}（氰钴维生素）	
	苯丙氨酸	锌	锡	叶酸	
	组氨酸	铜		维生素 H	
		锰		C	
		铬		D	
		硒		E	
		钴		K	

透过人体的消化吸收，将必需营养素从食物中分离提取出来，在儿童体内利用，进行各种生物化学反应，产生 1 万多种化合物。一旦食物中的必需营养素缺少任何一种，就会有数百种的化合物无法形成。由于这些不同的化合物分别提供给身体的各种组织细胞使用，其中任何一种化合物的减少，都会使身体的功能因缺少这种化合物而导致异常，从而使身体无法正常运作，引起疾病的发生和发展。由此可见，均衡营养对儿童身体健康非常重要。

四、目前我国儿童存在诸多营养问题

儿童处在长身体时期，有其特殊的营养需求；而我国不少家长缺乏营养知识，存在很多营养误区，给孩子的成长带来不利的影响。

《中国居民营养健康状况调查》报告指出，我国儿童存在较多营养问题，包括营养失衡，营养不良，微量营养素铁、锌等缺乏。我国儿童每日从食物中得到的钙不到推荐摄入量的一半，约有三分之一的学生患有缺铁性贫血，维生素 A 缺乏儿童为 11.7%，可疑缺乏者为 39.2%；导致儿童生长迟缓、低体重、肥胖等问题日益严重，

儿童的营养健康越来越引起家长及社会的关注。2013 年中国 0～5 岁儿童营养状况调查，低体重率、生长迟缓率、消瘦率、贫血率分别为 2.5%、8.1%、2.0% 和 11.6%。超重率和肥胖率分别为 8.4% 和 3.1%。0～5 岁的营养不良以生长迟缓为主，且贫血率较高。2014 年中国 7～12 岁儿童营养状况调查显示小学生营养不良主要以轻度消瘦为主，超重肥胖也较多，两极分化明显；男生的超重肥胖率要高于女生，城市普遍高于农村。

中央政府网站 2012 年 8 月 16 日刊文"儿童为啥不缺营养缺均衡？"指出近 15 年间，我国肥胖儿童人数增加了 28 倍，7 岁以下的儿童中，近 1/5 超重，7% 是肥胖儿童。肥胖会带来提前发育，影响成年最终身高，同时也是成年后罹患心脑血管病、糖尿病、肝胆疾病等慢性疾病的诱因。儿童超重肥胖问题需要关注并进行有效控制。

第二节　儿童营养的重要性

一、生命早期 1000 天概念

生命早期 1000 天：

怀孕＋1 岁＋2 岁

270＋365＋365＝1000 天

研究表明，生命早期 1000 天的营养状况非常重要，将会决定宝宝的一生！

联合国营养执行委员会提出，从妊娠到出生后 2 岁是预防成年慢性病的窗口期。"哥本哈根共识"提出，改善 1000 天关键时期的营养是全球健康发展的最佳投资。生命早期 1000 天是决定一生营养与健康状况的最关键时期！

二、儿童营养的重要作用和显著特点

儿童是家庭的未来！儿童的发育和健康必须要有均衡的营养！

1. 儿童营养的重要作用

（1）为生长发育提供原材料。

（2）维持儿童生命和健康。主要用于细胞基础代谢及修复细胞。

（3）运动消耗。儿童好动，需要消耗较多的能量。

2. 儿童营养的显著特点

（1）儿童营养中的矛盾　小体格、低体重与高热量、高营养需求；弱消化吸收能力与高热量、

高营养需求；生活消费上升与营养不良比例上升。

（2）儿童能量的特点　儿童能量相对需求较大。儿童基础代谢率高，能量需要量相对较高。婴儿基础代谢率按公斤体重计算，是成年人的2～3倍。儿童生长发育需要能量；儿童爱动，也需要消耗更多能量。

（3）儿童蛋白质的特点　儿童蛋白质需求也相对较大。儿童有9种必需氨基酸：异亮氨酸、亮氨酸、赖氨酸、蛋氨酸、苏氨酸、苯丙氨酸、色氨酸、缬氨酸和组氨酸。年龄越小，用于生长维持的蛋白质量相对越多，详见表1-2。缺乏蛋白质会对儿童生长发育造成显著影响。

表1-2　婴幼儿和儿童生长发育及生长维持阶段对蛋白质的需求

年龄	用于生长维持的量占总量的%
0.5～3个月	55
3～6个月	43
6～12个月	31
1～3岁	20
4～8岁	10

（4）儿童脂肪的特点　二十二碳六烯酸（DHA）是婴儿视力和大脑发育不可缺少的营养。婴儿喂养研究发现，与标准剂量的DHA比较，高剂量DHA饮食喂养的婴儿具有更好的视力和心智发育。

儿童脂肪供应的能量占全天总能量的百分比：0～6月脂肪供能比为48%，7～12月脂肪供能比为40%；1岁以上脂肪供能比为35%；4岁以上脂肪供能比为20%～30%。详见附录三～十五。

（5）儿童碳水化合物的特点　儿童碳水化合物供能比较低。小婴儿糖类摄入的主要形式是乳糖，我国儿童乳糖不耐受现象较多。乳糖不耐受是由于儿童乳糖酶分泌少，不能很好地消化分解母乳或牛乳中的乳糖，引起儿童非感染性腹泻，又称乳糖酶缺乏症。乳糖酶缺乏是广泛存在的世界性问题，远东人群发生率高，大部分人群不出现症状，但在以乳汁为主要饮食的新生儿及婴幼儿中常发生腹泻等症状。乳糖不耐受者可用替代食品，包括无乳糖配方奶、豆乳、酸乳等。

（6）儿童钙　缺乏常见，会影响长高。儿童缺钙易患佝偻病、骨质软化症。

（7）儿童铁　缺乏较多，6岁时缺铁最明显，严重者会引起缺铁性贫血。

三、影响儿童智力发育的营养因素

7岁以前是儿童智力发育的关键时期，错过了肯定会后悔一辈子。

（一）影响儿童智力的大脑因素

1. 智商及其判断标准

（1）什么是智力　智力是大脑潜在的、综合性的认识能力。包括以下几个方面：思维能力、认识能力、创造能力、适应环境的能力和表达能力。

智商（intelligence quotient，简称IQ）：通过智力测试，得到一个用以表示智力水平的分数，即智商（IQ）。智商是智力年龄与实际年龄的比值。

智商的计算公式：IQ＝（智力年龄/实际年龄）×100

（2）人的智商判断标准　智商在90～129的儿童都为正常儿童，智商在130以上为超常儿童，智商89以下为智力偏低儿童，智商70以下为智力低下，智商100是正常儿童智商的标准线。

2. 影响智商的大脑因素　人类智商高的原因主要在于大脑。人的大脑与动物大脑有显著差异。影响智商的大脑因素主要包括大脑重量、脑细胞数量、脑体比例、脑细胞链接、神经突触、神经髓鞘及神经介质。见图1-2。

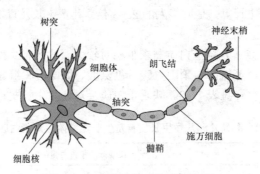

图1-2　大脑神经元细胞示意图

为什么大脑突触多，记忆力就强呢？脑突触就是连接脑细胞的神经节点。脑细胞之间的信息传递是通过突触进行的。脑突触多，脑细胞之间传递信息就更方便和快速，信息更容易存储在不同的脑细胞中。所以脑突触多的人，记忆力就比较强。

儿童智力发展的速度与大脑的发育一致，3岁以前大脑发育最快，以后逐渐减慢，5岁以前就完成整个大脑发育的80%，到7岁时大脑的结构和功能基本接近成人。因此7岁以前是儿童智力发展的重要时期，其中3岁以前尤为重要。

胎儿大脑发育的最大特点是胎儿脑细胞增值"一次性完成"。

3. 大脑的营养构成和营养供给　构成大脑的营养成分主要有脂类、蛋白质、糖类、维生素A、维生素B、维生素C、维生素E和钙、锌等。从大脑构成来看，脂质是第一位的营养成分。如果将大脑去除水分，近60%是脂肪。

大脑的营养供给十分特别。脑组织只能利用葡萄糖和氧气来供应能量。虽然大脑重量只占体重的2%，耗氧量却占全身的20%～25%。大脑几乎不能储存任何营养，所以脑部营养供给包括氧气的供给显得特别重要。

4. 影响儿童智力发育的营养因素　营养是大脑的物质基础，决定了大脑及生命的健康。大量的研究结果表明，缺乏某些营养大脑就会不健康，甚至造成无脑儿。营养是影响小孩智力发育的最重要因素。

营养会影响智商。有专家对美国中产阶级收养的韩国孤儿进行了一项研究。结果发现，营养不良能影响11～12岁孩子的智商，智商差别可以达到10分，相当于高中生和大学生水平的差别。而营养状况改善越早，智商发育越好，3岁前被收养的孩子智商明显高于3岁后被收养的。

营养对胎儿、婴幼儿大脑和智力发育影响最大。如果出生前后都有营养不良，那么大脑细胞总数可能只有正常细胞数的40%～80%。胎儿期营养不良者，即使出生以后营养得到改善，智力仍然难以恢复。

（1）叶酸　四氢叶酸是合成核苷酸的重要材料，缺乏会导致先天性神经管畸形。服用叶酸能把神经管缺陷的风险降低50%～70%。

（2）脂肪　占脑干重的60%，在大脑组成和活动中起着不可代替的作用。其中对大脑发育最重要的是DHA、磷脂，是胎儿脑发育的"建筑材料"。

必需脂肪酸构成神经细胞的细胞膜和神经髓鞘，对胎儿快速生长的脑细胞起着至关重要的作用。缺乏DHA可造成脑部受损或智力低下，DHA是胎儿、婴幼儿神经细胞发育过程中重要的营养成分。

（3）蛋白质　蛋白质也是脑细胞的主要成分之一，占脑干重的 30%～35%，仅次于脂肪，是大脑智力活动的物质基础。缺乏会引起胎儿大脑发育障碍，影响智能水平，导致认知方面的损害，出现冷漠，缺乏热情。

神经递质的作用是传递大脑信息，其含量直接影响人的心情、记忆力和头脑敏锐度，其主要的合成原料是氨基酸。

（4）锌　锌是构成核酸和蛋白质所必需的营养素，也是人脑中含量最高的一种金属离子，在与记忆力、情绪及语言相关的大脑皮层边缘部海马区浓度较高，是脑内酶系统的主要成分。缺锌会使脑发育出现不可逆的损伤，导致儿童智商下降、注意力降低、抑郁、环境适应能力下降、运动能力下降。调查显示，目前中国儿童缺锌情况很严重。

（5）碘　碘是合成甲状腺素的重要原材料。如果孕妈妈缺碘，就会导致孕妇和胎儿双方甲状腺素合成不足，影响胎儿脑组织正常发育，生出低智商儿。

（6）维生素 A　维生素 A 可以促进生长发育尤其是大脑的发育；缺乏维生素 A 会导致儿童生长停滞、发育迟缓、智力低下、骨骼发育不良；会影响女性受孕或导致胎儿畸形、死亡。

（7）糖类　葡萄糖是大脑细胞能量的唯一来源，每天摄入的碳水化合物不能少于 130g。

（8）其他营养素　维生素和矿物质能改善大脑功能，提高智商，改善心情，提高记忆力，延缓大脑衰老，也是对脑部有重要作用的营养物质。维生素 B 族能维持神经系统的正常功能，促进代谢及智力活动。维生素 E 具有保护细胞膜的作用，防止不饱和脂肪酸的过氧化。

5. 提高智商，儿童该怎么吃

（1）鱼类　特别是深海鱼，富含优质蛋白质、卵磷脂、DHA 和钙。

（2）蛋类　富含蛋白质、卵磷脂、维生素和钙、磷、铁、乙酰胆碱。

（3）动物肝脏、肾脏　富含铁质、卵磷脂和维生素 A。

（4）大豆和豆制品　富含优质蛋白质、卵磷脂、不饱和脂肪酸、钙、铁、维生素 B_1、维生素 B_2。

（5）小米　富含蛋白质、脂肪、钙、铁、维生素 B_1 等。有健脑作用，防治神经衰弱，改善睡眠。

（6）硬壳类食品　包括花生、核桃、葵花籽、芝麻、松子、榛子等，富含蛋白质、不饱和脂肪酸、卵磷脂、无机盐和维生素 E。

（7）黄花菜　也称"健脑菜"，富含蛋白质、脂肪、钙、铁、维生素 B 族。

（8）枣　含有丰富的维生素 C，每 100g 克鲜枣内含维生素 C 380～600mg，酸枣达 1380mg。

（9）香蕉　含酪氨酸，而酪氨酸可使人精力充沛、注意力集中，并能提高人的创造能力。

（10）胡萝卜、西蓝花　富含抗氧化剂和植物营养素，保护大脑。

（11）甜菜、毛豆　富含苯丙氨酸，有助于增强脑细胞活力。

（12）酸奶　研究发现酸奶等含益生菌的食物可增强大脑警觉度。

《Lancet》杂志刊登了美国科研人员的研究结果：儿童在改变饮食习惯后的 6 个月（不吃含添加糖分、色素和高脂肪的食物），智商最高可增加 25 分。这说明生活方式对儿童智力具有显著影响。

四、影响儿童体格发育的营养因素

每位家长都希望孩子长得更高，但现实生活中许多人并不能如愿。营养是儿童体格发育的物质基础，营养均衡是儿童长得更高的必要条件！

如果孩子缺乏长身高的核心营养素，那就没有办法达到应有的高度；如果错过孩子体格发育的两个关键时期，那孩子身高受影响就会更大。

（一）身体长高的秘密

1. 人身体长高主要靠长骨的增长 长骨主要存在于四肢，呈长管状，身体长高主要靠下肢长骨，包括股骨、胫骨和腓骨。长骨分为一体两端，体又叫骨干，两端较膨大，称为骨骺。在骨干和骨骺之间的软骨是骺软骨，也叫骨骺线。骺软骨不断分裂增殖生成新的软骨，然后软骨变成骨，骨就可以不断增长，人就随之长高。骨骺线完全闭合，骺软骨全部骨化，人的长高也就停止了。

2. 生长激素 生长激素能促进骨骼、内脏和全身的生长，促进蛋白质合成，增加细胞对氨基酸的通透性，影响糖、脂肪和矿物质代谢，调节肾功能和水代谢，促进躯体（骨骼、肌肉和器官）的生长，在人体生长发育中起着关键性作用。

3. 骨骼的营养构成

（1）骨细胞 占2%～5%，包括骨原细胞、成骨细胞、破骨细胞。

（2）矿物质 占65%，包括钙、磷等。

（3）有机质 包括骨胶原等。

4. 骨骼的核心营养素 骨骼的核心营养素包括蛋白质、赖氨酸、维生素C、钙、维生素D、其他营养素（如锰、铁、锌和维生素A等）。人体骨骼的建造类似于建框架结构的房屋，首先用蛋白质和维生素C合成骨胶原，建造类似于房子的框架，再在里面塞钙、磷。骨胶原决定骨骼的韧度，钙磷决定骨骼的硬度。维生素D促进钙的吸收和利用，维生素A缺乏会使骨变短、变厚。

5. 把握好儿童长高的两个重要阶段很重要 人生长的第一个高峰是婴幼儿时期。婴幼儿的身高增长最快，第1年平均长高25cm，第2～3年继续长高25cm。

长高的第二个重要阶段是青春发育期。青春发育期男孩平均每年可增高7～9cm，最多可达10～12cm。女孩平均每年可增高5～7cm，最多可达8～10cm。这主要靠下肢和脊柱的增长。

为了让儿童长得高一些，家长尤其要注意孩子在上述两个生长快速期的营养及运动问题。

（二）增加孩子身高的有效方法

1. 合理安排孩子的膳食 即食疗增高。通过科学均衡的饮食搭配，从食物中获取长高所需的营养成分，实现人体自然长高的一种方法。人体长高是骨细胞分裂增生形成的结果，而骨骼生长需要同时摄取补充多达31种营养素的配合支持，缺一不可。庄稼长高需要肥料，动物长得快需要饲料，充足的营养才能充分地生长，才能长得快、长得高。

（1）膳食结构合理，食物多样化 养成良好的饮食习惯，适当补充动物蛋白（优质蛋白），儿童每天要保证喝250～500ml牛奶，以及1个鸡蛋，补充适量的各种肉类、谷类及水果蔬菜。少吃甜食。

（2）关注身高的核心营养 如蛋白质、赖氨酸、维生素C、钙、维生素D、锌和维生素A等。充分供给上述长身高需要的营养原料，及时合成生长激素。

赖氨酸有助长、益智、增强体质的作用，被誉为人体第一必需氨基酸，能促进脑垂体自然分泌生长激素，促进骨骼生长，实现身高增长。此外，赖氨酸还可增进食欲、改善营养不良状况、改善失眠，提高记忆力；帮助产生抗体和酶，提高免疫力、增加血色素；帮助钙的吸收，防止骨质疏松，预防和消除儿童青少年佝偻病。

富含赖氨酸的食物，如肉类、禽、蛋、奶、鱼、虾、贝类、乳制品、豆类、鳝鱼、泥鳅、鱿鱼、带鱼、鳗鱼、海参、墨鱼、蜗牛；其次有黑芝麻、山药、银杏、冻豆腐、豆腐皮。素食者较易缺乏赖氨酸。

（3）从食物角度来分析长高该吃些什么食物

a. 主食及豆类的选择。选择糙米、杂粮及豆类。

b. 肉蛋奶的选择。鱼类、禽类、肉类、蛋类、奶类及奶制品。

c. 蔬菜的选择。各种蔬菜，如胡萝卜等应适当多选用。

d. 水果的选择。各种新鲜水果。

e. 各种坚果。

儿童增高饮食三要：要奶制品，要豆制品，要肉类。

儿童增高饮食三不要：不要碳酸饮料（高磷），不要各种糖果和甜饮料，不要垃圾食品。

2. 多做利于长高的运动 如跳跃运动、伸展运动、篮球、排球、足球、跳绳、单杠、双杠、游泳、跑步、热身运动、大步走、慢跑、拉伸、弹跳运动等。

3. 睡眠 晚上 9 点至凌晨 1 点是生长激素分泌高峰，早上 5～7 点是小高峰。在这两个时间点处于睡眠时，体内生长激素制造分泌较多，有助于长高。

4. 必要时注意补充营养 营养是儿童体格生长的关键，要及时补充饮食中摄入不足的长身高核心营养素，协助做到营养均衡，有助于儿童长高。

5. 多晒太阳 要带宝宝多到户外晒太阳，增加紫外线照射机会，有利于体内合成维生素 D，促使胃肠对钙的吸收，从而保证骨骼的健康成长。

第三节　儿童营养学发展史及儿童营养观念的变化

一、儿童营养学的发展史

营养不良性疾病是儿科的主要疾病之一。儿科对营养学的认识是从营养缺乏开始的。随着儿科学术界认识到不同年龄阶段的小儿其生理特点和病理现象各异，环境条件、膳食营养供应和卫生保健状况对儿童健康和疾病发生发展影响不同，恰值营养学、免疫学、细菌学等基础学科快速发展，儿科学开始把注意力投向基础学科，儿童营养学始有新意。以儿童为主体的营养学目前还处在形成和发展的过程之中。

而成人营养学是一个古老的学科，营养学发端于化学，在生理学、生物化学的推动下对蛋白质、脂肪、碳水化合物、维生素、矿物质和微量营养素等营养物的结构及功能有了深入的了解。在流行病学、传染病学的帮助下，对营养缺乏性疾病有了系统的认识。近三四十年，得益于细胞学、分子生物学技术的进步，开始了对营养过程的微观了解，发现营养过程是生命现象的一个重要组成部分。

儿童营养学与成人营养学的根本区别在于儿童期所特有的生命现象——生长发育。现有许多有关营养的看法、解释和结论，仍需根据对儿童生长发育研究的结论来进行调整，而不能完全照搬成人营养学的结论。

从各国研究的趋势来看，儿童营养学研究前沿已覆盖了从生物化学到行为科学的各个领域，并且与孕期和育龄妇女营养问题研究相衔接。

二、有关儿童营养知识及观念的变化和进展

1. 营养投入与营养结局 生长发育状况和健康水平是儿童营养结局的综合体现。生长发育指标包括人体测量学各个参数，健康水平指标包括各种生化和生理参数。生长发育研究的重点已由横向研究转向纵向研究，生长速率值的学术和实用价值要重于距离值。机体不是"试管"，不是"加入"什么营养素，便会有相应的营养结局。儿童期的营养投入与营养结局似乎不是线性关系，如果用生长速率与营养密度/强度进行相关分析，显示二者之间存在着某种曲线或幂指数关系。这可能是在生长发育遗传潜力与实际表达之间存在差异。这个领域的研究是二十一世纪的先导性研究

课题。

营养投入需要遵循的规则是"自然食物，均衡膳食"。在乳类食物阶段，母乳喂养是符合婴儿生长发育所需营养物的最佳自然食物，且营养素均衡全面。实践证明，所谓"滴水不沾"的"纯母乳喂养"的可行性是令人忧虑的。对于那些生长发育很快的个体或母乳不足的个体如何加强营养投入是当前应当加以重视的课题。要使儿童从小就能接受各种各样的食物，必须从换乳期（或称食物转型期）喂养开始。广谱味觉刺激应该在母乳喂养行将结束之际加以实施，这为日后顺利进行充足的营养投入奠定了基础。泥状食物添加不仅具有营养学意义，而且具有促进咀嚼功能、语言功能发育的意义。固体食物阶段要避免偏食、挑食、异食、拒食等不良进食习惯，应当注重家长喂养行为和儿童饮食行为的培养，营造轻松、愉快、安静的进食环境，食物色、香、味、型俱佳等饮食心理学问题。儿童期膳食要求经常变换食物的形式、味道，不仅仅是一个烹调技术或食谱安排的问题，还是诱发食欲，保持良好食物兴奋性的营养心理学课题。

营养行为与营养结局的关系越来越引起学术界关注。刚刚结束运动，愤怒、抑郁的母亲进行母乳喂养，其婴儿生长发育不良、哭闹、烦躁不安；长期在不安、喧闹、紧张环境中进食的儿童攻击性行为偏多；过多高碳水化合物饮食加强了快速动眼期睡眠，通过丘脑作用而抑制了催乳激素和生长激素的释放，胰岛素亲和力下降，甚至其结合点丢失；进食速度快，爱吃大块食物、单位时间内吃的块数多、咀嚼少、偏爱某种食物等"肥胖样进食"导致产生肥胖；饥饿、半饥饿等所谓"减肥疗法"造成生长激素分泌损伤导致生长迟缓，不长个。不良营养行为造成儿童期乃至成人期行为偏差和心理变态。长期不规则进食产生儿童压抑、退缩、潜能发育障碍或霸道、跋息、攻击行为等在独生子女身上已屡见不鲜。生长不良是当前城市快速脱贫致富地区流行的营养学问题，是由喂养偏离、心理偏差致病的一个典型代表。

进食气氛包括烹调过程与家庭进食。尽量让儿童亲临食物烹调的全过程，通过这个过程，儿童接受有关食物、营养成分、烹调技术、饮食文化的多种教育，同时养成参与家庭劳动，爱惜食物，尊重他人劳动成果的品德。家庭进食或集体进食指家庭成员或朋友围桌而坐，充满亲情，愉快交谈，祥和进食。通过这个过程儿童受到适度摄食、充分咀嚼、细嚼慢咽等正确进食习惯的熏陶，同时加强人际交流，社会性合作性的养成。西方的"快餐"不仅有诸多的营养学弊病，快餐店进食还造成以孤独、离群、封闭、压抑、自私为特征的"快餐一代"。这群人结婚率低，离婚率高，自杀多，是目前西方世界的一个重要社会问题之一。家庭烹调和家庭进食是保持民族文化特征和人文传统的重要载体，营养和食物是人类文化代际传播的重要载体。营养的社会学意义受到越来越多的重视。

2. 换乳期营养促进　由单纯母乳喂养为主向固体食物喂养为主过渡的生长发育时期称之为换乳期（或食物转换期）。在换乳期内，乳类仍是供应能量的主要营养源，泥状食品是必须添加的食物，是基本的过渡载体。

从生物进化的角度来看，在哺乳动物个体发育过程中，幼体到成年个体所摄入的食物由乳类食物（液体食物）直接过渡到固体食物。唯有人类不能进行直接过渡，必须经由泥状食物过渡。在过渡期内，乳类是主要营养源。在哺乳动物仅仅母乳喂养即可满足液体食物阶段的营养供应，并向固体食物过渡。人类的母乳喂养在一些人中可能无法满足液体食物阶段的营养供应；向固体食物过渡时母乳喂养无法满足婴儿生长发育的能量需求，需要其他乳类（主要是牛乳）作为营养源供应能量，同时需要泥状食物提供其他营养素（维生素、微量营养素）。在向成年期固体食物过渡时，非母乳（主要是牛乳）的乳类依然是婴儿的主要能量来源，因此把这一时期称为"换乳期"，表示这时期婴儿仍要吃奶，奶仍然是主要能量来源，但要更换奶的种类。这个时期内可能先是母乳、牛乳混合服用，然后转为牛乳为主，这个时期的长短因人而异。把这个时期称为"断奶期"有不吃任何奶的误导，称为"转奶期"有由奶类食物喂养转为非奶类食物喂养之虞。称"换奶期"为宜，既形象又明确。这个时期中以出生后第4、5、6个月的启动阶段为关键时期，抓好这12周的喂养不仅有营养学的意义，对小儿学"吃"，咀嚼功能发育，正确饮食行为培养均有重要意义。

生长发育潜能的发挥有赖于不同食物阶段充分的营养供应，每个阶段有各自的时间依赖性效应。过了该阶段，被压抑的潜能就无法充分表达。生长发育轨道的高低取决于每个食物阶段的最适食物能及时、充分地供应。要达到最佳生长，需要在以下三个食物阶段都进行科学喂养，出生后立即开始母乳喂养，换奶期及时给予泥状食物添加，固体食物期进行自然食物、均衡膳食的合理喂养。任何一个阶段喂养偏差都将造成不可逆的损失，在下一个阶段无法弥补回来。

吸吮、吞咽是先天就会的生理功能，咀嚼功能发育需要适时生理刺激，正确的"吃"则需要训练培养。换奶期及时添加泥状食物是促进咀嚼功能发育的适宜刺激，延迟添加或不添加泥状食物会使婴幼儿因咀嚼功能低下，不能摄取更多的营养，造成营养不良。泥状食物扩大了婴儿味觉感受的范围，有利于防止日后挑食、偏食、拒食等不良进食行为的发生，为一岁后正确进食、均衡膳食打下基础。

咀嚼功能发育完善对语言能力（构音、单词、短句）的发育有直接的影响。许多换奶期泥状食物添加不好的婴儿，后期语言发育多有迟缓、不良等障碍，继而产生认知不良，操作智商低分。

泥状食物不是"副食"，是由液体食物向固体食物过渡阶段的主要食物。过去所谓"辅食添加"多有弊病，许多人包括医务人员误解为这是可吃可不吃的食物，是不重要的食物，造成这一时期营养供应不足。"辅食"一词没有表达出人类食物过渡的特征和泥状食物的特殊重要性，不利于换乳期人群营养促进。

儿童营养是儿童医学中一个极其重要的部分，但充满了不少误解和误导。我们需要理清由于儿童营养概念的误导而造成生长发育状况低下的因由，我们接受了宫外生长发育阶段没有"追赶式生长"的现实；体会了食物的三种形态（液体/泥糊状/固体）是生长发育不可逾越的阶段，而泥糊状食物是哺乳类动物中只有人类才独具的食物形态；顿悟了"换乳期喂养"中配方奶与母乳衔接和终身服奶的生物学意义。

三、儿童营养师的职业前景广阔

为适应社会经济发展，国家近期出台了"健康中国 2030 规划纲要"和国民营养计划，提倡由专业协会来开展职业水平评价工作。国家要大力发展健康产业，需要大量专业人才，需要许多培训机构来培训人才，而培养的人才需要专业协会来做第三方职业水平评价。

为了积极配合落实国家营养健康新政策，广东省人民政府及民政厅批准广东省营养师协会开展"广东省营养师水平评价工作"（粤民函［2018］2441号），为社会培养大量儿童营养专业人才，推动全国儿童营养保健工作快速发展，促进儿童智力和体格发育水平达至国际水准。详见附录一～二。

儿童健康是每一个家庭关注的焦点，生养一个健康和聪明的宝宝需要很多条件，营养均衡是基本条件，是必要条件，也是最重要的条件。因此，儿童营养师这个职业应运而生，未来社会需求将会越来越大。

第四节　儿童营养学概论练习题

一、理论练习题
（一）单项选择题

1. 不属于儿童营养师工作内容的是（　　）

（A）指导儿童合理膳食

（B）治疗儿童常见疾病

（C）传播儿童营养知识，评价儿童营养状况

（D）促进儿童智力发育、体格发育和身心健康

答案：B

2. 有关儿童营养学定义，下列哪一条不符（　　）

（A）是研究儿童营养规律及其改善措施的学科

（B）研究儿童身体对食物的消化、吸收、利用及代谢规律

（C）是研究如何选择最适当的食物以维持儿童健康的学问

（D）是研究儿童疾病治疗的科学

答案：D

3. 有关中国儿童存在的营养问题，不符合实际的是（　　）

（A）每日从食物中得到的钙不到推荐摄入量的一半

（B）50%的儿童存在低体重

（C）约有三分之一的学生患有缺铁性贫血

（D）维生素 A 缺乏及可疑缺乏者达 50%

答案：B

4. 生命早期 1000 天时间段，不包括下列哪个（　　）

（A）孕期 300 天　　　　　　　　　　（B）婴儿期

（C）出生后第二年　　　　　　　　　　（D）孕期 270 天

答案：A

5. 大脑组织利用（　　）和氧气来供应能量

（A）蛋白质　　　（B）葡萄糖　　　（C）脂肪　　　（D）DHA

答案：B

6. 与儿童身体长高关系不大的因素是（　　）

（A）下肢长骨的增长　　　　　　　　　（B）骺软骨不断分裂增殖

（C）生长激素　　　　　　　　　　　　（D）摄入糖的量

答案：D

7. 骨胶原主要合成原料是（　　）

（A）维生素 C 和蛋白质　　　　　　　（B）砷和铅

（C）维生素 D 和钙　　　　　　　　　（D）锰和铁

答案：A

8. 不利于长高的运动是（　　）

（A）跳跃运动　　　（B）伸展运动　　　（C）篮球　　　（D）举重

答案：D

9. 生长激素一天分泌的高峰时间是（　　　）

（A）晚上 11 点至凌晨 1 点　　　　　（B）晚上 9 点至凌晨 1 点

（C）早上 7～9 点　　　　　（D）上午 9 点至 11 点

答案：B

（二）判断题（正确的在题后括号内填"A"，错误的填"B"）

1. 研究表明，生命早期 1000 天的营养状况非常重要，将会决定宝宝的一生。（A）

2. 生命早期 1000 天是决定一生营养与健康状况的最关键时期。（A）

3. 儿童有 8 种必需氨基酸。（B）

4. 影响智商的大脑因素主要包括大脑重量、脑细胞数量、脑体比例、脑细胞链接、神经突触、神经髓鞘及神经介质。（A）

5. 胎儿大脑发育的最大特点是胎儿脑细胞增值"一次性完成"。（A）

6. 赖氨酸是骨骼生长发育的核心营养素之一。（A）

7. 赖氨酸有助长、益智、增强体质的作用，被誉为人体第一必需氨基酸。（A）

二、技能练习题

（一）影响儿童智力发育的营养因素有哪些？请简述其作用及缺乏的风险。

解题步骤：

1. 叶酸　四氢叶酸是核苷酸的运载工具。缺乏会导致先天性神经管畸形。服用叶酸能把神经管缺陷的风险降低 50%～70%。

2. 脂肪　重要的有 DHA、磷脂，是胎儿脑发育的"建筑材料"，对胎儿快速生长的脑细胞起着至关重要的作用。缺乏 DHA 可造成脑部受损或智力低下，DHA 是胎儿、婴幼儿神经细胞发育过程中重要的营养成分。

3. 蛋白质　蛋白质也是脑细胞的主要成分之一，占脑干重的 1/3。缺乏会引起胎儿大脑发育障碍，影响智能水平，导致认知方面的损害，出现冷漠，缺乏热情。

4. 锌　锌是构成核酸和蛋白质所必需的营养素，是脑内酶系统主要成分之一。缺锌会使脑发育出现不可逆的损伤，导致儿童智商下降、注意力降低、抑郁、环境适应能力下降、运动能力下降。

5. 碘　碘是合成甲状腺素的重要原材料。如果孕妈妈缺碘，就会导致孕妇和胎儿双方甲状腺素合成不足，影响胎儿脑组织正常发育，生出低智商儿。

6. 维生素 A　维生素 A 可以促进生长发育，尤其是大脑的发育；缺乏维生素 A 会导致儿童生长停滞、发育迟缓、智力低下，骨骼发育不良。

7. 糖类　糖是人类大脑细胞能量的唯一来源，每天摄入的碳水化合物不能少于 130 克。过低会影响大脑发育。

8. 其他营养素　有多种其他维生素和矿物质能改善大脑功能，提高智商，改善心情，提高记忆力，延缓大脑衰老，也是对脑部有重要作用的营养物质。维生素 B 族能维持神经系统的正常功能，促进代谢及智力活动。维生素 E 具有保护细胞膜的作用，防止不饱和脂肪酸的过氧化。

（二）增加儿童身高的有效方法

解题步骤：

1. 合理安排儿童的膳食　通过食疗增高。

（1）膳食结构合理，食物多样化。养成良好的饮食习惯。

（2）关注身高的核心营养，如蛋白质、赖氨酸、维生素 C、钙、维生素 D、锌、维生素 A 等的合理摄入。充分供给上述长身高需要的营养原料，及时合成生长激素。

（3）从食物角度来分析长高该吃些什么食物

a. 主食及豆类的选择。选择糙米、杂粮及豆类。

b. 肉、蛋、奶的选择。儿童每天要保证喝 300～500 毫升牛奶，以及 1 个鸡蛋，补充适量的鱼类、禽类和肉类。

c. 蔬菜的选择。各种蔬菜如胡萝卜等应适当多选用。

d. 水果的选择。各种新鲜水果。

e. 各种坚果。

2. 多做利于长高的运动　如跳跃运动、伸展运动、篮球、排球、足球、跳绳、单杠、双杠、游泳、跑步、热身运动、大步走、慢跑、拉伸、弹跳运动等。

3. 睡眠　晚上 9 点至凌晨 1 点是生长激素分泌高峰，早上 5～7 点是小高峰。在这两个时间点处于睡眠时，体内生长激素制造分泌较多，有助于长高。

4. 必要时注意补充营养　营养是儿童体格生长的关键，要及时补充饮食中摄入不足的长身高核心营养素，协助做到营养均衡，有助于儿童长高。

5. 多晒太阳　要带宝宝多到户外晒太阳，增加紫外线照射机会，有利于体内合成维生素 D，促使胃肠对钙、磷的吸收，从而保证骨骼的健康成长。

参考文献

［1］吴为群. 营养防病圣典［M］. 北京：中国医药科技出版社，2015 年.

［2］国家卫生健康委员会. 中国居民营养与慢性病状况报告（2015）［R］. 北京：人民卫生出版社，2015.

［3］中国营养学会. 食物与健康——科学证据共识［M］. 北京：人民卫生出版社，2016.

（吴为群）

第二章
营养相关的医学基础知识

第一节　人体解剖学基础知识

一、人体解剖学知识概述

　　人体是由细胞、组织、器官和系统构成的。构成人体的基本单位是细胞，细胞与细胞间质组合在一起构成细胞群体，形成组织。人体的基本组织分为上皮组织、肌组织、结缔组织和神经组织四种。几种组织相互结合，组成器官。人体的诸多器官按功能的差异分类组成九大系统，包括运动系统、消化系统、呼吸系统、泌尿系统、生殖系统、脉管系统、感觉器、神经系统和内分泌系统，其主要的功能和构成见表2-1。消化系统就是九大系统之一，在机体中承担消化食物、吸收营养物质和排出代谢废物等功能。

表2-1　人体各系统的主要功能和构成

系统名称	主要功能	构成
运动系统	躯体的支持、运动等	骨骼、关节（骨连结）和骨骼肌
消化系统	消化食物、吸收营养物质和排出代谢产物	消化管（食管、胃、小肠等）和消化腺（肝、胰等）
呼吸系统	气体交换，吸进氧气排出二氧化碳；参与维持人体血液的酸碱平衡	由气管、肺等器官构成
泌尿系统	排出机体内溶于水的代谢产物，如尿素、尿酸等	由肾、输尿管、膀胱、尿道等器官构成
生殖系统	生殖繁衍后代	包括女性生殖系统（由卵巢、子宫、阴道等器官构成）和男性生殖系统（由睾丸、附睾、阴茎等器官构成）
脉管系统	输送血液在体内循环流动	包括心血管系统和淋巴系统
感觉器	感受机体内、外环境刺激而产生兴奋	眼和耳等
神经系统	调控人体全身各系统器官活动的协调和统一	包括中枢神经系统（脑、脊髓等）和周围神经系统（脑神经、脊神经等）
内分泌系统	调控全身各系统的器官活动	包括脑垂体、甲状腺、肾上腺、松果体等器官

二、消化系统的解剖知识

　　消化系统由消化管和消化腺两大部分组成，如图2-1所示。

（一）消化管

　　消化管包括口腔、咽、食管、胃、小肠（十二指肠、空肠和回肠）和大肠（盲肠、阑尾、结肠、直肠和肛管）。消化管各段虽然形态和功能不尽相同，但是，除口腔以外，其管壁由内向外一般依次由黏膜、黏膜下层、肌层和外膜四层构成，如图2-2所示。黏膜位于最内层，面向管腔，又可分为上皮、固有层和黏膜肌层；上皮衬于消化管的内表面，有两种类型，口腔、食管和肛门为复层扁平上皮，主要有保护作用，胃、小肠和大肠为单层柱状上皮，除保护作用外，主要有消

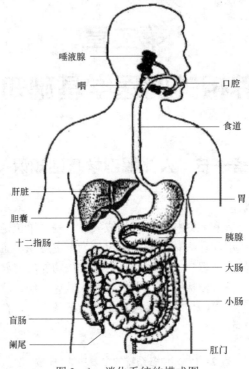

图 2-1　消化系统的模式图

化和吸收功能；固有层位于上皮的外层，由结缔组织构成，含有消化腺、血管、神经、淋巴管和淋巴组织；黏膜肌层为薄层平滑肌，将黏膜和黏膜下层分开，收缩时，可以改变黏膜的形态，有利于物质的消化和吸收。黏膜下层是疏松结缔组织，可使黏膜有一定的移动性，以利扩大器官的空腔，具有缓冲和防御作用，其内含有血管、淋巴、神经、腺体以及脂肪等。肌层主要由平滑肌构成，一般可分为内环、外纵两层。环行肌与纵肌交替收缩，可改变器官的形态，使管腔内容物向前推进。外膜是最外面的一层纤维膜，有润滑和保护器官的功能。

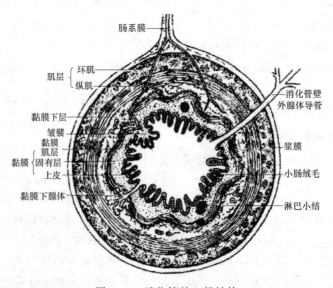

图 2-2　消化管的一般结构

（二）消化腺

除口腔腺和消化管壁的腺体以外，主要有肝脏和胰腺。消化腺的功能是分泌消化液到消化管，参与食物的消化。肝是人体最大的消化腺，其产生的胆汁对脂类的消化和吸收有重要作用。胰腺由外分泌部和内分泌部（胰岛）组成。外分泌部能产生多种消化酶，内分泌部能制造胰岛素、胰高血糖素、生长抑素、胰多肽等激素，直接进入血液循环，调节机体的各种生理功能。胰岛素能促进全身组织对葡萄糖的摄取和利用，并抑制糖原的分解和糖异生，因此，胰岛素有降低血糖的作用。胰岛素能促进脂肪的合成与贮存，使血中游离脂肪酸减少，同时抑制脂肪的氧化分解。胰岛素一方面促进细胞对氨基酸的摄取和蛋白质的合成，一方面抑制蛋白质的分解，因而有利于生长。胰高血糖素作用与胰岛素相拮抗，此两者是稳定和调节血糖的重要激素。生长抑素调节胰腺其他 3 种激素的分泌；胰多肽具有抑制胃肠运动、胰液分泌及胆囊收缩的作用。

第二节　食物消化与吸收的生理学知识

一、食物消化的生理知识

消化是食物在消化道内被分解为小分子物质的过程。消化的方式分为两种：一种是机械性消化，即通过消化道的运动，将食物磨碎，并使其与消化液充分混合，同时将其向消化道远端推送。另一种是化学性消化，即通过消化液的各种化学作用，将食物中的营养成分分解成小分子物质。通常这两种消化方式同时进行，相互配合。食物经过消化后，透过消化道黏膜，进入血液和淋巴循环的过程，称为吸收。消化和吸收是两个相辅相成、紧密联系的过程。不能被消化和吸收的食物残渣，最终形成粪便排出体外。

（一）口腔内消化

消化过程从口腔开始。食物在口腔停留的时间短，在这里，食物被咀嚼、湿润而后吞咽。口腔中唾液对食物有较弱的化学性消化作用。

人的口腔内有三对主要的唾液腺，即腮腺、颌下腺和舌下腺，还有众多散在的小唾液腺，唾液是这些腺体分泌的混合液。

唾液可以湿润和溶解食物，以引起味觉并易于吞咽；还可以清除口腔中食物的残渣，冲淡、中和进入口腔的有害物质，对口腔起清洁和保护作用；唾液中的溶菌酶和免疫球蛋白有杀灭细菌和病毒的作用；在人的唾液中含有的唾液淀粉酶，可将淀粉分解为麦芽糖，此酶的最适 pH 值为 7.0，随食物进入胃后还可以继续作用一段时间，直至食物的 pH 值小于 4.5 后才彻底失去活性。唾液还有一定的排泄功能，进入体内的某些异物（如铅等）可随唾液排出，有些药物也会随唾液一起排出。

（二）胃内消化

胃是消化道中最膨大的部分，具有暂时储存食物的功能。食物在胃内将受到胃壁肌肉运动的机械性消化和胃液的化学性消化。

1. 机械性消化　胃的运动主要有 3 种形式，即容受性舒张、紧张性收缩和蠕动。

（1）容受性舒张　当咀嚼和吞咽时，食物对咽、食管等处的刺激可引起胃肌肉的舒张，使胃腔容量增加而胃内压变化不大。

（2）紧张性收缩　这是消化道平滑肌共有的运动形式。这种收缩使胃腔内具有一定压力，有助于胃液渗入食物内部，并协助推动食糜移向十二指肠，同时使胃保持一定的形状。

（3）蠕动　胃蠕动起始于胃的中部，约每分钟 3 次。进食后胃的蠕动通常是一波未平，一波又起。蠕动波初起时较小，在传播过程中，波的幅度和速度逐渐增加，当接近幽门时明显增强，可将一部分食糜（1～2ml）排入十二指肠。

胃运动主要完成 3 方面的功能：容纳进食时摄入的大量食物；对食物进行机械性消化；以适当的速率向十二指肠排出食糜。

胃内食糜由胃排入十二指肠的过程称为胃排空。一般在食物入胃后 5 分钟即有部分食糜被排入十二指肠。胃的排空取决于幽门两侧的压力差（直接动力），胃运动产生的胃内压增高是胃排空的动力（原始动力），阻力是幽门和十二指肠的收缩。当胃内压超过十二指肠内压，并足以克服幽门的阻力时，胃的排空才能进行。因此，凡能增强胃运动的因素都能促进胃的排空；反之，则延缓排空。

影响胃排空的因素：

①胃内食物量　胃的内容物作为扩张胃的机械刺激，通过壁内神经反射或迷走神经反射，引起胃运动的加强。一般胃排空食物的速率与留在胃内的食物量成正相关。

②胃泌素　扩张刺激以及食物的某些成分，主要是蛋白质消化产物，可引起胃窦黏膜释放胃泌素。胃泌素除了促进胃酸分泌外，对胃的运动也有中等程度的刺激作用，因而对胃排空有重要的促进作用。

③食糜的理化性状和化学组成　食糜的理化性状和化学组成不同，胃排空的速度也不同。一般来说，稀的、流体食物比稠的、固体食物排空快；颗粒小的食物比大块的食物排空快；等渗溶液比非等渗液体排空快。食物的三种宏量营养素比较，碳水化合物类排空得最快，蛋白质次之，脂肪类排空最慢。一般碳水化合物类食物在胃停留 1 小时左右；蛋白质类停留 2～3 小时；脂肪类食物停留 5～6 小时以上，这就是进食油腻食物后饱胀感与耐饿的原因。另外，在减肥时，选择高蛋白饮食也可延迟排空，增加饱腹感。液体食物与固体食物以不同的速率排空，液体食物的排空开始于进食后即刻，液体食物的排空是被动的，它们沿胃窦－幽门－十二指肠的压力梯度排空，它们有一个早期快速排空期，以及一个较长的延迟排空期。液体排空的压力梯度来源于胃底收缩形成的胃窦－幽门－十二指肠的压力梯度，半排空时间约为 30 分钟。固体食物的排空起始较慢，进食后有一个碾磨期，平均持续 45 分钟左右，此时几乎没有固体食物排空，一旦碾磨完毕，食糜以线性方式排空，连续不断，直至胃内完全空虚，半排空时间平均为 43 分钟左右。所以，固体食物在进食后约 1.5 小时排空 50%。混合食物由胃完全排空通常需要 4～6 小时。

2. 化学性消化　胃黏膜含管状外分泌腺和多种内分泌细胞，能生成胃液。胃液的成分包括无机物如盐酸、钠和钾的氯化物等，以及有机物黏蛋白、消化酶等。

盐酸也称胃酸。胃酸可以杀灭随食物进入胃内的细菌；胃腺会制造胃蛋白酶原，胃酸激活胃蛋白酶原，使其转变为有活性的胃蛋白酶，并为其作用提供必要的酸性环境，以分解蛋白质；胃酸与 Ca^{2+} 和 Fe^{2+} 结合，形成可溶性盐，促进它们的吸收；胃酸进入小肠内可引起胰泌素的释放，从而促进胰液、胆汁和小肠液的分泌。

内因子可与随食物进入胃内的维生素 B_{12} 结合，而促进维生素 B_{12} 在回肠的吸收。胃黏膜细胞能产生黏液和 HCO_3^- 盐，共同构成一层厚 0.5～1.0mm 的抗胃黏膜损伤的屏障，称为黏液－碳酸氢盐屏障。这层屏障在一定程度上能有效保护胃黏膜免受 H^+ 的直接侵蚀，同时也使胃蛋白酶原在上皮细胞侧不被激活，防止胃蛋白酶对胃黏膜的破坏作用。

（三）小肠内消化

小肠内消化是整个消化过程中最重要的阶段。在这里，食糜受到胰液、胆汁和小肠液的化学性消化以及小肠运动的机械性消化作用。食物通过小肠后，消化过程基本完成。大多数营养物质在这一部位被吸收，未被消化的食物残渣则从小肠进入大肠。食物在小肠内停留的时间随食物的性质而有不同，一般为3～8小时。

1. 机械性消化　小肠的运动功能是靠肠壁的两层平滑肌完成的。肠壁的外层是纵行肌，内层是环行肌。小肠的运动形式包括紧张性收缩、分节运动和蠕动3种。

（1）紧张性收缩：小肠平滑肌紧张性收缩是其他运动形式有效进行的基础，即使在空腹时也存在，进食后显著加强。紧张性收缩使小肠平滑肌保持一定的紧张度，保持肠道一定的形状，并维持一定的腔内压。

（2）分节运动：这是一种以环行肌为主的节律性收缩和舒张运动。在食糜所在的一段肠管上，环行肌在许多点同时收缩，把食糜分割成许多节段。随后，原来收缩处舒张，而原来舒张处收缩，使原来的节段分为两半，而相邻的两半则合拢来形成一个新的节段。如此反复进行，食糜得以不断地分开，又不断地混合，有利于消化和吸收。如图2-3所示。

（3）蠕动：小肠蠕动波很弱，通常只进行一段短距离（约数厘米）后即消失。蠕动的意义在于使经过分节运动作用的食糜向前推进一步，到达一个新肠段，再开始分节运动。

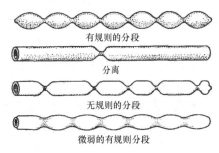

有规则的分段

分离

无规则的分段

微弱的有规则分段

图2-3　小肠分节运动示意图

2. 化学性消化　参与这一过程的有胰液、胆汁和小肠液。

（1）胰液　由胰腺外分泌部制造和分泌，含多种消化酶，如碳水化合物水解酶（胰淀粉酶）、脂类水解酶（胰脂肪酶、胆固醇酯酶和磷脂酶 A_2）、蛋白质水解酶（胰蛋白酶、糜蛋白酶等），还含有羧基肽酶、核糖核酸酶、脱氧核糖核酸酶等水解酶。在正常情况下，胰液中的消化酶并不消化胰腺本身，这是因为它们是以无活性的酶原形式分泌的。同时，腺泡还能分泌少量胰蛋白酶抑制物。

由于胰液中含有消化三大产能营养素的4种水解酶，因此是所有消化液中消化食物最全面、消化能力最强的一种消化液。当急性、慢性胰腺炎引起胰液分泌缺乏时，即使其他酶的分泌都很正常，食物中的脂肪和蛋白质仍不能完全被消化和吸收，常引起脂肪泻；同时，也使脂溶性维生素A、脂溶性维生素D、脂溶性维生素E、脂溶性维生素K等的吸收受到影响，但对碳水化合物的消化和吸收影响不大。

（2）胆汁　由肝细胞不断生成，生成后由肝管流出，经胆总管排入十二指肠，或由肝管转入胆管而贮存于胆囊内，在消化食物时再由胆囊排出，进入十二指肠。胆汁的成分复杂，除水分和钠、钾、钙、碳酸氢盐等无机成分外，其有机成分包括胆汁酸、胆色素、脂肪酸、胆固醇、卵磷脂和黏蛋白等。胆汁中无消化酶，但对于脂肪的消化和吸收却具有重要意义，其中的胆盐（胆汁酸与其他物质结合而成）、胆固醇和卵磷脂可作为乳化剂，减小脂肪的表面张力，使脂肪变成小的脂肪微滴，分散在肠腔内，从而增加了胰脂肪酶的作用面积，使其分解脂肪的作用加速。胆盐可以作为运载工具，将不溶于水的脂肪分解产物（脂肪酸、甘油一酯等）运送到小肠黏膜表面，从而促进脂肪消化产物的吸收。胆汁通过促进脂肪分解产物的吸收，对脂溶性维生素（维生素A、维生素D、维生素E、维生素K）的吸收也有促进作用。另外，胆汁在十二指肠内可中和胃酸，胆盐是胆固醇的有效溶剂。

（3）小肠液　它是一种弱碱性液体。主要成分除水之外，无机成分包括 Na^+、K^+、Ca^{2+}、Cl^-、HCO_3^- 等，有机成分有黏蛋白、肠激酶等。由小肠产生的肠致活酶能激活胰液中的胰蛋白酶原，使之变为有活性的胰蛋白酶，从而有利于蛋白质的消化。在肠上皮细胞内含有多种消化酶，如分解多肽的肽酶、分解双糖的蔗糖酶和麦芽糖酶等。这些存在于肠上皮细胞内的酶可随脱落的肠上皮细胞进入肠腔内，但它们对小肠内的消化并不起作用，但当营养物质被吸收入上皮细胞内时，这些存在于上皮细胞刷状缘内的消化酶可发挥消化作用，将寡肽和双糖进一步分解，阻止没有完全分解的消化产物被吸收入血液中。

（四）大肠内消化

人类的大肠内没有重要的消化活动。大肠的主要生理功能包括以下 3 方面。

（1）吸收水和电解质，参与机体对水、电解质平衡的调节。

（2）吸收由结肠内微生物产生的 B 族维生素和维生素 K。

（3）完成对食物残渣的加工，形成并暂时贮存粪便。

正常人的直肠内是没有粪便的。当肠蠕动将粪便推入直肠时，刺激直肠壁，会引起便意。条件允许时，即可发生排便反射。排便反射受大脑皮层的意识控制，如果对便意经常予以制止，会使直肠对粪便压力刺激的敏感性逐渐降低，便意的刺激阈就会提高。粪便在大肠内滞留过久，水分吸收过多而干硬，引起排便困难和次数减少，这种症状称为便秘。

二、食物吸收的生理知识

食物的吸收是指食物的成分或其消化后的产物通过上皮细胞进入血液和淋巴的过程。消化是吸收的重要前提。

（一）概述

消化管不同部位的吸收能力和吸收速度是不同的。这主要取决于各部分消化管的组织结构，以及食物在各部位被消化的程度和停留的时间。在口腔和食管内，食物不被吸收。在胃内，食物的吸收也很少，可吸收酒精和少量水分。小肠是吸收的主要部位，一般认为，碳水化合物、蛋白质和脂肪的消化产物大部分是在十二指肠和空肠被吸收的；回肠有其独特的功能，即主动吸收胆盐和维生素 B_{12}。对于大部分营养成分，当它们到达回肠时，通常已被吸收完毕，因此，回肠主要是吸收功能的贮备。小肠内容物进入大肠时，除水分和盐类外，基本不含有可被吸收的物质了。一般认为，结肠可吸收进入结肠内的 80% 水和 90% 的 Na^+ 和 Cl^-。

人的小肠长 4～6m，它的黏膜具有环形皱褶，并拥有大量的绒毛。绒毛是小肠黏膜的微小突出构造，每一条绒毛的外面是一层柱状上皮细胞。在显微镜下观察，可见柱状上皮细胞顶端有明显的纵纹。电子显微镜下的观察进一步表明，纵纹乃是柱状细胞顶端细胞膜的突起，被称为微绒毛。人的肠绒毛上，每一柱状上皮细胞的顶端约有 1700 条微绒毛。由于环状皱褶、绒毛和微绒毛的存在，最终使小肠的吸收面积比同样长短的简单圆筒的面积增加约 600 倍，达到 $200m^2$ 左右。小肠除了具有巨大的吸收面积外，食物在小肠内停留的时间较长（3～8 小时），且食物在小肠内已被消化为适于吸收的小分子物质，这些都是小肠在吸收中的有利条件。

小肠的吸收方式有单纯扩散、易化扩散、主动转运及胞饮作用等。

（1）单纯扩散　将两种不同浓度同种物质的溶液相邻地放在一起，则高浓度区域中的溶质分子将向低度区域发生静移动，这种现象称为扩散。在生物体系中，细胞外液和细胞内液都是水溶液，溶于其中的各种溶质分子，只要它们是脂溶性的（能通过膜脂），就可能顺浓度梯度作跨膜运动或转运，这称为单纯扩散。除脂溶性物质外，水及更小的颗粒物质可经膜之间的细孔进出。

（2）易化扩散　有很多物质虽然不溶于脂质，或其溶解度小，但能在细胞膜上一些特殊蛋白质分子的"帮助"下迅速通过细胞膜，被称为易化扩散。如氨基酸、单糖和某些维生素等。

（3）主动转运　主动转运是指细胞通过本身的某种耗能过程，将某种物质的分子或离子由膜的低浓度一侧移向高浓度一侧的过程。大多数的营养素经此途径吸收，如葡萄糖、半乳糖、钾、镁、磷、碘、钙、铁等。主动转运能逆浓度差转运物质，依靠的是一种称为 "泵" 的结构，其中最常见的是钠泵。钠泵是镶嵌在膜的脂质双分子层中的一种特殊蛋白质分子，本身具有 ATP 酶的活性，可以分解 ATP，使之释放能量，并能利用此能量进行 Na^+ 和 K^+ 的转运。因此，钠泵也称为 $Na^+–K^+$ 依赖式 ATP 酶。

（4）胞饮作用：细胞环境中的某些物质与细胞膜接触，引起该处的质膜发生内陷，以至包被该物质，然后与膜结构断离，最后该物质连同包被它的那一部分质膜整个地进入细胞浆中，如大分子的蛋白质。

（二）小肠内主要营养物质的吸收

1. 水　水的吸收都是被动性的，各种溶质被主动吸收所产生的渗透压梯度是水被吸收的动力。在十二指肠和空肠上部，水的吸收量很大，但消化液的分泌量也很大，因此，这一部位水的净吸收量较小，肠腔内容物中液体量减少得不多。在回肠净吸收的水分较大。结肠吸收水的能力很强，但到达结肠的内容物中水分已很少。

2. 矿物质　单价碱性盐类如钠、钾、铵盐的吸收很快，多价碱性盐则吸收很慢，而与钙等离子结合形成沉淀的盐则不能被吸收。

小肠黏膜对钠的吸收属于主动转运。吸收 Na^+ 的原动力来自肠上皮细胞基底侧膜上的钠泵。钠泵不断将肠上皮细胞内的 Na^+ 泵至细胞间隙，进入毛细血管被血液带走，并造成细胞内的钠含量降低。肠腔内的 Na^+ 在电－化学梯度的推动下，借助于肠上皮细胞顶端的多种转运体进入细胞，并往往与葡萄糖、氨基酸等同向转运，为后者的吸收提供动力。

铁的吸收是一个主动过程。其吸收量有限，吸收的主要部位在小肠上部。上皮细胞的顶端膜上存在铁的载体，即转铁蛋白。铁进入肠上皮细胞后，一小部分通过基底侧膜被主动转运出细胞，并进入血液，大部分存储在细胞内。转铁蛋白对 Fe^{2+} 的转运效率比 Fe^{3+} 高 2～15 倍，所以 Fe^{2+} 更容易被吸收。维生素 C 能将 Fe^{3+} 还原成 Fe^{2+}，因而可以促进铁的吸收。

钙的吸收部位是小肠，其中十二指肠的吸收能力最强。只有可溶性的钙才能被吸收，离子状态的钙最易被吸收。进入小肠的胃酸可促进钙游离，有助于钙的吸收；脂肪酸对钙吸收也有促进作用；而钙一旦形成不易溶解的钙盐，则不能被吸收。钙的吸收是一个主动转运过程。在小肠黏膜细胞的微绒毛上存在一种钙结合蛋白，与 Ca^{2+} 有很强的亲和力。进入细胞内的 Ca^{2+} 可随时被转运出细胞，进入血液。维生素 D 影响钙结合蛋白的合成，从而影响钙的吸收。

3. 碳水化合物　碳水化合物一般被分解为单糖时才能被小肠上皮细胞所吸收。单糖的吸收是主动运输，能量来自钠泵。在肠黏膜上皮细胞的刷状缘上存在着一种转运蛋白，它能选择性地把葡萄糖和半乳糖从刷状缘的肠腔面转运入细胞内，然后再扩散入血。各种单糖与转运体的亲和力不同，因此吸收速率也不同。转运体对单糖的转运依赖于对 Na^+ 的转运，转运体每次可将 2 个 Na^+ 和 1 分子单糖同时转运入胞内。细胞底侧膜上的 Na^+ 泵将胞内的 Na^+ 主动转运出细胞，维持胞内较低的 Na^+ 浓度，从而保证转运体不断转运 Na^+ 入胞，同时为单糖的转运提供动力，使之能逆浓度差转运入细胞内。

4. 蛋白质　食物的蛋白质经消化分解为氨基酸和寡肽后，几乎全部被小肠吸收。经煮过的蛋白质因变性而易于消化，在十二指肠和近端空肠就被迅速吸收；未经煮过的蛋白质和内源性蛋白质较难消化，需进入回肠后才被吸收。氨基酸的吸收是主动的。在小肠上皮细胞刷状缘上存在不同种类的氨基酸转运系统，分别选择性地转运中性、酸性和碱性氨基酸。这些转运系统多数与钠的转运耦联，机制与单糖转运相似，但也存在非钠依赖性的氨基酸转运。

在某些情况下，小量的完整蛋白也可以通过小肠上皮细胞进入血液，它们没有营养学意义，相反可作为抗原而引起过敏反应，对人体不利。

5. 脂肪 在小肠内，脂肪的消化产物脂肪酸、甘油一酯、甘油二酯等，与胆汁中的胆盐形成混合微胶粒。由于胆盐有亲水性，能携带脂肪的消化产物通过覆盖在小肠绒毛表面的非流动水层到达微绒毛；脂肪酸、甘油一酯、甘油二酯等又逐渐从混合微胶粒中释出，并透过微绒毛的细胞膜而进入黏膜细胞，而胆盐则被留于肠腔内。长链脂肪酸（含 12 个碳原子以上）及甘油一酯被吸收后，大部分在肠上皮细胞的内质网中被重新合成为三酰甘油，并与细胞中生成的载脂蛋白合成乳糜微粒。乳糜微粒形成后即进入高尔基复合体中，许多乳糜微粒被包裹在一个囊泡内。囊泡移行到细胞侧膜时，便与细胞膜融合，并被释出胞外，进入细胞间质，再扩散入淋巴中。三酰甘油水解产生的短链脂肪酸和甘油一酯是水溶性的，可以直接进入肝门静脉而不进入淋巴。由于膳食中的动物、植物油中含有 15 个以上碳原子的长链脂肪酸很多，所以脂肪的吸收途径仍以淋巴为主。正常人膳食中脂肪的吸收率可达 90% 以上。

6. 胆固醇 进入肠道的胆固醇主要有两个来源：一是来自食物，一是来自肝脏分泌的胆汁。来自于胆汁的胆固醇是游离胆固醇，而食物中的胆固醇部分是酯化胆固醇。酯化的胆固醇必须在肠腔里经消化液中胆固醇酯酶的作用，水解为游离胆固醇后才能被吸收。游离的胆固醇通过形成混合微胶粒，在小肠上部被吸收。吸收后的胆固醇大部分在小肠黏膜细胞中又重新酯化，生成胆固醇酯，最后与载脂蛋白一起组成乳糜微粒经由淋巴系统进入血液循环。一般情况下胆固醇的吸收率约为 30%。随着胆固醇摄入量的增加，其吸收率相对降低，但吸收总量增加。

7. 维生素 大部分维生素在小肠上段被吸收。只有维生素 B_{12} 是在回肠被吸收的。大部分水溶性维生素（如维生素 B_1、维生素 B_2、维生素 B_6 等）是通过依赖于 Na^+ 的同向转运体被吸收。脂溶性维生素 A、脂溶性维生素 D、脂溶性维生素 E、脂溶性维生素 K 的吸收与脂类消化产物相同。

第三节　营养相关的医学基础知识练习题

一、理论练习题

（一）单项选择题

1. 消化腺的组成不包括（　　）

（A）腮腺　　　　　（B）舌下腺　　　　　（C）胰腺　　　　　（D）肾上腺

答案：D

2. 胃排空的顺序（　　）。

（A）糖＞蛋白质＞脂肪食物　　　　　　　（B）糖＞脂肪＞蛋白质食物

（C）脂肪＞蛋白质＞糖食物　　　　　　　（D）脂肪＞糖＞蛋白质食物

答案：A

3. 关于胃排空的顺序说法正确的是（　　）。

（A）稀、流体＞稠、固体；颗粒小＞大块　　（B）糖＞脂肪＞蛋白质

（C）脂肪＞蛋白质＞糖　　　　　　　　　（D）稠、固体＞稀、流体；颗粒小＞大块

答案：A

4. 盐酸进入小肠后引起促胰液素的释放，但不影响（　　）的释放。

（A）胰液　　　　　（B）胆汁　　　　　（C）小肠液　　　　　（D）胃液

答案：D

5. 叙述小肠绒毛正确的是（　　　）。

（A）绒毛是小肠黏膜的环形平滑肌收缩引起的黏膜局部向表面突出

（B）每一条绒毛的外面是一层柱状上皮细胞

（C）多个绒毛构成皱襞

（D）绒毛的存在使黏膜的表面积增加到原来的 100 倍

答案：B

6. 胃蠕动的特征不包括（　　）

（A）起始于贲门

（B）约每分钟 3 次

（C）进食后胃的蠕动通常是一波未平，一波又起

（D）蠕动波初起时较小，在传播过程中逐渐增加

答案：A

7. 消化管的组成不包括（　　）

（A）食管　　　　　（B）口腔、胃　　　　（C）小肠、大肠　　　（D）胰腺

答案：D

8. 十二指肠吸收的成分不包括（　　　）

（A）二价铁离子　　（B）单糖　　　　　　（C）氨基酸　　　　　（D）维生素 B_{12}

答案：A

9. 通过消化液中各种酶作用，将食物中的大分子营养物质分解成可吸收的小分子物质的过程称为（　　）

（A）机械性消化　　（B）生物性消化　　　（C）化学性消化　　　（D）以上都不对

答案：C

10. 对蛋白质的消化最有帮助的成分是（　　）

（A）胰脂肪酶　　　（B）胰蛋白酶　　　　（C）肠蛋白酶　　　　（D）唾液蛋白酶

答案：B

11. 下列（　　）对脂肪的化学性消化作用有帮助。

（A）唾液脂肪酶　　（B）盐酸　　　　　　（C）胃脂肪酶　　　　（D）胰脂肪酶

答案：D

12. 大肠可以合成（　　）。

（A）蛋白质　　　　（B）维生素 B　　　　（C）维生素 D　　　　（D）胆固醇

答案：B

13. 胆汁的作用不包括下列哪些（　　　）。

（A）促进脂肪的吸收　　　　　　　　　　（B）促进蛋白质的吸收

（C）激活胰脂肪酶　　　　　　　　　　　（D）乳化脂肪的作用

答案：B

14. 消化管壁的组成成分不包括（　　　）

（A）黏膜　　　　　（B）黏膜下层　　　　（C）肌层　　　　　　（D）内膜

答案：D

15. 胰腺有内分泌功能，可以分泌一些激素，但不包括（　　　）

（A）胰岛素　　　　（B）胰高血糖素　　　（C）醛固酮　　　　　（D）生长抑素

答案：C

（二）判断题（正确的在题后括号内填"A"，错误的填"B"）

1. 脂肪在胆汁的作用下被乳化成脂肪微粒，在胰脂肪酶的作用下变成可以吸收的三酰甘油、脂肪酸等。（A）

2. 在小肠内，脂肪被分解成小分子的甘油、甘油酯、脂肪酸。（A）

3. 胰液的主要成分包括盐酸、胰淀粉酶、糜蛋白酶、胰脂肪酶、水分。（B）

4. 胆汁进入小肠后，可引起胰液和盐酸的分泌。（A）

5. 胃酸的作用包括杀死随食物进入胃内的细菌，因而对维持胃和小肠内无菌状态具有重要意义。（A）

6. 盐酸进入小肠后，可以引起促胰液素的释放，从而促进胰液、胆汁和小肠液的分泌。（A）

7. 胃排空是指食物由胃排入十二指肠的过程。（A）

二、技能练习题

（一）影响胃排空的因素有哪些？

解题步骤：

1. 胃内食物量　一般胃排空食物的速率与留在胃内的食物量成正相关。

2. 胃泌素　扩张刺激以及食物的某些成分，主要是蛋白质消化产物，可引起胃窦黏膜释放胃泌素。胃泌素除了促进胃酸分泌外，对胃的运动也有中等程度的刺激作用，因而对胃排空有重要的促进作用。

3. 食糜的理化性状和化学组成　食糜的理化性状和化学组成不同，胃排空的速度也不同。

（1）一般来说，稀的、流体食物比稠的、固体食物排空快；颗粒小的食物比大块食物排空快；等渗溶液比非等渗液体排空快。

（2）食物中三种宏量营养素比较，碳水化合物类排空得最快，蛋白质次之，脂肪类排空最慢。一般碳水化合物类食物在胃停留 1 小时左右；蛋白质类停留 2～3 小时；脂肪类食物停留 5～6 小时以上，这就是进食油腻食物后饱胀感与耐饿的原因。

（二）简述胃酸的作用。

解题步骤：

1. 胃酸以可杀灭随食物进入胃内的细菌。

2. 胃酸可以使食物蛋白质变性，促进食物消化。

3. 胃酸激活胃蛋白酶原，使其转变为有活性的胃蛋白酶，协助食物中蛋白质的消化；胃酸可为胃蛋白酶的作用提供必要的酸性环境，并可促进矿物质的游离和吸收。

4. 胃酸进入小肠内可引起胰泌素的释放，从而促进胰液、胆汁和小肠液的分泌。

参考文献

[1] 葛可佑. 中国营养师培训教材 [M]. 北京：人民卫生出版社，2017.

[2] 董炘. 人体解剖学 [M]. 北京：人民卫生出版社，2015.

[3] 王庭槐. 生理学（第 9 版）[M]. 北京：人民卫生出版社，2018.

（吴为群）

第三章
营养学基础

第一节　能量与营养素

营养（nutrition）是指生物从外界摄入食物，在体内经过消化、吸收和代谢以满足其自身生理功能和从事各种活动需要的必要生物学过程。

营养素（nutrient）是指食物中可给人体提供能量，构成机体和修复组织以及具有生理调节功能的化学成分。

人体需求量较大的称为宏量营养素，包括碳水化合物、脂肪、蛋白质、膳食纤维、水，它们在机体的生理活动中具有重要的作用。碳水化合物、脂肪、蛋白质还为人体提供能量，故称为三大产能营养素。

需求量较小的称为微量营养素，包括矿物质、维生素和植物化学物。

一、能量

人体的一切生命活动都离不开能量。人体需要的能量来自于食物。把食物中的营养物质转变成人体自身组织的过程，称为合成代谢（同化作用）；把人体自身的一部分组成物质分解，并把分解的终产物排出体外的过程，称为分解代谢（异化作用）。合成代谢和分解代谢均属于物质代谢，机体在进行物质代谢时，也在进行着能量的转换。在同化过程中，以合成自身成分的方式储存能量；在异化过程中，分解自身成分释放能量，这种能量的转换就叫能量代谢。

（一）能量单位与能量系数

1. 能量单位　能量的法定单位为焦耳（joule，J）。1 焦耳是指用 1 牛顿（N）的力使 1000 克的物质移动 1 米所消耗的能量。为了计算方便常采用千焦耳（kJ）或兆焦耳（mJ）为单位。

$$1kJ = 1 \times 10^3 J；\ 1MJ = 1 \times 10^6 J$$

在营养学上，中国人习惯用的能量单位是千卡（kilocalorie，kcal），是指 1000 克纯水的温度由 15℃上升到 16℃所需要的能量。

千卡与千焦耳的换算关系为：1kcal = 4.184kJ 或 1kJ = 0.239kcal

2. 人体的能量来源与能量系数　人类通过摄取动植物性食物获取所需的能量。

食物中的碳水化合物、脂肪和蛋白质经生物氧化能够释放能量，故称为产能营养素。由于三大产能营养素的需要量比较大，所以又称为宏量营养素。

碳水化合物是人体的主要供能营养素，成年人所需的能量约 60%由碳水化合物提供，而脑组织所需能量主要来自葡萄糖的有氧氧化。

脂肪是机体储存能量的重要形式。在进行长时间身体活动后，随着血糖降低，机体将脂肪水解成甘油和脂肪酸，脂肪酸经生物氧化成二氧化碳和水并释放能量，称之为脂肪动员。

蛋白质只有在长期不能进食或体力极度消耗时，才会由蛋白质分解所产生的氨基酸来供能。

碳水化合物和脂肪在体内可被完全氧化分解成为 CO_2 和 H_2O，所产生的能量和氧化终产物与

25

其在体外燃烧相同；而蛋白质却不能在体内完全氧化分解。

每克产能营养素在体外充分燃烧产生的能量值称为物理热价，而在体内氧化产生的能量值称为生理热价（能量系数）。

食物中产能营养素的物理热价和生理热价的比较，见表 3-1。

表 3-1 食物中产能营养素的物理热价和生理热价的比较

营养素	物理热价 kJ/g（kcal/g）	生理热价 kJ/g（kcal/g）
碳水化合物	17.54（4.1）	16.74（4.0）
脂肪	39.54（9.45）	37.66（9.0）
蛋白质	23.64（5.65）	16.74（4.0）

（二）人体能量消耗

成人的能量消耗主要用于基础代谢、体力活动和食物的热效应三个方面。婴幼儿、儿童、青少年还应包括生长发育所需的能量消耗。

1. 基础代谢和静息代谢

（1）基础代谢和基础代谢率 基础代谢（basal metabolism，BM）是指人体为了维持基本生命活动所消耗的最低能量，如维持正常体温、血液流动、呼吸运动、骨骼肌维持张力及腺体的活动等。测量要求：一般在清晨（禁食 12～14 小时后）进行，环境安静，室温保持在 18～25℃，测量前放松、平卧 30 分钟以上。此时的能量消耗约占人体总能量消耗的 50%～65%，所测值比一般休息时要低，但比熟睡时高。

基础代谢率（basal metabolic rate，BMR）是指人体处于基础代谢状态下，每小时每平方米体表面积的能量消耗。我国 1～19 岁人群的 BMR 平均值见表 3-2。

表 3-2 1-19 岁人群的平均值 $[kJ/（m^2·h）]$

年龄（岁）	男	女	年龄（岁）	男	女
1～	221.8	221.8	11～	179.9	175.7
3～	214.6	214.2	13～	177.0	168.6
5～	206.3	202.5	15～	174.9	158.8
7～	197.9	200.0	17～	170.7	151.9
9～	189.1	179.1	19～	164.0	148.5

引自：焦广宇，蒋卓勤. 临床营养学. 3 版. 北京：人民卫生出版社，2010.

（2）静息代谢与静息代谢率 静息代谢（resting metabolic，RM）是维持人体正常功能和体内稳态以及交感神经活动所消耗的能量，在每日总耗能中占 60%～75%。由于基础代谢率的测定比较困难，目前使用静息代谢率更为普遍。

静息代谢率（resting metabolic rate，RMR）测定时机体仍在进行着若干正常的消化活动。因此，RMR 的值略高于 BMR，相差约 10%。

（3）影响基础代谢率的因素 基础代谢不仅存在着较为明显的个体差异，且同一个体在不同生理、环境条件下也会发生变化。影响基础代谢率的主要因素有：

①年龄与性别 婴幼儿期因身体组织生长旺盛，基础代谢率最高，随着年龄的增长逐年下降。

女性体内瘦组织相对较少，故基础代谢率低于男性约 5%～10%。

②体格构成　体表面积与基础代谢率呈正相关，在性别、年龄与体重相同的情况下，瘦组织多、肌肉发达者的基础代谢率较高。

③温度与其他　室温为 18～25℃时代谢率最低，低温和高温都会令代谢率增加。特殊生理状态（排卵期、怀孕、哺乳等）、疾病、创伤与感染也会改变基础代谢水平。

2. 身体活动　身体活动包括职业活动、社会活动、家务活动、休闲娱乐活动等。身体活动的强度、持续时间及熟练程度直接影响能量消耗。通常活动强度越大、持续时间越长、熟练程度越低耗能越大。每天身体活动所消耗的能量约占人体总能量消耗的 15%～30%。

3. 食物的热效应消耗能量　食物热效应又称食物特殊动力作用，指人体因进食而引起的额外能量消耗，即进食后对食物的消化、吸收、转运、代谢和储存过程所消耗的能量。影响食物热效应的因素有以下三个方面。

（1）营养素成分　不同产能营养素的食物热效应消耗本身产生能量的比率不同。脂肪的热效应占 4%～5%，碳水化合物为 5%～6%，而蛋白质高达 30%。

（2）进食速度　进食越快，食物热效应也越高，因为进食快者，其中枢神经系统更活跃，激素和酶的分泌速度更快、分泌量更多，能量消耗也就越多。

（3）进食量　进食量大，能量消耗也多。

4. 生长发育消耗能量　生长发育阶段的儿童，还需考虑生长发育的能量需要。按千克体重算，新生儿的能量消耗高出成人的 2～4 倍。3～6 月龄的婴儿，每天摄入的能量 15%～23%用于新组织的生成，每增加 1g 新组织约需要 4.78kcal 的能量。

5. 其他　神经紧张程度、营养状况、尼古丁与咖啡因的摄入对能量的消耗都有一定的影响。

（三）人体能量需要及供给

能量需要量（estimated energy requirement，EER）是指能长期保持良好的健康状态、维持良好的体型和机体构成以及理想身体活动的个体或群体，达到能量平衡时所需要的膳食能量需要量。对于儿童来说，EER 还包括维持正常生长发育所需要的能量。

人体能量来源于食物中的碳水化合物、脂肪和蛋白质三大营养素。根据《中国居民膳食指南（2016）》推荐，成人三大产能营养素所提供的能量占总能量消耗的可接受范围（AMDR）为：碳水化合物占 55%～65%，脂肪占 20%～30%，蛋白质占 10%～15%。婴幼儿与儿童青少年以及孕妇、乳母，需视其需要适当增加蛋白质与脂肪的供能比。

人体能量的需要量受年龄、性别、生理状态、体力活动强度等多种因素的影响。中国营养学会推荐的能量需要量是根据性别，按婴儿、儿童青少年及成人分别制定的。6 岁以上年龄段又按轻度、中度、重度身体活动水平度规定了不同的能量需要量，参见附录三～十五中国居民膳食营养素参考摄入量表（DRIs 2013）。

二、蛋白质

蛋白质（protein）是构成细胞和组织的基本成分，是一切生命的物质基础。正常成人体内蛋白质含量为 16%～19%，大约占整个人体重量的 1/6，人体干物质重量的一半。

（一）蛋白质基本结构与分类

1. 蛋白质的基本结构　组成人体蛋白质的是 20 种氨基酸（amino acid），通过肽键连接而成的具有一定空间结构的生物大分子。由碳、氢、氧、氮、硫、磷、碘以及少量的铁、锌等金属元素组成。由于氨基酸排列次序不同、链长短不一以及空间结构的差异，形成了无数功能各异的蛋白质。

蛋白质部分水解形成的次级结构称作肽。含 10 个以上氨基酸残基的是多肽，10 个以下的是寡肽，只有 3 个和 2 个氨基酸残基的称为三肽和二肽。

2. 氨基酸的种类

（1）根据化学结构式分类　氨基酸按化学结构式分为脂肪族氨基酸、芳香族氨基酸和杂环氨基酸。

（2）根据营养功能分类

必需氨基酸：必需氨基酸（essential amino acid，EAA）指人体不能合成或合成速度不能满足机体需要，必须从食物直接获取的九种氨基酸：异亮氨酸、亮氨酸、赖氨酸、蛋氨酸、苯丙氨酸、苏氨酸、色氨酸、缬氨酸、组氨酸。

非必需氨基酸：非必需氨基酸（non-essential amino acid）指机体可以利用体内其他物质自行合成，不一定要从食物获取的氨基酸，包括丙氨酸、精氨酸、天门冬氨酸、天门冬酰胺、谷氨酸、谷氨酰胺、甘氨酸、脯氨酸、丝氨酸。

条件必需氨基酸或半必需氨基酸：半胱氨酸和酪氨酸可分别由蛋氨酸和苯丙氨酸转化合成。但如果膳食中的半胱氨酸和酪氨酸充足，可减少蛋氨酸和苯丙氨酸的消耗。因此，半胱氨酸和酪氨酸被称作条件必需氨基酸（conditional essential amino add）或半必需氨基酸（semiessential amino acid）。在计算食物必需氨基酸组成时，往往将蛋氨酸和半胱氨酸、苯丙氨酸和酪氨酸合并计算。

3. 氨基酸模式及限制氨基酸　氨基酸模式：指某种蛋白质中各种必需氨基酸的相互构成比例。在营养学上用氨基酸模式（amino acid pattern）来反映人体蛋白质和食物蛋白质在必需氨基酸的种类和数量上存在的差异。其计算方法是将某种蛋白质中色氨酸的含量定为 1，然后分别计算其他必需氨基酸的相应比值，这一系列的比值就是该种蛋白质的氨基酸模式。

食物蛋白质氨基酸模式与人体蛋白质氨基酸模式越接近，越有利于机体蛋白质的更新与修复，该蛋白质的潜在营养价值也越高，这样的蛋白质也被称为优质蛋白质或完全蛋白质，如蛋、奶、肉、鱼等多数动物蛋白质及大豆蛋白质等。如果食物中一种或几种必需氨基酸相对含量较低，导致其他的必需氨基酸在体内不能被充分利用，这些必需氨基酸称为限制性氨基酸（limiting amino acid），其中相对含量最低的必需氨基酸被称为第一限制性氨基酸，依此类推。食物氨基酸模式与人体氨基酸模式差异较大，则营养价值低，被称为非优质蛋白质。大多数植物蛋白因缺乏赖氨酸、蛋氨酸、苏氨酸、色氨酸等，属于非优质蛋白质。

人体和几种常见食物中蛋白质的氨基酸模式如表 3-3 所示。

表 3-3　人体和几种常见食物中蛋白质的氨基酸模式

氨基酸	人体	全鸡蛋	牛奶	牛肉	大豆	面粉	大米
异亮氨酸	4	3.2	3.4	4.4	4.3	3.8	4
亮氨酸	7	51	6.8	6.8	5.7	6.4	6.3
赖氨酸	5.5	4.1	5.6	7.2	4.9	1.8	2.3
蛋氨酸＋半胱氨酸	3.5	3.4	2.4	3.2	1.2	2.8	2.3
苯丙氨酸＋酪氨酸	6	5.5	7.3	6.2	3.2	7.2	3.8
苏氨酸	4.0	2.8	3.1	3.6	2.8	2.5	2.9
缬氨酸	5	3.9	4.6	4.6	3.2	3.8	4.8
色氨酸	1.0	1.0	1.0	1.0	1.0	1.0	1.0

（1）参考蛋白质　由于食物蛋白质的氨基酸模式与人体蛋白质的氨基酸模式越接近，人体对食物蛋白质的利用程度就越高。该蛋白质的营养价值也越高。如蛋、奶、肉、鱼及大豆蛋白的氨基酸模式与人体蛋白质的氨基酸模式接近，被称为优质蛋白质或完全蛋白质。其中蛋、奶的氨基酸模式与人体蛋白质模式最为接近，在实验中常以它们作为参考蛋白质。

（2）限制氨基酸　当食物蛋白质中一种或几种必需氨基酸相对含量较低或缺乏，导致其他的必需氨基酸在体内不能被充分利用，这些含量相对较低的必需氨基酸就被称为限制氨基酸（limiting amino acid，LMA），其中相对含量最低的必需氨基酸被称为第一限制性氨基酸，依此类推。谷类食物的赖氨酸最低，为谷类食物的第一限制氨基酸。豆类食物的蛋氨酸最低，为豆类食物的第一限制氨基酸。

4. 蛋白质分类

（1）按照蛋白质中氨基酸的组成分类　如酪蛋白、乳清蛋白等蛋白质所含的必需氨基酸种类齐全、数量充足、比例适当，称为完全蛋白质；如小麦中的麦胶蛋白等所含的必需氨基酸虽然种类齐全，但有的必需氨基酸数量不足、比例不适当，则称为半完全蛋白质；如胶原蛋白等蛋白质组成中缺乏一种或几种必需氨基酸，就称为不完全蛋白质。完全蛋白质属于优质蛋白质。其余两种均为非优质蛋白质。

（2）按照蛋白质的结构分为单纯蛋白和结合蛋白。

（3）按照蛋白质的功能分为活性蛋白和非活性蛋白。

5. 蛋白质互补作用　含蛋白质的食物混合食用时，一种蛋白质中含量较多的必需氨基酸可以弥补另一蛋白质中该氨基酸的不足，这种互补可达到综合提高蛋白质营养价值的作用，称为蛋白质的互补作用（complementary action of protein）。例如小麦、小米、大豆、牛肉按39%、13%、22%和26%的比例搭配食用时，牛肉与大豆蛋白中的赖氨酸弥补了面、米的不足，使得混合蛋白的生物学价值高达89%，明显高于单独食用牛肉（74%）。

（二）蛋白质的代谢与氮平衡

1. 蛋白质的代谢　影响蛋白质消化吸收的因素很多，包括胃肠道功能（胃酸及蛋白酶的分泌、黏膜吸收能力）及蛋白质类型等。成人每天约有300g蛋白质处于合成与分解的动态平衡中，籍此实现蛋白质的更新和修复。

蛋白质的消化从胃开始，在胃酸和胃蛋白酶的作用下分解为多肽及少量氨基酸，但还要在小肠中经胰腺分泌的胰蛋白酶和糜蛋白酶等酶类的联合作用，进一步分解为氨基酸和寡肽后被小肠黏膜细胞吸收，经肝门静脉吸收进入氨基酸池供机体利用；少数蛋白质大分子和多肽可被直接吸收。少数未被吸收的蛋白质以多种含氮物质的形式随粪便排出体外，这部分氮称作粪氮。其中来自于肠道脱落的黏膜细胞和消化液中的氮被称作肠道内源性氮或粪代谢氮。

人体内的氨基酸除了来源于食物蛋白质的分解外，还来源于肠道脱落的黏膜细胞和消化液中的蛋白质。它们混在一起，分布于机体各处，共同参与代谢，称为氨基酸池。

氨基酸池内的游离氨基酸的代谢途径如下所述。

（1）主要通过合成代谢生成组织蛋白质、生长激素，维持抗体等。

（2）一部分进行分解代谢，通过脱氨基作用生成α-酮酸而转变成糖和脂类；或通过氨基化转变成非必需氨基酸；还可以通过三羧酸循环而氧化供能；或通过脱羧基作用生成胺类。例如组氨酸脱羧基生成组胺。

（3）还有一部分用于合成新的含氮化合物，如嘌呤碱类、肌酸及肾上腺素等，这类物质分解后的最终产物不能回到氨基酸池内，而是经代谢转变成尿素、氨、尿酸等由尿和其他途径排出体外。其中尿氮占总排出氮的 80%以上。

2. 氮平衡　氮平衡（nitrogen balance，NB）反映机体摄入氮（I）和排出氮（E）之间的关系，是研究蛋白质代谢的一个重要指标。

摄入氮（I）可根据食物蛋白质摄入量计算。排出氮（E）即未被吸收的氮；其中未被消化的食物氮为粪氮（F），肠道菌体死亡、消化液及肠道脱落细胞形成的氮为粪代谢氮（Fm）。尿氮（U）为机体利用过的氮，尿道黏膜脱落细胞氮为尿内源性氮（Um）。而通过皮肤、毛发、分泌物的脱落细胞，月经血及射精等丢失的氮称为皮肤等排出氮（S）。这种氮排出是机体不可避免的氮消耗，称为必要的氮损失（obligatory nitrogen losses，ONL）。

理论上只要从膳食中获得相当于必要的氮损失量的蛋白质，即氮平衡，就可满足人体对蛋白质的需要，计算公式如下：

$$氮平衡（NB）=摄入氮（I）-粪氮（F）-尿氮（U）-皮肤等损失氮（S）$$

如果摄入氮大于排出氮则为正氮平衡，如果摄入氮小于排出氮则为负氮平衡，如果二者相等则为零氮平衡。健康成人应该在零氮平衡的基础上富余 5%以确保蛋白质的需要。生长发育期的儿童应保证适当的正氮平衡，以满足机体对蛋白质额外的需要。负氮平衡常见于饥饿、疾病及老年，应尽可能减轻或纠正。

（三）蛋白质生理功能与营养价值评价

1. 蛋白质的生理功能

（1）构建机体和修复组织　人体的每个组织器官都含有大量的蛋白质。即使是骨骼和牙齿也含有大量胶原蛋白，指（趾）甲含有角蛋白。一位 70kg 的健康成年男子，体内大约含有 12kg 的蛋白质。

（2）构成机体几乎所有的生命活性物质　调节机体的各项生理功能，如催化代谢各种生化反应的酶、调节各种生理过程并维持内环境稳定的激素、具有物质转运作用的各种载体蛋白和通道蛋白、发挥免疫作用的抗体、调节体液渗透压的白蛋白、参与视觉形成的视蛋白、参与凝血作用的凝血因子、参与运动的肌纤蛋白与肌凝蛋白等。可以说，机体的所有生命活动及其调节都是由蛋白质来执行的。

（3）供给能量　当碳水化合物和脂肪所提供的能量不能满足机体需要或氨基酸摄入超过机体蛋白质更新需要时，蛋白质可被直接氧化分解释放能量，1g 蛋白质在体内产生约 4kcal（1kcal＝4.184kJ）的能量。人体每天所需要能量 10%～15%由蛋白质提供。

2. 蛋白质的营养价值评价　食物中蛋白质的营养学价值，主要从三方面来评价。

（1）食物蛋白质的含量　蛋白质含量是评价食物中蛋白质营养价值的首要指标和基础。几乎所有蛋白质的含氮量都是约 16%，一般使用凯氏定氮法测定。食物蛋白质含量计算公式为：

$$蛋白质含量（g/100g）=\frac{食物总氮量\times6.25}{食物总量}\times100$$

（2）蛋白质消化率　蛋白质消化率反映蛋白质分解后被吸收的程度，即被吸收的蛋白质占食物总蛋白质的比值。蛋白质的消化率除了受蛋白质本身性质的影响外，还受人体状态、消化功能、饮食习惯和心理因素的影响，另外还受食物的属性、膳食纤维的含量、烹调加工方法和同时进食其他食物的影响。一般动物性食物中的蛋白质消化率高于植物性食物。大豆加工成豆腐后食用，其蛋白质的消化率由整粒食用时的 60%提高到 90%以上。

严格来讲，测定蛋白质消化率时需要扣除粪代谢氮，这种消化率称为真消化率，但由于测定麻烦往往忽略不计，所得结果稍低，反而更具有安全性，消化率被称作表观消化率。

（3）蛋白质生物价 蛋白质生物价（biological value，BV）反映被消化吸收后的待测蛋白质被机体利用的程度。

（4）蛋白质净利用率 蛋白质净利用率（net protein utilization，NPU）反映食物蛋白质被利用的程度，即储留氮占食物氮的百分比，具体计算公式如下：

$$蛋白质净利用率＝生物价×消化率＝\frac{储留氮}{食物氮}×100$$

（5）蛋白质功效比值 蛋白质功效比值（protein efficiency ratio，PER）指处于生长阶段中的幼年动物在实验期内，其体重增加量（g）和摄入蛋白质的量（g）的比值，该方法被广泛用于婴幼儿食品中蛋白质营养价值的评价。

（6）氨基酸评分 氨基酸评分（amino acid score，AAS）指某食物蛋白质中必需氨基酸含量与参考蛋白或理想模式中对应必需氨基酸含量的比值。常见食物蛋白质质量见表三～四。

表 3-4 常见几种食物蛋白质质量

指标	全鸡蛋	全牛奶	鱼	牛肉	大豆	精制面粉	大米	大豆
BV（%）	94	87	83	74	73	52	63	67
NPU（%）	84	82	81	73	66	51	63	60
PER	3.92	3.09	4.55	2.30	2.32	0.6	2.16	—
AAS	1.06	0.98	1	1	0.63	0.34	0.59	0.48

（四）食物来源与参考摄入量

蛋白质广泛存在于各种动、植物性食物中。动物性食物中蛋白质质量好、利用率高，但同时含有较多的饱和脂肪酸和胆固醇；与之相反，植物性食物不含胆固醇，饱和脂肪酸含量低，但蛋白质含量与利用率相对较低。我国居民传统饮食结构中植物性食物所占比例较高，植物蛋白是我国居民蛋白质的重要膳食来源，因此合理搭配、充分发挥蛋白质互补作用显得非常重要。大豆蛋白质含量高、质量好，且含有多种营养保健成分，更需合理利用。

根据《中国居民膳食营养素参考摄入量（2013）》，我国轻体力劳动成年人的蛋白质推荐摄入量为男性 65g/d，女性 55g/d；儿童青少年的蛋白质推荐摄入量参见本书附录三～十五中国居民膳食营养素参考摄入量（DRIs 2013）。

三、脂类

脂类是指生物体内不溶于水而溶于有机溶剂的一大类化合物，来自脂肪酸和与醇生成的脂或类脂。主要脂类有脂肪（三酰甘油）、磷脂和固醇类。

（一）脂类的分类

1. 脂类的分类 脂类按结构可分为：中性脂肪（即脂肪）和类脂。类脂包括磷脂、鞘磷脂、糖脂、类固醇、固醇（主要是胆固醇）、脂蛋白等。

2. 脂肪的分类 脂肪是由三个分子脂肪酸与一分子的甘油酯化而成的三酰甘油。按来源可分为动物性脂肪、植物性脂肪和人造脂肪。

（二）脂类的代谢及生理功能

1. 脂类的消化吸收 脂类不溶于水，脂肪仅在胃中初步乳化，进入十二指肠在胆汁的作用下才能充分乳化，然后在胰脂肪酶和肠脂肪酶作用下分解为甘油一酯和游离脂肪酸，才能被肠黏膜细胞吸收并重新合成三酰甘油，然后以磷脂、胆固醇和蛋白质等复合成乳糜微粒（CM），经淋巴从胸导管进入血液循环，供机体利用。

2. 脂类的生理功能

（1）供能和储能　人体可将过多的能量转化为脂肪贮存起来，当机体需要时，脂肪细胞中的酯酶迅速分解三酰甘油，释放能量。1g脂肪在体内彻底氧化可产生9kcal的能量。饥饿时，先消耗糖原和体脂以提供能量，起到节约蛋白质的作用。休息状态下约有60%的能量来自于体内脂肪，而在有氧运动或长时间饥饿时体脂消耗产能更多。

（2）构成机体组织　皮下脂肪和包裹脏器的脂肪有隔热保温、支撑保护、缓冲外力打击的作用。类脂中的脂蛋白参与血液成分的运输，磷脂和固醇参与构成细胞生物膜。

（3）提供必需脂肪酸　只有膳食脂肪提供的必需脂肪酸可以参与构成组织生物膜，尤其对线粒体和细胞膜特别重要。

（4）促进脂溶性维生素的消化吸收和转运　如维生素A、维生素D等是随脂肪一起被人体吸收利用的。

（5）内分泌作用　脂肪组织通过分泌一系列细胞因子，如瘦素、肿瘤坏死因子、白细胞介素、雌激素等，广泛参与机体代谢、免疫、生长发育等生理过程。

（6）其他　增加饱腹感。食物脂肪可刺激十二指肠产生肠抑胃素，使胃蠕动和排空受到抑制，而产生饱腹满足感；改善食物的色、香、味、形等感官性状，达到刺激食欲的作用。

3. 磷脂　磷脂（phospholipids）包括甘油磷脂和鞘磷脂。甘油磷脂是三酰甘油中的一个或两个脂肪酸被含磷酸的其他基团所取代的一类脂类物质，其中最重要的是卵磷脂。而人体含量最多的是鞘磷脂，是重要的膜结构性磷脂。其主要的生理功能如下所述。

（1）提供能量　与三酰甘油一样，可为机体提供能量。

（2）参与生物膜的构成　以磷脂蛋白的形式参与构成细胞的各种生物膜，如细胞膜、核膜、线粒体膜等。

（3）促进脂类物质的消化吸收　兼具亲水、亲油双重特性，有助于脂类成分及脂溶性维生素的吸收、转运和代谢，防止胆固醇在血管壁的沉积，降低血液黏度。

（4）改善神经系统功能　磷脂在机体分解生成的胆碱经乙酰化生成神经递质乙酰胆碱，可促进和改善大脑组织和神经系统的功能。

4. 糖脂　糖脂是糖与脂质结合所形成的物质，是细胞膜、细胞表面抗原等的成分。

5. 胆固醇　胆固醇是细胞膜的重要成分，也是机体内许多活性物质如胆汁、性激素、肾上腺素、维生素D等的合成原料。体内胆固醇源于膳食吸收及肝脏自身合成，而肝脏的合成受膳食中能量、胆固醇水平、脂肪种类及机体内甲状腺素、雌激素、胰岛素等影响或调节。过多摄入的胆固醇可反馈性地抑制肝脏合成，但这种反馈调节并不完善，摄入过多仍可导致高胆固醇血症。

6. 植物固醇　植物固醇存在于植物性食物中，可以干扰肠道对膳食中胆固醇和胆汁中胆固醇的吸收，因而具有降低血清胆固醇的作用。

（三）脂肪酸的分类及生理功能

脂肪酸（fatty acid，FA）是组成脂肪的基本单位，天然脂肪酸有40多种，其基本分子式为$CH_3[CH_2]_nCOOH$，式中n以2～24为主，但基本上都是偶数碳原子。

1. 根据脂肪酸的饱和程度分类　①碳链中不含双键的为饱和脂肪酸；②碳链中只含有一个双键的为单不饱和脂肪酸；③碳链中含有两个或两个以上双键的为多不饱和脂肪酸。食物中的脂肪酸以18碳为主。

（1）饱和脂肪酸　饱和脂肪酸（saturated fatty acid SFA）主要为硬脂酸（$C_{18:0}$），多存在于动物脂肪及乳脂中，这些食物也富含胆固醇。故进食较多的饱和脂肪酸也必然食入较多的胆固醇。长期进食饱和脂肪酸为主的食物，可升高血浆总胆固醇水平和低密度脂蛋白胆固醇。不过小于 10 个碳原子和大于 18 碳原子的饱和脂肪酸几乎不会升高血液胆固醇。由于饱和脂肪酸不易被氧化产生有害的氧化物和过氧化物等，且一定量的饱和脂肪酸还有利于高密度脂蛋白（HDL）的形成，所以不应该完全限制饱和脂肪酸的摄入。少数的几种植物油中也富含饱和脂肪酸，如椰子油、棉籽油和可可油。

（2）单不饱和脂肪酸　单不饱和脂肪酸（monounsaturated fatty acid，MUFA）是碳链中只含有一个不饱和双键的脂肪酸。主要代表为油酸（$C_{18:1}$），用油酸含量达 80% 以上的茶油和橄榄油替代饱和脂肪酸可降低血浆总胆固醇（TG）和低密度脂蛋白胆固醇（LDL-C）水平，而保持高密度脂蛋白胆固醇（HDL-C）水平。

（3）多不饱和脂肪酸：多不饱和脂肪酸（polyunsaturated fatty acid，PUFA）是碳链中含有两个或两个以上不饱和双键的脂肪酸。按第一个双键位置不同，常被分为 n-6 系多不饱和脂肪酸和 n-3 系多不饱和脂肪酸两类：①n-6 系多不饱和脂肪酸：广泛存在于植物油中，主要是亚油酸（$C_{18:2}$，n-6，9）和花生四烯酸。在降低 TG 和 LDL-C 的同时也会降低 HDL-C 的水平，亚油酸还有助于维持细胞膜结构的完整性，维持皮肤健康。其中花生四烯酸还是合成类二十烷酸的重要前体物质，具有促进生长、发育和妊娠作用。②n-3 系多不饱和脂肪酸：a-亚麻酸（$C_{18:3}$，n-3，6，9）是 n-3 系脂肪酸的母体，它的碳链更长，如二十碳五烯酸（EPA）和二十二碳六烯酸（DHA）。鱼油和少数的植物油是 n-3 脂肪酸的主要食物来源，具有降低 TG 和 LDL-C 的作用，甚至在某种程度上能够升高 HDL，阻碍三酰甘油掺入到肝 VLDL 中，使分泌到血液循环中的三酰甘油减少。近年来的研究还表明，n-3 系长链脂肪酸是正常生长发育不可缺少的，尤其在脑和视网膜的发育与功能完善中具有不可替代的作用，还具有抗血小板凝集、抗心律失常、免疫调节和抗炎作用。但由于双键多在体内易被氧化，大量摄入时可能有增加动脉硬化的风险。

2. 根据脂肪酸碳链长短分类　因碳链长短不同，脂肪酸可分为长链脂肪酸（14～24C）、中链脂肪酸（8～12C）和短链脂肪酸（6C 及以下）。通常动物性食物脂肪的脂肪酸碳链长，饱和程度和熔点高，常温下呈固态，被称为脂；而植物性脂肪的脂肪酸不饱和程度和熔点低，常温下呈液态，被称为油。

短链脂肪酸被肠道迅速吸收后，既储存了能量又降低了渗透压，对于维持大肠的正常功能和结肠上皮细胞的形态和功能具有重要作用。还可促进钠的吸收，其中丁酸可增加乳酸杆菌的产量而减少大肠埃希菌的数量。

3. 根据是否必须从食物中获得来分类　根据是否必须从食物中获得，可分为必需脂肪酸和非必需脂肪酸。亚油酸和 α-亚麻酸是人体不能合成但又不可缺少，必须由食物供给的脂肪酸，称为必需脂肪酸（essential fatty acid，EFA），其主要生理功能如下所述。

（1）参与细胞膜的构成　作为细胞膜磷脂的基本组成成分，必需脂肪酸与细胞膜的结构与功能密切相关，是细胞膜具有流动性的物质基础，对细胞膜的生物功能具有重要意义。

（2）类二十烷酸的合成前体　是机体许多重要生理、生化过程的调节剂，如调节血管的收缩与舒张、血压、神经传导、免疫、炎症，以及血脂、血小板凝聚与血栓形成，母乳中的前列腺素还具有防止婴儿消化道损伤的作用。

（3）参与胆固醇的代谢　体内约 70% 的胆固醇与脂肪酸酯化成酯。胆固醇与亚油酸酯化，并掺入到低密度脂蛋白和高密度脂蛋白中进行转运和代谢。

4. 根据空间构象分类　根据空间构象可分为顺式脂肪酸和反式脂肪酸（trans-fatty acids，TFA）。顺式脂肪酸和反式脂肪酸互为异构体。顺式脂肪酸的氢原子在碳－碳双键的同侧，反式脂肪酸的氢原子则在双键的不同侧。

常用植物油的脂肪酸均为顺式，呈液态。卷心菠菜、豌豆及反刍动物体脂中含有一定量的 TFA，目前尚未发现天然 TFA 对健康有不利影响。

油脂的氢化过程和高温加热条件下，一些不饱和脂肪酸由顺式转化为反式，如人造黄油（亦称氢化油、起酥油或植脂末）和高温油炸食物中 TFA 含量就较高。有研究显示长期、过量食用 TFA 可引起血脂异常，血液中 LDL－C 上升，HDL－C 下降，从而增加患动脉粥样硬化和冠心病的危险性，也有可能会增加糖尿病、肥胖症的患病风险。另外，TFA 会干扰必需脂肪酸的代谢，影响儿童生长发育。

（四）脂类的营养价值评价

食物脂类主要从以下四个方面评价。

1. 脂肪的消化率　膳食脂肪的消化率与熔点密切相关。熔点低于体温的脂肪，消化率可高达97%～98%，而熔点高于 50℃的脂肪则较难消化。

2. 必需脂肪酸含量　一般植物油中亚油酸和α－亚麻酸的含量高于动物脂肪（椰子油例外），营养价值也优于动物脂肪。

3. 各种脂肪酸的比例　有研究显示，膳食中饱和脂肪酸、单不饱和脂肪酸、多不饱和脂肪酸的适宜比例是 1:1:1，n－6 系与 n－3 系多不饱和脂肪酸的比例以（4～6）:1 为宜。

4. 脂溶性维生素含量　植物油维生素 E 含量异常丰富。动物脂肪几乎不含维生素，但动物内脏特别是肝脏脂肪中含丰富的维生素 A 和维生素 D，因而具有特别重要的营养价值。

（五）食物来源与参考摄入量

膳食脂类主要来源于各种动植物油脂。动物脂肪相对含饱和脂肪酸和单不饱和脂肪酸多，同时胆固醇也较多，而多不饱和脂肪酸较少。植物油含必需脂肪酸（主要为亚油酸）和多不饱和脂肪酸较多（80%～90%），饱和脂肪酸只有 10%～20%，不含胆固醇。亚麻酸只在紫苏籽油、亚麻籽油和豆油中存在，鱼、贝类相对含 EPA 和 DHA 较多。含磷脂较多的食物主要有蛋黄、瘦肉、肝、肾等，大豆中磷脂含量为 1.5%～3.0%，其他植物种子如向日葵、亚麻籽、芝麻等也有一定含量。动物性食物和一些坚果也含有大量的脂肪。常用油脂中主要脂肪酸的组成见表 3－5。

表 3－5　常用油脂中主要脂肪酸的组成

食用油脂	饱和脂肪酸	不饱和脂肪酸			
		油酸（$c_{18:1}$）	亚油酸（$c_{18:2}$）	亚麻酸（$c_{18:3}$）	其他脂肪酸
可可油	93	6	1		
椰子油	92	0	6	2	
橄榄油	10	83	7		
菜子油	13	20	16	9	42*
花生油	19	41	38	0.4	1
茶油	10	79	10	1	1
葵花籽油	14	19	63	5	
豆油	16	22	52	7	3

食用油脂	饱和脂肪酸	不饱和脂肪酸			
		油酸（$c_{18:1}$）	亚油酸（$c_{18:2}$）	亚麻酸（$c_{18:3}$）	其他脂肪酸
棉籽油	24	25	44	0.4	3
大麻油	15	39	45	0.5	1
芝麻油	15	38	46	0.3	1
玉米油	15	27	56	0.6	1
棕榈油	42	44	12		
米糠油	20	43	33	3	
猪油	43	44	9		3
牛油	62	29	2	1	7
羊油	57	33	3	2	3
黄油	56	32	4	1.3	4
鸡油	31	48			

注：其他脂肪酸主要为芥酸. 引自：中国居民膳食营养素参考摄入量（DIRs 2000 版）. 2000：93

必需脂肪酸的摄入量一般认为应不小于总能量的 3%。脂类的参考摄入量参见附录三～十五中国居民膳食营养素参考摄入量表（DRIs 2013）。

四、碳水化合物

碳水化合物（carbohydrate）也称糖类，是由碳、氢、氧三种元素组成的一类宏量营养素。根据碳水化合物的分子结构可分为糖、低聚糖和多糖三大类。

（一）碳水化合物的分类

根据碳水化合物的分子结构可将其分为以下三类。

1. 糖 糖（sugar）的聚合度为 1～2，包括：①单糖，如葡萄糖、半乳糖、果糖等；②双糖，如蔗糖、乳糖、海藻糖等；③糖醇，如山梨醇糖醇、甘露醇等。

2. 低聚糖 又称寡糖（oligosaccharide）类，聚合度为 3～9，如低聚麦芽糖、低聚果糖、低聚半乳糖、棉子糖、水苏糖、大豆低聚糖。

3. 多糖 多糖（polysaccharide）聚合度大于 10，包括淀粉多糖，如支链淀粉、直链淀粉、抗消化淀粉以及化工行业使用的各种变性淀粉；非淀粉多糖，如纤维素、半纤维素、果胶、亲水胶质物等。

（二）糖

1. 单糖 单糖（monosaccharide）是结构最简单的碳水化合物，分为醛糖和酮糖。葡萄糖（glucose）因羟基在第一个碳原子上，是具有右旋性和还原性的己醛糖，是机体禁食情况下唯一以游离形式存在的单糖。一般在血浆中的浓度为 5mmol/L。

果糖的羟基在第二个碳原子上，是左旋性的己酮糖，是葡萄糖的同分异构体，多以游离的形式存在于水果、蜂蜜及多种植物性食物中，在所有的糖类中甜度最高，在人体内以磷酸酯的形式广泛参与机体的生理代谢过程。

食物中的半乳糖（galactose）和甘露糖（mannose）也是己糖，多以结合的形式存在于双糖和多糖中。食品中还有含 3、4、5、7 个碳原子的丙、丁、戊、庚糖，其中非常重要的戊糖有核糖、脱氧核糖、阿拉伯糖和木糖。

2. 双糖　双糖（disaccharide）是由两个单糖以共价键结合而成。常见的有以下几种。

（1）蔗糖　蔗糖（sucrose）由一份子葡萄糖和一份子果糖聚合而成，是使用最久的甜味剂。

（2）麦芽糖　麦芽糖（maltose）由两份子葡萄糖经人工生产而成，常用于加工食品。

（3）乳糖　乳糖（lactose）由一份子葡萄糖和一份子半乳糖构成，主要存在乳制品中。

3. 糖醇　糖醇（alditol）是单糖的衍生产物，具有消化吸收速度慢、产能少等特点，常见的糖醇有山梨醇（sorbitol）、甘露醇（mannitol）、木糖醇（xylitol）和麦芽糖醇（maltitol）等。山梨醇可以通过羟化葡萄糖获得，它在体内可转变为果糖，90%以上被吸收代谢，但肠道吸收的过程比葡萄糖慢得多，对血糖的影响就小得多，因此，常被作为糖尿病患者的甜味剂，但大量摄入会因为吸收慢而影响肠道的渗透压，从而引起腹泻。

（三）低聚糖

低聚糖（oligosaccharide）又称寡糖，是由 3～9 个单糖分子通过糖苷键连接而成的一类小分子碳水化合物。天然存在，也可以人工生产。甜度通常只有蔗糖的 30%～60%，具有良好的溶解性、热稳定性和耐酸性，是饮料工业中常见的功能性食品添加剂。寡糖不被人体消化液分解，但在结肠中可被肠道菌群部分分解利用。大量摄入会引起胀气及肠道不适。常见的有以下几种。

1. 低聚果糖　低聚果糖（fructo-oligosaccharide，FOS）存在于蔬菜和水果中，尤以菊芋、洋葱、牛蒡、芦笋、香蕉、西红柿、大蒜、蜂蜜等食物中为多，是双歧杆菌的增殖因子，低热量甜味剂，具有抗龋齿等优点。

2. 大豆低聚糖　大豆低聚糖（soybean oligosaccharides）是大豆中可溶性糖分的总称，主要成分是蜜三糖（即棉籽糖，由葡萄糖、果糖和半乳糖构成，多见于蜂蜜）和水苏糖。

3. 异麦芽低聚糖　自然界中游离状态的异麦芽低聚糖（iso-malt oligosaccharide）极少，某些发酵食品如酱油、酒中有少量存在。有甜味，但随着聚合度的增加，甜味降低并逐渐消失。

（四）多糖

多糖（polysaccharide）由十个以上单糖通过 a‐或 P‐糖苷键连接而成的大分子糖类。一般不溶于水，无甜味，不形成结晶，无还原性。其中淀粉和糖原属于可利用多糖，抗性淀粉和膳食纤维属于不可利用多糖。

1. 淀粉多糖　为数百个到数千个单糖聚合的大分子，常见的有淀粉和糖原。

（1）淀粉　淀粉（starch）以颗粒的形式储存于植物种子及根茎中的多糖。可被人体肠道消化酶消化吸收。根据结构可分为直链淀粉（amylose）和支链淀粉（amylopectin），其次级水解产物含葡萄糖数目较少，称为糊精（dextrin）。

直链淀粉又称糖淀粉，是数百个葡萄糖单元的链状化合物，能被淀粉酶水解为麦芽糖，能溶于热水而不成糊状。遇碘呈现蓝色。含量较少，一般占淀粉的 19%～35%。

支链淀粉又称胶淀粉，含几千个葡萄糖单元，带有很多侧链，只有外围的侧链能被淀粉酶水解成麦芽糖。不溶于冷水，在热水中则膨胀成糊状，遇碘呈现棕色。含量较多，一般占淀粉的 65%～81%。

（2）糖原　糖原（glycogen）是贮存于肝脏和肌肉内的动物性淀粉，由 3000～6000 个葡萄糖聚合而成并含有侧链的大分子。可溶于水，并在酶的作用下迅速水解为葡萄糖，为机体快速供给能量。贝类软体动物中含量较多，如鲜蚝肉含糖原约 6%。

2. 不可利用多糖

（1）抗性淀粉　抗性淀粉（resistant starch，RS）又称难消化淀粉，指在健康者小肠内剩余的不被消化吸收的淀粉及其降解产物。广泛存在于一些水果及豆科作物中，食物加工过程如加热处理含淀粉食品都会产生 RS。其共同特性是在小肠内不能被酶解，在结肠内与挥发性脂肪酸起发酵反应，并完全吸收。这些特点类似膳食纤维，因此常被归入到膳食纤维。RS 分为三类：①物理包埋淀粉，为生理上不被接受的淀粉，一般为整颗谷粒和大的淀粉颗粒；②特殊晶体结构的淀粉，指那些天然具有抗消化性的淀粉，如生土豆和青香蕉中的淀粉；③老化的淀粉，即回生淀粉，指糊化后在冷却或储存过程中结晶而难以被淀粉酶分解的淀粉，如冷的熟土豆、米饭、馒头等。

（2）膳食纤维　膳食纤维（dietary fiber，DF）是一类不能被人体消化的多糖和木质素。按溶解性不同可分为：可溶性膳食纤维（主要有果胶、树胶、黏胶和部分半纤维素等）和不溶性膳食纤维（主要有纤维素、不溶性半纤维素和木质素）。

（五）碳水化合物的生理功能与血糖指数

1. 可利用碳水化合物的生理功能

（1）储存和提供能量　膳食碳水化合物是人类最经济和最主要的能量来源，每克碳水化合物在体内氧化分解可以产生 4kcal 能量。葡萄糖的有氧分解产能快，是碳水化合物的主要供能形式，红细胞、心肌、脑和神经组织特别依赖于葡萄糖的能量供给，血糖浓度过低可引起低血糖休克。糖原是体内碳水化合物的储存形式，约 1/3 储存在肝脏中。一旦机体需要，肝糖原可立即分解为葡萄糖进入血液，供机体利用。

（2）节约蛋白质　碳水化合物是机体最直接、最经济的能量来源，当碳水化合物供应不足时，将由蛋白质、脂肪产能来满足能量的需要。如能提供充足的碳水化合物，就防止了蛋白质作为单纯的能源被过度消耗，即起到节约蛋白质的作用，令更多的蛋白质参与机体构成。

（3）对脂肪代谢的调节作用　脂肪氧化时产生的乙酰辅酶 A 需与葡萄糖代谢中间产物草酰乙酸缩合后进入三羧酸循环才能被彻底分解释放能量。如果碳水化合物摄入不足，则脂肪氧化不完全，而导致过多的酮体蓄积，引起酮症酸中毒。由于碳水化合物的充分代谢，可使酮体得到进一步的分解代谢，而消除酮体的堆积，因此，碳水化合物被认为具有抗生酮作用。为此，成人每天至少需摄入 100g 左右的碳水化合物。

（4）参与机体的构成　碳水化合物是组织细胞的重要组成部分，常以糖脂、糖蛋白、核酸等形式参与细胞的构成。如脑和神经细胞含有大量的糖脂，关节软骨、角膜与玻璃体中含丰富的黏蛋白和类黏蛋白，DNA 和 RNA 中的核糖和脱氧核糖，一些酶、抗体、激素也含有碳水化合物。

（5）改善食品的感官性状　如食糖是烹调加工食品不可缺少的原料，利用碳水化合物的各种性质，可加工出色、香、味、形各异的食品。如糖和氨基化合物可以产生美拉德反应，使食品具有特殊的香气和色泽。

2. 膳食纤维的生理功能　

膳食纤维分子结构中含有大量的亲水基团和活性基团，具有良好的亲水性及吸附与交换能力，并能作为益生原被肠道菌群酵解利用，从而表现出较为广泛的生理活性。

（1）增加饱腹感　在胃内膳食纤维吸水膨胀后可增加胃内容物体积，特别是黏度高的可溶性膳食纤维，可减缓食物进入肠道的速度，产生较为持久的饱腹感，有利于控制体重和减肥。

（2）促进肠道蠕动　不溶性膳食纤维是肠内容物的核心成分，其吸水膨胀后对肠道产生机械刺激并促进其蠕动；可溶性膳食纤维经肠道菌群发酵产生的短链脂肪酸和气体促进肠道蠕动；含膳食纤维较多的粪便因吸水变软也有利于粪便的排出和防止便秘。

（3）降低血糖和血胆固醇　可溶性膳食纤维可延缓小肠对糖的吸收速度，防止血糖因进食而快速升高，降低了胰岛素的释放及其对肝脏内源性胆固醇合成的刺激作用。其在肠道酵解后产生的短链脂肪酸，可进一步抑制肝脏合成胆固醇。此外，各种纤维可吸附胆汁酸、脂肪等并降低其吸收率。

（4）调节肠道菌群　膳食纤维能吸附肠道毒素并加速其随粪便排出；产生的短链脂肪酸降低了肠道的 pH 值，有利于肠道益生菌的增殖而抑制有害菌的生长，从而有利于结肠癌的预防。

但过多摄入膳食纤维，可能会影响食物的消化并干扰其中某些营养成分的吸收，并可能产生胀气、腹泻等肠道不适症状。

3. 低聚糖的生理功能

（1）作为益生原可以促进双歧杆菌的增殖　在大肠中被双歧杆菌选择性利用，有利于其增殖成为肠道优势菌。促进肠道蠕动、预防和治疗便秘、抑制有害菌的繁殖和腐败物的形成、促进致癌物的分解和排出、合成维生素与氨基酸、抵御病原菌感染和提高免疫力等。

（2）促进肠黏膜上皮细胞的增殖和营养素的吸收　低聚糖酵解产生的短链脂肪酸，降低了肠道中的 pH 值，有利于钙、磷、镁、铁等矿物质的吸收。短链脂肪酸在被肠黏膜细胞快速高效吸收后，可作为肠黏膜细胞的能源促进其增殖，从而增加肠黏膜层厚度，增强消化道功能。

（3）抑制胆汁酸代谢、降低血脂和大肠氨浓度　低聚糖刺激大肠菌群的增殖，促进了肠内容物中蛋白质、氨基酸等含氮成分的利用以合成菌体蛋白质，减少氨的产生。酵解产物短链脂肪酸可抑制肝脏内源性胆固醇的合成，降低肠道 pH 值，而增殖的双歧杆菌能分泌胆酸水解酶，从而抑制初级胆汁酸的代谢和次级胆汁酸的合成。

（4）调节免疫　低聚糖可激活巨噬细胞、T 细胞、NK 细胞，促进肿瘤坏死因子、γ−干扰素、一氧化氮等免疫活性分子的合成与释放，从而增强对肿瘤细胞的杀伤活性。

（5）抗龋齿　低聚糖不能被致龋齿病原菌分解产生乳酸而损害牙釉质，还可阻止蔗糖被致龋齿病原菌利用生成不溶性的高分子葡聚糖牙垢。

4. 活性多糖的生理功能　活性多糖指具有特殊生物活性的植物多糖、动物多糖、微生物多糖，如真菌多糖、人参多糖、枸杞多糖、壳聚糖、羊肚菌多糖、鲨鱼软骨酸性黏多糖等。初步研究显示其生物活性主要包括增强机体免疫、抑制肿瘤、抗氧化、缓解体力疲劳、降低血糖血脂、增强胰岛素敏感性等功能。

5. 血糖指数　血糖指数（glycemic index，GI）是一个衡量碳水化合物引起血糖反应的有效指标，指分别摄入含 50g 碳水化合物的食物与 50g 葡萄糖后两小时，血浆葡萄糖糖耐量曲线下面积的比值。高 GI 值的食物消化吸收及释放快，峰值血糖浓度高；低 GI 值的食物，葡萄糖吸收与释放缓慢，峰值血糖低且下降缓慢，血糖较为平稳。详见附录二十七。

GI 值在 55 以下的为低 GI 食物，如荞麦、山药、香蕉及多数水果等；GI 在 55～75 的食物为中等 GI 食物，如土豆、南瓜、胡萝卜、玉米粉、西瓜等；GI 在 75 以上食物为高 GI 食物，如馒头、大米、面条、烙饼、熟甘薯、面包、玉米片等。选择低 GI 值的食物，是有效控制餐后血糖的方法，但如果消化吸收功能差或大负荷运动后，可适当选择中或高 GI 的食物，以降低胃肠道负担，促进体力的迅速恢复。

（六）碳水化合物的代谢

1. 碳水化合物的消化吸收　膳食中的碳水化合物在消化道经过酶逐步水解为单糖而被吸收，这一过程首先从口腔开始。食物经口腔咀嚼并与唾液混合，唾液中的淀粉酶使淀粉分解，产生少量的糊精、麦芽糖及葡萄糖。由于胃酸对淀粉酶活性的抑制，碳水化合物难以在胃中进一步消化，而小肠才是糖类分解和吸收的主要场所。胰腺分泌的胰淀粉酶将淀粉分解成糊精和麦芽糖，是消化淀粉最主要的酶。当糊精及麦芽糖接触了肠黏膜上皮细胞刷状缘时，立即分解成为葡萄糖。肠黏膜除了含有麦芽糖酶之外，还含有蔗糖酶，可将蔗糖分解成葡萄糖及果糖，还有乳糖酶将乳糖分解为葡萄糖及半乳糖。单糖在小肠内迅速吸收后经血液运送到肝脏进行相应的代谢，或运送到其他器官直接被利用。

2. 乳糖不耐受 乳糖不耐受（lactose intolerance）是指没有被充分分解的乳糖，大量进入大肠后被细菌分解产酸、产气，引起胃肠不适、胀气、痉挛和腹泻等症状。造成乳糖不耐受的主要原因有 3 个：①先天性缺乏或不能分泌乳糖酶；②某些药物（抗癌药）或肠道感染使乳糖酶分泌减少；③年龄增加，乳糖酶水平不断地下降。一般自 2 岁以后到青春期，乳糖酶水平可降低到出生时的 5%～10%。为了克服这种乳糖不耐受症，可选用经过发酵或预处理的乳制品，如酸奶、无乳糖牛奶等。

（七）食物来源和参考摄入量

碳水化合物是机体能量的最经济来源，谷类含碳水化合物为 70%～80%，根茎类为 15%～25%，豆类为 21%～60%。其他植物性食物也含有一定量的碳水化合物，但含量差异很大。水果为 10%～20%，干果可达 50%～70%，动物性食物除肌肉和肝脏含有少量糖原外，只有乳类提供一些碳水化合物（乳糖约 5%）。

中国营养学会推荐我国居民的碳水化合物适宜摄入量占总热能的 55%～65%，日需要量大约是 300g 复杂碳水化合物，来源除淀粉外，还应包括抗性淀粉、非淀粉多糖、低聚糖等。要限制纯热能食物如精制糖的摄入，比例占总能量的 10% 以下。碳水化合物的参考摄入量参见附录三～十五中国居民膳食营养素参考摄入量表（DRIs 2013）。

五、矿物质

（一）概述

1. 概念和分类 矿物质也叫无机盐，目前有二十余种矿物质被认为是构成人体组织、参与机体代谢、维持生理功能所必需的。根据其在体内的含量和膳食需要量分为常量元素和微量元素。

常量元素是指在体内的含量大于体重的 0.01%，每人每日膳食需要量大于 100mg 的矿物质，包括钙、磷、钠、钾、氯、镁、硫等 7 种。

微量元素是指体内含量和膳食需要量低于常量元素的矿物质，如铁、铜、锌、硒等。根据它们在人体的生物学作用可分为三类：①必需微量元素：铁、铜、锌、硒、铬、碘、钴、钼、锰、氟；②可能必需微量元素：硅、镍、硼、钒；③具有潜在毒性但低剂量可能具有功能的微量元素：铅、镉、汞、砷、铝、锡、锂。

2. 矿物质的总特点

（1）体内不能合成，必须从膳食摄取 每天都有矿物质随尿、粪便、汗液、毛发、指甲、上皮细胞的脱落以及月经、哺乳等过程排出体外。因此，矿物质必须不断地从膳食和饮水中得到补充。

（2）多以离子形式吸收，且在体内器官中分布不均匀 如钙和磷主要分布在骨骼和牙齿，铁分布在红细胞，碘分布在甲状腺，钴分布在造血系统，锌分布在肌肉组织等。不提供能量，也不会在代谢中消失。

（3）元素相互之间存在协同或拮抗效应 如摄入过量铁或铜可以抑制锌的吸收和利用，而摄入过量的锌也可以抑制铁的吸收，而铁又可以促进氟的吸收。另外，矿物质在体内不能合成。

（4）某些元素生理需要量与中毒剂量范围较窄，过量易中毒 如我国居民氟的 AI 值为 1.5mg/d，而 UL 值为 3.0mg/d，在一些饮用水氟含量较高的地区，极易因氟摄入过量而中毒。

（5）体内含量随年龄增加而增加：但相互比例变动不大。生长发育期及孕妇乳母吸收相对大于排出，其余年龄段一般都保持吸收与排出的平衡。

3. 矿物质的生理作用

（1）构成机体组织 骨、牙（Ca、P、Mg）软组织（K）。

（2）在细胞内液和外液中与蛋白质调节细胞膜的通透性、控制水分、维持正常的渗透压和维持酸碱平衡（酸性元素 Cl、S、P，碱性元素：K、Na、Mg），维持神经肌肉兴奋性。

（3）构成酶、激素等的组成成分，降低毛细血管通透性，参与凝血过程等。

矿物质的参考摄入量参见附录三～十五中国居民膳食营养素参考摄入量表（DRIs 2013）。

（二）常量元素

1. 钙 钙（Ca）是人体含量最多的无机元素，成人体内钙含量为 1000～1200g，占体重的 1.5%～2.0%。这些钙 99%集中于骨骼和牙齿，主要以羟磷灰石【$Ca_{10}(PO_4)_6(OH)_2$】的形式存在，还有少量为不定型的磷酸钙【$Ca_3(P_4O)_2$】。余下 1%中的一半与柠檬酸螯合或与蛋白质结合，另一半则以离子状态存在于软组织中，为混溶钙池。约有 0.1%的钙存在于细胞外液和血液中。血钙稳定地存在于血清中，正常浓度为 90～110mg/L，儿童较高，常处于上限。

（1）生理功能

①构成骨骼和牙齿的主要成分 骨钙在破骨细胞与成骨细胞的作用下通过混溶钙池保持相对的动态平衡，以实现骨钙的不断更新和血钙的稳定。幼儿骨骼每 1～2 年更新一次，以后随着年龄增大，更新速度减慢，约 10～12 年更新一次，40～50 岁以后骨钙的溶出大于沉积，骨钙丢失而出现骨质疏松症，女性早于且重于男性。

②维持神经–肌肉的正常生理活动 参与骨骼肌、心肌及非肌肉细胞活动及神经兴奋性的维持。严重缺钙时神经、肌肉兴奋性增加，可引起手足抽搐和惊厥；当血清 Ca^{2+}浓度过高，则可损害肌肉的收缩功能，引起肌无力、心脏和呼吸衰竭。

③其他：参与调节酶活性，如 ATP 酶、琥珀酸脱氢酶、脂肪酶、淀粉酶、蛋白分解酶等都需要钙激活；参与激素的分泌、体液酸碱平衡的维持及细胞正常生理功能调节等；参与血液凝固过程，能够促使活化的凝血因子在磷脂表面形成复合物而促凝止血；螯合或去除 Ca^{2+}可阻止血液凝固。

（2）吸收、代谢及其影响因素 钙的吸收需要 ATP 及 1，25（OH）$_2$–D_3 的参与，主要在小肠近端吸收。吸收的机制随摄入量多少与需要量高低而有所不同。当机体对钙的需要量高或摄入量低时，在 1，25–（OH）$_2D_3$ 的参与下肠道对钙的主动吸收机制最活跃。在摄入量较高时，则大部分通过被动的离子扩散方式吸收。除了摄入量，影响钙吸收利用的主要因素还有以下几个方面。

①年龄、性别与生理状况 钙的吸收率随着年龄增长而下降，婴儿吸收率可达 60%～70%，儿童为 40%，成人降至 20%～30%，老年人更低；孕妇、乳母对钙的吸收率明显高于同龄男性。

②有利于钙吸收的因素 降低肠道 pH 或增加钙溶解度的膳食均能促进钙吸收。乳糖在肠道发酵为乳酸有利于钙的吸收，维生素 D 可促进肠黏膜细胞对钙的吸收和肾小管对钙的重吸收，赖氨酸、色氨酸、精氨酸等可与钙形成可溶性钙盐而利于其吸收。通常当蛋白质从缺乏到适宜水平时钙的吸收增加，但超过适宜水平后没有进一步的影响。此外，低磷饮食可升高钙的吸收率。

③不利于钙吸收的因素 谷类中的植酸及菠菜、苋菜、竹笋中的草酸等会在肠道中与钙形成不溶性钙盐而影响吸收。膳食纤维中的糖醛酸残基、脂肪消化不良时未被吸收的脂肪酸等都会与钙结合而影响其吸收，此外，一些使胃肠道 pH 值升高的碱性药物如抗酸药、四环素、肝素等也会使钙吸收减少。

（3）钙缺乏

①佝偻病　儿童长期钙缺乏和维生素 D 不足可导致生长发育迟缓和新骨结构异常，骨钙化不良，骨骼变形。2 岁以下幼儿、早产儿、孪生子更要特别注意。

②骨质疏松　成人在 35 岁左右达到峰值骨密度，此后，骨质逐渐丢失，绝经期妇女因雌激素分泌减少，骨质丢失速度加快更易引起起骨质疏松症。

（4）钙过量

①过量摄入钙可致高钙尿，增加肾结石的危险　然而，流行病学调查显示，中等膳食钙的摄入可降低肾结石形成的危险，低钙膳食反而增加结石的危险。

②引起奶碱综合征　奶碱综合征指高钙血症伴随代谢性碱中毒及肾功能不全的症候群。

（5）与其他矿物质的相互干扰作用

①钙过量可明显抑制铁吸收。

②钙和锌在肠道中存在相互拮抗作用，高钙膳食可降低锌的生物利用率。

③高钙膳食对镁代谢有潜在副作用。

（6）食物来源与参考摄入量

奶和奶制品钙含量和吸收率均高，是最为理想的膳食来源。小虾皮、鱼、海带、坚果类、芝麻酱含钙量也很高，豆类及绿色蔬菜如甘蓝菜、花椰菜也是钙的较好来源。

中国 0～18 岁居民膳食钙的推荐摄入量如表 3-6 所示。

表 3-6　中国居民膳食钙的推荐摄入量　　　　　　　　　　　　　　（mg/d）

年龄（岁）	RNI	UL	年龄（岁）	RNI	UL
0～	200	1000	7～	1000	2000
0.5～	250	1500	11～	1200	2000
1～	600	1500	14～	1000	2000
4～	800	2000	18～	800	2000

2. 磷　成人体内磷（P）的含量仅次于钙，为 600～900g，80%～85%的磷与钙结合（约 1:2）而沉积在骨骼和牙齿中，其余 10%～15%与蛋白质、脂肪、糖以及其他有机物结合，分布于细胞膜、骨骼肌、皮肤、神经组织及体液中。血中钙、磷浓度之间有一定关系，正常人 100ml 血清中钙、磷浓度以毫克数表示时，其乘积为 35～45，如小于 30 时，反映骨质钙化停滞，可能发生软骨病。

（1）生理功能

①参与机体成分构成。构成骨骼和牙齿，也是核酸和脱氧核酸和细胞膜的重要原料。

②以磷酸根的形式参与机体能量代谢。

③参与很多酶系的辅酶或辅基的组成。多种 B 族维生素需磷酸化才能成为有活性的酶辅基。

④使某些物质磷酸化。如 6-磷酸葡萄糖是碳水化合物、脂肪代谢的重要中间产物。

⑤调节体内酸碱平衡。以不同量或不同形式的磷酸盐从尿中排出，维持体内酸碱平衡。

（2）吸收、代谢及其影响因素　磷的吸收主要在小肠，吸收形式为磷酸盐，在酸性环境下易被吸收。混合膳食的吸收率为 60%～70%。低磷膳食时吸收率可达 90%。但过量摄入钙、镁、铝、铁等金属元素可与磷酸盐结合形成难溶性化合物而影响吸收。钙磷比例不恰当也会影响吸收，成人适当的钙磷比例为 1:（1～2）。磷的吸收还受甲状旁腺素和 1, 25（OH）$_2$-D$_3$ 等激素调节。

（3）缺乏与过量　一般不会由于膳食因素引起磷缺乏。但早产儿仅用母乳喂养的话，会因人乳含磷量较低，不足以满足骨磷沉积的需要而出现磷缺乏。此外，长期大量使用抗酸药、肾小管吸收障碍或长期节食也可能会导致磷缺乏。肾功能不全、甲状旁腺功能低下，导致肾小球磷滤过率下降或肾小管重吸收增加而导致的磷过量，可引起低钙血症、手足抽搐与惊厥及非骨组织的异常钙化等。此外，高磷膳食也会干扰钙、镁、锰、铁等矿物质的吸收。

（4）食物来源　几乎所有食物都含有较为丰富的磷。瘦肉、蛋、奶、动物肝脏与肾脏等含量很高，海带、紫菜、花生、干豆、坚果、粗粮等含量也较为丰富。

3. 镁　成人体内含镁（Mg）约25g，其中60%～65%存在于骨骼、牙齿中，约27%存在于肌肉、心、肝、胰等软组织中。

（1）吸收、代谢与影响因素　镁主要在空肠末端和回肠被吸收，吸收率约30%。氨基酸、乳糖、多饮水等促进镁吸收，但磷、草酸、植酸和膳食纤维等抑制镁的吸收，过量的钙拮抗镁的吸收。肾脏是维持体内镁稳态的重要脏器。

（2）生理功能　镁是各种酶的激活剂；参与维持神经－肌肉的兴奋性；维持正常的心血管功能；维持骨骼的生长；促进胃肠道功能；镁还具有抑制血小板凝聚和预防动脉粥样硬化的作用，其摄入量与血压、血脂水平呈负相关。

（3）缺乏与过量　镁广泛分布于各种食物，缺乏与中毒都比较少见。儿童期蛋白质－热能营养不良可见镁缺乏。

（4）食物来源　叶绿素是镁卟啉螯合物，因此镁富含于各类绿色蔬菜中。此外，粗粮（镁主要分布于谷粒表层，精制后大量流失）、干豆、坚果等也较为丰富，而肉、蛋、奶类食物中镁含量中等。

4. 钾　成人体内含钾（K）100～150g，98%存在于细胞内液，而细胞外液仅占不到2%。

（1）吸收、代谢与影响因素　膳食中钾主要在肠道通过扩散被动吸收，吸收率约90%。主要通过肾脏排泄。

（2）生理功能　参与维持细胞内正常渗透压与酸碱平衡；参与维持神经－肌肉的兴奋性和正常生理功能；参与细胞的新陈代谢和酶促反应，如葡萄糖合成糖原、氨基酸合成肌肉蛋白、ADP生成ATP，血糖与乳酸的消长等都需要钾的参与；降血压，血压与膳食钾、尿钾及血清钾水平呈负相关。

（3）缺乏与过量　缺乏常见于严重的腹泻、呕吐、高温导致的大量出汗及应用降压药、利尿药。钾摄入过多可引起保护性呕吐，因此极少因膳食引起钾中毒。

（4）食物来源　大部分食物都含有钾，但蔬菜和水果是钾的最好来源，豆类含钾也极为丰富，鱼、肉类和谷物中也含有较高水平的钾。

5. 钠　成人体内钠（Na）含量为75～100g。其中44%～50%存在于细胞外，40%～47%为不可交换钠，吸附在长骨深层的羟磷灰石结晶表面，细胞内液中的含量仅为10%。

（1）吸收、代谢　钠主要在小肠上部吸收，吸收率极高。在出汗不多和无腹泻时98%以上通过肾脏随尿排出。

（2）生理功能　参与调节体内水分、渗透压和酸碱平衡；维持神经－肌肉兴奋性；参与维持正常血压。

（3）缺乏与过量　人体对钠的摄入水平有着极强的适应性，短期内摄入低于45mg/d和不高于35g/d都不会引起明显的疾病改变。但长期禁食限盐、大量出汗、反复呕吐、腹泻、钠重吸收功能障碍或长期利尿等，可引起低钠血症。但一天内摄入35～40g食盐，即可引起高钠血症。长期摄入过量还可引起血压和血脂水平的升高,增加视网膜病变和胃癌的发病风险。

(4) 食物来源 各类动植物性食物都含有一定的钠,但最主要的来源是食盐及各种含钠添加剂如谷氨酸钠、核苷酸钠、碳酸氢钠等。

6. 硫 人体内含硫(S)总量约为200g,主要存在于含硫氨基酸、含硫维生素及胰岛素中,少量呈无机状态。

(1) 生理功能 参与构成人体的必需或条件必需氨基酸,维持人体的正氮平衡,维护皮肤、指甲和毛发健康。硫酸盐在体内的生物解毒机制中起重要作用。

(2) 缺乏与过量 缺乏可引起含硫氨基酸、维生素等缺乏类似的症状,如皮肤粗糙、毛发无光泽和易断裂、对称性周围神经炎、运动感觉障碍、脚气性心脏病等。

(3) 食物来源 主要来源为蛋、奶、瘦肉、谷类及大豆、土豆等,一般认为,膳食中蛋白质充足即可满足机体对硫的需要。

7. 氯 人体含氯(Cl)为80~100g,主要存在于细胞内液(KCl)和细胞外液(NaCl)中,少量存在于骨骼和结缔组织中。Cl作为细胞外液中最主要的阴离子,直接影响着细胞外液容量、渗透压与酸碱平衡。此外,还参与胃酸的形成及神经细胞膜电位的稳定。氯的食物来源广泛,特别是食盐氯含量较高。一般不容易缺乏。

(三) 微量元素

1. 铁 铁(Fe)是人体必需微量元素中含量最多的一种,也是比较容易缺乏的元素。男性体内含铁总量约为3.8g,女性约为2.3g。其中功能性铁约占2/3,存在于血红蛋白和肌红蛋白中;剩余1/3为贮存性铁,主要以铁蛋白和含铁血黄素形式存在于肝、网状内皮细胞和骨髓中。

(1) 吸收、代谢与影响因素 铁的吸收主要在十二指肠和空肠上端黏膜,吸收率差异很大,一般低于10%。胃酸缺乏、胃肠道功能紊乱、服用抗酸药物等,会影响Fe^{2+}的溶出并阻碍其吸收。钙、锌等二价金属离子与铁吸收存在拮抗作用。胃酸缺乏、胃肠道功能紊乱、服用抗酸药物等,会影响Fe^{2+}的溶出并阻碍其吸收。钙、锌等二价金属离子与铁吸收存在拮抗作用。动物蛋白仅能刺激胃酸分泌,其水解后的赖氨酸、蛋氨酸等还可与铁螯合成可溶性的小分子单体促进铁的溶解;维生素C可促进Fe^{3+}的还原;维生素A、维生素B_2、维生素B_{12}、叶酸等可促进铁的转运和利用。

血红素铁主要来自肉、禽、鱼的肌红蛋白及血红蛋白,以铁卟啉的形式经肠黏膜被整体吸收,正常时吸收率约10%,缺乏时吸收率可达40%,且基本不受膳食因素的影响。

非血红素铁基本上以铁盐构成,主要存在于植物和乳制品中,多以难溶性Fe^{3+}形式存在,需在胃液中还原为可溶性的Fe^{2+},才能被吸收,因而吸收率非常低,且易受到机体状况和其他膳食成分的影响。如植酸、草酸、单宁、茶叶、咖啡中的多酚类物质均可与铁螯合,影响铁的吸收。

机体吸收的铁与运铁蛋白结合,通过细胞膜上的运铁蛋白受体转运到需要的组织内合成各种功能性或贮存性含铁的蛋白。除女性月经损失部分铁外,机体尚无有效的途径排出多余的铁,因而铁过量及其相关性疾病近年来受到了越来越多的关注。

(2) 生理功能 ①参与氧的运输和电子的传递:对呼吸和能量代谢起非常重要的作用。②制造红细胞:铁在幼红细胞内与原卟啉结合形成含铁血红素,再与球蛋白合成血红蛋白。缺铁时,新生红细胞中血红蛋白合成不足,影响到DNA的合成和幼红细胞的分裂增殖,使红细胞复制能力降低、寿命缩短、自身溶血增加,出现缺铁性贫血。③其他:催化β-胡萝卜素转化为维生素A、促进嘌呤与胶原的合成与抗体的产生、加速脂类的转运以及药物在肝脏的解毒;增加中性粒细胞和巨噬细胞的吞噬功能,增强机体的抗感染能力和免疫力。

(3) 缺乏与过量 婴幼儿、青春期少女及孕妇、乳母因生长发育快、需要量相对增加、膳食含铁量少、月经失血等原因易发生缺铁及缺铁性贫血。表现为食欲下降、面色苍白、疲倦乏力、头晕心悸、指甲脆薄、反甲。儿童铁缺乏还可引起心理活动和智力发育的损害以及行为改变，如精力难以集中、冷漠烦躁、学习能力下降等，且损害一旦形成便难以恢复。铁过载见于遗传性血色素沉积症及长期的铁剂治疗、反复输血等，肝脏是损伤的主要靶器官，可致肝纤维化和肝癌。此外，铁过载还可引起肺、结肠、直肠、食管、膀胱等器官的损伤与癌变。

（4）食物来源　动物肝脏、全血、畜禽肉类及鱼等动物性食物是膳食铁的良好来源，但奶类、蛋类含铁量与吸收率均不高。桂圆、黑木耳、油菜、芝麻酱等含铁量虽高但吸收率不高。

2. 锌　成人体内含锌（Zn）2～3g，主要分布于肌肉（60%）和骨骼（22%～30%）中。

（1）吸收、代谢与影响因素　锌在小肠各部位均能吸收，吸收率约30%。机体锌浓度较高时，肝脏金属硫蛋白合成增加并与锌结合积存于肠黏膜细胞；当机体锌水平下降时释放到肠道，以此调节体内锌的平衡。一般动物性食物的锌吸收率较高。高蛋白、维生素D_3、葡萄糖及适宜的磷水平有利于锌的吸收；某些药物如碘喹啉、苯妥英钠等也可促进锌的吸收；膳食纤维、植酸则抑制锌的吸收；Cu^{2+}、Ca^{2+}、Fe^{2+}等与锌存在拮抗作用。

（2）生理功能　①广泛参与酶的组成成分或激活剂。广泛参与机体的物质与能量代谢。②参与 DNA、RNA 及蛋白质的合成，促进生长发育与组织再生，是大脑中含量最高的微量元素，在脑代谢中参与重要氧化酶的激活，因而与脑功能即学习、记忆能力有关。③参与促黄体激素、促卵泡激素、促性腺激素的代谢，促进性器官和性功能的正常发育；维持垂体功能，参与骨骼发育和骨质代谢。④与口腔黏膜上皮细胞的结构、功能及代谢密切相关。影响消化酶的活性及胰岛素的合成、贮存与分泌。⑤刺激免疫器官的发育和淋巴细胞的增殖，增强免疫功能。WHO 推荐锌用于预防和治疗儿童腹泻。⑥参与视黄醛的合成和变构，促进维生素 A 的动员以维持血浆中维生素 A 的正常浓度。

（3）缺乏与过量　锌不同程度地存在于各种天然食物中，但长期锌摄入不足、消化吸收功能障碍或需要量增加等可引起锌缺乏，出现食欲缺乏、异食癖、生长发育迟缓、性及生殖功能减退、皮肤粗糙及免疫力低下等临床表现。但盲目补充亦可能导致过量，出现腹痛、腹泻、恶心、呕吐及免疫力低下症状。

（4）食物来源　动物性食物的贝壳类海产品、红色肉类及动物内脏是良好的来源，植物性食物一般含锌量较低，但豆类、谷物胚芽、燕麦、花生等含锌较为丰富。

3. 碘　成人体内的碘（I）总量为 15～20mg，其中 50%存在于骨骼肌中，20%富集于甲状腺组织，其余散在于骨骼、内分泌组织、中枢神经和血浆中。

（1）吸收、代谢与影响因素　消化道、皮肤、呼吸道、黏膜等均可吸收碘。无机碘在胃肠道可 100%吸收，大多数有机碘在消化道被消化吸收。蛋白质-热能营养不良时会妨碍胃肠道中碘的吸收；胃肠道中的 Ca、F、Mg 等矿物质元素也会抑制碘的吸收。其生理功能通过甲状腺素实现。

（2）生理功能　①能量代谢：促进物质的分解代谢，增加氧耗量，产生能量，维持生命基本活动。②激活代谢酶：促进发育期儿童身高、体重、骨骼、肌肉的增长和性发育。③促进糖和脂肪代谢：加速肝糖原分解，促进周围组织对糖的利用；通过肾上腺素促进脂肪的分解和氧化，调节血脂水平。④调节水、盐代谢：促进组织中水、盐进入血液并从肾脏排出。⑤促进维生素的吸收和利用：促进尼克酸、胡萝卜素、核黄素等的利用。

（3）缺乏与过量　环境缺碘是碘缺乏的主要原因。孕期严重缺碘可影响胎儿神经、肌肉的发育，甚至出现死胎；婴幼儿缺碘可致生长发育迟缓、智力低下，出现呆小症（克汀病）。但长期高碘也可致高碘性甲状腺肿、甲状腺功能亢进或减退、桥本甲状腺炎等。

（4）食物来源 海盐和海产品是碘的良好食物来源；陆地食物碘含量较低，且受当地土壤碘的水平影响。一般动物性食物的碘含量大于植物性食物，水果和蔬菜中的碘含量最低。

4. 硒 硒（Se）在人体内的总量为 14～20mg，主要与蛋氨酸或半胱氨酸结合，广泛分布于所有的组织和器官中。

（1）吸收和代谢 硒在体内极易被吸收，但转运、存储、分布和排出受膳食中硒的化学形式和量的影响，也跟年龄、性别、健康状况有关。

（2）生理功能 ①作为谷胱甘肽过氧化酶（GSH－Px）的组成成分而起抗氧化作用。②免疫作用：硒几乎存在于所有免疫细胞中，适当补充可以明显提高机体免疫力。③重金属解毒：硒与金属有很强的亲和力，在体内可同汞、镉、铅等重金属结合形成金属硒－蛋白复合物而解毒。④调节代谢作用：促进生长、保护视觉器官以及抗肿瘤作用。

（3）缺乏与过量 土壤硒含量偏低和长期硒摄入不足可导致克山病，2～6 岁儿童和育龄妇女易感，青少年期缺硒还与大骨节病、白内障、免疫力低下有关。硒过量主要出现在高硒地区，主要表现为指甲变形和脱发，重者出现皮肤损伤和神经系统异常。

（4）食物来源 海产品和动物内脏是硒的良好食物来源，植物性食物的硒含量与土壤硒的水平有关。

5. 铬 成人含铬（cr）总量为 5～10mg，机体铬浓度随年龄增长而逐渐减少，老年人常因此而缺铬。

（1）吸收、代谢与影响因素 铬主要在小肠吸收，动物肝脏和啤酒酵母中以葡萄糖耐量因子形式存在的铬吸收率为 10%～25%。植酸、草酸、铁可干扰铬的吸收，维生素 C 可增加铬吸收。

（2）生理功能 ①参与葡萄糖耐量因子的构成以增强胰岛素效应；②参与蛋白质、碳水化合物和脂类的代谢，促进生长发育；③有稳定血清胆固醇内环境的作用，有利于预防动脉粥样硬化；④增强应激反应和免疫功能，并有一定抗癌和防近视作用。

（3）缺乏与过量 因膳食因素所致铬的缺乏及过量均未见报道。

（4）食物来源 动物性食物以肉类和海产品（牡蛎、海参、鱿鱼、鳗鱼等）含铬较丰富。植物性食物如谷物、豆类、坚果类、黑木耳、紫菜等含铬也较丰富。

6. 铜 正常成人体内含铜（Cu）50～120mg，主要以蛋白结合状态存在于肌肉、骨骼、肝脏和血液中，其中肝脏中铜的浓度最高。谷物、豆类、坚果、贝类和动物肝肾含铜丰富，但奶类和蔬菜中含铜量较低。

（1）吸收、代谢与影响因素 主要在十二指肠吸收，吸收率约 40%，且不随年龄明显变化。大量铁、锌、植酸盐可干扰铜的吸收和利用。进入体内后迅速通过胆汁从体内排出。

（2）生理功能 ①维持正常的造血功能：铜蓝蛋白可氧化 Fe^{2+} 为 Fe^{3+}，对铁的转运和贮存有重要作用，还可促进血红素和血红蛋白的合成。②维护中枢神经系统的完整性；参与神经髓鞘的形成和神经递质儿茶酚胺的生物合成。③促进结缔组织形成。④促进黑色素形成，维护毛发的色泽与结构。⑤其他：作为超氧化物歧化酶的活性中心而表现抗氧化活性，还与胆固醇代谢、心脏功能、机体免疫功能及激素分泌等有关。

（3）缺乏与过量 缺乏较为少见，但长期肠外营养、早产和某些疾病时也可能发生，主要表现为不同程度的贫血、厌食、生长发育停滞、消化功能障碍、毛发白化和钢丝样卷发、骨质疏松、运动失调等。长期使用铜炊具或误服大量铜剂可致急性铜中毒。慢性中毒可致肝豆状核变性。

（4）食物来源 牡蛎、贝类及坚果是铜的良好来源，其次是动物肝、肾及发芽的谷类及豆类。动物奶类及蔬菜含量最低。但人奶含量相对较高。因此，长期用牛奶喂养的婴儿应注意铜的营养情况。

7. 锰　正常成人体内含锰（Mn）10～20mg，广泛分布于骨骼、肝脏、胰腺及肾脏等组织中。

（1）吸收、代谢与影响因素　主要在小肠吸收，膳食纤维、植酸、钙、磷、铁等抑制锰的吸收。经由胆汁进入肠道再排出体外。

（2）生理功能　在体内作为金属酶的组成成分或作为羧化酶、脱羧酶等多种酶的激活剂，广泛参与糖脂代谢、骨基质黏多糖的合成和抗氧化作用。

（3）缺乏与过量　因膳食原因导致的缺乏较为少见，长期职业性接触可致中毒。

（4）食物来源　糙米、米糠、麦芽、麦麸、核桃、河蚌及茶叶、咖啡中含量丰富。坚果、花生、干豆类也是良好来源。精制谷类、脂肪、鱼、禽、畜、奶类中含量较低。

8. 氟　机体氟（F）含量因所处环境和膳食水平而变化较大，主要存在于骨骼和牙齿中，少量分布于毛发、指甲及其他组织。

（1）吸收、代谢与影响因素　主要在胃部吸收。呼吸道也可吸收空气中少量的氟化物，肾脏是无机氟排泄的主要途径。

（2）生理功能　①防治龋齿：氟被牙釉质中的羟磷灰石吸附后，在牙齿表面形成一层抗酸性腐蚀的坚硬的氟磷灰石保护层，已被证实是唯一能降低龋齿病情的微量元素。②防治骨质疏松：适量的氟有利于钙和磷的利用及在骨骼中沉积，可加速骨骼成长并维护骨骼健康。

（3）缺乏与过量　尚未发现确切的氟缺乏症，但水源性低氟地区，龋齿和骨质疏松的发病率较高。高氟地区居民长期摄入含氟高的饮水而引起氟骨症（腰腿及关节疼痛、脊柱畸形、骨软化或骨质疏松等）和氟斑牙（牙齿失去光泽，出现白垩色、黄色、棕褐色或黑色斑点，牙面凹陷剥落，牙齿变脆等），还可能会引起神经系统的损害，主要临床表现是记忆力减退、精神不振、失眠、疲倦等，儿童摄入过量的氟，可能会出现智力发育障碍等。

（4）食物来源　除茶叶、海鱼、海带、紫菜等少数食物中氟含量较高外，一般食物中含氟量较低。饮水是氟的主要来源，饮水中氟含量取决于地理环境中氟元素水平。

9. 钼　成人含钼（Mo）约9mg，分布于肝、肾和皮肤及全身各组织器官。

（1）吸收、代谢与影响因素　吸收率可达88%～93%，但膳食中各种硫化物均可干扰其吸收。

（2）主要生理功能　作为黄嘌呤氧化酶、脱氢酶、醛氧化酶和亚硫酸盐氧化酶的辅基，催化相应的反应。这些酶参与产能营养素、含硫氨基酸、核酸及铁的代谢。

（3）缺乏与过量　钼缺乏很少见，缺乏时肝中黄嘌呤氧化酶活性降低，尿酸排出减少，可能会引起黄嘌呤结石。但高钼地区人群可能出现钼中毒和铜利用障碍。

（4）食物来源　动物肝、肾含量最丰富，奶及奶制品、干豆和谷类含钼也较丰富，但蔬菜、水果、糖、油脂和鱼类中含钼量较少。

（四）其他微量元素

1. 钴　成人体内含钴（Co）为1.0～1.5mg，以肝、肾及骨骼中含量最高。主要生理功能是参与构成维生素 B_{12} 从而促进红细胞的成熟。此外，还影响甲状腺及铁、铜、硒等微量元素的代谢，还可能是某些酶的组分或催化活性的辅助因子。儿童对钴的缺乏尤为敏感。动物性食品如内脏、肉类和牡蛎、瘦肉中含钴的量较高，发酵豆制品如臭豆腐、豆豉、酱油、黄酱也有一定含量。

2. 镍　成人体内含镍（Ni）6～10mg，具有调节内分泌、增强胰岛素作用及刺激造血功能的作用；具有调节基因表达、维持膜结构稳定的作用。植物性食物的含镍量较高，谷类、甘蓝类、豆类、坚果类等含镍尤为丰富，故缺乏非常少见。过多摄入可引起胃肠道不适。

3. 硅　是人体必需的营养素，是形成骨、软骨、结缔组织必需的成分，广泛存在于各类食物，正常膳食就可获得足够量。

4. 硼 是人体必需的营养素，可能与钙、镁代谢和甲状旁腺的功能有关。非柑橘类水果、叶菜、果仁和豆类含量丰富。

六、维生素

维生素（vitamin）是维持机体正常生理功能及细胞内特异代谢反应所必需的一类微量低分子有机化合物，种类繁多，化学结构各异，但在机体的物质与能量代谢过程中却各自发挥着无可替代的作用。维生素既不是机体的构成成分，也不直接为机体提供能量，大多数的维生素都不能在体内合成，而必须由食物供给。

（一）维生素的命名与分类

维生素的命名有三套系统：①按发现顺序冠以英文字母命名，如维生素 A、B、C、D、E；②按生理功能命名，如抗坏血病因子、抗眼干燥症因子、抗脚气病因子等；③按化学结构命名，如视黄醇、硫胺素、核黄素等。根据维生素溶解性的不同，可以将其分为脂溶性维生素和水溶性维生素两大类。

1. 脂溶性维生素 指不溶于水而溶于脂肪及有机溶剂的维生素，包括维生素 A、D、E、K。常与脂类共存于食物中，其吸收需脂类的辅助。吸收后的脂溶性维生素易贮存体内，而不易排出体外（除维生素 K 外）。因此，长期摄入大剂量的脂溶性维生素易出现中毒症状，但摄入过少会发生缺乏症，但症状的出现较为缓慢。

2. 水溶性维生素 指可溶于水的维生素，包括 B 族维生素和维生素 C，主要以辅酶的形式参与机体的物质与能量代谢，特别是能量的释放与蛋白质的合成。在体内几乎没有非功能性的单纯贮存形式，当机体饱和后，多摄入的维生素易从尿中排出（维生素 B_{12} 例外）；反之，若组织中的维生素耗竭，则摄入的维生素将被组织大量摄取利用而从尿中排出量减少。摄入过量一般无明显毒性，但摄入较少时，可较快出现缺乏症状。

（二）维生素的缺乏与过量

1. 缺乏的原因

（1）摄入不足 因食物短缺、营养知识缺乏、食物选择不当或食物运输、加工、烹调、贮藏不当导致维生素破坏或丢失所致。

（2）吸收利用率下降 婴幼儿胃肠道发育不全，以及因疾病、衰老等引起的胃肠道功能障碍或退化，都会影响到维生素的吸收利用。

（3）需要量相对增高 妊娠期、哺乳期、生长发育期、特殊生活与工作环境中的人群、疾病恢复期等，维生素的需要量高于正常人。长期服用补充剂者，维生素的需求量升高，一旦膳食缺乏则较易出现缺乏症。

2. 缺乏的类型 由于膳食供给不足或生物利用率过低引起的缺乏属于原发性缺乏；因生理或病理原因妨碍了维生素的消化、吸收、利用，或因需要量增加、排泄或破坏增多而引起的条件性缺乏则属于继发性缺乏。

3. 缺乏的程度 维生素缺乏是一个渐进的过程，通常先表现为贮存下降，随后出现生化指标和生理功能异常，进一步发展则会导致组织结构的病理改变，并出现临床体征。当维生素缺乏出现临床症状时，称为维生素的临床缺乏。维生素轻度缺乏通常并不出现明显的、特异的临床症状，但可降低劳动效率及对疾病的抵抗力，这种缺乏称为亚临床缺乏或不足。维生素临床缺乏类疾病已不多见，但亚临床缺乏却较为隐蔽和普遍。

4. 维生素过量 脂溶性维生素摄入过量会导致机体的储存超负荷，或干扰其他营养素的吸收利用。常见于口服补充剂。

维生素的参考摄入量参见附录三～十五中国居民膳食营养素参考摄入量表（DRIs 2013）。

（三）脂溶性维生素

1. 维生素 A 维生素 A（vitamin A）亦称视黄醇（retinol）或抗眼干燥症因子，是指含有视黄醇结构和生物活性的一大类物质，包括来自动物性食物中已形成的维生素 A（performed vitamin A）和植物性食物中的维生素 A 原（provitamin A）、部分类胡萝卜素（carotenoid），维生素 A 对热和碱稳定，但易被氧化和受紫外线破坏。

维生素 A 缺乏至今仍是全球四大营养缺乏病之一，每年 25 万～50 万儿童因此失明。我国维生素 A 的边缘性缺乏也较为普遍。

（1）生理功能

①维持正常视觉 视网膜上的感光物质视紫红质由 11-顺式视黄醛与视蛋白结合而成，为维持暗视觉功能所必需。维生素 A 缺乏可导致暗适应能力下降。

②促进生长发育 缺乏可影响生长发育，甚至出现胚胎畸形。

③维持上皮的正常生长与分化 对维持皮肤、消化道、呼吸道及泌尿生殖道等上皮组织的分化和更新具有重要作用。维生素 A 缺乏，糖蛋白合成受阻，导致上皮系统表皮角化、干燥，基底层增生变厚，无法维持正常的抗感染和抵抗外来侵袭的天然屏障作用。

④抑癌与抗氧化 可促进上皮细胞的正常分化，阻滞癌基因的启动，诱导肿瘤细胞凋亡而发挥抑癌、防癌作用。其中，类胡萝卜素因其突出的抗氧化活性而备受重视。

⑤维持机体正常免疫功能 对上皮组织的完整性和屏障功能至关重要，还通过调控免疫相关基因的表达而增强巨噬细胞和自然杀伤细胞的活性，调控淋巴细胞的分化。因此，被称为"抗感染维生素"。

（2）缺乏与过量 维生素 A 缺乏：婴幼儿和儿童维生素 A 缺乏的发生率远高于成人。常见症状是暗适应能力下降，严重时夜盲，尤以孕妇和儿童较为敏感，最常见的临床表现为眼干燥症；患者常感眼睛干燥、怕光、流泪、发炎、疼痛，严重时失明。其次是皮脂腺及汗腺角化导致的皮肤干燥；肢体伸侧毛囊角化、毛发脱落；上皮细胞角化变性，完整性与屏障功能受损，易致感染。

维生素 A 急性中毒多见于过量摄入浓缩制剂或食用了狗肝、鲨鱼肝等维生素 A 含量特别高的食物。慢性中毒更为常见，长期摄入 RNI 10 倍以上的维生素 A 即可出现头痛、食欲降低、肝大、肌肉疼痛或僵硬、皮肤干燥瘙痒、呕吐、昏迷等症状。孕期过量可导致胚胎吸收、流产和出生缺陷。

（3）食物来源 各种动物肝脏、鱼肝油、鱼子、奶制品及蛋黄等是最好的来源。深色蔬菜和水果，如冬葵、菠菜、苜蓿、空心菜、莴笋叶、芹菜叶、胡萝卜、豌豆苗、红心红薯、辣椒、南瓜、胡萝卜、马铃薯和芒果、杏、西红柿等是维生素 A 原的良好来源。此外，也可以通过膳食补充剂和强化食品来补充。

视黄醇当量的单位：膳食中具有视黄醇活性的物质常用视黄醇当量（retinol equivalent，RE）表示。单位换算关系：1 微克 RE＝1 微克视黄醇＝3.3IU 视黄醇＝6 微克 β-胡萝卜素。

2. 维生素 D 维生素 D（vitamin D，calciferol）是含环戊氢烯菲环结构并具有钙化醇生物活性的一大类物质，以维生素 D_2（ergocalciferol，麦角钙化醇）及维生素 D_3（cholecalciferol，胆钙化醇）最为常见。维生素 D 化学性质较为稳定，人体可利用皮下的 7-脱氢胆固醇在紫外线的照射下合成维生素 D_3，但日照不足、空气严重污染时膳食补充显得非常重要。

维生素 D_2 和维生素 D_3 都必须在肝、肾相应羟化酶的作用下羟化成为 1，25-$(OH_2)D_3$ 才具有真正的生理活性，其机制与维生素D核受体介导的基因表达调控有关。近年来的大量的研究发现，维生素D的生理功能远非局限于促进钙、磷的吸收和骨骼的健康。

（1）生理功能

①促进小肠钙、磷吸收和肾小管对钙、磷的重吸收；

②通过促进对钙、磷的吸收和减少丢失促进骨骼、牙齿的矿化；

③与其他激素一起维持血钙的稳定；

④作为选择性免疫调节剂，调节免疫、抑制肿瘤；

⑤降低患糖尿病、心血管疾病和抑郁症的风险。

（2）缺乏与过量　儿童维生素D缺乏可引起佝偻病，表现为骨骼不能正常钙化、生长迟滞和弯曲变形，出现"X"或"O"形腿、胸骨外凸（"鸡胸"）、串珠状肋骨、囟门闭合延迟。孕妇、乳母和老人维生素D缺乏，可使骨骼脱钙而发生骨质软化症和骨质疏松症，主要表现为肢骨、脊柱、胸廓及骨盆骨质软化变形、骨矿物质含量减少、骨质变松变薄，容易骨折。维生素D长期缺乏导致血钙水平过低时还可出现手足抽搐症。

因膳食引起的维生素D中毒极为罕见，但过量摄入补充剂可出现维生素D过多症，表现为食欲缺乏、体重减轻、恶心、呕吐、腹泻、头痛、多尿、烦渴、发热；血清钙磷增高；软组织转移性钙化和肾结石。

（3）食物来源　人体内的维生素D主要来源于皮肤在阳光紫外线照射下的合成。富含维生素D食物主要有海水鱼（如沙丁鱼、大马哈鱼、虹鳟鱼等）、肝、蛋黄等动物性食品及鱼肝油制剂。

维生素D推荐摄入量的制定必须与钙、磷的供给量一起来考虑。在钙、磷摄入充足的条件下，可参照附录三～十五中国居民膳食营养素推荐摄入量（DRIs 2013）执行。

3. 维生素E　维生素E（vitamin E, tocopherol）指含苯并二氢吡喃结构、具有α–生育酚生物活性的一类物质。目前已知有四种生育酚（α–生育酚、β–生育酚、γ–生育酚、δ–生育酚）和四种生育三烯酚（α–生育三烯酚、β–生育三烯酚、γ–生育三烯酚、δ–生育三烯酚），其中以α–生育酚的生物活性最高。α–生育酚为黄色油状液体，对热及酸稳定（但油炸时活性明显降低），对碱不稳定，对氧敏感，油脂酸败可加速其破坏。单位换算关系为α–生育酚1毫克＝1.49IU。

（1）生理功能

①抗氧化与延缓衰老：保护生物膜上多不饱和脂肪酸和蛋白质巯基免受自由基攻击，防止脂质过氧化和脂褐质的形成，改善皮肤弹性，延缓性腺萎缩。

②抑制血小板的凝聚，有助于降低心肌梗死和脑卒中的风险。

③与动物的生殖功能和精子生成有关：临床上应用维生素E防治先兆流产和习惯性流产。

④抑制胆固醇的合成，有助于降低血清胆固醇水平。防治LDL–C被氧化，有效防止动脉硬化。

⑤促进蛋白质更新合成。

（2）缺乏与过量　低体重儿、早产儿维生素E缺乏可导致溶血性贫血，脂肪吸收障碍者可表现为红细胞数量减少或增加老年退行性变的概率。维生素E的毒性相对较小。长期大剂量（800mg/d～3200mg/d）摄入有可能出现中毒症状和维生素K吸收与利用障碍（导致凝血机制受损）等。

（3）食物来源　在自然界中分布甚广，植物油、麦胚、坚果、豆类、谷类含量丰富，动物性食物及蔬菜中含量甚少。

4. 维生素K　亦称抗凝血因子，是含有2–甲基–1,4–萘醌基团和抗凝血活性的一类化合物。植物来源的维生素 K 为维生素 K_1（phylloquinone，又称叶绿醌），肠道细菌合成的为维生素 K_2（menadione，又名甲萘醌）。维生素 K 对热稳定，但对酸、碱、氧化剂和光（特别是紫外线）敏感。

（1）生理功能　参与凝血因子的羧化，经羧化修饰的凝血因子才具有钙结合能力，启动凝血机制。调节骨钙代谢，骨基质中骨钙蛋白（osteocalcin）对调节钙在骨基质中沉积与动员、促进骨骼矿化与重建等方面具有重要作用。

（2）缺乏与过量　维生素 K 广泛存在于各种食物中，还可经肠道细菌合成。少见缺乏，但可见于慢性胃肠疾病、长期节食和服用抗生素的部分人群，新生儿是维生素 K 缺乏的敏感人群。缺乏主要表现为凝血缺陷和出血，如新生儿出血病多见于产后 1～7 天（迟发性可出现于产后 1～3 个月），表现为皮肤、胃肠道、胸腔内出血，严重时有颅内出血，常伴有吸收不良和肝脏疾病。

天然形式的维生素 K 一般不会引起中毒。但维生素 K 前体 2-甲基萘醌可引起婴儿溶血性贫血、高胆红素血症等。

（3）食物来源　维生素 K 广泛分布于各种动物性和植物性食物中。奶酪、鱼肝油、动物肝脏、蛋黄、海藻、菠菜、甘蓝菜、莴苣、花椰菜、豌豆、香菜和豆油中含量丰富。

（四）水溶性维生素

1. 维生素 B_1　维生素 B_1 又称硫胺素、抗脚气病因子、抗神经炎因子，易溶于水，微溶于乙醇，在酸性溶液中对热较为稳定，一般烹调损失不多，但在碱性溶液中加热极易分解破坏，对亚硫酸盐、Cu^{2+}、紫外线敏感。

（1）维生素 B_1 生理功能

①辅酶功能：维生素 B_1 以焦磷酸硫胺素（thiamine pyrophosphate，TPP）的形式参与体内 α-酮酸氧化脱羧反应和磷酸戊糖循环中转酮醇反应。正常情况下，神经组织的能量主要依靠糖的氧化来供给，所以维生素 B_1 缺乏首先影响神经组织的能量供应，并伴有丙酮酸、乳酸等在神经组织堆积，而出现多发性周围神经炎症状。

②非辅酶功能：维生素 B_1 可直接激活神经细胞的钠离子通道、启动神经传导和抑制胆碱酯酶。缺乏时胆碱酯酶活性升高，乙酰胆碱分解加速，胃肠道的蠕动和消化腺体的分泌因此而减弱。

（2）维生素 B_1 缺乏与过量

1）缺乏原因　①摄入过少：谷物储存不当、过度碾磨、烹调不当都可令维生素 B_1 丢失。②需求量增加：生长发育期、妊娠期、哺乳期、强体力活动及某些病理情况下需求会增加。③吸收障碍或分解增加：慢性腹泻、叶酸缺乏、慢性营养不良可存在吸收障碍。进食生鱼片、牡蛎、虾、咖啡、茶等含硫胺素酶的食物，可氧化维生素 B_1，使体内硫胺素水平下降。

2）缺乏的分类　成人脚气病分 3 类：①干性脚气病：以多发性神经炎特别是上行性周围神经炎为主，表现为指趾麻木（呈袜套状分布）、肌肉酸痛、压痛，尤以腓肠肌为甚；②湿性脚气病：以心血管系统障碍和水肿为主，表现为下肢水肿、右心室扩大、心悸、气短、心动过速，处理不及时常致心力衰竭；③混合型脚气病：严重缺乏者，可同时出现神经和心血管系统症状。

婴幼儿脚气病：多发于 2～5 月龄的婴儿。早期表现为食欲缺乏、腹泻或便秘、心跳快、呼吸急促和困难；晚期出现发绀、水肿、心力衰竭和强直性痉挛。发病急，常在症状出现后 1～2 天后突然死亡。

（3）食物来源　食物来源广泛，未精制的谷类食物如糙米、全麦粉、粗粮等是其最重要的膳食来源，瘦肉、动物内脏、豆类、种子和坚果类食物也是其良好来源，而蛋、奶、水果、蔬菜中的含量则较低。

2. 维生素 B₂ 又称核黄素（riboflavin），是核糖醇侧链的异咯嗪类衍生物。微溶于水，在酸性溶液中对热稳定，碱性环境中易于分解破坏。在体内主要以磷酸化的黄素单核苷酸（FMN）和黄素腺嘌呤二核苷酸（FAD）作为多种黄素酶的辅基，广泛参与体内的氧化还原反应。

（1）生理功能

①在体内参与黄素酶等多种酶的活性。参与生物氧化与能量生成。

②参与烟酸和维生素 B₆ 的代谢。与铁的吸收、储存和动员有关。

③作为谷胱甘肽过氧化物酶的辅酶，表现出抗氧化活性；结合细胞色素 P450 参与肝脏解毒与药物代谢反应。

（2）缺乏与过量　维生素 B₂ 缺乏主要表现在唇、舌、口腔黏膜和会阴皮肤处的溃疡与炎症，故有"口腔–生殖综合征"（orogenital syndrome）之称。首先出现咽喉炎、口角炎，随后为舌炎、唇炎（红色剥脱唇）、面部脂溢性皮炎、躯干和四肢皮炎（其他 B 族维生素缺乏也可致舌炎、皮炎），严重时出现贫血和神经系统症状。部分患者出现结膜充血、角膜血管增生、白内障、畏光流泪，以及阴囊炎、阴道炎等。孕期尤其是胎儿器官形成的关键时期，维生素 B₂ 缺乏可出现唇裂等先天畸形。

维生素 B₂ 在肾功能正常情况下几乎不产生毒性，大量服用时尿呈黄色。

（3）食物来源　动物性食物，肝、肾、心、蛋黄、乳类是良好来源。植物性食物中则以绿叶蔬菜如菠菜、韭菜、油菜及豆类含量较多；而粮谷类含量不高。

3. 烟酸 又称尼克酸（niacin）、吡啶–3–羧酸，又称维生素 B₃、维生素 PP、抗癞皮病因子等。广义的烟酸还包括吡啶–3–羧酸的各种衍生物（主要为烟酰胺，动物体内烟酸的主要存在形式），易溶于沸水，对酸、碱、光、热都比较稳定，是最稳定的一种 B 族维生素，但需防止其随水流失。

（1）生理功能

①参与物质与能量代谢　在糖、脂类、氨基酸、类固醇以及核酸等物质代谢与能量代谢过程中起着递氢和受氢的作用。

②参与核酸的合成　对核酸的合成和能量代谢具有重要意义。

③降低血清胆固醇　每天摄入 1～2g 的烟酸，可降低胆固醇水平，其机制可能与烟酸干扰胆固醇或脂蛋白的合成，或诱导脂蛋白酶的合成有关。

④参与葡萄糖耐量因子（glucose tolerance factor，GTF）的构成　作为胰岛素的辅助因子具有促进葡萄糖的利用与转化等生物效应。

（2）缺乏与过量　烟酸缺乏症又称糙皮病或癞皮病，临床上以皮肤、胃肠道、神经系统症状为主，典型病变为皮炎（dermatitis）、腹泻（diarrhea）和痴呆（dementia），即三"D"症状，常伴硫胺素、核黄素等多种营养素的缺乏。传统玉米中结合型烟酸不能直接被人体利用，且色氨酸含量低，故以玉米为主食时易发生癞皮病。

目前尚未有因饮食而引起烟酸中毒的报道，但长期大量摄入（3g/d 以上）有可能对肝脏造成损害。

（3）食物来源　肝、肾、瘦肉、鱼、花生、茶叶、口蘑等含量较高，奶及奶制品和蛋中烟酸含量不高但色氨酸含量丰富，全谷类、绿叶蔬菜中也含有一定数量的烟酸。煮玉米时加点碱可以使玉米中的结合型烟酸释放出来，变成游离型烟酸。

食物中烟酸含量的单位以烟酸当量（nicotinic equivalence，NE）表示：烟酸当量（mgNE）=烟酸（mg）＋1/60 色氨酸（mg）。

4. 泛酸 泛酸（pantothenic acid）又称维生素 B_5。

（1）生理功能：①作为辅酶 A 的组成成分广泛参与多种物质代谢。②作为酰基载体蛋白（ACP）辅基 4-磷酸泛酰巯基乙胺的构成成分，参与脂肪酸的合成。③抗应激：应激时机体发生一系列变化，心跳加快、血压升高、呼吸急促、肌肉紧张、血糖升高等，并伴随大量能量消耗。因为可以减少应激时的能量消耗，故被称为抗应激维生素。

（2）食物来源 来源最丰富的食品有肉类（心、肝、肾均特别丰富）、蘑菇、鸡蛋和坚果类，其次为大豆粉和小麦粉。精制食物及蔬菜与水果中含量相对较少。

5. 维生素 B_6 维生素 B_6 的基本结构为 2-甲基-3-羟基-5-羟甲基吡啶，包括吡哆醇、吡哆醛和吡哆胺及相应的磷酸化活性形式。游离的维生素 B_6 在酸性溶液中对光、热均比较稳定，但碱性环境时易被破坏。

（1）生理功能 进入人体的维生素 B_6 主要以磷酸吡哆醛（PLP）辅酶形式参与近百种酶促反应，包括：①氨基酸代谢：如转氨、脱氨、脱羟、转硫和色氨酸转化等；②脂肪代谢：与维生素 C 协同参与不饱和脂肪酸的代谢；③促进烟酸合成；④造血：参与琥珀酰辅酶 A 和甘氨酸合成血红素的过程；⑤促进体内抗体的合成；⑥促进维生素、铁和锌的吸收；⑦参与神经递质的合成：5-羟色胺、多巴胺、去甲肾上腺素等。

（2）缺乏与过量 维生素 B_6 缺乏症主要表现在皮肤和神经系统。眼、鼻和口部皮肤出现脂溢性皮炎，伴有舌炎和口腔炎；神经系统方面表现为周围神经炎，伴有滑液肿胀和触痛。此外，可见体液免疫和细胞免疫功能下降、迟发性过敏反应减弱、高半胱氨酸血症和黄尿酸血症，偶尔可见小细胞贫血。

肾功能正常时服用维生素 B_6 几乎不产生毒性，但长期大量应用维生素 B_6 制剂可致严重的周围神经炎，感觉异常、进行性步态不稳、手足麻木等。孕期大剂量服用可致新生儿维生素 B_6 依赖综合征。

（3）食物来源 广泛存在于各类食物中，尤以白肉（鸡、鱼等）含量最高，其次是肝脏、豆类、坚果和蛋黄等。水果、蔬菜中的含量也较高，但柠檬类水果、奶类含量较少。

6. 生物素 又称维生素 B_7、维生素 H 和辅酶 R。对空气、光和热稳定，但在强酸和强碱溶液中容易降解。

（1）生理功能 作为体内 4 个生物素依赖的羧化酶的辅酶，在脂类、碳水化合物、氨基酸及能量的代谢中具有重要作用。对于细胞生长、DNA 与前列腺素的生物合成、糖尿病的血糖控制以及唾液酸糖蛋白的受体表达都有重要影响。

（2）缺乏与过量 食物来源广泛且可由肠道细菌合成，缺乏少见。生鸡蛋清中的抗生物素蛋白可结合生物素并阻止其吸收。缺乏表现为毛发变细失去光泽、皮肤鳞片状和红色皮疹；多数成年患者还伴有抑郁、嗜睡、幻觉和感觉异常等神经系统症状和免疫力低下等表现。婴儿生物素缺乏可出现面部脂肪分布异常、毛发稀少甚至脱落，称为生物素缺乏面容，严重时引起躁狂、嗜睡、发育迟缓乃至婴儿猝死综合征。目前尚未发现生物素的毒副反应。

（3）食物来源 广泛存在于天然食物中，但以蜂蜜和啤酒酵母中含量为最高。其他含量相对较多的食物有奶类、鸡蛋黄、肝脏和肾脏、菠菜、黄豆、燕麦、高粱等。

7. 叶酸 又称维生素 B_9、维生素 M、U 因子等，因首先从菠菜叶子中分离出来而得名。不溶于冷水，稍溶于热水（钠盐易溶于水），在酸性溶液中对光、热敏感。

（1）生理功能 叶酸在体内还原为四氢叶酸才具有一碳基团转移酶辅酶的生物活性，参与体内许多重要物质的合成与分解代谢。与维生素 B_{12} 共同参与同型半胱氨酸的代谢；参与核酸合成与基因转录；参与血红蛋白、神经递质、肾上腺素、胆碱、肌酸等重要甲基化合物的合成。

（2）缺乏与过量

①体内缺乏叶酸时，"一碳基团"转移发生障碍，核酸等多种物质合成与代谢受阻，DNA甲基化与修复异常，癌基因与抑癌基因表达失衡，主要表现为叶酸缺乏可导致骨髓中幼红细胞增殖被抑制，停留在巨幼红细胞阶段而成熟受阻，出现典型的巨幼细胞性贫血。

②孕期叶酸缺乏，先兆子痫和胎盘早剥的发生率增高，胎盘发育不良导致自发性流产；尤其是患有巨幼红细胞贫血的孕妇，易出现胎儿生长受限、早产和新生儿低出生体重。孕早期叶酸缺乏可诱发胎儿先天性心脏病和神经管畸形（neural tube defects，NTD），后者主要表现为脊柱裂、无脑畸形等中枢神经系统发育异常。

③叶酸缺乏可出现高同型半胱氨酸血症，而高同型半胱氨酸血症是动脉硬化和心血管疾病的独立危险因素。

④结肠癌、前列腺癌、宫颈癌及老年性痴呆等疾病的发生可能与叶酸缺乏有关。

⑤肾功能正常者，过量服用叶酸很少发生中毒反应，偶见过敏反应和厌食、恶心、腹胀等胃肠道症状。长期大剂量服用叶酸可能会出现锌吸收障碍、胎儿发育迟缓与低出生体重。

（3）食物来源 富含叶酸的食物主要有深色绿叶蔬菜、胡萝卜、肝脏、蛋黄、豆类、南瓜、柑橘、香蕉、杏等。但食物中叶酸的生物利用率仅为50%，而叶酸补充剂与膳食混合时生物利用率为85%。

8. 维生素 B_{12} 维生素 B_{12} 是一组含钴的类卟啉化合物，又名钴胺素（cobalamin）、抗恶性贫血因子，是唯一含有金属元素的维生素。维生素 B_{12} 较为稳定，人体内的主要活性形式为甲基钴胺素和5-脱氧腺苷钴胺素。

（1）生理功能：①作为蛋氨酸合成酶的辅酶参与同型半胱氨酸甲基化转变为蛋氨酸；②作为甲基丙二酰辅酶 A 异构酶的辅酶参与甲基丙二酸-琥珀酸的异构化反应。

（2）缺乏与过量 维生素 B_{12} 缺乏较为少见，其表现主要有：①高同型半胱氨酸血症；②巨幼红细胞贫血；③神经损伤：精神抑郁、记忆力下降、四肢震颤等神经症状。

（3）食物来源 肉类、动物内脏、鱼、禽、蛋类是主要食物来源，乳及乳制品含量较少；植物性食物基本上不含维生素 B_{12}，所以素食者容易缺乏维生素 B_{12}。

9. 维生素C 又名抗坏血酸和抗坏血病因子，是唯一没有列入到B族维生素的水溶性维生素。在酸性水溶液中较为稳定，在中性及碱性溶液中易被破坏，有微量金属离子（如 Cu^{2+}、Fe^{3+}等）存在时，更易被氧化分解。

（1）生理功能

①作为辅基参与羟化反应 参与脯氨酸和赖氨酸的羟化，有利于血管、骨骼等组织中的胶原合成；参与胆固醇羟化为胆汁酸；增强内源性肾上腺皮质激素的作用，维生素C可促使体内皮质激素的浓度升高；提高肝脏混合功能氧化酶的活性，促进外源化合物的羟化和解毒。

②抗氧化 可直接清除多种自由基，保护巯基并使之再生，维持相关酶活性，还原 Fe^{3+} 为 Fe^{2+}，促进铁的吸收。

③增强机体免疫功能 促进抗体的合成，增强白细胞对流感病毒的反应性以及促进 H_2O_2 在粒细胞中的杀菌作用等。

（2）缺乏与过量 摄入严重不足可致坏血病（scurvy）。早期表现有疲劳、倦怠、皮肤出现瘀点、毛囊过度角化和特异性的毛囊周围轮状出血（多在臀部或下肢）；继而牙龈出血、球结膜出血、机体抵抗力下降、伤口愈合迟缓、骨质疏松、关节疼痛及关节腔积液；可伴有轻度贫血及多疑、忧郁等精神症状，以及干燥综合征。婴儿坏血病时还可因四肢疼痛引起仰蛙形体位。

毒性很低，每天服用 2～8g 可能会出现恶心、腹部不适、痉挛，增加尿路结石风险。

（3）食物来源　新鲜的蔬菜和水果是主要来源，柿子椒、番茄、菜花及深色叶菜、柑橘、柠檬、青枣、山楂、猕猴桃等含量丰富。植物种子基本不含维生素 C。

七、水

水是人体内不可缺少也是数量最多的成分，主要分布于细胞内液和细胞外液。人体含水量随性别、年龄及组织而异，占人体重量的 50%～80%。水不仅可以作为各种物质的溶媒参与细胞代谢，也构成细胞赖以生存的外环境。

（1）生理功能　营养物质的吸收、运输、代谢废物的排出都需要水作为溶媒才能进行；人体代谢中产生的热通过血液和体液交换，经皮肤和呼吸散发。水在调节体温方面效率很高；水还可以最为润滑剂使食物易于吞咽、关节腔转动时减少摩擦；蛋白胶体里的水直接参与构成细胞与组织。

（2）来源与需要量　人体基础需水量取决于非显性失水和显性失水（尿、汗等）的量，而机体水的需要量与机体代谢、年龄、生理特殊情况、气温和劳动强度等有关。婴幼儿单位体重需要的摄水量通常高于成人。炎热环境中的人和从事体力活动的人对水的需要量增加，妊娠期妇女由于细胞外间隙扩张，加上胎儿的需要和生成羊水的需要，对水的需要量也明显增加。此外，某些膳食成分或疾病因素也可影响人体对水的需要量，如高蛋白、低碳水化合物饮食可造成体内水分丢失增加，对水的需要量有所增加。

水的供给量与能量供给量密切相关，我国成人每天大约需要 2500ml 的水，包括：①直接饮用水，约 1200ml；②食物本身含有的水，约为 1000ml；③食物在体内分解代谢时产生的水约 300ml。

八、植物化学物

植物化学物（phytochemicals）是一类来自谷类、豆类、蔬果和菌藻类植物的具有特殊生物活性成分的物质，在维护身体健康、调节生理功能和预防疾病的发生发展中发挥重要的作用。常见的植物化学物包括酚化合物、有机硫化合物、萜类化合物、植物多糖、核苷酸等。

（一）膳食来源

大豆主要含大豆异黄酮、皂苷、固醇、植酸等；马铃薯中酚类化合物含量较高；山药块茎主要含山药多糖、胆固醇、麦角固醇、油菜固醇、P－谷固醇、多酚氧化酶、植酸、皂苷等。

蔬菜类含有类胡萝卜素、植物固醇、皂苷、芥子油苷、多酚、蛋白酶抑制剂、单萜类、植物雌激素、有机硫化物、植酸等。

水果中富含的植物化学物因其种类不同差别也较大。浆果类富含花青素、类胡萝卜素和多酚类化合物；柑橘类富含类胡萝卜素和黄酮类物质；核果类主要含多酚类化合物；仁果类如苹果、梨、柿子等主要含有黄酮类物质。

（二）主要生理功能

大量研究显示，植物化学物具有很多生理作用，主要表现为抗癌、抗氧化、免疫调节、抗微生物、降胆固醇等作用。

（三）常见植物化学物的功效及应用

1. 类胡萝卜素　类胡萝卜素是广泛存在于微生物、植物、动物及人体内的一类黄、橙色或红色的脂溶性色素，主要具有抗氧化、抗肿瘤、增强免疫功能及保护视觉的作用。

（1）抗氧化作用：可清除自由基和氧化物发挥其抗氧化作用，抑制脂质过氧化，减少自由基对细胞 DNA、蛋白质和细胞膜的损伤，预防多种与氧化损伤有关的疾病，如衰老、心血管、肿瘤等。

（2）抗肿瘤作用　摄入番茄及其制品可降低前列腺癌的发病风险。

（3）增强免疫功能　番茄红素和 β–胡萝卜素可促使 T、B 淋巴细胞增殖，减少免疫细胞的氧化损伤；还能通过促进某些白细胞介素而发挥免疫调节功能。

（4）保护视觉功能　增加叶黄素摄入量具有明显的预防和改善老年性眼部退行性病变的作用。

2. 多酚类化合物　多酚类化合物主要包括酚酸和黄酮类化合物。黄酮类化合物具有抗氧化、抗肿瘤、保护心血管、抑制炎症反应、抗微生物等生物学功能，以下以黄酮类化合物为代表对多酚类化合物的生理作用加以介绍。

（1）抗氧化作用　黄酮类化合物中的酚羟基能与自由基反应生成较稳定的半醌式自由基，从而直接有效清除自由基。黄酮类化合物还可通过间接途径有效清除体内自由基，如抑制与自由基产生有关的酶、螯合 Fe^{3+}、Cu^{2+} 等具有诱导氧化作用的过渡态金属离子、增强其他营养素的抗氧化能力。

（2）抗肿瘤作用　黄酮类化合物尤其是茶多酚和大豆异黄酮有一定的抗肿瘤作用。茶多酚对肝癌、肺癌、白血病细胞等具有抑制作用，大豆异黄酮能与雌二醇竞争结合雌激素受体，对激素依赖性的乳腺癌有抑制作用，还对前列腺癌、结肠癌、胃癌及肺癌等产生抑制作用。

（3）保护心血管作用　黄酮类物质可调节血脂含量、抑制 LDL 氧化、抑制血小板聚集、促进血管内皮细胞产生一氧化氮，进而引起血管舒张效应、降低毛细血管通透性及脆性、抑制炎症反应，因而具有保护心血管作用。

（4）抑制炎症反应　槲皮素、山萘酚、染料木素等摄入量与血清高敏 C–反应蛋白（hs–CRP）水平呈负相关。黄酮类化合物有抑制花生四烯酸代谢酶，减少炎症反应递质，阻止炎症相关蛋白合成的作用。

（5）抗微生物作用　蜂胶中多种黄酮类化合物具有抑菌活性。黄芩素对金黄色葡萄球菌、枯草杆菌等均具有抑制作用。黄酮类化合物是通过破坏细胞壁及细胞膜的完整性、抑制核酸合成、抑制细菌能量代谢而发挥抑菌作用，是许多抗病毒中药（如金银花、大青叶、黄连、黄芩、鱼腥草）的有效成分，可抑制病毒复制。

3. 萜类化合物　萜类化合物是广泛存在于植物中，以异戊二烯为基本结构单位的一大类化合物，通式为（C_5H_8）n。其中，含有两个异戊二烯单位的为单萜类，含有三、四、五或更多异戊二烯单位的则分别为倍半萜、二萜、二倍半萜及多萜类化合物。单萜是最常见的萜类化合物，以下则主要介绍单萜的功效。

（1）抗癌作用　抗癌作用是单萜的主要生物学作用。

（2）抗菌、抗炎作用　艾蒿精油主要成分抗菌活性研究中发现，单萜具有明显的抗真菌和抗细菌作用。

（3）抗氧化作用　部分单萜类有抗氧化作用，且机制不一。

（4）镇痛作用　薄荷醇、龙脑、香茅醛等具有良好的镇痛作用。

（5）其他　单萜类化合物种类丰富，具有很多方面的生物活性效应，如香茅醛能延长睡眠时间，具有镇静、安眠作用。

4. 有机硫化合物　有机硫化物为主要存在于百合科葱属植物中的一大类含硫化合物，常见食物来源有大蒜、洋葱、葱等，尤以大蒜中含量最丰富，其 90% 以上的活性物质都源于有机硫化物。

（1）抗微生物作用　　大蒜对多种革兰阴性菌的抑制或杀灭效果与抗生素相当。对真菌、寄生虫和病毒也有一定的作用。

（2）抗氧化作用　　大蒜素等有较强的抗氧化活性。抑制低密度脂蛋白氧化和脂质过氧化物的形成，同时增强超氧化物歧化酶、谷胱甘肽过氧化物酶及过氧化氢酶的活性，升高谷胱甘肽水平，进而提高机体抗氧化能力。还可降低原发性高血压患者血脂和脂质过氧化物水平，升高抗氧化物水平。

（3）降血脂作用　　大蒜硫化物可使高脂饲料喂养的小鼠血清总胆固醇、三酰甘油、低密度脂蛋白和极低密度脂蛋白的水平明显降低。其作用机制主要是：一方面通过抑制肠道胆固醇吸收，促进胆固醇转化为胆汁酸，加快胆固醇排泄，降低胆固醇水平；另一方面可减轻血管壁胆固醇沉积和动脉粥样硬化斑块形成。

（4）抗血栓作用　　如大蒜粉可通过激活纤溶蛋白酶原和纤溶蛋白促进血栓溶解，并通过抑制凝血酶的生成及血小板聚集防止血栓形成。

（5）调节免疫作用　　大蒜可增强小鼠的细胞免疫、体液免疫和非特异性免疫功能，也可提高人体的细胞免疫功能，对艾滋病防治有一定效果。

（6）抗癌作用　　流行病学研究证实，富含大蒜的膳食可以降低多种癌症的患病风险，并呈现浓度依赖性。其通过抑制胃液中的硝酸盐还原为亚硝酸盐进而阻断致癌物亚硝胺的合成。

（7）其他　　大蒜还具有抗突变、保护肝脏、降低血糖及血压等生物学作用。

第二节　食物营养与膳食补充剂

一、食物营养概述

（一）食品与食品分类

食品是指各种供人食用或者饮用的成品和原料，以及按照传统既是食品又是药品的物品，但是不包括以治疗为目的的物品。

人类食物的分类可有多种形式。

按来源和性质可分为：动物性食物、植物性食物和以上述两类食物加工制作的食品，包括糖、油、酒、罐头、糕点等。

中国居民膳食指南按营养素的种类和含量把食物分为：谷薯类、蔬菜类、水果类、畜禽鱼蛋类、奶豆坚果类及油盐糖等五大类食品。

按食品的功能、加工及安全性还可分为：普通食品、膳食补充剂、保健食品、辐照食品、转基因食品、无公害食品、绿色食品及有机食品。

（二）食物营养价值及评价指标

1. 食物营养价值的概念　　食物的营养价值（nutritional value，NV）是指某种食物中所含的营养素和能量能够满足人体需要的程度。食物能够满足人体需要的程度越高，其营养价值越高。

除母乳可满足 6 月龄内婴儿的营养需要，自然界中的任何一种食物均无法独自满足人体对各种营养素的需求。食物营养价值的高低取决于营养素的种类、含量和质量、营养素的密度、食物对血糖的影响等，同时受加工程度、烹调方法等的影响。

全面了解食物的营养素种类和含量，发现食物的营养素构成特点及抗营养因子和植物化学物等其他生物活性成分，是评价食物营养价值的基本意义。

通过比较食物加工前后营养素种类和数量的差异，可以评价加工方法对食物营养价值的影响，从而采取有效的措施，选择合理的加工条件，最大限度地保留食物中的营养素。

2. 评价食物营养价值的常用指标 食物营养价值的评价主要从所含的营养素种类是否齐全、数量是否充足、被人体消化吸收及利用的程度等方面考虑。

（1）营养素的种类及含量 食品中所提供营养素的种类越齐全，含量能够满足需要的程度越高，则该食品的营养价值就越高。

（2）营养素的质量 在营养素种类齐全、含量充足的基础上，还应考虑这些营养素是否容易被人体消化吸收和利用，即营养素的质量。影响营养素质量的因素包括消化吸收率、利用率、营养素之间的比例、抗营养因子的含量等。

（3）营养素在加工烹调过程中的损失和变化 食物在加工烹调过程中，营养素之间可能发生相互作用，营养素的含量也可能发生变化，其中矿物质和水溶性维生素的损失最大。

（4）特殊的营养功能 某些食物除提供人体必需的营养素外，还具有额外的功能。例如，研究发现蔬菜的摄入量高可降低某些癌症的发生率。酸奶等因含有益生菌而具有帮助营养物质的消化吸收、清除有害菌对身体的伤害等功效。某些食品内天然存在一些抗营养因子或毒性物质，如大豆中的抗胰蛋白酶因子、高粱含有较多的单宁等。

3. 营养质量指数 营养质量指数（index of nutritional quality，INQ）是用于评价食品营养质量的一个实用指标，是不需要经过严格的营养学培训，即能够使用和掌握的简便指标。为了定义营养质量指数，提出了营养素密度（nutrient density，ND）和能量密度（energy density，ED）两个概念，其定义分别如下：

$$营养素密度 = \frac{一定量食物中某营养素的含量}{该营养素的推荐摄入量}$$

$$能量密度 = \frac{一定量食物提供的含量}{能量的推荐摄入量}$$

INQ 即营养素密度与能量密度之比。

$$INQ = \frac{营养素密度}{能量密度}$$

当 INQ＝1 时，表明该食物提供营养素和能量的能力相当；INQ＞1 时，表明该食物提供营养素的能力大于提供能量的能力；INQ＜1 时，表明该食物提供营养素的能力不及提供能量的能力。一般认为 INQ＝1 和 INQ＞1 的食物营养价值较高，提供营养素的能力较强。表 3-7 列出了几种食物的 INQ。

表 3-7 鸡蛋、大米、大豆中几种营养素的 INQ

	能量（kcal）	蛋白质（g）	视黄醇（μg）	硫胺素（mg）	核黄素（mg）
参考摄入量[1]	2400	75	800	1.4	1.4
100g 鸡蛋	144	13.3	234	0.11	0.27
INQ		2.96	4.88	1.31	3.21
100g 大米	347	8	—	0.22	0.05
INQ		0.74	—	1.09	0.25
100g 大豆	359	35	37	0.41	0.2
INQ		3.12	0.31	1.96	0.96

注：1 轻体力劳动、成年男子的每日营养素参考摄入量；引自：张长颢·营养与食品卫生学. 第 7 版. 北京：人民出版社，2012：163

INQ 的计算以营养素参考摄入量为标准，因此针对不同的人群，同一食物的营养质量指数可能有差异，即营养价值不同。

INQ 可应用于多个方面，例如，指导食物选择合理配餐、评价膳食、指导食品强化及应用在食品标签等方面。

4. 食物血糖生成指数 不同食物来源的碳水化合物消化吸收后，对血糖的影响不同，因此，可以用"食物血糖生成指数"（glycemic index, GI）来评价食物碳水化合物对血糖的影响。GI 是指含有可吸收碳水化合物 50g 的食物与 50g 葡萄糖在一定时间（一般为 2 小时）体内血糖反应水平的百分比值，反映食物与葡萄糖相比升高血糖的速度和能力。通常把葡萄糖的血糖生成指数定为 100。

食物血糖生成指数是衡量食物引起餐后血糖反应的一项有效指标。一般而言，GI 值大于 75 为高 GI 食物，55～75 为中 GI 食物，小于 55 为低 GI 食物（可查阅附录二十六中国食物成分表，附录二十七常见食物的血糖生成指数表）。食物的血糖生成指数受多种因素影响，包括食物加工、烹调方法及膳食中所含的蛋白质、脂肪和膳食纤维等。

5. 其他指标 分析食物的抗氧化能力、食物中抗营养因子的含量，也是评价食物营养价值的重要内容。食物中含有的抗氧化营养素和植物化学物，进入人体后可增强机体的抗氧化能力，减轻自由基的损伤，有助于预防营养相关慢性病的发生。

（三）食品加工、烹调及储存对食物营养价值的影响

食品加工方法可不同程度地影响食物的营养价值，过度加工可引起某些营养素的损失，但适度加工可提高营养素的消化吸收率。因此，可根据食品本身的特性选择合理的加工方法，把营养素的损失降到最低，提高食物的营养价值。

1. 加工对各类食物营养价值的影响

（1）加工对谷类食物营养价值的影响　因谷粒内的营养素分布不均匀，谷类加工过程中，去除谷皮时谷皮中的营养素全部损失，加工精度越高，糊粉层和胚芽的损伤可能更多，尤其是 B 族维生素。谷类粗加工时，营养素损失较少，但感官质量和口感均不理想，且消化吸收率较低。此外，因膳食纤维和植酸含量较高，可能影响矿物质的吸收。

（2）加工对大豆类食物营养价值的影响　大豆的加工方法包括发酵和非发酵两种，不同的加工方法对大豆的营养价值影响不同。发酵是利用微生物作用，分解大豆中的有机物，制作腐乳、豆瓣酱、豆豉等食品的过程。经过微生物的发酵过程，可增加某些营养素的含量或活性成分的活性，提高豆类的营养价值。大豆发芽的过程是产生维生素 C 的过程，大豆经浸泡和保温制成豆芽后，维生素 C 的含量从 0 增加至（5～10）mg/100g，同时发芽的过程促使酶活性的改变，还可分解大豆中的植酸，提高矿物质的消化吸收率。

（3）加工对果蔬类食物营养价值的影响　蔬菜水果的加工方式包括制罐、腌渍和脱水干制等，加工过程对营养素的损失较大，尤其是维生素 C。

（4）加工对畜禽肉和鱼类食物营养价值的影响　动物性食物的加工方式包括制作罐头、熏制和腌制、熟食制品等。加工对宏量营养素的影响不大，但高温制作可破坏 B 族维生素。

（5）加工对奶类食物营养价值的影响　原料奶经巴氏灭菌可制作成消毒牛奶、奶粉、炼乳、酸奶、复合奶、奶油、奶酪等产品。不同的加工方法对营养素的破坏程度不一，营养素的含量也有较大差异。

（6）加工对蛋类营养价值的影响　煮鸡蛋与生鸡蛋的营养价值差异不大。但鲜蛋加工成皮蛋后，由于碱的作用 B 族维生素破坏严重。糟蛋是鲜蛋在酒糟中浸泡制作而成，由于乙醇的作用使

蛋壳中的钙向蛋内部迁移，因此糟蛋中钙的含量大大增加。

2. 烹调对各类食物营养价值的影响　食品烹调加工处理后，既提高了食品的安全性，又增加了食品的色、香、味，还提高了营养素的消化吸收率。但在烹调加工时，某些营养素由于高温、碱等的物理化学作用，导致营养素被破坏。

（1）烹调对谷类食物营养价值的影响　谷类食物的烹调方式主要以蒸、煮、烙、烤、炸等。大米在淘洗和蒸煮的过程中，B 族维生素损失较多。面食在焙烤时，蛋白质、B 族维生素均有损失，且温度越高，损失越严重；油炸面食如油条中，维生素 B_1 的含量几乎为零。面食在高温烹调过程中，还可能产生不利于健康的物质，如丙烯酰胺。

（2）烹调对果蔬类食物营养价值的影响　水果多以生食为主，加热等加工对其营养价值影响较大。蔬菜经烹调加工后，维生素 C 的损失也较大。如蔬菜煮 5～10 分钟，维生素 C 的损失可达70%～90%。

（3）烹调对动物性食物营养价值的影响　畜、禽、鱼类食物的烹调加工方式多样，包括煎、炒、烹、炸、熏、烤、蒸、煮、炖等，这些加工方式对宏量营养素和矿物元素的影响较小，但对维生素的破坏比较严重。

3. 储存对各类食物营养价值的影响　食物在储存过程中由于化学或微生物作用，使得营养素的含量发生变化。储存的温度、湿度、光照、氧气含量等环境条件变化，对食物营养素构成都有不同程度的影响。

（1）储存对谷类食物营养价值的影响　谷类在储存过程中仍然可能发生呼吸作用，导致营养素的变化，甚至丧失营养价值。呼吸作用的强弱与环境条件和水分含量有关。如果储存条件得当，能够保持适宜的温度、控制谷粒的水分含量、适当通风、做好防霉处理等工作，则对谷类的营养价值影响较小。

（2）储存对果蔬类食物营养价值的影响　新鲜蔬菜和水果在储存过程中可发生如下变化：①呼吸作用：蔬菜或水果中的碳水化合物、有机酸、糖苷等作为底物被分解，引起蔬菜水果营养价值和食用品质的下降。②后熟作用：水果内会产生一些特殊的风味物质，且水果的质地、碳水化合物的含量会发生变化，口感和营养价值有所改善。③春化作用：即蔬菜打破休眠而发芽或抽苔变化，如马铃薯发芽、洋葱大蒜抽苔等春化作用过程中，大量营养素被消耗营养价值降低。

（3）储存对动物性食物营养价值的影响　动物性食物中的畜、禽、鱼肉大多采用低温储藏。在冷冻条件下，大多数微生物、酶促反应被抑制，因此可以长期储存而不影响其营养价值。乳和乳制品的储藏条件根据产品不同有较大差异，如超高温瞬时灭菌的纯奶、炼乳、奶粉等可在室温下储存。巴氏灭菌鲜牛奶及酸奶等需要冷藏。如果储存条件得当，乳和乳制品的营养价值受影响较小。

二、植物性食物的营养价值

1. 谷类食物的营养价值　谷类食物包括大麦、小麦、玉米、燕麦、大米、小米、面粉、荞麦和高粱等。谷类食物是我国居民膳食中的主要品种，是能量、碳水化合物和蛋白质等营养素的主要来源。

（1）谷类结构特点及营养素分布　谷类种子包括谷皮、糊粉层、胚乳和胚芽四个主要部分，各部分营养成分有较大差异（表 3-8）。谷皮为谷粒的外壳，主要成分为纤维素、半纤维素，同时含有矿物质和脂肪，但在碾磨加工过程中被去除。糊粉层介于谷皮和胚乳之间，含有较多的 B族维生素、矿物质和一定量的蛋白质及脂肪，在碾磨加工过程中，随加工精度的不同，有一定程度的损失。胚乳是谷粒的主要部分，占整个谷粒质量的 85% 左右，主要成分为淀粉和一定量的蛋白质。胚芽是谷粒中含营养素种类最多的部位，富含脂肪、蛋白质、矿物质、B 族维生素和维生素 E，与糊粉层相似，在加工过程中易损失。

表3-8　谷粒营养素分布特点

部位	质量比	营养素
谷皮	6%	主要成分：纤维素、半纤维素　其他：矿物质和脂肪
糊粉层	1%～6%	主要成分：蛋白质、脂肪、矿物质和 B 族维生素
胚乳	83%～87%	主要成分：淀粉和蛋白质　其他：维生素、矿物质和脂肪
胚芽	9%	富含各种营养素

（2）谷类的营养特点及其营养价值

1）碳水化合物　包括淀粉、糊精、戊聚糖、葡萄糖和果糖等，其中淀粉是最主要的成分，占 70%～80%。谷类的碳水化合物是我国居民主要的能量来源，占膳食总能量的 55%～65%。全谷类食物中还含有丰富的膳食纤维。膳食纤维主要分布在谷皮，因此加工越精细，膳食纤维损失越大。

2）蛋白质　谷类的蛋白质含量为 7.5%～15%，包括清蛋白、球蛋白、醇溶蛋白和谷蛋白。谷类也是我国居民蛋白质的重要来源。谷类蛋白含有人体所需要的所有必需氨基酸，但必需氨基酸之间的比例较差，赖氨酸为第一限制性氨基酸。为提高谷类蛋白质的营养价值，常采用氨基酸强化和蛋白质互补的方法，可明显提高其蛋白质生物价值。

3）脂肪　含量为 1%～4%，主要分布在谷皮、糊粉层和胚芽中，加工过程中随糠麸被去除，从这些加工副产品中可加工食用油，如玉米胚芽油、米糠油等。谷类脂肪富含多不饱和脂肪酸，主要是亚油酸。

4）矿物质　为 1.5%～3.0%，以钙和磷为主，主要分布在谷皮和糊粉层中，加工过程有较大损失。多以植酸盐形式存在，消化吸收率低。

5）维生素　主要是 B 族维生素，包括维生素 B_1、维生素 B_2、烟酸和泛酸、维生素 B_6 等（表3-9）。另外，在胚芽部位还含有一定量的维生素 E，但易在加工过程中损失。

表3-9　主要谷类食物的营养价值

	能量（kJ）	蛋白质（g）	脂肪[3]（g）	硫胺素（mg）	核黄素（mg）
参考摄入量[1]	2400	75	67	1.4	1.4
100g 挂面	348	10.3	0.6	0.19	0.04
INQ[2]		0.95	0.06	0.94	0.2
100g 小麦粉（标粉）	349	11.2	1.5	0.28	0.10
INQ[2]		1.04	0.16	1.39	0.49
100g 小米	361	9	3.1	0.33	0.1
INQ[2]		0.83	0.32	1.63	0.50

注：1. 轻体力劳动、成年男子的营养素参考摄入量；2. 根据中国食物成分表（第 2 版）计算的值；3. 按提供 25%的能量计算。

（3）谷类食物中的植物化学物　除上述营养素外，谷类中还含有种类繁多、数量丰富的植物化学物，包括黄酮类化合物、酚酸类、植物固醇、类胡萝卜素、植酸等，这些植物化学物具有抗氧化、抗突变、抗癌、降胆固醇等功能。但谷粒中植物化学物主要分布在谷皮，过度加工可能造成较大损失。

（4）全谷类食品的营养价值　根据美国食品药品监督管理局的规定，全谷类食品必须是以全谷粒（包括谷皮、糊粉层、胚乳和胚等四部分结构）或全谷粒粉/片为原料制成的食品。全谷类食品除提供基本营养素外，近年研究发现，增加全谷类食物的摄入量，还可控制体重增长，降低糖尿病和心血管病的发病风险。

2. 薯类食物的营养价值　主要包括番薯、马铃薯、木薯、山药、芋头等，除直接食用外，还可用于制作淀粉、饲料和酿酒等。

（1）薯类中的主要营养素

①蛋白质和脂肪　蛋白质和脂肪含量均较低，木薯和马铃薯的蛋白质含量高于甘薯，三种薯类的脂肪含量均不超过1%。

②碳水化合物　以淀粉为主，含量比较丰富。红薯的碳水化合物含量为25%左右，血糖生成指数较高，例如煮红薯的血糖生成指数为76.7，属高GI食物。

③维生素和矿物质　薯类含有丰富的胡萝卜素和磷、钾、钠等矿物质，但不同来源的薯类差异较大。例如，马铃薯中胡萝卜素的含量仅为30μg/100g，而红薯中胡萝卜素的含量高达750μg/100g。

（2）薯类中的生物活性成分　薯类还含有丰富的植物化学物，如甘薯糖蛋白具有调节血脂、提高免疫、抑制肿瘤生长等作用，甘薯黄酮类化合物、绿原酸、类胡萝卜素、挥发性化学成分等都有各自特定的生理生化作用。

3. 豆类及其制品的营养价值　豆类品种较多，包括黄豆、黑豆、青豆、绿豆、蚕豆、豌豆、芸豆、红小豆等。根据豆类营养价值的特点，一般将豆类分为大豆和其他豆类，大豆通常指黄豆、黑豆和青豆三种。

（1）大豆的主要营养价值

①蛋白质　含量为30%～40%，包括球蛋白、清蛋白、谷蛋白和醇溶蛋白。大豆蛋白含有人体所需的所有必需氨基酸，且氨基酸模式优于谷类蛋白，属于优质蛋白。大豆蛋白中赖氨酸含量丰富，而蛋氨酸含量相对较低，是和谷类蛋白互补的理想食品。

②碳水化合物　含量为25%～30%，其中约1/2为可被消化吸收的淀粉、阿拉伯糖、半乳聚糖和蔗糖；另1/2则为人体不能消化吸收的低聚糖，包括棉子糖和水苏糖，可引起腹胀，又被称为胀气因子。

③脂肪　含量约为15%～20%，是重要的油料作物，主要含多不饱和脂肪酸（约占85%），以亚油酸为主（达50%以上）。还含有1.6%的磷脂和一定量的维生素E。

④矿物质和维生素　钙含量约为130mg/100g，另外还含有镁、钾、铁、铜等矿物元素。大豆中的维生素主要是维生素E，其次还含有少量的硫胺素和核黄素。

⑤植物化学物　大豆含有丰富的植物化学物（表3-10），包括大豆异黄酮、大豆皂苷、植物固醇、卵磷脂、低聚糖、植酸等。

大豆中存在的一些植物化学物如蛋白酶抑制剂和植物红细胞凝血素可能降低大豆的营养价值。其中蛋白酶抑制剂的含量约为30mg/g，约占大豆种子贮存蛋白质总量的6%；蛋白酶抑制剂对热不稳定，常压蒸汽加热30分钟或1kg压力加热10～25分钟，即可被破坏。因大豆中脲酶的耐热能力比蛋白酶抑制剂的耐热能力强，且检测方法简单，因此常用脲酶实验来判断大豆及其制品中的蛋白酶抑制剂是否被全部破坏。我国规定含有豆粉的婴儿代乳品中，脲酶实验为阴性。

表 3-10　豆类食物的营养价值

	能量（kcal）	蛋白质（g）	脂肪[5]（g）	硫胺素（mg）	核黄素（mg）	大豆异黄酮[3]
参考摄入量[1]	2400	75	67	1.4	1.4	无
100g 黄豆	390	35	16	0.41	0.2	198.95[4]
INQ[2]		3.24	1.66	2.03	0.99	
100g 豆腐	82	8.1	3.7	0.04	0.03	27.91
INQ[2]		0.75	0.38	0.2	0.15	
100g 绿豆	329	21.6	0.8	0.25	0.11	未检测
INQ[2]		2	0.08	1.24	0.54	

注：1. 轻体力劳动、成年男子的营养素参考摄入量；2. 根据中国食物成分表（第 2 版）计算的值；3. 数据来源于中国食物成分表（第 2 版），2009；4. 以大豆粉中的含量计；5. 按提供 25% 的能量计算。

　　大豆中的植物红细胞凝集素具有较强的毒性，大量食用后，数小时之内可出现头晕、头疼、恶心、呕吐、腹痛、腹泻等食物中毒症状。

　　在豆制品加工时，脂肪氧化酶从大豆中释放，氧化豆类中的不饱和脂肪酸，产生小分子的醇、醛、酮等物质，散发出令人不愉快的豆腥味。但该酶不耐热，通常采用 95℃ 以上加热 10～15 分钟，即可较好地去除。

　　日常生活中，将豆浆彻底煮熟、煮透，在去除豆腥味的同时，也可破坏蛋白酶抑制剂和植物红细胞凝集素的活性，提高大豆的营养价值。

　　让大豆适当发芽可分解植酸，发芽后的大豆蛋白质的种类没有改变，但游离氨基酸增加，赖氨酸、脂肪含量减少，膳食纤维部分降解，但维生素 C 及部分 B 族维生素增加，且原来植酸螯合的矿物质被释放，故利用率提高。

　　（2）其他豆类营养价值　其他豆类的蛋白质含量一般只有 20% 左右；脂肪含量极低，只有 1%～2%；碳水化合物含量为 55%～66%，且主要以能够消化吸收的淀粉为主；其他营养素的含量与大豆相似。与大豆类相比，其他豆类的蛋白质和脂肪含量虽然较低，但维生素和矿物质的含量与大豆相当，因此也是一类营养价值较高的食物。

　　①豆制品的营养价值　大豆制品主要包括豆腐、豆腐干、豆浆、豆豉、豆腐乳、豆瓣酱、酱油及大豆蛋白、大豆异黄酮、大豆卵磷脂、植物固醇等。其他豆类因淀粉含量较高，往往被制成粉丝、粉条、凉皮、凉粉等。

　　②豆腐　蛋白质、脂肪和碳水化合物的含量分别为 5%～6%、0.8%～1.3% 和 2.8%～3.4%。豆腐加工处理后，去除了大量的粗纤维和植酸，提高了蛋白质的消化率，同时蛋白酶抑制剂和植物红细胞凝集素被破坏，提高了大豆的营养价值。

　　③发酵豆制品　包括腐乳、豆豉、豆瓣酱和酱油等，是以大豆为原料，经不同的发酵工艺制成的产品。在发酵过程中，由于微生物的作用，蛋白质被部分降解，消化率提高；释放了部分游离氨基酸，改善了风味；B 族维生素如维生素 B_2、维生素 B_6 及维生素 B_{12} 的含量增加。另外，棉子糖和水苏糖被分解，因而发酵豆制品不会引起胀气。

　　④凉粉、凉皮、粉条和粉丝　属于淀粉制品，加工过程中大部分蛋白质被去除，因此营养价值降低。

　　⑤大豆蛋白、大豆异黄酮、大豆卵磷脂、大豆膳食纤维和植物固醇　均属于大豆深加工食品。大豆蛋白包括：大豆分离蛋白、大豆浓缩蛋白、大豆组织蛋白，其中蛋白质含量最高的是大豆分

离蛋白，可达 90%，其次是大豆浓缩蛋白，含量约为 65%。大豆分离蛋白可用于肉制品加工、婴儿代乳粉、面制品和一些保健食品等，具有重要的营养价值。大豆异黄酮是一种黄酮类的植物化学物质，具有降低胆固醇、保护心血管、抗氧化作用、预防骨质疏松、预防神经退行性疾病等作用。大豆卵磷脂是大豆油精制过程中的副产品，含有卵磷脂、脑磷脂、心磷脂、磷脂酸（PA）、磷脂酰甘油（PG）、缩醛磷脂、溶血磷脂等，具有延缓衰老、预防心脑血管疾病等作用。大豆膳食纤维是大豆蛋白生产过程的副产品，以豆渣为原料，经水洗、酶解、干燥、超微粉碎等工序精制而成，具有降低血胆固醇、调节胃肠功能和血糖水平等生物学作用；同时具有持水性和膨胀力，因此也被应用于食品加工。大豆油中的植物固醇含量为 0.1%～0.8%，具有抑制胆固醇吸收、降低血清胆固醇水平的作用。

4. 蔬菜与水果类食物的营养价值

（1）蔬菜的营养价值与分布特点　按蔬菜可食部位的不同，通常将分为叶菜类、根茎类、瓜茄类、鲜豆类和菌藻类等，不同种类营养素含量有较大差异。

①蛋白质和脂肪　大部分蔬菜的蛋白质和脂肪含量较低，但某些菌藻类（如发菜、香菇、蘑菇等）的蛋白质含量可达 20%，且必需氨基酸模式较好，营养价值较高。

②碳水化合物　不同种类蔬菜中的含量差异较大，例如胡萝卜、西红柿和南瓜等含有较丰富的单糖和双糖，这类蔬菜的特点是甜度高；莲藕、马铃薯、芋艿等，淀粉含量较高；大多数蔬菜含有丰富的纤维素和半纤维素，含量为 1%～3%，是膳食纤维的重要来源之一；另外，菌藻类蔬菜如香菇、金针菇等，还含有丰富的多糖物质，具有提高机体免疫力的作用。

③维生素　是维生素 C、B 族维生素、胡萝卜素等的重要来源。不同的蔬菜品种，维生素种类和含量各异，例如红、黄色的蔬菜通常富含胡萝卜素，深绿色的叶菜类富含维生素 C、维生素 B_2 及叶酸；根茎类食物中上述维生素的含量相对较低。

④矿物质　新鲜蔬菜中往往含有丰富的钙、磷、钾和镁等常量元素，某些深颜色的叶菜类铁、铜等微量元素含量也较高，但蔬菜中往往含有丰富的膳食纤维和草酸，不利于蔬菜本身矿物质的吸收，还影响其他食物中矿物质的吸收。草酸含量较高的食物有菠菜、苋菜等，如果在食用前先用水焯，则可有效去除草酸。

（2）蔬菜制品的营养价值　常见的蔬菜制品包括脱水蔬菜、罐头制品、酱腌菜、冷冻蔬菜等。蔬菜制品在加工过程中营养素损失较大，尤其是维生素 C。冷冻对蔬菜营养价值的影响相对较小，且能很好地保持蔬菜的感官性状。

（3）水果类食物的营养价值　根据食用部位的特点，水果可分为浆果、瓜果、仁果、核果、柑橘等五类，不同种类的新鲜水果的营养素含量差异较大。新鲜水果也是维生素、膳食纤维和矿物质的重要来源。

①蛋白质和脂肪　大多数水果蛋白质和脂肪的含量低于 1%。

②碳水化合物　含量较高，但不同种类的水果含量差异较大，一般为 6%～28%，以果糖、蔗糖和葡萄糖为主，同时含有丰富的纤维素、半纤维素和果胶等可溶性膳食纤维。

③维生素　往往含有丰富的维生素 C 和胡萝卜素。

④矿物质　含有人体所需要的钙、镁、磷、钾、铁、锌、硒等，但不同种类的含量差异较大。

此外，水果还含有丰富的有机酸和植物化学物，具有特殊的营养价值。

（4）水果制品的营养价值　干果、罐头、果汁等。新鲜水果在被加工成产品的过程中，营养素尤其是维生素 C 损失较大。

三、动物性食物的营养价值

动物性食物主要指畜、禽、鱼的肉和奶、蛋类食物，是人类膳食的重要组成部分。此类食物营养价值的共同特点是为人体提供优质蛋白和多种维生素及矿物质，但大多数动物性食物脂肪含量较高，如果在膳食中的比例过大，可能造成能量摄入过剩。

1. 畜肉类食物的营养价值　畜肉类食物是各种营养素的重要来源，但能量密度较高，如果不能合理安排其在膳食中的比例，则可能造成能量摄入量的过剩，进而增加肥胖等代谢性疾病的发生。研究发现，红肉类食物的摄入量过高还与某些癌症的发生呈正相关。

（1）蛋白质　主要分布在肌肉组织中，含量为10%～20%，属于优质蛋白。内脏中的肝、心、肾等实质器官的蛋白质含量丰富，且为优质蛋白；但皮肤、筋腱等部位多为结缔组织，其中的蛋白质多为胶原蛋白和弹性蛋白，此类蛋白质由于缺乏色氨酸和蛋氨酸等必需氨基酸，因而营养价值较低。

（2）脂类　脂肪包括三酰甘油、卵磷脂、胆固醇和游离脂肪酸，其中三酰甘油是主要成分。脂肪酸以饱和脂肪酸和单不饱和脂肪酸为主，含有一定量多不饱和脂肪酸。内脏及其制品中含有较高的胆固醇。

（3）碳水化合物　碳水化合物的含量极低，主要以糖原的形式存在。

（4）维生素　可提供多种维生素，包括维生素 A 和 B 族维生素。维生素 A 含量尤其丰富，以肝脏为例，20g 猪肝即可满足一天的需要。

（5）矿物质　含量为 0.8%～1.2%，包括铁、钾、钠、铜等。畜肉中的铁以血红素铁的形式存在于肌肉组织中，其消化吸收不受其他膳食成分如草酸、植酸和膳食纤维的影响，因而吸收率、利用率较高，是膳食铁的良好来源。

2. 禽类食物的营养价值　禽肉类含有丰富的优质蛋白质，同时脂肪含量比畜肉低，是畜肉的很好补充。

（1）蛋白质　蛋白质含量和质量与畜肉相当，因而营养价值相似。但禽肉的质地较畜肉细嫩，且含有较多的含氮浸出物，因而感官性状更好。

（2）脂肪　脂肪含量比畜肉低，脂肪酸构成相似，均以饱和脂肪酸和单不饱和脂肪酸为主，但多不饱和脂肪酸相对含量略高于畜肉，另外，禽肉中的胆固醇含量也相对略低。

（3）维生素和矿物质　禽肉类食物中维生素和矿物质的含量和特点与畜肉相似。

3. 水产类食物的营养价值　水产类食物种类丰富，品种繁多，营养价值差异较大。

鱼类的营养价值，鱼类可分为海产鱼类和淡水鱼类，海产鱼又可分为深海鱼和浅海鱼。鱼的生长环境不同，营养价值也不同。

（1）蛋白质　鱼类的蛋白质功效比值最高，含量为15%～25%，含有人体所需的所有必需氨基酸，富含亮氨酸和赖氨酸。结缔组织和软骨组织中还含有丰富的胶原蛋白和黏蛋白，这些蛋白质在受热后形成溶胶，不属于优质蛋白。

（2）脂类　脂肪含量较低，品种不同脂肪含量可能相差较大，例如鳕鱼脂肪含量为 0.5%，而鳗鱼的脂肪含量可高达 12.5%。脂肪主要分布在内脏和皮下，某些海产鱼类的肌肉组织中也可能含有脂肪。脂肪酸以多不饱和脂肪酸为主（占 80%）。深海鱼因食物链的富集作用而含有丰富的长链多不饱和脂肪酸，其中含量较高的包括二十二碳六烯酸和二十碳五烯酸，具有抗炎等多种生物学作用。胆固醇含量差异较小，平均约为 100mg/100g，但鱼籽中胆固醇含量非常丰富。

（3）碳水化合物　以糖原形式存在，含量较低，有些鱼（草鱼、青鱼、鲢鱼等）的碳水化合物含量甚至为零。

（4）维生素 是维生素 A 和维生素 D 的良好来源，另外核黄素、硫胺素、烟酸和维生素 E 的含量也较高。

（5）矿物质 含量较高，以磷为主，钙、镁、钠、氯、钾等含量丰富，还含有一定量的锌、铁和硒等微量元素。牡蛎和海参等水产品锌和硒等微量元素含量更丰富。

4. 蛋类食物的营养价值 蛋类食物中含有蛋白质、脂肪、碳水化合物、维生素和矿物质五大类营养素，但分布不均匀。胆固醇、维生素和锌等主要分布在蛋黄，蛋清的主要成分是水、蛋白质和碳水化合物，三者共占蛋清质量的 99%。

（1）蛋类食物的主要营养价值

①蛋白质 含有人体所需的各种必需氨基酸，其模式与人体氨基酸模式接近，且消化吸收率和利用率均较高，通常被作为参考蛋白。

②脂类 98%的脂类均分布在蛋黄，其中三酰甘油占 62%～65%，磷脂占 30%～33%，胆固醇占 4%～5%。胆固醇含量较高，鸡蛋中的磷脂包括卵磷脂、脑磷脂和神经鞘磷脂。卵磷脂除具有乳化作用提高脂溶性维生素吸收的功能外，还具有降低血胆固醇水平的作用。

③碳水化合物 含量较低，主要是小分子的单糖。

④矿物质 以磷、钙、钾和钠为主，主要分布在蛋黄。另外还含有丰富的铁、锌和硒，但铁以非血红素铁的形式存在，并与卵黄高磷蛋白结合，消化吸收率仅为 3%，与植物性食物中铁的吸收率相当。

⑤维生素 是维生素 A、维生素 E、维生素 B_2、维生素 B_6 和泛酸的良好来源，但含量受品种、季节和饲料的影响。

（2）蛋类制品的营养价值 蛋类制品包括皮蛋、糟蛋、咸蛋等，一般加工对宏量营养素的影响较小。由于 B 族维生素在碱性条件下不稳定，因此，皮蛋中 B 族维生素的含量损失较大。糟蛋内钙含量显著高于鲜蛋，是因为蛋壳内的钙在加工过程中迁移的结果。

5. 乳类及其制品类食物的营养价值 乳类的营养素种类齐全、含量丰富、比例适宜且易消化吸收，能够满足新生幼崽生长发育的营养需求。乳制品是以乳类为原料加工制成的产品，包括乳粉、酸奶、炼乳、乳清蛋白粉、酪蛋白、奶油、干酪等。

经常饮用新鲜乳类，有利于帮助睡眠，提高大脑工作效率，还有阻止人体吸收食物中有毒的金属铅和镉。孕期增加奶或奶制品的摄入，可促进胎儿发育，预防低体重的发生；降低子代过敏的发生风险。

（1）乳及乳制品的主要营养素构成特点

乳类食物中含有蛋白质、脂肪、碳水化合物、维生素和矿物质，共五大类营养素，见表 3-11。

表 3-11　不同液态乳中主要营养素含量比较　　　　　　　　　　　　　（/100g）

	人乳	牛乳	羊乳	酸奶
能量（kJ）	272	226	247	301
水分（g）	87.6	89.9	88.9	84.7
蛋白质（g）	1.3	3	1.5	2.5
脂肪（g）	3.4	3.2	3.5	2.7
碳水化合物（g）	7.4	3.4	5.4	9.3
钙（mg）	30	104	82	118
铁（mg）	0.1	0.3	0.5	0.4

1）蛋白质　含量因来源不同而有差异，但均由酪蛋白、清蛋白和球蛋白构成，三者之间的比例也因来源不同而异，另外还有免疫球蛋白、乳铁蛋白等。例如人乳中乳清蛋白的含量较高而牛乳则以酪蛋白为主，乳类蛋白质的消化率为87%～89%。

乳类蛋白质直接参与机体蛋白质代谢，包含了机体蛋白质结构所需要的全部氨基酸成分，是牛奶活性物质的主体。尤其是牛初乳中免疫蛋白的含量较高，对于促进新生儿免疫力的提高、自身免疫系统的建立和肠道健康具有重要意义。

乳或乳制品中的活性肽类物质是乳中蛋白质的体内或体外水解产物，可能具有抗氧化、降血压、降低胆固醇和调节免疫力的生物学功能。

2）脂类　含量为3.0%～3.5%，牛乳中的脂类以三酰甘油为主，含少量的磷脂和胆固醇。脂肪酸种类较多，以饱和脂肪酸（1.6g/100g）和单不饱和脂肪酸（1.1g/100g）为主，同时含有一定量的亚油酸和α–亚麻酸。牛乳及其制品含有丰富的中短链脂肪酸（丁酸、己酸和辛酸等），这是乳类具有特殊风味的原因之一。人体的短链脂肪酸主要由膳食纤维、抗性淀粉、低聚糖和糖醇在结肠发酵生成，对肠道健康具有保护作用。短链脂肪酸不仅具有氧化供能的作用，而且还有维持水和电解质平衡、抗病原微生物及抗炎、调节肠道菌群、改善肠道功能、调节免疫、抗肿瘤和调控基因表达等重要作用。

3）碳水化合物　含量为3.4%～7.4%，以乳糖为主。人乳中乳糖含量较高，而牛乳中则含量较低。乳糖除提供能量外，还具有促进钙吸收、调节胃酸、促进肠蠕动和消化液分泌等作用，而且还是肠道乳酸杆菌生长的能量来源。乳糖的消化首先经乳糖酶分解为半乳糖，然后被小肠吸收，在机体乳糖酶缺乏或活性不足的情况下，易引发乳糖不耐受症，出现轻度腹泻和腹胀症状。

应对乳糖不耐受症方法：①少量多次饮用牛奶：从50毫升开始逐渐增加，帮助肠道逐步适应。最好再和面包、饼干或馒头等固体食物搭配吃，可"稀释"牛奶中的乳糖浓度，有效缓解或避免不适症状。② 避免空腹饮奶：空腹时牛奶在胃肠道通过的时间短，其中的乳糖不能很好地被小肠吸收而较快进入大肠，可加重乳糖不耐受症状。建议在正餐时饮奶，也可以在餐后1～2小时内饮奶。③选低乳糖奶：如酸奶、奶酪等。

4）矿物质　矿物质含量丰富，包括钙、磷、镁、钾、钠、锰、硫等，其中钙的含量约为104mg/100g，且吸收率高，是人体钙的良好食物来源。但铁的含量很低。

5）维生素　维生素种类较多，包括维生素A、维生素B族和维生素C，但含量受饲养方式和季节的影响，例如夏季以青饲料喂养，则牛乳中维生素C含量会增加。

（2）乳制品类食物营养价值

1）酸奶　以新鲜牛奶为原料，经过巴氏杀菌和乳酸菌发酵后制成的一种乳制品。在发酵过程中，乳酸菌将乳糖部分转化成乳酸，随着酸度的增加，部分蛋白质变性，因而酸奶比鲜奶浓稠。酸奶中乳糖的含量比鲜奶低，部分乳糖不耐受的人也可以进食。酸奶中蛋白质经变性和微生物作用后，生物利用率提高、叶酸含量增加、游离氨基酸和肽含量增加，因而营养价值更高。

酸奶中的乳酸菌除了分解乳糖、增加风味外，还具有如下功能：①维护肠道菌群生态平衡，促进肠道健康；②产生短链脂肪酸促进肠道蠕动、改变渗透压、防止便秘；③促进消化吸收；④通过抑制腐败菌在肠道的生长，抑制腐败所产生的毒素，促进健康；⑤可以产生一些增强免疫功能的物质，提高人体免疫力。

2）奶粉　鲜奶经喷雾干燥而成的奶制品。根据原料奶是否脱脂而将奶粉分为脱脂奶粉和全脂奶粉等。一般情况下，8kg鲜奶经喷雾干燥后可生产1kg奶粉，因而，奶粉中营养素的含量是鲜奶的8倍。脱脂奶粉在喷雾干燥前原料奶中的脂肪被部分去除，因而脂肪和脂溶性维生素损失较大，此种奶粉适合腹泻的患儿或要求低脂膳食的患者食用。

在奶粉的加工过程中，添加营养强化剂从而生产出乳固体不低于 70% 的粉状产品称为调制奶粉。可以根据某一人群的营养素需求特点，对牛乳的营养成分进行改造，使各营养素的含量及之间的比例更加接近人奶，从而生产适合婴幼儿食用的调制奶粉，对婴幼儿健康具有重要意义。

3）巴氏灭菌奶：是原料奶经巴氏灭菌后的奶制品，需要冷链运输和储藏，一般保质期较短，但保存了鲜奶中绝大部分的营养素，且具有良好的口感。

四、营养强化食品

为弥补天然食物某些成分的不足或在贮存及加工过程中造成的营养素损失，特别加入一种或几种辅助营养素的食品，称为营养强化食品。我国 2012 年明确规定可作为强化剂的营养素有 36 种，其中维生素 16 种、微量元素 9 种、其他营养素 11 种。

1. 食品营养强化剂 我国《食品营养强化剂使用标准》（GB 14880—2012）中规定：食品营养强化剂（food nutritive fortifier）是指为了增强食品的营养成分而加入到食品中的天然或人工合成的属于天然营养素范围的物质。分为以下三类：

（1）维生素类 16 种 维生素 A、β-胡萝卜素、维生素 D、维生素 E、维生素 K、维生素 B_1、维生素 B_2、维生素 B_6、维生素 B_{12}、维生素 C、烟酸（尼克酸）、叶酸、泛酸、生物素、胆碱、肌醇。

（2）矿物质类 9 种 铁、钙、锌、硒、镁、铜、锰、钾、磷。

（3）其他 主要为氨基酸类及脂肪酸类，共 11 种：L-赖氨酸、牛磺酸、左旋肉碱、叶黄素、低聚果糖、1,3-二油酸 2-棕榈酸三酰甘油、花生四烯酸（AA）、二十二碳六烯酸（DHA）、乳铁蛋白、酪蛋白钙肽、酪蛋白磷酸肽。

其中，仅允许用于婴幼儿食品的营养强化剂如下：低聚半乳糖、低聚果糖、多聚果糖、棉子糖、聚葡萄糖、1,3-二油酸 2-棕榈酸三酰甘油、叶黄素、二十二碳六烯酸、花生四烯酸、核苷酸、乳铁蛋白、酪蛋白钙肽、酪蛋白磷酸肽。

2. 营养强化的主要目的

（1）弥补天然食物的营养缺陷 天然食品中除母乳外，没有一种天然食品能满足人体的全部营养需要。如果能有针对性地进行食品强化、增补天然食物缺少的营养素，便可大大提高食品的营养价值。

（2）弥补食品在正常加工、储存时造成的营养素损失 许多食品在消费之前往往需要加工、贮存及运输，在这个过程中，机械、化学、生物等因素会导致食品部分营养素的损失。例如在用小麦面粉烤制面包时，赖氨酸损失约 10%，当用小麦粉烤制饼干时，其赖氨酸的损失更大，甚至可高达 50% 以上，与此同时，蛋氨酸和色氨酸也损失较多。因此，为了弥补加工贮存中的损失，可以适当增补一些营养素。

（3）适应人群在需要方便快捷时选用 常见的有在面包、大米、面粉等主食中强化维生素 B_2、赖氨酸、色氨酸等。

（4）适应不同人群的营养需要 婴幼儿、儿童、孕妇、乳母及中老年妇女，由于其特殊的生理需求，可以有针对性地进行营养素强化，以适应其需求。

3. 营养强化食品的种类 营养强化食品种类繁多，可按不同的标准分类。

（1）强化谷物食品 面粉和面包的强化是最早的强化食品之一。我国目前规定大米及其制品、小麦粉及其制品中可强化的营养素有：维生素 A、维生素 B_1、维生素 B_2、烟酸、叶酸，铁、钙、锌和硒以及 L-赖氨酸、酪蛋白钙肽和酪蛋白磷酸肽。

（2）强化副食品

①强化食盐和酱油　食盐是人们每天必需的主要调味品，因地方性缺乏碘而易发生甲状腺肿大等疾病，在食盐中强化碘是防止此类疾病最好的方法。酱油也是日常生活中常用的调味品，主要添加维生素 B_2、铁和钙等。铁酱油是强化酱油的典型例子。

②强化婴幼儿食品和儿童食品　在牛奶和米粉中强化婴幼儿生长发育所需的必需营养素，将其制成调制奶粉方便摄取，有助于保证婴幼儿摄入足够的必需营养素。我国目前规定，除少数营养素（β−胡萝卜素、钾、磷、L−赖氨酸和酪蛋白钙肽）外，上述可添加的强化营养素均可添加入调制奶及调制奶粉中。婴儿配方食品（GB 10765—2010）分为乳基婴儿配方食品和豆基婴儿配方食品，均适用于正常婴儿食用，其能量和营养成分能够满足 0～6 月龄婴儿的正常营养需要。例如，以鲜牛奶为原料，脱盐乳清粉为主要配料，适量添加糖类和脂肪，减少 K、Ca、Na 等无机盐的含量，使其各种营养素接近或相当于母乳成分，这样加工的奶粉在我国称为婴儿配方奶粉（GB 10765—2010）。

五、膳食营养补充剂

（一）为什么需要使用膳食营养补充剂

（1）每天摄入的食物种类不够　因为我们每天很难吃到 20～30 种食物。不同的食物有不同的营养，食物种类太少就很难做到营养均衡。

（2）食物营养退化导致营养摄入显著下降　食物的营养价值近几十年变化极大。先看一些国外的调查研究数据，美国测量同一产地的 100 克菠菜中矿物质铁的含量，1948 年含 150 毫克，2000年含 2 毫克；日本测量同一产地的 100 克菠菜中维生素 C 的含量，1950 年含 150 毫克，1963 年100 毫克，1982 年 63 毫克，1995 年 13 毫克；日本测量同一产地的 100 克胡萝卜中维生素 A 的含量，1950 年 13500 国际单位，2002 年 1000 国际单位。中国广泛使用化肥、农药，食物营养退化情况比日美更加严重。

由上可见，近半个世纪食物里营养素有大幅度的流失。要获得同等分量的营养素，各种食材的摄入至少要增加几倍到十几倍，这个量太大根本吃不下。所以现代人单靠食物很难做到营养均衡。

造成食物营养退化的原因是很复杂的。首先是土壤过度耕种导致土壤养分不够，不够肥沃，土壤本底营养含量减少，只有大量使用化肥才能种出作物。这种方法种出来的作物，与有机种植的作物营养价值有很大不同，就像饲料鸡和土鸡的差别一样，仅从口感都能明显感觉出来。

目前很多食物是快速催熟的，使用过多的饲料、激素、催熟剂，饲养动物和种子作物生长周期大大缩短，导致食物的营养成分明显下降。另外，食物的精加工也使食物的营养含量大大下降。比如稻米在一次次加工过程中，把膳食纤维、B 族维生素、油脂和维生素 E 等现代人最缺的营养都去掉了，只剩下淀粉和热量。

现在市场上很多食物的营养成分可能只有原来食物的几分之一，即使按照国家要求摄入足够多的食物种类和量，三餐都吃得很饱，营养还是不够，营养素摄入量还是达不到国家标准和个体需要。

（3）食物里可能含有一些有毒成分　种植、养殖方式的改变，食物的不合理加工，可能导致食物中的非营养物质，如农药、抗生素、激素、苏丹红、铅等严重超标，各地报纸、电视台、电台经常报道。这些有毒成分会对身体细胞造成伤害，身体需要更多的营养素来修复受损细胞，使人体对营养素的需求量明显增大。

（4）食物的选择搭配不当，烹饪方法不当　由于大多数居民没有系统学过实用营养知识，不懂得根据自己的身体情况合理选择食物。而且，我们中国人过分注重口味，烹调方法往往不当，造成很多营养素在烹调过程中丢失。这样容易导致有的营养素摄入过少，有的营养素摄入过多，加重营养不均衡。

（5）生活方式不健康，面临的压力明显增加　中国经济飞速发展，社会竞争的压力大增，抗压力营养素的需求也大幅增加，有时要比平时增加几倍甚至十几倍。加上很多人社会交际多、应酬多，经常抽烟、喝酒、喝咖啡、熬夜，这些不良生活习惯、不良生活方式对身体细胞的伤害很大，身体也需要更多的抗压力营养素来修复受损细胞。

（6）环境污染较重　水、空气和食物污染较普遍，其中的毒物进入身体后会伤害到体内的组织细胞，身体需要更多的营养素来修复受损细胞。

（7）特殊生命阶段需求量增加　儿童的身体迅速成长，需要足够的营养，才能维持健康。怀孕期和哺乳期是人生营养需求量最大的一个特别时期，需要额外补充营养。老年人咀嚼困难，消化吸收功能衰退，而有些营养素比如抗衰老营养素需求量增大，也往往需要额外补充。

（8）追求理想健康　身体亚健康，或想预防疾病、延缓衰老，也需要补充更多的营养素。

从以上分析就可发现，人们从食物中摄入的营养素可能不够，而需求量又大增，这样就很容易导致营养不均衡。

美国农业部曾对 16000 个美国人进行调查，想看看有多少人摄取了充足均衡的营养。实际的调查结果是零，也就是说没有一名受访者摄取了全面均衡的营养。由此可见，把饮食吃好营养就够了的观点，不足以解决现代人的营养失调问题。

所以，营养师往往需要使用营养补充剂来协助客户做到营养均衡。因此，实际工作中多数人的调理都需要使用营养保健品，才能协助他们做到均衡营养，从而慢慢恢复健康。

因此人们要健康，必须充分利用自己已有的最神奇、最有效的自愈系统，它的正常运转需要什么条件、需要什么原料，我们就要全力配合。只有这样才能发挥它的作用，才能有效防治疾病；根本不去研究自愈系统、不去配合它的工作，而想用现有的所谓高科技方法来防治疾病，则肯定是死路一条，再过一万年也未必能研究出什么高科技手段能够代替我们身体已有的修复系统和自愈系统。所以说，最好的医生是自己，最好的药物是营养，这句话绝对是真理。

其实只要给足身体所需要的原材料，发挥身体强大的修复能力和自愈能力；同时改变不良的生活方式，减少身体的耗损；必要时再结合药物治疗，那么慢性病就很容易防治，就能快速改善全民健康。中华医学会会长钟南山院士，在他的《钟南山谈健康》专著中提到，他已经连续 28 年经常服用多种营养素，这是他永葆青春的秘诀之一。

（二）我国营养保健品分类及其作用

1. 什么是保健食品　保健食品是指具有特定保健功能或以补充维生素、矿物质等营养素为目的的食品。保健食品是食品的一个种类，具有食品的共性。保健食品有两大特征，一是安全性，对人体不产生任何危害；二是功能性，对特定人群具有一定作用。从上可见，在中国膳食营养补充剂属于保健食品的一种。

膳食补充剂在我国还不是一个法律定义，只是作为一个业内概念，是指以补充维生素、矿物质而不以提供能量为目的的产品，其作用是补充膳食供给的不足，预防营养缺乏和降低发生某些慢性退行性疾病的危险性。

2. 膳食营养补充剂和保健食品的作用　国家卫生健康委员会公布保健食品总共有 22 种功能，包括免疫调节、改善记忆、调节血压、调节血脂、改善视力、调节血糖、清咽润喉、改善睡眠、促进泌乳、抗突变、促进排铅、延缓衰老、抗疲劳、耐缺氧、抗辐射、减肥（减肥食品）、促进生长发育、改善骨质疏松、改善营养性贫血、改善肠胃功能、美容（美容食品）、对化学性肝损伤有辅助保护作用。申请注册保健食品时，必须从国家公布的这 22 种功能范围内选择最少一种、最多两种功能来注册。

膳食补充剂作为膳食的补充，弥补膳食中某些营养素的不足，为有特殊需要的人群提供额外的营养素补充。孕妇、乳母和婴幼儿都是对营养素有特殊需求的群体，因此是膳食补充剂广泛使用的群体。膳食补充剂的使用降低了营养相关疾病，尤其是微量营养素相关的疾病发病率和死亡率。然而，膳食补充剂的使用需要有一定的指征，对膳食补充剂剂量和使用频率要有一定的控制，不恰当地使用也会导致对健康的危害。

1994 年，美国食品与药品管理局（简称 FDA）公布了《膳食补充剂健康与教育法》（DSHEA），对膳食补充剂作出如下规定：一种旨在补充膳食的产品（而非烟草），它可能含有一种或多种如下膳食成分，一种维生素、一种矿物质、一种草本（草药）或其他植物、一种氨基酸、一种用以增加每日总摄入量来补充膳食的食物成分，或以上成分的一种浓缩物、代谢物、成分、提取物或组合产品等；也包括在得到批准、发证、许可前已作为膳食补充剂或食品上市的、已批准的新药、维生素或生物制剂。DSHEA 对膳食补充剂作为定义规定了其组成内容和标记要求，产品形式可以是丸剂、胶囊、片剂或液体；产品不能代替普通食物或作为膳食的唯一品种，产品标识为"膳食补充剂"。

（三）儿童常见的膳食补充剂

儿童时期是生长发育迅猛的时期，需要充足的优质安全的营养素供给。世界卫生组织建议 6 月龄以下的婴儿采用纯母乳喂养，6 个月以后添加辅食。但由于多种原因，一些婴儿不能进行纯母乳喂养，而采用配方奶粉等其他喂养方法。无论是母乳还是配方奶粉，都有一定的营养缺陷，为了保证儿童充足的营养素，需要适时适量使用膳食补充剂。

1. 维生素 A　由于维生素 A 不易通过胎盘屏障进入胎儿体内，因而新生儿体内维生素 A 贮存量低。维生素 A 的补充可以有效降低婴儿腹泻和麻疹的发生。WHO 建议，在 2～5 岁儿童夜盲症患病率大于 1%或 6 个月～5 岁儿童维生素 A 缺乏（血清视黄醇低于 0.7μmol/L）超过 20%的地区，5 岁以下儿童应该进行维生素 A 补充。6～11 月龄婴儿，一次性补充维生素 A 100000IU（30mgRE）；1～5 岁儿童，每 4～6 个月补充 200000IU（60mgRE）。一次性大剂量摄入维生素 A 的吸收率高，储存在肝脏后随着身体的需要逐渐被动员。虽然这个补充剂量被认为是安全的，但个别案例有可能会出现头疼、恶心、呕吐、腹泻等副作用。

2. 维生素 D　人乳中维生素 D 含量较低，通过抱婴儿到户外活动，促进皮肤维生素 D 的合成可预防维生素 D 缺乏。但在北方寒冷的冬春季和南方的梅雨季节，适当补充维生素 D 对预防维生素 D 缺乏尤为重要。正常母乳喂养婴儿可于生后 1～2 周开始每天补充维生素 D（南方 400～600IU，北方 600～800IU）。

3. 维生素 K　维生素 K 经胎盘转运量少，且新生儿肠道的无菌状态阻碍维生素 K 的生成和利用，导致新生儿体内维生素 K 储存量低，母乳中的维生素 K 也不足以满足婴儿需要，因而中国 0～6 岁儿童膳食指南建议给新生儿和 1～6 月龄婴儿及时补充适量维生素 K。

4. 铁　婴儿出生时，铁储存量是很丰富的，但出生 6 个月后，奶中的铁不足以满足生长需要。低体重儿出生时铁储存量低，更容易发生铁缺乏。WHO 建议对于 6～23 月龄的婴幼儿，如果膳食中没有强化铁的食物或处于贫血患病率大于 40%的地区，应每天添加 2mg/kg 的铁补充剂，持续补充 3 个月。

5. 锌　锌缺乏人群服用锌补充剂可以降低腹泻和急性下呼吸道感染的发生，并且可以促进儿童身高和体重的增长。WH0 建议应该给予儿童适量的锌补充剂。

6. 牛磺酸　又称 β－氨基乙磺酸，是从牛胆汁中分离出的一种化合物。机体可以从膳食中摄取或自身从含硫氨基酸转化合成，动物性食品是膳食牛磺酸的主要来源，尤其是海生动物。因其具有促进婴幼儿脑组织和智力发育的功能，而多用作于婴幼儿食品的添加成分。

7. 其他　早产儿容易缺乏磷、铜、铬、维生素 E 等多种维生素和矿物质，由于母亲缺乏维生素 A，婴幼儿可因缺乏维生素发生婴儿脚气病；人工喂养的婴幼儿由于配方奶粉的成分不能完全模拟母乳，根据所使用的配方奶粉成分的不同会存在不同情况的营养素缺乏，需要使用相应的膳食补充剂。

六、预包装食品营养标签解读

预包装食品是指预先定量包装或者制作在包装材料和容器中的食品，包括预先定量包装以及预先定量制作在包装材料和容器并且在一定限量范围内具有统一的质量或体积的食品。

食品营养标签（food nutrition label）是食品标签的重要内容，它显示食品的营养特性和相关营养学信息，是消费者了解食品营养组分和特性的主要途径。

（一）食品营养标签的内容

根据《食品营养标签管理规范》的定义：营养标签是指向消费者提供食品营养成分信息和特性的说明，包括营养成分表、营养声称和营养成分功能声称。

1. 营养成分表是标有食品营养成分名称和含量的表格，表格中可以标示的营养成分包括能量、营养素、水分和膳食纤维等。

2. 营养声称是指对食物营养特性的描述和说明，包括：①含量声称：指描述食物中能量或营养素含量水平的声称。声称用语包括"含有""高""低或无"等；②比较声称：指与消费者熟知同类食品的营养成分含量或能量值进行比较后的声称：声称用语包括"增加"和"减少"等。

3. 营养成分功能声称是指某营养成分可以维持人体正常生长、发育和正常生理功能等作用的声称。

（二）食品标签营养素参考值

食品标签营养素参考值（nutrient reference values，NRV）是食品营养标签上比较食品营养素含量多少的参考标准，是消费者选择食品时的一种营养参照尺度。

营养素参考值是依据我国 RNI 和 AI 来制定的，详见表 3–12。中国营养学会制定的中国营养素参考值能量为 8400kJ，蛋白质为 60g，脂肪＜60g，碳水化合物 300g，钙 800mg，钠 2000mg。

表 3–12　中国营养素参考值　　　　　　　　　　　　　　（NRV）

营养成分	NRV	营养成分	NRV
能量	8400kJ	泛酸	5mg
蛋白质	60g	生物素	30μg
脂肪	＜60g	胆碱	450mg
饱和脂肪酸	＜20g	钙	800mg
胆固醇	＜300mg	磷	700mg
碳水化合物	300g	钾	2000mg
膳食纤维	25g	钠	2000mg

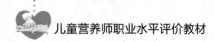

续表

营养成分	NRV	营养成分	NRV
维生素 A	800μRRE	镁	300mg
维生素 D	5μg	铁	15mg
维生素 E	14mg α-TE	锌	15mg
维生素 K	80μg	碘	150μg
维生素 B$_1$	1.4mg	硒	50μg
维生素 B$_2$	1.4mg	铜	1.5mg
维生素 B$_6$	1.4mg	氟	1mg
维生素 B$_{12}$	2.4μg	铬	50μg
维生素 C	100mg	锰	5mg
烟酸	14mg	钼	40μg
叶酸	400μgRE		

营养素参考值百分比（NRV%）是用来比较和描述某种食品能量或营养成分含量占营养素参考值的百分数（NRV%），是评价食品营养价值的实用指标。NRV%计算公式为：

$$NRV\% = \frac{100g某食品能量kJ}{能量营养素参考值kJ} \times 100\%$$

表 3-13 是某食品的营养成分表。

表 3-13　某食品营养成分表

项目	每 100 克	营养素参考值%
能量	2269 千焦	27%
蛋白质	8.0 克	13%
脂肪	31.6 克	53%
反式脂肪酸	0 克	
碳水化合物	56.7 克	19%
钠	200 毫克	10%

从表 3-13 可知某食品 100g 含能量 2269kJ，占能量营养素参考值的 27%，计算公式为：

$$NRV\% = \frac{2269kJ}{8400kJ} \times 100\% = 27\%$$

该食品 100g 含蛋白质 8g，占蛋白质营养素参考值的 13%；含脂肪 31.6g，占脂肪营养素参考值的 53%；含碳水化合物 56.7g，占碳水化合物营养素参考值的 19%；含钠 200mg，占钠营养素参考值的 10%。分析此营养成分表中的营养素参考值%（NRV%），可知该食品是高脂肪、高能量食品，可以为消费者提供许多有价值的食品营养信息。

（三）营养标签的管理办法

根据《食品营养标签管理规范》的规定，食品企业在标签上标示食品营养成分、营养声称、营养成分功能声称时，应首先标示能量和蛋白质、脂肪、碳水化合物、钠 4 种核心营养素及其含量。营养标签中营养成分标示应当以每 100g（ml）和（或）每份食品中的含量数值标示，并同时标示所含营养成分占营养素参考值的百分比（NRV%）。

营养标签中营养成分功能声称应当符合下列条件：①被声称的营养成分的功能作用有公认的科学依据，并具有营养素参考值（nutrient reference value，NRV）；②产品中被声称的营养成分含量应当符合《食品营养声称和营养成分功能声称准则》的要求和条件；③应使用《食品营养声称和营养成分功能声称准则》的相关营养成分功能声称标准用语。

此外，营养标签的标示应当真实、客观，不得虚假，不得夸大产品的营养作用。任何产品标签标示和宣传等不得对营养声称方式和用语进行删改和添加，也不得明示或暗示治疗疾病的作用。

第三节　膳食结构与膳食指南

膳食是指经过加工、烹调处理后的食物，即把食物加工成人们可进食的饮食。

膳食结构亦称膳食模式，是指膳食中各类食物的数量及其在膳食中所占比重。根据组成该膳食的各类食物所能提供的能量及各种营养素的数量及其能满足人体需要的程度来衡量该膳食模式是否合理。

膳食结构的影响因素包括各个国家或地区的人口、农业生产、食物流通、食品加工、消费水平、饮食习惯、文化传统、科学知识等。

一、膳食结构的类型及特点

膳食结构划分最重要的依据是动物性食物和植物性食物在膳食构成中的比例。根据膳食中动植物性食物所占的比重，以及能量、蛋白质、脂肪和碳水化合物的供给量作为划分膳食结构的标准，可将世界不同地区的膳食结构分为以下四种类型。

（一）动植物食物平衡的膳食结构

动植物食物平衡的膳食结构类型主要以日本、新加坡为代表。又称为日本模式或营养型模式，膳食中动物性食物与植物性食物比例比较适当。

膳食特征：年人均消费粮食约 94kg；平均每天消费 258g，年人均消费动物性食物约 63kg，平均每天消费 173g，其中海产品占 50%，平均每天能量摄入约 2000kcal。能量来源中：碳水化合物约占 58%，脂肪 26%，蛋白质 16%。其中动物蛋白占总蛋白的 43%。

这种膳食结构类型，能量能够满足人体需要，又不至于过剩。蛋白质、脂肪、碳水化合物的供能比例合理。来自于植物性食物的膳食纤维和来自于动物性食物的营养素如铁、钙等均比较充足，同时动物脂肪又不高，有利于避免营养缺乏病和营养过剩性疾病，已成为世界各国调整膳食结构的参考模式。

（二）动物性食物为主的膳食结构

动物性食物为主的膳食结构主要分布于发达国家。属于营养过剩型的膳食，以高能量、高脂肪、高蛋白质、低膳食纤维为主要膳食特点。

膳食特征：粮谷类食物年人均消费小，人均每年只有 60～75kg，平均每天消费 164～205g。年人均消费肉类 100kg 左右，平均每天消费 274g；奶和奶制品人均每年 100～150kg，平均每天消费 274～411g；蛋类人均每年 15kg，平均每天消费 41g；食糖人均每年 40～60kg，平均每天消费 110～164g。能量高达 3300～3500kcal，属于典型的高能量（3300～3500kcal/d）、高脂肪（130～150g/d）、高蛋白质（超过 100g/d）。

营养不平衡表现为某些营养素摄入过多如三大宏量营养素，而另一些营养素则摄入严重不足（如膳食纤维）。这种膳食结构带来的健康问题是肥胖病、高脂血症、高血压、糖尿病及恶性肿瘤。

（三）植物性食物为主的膳食结构

植物性食物为主的膳食结构主要分布于发展中国家，也称温饱模式。膳食结构以植物性食物为主，动物性食物为辅。

膳食特征是：谷类食品消费量大，年人均消费谷类 200kg；平均每天消费 548g；动物性食品消费量小，年人均消费 10～20kg，平均每天消费 27～55g。膳食能量基本可满足需要，但植物性食物提供的能量占近 90%，蛋白质及脂肪摄入量均较低，动物性蛋白质仅占蛋白质总量的 10%～20%，低者不足 10%。膳食纤维充足，优质蛋白摄入量低。

营养缺乏病是这类膳食结构人群的主要营养问题，其体质较弱，健康状况不良，劳动生产率较低，但由于膳食纤维充足，动物性脂肪较低，有利于冠心病和高脂血症的预防。

（四）地中海膳食结构

地中海膳食结构是居住在地中海地区的居民所特有的膳食模式。以意大利、希腊等国为代表。突出特点是饱和脂肪摄入量低，膳食含大量复合碳水化合物，蔬菜、水果摄入量较高。

膳食特征：①富含植物性食物；包括水果、蔬菜、土豆、谷类、豆类、果仁等；②食物的加工程度低，新鲜度较高，以当季、当地的食物为主；③橄榄油是主要的食用油；脂肪提供能量占膳食总能量比值为 25%～35%，饱和脂肪所占比例较低，为 7%～8%；④每天食用适量的奶酪和酸奶；⑤每周食用适量鱼、禽、蛋；⑥以新鲜水果作为典型的每天餐后食品，较少食用甜食；⑦每月食用几次红肉（猪、牛和羊肉及其产品）；⑧大部分成年人有饮用葡萄酒的习惯。

采用该膳食结构的地中海地区居民心脑血管疾病发生率很低，许多国家参照这种膳食模式改进自己的膳食结构。

二、合理营养及平衡膳食

合理营养是指能够全面提供符合营养与卫生要求的营养，即促进人体正常的生长发育和保持良好健康状态的营养状况。符合合理营养要求的膳食一般称为平衡膳食。为此，制定了合理营养的要求和居民膳食营养素参考摄入量。

倡导合理营养，提供数量充足、比例适当、安全无毒的食物是预防营养缺乏性疾病、营养过剩性疾病最有效的措施，科学合理的膳食结构是提供平衡膳食的重要保障。

（一）合理营养的基本要求

（1）保证供给用膳者必需的能量和各种营养素，且各种营养素间的比例平衡。

（2）通过合理加工烹调，尽可能减少食物中各种营养素的损失，并提高其消化吸收率。

（3）改善食物的感官性状，使其多样化，促进食欲，满足饱腹感。

（4）食物本身清洁卫生，食之无毒害。

（5）膳食制度要科学合理，三餐定时定量，分配合理。一般早、中、晚餐的能量分别占一天总能量的 30%、40%、30%为宜。

（二）中国居民膳食营养素参考摄入量（DRIs）

中国居民膳食营养素参考摄入量（DRIs）是为了保证人体合理摄入营养素而设定的每日平均膳食营养素摄入量的一组参考值。中国营养学会 2013 年开始修订，2016 年正式发布了《中国居民膳食营养素参考摄入量表（DRIS 2013）》，其中能量和许多营养素的推荐摄入量（RNI）或适宜摄入量（AI）有所改变。例如能量、蛋白质、碳水化合物、锌等推荐摄入量调整；对胆固醇摄入量上限解除；饱和脂肪、糖、盐等上限制定等。DRIs 的主要用途在于评价膳食和计划膳食两个方面。

1. 平均需要量 平均需要量（estimated average requirements，EAR）是指某一特定性别、年龄及生理状况群体中的所有个体对某种营养素需要量的平均值。摄入量达到 EAR 时可以满足群体中 50%个体对该营养素的需要，但不能满足另外 50%个体的需要，见图 3-1。EAR 是制定 RNI 的基础。针对人群，EAR 可以用于评估群体中摄入不足的发生率。针对个体，可以检查其摄入不足的可能性。由于某些营养素的研究尚缺乏足够的人体需要量资料，因此，并非所有的营养素都能制定出 EAR。

2. 推荐摄入量 推荐摄入量（recommended nutrient intakes，RNI）是指可满足某一特定性别、年龄及生理状况群体中绝大多数个体（97%～98%）需要量的某种营养素摄入水平，见图 3-1。长期摄入 RNI 水平，可以维持组织中有适当的储备。RNI 是健康个体的膳食营养素摄入量目标，RNI 是以 EAR 为基础制定的，RNI＝EAR＋2SD，SD 为标准差。如果关于需要量变异的资料不够充分，不能计算标准差时，一般设定 EAR 变异系数为 10%，为了满足大部分个体的需要，以平均需要量加上变异系数的 2 倍作为推荐摄入量，即 RNI＝EAR＋2×（10%EAR）＝1.2EAR。

RNI 是根据某一特定人群在正常范围的个体需要量而设定的，对个别身高、体重超过此范围较多的个体，需按照每天每千克体重的需要量调整其摄入量。

3. 能量需要量 能量需要量（estimateded energy requirement，EER）是指能长期保持良好的健康状态、维持良好的体型和机体构成以及理想的身体活动水平的个体或群体，达到能量平衡时所需要的膳食能量需要量。

群体的能量摄入量直接等同于该群体的能量 EAR，而不是像蛋白质等其他营养素那样等于 EAR 加 2 倍标准差。所以，能量的推荐摄入量不用 RNI 表示，而直接使用 EER 来描述。

EER 的制定需要考虑性别、年龄、体重、身高和身体活动水平的不同。成人 EER 的定义：一定年龄、性别、体重、身高和身体活动水平的健康群体中，维持能量平衡所需要摄入的膳食能量。儿童 EER 的定义：一定年龄、体重、身高、性别（3 岁以上）的个体，维持能量平衡和生长发育所需要的膳食能量摄入量。孕妇的 EER 要包括胎儿组织增长所需要的能量；乳母的 EER 要包括泌乳所需要的能量。

4. 适宜摄入量 适宜摄入量（adequate intake，AI）是通过观察或实验获得的健康人群某种营养素的摄入量。AI 应能满足目标人群中几乎所有个体的需要。AI 的准确性远不如 RNI，可能高于 RNI，当某种营养素的个体需要量研究资料不足而不能计算 EAR 时使用。

AI 主要用作个体的营养素摄入目标。当健康个体摄入量达到 AI 时，出现营养缺乏的危险性很小。

5. 可耐受最高摄入量 可耐受最高摄入量（tolerable upper intake level，UL）是平均每天可摄入该营养素的最高量。这个量对一般人群中的几乎所有个体的健康均不至于造成损害，但并不表示达到此摄入水平对健康是有益的。UL 的主要用途是检查个体摄入量过高的可能，避免发生中毒。当摄入量超过 UL 时，发生毒副作用的危险性会增加，见图 3-1。在大多数情况下，UL 包括膳食、强化食物和添加剂等各种来源的营养素之和。

6. 优化量 "优化量"是最近十几年国外提出的新概念。优化量就是要达到最佳营养效果所需要的剂量，是要达至身体最佳健康状况需要的营养素量，理论上这个剂量可以满足身体所有细胞的营养需要。

优化量主要用作个体营养素摄入的最佳目标值。从理论上讲，按照营养素优化量摄入，个体营养素摄入既不会少、也不会多，更不会中毒，刚好满足身体的需要。优化量介于推荐摄入量（RNI）

和可耐受最高摄入量（UL）之间，详见图3-1。现将图3-1中几个关键点作一解释。

（1）B点　平均需要量（EAR），是营养素需要量的平均值，可以满足50%的个体需要。

（2）C点　推荐摄入量（RNI），相当于传统使用的RDA量，可以满足绝大多数（97%～98%）个体的需要。

（3）F点　可耐受最高摄入量（UL），是平均每日可以摄入某营养素的最高量。

（4）E点　优化量，就是达到最佳营养效果和最佳健康效果需要摄入的营养素量。优化量常游走于RNI和UL之间，不同的人优化量可能不同；同一个人在不同的时间、不同的压力或不同的劳动强度下优化量也可能不同。

从图3-1中可以直观地看出来，当营养摄入量到达B点时，满足了50%的个体需要；到C点时满足97%的个体需要；到D点时所有人都没有营养缺乏症了，但没有营养缺乏症并不意味着达到了最佳营养效果；当营养摄入量达到E点时才达到最佳摄入量（优化量）；到F点时达到可耐受最高摄入量，这一摄入水平一般是可以耐受的，对一般人群中的几乎所有个体都不会损害健康，都没有副作用；到G点时毒副作用达至最大。

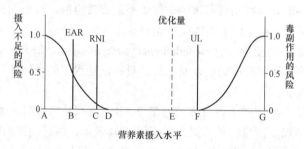

图3-1　营养摄入水平与摄入不足风险及毒副作用风险的关系图

营养摄入量从A点的0摄入到C点的RNI，对人体的健康有显著的改善；从C点增加到D点能够使所有的人不再有营养缺乏症；再从D点到E点，人体的健康得到最大益处，健康状况改善从量变到质变，此时还没有毒副作用；从F点至G点则毒副作用逐渐增大，所以营养摄入一般不超过UL，超过UL可能没有更多的健康益处、反而会有毒副作用出现，得不偿失，见图3-2。

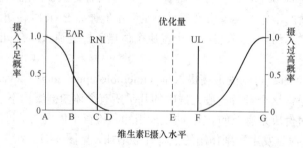

图3-2　维生素E摄入水平与摄入不足概率及摄入过高概率的关系图

图3-2以维生素E为例，来说明营养摄入水平与摄入不足概率及摄入过高概率的关系图，这张图也可以说是营养摄入水平与营养缺乏风险及毒副作用风险的关系图，其中采用的维生素E优化量取自陈仁惇教授主编的书籍《营养组方》。表3-14将营养摄入量（RNI、UL）与优化量作了直观的比较。

76

表 3-14　营养摄入量（RNI、UL）与优化量比较表

成分分类		单位	中国 RNI	陈仁惇优化量	中国 UL	M-W's优化量	美国 UL
维生素	维生素 A	IU	2666	10000	3000	5000	10000
	维生素 D	IU	200	400	800	400	2000
	维生素 K	μg	ND	100	ND	180	无确定量
	维生素 C	mg	100	500~1000	1000	1500	2000
	维生素 E（α-生育酚）	IU	20	600	1200	600	1467
	生物素	μg	30	300	ND	250	无确定量
	叶酸	μg	400	800	1000	600	1000
	VB$_1$（硫胺素）	mg	1.4	50	50	55	无确定量
	VB$_2$（核黄素）	mg	1.4	50	ND	45	无确定量
	VB$_3$（烟酸）	mg	14	10	35	28	35
	VB$_5$（泛酸）	mg	5	100	ND	75	无确定量
	VB$_6$（吡哆醇）	mg	1.2	50	100	63	100
	VB$_{12}$（钴胺素）	μg	2.4	300	ND	175	无确定量
矿物质	钙	mg	800	1200	2000	800	2500
	铬	μg	50	150	500	238	无确定量
	铜	mg	2	3	8	2	10
	碘	μg	150	225	1000	100	1100
	铁	mg	15	18	50	NR	45
	镁	mg	350	750~1000	700	280	350
	锰	mg	3.5	10	10	7	11
	钼	μg	60	30	350	65	2000
	钾	mg	2000	ND	ND	215	无确定量
	硒	μg	50	200	400	150	400
	锌	mg	15	50	45	25	40

ND：没有数据，NR：不适用. 信息来源：《中国居民膳食营养素参考摄入量》2006 年版，《营养组方》陈仁惇主编.

表 3-14 比较了两个来源的优化量标准，包括中国陈仁惇教授和美国权威专家 L. Mac William 博士，以及中国的 RNI、UL 和美国的 UL；从表中可以看出，维生素的优化量一般都比中国的 RNI 高出许多，但多数都低于中国的 UL，但也有例外，如维生素 A、维生素 D 和镁。中国维生素 D 的各项标准都很低，国外最近几年的研究表明，维生素 D 有更多的作用，需要有更多的补充，美国在 2010 年就已经把维生素 D 的 UL 提高了很多倍，达到 2000IU，显然这方面国内还缺乏研究。仔细看矿物质标准，几个有抗氧化作用的重要矿物质，如硒、铬等元素的优化使用量也明显超过了 RNI 标准。

陈仁惇教授在《营养组方》书中提到，使用优化量不仅可以防止这种营养素缺乏，而且可以加强身体免疫能力，防治慢性疾病的发生和发展。国外也有很多营养专家做了有关优化量的系统研究。

7. 宏量营养素可接受范围（acceptable macronutrient distribution ranges，AMDR） AMDR 是

指蛋白质、脂肪和碳水化合物理想的摄入量范围，该范围可以提供人体对这些必需营养素的需要，并且有利于降低慢性病的发生危险，常用占能量摄入量的百分比表示。

蛋白质、脂肪和碳水化合物都属于在体内代谢过程中能够产生能量的营养素，属于人体的必需营养素，三者的摄入比例影响微量营养素。另一方面，当产能营养素摄入过量时又可能导致机体能量储存过多，增加慢性非传染性疾病（NCD）的发生风险。因此有必要提出 AMDR，以预防营养素缺乏，同时减少因摄入过量而导致慢性病的风险。

AMDR 显著的特点之一是具有上限和下限。如果一个个体的摄入量高于或低于推荐的范围，可能导致罹患慢性病的风险增加，或导致必需营养素缺乏的可能性增加。

目前制定了 AMDR 的营养成分主要有总碳水化合物、添加糖、总脂肪、饱和脂肪、n-6 多不饱和脂肪酸、n-3 多不饱和脂肪酸、EPA＋DHA 等。

8. 预防非传染性慢性病的建议摄入量（Proposed Intakes for Preventing Non-communicable Chronic Diseases，PI－NCD，简称建议摄入量，PI） 膳食营养素摄入量过高或过低导致的慢性病一般涉及肥胖、糖尿病、高血压、血脂异常、脑中风、心肌梗死以及某些癌症。PI－NCD 是以慢性病的一级预防为目标，提出的必需营养素的每日摄入量。当慢性病易患人群某些营养素的摄入量接近或达到 PI 时，可以降低他们发生慢性病的风险。目前制定了 PI 的营养素主要是钾、钠和维生素 C。

9. 特定建议值（specific proposed levels，SPL） 近几十年的研究证明了营养素以外的某些膳食成分，其中多数属于植物化合物，具有改善人体生理功能、预防慢性疾病的生物学作用。《中国居民膳食营养素参考摄入量（2013 版）》提出的特定建议值（SPL），是指某些疾病易感人群膳食中这些成分的摄入量达到或接近这个建议水平时，有利于维护人体健康。目前制定了 SPL 值的膳食成分主要是膳食纤维、植物甾醇、番茄红素、叶黄素、大豆异黄酮、花色苷、氨基葡萄糖、硫酸或盐酸氨基葡萄糖等。

（三）平衡膳食的定义

平衡膳食（balanced diet）是指机体的营养需要与膳食供给之间需保持平衡状态，即：①营养素的平衡：氨基酸平衡、能量平衡、酸碱平衡以及各种营养素摄入量之间的平衡；②机体摄取的能量及各种营养素能满足人体生长发育、生理及体力活动的需要，且各种营养素之间保持适宜比例以利于营养素的吸收和利用；③养成良好进食的习惯和行为，做到合理烹调食物，鼓励愉快进餐，保持食品安全和就餐环境安静。

可供人类摄取的食物种类虽多，除母乳外，任何单一食物都不能在质和量上满足人体对营养素的需要。因此，将不同种类的食物合理搭配，来满足机体对各种营养素的需求即合理营养。平衡膳食是实现合理营养的根本途径，要求膳食中所含的营养素种类齐全，数量充足，比例适当，膳食中所提供的营养素与人体的需要能保持平衡以利于营养素的吸收和利用，达到合理营养。平衡膳食包括合理的膳食结构、多样化的食物种类与良好饮食习惯等。

1. 平衡膳食的要点

（1）食物品种　必须包括谷类（米、面、杂粮）及薯类（马铃薯、甘薯、木薯等）；动物性食物（畜、禽、鱼、奶、蛋等）；豆类（大豆及制品、其他豆类）和坚果（花生、核桃、杏仁等）；蔬菜、水果类和菌藻类。

（2）能量来源比例合理　一般以谷类食物为主，合理配给动物性食物、奶类、蛋类等；其次是三大供能营养素的比例要合理，通常正常成年人膳食中碳水化合物、蛋白质、脂肪的摄入量应各占供能总量的 55%～65%、10%～15%、20%～30%。

（3）蛋白质来源组成合理　膳食中优质蛋白应占 30%～50%，理想的膳食蛋白质应包含比例合理的 9 种必需氨基酸，全蛋和奶是最好的氨基酸平衡食品。

（4）脂肪来源合理　植物性脂肪和动物性脂肪的摄入比例应恰当，以保证必需脂肪酸的供给量，饱和脂肪酸不应超过总能量的 10%。

（5）其他营养素的来源合理　膳食中各种矿物质的含量应有合适的比例，各维生素之间保持平衡，各营养素均达到参考摄入量为宜，还要考虑其来源合理，如动物性食物来源铁吸收效率比植物性食物来源铁高，因此，膳食中要注意动物性食物来源铁的摄取。

2. 食物搭配原则

（1）提供数量充足的食物　所供膳食应满足人体需要的能量、蛋白质、脂肪以及各种矿物质和维生素；不仅品种要多样，而且数量要充足，膳食既要满足就餐者的需要，又要防止过量。对于一些特定人群，如儿童和青少年、孕妇和乳母、老年人，还要注意容易缺乏营养素如钙、铁、锌等的供给。

（2）确保各营养素间比例适宜　膳食中能量来源及其在各餐中的分配比例要合理。要保证膳食蛋白质中优质蛋白质占适宜的比例。要以植物油作为油脂的主要来源，同时还要保证碳水化合物的摄入。各矿物质之间也要配比适当。

（3）注意食物的合理搭配　充分了解当地、当季可供选择的食物原料及其营养特点，注意主食与副食、杂粮与精粮、荤与素等食物的平衡搭配。

（4）完善膳食制度和加工方法　一般应该定时定量进餐，成人一日三餐，儿童、老年人三餐之外可加一次点心。在可能的情况下，既要使膳食多样化，又要照顾就餐者的膳食习惯。注意烹调方法和就餐环境，注意食物的色香味。

三、中国居民膳食指南

《中国居民膳食指南（2016）》是 2016 年 5 月 13 日由国家卫生健康委员会发布，为了提出符合我国居民营养健康状况和基本需求的膳食指导建议而制定的指南。自 2016 年 5 月 13 日起实施。

指南由一般人群膳食指南、特定人群膳食指南和中国居民平衡膳食实践三个部分组成。同时推出了中国居民膳食宝塔（2016）、中国居民平衡膳食餐盘（2016）和儿童平衡膳食算盘等三个可视化图形，指导大众在日常生活中进行具体实践。

（一）一般人群膳食指南建议

一般人群膳食指南适用于 6 岁以上的健康人群。共有 6 条核心推荐项目。在每个核心条目下设有提要和关键推荐，提要是对条目中心内容进行阐明，说明是对条目涉及的有关名称、概念以及常见问题进行科学的解释。

1. 食物多样，谷类为主　关键推荐：每天的膳食应包括谷薯类、蔬菜水果类、畜禽鱼蛋奶类、大豆坚果类等食物。平均每天摄入 12 种以上食物，每周 25 种以上。

每天摄入谷薯类食物 250～400g，其中全谷物和杂豆类 50～150g，薯类 50～100g。食物多样、谷类为主是平衡膳食模式的重要特征。

2. 吃动平衡，健康体重　关键推荐：各年龄段人群都应天天运动、保持健康体重。

食不过量，控制总能量摄入，保持能量平衡。

坚持日常身体活动，每周至少进行 5 天中等强度身体活动，累计 150 分钟以上；主动身体活动最好每天 6000 步。

减少久坐时间，每小时起来动一动。

3. 多吃蔬果、奶类、大豆　关键推荐：蔬菜水果是平衡膳食的重要组成部分，奶类富含钙，大豆富含优质蛋白质。

餐餐有蔬菜，保证每天摄入 300～500g 蔬菜，深色蔬菜应占 1/2。天天吃水果，保证每天摄入 200～350g 新鲜水果，果汁不能代替鲜果。

吃各种各样的奶制品，相当于每天液态奶 300g。

经常吃豆制品，适量吃坚果。

4. 适量吃鱼、禽、蛋、瘦肉 关键推荐：鱼、禽、蛋和瘦肉摄入要适量。

每周吃鱼 280～525g，畜禽肉 280～525g，蛋类 280～350g，平均每天摄入总量 120～200g。

优先选择鱼和禽。吃鸡蛋不弃蛋黄。

少吃肥肉、烟熏和腌制肉制品。

5. 少盐少油，控糖限酒 关键推荐：培养清淡饮食习惯，少吃高盐和油炸食品。成人每天食盐不超过 6g，每天烹调油 25～30g。

控制添加糖的摄入量，每天摄入不超过 50g，最好控制在 25g 以下。每日反式脂肪酸摄入量不超过 2g。

足量饮水，成年人每天 7～8 杯（1500～1700ml），提倡饮用白开水和茶水；不喝或少喝含糖饮料。

儿童少年、孕妇、乳母不应饮酒。成人如饮酒，男性一天饮用酒的酒精量不超过 25g，女性不超过 15g。

6. 杜绝浪费，兴新食尚 关键推荐：珍惜食物，按需备餐，提倡分餐不浪费。

选择新鲜卫生的食物和适宜的烹调方式。

食物制备生熟分开、熟食二次加热要热透。

学会阅读食品标签，合理选择食品。

多回家吃饭，享受食物和亲情。传承优良文化，兴饮食文明新风。

（二）特殊人群膳食指南

特定人群是指孕妇、乳母、婴幼儿、学龄前儿童、儿童青少年和老年人以及素食人群。根据这些人群的生理特点及营养需求特别制定了相应的膳食指南，以更好地指导孕期和哺乳期妇女的营养、婴幼儿喂养和辅助膳食的合理添加，学龄前儿童和青少年在身体快速增长时期的饮食，以及适应老年人生理和营养需要量变化的膳食安排，达到提高健康水平和生命质量的目的。

0～2 岁的婴儿喂养指南，全面地给出了核心推荐和喂养指导，其他特定人群均是在一般人群膳食指南的基础上进行增补形成的。详情请参看本书第五章和第六章相关年龄段膳食营养指导章节内容。

四、中国居民膳食宝塔内容和图示

（一）中国居民膳食宝塔的主要内容

中国居民膳食宝塔（Chinese dietary pagoda）是根据中国居民膳食指南，结合中国居民的膳食结构特点而设计的食物定量指导方案，它把平衡膳食的原则转化成各类食物的重量，并以直观的宝塔图形式表现出来，便于消费者理解和在日常生活中实行，一般适用于健康成年人，但仍需按活动强度及能量需要水平调整。

1. 中国居民膳食宝塔的结构 膳食宝塔包括营养学上比较理想的膳食模式（即膳食结构）和建议的食物量，直观地告诉居民每天应摄入的食物种类、合理数量及适宜的身体活动量，新近膳食宝塔还增加了饮水和身体活动的图像，以强调其重要性，宝塔第五层增加了食盐用量，以提醒消费者注意盐的限量。在使用说明中，增加了食物同类互换的品种及各类食物量化的图片，给居民合理调配膳食提供可操作性的指导，膳食宝塔有利于指导中国居民改善膳食营养状况。

膳食宝塔结构共分五层，包含每天应吃的主要食物种类。膳食宝塔各层位置和面积反映各类食物在膳食中的地位和应占的比重。①谷类食物位居底层，主要提供糖类、蛋白质、膳食纤维及 B 族维生素，是膳食中能量的主要来源；每人每天应摄入的量为 250～400g；②蔬菜和水果居第二层，主要提供膳食纤维、矿物质、维生素 C 和胡萝卜素；每天应摄入 300～500g 和 200～350g；③鱼、禽、肉、蛋等动物性食物位于第三层，主要提供蛋白质、脂肪、矿物质、维生素 A 和 B 族维生素；每天应摄入 120～200g（鱼虾类 40～75g，畜、禽肉 40～75g，蛋类 40～50g）；④奶类和豆类食物合居第四层，主要提供蛋白质、脂肪、膳食纤维、矿物质和 B 族维生素；每天应摄入相当于鲜奶 300g 的奶类及奶制品和相当于干豆 25g 的大豆及其制品；⑤第五层塔顶是烹调油和食盐，主要提供能量、脂肪酸、矿物质、无机盐；每天烹调油不超过 25～30g，食盐不超过 6g。因我国居民现在每日平均摄入糖的量还不多，对健康的影响还不大，故膳食宝塔没有建议食糖的摄入量。但多吃糖有增加龋齿的危险，尤其是儿童、青少年不应吃太多的糖和含糖高的食品及饮料。

膳食宝塔图（2013 年版）增加了水和身体活动的形象，强调足量饮水和增加身体活动的重要性。水是膳食的重要组成部分，是一切生命必需的物质，其需要量主要受年龄、环境温度、身体活动等因素的影响。饮水不足或过多都会对人体健康带来危害，饮水应少量多次，要主动，不要感到口渴时再喝水。目前我国大多数成年人身体活动不足或缺乏体育锻炼，因此应改变久坐少动的不良生活方式，养成天天运动的习惯，坚持每天多做一些消耗体力的活动。

2. 膳食宝塔建议的食物量 膳食宝塔建议的各类食物摄入量都是指食物可食部分的生重。各类食物的重量不是指某一种具体食物的重量。而是一类食物的总量，因此在选择具体食物时，实际重量可以在互换表中查询。如建议每日 300g 蔬菜，可以选择 100g 油菜、50g 胡萝卜和 150g 圆白菜，也可以选择 150g 韭菜和 150g 黄瓜。

膳食宝塔中所标示的各类食物的建议量的下限为能量水平 7550kJ（1800kcal）的建议量，上限为能量水平 10900kJ（2600kcal）的建议量。

谷薯类：指谷类、薯类及杂豆谷类，每日建议量 250～400g。谷类包括小麦面粉、大米、玉米、高粱等及其制品。如米饭、馒头、烙饼、玉米面饼、面包、饼干、麦片等。薯类包括红薯、马铃薯等、可替代部分粮食。杂豆包括大豆以外的其他干豆类，如红小豆、绿豆、芸豆等。谷类、薯类及杂豆是膳食中能量的主要来源。建议量是以原料的生重计算，如面包、切面、馒头应折合成相当的面粉量来计算，而米饭、大米粥等应折合成相当的大米量来计算。

谷类、薯类及杂豆食物的选择应重视多样化，粗细搭配，适量选择一些全谷类制品、其他谷类、杂豆及薯类，每 100g 玉米掺和全麦粉所含的膳食纤维比精面粉分别多 10g 和 6g，因此建议每次摄入 50～100g 粗粮或全谷类制品。每周 5～7 次。

蔬菜：包括嫩茎、叶、花菜类、根菜类、鲜豆类、茄果、瓜菜类、葱蒜类及菌藻类。深色蔬菜是指探绿色、深黄色、紫色、红色等颜色深的蔬菜，一般含维生素和植物化学物质比较丰富。因此在每日建议的 300～500g 新鲜蔬菜中，深色蔬菜最好占一半以上。

水果：建议每天吃新鲜水果 200～350g。在鲜果供应不足时可选择一些含糖量低的纯果汁或干果制品。蔬菜和水果各有优势，不能完全相互替代。

肉类：包括猪肉、牛肉、羊肉、禽肉及动物内脏类，建议每天摄入 40～75g。目前我国居民的肉类摄入以猪肉为主，但猪肉含脂肪较高，应尽量选择瘦畜肉或禽内。动物内脏有一定的营养价值，但因胆固醇含量较高，不宜过多食用。

水产：水产品包括鱼类、甲壳类和软体类动物性食物。其特点是脂肪含量低，蛋白质丰富且易于消化，是优质蛋白质的良好来源。建议每天摄入量为 40～75g，有条件可以多吃一些。

蛋类：包括鸡蛋、鸭蛋、鹅蛋、鹌鹑蛋、鸽蛋及其加工制成的咸蛋、松花蛋等，蛋类的营养价值较高，建议每日摄入量为 40～50g，相当于 1 个鸡蛋。

乳类：有牛奶、羊奶和马奶等，常见的为牛奶。乳制品包括奶粉、酸奶、奶酪等，不包括奶油、黄油。建议量相当于液态奶 300g，酸奶 360g，奶粉 45g，有条件可以多吃一些。婴幼儿要尽可能选用符合国家标准的配方奶制品。饮奶多者、中老年人、超重者和肥胖者建议选择脱脂或低脂奶。乳糖不耐受的人群可以食用酸奶或低乳糖奶及奶制品。

豆类：指大豆及坚果类。大豆包括黄豆、黑豆、青豆，其常见的制品包括豆腐、豆浆、豆腐干及千张等。推荐每日摄入 25～35g 大豆，以提供蛋白质的量计算，40g 干豆相当于 80g 豆腐干、120g 北豆腐、240g 南豆腐、650g 豆浆。坚果包括花生、瓜子、核桃、杏仁、棒子等，由于坚果的蛋白质与大豆相似，有条件的居民可吃 5～10g 坚果替代相应量的大豆。

油类：烹调油包括各种烹调用的动物油和植物油，植物油包括花生油、豆油、菜籽油、芝麻油、调和油等，动物油包括猪油、牛油、黄油等。每天烹调油的建议摄入量为不超过 25g 或 30g，尽量少食用动物油。烹调油也应多样化。应经常更换种类，食用多种植物油。

食盐：健康成年人一天食盐包括酱油和其他食物中的食盐的建议摄入量为不超过 6g。一般 20ml 酱油中含 3g 食盐，10g 黄酱中含盐 1.5g，如果菜肴需要用酱油和酱类，应按比例减少食盐用量。

水：是膳食的重要组成部分，是一切生命必需的物质，其需要量主要受年龄、环境温度、身体活动等因素的影响。在温和气候条件下生活的轻体力活动的成年人每日至少饮水 1200ml（约 6 杯）。在高温或重体力劳动的条件下，应适当增加。饮水不足或过多都会对人体健康带来危害。要主动饮水，少量多次，不要感到口渴时再喝水。

（二）中国居民平衡膳食宝塔图示。见图 3-3。

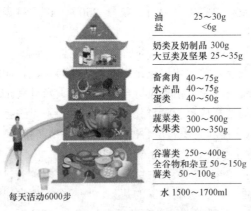

图 3-3　中国居民平衡膳食宝塔

（三）中国居民膳食宝塔的应用

1. 确定适合自己的能量水平　膳食宝塔中建议的每人每日各类食物适宜摄入量范围适用于一般健康成人，在实际应用时要根据个人年龄、性别、身高、体重、劳动强度、季节等情况适当调整。青春期少年处于生长发育高峰期，学习任务繁重，身体活动强度大，因此所需能量较成年人高，应适当多吃些主食。对于正常成人，体重是判定能量平衡的最好指标，每个人应根据自身的体重及变化适当调整食物的摄入，主要应调整的是含能量较多的食物。

2. 食物同类互换，调配丰富多彩的膳食 应用膳食宝塔可把营养与美味结合起来，按照同类互换、多种多样的原则调配一日三餐。

3. 要因地制宜充分利用当地资源 我国幅员辽阔，各地的饮食习惯及物产不尽相同，只有因地制宜充分利用当地资源才能有效地应用膳食宝塔。如牧区奶类资源丰富，可适当提高奶类摄入量；渔区可适当提高鱼及其他水产品摄入量；农村山区则可利用山羊奶以及花生、瓜子、核桃、榛子等资源。在某些情况下，由于地域、经济或物产所限无法采用同类互换时，也可以暂用豆类代替乳类、肉类；或用蛋类代替鱼、肉；不得已时也可用花生、瓜子、榛子、核桃等坚果代替大豆或肉、鱼、奶等动物性食物。

4. 要养成习惯，长期坚持 膳食对健康的影响是长期的结果。应用平衡膳食宝塔需要自幼养成习惯，并坚持不懈，才能充分体现其对健康的重大促进作用。

第四节 营养学基础练习题

一、理论练习题

（一）单项选择题

1. 膳食调查发现某人蛋白质摄入量 80g，脂肪 60g，碳水化合物 300g，其能量中蛋白质比例为（ ）。

（A）16% （B）18% （C）26% （D）58%

答案：A

2. 某食物中测得其氨基酸含量最低为丝氨酸，其次是赖氨酸，再次是苏氨酸，其他氨基酸含量与鸡蛋白比较相近，则该食物当中的（ ）。

（A）丝氨酸为第一限制氨基酸 （B）赖氨酸为第二限制氨基酸

（C）赖氨酸为第一限制氨基酸 （D）苏氨酸为第三限制氨基酸

答案：C

3. 描述蛋白质生物学价值错误的是（ ）。

（A）蛋白质经消化吸收后进入机体内可以储存和被利用的部分

（B）蛋白质中必需氨基酸的含量高，其生物价值高

（C）蛋白质中必需氨基酸的比值与人的愈接近，则生物价愈高

（D）蛋白质经消化吸收后，均可被机体储留及利用

答案：D

4. 脂肪酸组成中含有较多二十碳五烯酸（EPA）和二十二碳六烯酸（DHA）的油脂是（ ）

（A）玉米油 （B）花生油 （C）小麦胚芽油 （D）深海鱼油

答案：D

5. 必需脂肪酸的生理功能不包括（ ）

（A）在体内参与磷脂的合成 （B）对形成线粒体具有重要的作用

（C）是合成前列腺的前提 （D）对形成细胞核的结构具有重要作用

答案：D

6. 脂类的营养价值评价中应考虑其（ ）

（A）脂类的消化率 　　　　　　　　　　（B）脂溶性维生素含量

（C）必需脂肪酸的含量 　　　　　　　　（D）以上都对

答案：D

7. 促进肠道中双歧杆菌繁殖的糖是（　　　）。

（A）低聚果糖 　　　（B）葡萄糖 　　　（C）果糖 　　　（D）半乳糖

答案：A

8. 有关血糖生成指数的描述错误的是（　　　）。

（A）血糖生成指数即 GI 值，是食物的一种生理学参数

（B）血糖生成指数是衡量食物引起餐后血糖反应的一项有效指标

（C）血糖生成指数是表示含 50 克有价值的碳水化合物的食物和相当量的葡萄糖或面包在 2 小时内体内血糖应答水平百分比值

（D）血糖生成指数越高，血糖升高越趋缓和

答案：D

9. 描述膳食纤维的生理功能错误的是（　　　）

（A）改善肠道功能 　　（B）预防恶性肿瘤 　　（C）减肥 　　（D）预防缺铁

答案：D

10. 锌缺乏所引起的常见疾病包括（　　　）。

（A）容易发生感染 　　（B）伤口不容易愈合 　　（C）发生口角炎 　　（D）以上选项都正确

答案：D

11. 曾长期作为评价锌缺乏的指标有（　　　）。

（A）血清锌 　　　（B）红、白细胞锌 　　　（C）发锌、唾液锌 　　（D）以上选项均正确

答案：D

12. 下列选项当中，铬的生理功能是（　　　）。

（A）加强胰岛素作用 　　　　　　　　　（B）促进结缔组织的形成

（C）维持正常造血功能 　　　　　　　　（D）维持正常免疫功能

答案：A

13. 指（趾）甲变平，甚至凹下呈勺状（反甲）是（　　　）的特殊表现之一。

（A）严重缺铁性贫血 　　（B）严重缺钙 　　（C）严重缺钠 　　（D）严重缺钾

答案：A

14. 孕期胚胎出现畸形常常与孕妇体内严重缺（　　　）有关。

（A）铁 　　　　（B）锌 　　　　（C）钙 　　　　（D）碘

答案：D

15. 某患者四肢伸侧皮肤有毛囊性角化丘疹，后皮皱如鱼鳞状，可能的原因为（　　　）

（A）维生素 A 缺乏 　　（B）维生素 B_1 缺乏 　　（C）维生素 C 缺乏 　　（D）维生素 D 缺乏

答案：A

16. 机体缺乏（　　　）时，可引起高同型半胱氨酸血症。

（A）叶酸 　　　（B）维生素 B_{12} 　　　（C）A 与 B 都正确 　　（D）A 与 B 都错误

答案：C

17. 有关叶酸的描述错误的是（　　　）。

（A）长时间烹调食物会破坏叶酸 　　　　（B）叶酸缺乏可以引起贫血

（C）叶酸在动物性食物中不存在　　　　（D）动物肝脏含丰富的叶酸

答案：C

18. 为预防胎儿神经管畸形的发生，叶酸补充的理想时机是（　　　）

（A）从计划怀孕或可能怀孕前开始　　　（B）发现怀孕后开始

（C）怀孕中期开始　　　　　　　　　　（D）怀孕晚期开始

答案：A

19. 对患者进行维生素 A 缺乏的评价时常用的检验项目是（　　　）

（A）血清 25－（OH）D_3 水平测定　　　（B）血浆视黄醇结合蛋白测定

（C）全血谷胱甘肽还原酶活力系数（AC）　（D）以上均不正确

答案：B

20. 下列不是叶酸的生理功能的是（　　　）

（A）体内生化反应中一碳单位的载体　　（B）维持血清钙磷浓度的稳定

（C）参与嘌呤的合成　　　　　　　　　（D）影响 RNA 的生成

答案：B

21. 大豆制品与米饭同时食用可起到（　　　）。

（A）蛋白质互补作用　　　　　　　　　（B）蛋白质更大的浪费

（C）蛋白质生物价下降　　　　　　　　（D）蛋白质利用率下降

答案：A

22. 水果的营养特点包括（　　　）。

（A）新鲜水果是维生素 C 的良好来源

（B）胡萝卜素在绿色、黄色或红色蔬菜中含量较多

（C）颜色较深的蔬菜及水果中所含的抗氧化剂较多

（D）以上选项都正确

答案：D

23. 关于母乳与牛乳营养素的描述，下列说法错误的是（　　　）。

（A）母乳中脂肪含量高于牛乳中脂肪含量

（B）母乳中蛋白质含量低于牛乳中蛋白质含量

（C）母乳中乳糖含量高于牛乳中乳糖含量

（D）母乳中维生素含量高于牛乳中维生素含量

答案：A

24. 谷类食品的营养特点不包括下列哪项（　　　）。

（A）碳水化合物是谷类中的主要营养成分

（B）谷类中蛋白质含量不高，但是必需氨基酸组成齐全

（C）谷类含脂肪低

（D）谷类中的维生素主要是 B 族维生素

答案：B

25. 大豆磷脂不具有的功能（　　　）

（A）增强记忆力　　（B）降血糖　　　（C）调节血脂　　　（D）保护肝脏

答案：B

26. 牛磺酸可增强学习记忆能力，其主要作用是（　　　）

（A）免疫调节　　　　　　　　　　　　（B）抗氧化作用

（C）改善功能　　　　　　　　　　　　（D）促进脑细胞 DNA、RNA 的合成

答案：D

27. 关于食物中含铁量的描述错误的是（　　　）

（A）动物性食品铁的吸收率一般高于植物性食品

（B）蔬菜的含铁量不高，且吸收率低

（C）牛奶及奶制品铁含量高，吸收率低

（D）铁的良好来源是动物肝脏和动物全血

答案：C

28. 膳食模式与疾病的关系，下列叙述哪个是正确的（　　　）。

（A）慢性病增长趋势　　（B）结核病增加　　（C）气管炎增加　　（D）白内障增加

答案：A

29. 下面有关膳食指南的说法，哪一条是正确的（　　　）。

（A）食物多样、蔬菜为主　　　　　　　（B）多吃肉类和油脂

（C）少吃鱼、蛋、禽　　　　　　　　　（D）吃清淡少盐的膳食

答案：D

30. 按目前的观点，容易引起心脏病、脑血管病、肿瘤等最不合理的膳食结构是（　　　）

（A）日本膳食模式　　　　　　　　　　（B）中国膳食模式

（C）发达国家膳食模式　　　　　　　　（D）以上选项都正确

答案：C

31. 下面膳食指南的说法正确的是（　　　）。

（A）食物多样、谷类为主　　　　　　　（B）蔬菜、水果要少吃

（C）奶类、豆类要少吃　　　　　　　　（D）多吃肉类

答案：A

（二）判断题（正确写"A"，错误写"B"）

1. 含量相对较低的必需氨基酸被称为限制氨基酸。（A）

2. 大豆制品与馒头同时食用可提高食物的营养价值。（A）

3. 亚油酸及亚麻酸最好的食物来源是植物油类。（A）

4. 膳食纤维目前较为一致的定义为"非淀粉多糖"。（A）

5. 孕妇在孕早期如果碳水化合物食入太少可因脂肪利用过多而造成孕妇血中酮体的减少。（A）

6. 蔬菜中影响其他食物钙与铁吸收的物质是草酸，由于蔬菜和水果含有较多的钾、钠、钙、镁等金属。（B）

7. 铁的生理功能包括参与体内氧的运送和呼吸组织过程。（A）

8. 维生素 B_6 缺乏可引起高同型半胱氨酸血症。（A）

9. 谷类中蛋白质含量不高，必需氨基酸组成不平衡，不齐全。（A）

10. 蔬菜中的叶绿素、花青素具有抗癌的作用。（A）

11. 大米淘洗时水溶性维生素和无机盐会损失，营养素损失的程度与淘洗次数有关、与浸泡时间和用水温度无关。（B）

12. 蔬菜中影响其他食物钙与铁吸收的物质是草酸，动物性食物的钙磷比例各占一半利于吸

收。（B）

13. 膳食指南是根据营养学原则，结合国情，教育人民群众采用平衡膳食，以达到合理营养、促进健康目的的指导性意见。（A）

14. 中国居民的膳食结构存在的主要问题是豆类及豆制品消费量偏低。（A）

15. 我国居民以植物性食物为主，食物蛋白质的主要来源是豆类及其制品。（B）

二、技能练习题

（一）某中老年奶粉。已知：每份 25g 含有能量 450kJ，碳水化合物 14g，蛋白质 5.5g，脂肪 2.5g，膳食纤维 0.5g，钙 240mg，钠 100mg，维生素 D 0.6μg。各营养成分的 NRV 值是能量 8400kJ，碳水化合物 300g，蛋白质 60g，脂肪 60g，膳食纤维 25g，钙 800mg，钠 2000mg，维生素 D 5μg。请：

1. 计算该产品能量及各营养成分的 NRV%

2. 为该产品设计营养成分表

解题步骤：

1. 计算能量及各营养成分的 NRV%

Y%＝X/NRV×100%（X 为 100g 食品中某营养素的含量；NRV 为该营养素的营养素参考值；Y% 为计算结果）

能量	NRV%＝(450KJ×4)/8400KJ×100%＝21.4%
碳水化合物	NRV%＝(14g×4)/300g×100%＝18.7%
蛋白质	NRV%＝(5.5g×4)/60g×100%＝36.7%
脂肪	NRV%＝(2.5g×4)/60g×100%＝16.7%
膳食纤维	NRV%＝(0.5g×4)/25g×100%＝8%
钙	NRV%＝(240mg×4)/800mg×100%＝120%
钠	NRV%＝(100mg×4)/2000mg×100%＝20%
维生素 D	NRV%＝(0.6 微克×4)/5 微克×100%＝48%

2. 设计营养成分表如下：

项目	每 100 克（g）	NRV%
能量	1800 千焦（KJ）	21.4%
碳水化合物	56 克（g）	18.7%
蛋白质	22 克（g）	36.7%
脂肪	10 克（g）	16.7%
膳食纤维	2 克（g）	8%
钙	960 毫克（mg）	120%
钠	400 毫克（mg）	20%
维生素 D	2.4 克（微克）	48%

高钙，含有丰富的蛋白质、膳食纤维及脂肪，含有维生素 D。

蛋白质是人体的主要构成物质并提供多种氨基酸，是人体生命活动中必需的重要物质，有助于组织的形成和生长。脂肪提供高能量，是人体的重要组成成分。膳食纤维有助于维持正常的肠道功能。钙是人体骨骼和牙齿的主要组成成分，许多生理功能也需要钙的参与，维生素 D 可促进钙的吸收。

（二）简述 n-3 多不饱和脂肪酸的作用、食物来源，请举出三种常见的 n-3 多不饱和脂肪酸。

解题步骤：

1. n-3 不饱和脂肪酸的作用

（1）具有降低三酰甘油和低密度脂蛋白胆固醇的作用，甚至在某种程度上能够升高高密度脂蛋白，阻碍三酰甘油掺入到肝中，使分泌到血液循环中的三酰甘油减少。

（2）近年来的研究还表明，n-3 系长链脂肪酸是正常生长发育不可缺少，尤其是在脑和视网膜的发育与功能完善中具有不可替代的作用。

（3）还具有抗血小板凝集、抗心律失常、免疫调节和抗炎作用。

2. n-3 多不饱和脂肪酸的食物来源

（1）深海鱼，如三文鱼、金枪鱼等。

（2）一些植物油，如亚麻籽油、紫苏油富含α-亚麻酸。

3. 三种常见的 n-3 多不饱和脂肪酸 α-亚麻酸、二十碳五烯酸（EPA）和二十二碳六烯酸（DHA）。α-亚麻酸是 n-3 脂肪酸的母体，EPA、DHA 是其衍生物。深海鱼中直接含 EPA、DHA。食用油中一般是α-亚麻酸。

（三）请写出"一般人群膳食指南"的内容和使用对象。

解题步骤：

一般人群膳食指南共有六条，适合于 2 岁以上的健康人群。

1. 食物多样，谷类为主。

2. 吃动平衡，健康体重。

3. 多吃蔬果、奶类、大豆。

4. 适量吃鱼、禽、蛋、瘦肉。

5. 少盐少油，控糖限酒。

6. 杜绝浪费，兴新食尚。

（四）请按照由下至上的顺序说出"中国居民膳食宝塔"的内容及适用对象，并说明膳食宝塔中所标示的各类食物建议量的上限和下限的能量水平。

解题步骤：

1. "中国居民膳食宝塔"的内容

第一层：谷薯类 250～400g，全谷物和杂豆 50～150g，薯类 50～100g。

第二层：蔬菜类 300～500g，水果类 200～350g。

第三层：畜禽肉 40～75g，水产品 40～75g，蛋类 40～50g。

第四层：奶及奶制品 300g，大豆及坚果类 25～35g。

第五层：盐<6g，油 25～30g。

其他内容：每天活动 6000 步，每天饮水 1500～1700ml。

2. "中国居民膳食宝塔"的适用对象：适用一般健康人群。

3. 膳食宝塔各类食物建议量的能量范围：下限能量水平 1800kcal/d，上限能量水平 2600kcal/d。

（五）营养师根据对 15 岁男学生的营养评估，告知其家长，要求在晚餐中补充蛋白质 30g，家长根据孩子的食物喜好选择"腐竹排骨煲"。请完成下列操作：

1. 如果腐竹和排骨各提供 15g 蛋白质，请问需要这两种食材的市品各多少克？（已知每 100g 排骨可食部 72%，蛋白质含量 16.7%；每 100g 腐竹可食部 10%，蛋白质含量 44.6%）。

2. 请计算"腐竹排骨煲"中可提供的钙和锌的量（已知每 100g 排骨钙含量 14mg，锌 3.36mg；

每 100g 腐竹钙含量 77mg，锌含量 3.69mg）。

3. 如果该学生早餐、午餐及零食已经摄入钙 600mg、锌 5.5mg，请估计该学生全天钙和锌的摄入量是否充足（已知钙的 EAR 800mg，RNI 1000mg；锌的 EAR 9.7mg，RNI 11.5mg）。

解题步骤：

1. 食品采购量

排骨：（15÷16.7%）÷72%≈125（g）

腐竹：（15÷44.6%）÷100%≈33.63（g）

2. 食物提供钙和锌的量

该菜品中排骨提供钙的量：（15÷16.7%）×14%≈12.57（mg）

腐竹：（15÷44.6%）×77%≈25.90（mg）

总量：12.57＋25.90＝38.47（mg）

该菜品中排骨提供锌的量：（15÷16.7%）×3.36%≈3.18（mg）

腐竹：（15÷44.6%）×3.69%≈1.24（mg）

总量：3.18＋1.24＝4.42（mg）

3. 营养评价

钙：计算全天钙摄入量＝600＋38.47＝638.47（mg）

评价：因为实际钙的摄入量＜EAR，所以该学生钙的摄入量不足，应该增加每天钙的摄入量。

锌：计算全天锌摄入量＝5.5＋4.4＝9.9（mg）

评价：因为＞RNI 实际锌摄入量＞EAR，不能确定摄入量是否满足其需要量，为了安全起见，还是应当增加每日锌的摄入量。

参考文献

［1］葛可佑. 中国营养师培训教材［M］. 北京：人民卫生出版社，2017.

［2］让蔚清，刘烈刚. 妇幼营养学（第 1 版）［M］. 北京：人民卫生出版社，2014.

［3］中国营养学会. 中国居民膳食指南（2013 版）［M］. 北京：人民卫生出版社，2016.

［4］孙长颢. 营养与食品卫生学（第 7 版）［M］. 北京：人民卫生出版社，2012.

［5］Wang X，Ouyang Y，Liu J，et al. Fruit and vegetable consumption and mortality from all causes，cardiovascular disease，and cancer：systematic review and dose-response Meta-analysis of prospective cohort studies.BMJ，2014，349：g4490.

（叶惠敏）

第四章
儿童体格发育评价及儿童营养评估

处于生长发育过程中的儿童，在形态和功能上都随着年龄的增长而不断变化，所以生长发育是儿童区别于成人的主要特点。

生长是指随着年龄的增加，身体各组织、器官的不断长大，具体表现在形态上，是量的变化，如体重身高可以通过测量的数值来表示。发育是组织、器官的不断成熟，主要表现在功能上，是质的改变，如性的成熟、心理的发展都是随着年龄的不断增长而逐渐变化的，但这种变化不能直接用数值表示出来。

第一节　儿童体格发育及体格生长评价

一、儿童体格生长发育特点

儿童体格的生长是伴随身体各个组织、器官不断发育、趋向成熟的过程，生长和发育密不可分，两者共同诠释机体连续渐进的动态变化过程，并呈现以下特点。

（一）具有阶段性的连续过程

整个儿童时期，生长发育都在不断进行，但每个时期呈现出的特点又不尽相同。例如，出生后体重和身长（身高）在不断增加的过程中，生长速度却不完全相同。第一年非常迅速，为生后的第一个生长高峰；此后生长速度减缓，逐渐趋于稳定；到青春期又开始加快，出现第二个生长高峰。所以，整个生长曲线呈波浪式（图4-1）。

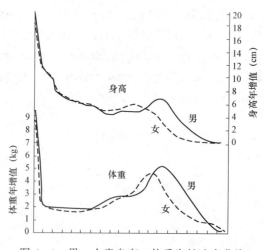

图4-1　男、女童身高、体重生长速度曲线

（二）各系统器官的生长发育不平衡

各器官系统的生长发育具有先后顺序，如神经系统发育较早，大脑在孕期以及生后头2年发育较快；淋巴系统在儿童期生长迅速，于青春期前达高峰，以后又逐渐下降；生殖系统发育最晚，在青春发育期以前，生殖系统一直处于幼稚状态，青春期启动后生殖系统开始加速发育，在短短的几年时间即发育成熟；其他系统如心、肝、肾、肌肉的增长与体格生长平行（图4-2）。

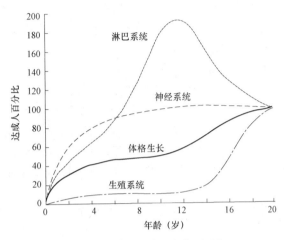

图4-2　各器官系统发育不平衡

（三）头尾规律

生长发育遵循由上到下、由近到远、由粗到细、由低级到高级、由简单到复杂的规律，如出生后的运动发育是先抬头、后抬胸，再会坐、立、行（从上到下）；运动的灵活性是从臂到手，从腿到脚（由近到远）；拾取小物体是从全手掌抓握到拇指对四指摘取（从粗到细）；先画直线后画圈、图形（由简单到复杂）；感觉认识事物是先会看、听，逐渐发展到有记忆、思维、分析和判断（由低级到高级）。

（四）个体差异

儿童虽然都具有共同的生长发育特点，但在遗传、环境及教育的影响下，生长发育达到的水平、生长速度及最后达到的程度还是存在很大的个体差异。因此，在评价个体生长发育是否正常时，必须参考其影响因素，才能作出正确判断。

二、体格生长发育的影响因素

儿童体格生长发育是生物学因素和环境因素相互协同作用的结果。遗传潜力决定儿童生长发育水平，这种潜力从受精卵开始就受一系列环境因素的作用与调节，由此而表现出每个个体的不同生长发育模式。所以，生长发育是遗传与环境因素共同作用的结果。

（一）生物学因素

1. 遗传　儿童生长发育的"轨迹"、特征、潜能、趋势等都是由父母双方遗传因素共同决定的，如皮肤、头发的颜色，面容特征、身材高矮、性发育启动的早迟等，但最后达到的程度取决于环境；5岁以内的儿童受遗传因素的影响并不明显，随着年龄的增长，遗传特征才逐渐显现。

2. 性别　性别影响着儿童的生长发育速度和限度，如女孩的平均身高、体重在青春期启动前略低于同龄男孩，而语言、运动发育却早于男孩。在一般情况下，女孩青春期启动的年龄较男孩约早2年，其身高、体重可超过男孩；男孩青春期启动虽较女孩迟，但持续的时间较长，最终的身高、体重还是会超过女孩。因此，在评价儿童生长发育时，男女应有各自的标准。

3. 内分泌 胰岛素、生长激素、甲状腺激素和性激素等激素，通过调节物质代谢水平，调控骨骼、肌肉的生长以及成熟，从而直接影响儿童的生长发育。

（二）环境因素

1. 营养 营养是儿童体格生长的物质基础。儿童处于迅速成长阶段，需要不断从外界摄取各种营养素以满足生长发育的需要。宫内或生后早期营养不良不仅影响体格生长发育，同时也可影响重要器官发育，如导致脑发育不良等。宫内营养不良和超重儿童成年后发生胰岛素抵抗、糖尿病、动脉粥样硬化、高血压、代谢性综合征的概率将增加。

2. 疾病 任何引起生理功能紊乱的急、慢性疾病均可直接影响儿童的体格生长，如急性腹泻、肺炎致儿童体重下降；某些内分泌疾病可严重影响儿童的体格生长，如生长激素缺乏症、甲状腺功能减退症等；遗传代谢性疾病，如黏多糖、苯丙酮尿症儿童不仅行为发育异常，同时体格生长迟缓；遗传性骨骼疾病，如软骨发育不全致儿童矮小；严重心、肝、肾脏疾病儿童生长发育迟缓。

3. 母亲情况 胎儿生长与母亲的生活环境、营养、疾病、情绪等密切相关。妊娠期母亲身体健康、营养丰富、心情愉快、环境舒适的胎儿发育良好。若母亲妊娠期吸烟、酗酒、吸毒、感染、服药可致胎儿畸形或先天性疾病。

4. 自然环境 良好的生态环境，如充足的阳光、新鲜的空气、清洁的水源、植被丰富等自然环境有益于儿童健康生长。

5. 社会环境 与国家或地区经济发展水平有关，包括医疗保健服务、教育等。一般经济发达地区的儿童生长水平明显优于经济落后地区。完善的医疗保健服务、良好的教育体制等对于促进儿童的生长发育有积极的作用。

6. 家庭环境 健康的生活习惯、科学的护理、正确的教养和体育锻炼等，是保证儿童生长发育达到最佳状态的重要因素。和睦的家庭气氛、父母稳定的婚姻关系也对儿童生长发育起着不容忽视的作用。

遗传影响儿童体格生长，但遗传潜力的发挥主要取决于环境条件，即儿童生长水平是遗传与环境共同作用的结果，遗传决定生长发育的可能性，环境决定生长发育的现实性。

儿童的生长发育可通过外界环境的改善促使其向良好的方向发展，经过若干年后将其获得的良好体格生长发育特征，又遗传给下一代。这种现象被称为生长发育长期加速趋势，具体表现在青少年的平均身高逐渐提高、性发育提前等。如美国白人男孩的平均身高在近 90 年内 10 岁者平均增加 11.4cm、14 岁者增加 14.8cm、17 岁者增加 8.8cm。中国城市儿童青少年的生长变化趋势分析表明，近 30 年来，男、女平均身高增幅分别为 6.5cm 和 4.7cm，体重增幅分别为 8.9kg 和 5.2kg。性成熟趋势国内外儿童的生长发育长期加速趋势大致相同，1850～1950 年，美国少女初潮年龄每10 年提前 2 个月；我国北京、上海、武汉等大城市少女初潮年龄也从 1960 年的 14～15 岁，提前到 12～13 岁。儿童生长发育长期加速趋势的原因目前尚不十分明确，可能与营养和生活环境及条件的改善、各种疾病的控制、卫生知识的普及等有关，这些因素使人类生长发育潜力得以最大限度地释放。长期增长加速趋势是有一定限度的，达到最大限度的时间与营养、经济、卫生以及教育文化水平等有密切关系。如果促进因素改善得不理想，长期增长加速趋势的过程就会延长，达到最大限度的时间也会推迟。目前，在发达国家的部分人群中，身高增长已呈停滞状态，初潮年龄也无明显提前迹象。这说明，这些人群的身高已达到遗传所赋予的生长潜力最大值，因而其平均身高、性成熟等指标逐渐趋于稳定。

三、儿童体格测量的常用指标和测量方法

为保证测量值的准确，一般重复测量 2~3 次，取平均值。

1. 体重测量 测量儿童体重宜采用杠杆秤或中式木杆式钩秤。婴儿体重测量采用盘式杠杆秤或中式木杆式钩秤，最大载重为 10~15kg，精确到 0.01kg；幼儿采用坐式的杠杆秤或中式木杆式钩秤，最大称重范围为 20~30kg，精确到 0.05kg；学龄前儿童采用立式的杠杆秤，最大称重范围为 50kg，精确到 0.1kg；学龄儿童可用立式的杠杆秤，最大称重范围为 100kg，精确到 0.1kg。见表 4-1。

表 4-1 体重测量工具的选择

年龄（岁）	工具	最大称重范围（kg）	精确度（kg）
<1	盘式杠	10~15	0.01
1~3	坐式杠	20~30	0.05
3~7	立式杠	50	0.1
>7	立式杠	100	0.1

测量前应校正秤的"零"点，放置与所测儿童体重接近的砝码值；称量时调整游锤至杠杆正中水平，将砝码及游锤所示读数相加，以 kg 为单位。

体重测量应在儿童排空大小便、裸体（新生儿）或仅穿内衣的情况下进行，或设法减去衣服重量。婴儿称体重时可取卧位，幼儿坐位测量。年长儿童立位测量时两手自然下垂，避免摇动或接触其他物体，以免影响准确性。使用钩秤时注意防止秤砣砸伤儿童。测量者应记录儿童测量时的表现，如"婴儿晃动，约 4.5kg"。

2. 身长（高）测量

（1）身长测量 婴幼儿测量身高需要使用标准的量床（头板、底板、足板、量床两侧刻度），需要两位测量者。婴幼儿脱鞋、袜、帽，仰卧于量床底板中线，助手将儿童头扶正，使目光向上，头顶接触头板；主测量者位于儿童右侧，左手固定婴儿双膝使下肢伸直，右手移动足板使其贴紧两足跟部；量床两侧刻度的读数一致时读数，精确到 0.1cm（图 4-3）。如婴儿双下肢不等长，则分别测量。

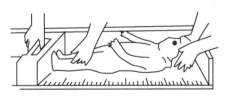

图 4-3 身长的测量方法

（2）身高测量：采用身高计或固定于墙壁上的立尺或软尺。宜清晨进行。被测儿童仅穿背心和短裤，取立正姿势站于平台，头部保持正中位置，平视前方，挺胸收腹，两臂自然下垂，足跟靠拢，脚尖分开约 60 度。头、足跟、臀部和两肩胛间同时接触立柱后，测量者手扶测量板向下滑动，使测量板与头部顶点接触，测量者目光与读数同一水平面时读测量板与立柱刻度交叉数值，精确到 0.1cm。

3. 顶臀长（坐高）测量

（1）顶臀长测量 测量工具及对测量者要求同身长测量。被测婴幼儿脱鞋、袜、帽，仰卧于量床底板中线，助手将儿童头扶正，头顶接触头板；主测量者位于儿童右侧，左手握住儿童小腿，骶骨紧贴底板，使膝关节弯曲，小腿与大腿成直角，大腿与底板垂直；移动足板贴紧臀部，量床两侧的读数一致时读数，精确到 0.1cm。

（2）坐高测量 采用坐高计或固定于墙壁上的立尺或软尺。被测儿童坐于坐高计的坐板或高

度合适的板凳上，先身体前倾，骶部紧贴立柱或墙壁，然后端坐挺身，使躯干与大腿、大腿与小腿成直角，两脚向前平放在地面，下移测量板与头部顶点接触，精确到 0.1cm。顶臀长（坐高）反映脊柱和头的发育水平，可间接反映下肢与躯干的比例。

4. 头围测量　采用无伸缩性的软尺测量。被测儿童取坐位，测量者位于儿童右侧或前方，左手拇指固定软尺零点于儿童头部右侧眉弓上缘处，软尺紧贴头部皮肤（头发），经右侧耳上、枕骨粗隆及左侧眉弓上缘回至零点，读与零点交叉的刻度，获得最大头周径。精确到 0.1cm。

头围反映脑和颅骨的发育程度。胎儿期神经系统领先发育，故新生儿出生时头围较大，平均为 34～35cm。与体重、身长（高）增长规律相似，婴儿 3 月龄时头围较出生时增长 6～7cm，约等于后 9 个月增长的总和，即 1 岁时儿童的头围为 45～47cm；第二年头围增长约 2cm，2 岁时头围为 47～49cm；5 岁时头围为 50～51cm，15 岁时接近成人水平，为 53～54cm。故监测两岁以内儿童头围的增长有非常重要的临床价值。儿童头围的大小、头型与遗传、疾病有关。

5. 胸围测量　采用无伸缩性的软尺，卧位或立位测量。被测儿童两手宜自然下垂，目光平视前方。测量者位于儿童前方或右侧，左手拇指固定软尺零点于儿童右侧乳头下缘（乳房已发育的女童以右胸骨中线与第四肋交叉处为固定点），右手持软尺贴儿童胸壁，经右侧腋下、肩胛下角下缘、左侧腋下、左侧乳头回至零点，读与零点交叉的刻度，取平静呼吸气的中间读数，精确至 0.1cm。

胸围反映胸廓与肺的发育水平。胸廓在婴儿期呈圆筒形，前后径与左右径相等；2 岁以后其左右径逐渐增大。在胎儿期胸廓相对脑的发育慢，出生时胸围比头围小 1～2cm，平均为 32cm；婴儿期胸围增长最快，1 岁末胸围与头围相等，大约为 46cm；第二年约增加 3cm；3～12 岁胸围平均每年增加 1cm，胸围超过头围的厘米数约等于周岁数减 1；到青春期增长又加速。

6. 腰围测量　采用无伸缩性的软尺测量。受试者直立，双足分开 30cm，双臂环抱于胸前，以腋中线肋骨下缘和髂前上嵴连线中点的水平位置为测量点，在双侧测量点作标记，使皮尺下缘通过双侧测量点测量腰围，在正常呼气末读数，精确度为 0.1cm。腰围是一个判断儿童营养状况的实用指标。

7. 指距测量　指距也称肩臂长，是两手平伸时两手中指尖之间的距离。宜采用直脚规或无伸缩性的软尺测量。儿童立位，两手平伸，手掌向前，向两侧伸直，双上臂长轴与地面平行，与身体中线垂直。被测儿童一手中指指尖顶住规的固定脚后，调节活动脚内侧紧靠另一手的中指指尖，活动脚所指的刻度即为指距；或用软尺测量双上臂平伸后两指尖距离，精确到 0.1cm。指距测量的是上肢包括肩宽的长度，反映上肢和肩部的发育水平，正常人一般比身高稍短。

8. 上臂围测量　采用无伸缩性的软尺，立位测量。被测儿童两手自然平放或下垂。测量者位于儿童左侧，固定软尺零点于左侧肩峰至尺骨鹰嘴连线的中点，贴皮肤绕臂一周，读与零点交叉的刻度，精确到 0.1cm。上臂围反映上臂肌肉、骨骼、皮下脂肪和皮肤的发育情况。婴儿期上臂围增长迅速，1～5 岁儿童上臂围增长速度减慢，约 1～2cm。WHO 建议在无条件测量体重和身长的情况下，可用上臂围值筛查 5 岁以下儿童的营养状况，如上臂围值>13.5cm 为营养良好，12.5～13.5cm 为营养中等，<12.5cm 为营养不良。

9. 皮下脂肪测量　皮下脂肪厚度（皮褶厚度），直接反映体内脂肪量，故与小儿营养状况密切相关。采用皮褶卡钳测量（钳头面积 6mm×15mm，压强约每平方厘米 15g）。测量时右手握钳，左手用拇指、示指捏起测量部位的皮肤和皮下脂肪，捏时两指的距离为 3cm，使脂肪与下面的肌肉充分离开，然后用皮褶卡钳测量皮褶厚度，精确至 0.5cm。可在上臂中部、肩胛下角和腹壁等处测量。一般多数测量上臂中部、肩胛下角的皮褶厚度，腹壁处皮下脂肪的测量已少用。

常用的测量部位：

（1）肩胛下角（背部）：取左肩胛骨下角稍偏外侧处，皮褶自下侧至上中方向，与脊柱呈45°。

（2）肱三头肌部：左上肢在身体侧面、放松下垂，在肩峰与尺骨鹰嘴连线的中点上，皮褶方向与上臂的长轴平行。

四、儿童体格发育的评价

身高和体重的测量是儿童体格测量评价的主要内容，其表示方法有年龄别身高（Height-for-Age，HT/A）、年龄别体重（Weight-for-Age，WT/A）及身高别体重（Weight-for-Height，WT/HT）。HT/A偏低表示长期慢性营养不良；WT/HT偏低表示急性营养不良。

（一）儿童体格发育的评价原则和意义

1. 儿童体格发育评价的原则　正确评价儿童的体格生长必须做好到以下几点。

（1）选择适宜的体格发育指标：最重要和常用的型态指标为身高（长）和体重，其他常用的型态指标有坐高（顶臀长）、胸围、上臂围和皮褶厚度等。

（2）采用准确的测量工具及规范的测量方法。

（3）选择适当的评价方法：建议选择2005年中国9城市制定的儿童生长发育参照标准或生长曲线图；也可采用WHO推荐0～6岁儿童身高、体重参考值及评价标准。详见附录十七～二十三。

（4）定期评估儿童生长状况，即定期进行生长监测。

2. 儿童体格发育评价的意义　儿童适宜的生长有赖于充足的营养、遗传特性、正常的内分泌功能、无慢性疾病以及良好的生长环境。任何损害营养状况或儿童健康的原因，都会体现出生长指标的变化，因此儿童体格生长发育评价有助于指导儿童合理膳食，指导临床疾病筛查。

（二）儿童体格生长发育的评价内容

儿童体格生长评价内容包括生长水平（横断面资料）、生长速度（纵向资料）和匀称度（身体各部比例关系）评价。因儿童人群体格生长数值的分布多为正态或偏正态，因此统计学方法多采用标准差法、百分位数法和中位数百分比评价法表示。一般用等级来表示评价结果，常用五分等级划分法。生长水平评价的等级划分界值点详见表 4-2。通常界值点的选择标准差法以 $\bar{\chi}\pm2s$ 为正常范围，包括样本的95%；百分位数法以 $P_3\sim P_{97}$ 为正常范围，包括样本的94%，相当于 $\bar{\chi}\pm2s$；Z评分法以±2以内为正常范围。

表4-2　生长水平评价的等级划分界值点

等级划分	均值离差法	百分位数法	Z值
下（异常）	$<\bar{\chi}-2s$	$<P_3$	<-2
中下	$\bar{\chi}-（1\sim2）s$	$P_3\sim P_{25}$	$-2\sim-1$
中	$\bar{\chi}\pm1s$	$P_{25}\sim P_{75}$	$-1\sim+1$
中上	$\bar{\chi}+（1\sim2）s$	$P_{75}\sim P_{97}$	$+1\sim+2$
上（异常）	$>\bar{\chi}+2s$	$>P_{97}$	$>+2$

注：$\bar{\chi}$ 为均数，s为标准差，P为百分位.

1. 生长水平评价　将某一年龄时点所获得的某单项体格测量值（如体重）与参照人群值比较，得到该儿童在同年龄、同性别人群中所处的位置，即为此儿童该项体格生长指标在此年龄的生长水平，可以反映儿童体格生长发育状况和个体儿童体格生长所达到的水平。所有的单项体格生长指标，如体重、身高（长）、头围、胸围、上臂围等均可进行生长水平评价。生长水平评价的优点是简单易行、直观形象，能准确地反映个体或群体儿童所达到的生长水平，但不能反映儿童生长的获得过程或"轨道"。儿童生长水平评价常用标准差法、百分位数法和中位数百分比评价法等几种方法来做评价,见表4–3。

表4–3　生长水平和匀称度的评价

指标	测量值		评价
	百分位法	标准差法	
体重/年龄	< P3	< M−2S	低体重
身长（身高）/年龄	< P3	< M−2S	生长迟缓
体重/身长（身高）	< P3	< M−2S	消瘦
	P85～P97	M+1S～M+2S	超重
	> P97	>M+2S	肥胖
头围/年龄	< P3	< M−2S	过小
	> P97	> M+2S	过大

注：M为中位数,S为标准差

（1）标准差法（均值离差法）　标准差评价法是应用同年龄、同性别参考数据的平均值和标准差两个指标来进行评价的方法,包括标准差等级评价法和标准差评分法等。

标准差法用标准差（S）表示变量值与平均值（$\bar{x}$）间距,反映样本变量值的分布状况。均值离差法适用于呈正态分布的数据,以$\bar{x} \pm S$来表示。$\bar{x} \pm 1S$包括样本的68.3%,$\bar{x} \pm 2S$包括样本的95.4%,$\bar{x} \pm 3S$包括样本的99.7%。在标准差法基础上计算标准差Z积分,可用于不同质人群间比较,用偏离该年龄组标准差的程度来反映生长情况,结果表示也较精确。

①标准差等级评价法　标准差等级评价法是指应用同年龄、同性别参考数据的平均值（$\bar{x}$）和标准差（S）,将平均值加减1个标准差、2个标准差,共分成5个等级范围;将调查对象的测量数值与相应性别年龄段的参考标准数据的等级范围相比较,属于哪一等级范围,即评价为那一个等级。评价标准见表4–4,附录十八。

表4–4　标准差等级评价法评价标准

等级	标准
上等	$> \bar{x} + 2S$
中上等	$(\bar{x} + 1S) - (\bar{x} + 2S)$
中等	$(\bar{x} + 1S) - (\bar{x} - 1S)$
中下等	$(\bar{x} - 1S) - (\bar{x} - 2S)$
下等	$< \bar{x} - 2S$

②标准差评分法（Z评分法）　WHO根据标准差法提出"标准差评分"（又称"Z评分"）来表示测量结果,便于统计与比较,是目前群体儿童营养评价的常用方法。

计算公式：Z评分 =（实测值−参考标准的中位数值）÷参考标准的标准差

Z评分法包括年龄别身高Z评分（HAZ）、年龄别体重Z评分（WAZ）、身高别体重Z评分（WHZ）,其评价标准详见表4–5。

表 4-5 Z 评分的营养评价标准

分值	评价
HAZ<-2	生长迟缓
WAZ>2	超重
WAZ<-2	低体重
WHZ>2	肥胖
WHZ<-2	消瘦

例 4-1 某 4 岁 5 个月的男孩，实际身高 103.0cm，实际体重 13.5kg。查表可知 4 岁 5 个月男孩身高的中位数为 106.0cm，标准差为 4.4cm；体重的中位数为 17.5kg，标准差为 2.2kg；身高 103.0cm 的男孩体重中位数为 16.5kg，标准差为 1.0kg。请用标准差评分法给予营养评价。

计算与评价步骤如下：

（1）HAZ 计算：HAZ=(103.0-106.0)÷4.4=-0.68。

评价：HAZ 不小于-2，不存在生长迟缓（正常身高）。

（2）WAZ 计算：WAZ=(13.5-17.5)÷2.2=-1.8。

评价：WAZ 不大于 2，不存在超重；WAZ 不小于-2，不存在低体重。

（3）WHZ 计算：WHZ=(13.5-16.5)÷1.0=-3.0。

评价：WHZ 小于-2，属于消瘦。

（4）综合评价 该男孩营养状况为消瘦。

（2）百分位数法 由于人体体格测量数据多呈偏态分布，用百分位数法评价往往更合理。百分位数法是将不同性别各年龄参考标准的原始数据从小到大分成 100 份，最小的数据为第 1 百分位，最大的数据为第 100 百分位，根据参考标准的原始数据，按照统计学方法计算出各个百分位点的数据。然后根据需要将其分成不同的组段，即参考标准的不同等级。评价时将所测量的数值与相应性别年龄段的参考标准百分位数相比较，在哪一组段即评价为哪一等级。此法优点是偏态和正态分布的数据均适用，数字表达直观，让人易于理解儿童生长发育所达到的实际水平。缺点是当调查的数据大于第 100 百分位或小于第 1 百分位时，就不能评价其离散程度。

百分位数法评价儿童生长发育的等级范围见表 4-6，附录十八。

表 4-6 百分位法评价人体生长发育

等级	标准
上等	>P_{97}
中上等	P_{75}～P_{97}
中等	P_{25}～P_{75}
中下等	P_3～P_{25}
下等	<P_3

应当注意的是，标准差法和百分位数法都是为筛查营养不良而设计的，属于"上等"的亚人群很可能是肥胖者而不一定是营养状况优良者；同一个个体在使用不同的评价指标进行评价时可能存在一些程度上的差异，所以在营养调查报告中一般需要指明评价的方法。

（3）中位数百分比评价法　中位数百分比评价法是指通过计算儿童身高或体重的实际测量值达到同年龄、同性别参考标准中位数的百分比来进行营养评价的方法。

中位数百分比评价法有三个评价指标，即年龄别体重（WT/A）的中位数百分比、年龄别身高（HT/A）的中位数百分比和身高别体重（WT/HT）的中位数百分比。其中 WT/A 中位数百分比和 HT/A 中位数百分比又称为戈麦斯（Gomez）分类评价法。这种方法的优点是简单易懂，缺点是不同指标中位数百分比的数值意义不同。

计算公式：中位数百分比=（实测值÷中位数值）×100%。

评价：评价标准见表4-7，表4-8，附录十七。

表4-7　Gomez 分类评价法评价标准

评价	年龄别体重（WT/A）的中位数百分比（%）	年龄别身高（HT/A）的中位数百分比（%）
营养正常	90~100	95~100
轻度营养不良	75~89	90~94
中度营养不良	74~60	85~89
重度营养不良	<60	<85

表4-8　身高别体重中位数百分比评价标准

营养状况	身高别体重（WT/HT）中位数百分比（%）
肥胖	≥120
适宜	90~119
轻度营养不良	80~89
中度营养不良	70~79
重度营养不良	≤69

例4-2　某4岁5个月的男孩，实际身高103.0cm，实际体重13.5kg。查表可知4岁5个月的男孩身高的中位数为 106.0cm，体重的中位数为 17.5kg，身高 103.0cm 的男孩体重中位数为16.5kg。请用中位数百分比评价法给予评价，并判断其营养不良属于急性还是慢性。

计算与评价步骤如下：

（1）HT/A 中位数（%）计算与评价：(103.0÷106.0)×100%=97%。在 95%~100%范围内，身高正常。

（2）WT/A 中位数（%）计算与评价：(13.5÷17.5)×100%=77%。在 75%~89%范围内，属轻度营养不良。

（3）WT/HT 中位数（%）计算与评价：(13.5÷16.5)×100%=82%。在 80%~89%范围内，属轻度营养不良。

（4）营养不良的急慢性判断：HT/A 中位数（%）指标正常，说明长期营养状况正常；WT/HT中位数（%）指标偏低，故属于急性（近期）营养不良。

2. 生长速度评价　对某一单项体格生长指标定期连续测量，所获得的该项指标在一定时间内的增长值，即为该儿童此项体格生长指标的生长速率；可判断一个儿童在一段时间内的生长趋势，结果以正常、下降（增长不足）、缓慢、加速等表示。纵向观察儿童生长速度可掌握个体儿童自身的生长轨迹，体现遗传、环境因素对生长的影响。体格测量数据值的表示可采用表格及生长曲线图。以生长曲线图观察儿童生长速度最简单、直观，能早期发现生长的偏离情况，便于与家长交流。定期体检是生长速度评价的关键。生长速度正常的儿童生长基本正常。建议常规测量的时间及频率：<6 月龄的婴儿最好每月一次，6～12 月龄每 2 个月一次，1～2 岁每 3 个月一次，3～6 岁每 6 个月一次，6 岁以上每年一次。高危儿童宜适当增加观察次数。

（1）生长发育曲线图介绍　生长发育曲线图是联合国儿童基金会为改善世界营养状况、预防营养不良、保护儿童生存倡导的四项适宜技术之一。曲线图是通过定期、连续对身高和体重进行测量，以观察、分析身高和体重的增长情况。常用生长发育图，将不同性别的各年龄组正常儿童横断面的体格生长（体重或身高）调查资料标记在身高、体重图上制成参考曲线（见图 4-4）。在评价某个儿童的体格生长时，要按照不同的遗传学潜力来定位，即某个儿童的体重曲线只要是持续地与图中参考标准曲线平行，他的体重生长速度就是正常的。在连续的生长观察中，如小儿体重下降、不增或增长不足，应分析原因，尽早发现生长迟缓，及时采取措施，促进生长发育。生长曲线图的种类可根据不同工作需要、工作条件及使用人群进行绘制和选择。儿童的常规监测指标为年龄别身高、年龄别体重，并建议积极采用 2～18 岁的 BMI 生长曲线进行营养不良和超重肥胖风险的监测。

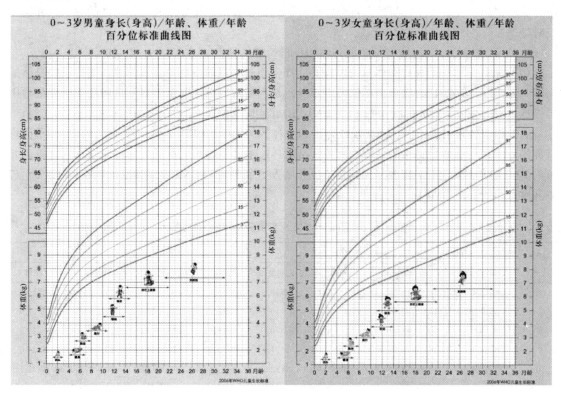

图 4-4　男、女童身高生长曲线图

（2）生长曲线图的描记方法　将儿童的出生年、月、日（公历）、出生情况、出生体重等填写在生长发育图相应部位。体重、身长（高）、头围生长曲线图的横坐标均为儿童年龄，纵坐标按生长曲线图种类分别为体重、身长（高）、头围值。描绘方法即以横坐标的实际年龄点作一与横坐标垂直的线，再以纵坐标的体重[或身长（高）、头围] 测量值为点作与纵坐标垂直的线，两线相交点即该年龄儿童体重[或身长（高）、头围]在生长曲线图的位置或水平，将连续多个体重 [或身长（高）、头围］测量值的描绘点连线即获得该儿童体重［或身长（高）、头围］生长轨道或趋势。生长曲线的标记点须用"·"表示。体重/身长的生长曲线方法相同，只是横坐标为身长值。按儿童实际年龄选择不同生长曲线图，将定期体检获得的个体体格生长指标测量值描绘在生长曲线图上进行评价。实际工作中常用中国九城市制定的男童女童生长曲线图，见附录二十三。

（3）正确理解生长曲线图及其意义

①生长监测　定期、连续测量比一次数据更重要，可以获得个体生长轨道，多数儿童体格发育各测量值水平相近，如某测量值明显偏离其他指标测量值，提示可能存在异常。

②生长的个体差异　受遗传及环境条件影响，体格生长存在个体差异，多数儿童体重和身长（高）测量值应稳定地沿着自己的"轨道"（channel）进行，在两条主百分位线（或2s）之间均属正常（P97、P75、P50、P25、P3，为主百分位线，两条临近主百分位线相当于1s）；故均值或P50不是个体儿童生长的目标。

③生长波动　系列测量过程中出现生长曲线偏离原稳定的生长轨道超过1条主百分位线者为生长波动，需要适当增加生长监测频率，并查明原因，必要时给予营养喂养指导。

④生长异常　当儿童生长水平或体型匀称度＜P3或＞P97，或系列测量过程中出现生长曲线偏离原稳定的生长轨道超过两条主百分位线者称为生长异常，需要及时寻找可能的原因，并给予及时处理。

3. 匀称度评价　匀称度包括体型匀称和身材匀称。见表4-3，4-9，4-10。

（1）体型匀称　①身高别体重（WT/H）：提供相对于目前身高的体重信息，间接反映身体的密度与充实度。WT/H的优点是不依赖于年龄，是判断两岁以内儿童营养不良和超重肥胖最常用的指标之一。②按年龄的体质指数（BMI/A）：BMI实际含义是单位面积中所含的体重数，表示一定身高的相应体重增长范围，间接反映体型和身材的匀称度。BMI是另一种利用身高、体重评价营养的方法，与身体脂肪存在高度的相关性，对≥2岁儿童超重肥胖的判断优于身高别体重。儿童的BMI随年龄而变化，需要采用根据不同年龄及性别制定的BMI参照标准来判断。中国6～17岁儿童营养状况的BMI标准，详见表4-9。

表4-9　中国6～17岁儿童营养状况的BMI标准

年龄（岁）	男生				女生			
	消瘦	正常	超重	肥胖	消瘦	正常	超重	肥胖
*6～	≤13.4	13.5～16.7	16.8~18.4	≥18.5	≤13.1	13.2～16.9	17.0～19.1	≥19.2
7～	≤13.9	14.0～17.3	17.4～19.1	≥19.2	≤13.4	13.5～17.1	17.2～18.8	≥18.9
8～	≤14.0	14.1～18.0	18.1～20.2	≥20.3	≤13.6	13.7～18.0	18.1～19.8	≥19.9
9～	≤14.1	14.2～18.8	18.9～21.3	≥21.4	≤13.8	13.9～18.9	19.0～20.9	≥21.0
10～	≤14.4	14.5～19.5	19.6～22.4	≥22.5	≤14.0	14.1～19.9	20.0～22.0	≥22.1
11～	≤14.9	15.0～20.2	20.3～23.5	≥23.6	≤14.3	14.4～21.0	21.1～23.2	≥23.3
12～	≤15.4	15.5～20.9	21.0～24.6	≥24.7	≤14.7	14.8～21.8	21.9～24.4	≥24.5
13～	≤15.9	16.0～21.8	21.9～25.6	≥25.7	≤15.3	15.4～22.5	22.6～25.5	≥25.6
14～	≤16.4	16.5～22.5	22.6～26.3	≥26.4	≤16.0	16.1～22.9	23.0～26.2	≥26.3
15～	≤16.9	17.0～23.0	23.1～26.8	≥26.9	≤16.6	16.7～23.3	23.4～26.8	≥26.9
16～	≤17.3	17.4～23.4	23.5～27.3	≥27.4	≤17.0	17.1～23.6	23.7～27.3	≥27.4
17～	≤17.7	17.8～23.7	23.8～27.7	≥27.8	≤17.2	17.3～23.7	23.8～27.6	≥27.7

*表中6岁儿童超重、肥胖判断标准出自世界卫生组织2008年发布的"学龄儿童少年生长参考标准"。

表 4-10　我国 6-17 岁儿童和青少年生长迟缓判别标准　　（身高，厘米）

年龄（岁）	男生	女生	年龄（岁）	男生	女生
6～	≤106.3	≤105.7	12～	≤133.1	≤133.6
7～	≤111.3	≤110.2	13～	≤136.9	≤138.8
8～	≤115.4	≤114.5	14～	≤141.9	≤142.9
9～	≤120.6	≤119.5	15～	≤149.6	≤145.4
10～	≤125.2	≤123.9	16～	≤155.1	≤146.8
11～	≤129.1	≤128.6	17～	≤156.8	≤147.3

（2）身材匀称　以坐高（顶臀长）/身高（长）的比值反映下肢发育状况，将实际测量计算结果与参考人群值的计算结果比较，小于等于参照值即为匀称，否则为不匀称。

（三）儿童体格发育评价结果的解释

儿童体格发育与年龄、性别、疾病和遗传等因素有关，儿童营养师正确解释评价结果不仅需要生长发育基础知识，还需要积累一定的工作经验；同时应区别个体儿童与集体儿童评价方法。人体测量是粗略的评价方法，不能代表机体功能的测定，结论应谨慎；应避免过分解释测量资料，不能简单、片面地将测量结果异常作为"营养状况"的同义语。儿童体格测量结果应结合其他临床表现、体格检查、实验室结果等来进行综合判断。

解释的关键：①定期、连续测量比一次数据更重要；②正常儿童各项指标的测量数值如体重、身长、头围应大致位于相近的百分位；③均值或 P50th 不是儿童生长的目标，多数儿童体重和身长（高）的发育应稳定地沿着自己的轨道进行，即多次的测量值应位于同一条百分位线附近，允许一定的波动；体重或身长百分位线低于均值或 P50th 的婴儿，在两岁之前可出现"回归"现象，即向均值或 P50th 方向迁移；④儿童生长曲线从原稳定的生长轨道偏离两个主百分位线，提示生长紊乱、生长异常；⑤评价纯人乳喂养婴儿的生长应考虑与配方乳喂养的婴儿不同，避免不必要的检查或用配方乳补充、过早引进固体食物等。

儿童体格测量结果的临床意义见表 4-11。

表 4-11　儿童体格测量结果的临床意义

测量指标	结果描述	过程描述	提示临床意义
身高/年龄＜P3rd，-2s	矮小或生长迟缓	身高低于相应年龄或生长迟缓状态	描述性（不一定是病理状态）；提示与年龄有关的营养问题或遗传、代谢、内分泌疾病
体重/身高（＜2y）＜P3rd，-2s 或体质指数（＞2y）＜P5th	消瘦	体重低于相应身高或消瘦状态	描述性；提示体重低（丢失或未增）
体重/身长（＜2y）或体质指数（＞2y）＞P97th，+2s	超重	体重高于相应身长；体重增加过快，或相对身高的体重增长过多	描述性；提示高危肥胖
体重/年龄＜P3rd，-2s	低体重	体重低于相应年龄；与相应年龄比，体重增长不足或体重丢失	描述性；提示生长迟缓和（或）消瘦
体重/年龄＞P97th，+2s	过重	体重高于相应年龄；或体重增长过多	需结合身高分析
头围/年龄＜P3rd，-2s	小头	头围增长缓慢	小头畸形；或遗传性
头围/年龄＞P97th，+2s	头大	头围增长过速	颅内疾病；或遗传性

第二节　儿童营养评估

儿童营养状态反映了营养素摄入与需求间的平衡，以及失平衡后所致后果。营养评估（nutritional assessment）是评价儿童营养状况以维持正常生长和健康的方法。

对于群体儿童和个体儿童，评价营养的方法、目的并不完全相同。群体儿童营养状况（<3 岁）的评价主要是通过体格生长水平调查进行横断面描述。调查结果与该地区或国家的经济、文化状况有关，可为政府制定决策时提供数据，但不涉及任何病因。而个体营养状况评价主要是了解是否存在营养不良，病因及程度等问题，以便采取相应的干预措施。

个体儿童营养评估具体措施包括人体测量、膳食调查、临床表现，必要时还应进行某些特定实验室检查；同时将获得的个体资料与已建立的参考值比较，以得出客观的推荐意见及作出营养治疗评价。

一、人体测量及评价指标

人体测量学是通过获得不同年龄阶段可比较的测量数据，运用统计学方法，对人体特征进行数量分析的研究方法，广泛应用于评价儿童生长及健康状态。通过与同性别、同年龄的参照值进行比较，帮助判断生长和发育过程中的可能由营养缺乏或过剩导致的异常情况。

对于体格生长的准确评价，需要恰当的生长参照值、精确的测量、准确的年龄计算以及对结果的合理解释。临床上对个体儿童的生长与营养评价，建议选择我国根据 2005 年九省市儿童体格发育调查数据制订的中国儿童生长标准。对于群体儿童的营养评价，尤其是 5 岁以下儿童，为了进行国际比较，也可采用 WHO 标准。

人体测量指标常用不同的统计学方法及标准进行描述和评价，包括百分位数法、标准差 Z 评分法、中位数百分比法等。对于生长评价，单次测量仅用于筛查具有营养风险的儿童，及决定是否需要进行更深入的评估；而连续生长监测更为重要，在比较不同时间获得的测量值时，需注意可能会因方法及设备的不同造成评价的偏异。儿童体格测量方法及儿童体格发育评价方法，详见本章第一节。

二、膳食调查和膳食评价

膳食摄入不足或过量是造成营养低下和营养过剩的常见原因，可导致体格生长受到影响，出现营养缺乏或过量的表现，以及生化指标的改变等。膳食调查是采集被调查对象在一定时间内，通过膳食所摄取的能量和各种营养素的数量和质量，以此来评定该调查对象正常营养需要能否得到满足及满足的程度。膳食调查通常采用的方法有称重法、24 小时回顾法等。

（一）膳食调查方法

1. 称重法　又称食物记录法，是运用各种测量工具对食物量进行称重或估计，从而了解该家庭或集体食堂当前食物消耗的情况，由调查对象或带养人在一定时间内完成。通常按季节、食物供给的不同每季度调查一次，调查时间以一周为宜，最短不少于 3 天。优点是准确细致，能获得可靠的食物摄入量；但此法只能得到全家或集体人均的摄入量，且实际操作较繁杂，不适合大规模调查。称重法多用于集体儿童膳食调查，也是个体膳食调查较理想的方法。

具体调查步骤包括：①记录每餐各种食物和调味品的名称。②逐日逐餐称取每餐所用食物的生重、烹调后的熟重、用餐结束时再称出剩余食物的重量；最后计算出各种食物的实际消耗重量（熟重）。实际消耗量（熟重）＝烹调后熟重－熟食剩余量。③换算生熟比值，计算公式为：生食物重量/熟食物重量＝生熟比；根据生熟比计算出每种食物熟食量相当于生食物的重量，即实际消耗食物生重=实际消耗食物熟重/生熟比。④精确统计每餐用餐人数。⑤将调查期间所消耗的食物按品种分类、综合，求得每人每天的食物消耗量；平均摄入量=每种食物实际消耗量（生重）/总人数；⑥查食物成分表就可计算出每人每天各种营养素的摄入量。

例 4 - 3 某男，11 岁，身高 98cm，体重 23kg，消瘦。在进行常规体格检查和生化检查的同时，拟用称重法对其进行膳食营养调查，请完成下列操作。

（1）设计生熟比值调查计算表和熟食转换成生食的重量转换调查计算表；

（2）简述称重法膳食调查的特点及优缺点。

解题步骤：

（1）膳食调查计算表的设计，见表 4 - 12，4 - 13。

表 4 - 12 生熟比值调查计算表

食物原料	烹调前重量（g）A	烹调后的熟食重量（g）B	生熟比值 C（C=A/B）

表 4 - 13 熟食转换成生食的重量转换调查计算表

食物名称	实际摄入的熟食量（g）D	食物原料	摄入的生食量（=C×D）

（2）称重法膳食调查的特点及优缺点

①特点 调查过程与膳食的加工、烹调和进餐过程同步进行。

②优点 比较准确细致，能获得可靠的个人食物摄入量，能准确计算和分析营养素摄入量及其变化状况，所以称重法是个体膳食调查的理想方法。

③缺点 耗费人力、物力较多，对调查人员的技术要求较高。

例 4 - 4 100g 大米加水 1000g 煮成大米粥 800g，请计算大米粥的生熟比值；某人吃了大米粥 300g，请计算其实际摄入大米多少克。

解题步骤：生熟比值 = 100g÷800g=0.125

某人实际摄入大米 = 0.125×300=37.3（g）

例 4 - 5 请计算 50g 鸡蛋的能量和蛋白质含量。

解题步骤：

某食物的某种营养成分含量=食品重量×食部（%）×营养成分含量（%）。查阅中国食物成分表可知，鸡蛋食部为 88%，100g 鸡蛋含热量 156kcal、蛋白质 12.8g。

50g 鸡蛋可提供的能量 = 50g×88%×156%（kcal/100g）=68.64（kcal）

50g 鸡蛋可提供的蛋白质 = 50g×88%×12.8%=5.6（g）

2. 24 小时回顾法 属于食物询问法，是目前最常用的一种回顾性膳食调查方法，是通过询问调查对象或家长，回顾儿童 24 小时、48 小时或数天内所有食物和液体的摄入情况，并对其摄入量进行计算和评价的一种方法。为使所收集的资料和数据尽量准确完整，通常需配备一些食物模具或图谱，指导被调查者或其监护人能够准确描述摄入量。食物回顾法具有省时、依从性高等优点；但其有效性有赖于儿童或带养者的记忆。当食物摄入不足时，回忆的摄取量比称重的摄取量倾向于偏高；当摄入量充足的时候，倾向偏低。食物回顾法适用于个体调查及特殊人群的调查，不适宜年幼儿童使用，因为他们每天的膳食内容差异非常大。

3. 记账法　是由调查对象或研究者称量记录一定时期内的食物消耗总量，研究者通过检查这些记录，并根据同一时期进餐人数，计算每人每天各种食物的平均摄入量。此方法可以调查较长时期的膳食，如 1 个月或更长时间。该方法适合于家庭调查或托幼机构、中小学校的膳食调查。若食物消耗量随季节变化较大，不同季节进行多次短期调查的结果则比较可靠。其优点在于操作较简便、适用于大样本调查；但调查结果只能计算全家或集体人均的摄入量，难以分析个体膳食摄入情况。

具体调查步骤包括：

（1）调查前准备　准备好调查统计表。

（2）记录食物消耗量　即调查前称量家庭结存或集体食堂库存的食物，然后详细记录每天购入的各种食物和每天各种食物的废弃量；在调查结束后称量剩余食物量。

（3）登记用餐人数，并根据主食的消耗量来折算就餐总人日数　总人日数 =（早餐就餐人数×早餐餐次比）+（中餐就餐人数×中餐餐次比）+（晚餐就餐人数×晚餐餐次比）。根据中国的膳食习惯，三餐食物消耗量比例分别为 1/5、2/5、2/5；或 30%、40%、30% 均可。

（4）计算平均每人每天食物消耗量　即调查期间消耗的食物总量/总人日数。

（5）查阅中国食物成分表　计算出每人每天各种营养素的摄入量。

4. 食物频率法　食物频率法是通过问卷形式，了解被调查者每天、每周、每月甚至每年食用各种食物的次数或数量，来评价膳食营养状况的一种方法，包括定性、定量和半定量三种调查方法。食物频率法能了解一定时间内食物的平时摄入量，常用于研究既往膳食习惯和某些慢性疾病的关系。主要优点是能够迅速得到平时食物摄入的种类和摄入量，反映长期营养素摄取模式；但由于需要对过去的食物进行回忆，故准确性差。

每种膳食调查方法都有不足和局限，并且很难真正对食入量及质量进行准确评价。因此，在某些情况下，应几种方法结合，以提供更全面和准确的膳食评价。

（二）膳食评价

通过详细的膳食调查，经查阅中国食物成分表或通过营养软件来进行膳食计算，计算能量和各种营养素的摄入量，再与相应性别、年龄组的每日膳食能量标准和 DRIs 进行比较，评价被调查者的膳食是否平衡以及需要解决的营养问题。膳食调查对于个体膳食评价来说是比较其日常摄入量和需要量；而对群体的评价主要是评估人群中摄入不足或摄入过多的流行情况。膳食调查结果的评价包括以下几个方面。

1. 膳食结构的评价　膳食结构评价只适用于具有人群代表性和时间代表性的大样本或大规模的膳食调查。例如全国膳食营养调查，由于调查样本是经过统计学处理的，具有代表性且数量足够，可进行膳食结构评价；又如国家统计局每年根据全国居民的食物消费量统计，可进行膳食结构的评价。个人短期的膳食调查资料一般不做膳食结构的评价。膳食结构的评价一般可以参考平衡膳食宝塔的模式来进行。值得注意的是，平衡膳食宝塔是中国居民的理想膳食模式，某种食物吃多一些或吃少一些，不一定对个人的身体健康产生影响。膳食结构的评价要特别注意膳食中是否包括五大类食物和各类食物之间的比例是否合适，要注意有没有做到食物多样化。

2. 能量和营养素摄入量的评价　应用"中国居民膳食营养素参考摄入量（DRIs）"对个体和群体的能量和营养素摄入量进行评价，可参考本书第三章膳食营养素参考摄入量。一般每天摄入总能量≥供给量的 90% 为正常，80%～89% 为不足，长期超过推荐量的 50% 可引起肥胖。每天摄入蛋白质及其他营养素≥RNI 的 80% 以上为正常，一般不发生营养缺乏；70%～79% 为不足，体内贮存下降，偶可发生营养缺乏；<70% 为低下，常发生营养缺乏。

3. 能量来源分布评价　能量来源分布评价一般包括食物来源和营养素来源分布评价。儿童营养师一般需要评价能量的三大营养素来源分布。不同年龄段的儿童三大产能营养素的供能比不同，婴儿蛋白质、碳水化合物和脂肪的供能比分别为 8%～15%、45%～55%、35%～45%；年长儿则为 12%～15%，55%～60%，25%～30%。必需脂肪酸供给不低于 1%～3% 的总脂肪量。

4. 蛋白质的来源分布评价　对膳食蛋白质的评价不但要考虑其数量，还要对其质量进行分析评价。一般认为，儿童蛋白质摄入量应达推荐的同龄儿供给量的 80% 以上，摄入的优质蛋白质（动物性蛋白及豆类蛋白）占总蛋白量的 1/2 以上。

5. 能量餐次分配评价　我国居民的饮食习惯大部分为一日三餐，一般认为 6 岁以上儿童及青少年三餐能量分配的适宜比例范围为早餐 20%～30%、午餐 35%～45%、晚餐 25%～35%；学龄前儿童每天膳食一般安排三餐两点，供能比分别为早餐为 20%、早点 10%、午餐 30%、午点 10%、晚餐 30%。

例 4-6：某 6 岁女孩，食欲差，消瘦。膳食调查资料如下：

（1）一日食谱如下表。

早餐		午餐		晚餐	
大米粥	100g	米饭	150g	米饭	150g
馒头	100g	瘦肉	30g	瘦肉	30g
		油菜（小）	50g	菜心（小）	50g
				全日烹调用油	40g

（2）根据上述食谱的膳食营养素计算如下表（单位为 g）。

食物种类	食物数量	能量	蛋白质	脂肪	碳水化合物
馒头	100	221	7.0	1.1	47
大米粥	100	46	1.1	0.3	9.9
米饭	300	348	7.8	0.9	77.7
油菜（小）	50	5.5	0.6	0.1	0.8
小白菜	50	7.5	0.7	0.15	1.35
瘦肉	60	85.5	12.2	3.7	0.9
烹调用油	40	360		40	
合计		1074	29.4	46.2	137.7

（3）上述食谱早、午、晚三餐的能量摄入量如下表。

餐次	能量（kcal）
早餐	267
午餐	402.5
晚餐	404.5
合计	1074

（4）学龄前儿童的日常食物参考摄入量　谷类：200～250g/d；动物性食物：鱼、禽、肉100～125g/d，蛋3～4个/周；牛奶：200～300ml/d；大豆类及其制品：相当于15～20g/d；蔬菜和水果：150～200g/d；烹调用油：约15g/d。

请评价该食谱，并提出改善建议。

①食物多样化评价（膳食结构评价）　该食谱中食物种类比较单一，午晚餐出现品种重复，建议增加午餐和晚餐的副食花色品种，尽量不重复，增加牛奶、豆制品和水果的供给。

②食物量评价　该女孩的实际食物摄入量低于同龄儿童的日常食物参考摄入量，建议在改善主副食花色品种和烹调方法的前提下，适当增加主食和副食量的供给。

③能量摄入量和能量来源的评价　查附录三～十五可知6岁女孩能量的RNI为1450kcal，该女孩的能量摄入1074kcal相当于RNI（1450kcal）的74%，能量摄入低。能量来源中蛋白质供能118kcal（29.4×4），占能量RNI的8.1%，蛋白质供能比太低；脂肪供能416kcal（46.2×9），占能量RNI的28.7%，脂肪供能比偏低；碳水化合物供能550kcal（137.7×4），占能量RNI的37.9%，供能比太低。建议增加主副食的品种和数量，保证能量和蛋白质供给满足女孩需要的前提下，适当调整能量的来源分布。

④餐次能量分配的评价　早餐能量摄入267kcal，占能量RNI的18.4%；午餐能量摄入402.5kcal，占能量RNI的27.8%；晚餐能量摄入404.5kcal，占能量RNI的27.9%。能量摄入的餐次分配三餐能量均偏低，均需要提高。建议增加三餐主副食的品种和数量，保证能量和蛋白质供给充足的前提下，再适当调整餐次的分配比例。

⑤蛋白质摄入量和蛋白质来源的评价　查附录十六可知6岁女孩蛋白质的RNI为55g/d，蛋白质摄入（29.4g）相当于RNI（55g/d）的53%；优质蛋白（肉类）摄入12.2g，占总蛋白质RNI的23%，未达到50%，故蛋白质摄入总量不足，优质蛋白质摄入量也不足。建议改善主副食花色品种、烹调方法，通过增加主食和副食量的供给，增加蛋白质的摄入量。

三、临床评价

严重的营养缺乏易于被发现，而轻度、慢性或亚急性营养缺乏的征象常无特异性，很容易被忽视。详细的病史询问及对提示某种营养素缺乏或过剩的症状和体征应尽量详细记录，并由人体测量、膳食调查及生化检测结果证实。因此，儿童营养师必须非常熟悉每种营养素的参考摄入量及由于缺乏或过剩所致的征象。WHO专家委员会建议特别要注意以下的体征，如头发、面色、眼、唇、舌、齿、龈、面（水肿）、皮肤、指甲、心血管系统、消化系统和神经系统等。

应注意的是，在体检中发现的许多体征，其病因并不唯一。例如，维生素C缺乏并非皮下出血的唯一原因，凡可影响毛细血管脆性的疾病均可造成这种表现；再如，水肿可能是蛋白质、维生素B$_1$缺乏，也可能是肾性、肝性等多种因素引起。同时，多种营养素缺乏往往同时存在，发现某一种营养素缺乏的表现时，应考虑是否伴有其他营养素缺乏的可能。

四、实验室评价

儿童营养评估很大程度上依赖于膳食调查、人体测量及临床表现，但在某些情况下，特定实验室生化检查可起到关键作用：①诊断亚临床营养素缺乏；②提供证实营养低下或过剩的证据；③为营养干预的监测提供基线值，尤其是在预防再喂养综合征时非常重要。由于营养缺乏症的各种症状和体征常无特异性，通常需要根据疾病和饮食史的线索，确定实验室检查项目。实际工作中应该高度关注能量、蛋白质、各种营养素和免疫指标的测定。

（一）能量摄入计算和评价

能量是维持儿童正常生长发育的重要因素之一，因此，在营养评价时应重点关注，尤其是对患有营养不良或肥胖症的儿童。能量的摄入可通过膳食调查结果进行计算，并与 DRIs 比较，以了解能量摄入是否满足儿童生长需要。对于生长发育呈现"追赶"现象的儿童，应适当增加能量供给量以满足生长发育需要。

（二）血清蛋白测定

血清蛋白测定是临床评价蛋白质营养状况的常用指标，其灵敏度受半衰期、代谢库大小的影响。目前常用的指标有白蛋白、前白蛋白和视黄醇结合蛋白，其中白蛋白是评价蛋白质营养状况的最常用生化指标，持续低白蛋白血症是判断营养不良的可靠指标之一。一般而言，连续多次的蛋白质测定要比单独一次检测更能反映实际情况，检测的间隔时间应根据蛋白质的半衰期而定。血清白蛋白半衰期较长，为 18～20 天，不易发现边缘性蛋白营养不良；前白蛋白和视黄醇结合蛋白的半衰期短，前白蛋白半衰期为 2～3 天、视黄醇结合蛋白半衰期 12 小时，故其测定对体内蛋白质储备评价的敏感性更高，在疾病稳定期或长期营养支持时则是较理想的动态观察指标。

（三）其他营养素指标

对于存在营养风险的儿童，在诊断原发病的同时还应对相关的维生素和矿物质的营养状态进行评价。目前临床上已常规开展其他营养素指标，包括血清总胆固醇、血清总三酰甘油、游离脂肪酸和磷脂；锌、铜、铁、硒等微量元素；维生素 B_{12}、叶酸、维生素 D_3、维生素 A、维生素 E 和 β-胡萝卜素等的测定。

（四）简易免疫功能检测

营养与免疫间的关系已经得到广泛证实。当长期蛋白质-能量营养不良时，可表现为血清免疫球蛋白（如 IgA、IgG、IgM）和外周血总淋巴细胞计数下降，迟发性皮肤过敏试验反应低下等免疫功能检查指标异常。

综上所述，儿童营养评估需要结合膳食调查和计算、体格测量、临床表现及生化检查结果来进行综合判断。因每一单项评价反映的可能是营养状态的不同方面，故均不能获得令人满意的敏感性和特异性。

五、营养评估举例

例 4-7　王同学，女，16 岁，妈妈带来做营养咨询，诉说近一段时间眼睛干涩，在暗处不能及时看清周围的东西。请问王同学可能患了哪种营养缺乏病？作为儿童营养师你对她进行营养评估的主要步骤有哪些？并请分析该营养缺乏病的发生原因。

解题步骤：

1. 王小姐可能患维生素 A 缺乏病。

2. 儿童营养评估的主要步骤

（1）通过询问了解王同学的个人相关信息：①个人一般情况；②膳食史：最近饮食是否规律？

食欲如何？既往常摄取的食物种类等，尤其是肝、蛋、奶及黄绿色蔬菜、水果的摄入情况；③个人健康状况基本资料：有无胃肠道慢性疾病？是否有手术史、肝病史、减肥史等？④相关症状：是否有视疲劳？暗室视物时间有无延长等。

（2）进行相关营养缺乏体征的检查：①眼部体征：毕托氏斑、角膜软化或溃疡等；②皮肤体征：皮肤干燥、毛囊角化过度。③全身体征：发育不良、毛发干燥、脱落等。

（3）进行实验性检查：血清维生素 A 浓度测定、暗适应时间检查、生理盲点检查等。

（4）将以上膳食调查、健康调查、相关症状体征及实验室检查结果进行综合分析，可以作出王同学有维生素 A 缺乏病的判断。

3. 对维生素 A 缺乏病发生原因进行分析

（1）结合膳食史分析：是否由于膳食维生素 A 摄入不足所引起。

（2）结合既往病史分析：是否由于维生素 A 吸收减少所引起，如有慢性胃肠道疾病、肝病史等。

（3）结合日常生活习惯和工作环境分析：是否由于维生素 A 的需要量增加所引起，如长期在暗处工作、经常看电脑视屏和手机视屏等。

第三节　儿童体格发育评价及儿童营养评估练习题

一、理论练习题

（一）单项选择题

1. 年龄别身高，可反映儿童（　　）营养状况。

（A）较长期　　　　　　（B）当前　　　　　　（C）较长期和当前　　（D）无法判断

答案：A

2. 对儿童人体测量数据进行评价时，按待评对象数值与参考数值距离几个标准差来进行评价，此种评价方法称（　　）。

（A）Gomez 分类法　　（B）百分位数评价　　（C）离差法　　　　　　（D）方差法

答案：C

3. 进行食谱营养评价时，应参照（　　）来核算该食谱提供的能量和各种营养素的含量。

（A）DRIs　　　　　　　　　　　　　　（B）中国食物成分表

（C）RDAs　　　　　　　　　　　　　　（D）中国居民膳食指南

答案：B

4. 以下关于学龄前儿童体格发育特点，错误的是（　　）

（A）体格生长速度较婴儿期减缓　　　　　（B）每年体重增加 5kg

（C）身高增长 5～7cm　　　　　　　　　（D）体重的增长落后于身高的增长

答案：B

5. 用百分位数法进行生长发育评价时发育水平上等所指范围是（　　）

（A）P25　　　　　　　（B）P75　　　　　　（C）P90　　　　　　（D）P97

答案：D

6. 以下关于生长水平描述，错误的是（　　）

（A）个体儿童在同年龄同性别人群中所处的位置，为该儿童生长的现况水平

（B）属横断面评价

（C）通常用曲线图和百分位数法表示

（D）只能用于单项指标评价，不能反映生长发育的动态趋势，也不能对体型进行评价

答案：C

7. 以下有关儿童体格测量评价方法，描述错误的是（　　　）

（A）年龄别体重主要反映目前或近期的营养状况

（B）年龄别身高主要反映过去、长期、慢性的营养状况

（C）身高别体重是反映近期急性营养状况的敏感指标

（D）年龄别身高低于一定的界值点称为消瘦

答案：D

8. 学前儿童体重测量时，体重计应为落地式的＿＿＿kg杠杆秤，灵敏度最多不超过＿＿＿g，测量结果取小数点后＿＿＿位。（　　　）

（A）50　25　1　　　（B）50　100　1　　　（C）50　50　2　　　（D）60　50　2

答案：B

9. 采取立式测量仪测量身高时，应做到三贴（　　　）

（A）枕骨粗隆，臀部，双足跟　　　　　（B）两肩胛间，臀部，双足跟

（C）两肩胛间，臀部，小腿后部　　　　（D）两肩胛间，腰部，双足跟

答案：B

10. 儿童的年龄别身高低于同年龄、同性别参照人群值的2s，属于（　　　）

（A）体重低下　　　（B）生长迟缓　　　（C）消瘦　　　（D）营养性水肿

答案：B

11. 一个发育正常的3岁女童，她的生长发育指标最有可能是（　　　）

（A）10kg　86cm　　（B）12kg　87cm　　（C）13kg　90cm　　（D）14kg　95cm

答案：D

12. 女童，3岁8个月，体重13.5kg。根据五分类法，属于（　　　）

年龄	−3s	−2s	−1s	M	1s	2s	3s
3岁8个月	10.5	11.8	13.4	15.3	17.6	20.4	23.7

（A）上　　　　　（B）中上　　　　　（C）中　　　　　（D）中下

答案：C

13. 判断小儿体格发育的主要指标有（　　　）

（A）体重、身高　　　　　　　　　（B）语言发育程度

（C）智力发育水平　　　　　　　　（D）对外界的反应能力

答案：A

14. 关于测量身长，错误的是（　　　）

（A）脱袜、脱鞋　　　　　　　　　（B）脱帽

（C）适于5岁以下儿童　　　　　　（D）测量者位于儿童右侧

答案：C

15. 为儿童测量体重时，以下做法不正确的是（　　　）

（A）小婴儿取卧位测量　　　　　　（B）允许儿童测量前进食

（C）测量前让儿童排尽大、小便　　　　　　（D）穿短裤背心测量

答案：B

（16～18 题共用备选答案）

（A）生长水平　　　　　　（B）生长速度　　　　　　（C）匀称度

16. 将儿童某一年龄时点所获得的某一项体格生长指标测量值（横断面测量），与参考人群值比较，得到该儿童在同质人群中所处的位置，即（　　　）

答案：A

17. 对某一单项体格生长指标定期连续测量（纵向观察），即将两次连续测量值的差与参数中相同年龄的数值差比较，得到该儿童该项体格生长指标的　　　（　　　）

答案：B

18. 常选用身高别体重表示一定身高的相应体重增长范围，间接反映身体的密度与充实度（　　　）

答案：C

（19～21 题共用备选答案）

（A）生长迟缓　　　　　　（B）低体重　　　　　　（C）消瘦

19. 对照 WHO 标准，体重低于同年龄标准人群体重中位数减 2 个标准差，属于（　　　）。

答案：B

20. 对照 WHO 标准，身高（长）别体重低于同年龄标准人群身高（长）别体重中位数减 2 个标准差，属于（　　　）。

答案：C

21. 对照 WHO 标准，年龄别身高（长）低于同年龄标准人群身高（长）中位数减 2 个标准差，属于（　　　）。

答案：A

22. 以下不属于学龄前期生长发育特点的是（　　　）

（A）体重平均每年增加 2kg　　　　　　　（B）身高平均每年增长 5～7cm

（C）身高平均每年增长＞7cm　　　　　　（D）体格发育进一步减慢

答案：C

23. 有关营养调查，下列哪些说法是正确的（　　　）

（A）营养评估包括膳食调查、体格检查、临床症状检查及生化检验等方面

（B）常见的膳食调查有询问法、记账法和称重法等三种方法

（C）询问法又称为 24 小时回顾法

（D）以上都对

答案：D

（24～25 题共用备选答案）

（A）人体测量资料分析　　　　　　（B）营养调查

（C）营养监测　　　　　　　　　　（D）膳食调查

24. 称量法、查账法、24 小时回顾法和化学分析法都属于（　　　）

答案：D

25. 体重和身高、胸围、上臂围、坐高等指标均属于（　　　）

答案：A

26. 人体营养状况评价不包括（　　　）

（A）膳食调查　　　　（B）临床生化检测　　　（C）膳食指导　　　　（D）实验室检查

答案：C

27. 对照 WHO 标准，身高（长）别体重大于或等于同年龄标准人群身高（长）别体重中位数加 2 个标准差，属于（　　　）。

（A）超重　　　　　　（B）肥胖　　　　　　（C）生长迟缓　　　　（D）消瘦

答案：B

28. 儿童体格生长特点描述错误的是（　　　）

（A）具有阶段性的连续过程　　　　　　（B）各系统器官的生长发育是平衡的

（C）头尾规律　　　　　　　　　　　　（D）个体差异

答案：B

（二）判断题（正确的填"A"，错误的填"B"）

1. 学龄前儿童体重的增长落后于身高的增长。（A）

2. 对照 WHO 标准，身高（长）别体重低于同年龄标准人群身高（长）别体重中位数减 1 个标准差评定为消瘦。（B）

3. 儿童体格生长评价包括发育水平、生长速度及匀称度三个方面。（A）

4. 幼儿身长代表头部、脊柱和下肢长度的总和，是反映长期营养状况和骨骼发育的重要指标。（A）

二、技能练习题

（一）某位家长带两岁小孩来咨询，小儿常有多汗、易惊、囟门大、出牙迟及枕秃等症状。前胸部两侧肋骨与软骨交界处外凸成"肋骨串珠"；肋下缘外翻；胸部前凸成"鸡胸"；腹肌软弱无力，腹胀。

（1）请判断该小儿可能是何种营养缺乏病？写出判断依据。

（2）指出可能缺乏的营养素。

（3）提出相关的检查建议。

解题步骤：

（1）判断：该小儿可能是佝偻病。判断依据：该小孩的症状和体征符合佝偻病的症状和体征。

（2）可能缺乏的营养素：维生素 D 缺乏、钙缺乏或两者同时缺乏。

（3）相关的检查建议

1）缺钙的血清学检查：①血清总钙，可以降低，也可以正常，降低有助于钙缺乏病的诊断；②血清磷：佝偻病可降低；③碱性磷酸酶 3（AKP3）：可以升高，升高提示骨质中的钙溶解入血，支持钙缺乏病的诊断。

2）缺维生素 D 的血清学指标：$25-(OH)$ 维生素 D_3 水平检测，降低支持佝偻病的诊断。

3）骨密度测定：敏感、准确，骨密度可比同龄健康儿童减低。

4）骨骼 X 线检查：可见青枝骨折 X 线征象。

5）血清钙磷乘积：正常值为 30～40mg/dl，如 >40 则钙磷以骨盐形式沉积于骨组织，如 <35 则妨害骨的钙化，甚至可使骨盐溶解，影响成骨作用。

（二）已知 4 岁男孩体重中位数值为 16.7kg，标准差为 2.1kg；身高中位数值为 1.03m，标准差为 0.042m。0.98m 身高男孩的体重中位数为 14.9kg，标准差为 1.1kg。实测某 4 岁男孩身高 0.98m，体重 12kg，请用标准差评分法（Z 评分法）的各项指标进行计算和评价，并作出综合评价。附答题相关知识：Z评分包括年龄别身高Z评分（HAZ），年龄别体重Z评分（WAZ），身高别体重Z评分（WHZ）。

Z评分计算公式＝（实测值－参考标准的中位数值）÷参考标准的标准差。

解题步骤：

1. Z评分的营养评价标准

分值	营养评价
HAZ＜－2	生长发育迟缓
WAZ＜－2	低体重
WAZ＞2	超重
WHZ＞2	肥胖
WHZ＜－2	消瘦

2. 年龄别身高Z评分（HAZ）＝（98－103）÷4.2＝－1.2

评价：HAZ＝－1.2，＞－2，身高正常，或不存在发育迟缓。

3. 年龄别体重Z评分（WAZ）＝（12－16.7）÷2.1＝－2.2

评价：WAZ＝－2.2，＜－2，属于低体重。

4. 身高别体重Z评分（WHZ）＝（12－14.9）÷1.1＝－2.6

评价：WHZ＝－2.6，＜－2，属于消瘦。

5. 综合评价：WAZ提示低体重，WHZ提示消瘦，HAZ提示身高正常，提示该男孩属于急性（近期）营养不良。

（三）营养调查小组对某小学一年级住校300名学生（6～7岁，中度身体活动水平），在学校食堂就餐情况进行3天的膳食调查，调查结果按照按身体活动水平可分为4类人群：1组：男性6岁组（EER＝1600kcal/d）；2组：男性7岁组（EER＝1700kcal/d）；3组：女性6岁组（EER＝1450kcal/d）；4组：女性7岁组（EER＝1550kcal/d），膳食调查就餐人数统计如下：

人员分类	男性6岁组			男性7岁组			女性6岁组			女性7岁组		
调查日期（时间）	第1天	第2天	第3天	第1天	第2天	第3天	第1天	第2天	第3天	第1天	第2天	第3天
早餐人次	30	29	15	25	35	29	25	17	19	35	19	18
午餐人次	40	49	45	35	29	31	47	46	28	40	35	39
晚餐人次	38	30	39	29	47	39	35	29	31	25	17	20

膳食调查结果该学校学生的早、午、晚三餐能量分布为25%、40%、35%。调查期间每天植物油的总消耗量为12kg，能量平均每日摄入量为1575kcal，蛋白质摄入总量为18300g。

请完成下列计算：

1. 各类人员就餐人日数和总就餐人日数。

2. 调查对象平均每人日植物油和蛋白质的摄入量。

解题步骤：

1. 计算各类人员就餐人日数和总就餐人日数

1 组人日数 $=(30+29+15)\times25\%+(40+49+45)\times40\%+(38+30+39)\times35\%=109.55$ 人日

2 组人日数 $=(25+35+29)\times25\%+(35+29+31)\times40\%+(45+47+39)\times35\%=106.1$ 人日

3 组人日数 $=(25+17+19)\times25\%+(47+46+38)\times40\%+(35+29+31)\times35\%=100.9$ 人日

4 组人日数 $=(35+19+18)\times25\%+(40+35+39)\times40\%+(25+17+20)\times35\%=85.3$ 人日

总就餐人日数 $=109.55+106.1+100.9+85.3=401.85$ 人日

2. 计算调查对象平均每人日的摄入量

平均每天植物油的摄入量 $=12000\text{g}\div401.85=29.86\text{g/人日}$

平均每天植物油的摄入量 $=18300\text{g}\div401.85=45.54\text{g/人日}$

参考文献

[1] 吴为群. 营养防病圣典 [M]. 北京：中国医药科技出版社，2015 年.

[2] 石淑华，戴耀华. 儿童保健学 [M]. 北京：人民卫生出版社，2017.

[3] 毛萌，李廷玉. 儿童保健学 [M]. 北京：人民卫生出版社，2018.

[4] 葛可佑. 中国营养师培训教材 [M]. 北京：人民卫生出版社，2017.

[5] WHO. WHO handbook for guideline development [M]. Second Edition. Geneva；WHO，2014.

（吴为群）

第五章

婴儿营养及喂养指导

第一节　婴儿的生长特点及生理特点

一、婴儿期体格生长特点

生长发育在整个儿童期是一个连续不断进行的过程，不同年龄生长速度不同。体重和身长在生后第 1 年尤其是前 3 个月增加最快，第 1 年为生后的第一个生长高峰。

1. 新生儿体格生长　自胎儿娩出脐带结扎时开始至 28 天之前称为新生儿期。小儿从宫内到宫外，所处的内外环境发生巨大的变化，但其适应能力尚不完善，发病率高，死亡率也高，具有明显的特殊性，因此单独列为婴儿期中的一个特殊时期。

（1）体重　体重是各器官、系统和体液重量的总和。新生儿出生体重与胎龄、性别及宫内营养状况有关。足月、健康的男孩出生体重平均为 3.3kg，女孩为 3.2kg。出生后一周内因奶量摄入不足，水分丢失、胎粪排出，可出现暂时性的体重下降，又称生理性体重下降。

生理性体重下降表现为生后第 3～4 日体重达最低点（下降范围 3%～9%，不超过 10%），以后逐渐回升，至出生后第 7～10 日恢复到出生时体重。如果体重下降超过 10%或者到第 10 天还没有恢复到出生时体重，则要排除病理情况。

正常足月儿在新生儿期体重增加可达 1～1.7kg，但有两个前提：首先是生后科学、合理喂养；其次是没有疾病发生。

（2）身长　身长是指头部、脊柱与下肢长度的总和。3 岁以下仰卧位测量，称为身长。3 岁以上儿童立位时测量称为身高。出生身长也受胎龄、性别和宫内营养状况影响。足月健康的男孩出生平均身长为 49.9cm，女孩为 49.1cm。年龄越小，身长生长速度越快，新生儿期身长增加平均4.5cm。

（3）头围　经眉弓上缘、枕骨粗隆结节，左右对称环绕头一周的长度为头围。头围的增长与脑和颅骨的生长发育有关。出生时头围相对比较大，足月儿出生时头围平均 33～34cm。

（4）胸围　平乳头下缘经肩胛下缘平绕胸一周为胸围。胸围代表肺与胸廓的生长发育。足月新生儿出生时胸围平均为 32cm，略小于头围 1～2cm。

2. 新生儿期特殊生理状态

- 生理性体重下降：不超过出生体重 10%，10 天左右恢复。
- 生理性黄疸：生后 3～7 天出现，1 周左右消退。
- 上皮珠和"马牙"：口腔上颚中线和齿龈切缘，有黄白色米粒大小的小颗粒，上皮细胞堆积或黏液腺分泌物积留形成，数周至数月后可自然消退。
- 乳腺肿大和假月经：生后 4～7 天可出现乳腺肿大，2～3 周消退；部分女婴生后 5～7 天阴道可见少量血性分泌物或大量非脓性分泌物，可持续 1 周，是由于母体的雌激素中断所致。

3. 6 个月内婴儿体格生长　年龄越小，体格生长速度越快。前 6 个月，特别是前 3 个月仍然维持最快的生长速度。

（1）体重 生后 3～4 个月体重约等于出生体重的 2 倍，是婴儿生后体重增长最快的时期，即第 1 个生长高峰。1～6 个月体重 = ［出生时体重（g）+ 月龄×700］g。

（2）身长 生后一般每月增长 3～3.5cm，前 3 个月身长增加约 11～13cm。

（3）头围 头围前半年增加 8～10cm，出生 6 个月头围为 43cm。

4. 6 个月～1 岁婴儿体格生长

（1）体重 第 1 年内婴儿前 3 个月体重的增加值约等于后 9 个月体重的增加值，即 12 月龄时婴儿体重约为出生时体重的 3 倍（10kg）。7～12 个月婴儿体重 = ［6000＋月龄×250］g。

（2）身长 生后第 1 年身长增加最快，约为 25cm，前 3 个月身长增长值约等于后 9 个月的增长值，1 岁时身长约 75cm。

婴儿身长的增加受遗传、内分泌、宫内生长水平的影响较明显，短期的疾病与营养波动不易影响身长的生长。

（3）头围 与体重和身长的增长相似，第 1 年前 3 个月头围的增长约等于后 9 个月头围的增长值（6cm），即 1 岁时头围约为 46cm。

（4）胸围 1 岁左右胸围约等于头围，1 岁左右头围与胸围的增长在生长曲线上形成头围、胸围的交叉，此交叉时间与儿童营养、胸廓的生长发育有关，生长较差者头胸围交叉时间延后。

（5）牙齿 牙齿的发育可以反映骨骼的发育情况，正常出牙时间为 4～10 个月龄，1 岁时婴儿出 6～8 颗乳牙；2 岁半时 20 颗乳牙全部出齐。

二、早产儿体格生长特点

1. 早产儿定义 指出生胎龄<37 周分娩的婴儿，亦称未成熟儿。我国早产儿发生率逐年上升，约为 8%。早产儿由于提前分娩，各脏器发育不成熟，出生后并发症多、死亡率高，大多需要在新生儿重症监护室（NICU）治疗或抢救。

2. 宫外生长发育迟缓 宫外生长发育迟缓（extra-uterine growth restriction，EUGR）是指早产儿出院时/出院后体格生长指标（体重、身高、头围）仍低于同胎龄平均体格生长指标的第十百分位（P10）定义为 EUGR。EUGR 不仅关系到早产儿近期体格发育和并发症，还会影响到远期的身心健康，关注早产儿的营养和健康，提高早产儿的生活质量是 NICU 医生新的任务。

EUGR 的危险因素：出生胎龄、出生体重、出生后体重下降时间、生后营养支持、住院期间体重增长速度、生后并发症等都是 EUGR 的危险因素。

EUGR 的长期影响：早期营养不良、生长发育迟滞可能影响后期生命质量，如导致成年后的矮小，体重偏轻，免疫力下降，智商/情商下降，注意力缺陷，代谢综合征如肥胖、心血管疾病、糖尿病等患病风险增加。

3. 纠正年龄或校正年龄 早产儿在纠正至足月（40 周）前，可以使用纠正胎龄多少周，其后则使用纠正年龄多少个月或多少岁。

纠正年龄的计算方法：出生后月龄 –（40 – 出生时孕周）/4，实际上纠正月龄最简单方法就是从预产期开始计算得出的年龄（周、月、岁）。

评价早产儿的生长发育、营养需求，喂养以及神经行为应使用纠正年龄至 2 岁，某些超低出生体重儿或严重疾病的早产儿建议评估至纠正年龄 3 岁。

4. 追赶生长 生理情况下婴儿在既定轨道上生长，受遗传、营养和环境等多因素调控。在生长发育过程中，如果受到某些病理因素如营养不良或疾病等影响，会导致生长迟缓，偏离正常轨迹。一旦去除阻碍因素，则生长加快，并迅速接近或回到原来的生长轨道上，这种生长加速的过程称为追赶生长（catch-up growth）。

影响早产儿追赶生长的因素包括胎龄、出生体重、疾病程度、住院期间的营养和出院前的生长状况等。一般认为充分发挥早产儿个体的生长潜力，各项体格发育指标都可匀称增长，包括体重、身长和头围。

理想的追赶生长是指早产儿体格指标达到校正月（年）龄的 P25～P50 百分位以上。追赶生长的最佳时期是生后第 1 年，尤其是前 6 个月。追赶生长出现时间、维持长短、是否完全等与社会经济因素有关，如发达国家或地区早产儿出院后追赶生长出现比较早。

判断是否追赶生长，必须准确、细致、定期监测生长速率及评估生长指标。常用的评估工具如下：

（1）WHO 的生长曲线 生长曲线呈现上升趋势，并能维持在新的百分位曲线或继续上升，直至同月龄标准的第 25～50 百分位以上。

（2）纵向生长速率 2 岁以内可参照不同性别足月儿的纵向生长速率，如果生长速率超过同月龄的足月儿，认为存在追赶生长。

第 1 年是早产儿脑发育的关键期，追赶生长直接关系到早产儿神经系统发育。如出院后喂养得当、有充足均衡的营养摄入、无严重疾病因素影响，大多数适宜胎龄的早产儿能在 1～2 年内追赶上同年龄的婴幼儿。

三、婴儿消化道生理及功能特点

1. 婴儿解剖生理特点

（1）口腔 口腔是消化道的起端，具有吸吮、吞咽、咀嚼、消化、味觉、感觉和语言等功能。足月新生儿出生时已具有较好的吸吮动作与吞咽功能。婴幼儿口腔黏膜薄嫩，血管丰富，唾液腺发育不足，口腔黏膜易受损伤和发生局部感染。3～4 个月时唾液分泌开始增加。婴儿口腔较浅，尚不能及时吞咽所分泌的全部唾液，因而表现为流涎现象（生理性流涎）。

（2）食管 食管长度在新生儿为 8～10cm，1 岁时为 12cm。婴儿的食管呈漏斗状，黏膜薄嫩，腺体缺乏，弹力组织及肌层尚不发达，食管下段括约肌发育不成熟，控制能力差，常发生胃食管反流。如吸奶时吞咽过多空气，易发生溢乳。

（3）胃 胃容量在新生儿为 30～60ml，1～3 个月时为 90～150ml，1 岁时为 250～300ml。哺乳开始后幽门即开放，胃内容物陆续进入十二指肠，故实际胃容量不受上述容量限制。婴儿胃略呈水平位，盐酸和各种酶的分泌均较成人少，且酶活性低下，消化功能差。胃平滑肌发育尚未完善，在充满液体食物后易出现胃扩张。由于贲门和胃底部肌张力低，而幽门括约肌发育较好，故易发生幽门痉挛而出现呕吐。胃排空时间随食物种类不同而异，水的排空时间为 1.5～2 小时，母乳 2～3 小时，牛乳 3～4 小时。早产儿胃排空更慢，易发生胃潴留。

（4）肠 婴儿肠管相对比成人长，一般为身长的 5～7 倍（成人仅为 4 倍）或为坐高的 10 倍。小肠的主要功能包括运动（蠕动、摆动、分节运动）、消化、吸收及免疫。大肠的主要功能是贮存食物残渣，吸收水分以及形成粪便。婴幼儿肠黏膜肌层发育差，肠系膜柔软而长，结肠无明显结肠脂肪垂，升结肠与后壁固定差，易发生肠扭转和肠套叠。肠壁薄，故通透性高，屏障功能差，肠内毒素、消化不全产物等过敏原可经肠黏膜进入体内，加之口服耐受机制尚不完善，容易自身感染和变态反应性疾病。由于婴儿大脑皮质功能发育不完善，进食时常引起胃–结肠反射，产生便意，所以大便次数多于成人。

（5）肝 年龄越小，肝脏相对越大。婴儿肝结缔组织发育较差，肝细胞再生能力强，不易发生肝硬化，但易受各种不利因素的影响，如缺氧、感染、药物等均可使肝细胞发生肿胀、脂肪浸润、变性、坏死、纤维增生而肿大，影响其正常功能。婴儿时期胆汁分泌较少，故对脂肪的消化、吸收功能较差。

（6）胰腺 出生后 3～4 个月时胰腺发育较快，胰液分泌量也随之增多，出生后 1 年胰腺外分泌部分生长迅速，为出生时的 3 倍。胰液分泌量随年龄生长而增加。酶类出现的顺序为：胰蛋白酶，而后是糜蛋白酶、羧基肽酶、脂肪酶，最后是淀粉酶。新生儿胰液所含脂肪酶活性不高，直到 2～3 岁时才接近成人水平。婴幼儿时期胰液及其消化酶的分泌易受炎热天气和各种疾病的影响而被抑制，发生消化不良。

2. 婴儿吸收功能特点

（1）蛋白质 胃蛋白酶出生时活性低，3 个月后活性增加，18 个月时达成人水平。胰蛋白酶于生后 1 周活性增加，1 个月时达成人水平。生后几个月内，小肠上皮细胞渗透性高，有利于母乳中的免疫球蛋白吸收，但也会增加异体蛋白（如牛奶蛋白、鸡蛋蛋白）、毒素、微生物以及未完全分解代谢产物的吸收机会，产生过敏或肠道感染。因此，对婴儿特别是新生儿，食物的蛋白质应有一定限制。

（2）脂肪 新生儿胃脂肪酶发育较好。而胰脂肪酶几乎无法测定，2～3 岁后达成人水平。母乳的脂肪酶可补偿胰脂肪酶的不足。故婴儿吸收脂肪的能力随年龄增加而提高，足月儿脂肪吸收率较早产儿高，6 个月婴儿脂肪的吸收率达 95% 以上。

（3）碳水化合物 肠双糖酶发育好，有利于乳糖消化；胰淀粉酶发育较差，3 个月后活性逐渐增高，2 岁达成人水平，故婴儿生后几个月消化淀粉能力较差，不宜过早添加淀粉类食物。

3. 肠道细菌 在母体内胎儿肠道是无菌的，生后数小时细菌即侵入肠道，主要分布在结肠和直肠。肠道菌群（微生物）大致可分为三大类：有益菌、有害菌和中性菌。有益菌参与人体的免疫调节、促进肠道黏膜发育以及肠道营养代谢作用等，并且对入侵至肠道内的致病菌有一定的拮抗作用。婴幼儿肠道菌群脆弱，易受许多内外界因素影响而致菌群失调，导致消化功能紊乱。同时，肠道菌群受食物成分影响，单纯母乳喂养儿以双歧杆菌占绝对优势，人工喂养和混合喂养儿肠内的大肠埃希菌、嗜酸杆菌、双歧杆菌及肠球菌所占比例几乎相等。

4. 健康婴儿粪便

（1）人乳喂养儿粪便 多为黄色或金黄色，均匀膏状，或带少许黄色粪便颗粒，或较稀薄的绿色，不臭，呈酸性反应（pH 为 4.7～5.1）。平均每日排便 2～4 次，一般在添加泥糊状食物后次数减少。

（2）人工喂养儿粪便 多为淡黄色或灰黄色，较干稠，呈中性或碱性反应（pH 为 6～8）。因牛乳及其配方奶粉含酪蛋白较多，粪便有明显的蛋白质分解产物的臭味，有时可混有白色酪蛋白凝块。大便每日 1～2 次，易发生便秘。

（3）混合喂养儿粪便 与人工喂养者粪便相似，但较软、黄，添加淀粉类食物可使大便增多，稠度稍减，稍呈暗褐色，臭味加重。添加各类蔬菜、水果等大便外观与成人粪便相似。大便每日 1 次左右。

第二节 母乳喂养

一、母乳喂养的好处

母乳喂养的好处包括健康、营养、免疫、生长发育、心理、社会以及环境等多方面。从营养学、经济学和情感需求等方面来讲，母乳均有得天独厚的优势。实际上，母乳喂养的好处至少涉及三个层面。

1. 对子代的好处　母乳是婴儿最好的、最天然的食品。母乳喂养能促进婴儿神经与认知能力的发育，这种能力的提高可以延续至青少年甚至成年。一项来自巴西的大型前瞻性队列研究结果认为，母乳喂养的时间与母乳喂养的总量与成年后的智商、情商、免疫能力以及社会收入等均成正比。

（1）减少感染性疾病的发生　研究证实母乳喂养可以减少感染性疾病的发生，或降低各种感染性疾病的严重程度，包括细菌性脑膜炎、腹泻、呼吸道感染、坏死性小肠结肠炎、中耳炎、泌尿道感染，以及早产儿的晚发性败血症。

（2）减少过敏性疾病的发生　纯母乳喂养持续 4 个月以上，有助于降低 2 岁内儿童特应性皮炎及牛奶过敏的累积发病率。同时，有研究发现，母乳喂养持续时间长对哮喘儿童的肺功能亦有保护作用，特别是非特异性哮喘患儿。

（3）子代其他健康结局　有研究显示，母乳喂养可以减少第一年的婴儿猝死发生率，减少后期甚至成年期的胰岛素依赖和非胰岛素依赖糖尿病、淋巴瘤、白血病、霍奇金病、超重和肥胖、高脂血症等疾病的发生。

2. 对母亲健康的好处　母乳喂养的母亲在激素分泌、生理和心理方面都占优势，如减少母亲产后出血，增快子宫复原，迅速恢复孕前体重，减少乳腺癌、卵巢癌，降低肥胖、糖尿病等疾病的发生，改善更年期心血管健康状况。

3. 对社会的好处　母乳喂养的推广在很多国家已经上升至国家公共卫生资源层面上，美国 2005 年疾病预防控制中心的一项研究数据结果显示，如果纯母乳喂养率达到 90%，每年可以节省 130 亿美元，同时预防 911 名婴儿死亡；并且节约公共卫生成本，减少父母因旷工导致的家庭收入损失，因孩子疾病减少可以相对增加对子女的关注，减少处理配方粉罐与奶瓶等环境压力，减少人工喂养相关产品生产运输等造成的能源需求。

二、母乳喂养禁忌证

1. 母亲患有活动性传染病，如结核病、肝炎等。但母亲为乙肝病毒携带者并非哺乳禁忌证，这类婴儿应在出生后 24h 内给予特异性高效乙肝免疫球蛋白，继之接种乙肝疫苗免疫。

2. 母亲为 HIV 感染或携带者。

3. 乳房单纯性疱疹病毒感染。但另一侧无感染乳房可继续母乳喂养。

4. 母亲正在接受同位素诊疗，或曾暴露于放射性物质下。因为这种情况乳汁内可能含有放射性物质。

5. 母亲正在接受抗代谢药物及其他化疗药物治疗，或对婴儿有影响的药物治疗，直至完全清楚之前暂时不哺乳。

6. 母亲正在吸毒、酗酒。

7. 婴儿怀疑或明确诊断为遗传代谢性疾病，如半乳糖血症、苯丙酮尿症等。

8. 其他情况，即便妈妈生病了并服用了药物，亦可以在药物半衰期过后继续母乳喂养。

三、母乳成分及影响因素

1. 母乳成分　母乳是婴儿天然的、最好的食物，其营养成分丰富，如必需氨基酸比例适宜，酪蛋白/乳清蛋白（1:4）；乙型乳糖含量丰富，有利于脑发育、肠道益生菌生长、肠蠕动等；不饱和脂肪酸较多，有利于脑发育；电解质浓度低、蛋白质分子小，有利于肾发育；钙磷比例适当（2:1）以及锌和铁含量适宜，容易吸收。

（1）水 母乳中的主要成分，约为88%。

（2）能量 一般情况下，100ml母乳大约提供68kcal的热量。

（3）脂类 是母乳中除了水以外含量最多的成分，成熟乳含脂类3%～5%，乳汁的脂肪含量可因婴儿年龄和每次喂哺阶段的不同发生变化。如前乳含蛋白质高而脂肪少，后乳蛋白质低而脂肪高；随着哺乳时间延长，乳汁中的蛋白质渐减而脂肪增加。此外，母乳中的脂肪酸含量和构成，可随母亲膳食的改变而变化。

DHA：二十二碳六烯酸，俗称"脑黄金"，是一种对人体非常重要的n-3多不饱和脂肪酸。科学研究证实，DHA对于婴幼儿的大脑和视网膜等的发育十分重要。

（4）蛋白质 与其他哺乳动物乳汁相比，成熟母乳中蛋白质含量相对较低（0.8%～1.0%），但具有重要的营养和非营养价值。乳清蛋白和酪蛋白是母乳中两种主要的蛋白质，由初乳的80:20下降为成熟乳的55:45。

（5）碳水化合物 乳糖是母乳主要的碳水化合物，其次还包括单糖（如葡萄糖）、寡糖、多糖以及与蛋白质和脂类共价结合的糖蛋白及糖脂等。目前发现有超过130种的寡糖以功能性物质的形式存在于母乳中，刺激肠道益生菌繁殖，抑制肠道有害菌和其他条件致病菌生长，同时阻止病原微生物黏附肠道，预防感染和腹泻。

（6）脂溶性维生素 ①维生素A：以β-胡萝卜素形式存在，初乳维生素A的含量大约是成熟乳的两倍。②维生素D：大多数的维生素D以25-（OH）维生素D和维生素D_3形式存在。③维生素E：母乳中的维生素E含量足以满足足月儿的需要。④维生素K：大约5%的母乳喂养婴儿由于维生素K缺乏而产生风险。

（7）水溶性维生素 包括维生素C、维生素B_2、烟酸、维生素B_6和生物素等，其水平可反映母亲膳食摄入量或营养剂补充的量。由于母亲水溶性维生素摄入不足而导致母乳喂养儿缺乏的临床问题十分少见。

（8）矿物质 母乳中的矿物质主要用于维持乳汁渗透压，保持母乳处于等渗状态。母乳中矿物质含量远低于兽乳，从而减轻了婴儿的肾脏负担，是母乳喂养的一大优势。另外，母乳中某些矿物质，如镁、钙、铁和锌等，以适宜的比例存在，生物利用度高。

（9）生物活性因子 近年来对母乳中的生物活性因子研究掀起了新的热潮，包括生长因子和免疫因子，这些活性因子对促进婴儿的器官发育、免疫功能成熟等具有重要作用，见表5-1。

表5-1 母乳中的生物活性因子及功能

	活性因子	功 能
生长因子	表皮生长因子	肠道黏膜成熟与修复
	神经元生长因子	促进神经生长以及肠道蠕动
	胰岛素生长因子超家族	促进组织生长以及防止肠黏膜萎缩
	血管内皮生长因子	调节血管形成、减少早产儿视网膜病发生
	促红细胞生成素	促进肠道细胞生长、预防贫血
	降钙素	调节生长
	脂联素	调节新陈代谢及抑制炎症反应

续表

	活性因子	功 能
免疫因子	大量免疫细胞，如巨噬细胞、T 细胞、淋巴细胞以及干细胞	作用各异，共同点均可促进婴儿免疫功能成熟
	细胞因子与趋化因子：IL-10，IL-7，TNF-α，IL-6，IL-8 和 IFN-γ	作用各异，防御感染、减轻炎症反应、抗过敏等
	其他，如 SIgA、乳铁蛋白等	预防感染
	寡聚糖	有利于肠道有益菌群的生长

2. 母乳成分影响因素　母乳成分影响因素众多，包括分娩后月龄、单次哺乳过程、母亲的健康状况、母亲的饮食和睡眠以及心情、婴儿的性别、早产/足月、婴儿的疾病状况等。

如按照分娩后的月龄，母乳发为初乳、过渡乳、成熟乳和晚乳，各成分变化如下（表5-2）。

表5-2　不同时期母乳成分大体变化

分类	产后时间	营养成分变化
初乳	4～5 天	蛋白质含量高，特别是免疫球蛋白
过渡乳	5～14 天	脂肪含量高
成熟乳	14 天后	蛋白质含量逐渐减少
晚期乳	10 月后	母乳总量和营养成分均减少

即便是同一次哺乳过程，母乳成分也在发生改变，如开始分泌的乳汁较稀，蛋白质高而脂肪少，称为前乳；随着哺乳时间的延长，乳汁逐渐黏稠，蛋白质逐渐减少而脂肪增加，称为中间乳；最后分泌的乳汁蛋白质低而脂肪最高，称为后乳。

3. 母乳储存条件与时限　见表5-3。

表5-3　母乳储存条件与时限

储存条件	时限
室温（19～22℃）	4～6 小时
室温（>25℃）	不合适保存
冰包（配冰袋的保温包）	24 小时
冰箱（4℃）	
新鲜母乳（未冰冻）	不超过 72 小时
解冻母乳（曾经冰冻）	24 小时
冷冻室（-15℃左右）	
单门冰箱（冷冻室在冰箱内）	2 周
双门冰箱（独立冷冻室）	3 月
深冻冰柜（-18℃以下）	3～6 个月

四、泌乳调节

妊娠期间母亲体内雌激素浓度增高，加上脑垂体激素的协同作用，极大地促进乳腺发育。分娩后，脑垂体前叶分泌的催乳素、促肾上腺皮质素等作用于已发育的乳腺，引起乳汁分泌；同时，婴儿反复吸吮乳头和乳晕区，可以刺激神经通路传至脑垂体前叶，促进催乳素分泌，促使泌乳细胞分泌乳汁。哺乳约 30 分钟后，催乳素在血液中浓度达到高峰，乳房腺体为下次哺乳而分泌乳汁。婴儿反复吸吮乳头同时也刺激神经垂体催产素分泌，使泌乳细胞周围的肌细胞收缩，将已存储在乳腺泡内的乳汁压向导管，到达乳窦，引起射乳，称为射乳反射，也称催产素反射。一些其他刺激，例如见到孩子或想到孩子的可爱之处，听闻婴儿哭泣、性兴奋和联想婴儿喂哺，也能够促进催产素分泌，引发射乳反射，使乳汁溢出。而一些负面的情绪反应和不良的身体状态，如焦虑、压力、疼痛和对成功哺乳的疑虑等，会抑制催产素的分泌，从而影响射乳反射。对于一些乳汁分泌不足的母亲，可以尝试通过热敷乳房、刺激乳头、轻柔地按摩或拍打乳房及按摩的方法，促进催产素分泌。

➤ 在自然哺乳下，婴儿吸吮乳头的刺激，或挤奶时人工按摩乳房的刺激等，都可以通过神经反射途径影响泌乳活动。

➤ 婴儿吮吸乳头的机械刺激，刺激乳头感觉神经末梢，神经冲动传至下丘脑，促进脑垂体分泌催产素，产生射乳反射。

➤ 婴儿的反复吮吸刺激，可以使上述激素分泌持续发生，维持正常泌乳量和延长哺乳期。若婴儿停止吮吸，泌乳将减少和停止。

五、母乳喂养成功的促进措施

成功的母乳喂养不仅仅是母亲的个人意愿和行为，还依赖于家庭和社会的支持。

1. 落实管理规范

a 遵守《国际母乳代用品销售守则》和世界卫生大会相关决议。

b 制定书面的婴儿喂养政策，并定期与员工及家长沟通。

c 建立持续的监控和数据管理系统。

2. 确保工作人员有足够的知识、能力和技能以支持母乳喂养。

3. 与孕妇及其家属讨论母乳喂养的重要性和实现方法。

4. 分娩后即刻开始不间断的肌肤接触，帮助母亲尽快开始母乳喂养。

5. 支持母亲开始并维持母乳喂养，及处理常见的困难。

6. 除非有医学上的指证，否则不要为母乳喂养的新生儿提供母乳以外的任何食物或液体。

7. 让母婴共处，并实践 24 小时母婴同室。

8. 帮助母亲识别和回应婴儿需要进食的迹象。

9. 告知母亲使用奶瓶、人工奶嘴和安抚奶嘴的风险。

10. 协调出院，以便父母与其婴儿及时获得持续的支持和照护。

✧ 产前准备

✧ 乳头保健

✧ 三早：早接触、早吸吮、早开奶

✧ 按需哺乳

✧ 正确的喂养技巧

✧ 乳母做好五件事：吃、喝、玩、乐、睡

六、特殊情况下的母乳喂养

1. 感染 HIV 的产妇 提倡人工喂养，避免母乳喂养。

2. 感染梅毒的产妇 不是母乳喂养的禁忌证，但是梅毒母亲应立即治疗，婴儿应与母亲和其他婴儿隔离，并给予正规治疗，母亲乳头和乳房有破损不应实行母乳喂养，直至完成治疗和创面清洁。婴儿完成正规治疗后方可母乳喂养。

3. 乙肝病毒携带的母亲 单纯乙肝病毒携带者，新生儿出生后接种乙肝疫苗，可选择母乳喂养。乙肝小三阳的产妇，孕期检测乙肝病毒－DNA 复制量，如果乙肝病毒量很低或没有乙肝病毒复制，新生儿出生后注射乙肝疫苗后，可选择母乳喂养。乙肝病毒 DNA 阳性或乙肝大三阳的母亲提示乙肝病毒复制处于活动期，母乳的传染性很强，可于妊娠第 7、8、9 个月分别注射 1 支乙肝免疫球蛋白，以减少宫内垂直感染的机会；新生儿出生后分别于 1 个月内，1 个月时，6 个月时，再注射乙肝免疫球蛋白和乙肝疫苗实行联合免疫，可以母乳喂养。但应注意，乙肝大三阳伴有肝功能异常的母亲，不建议选择母乳喂养。

七、母乳喂养常见问题及处理

1. 母乳不足　母乳不足的征象包括母亲挤奶时挤不出奶；婴儿在睡完后，经常哭闹（排除疾病、大小便等情况），含着奶头不放，喂奶次数过频；哺喂持续时间过长；婴儿不经常排便且排便量少。

母乳不足的原因有两种，一种是真正的不足，还有一种是母亲或家人认为不足。很多情况是由于婴儿吸吮不够或未能进行有效的吸吮，导致"母乳不足"。如果哺乳前乳房膨胀，哺乳时能听到婴儿连续吞咽声，哺乳后婴儿安然入睡，且睡眠时间较长，体重身长增长正常，表示母乳已经满足婴儿的需要。

母乳不足处理：针对原因，采取措施。① 如果母亲认为婴儿没有获得足够母乳，需要分析母亲担心的原因，帮助母亲树立信心；② 通过询问全面喂养史，了解母亲担心的问题；③了解母亲营养及膳食摄入情况；④了解周围其他人对母乳喂养的看法及对母亲造成的压力；⑤观察母乳喂养过程，以检查喂奶姿势和衔接是否正确。

2. 婴儿拒绝母乳喂养　表现为含着乳头，但不吸吮或不吞咽。其原因可能是：①婴儿生病、疼痛或服用镇静剂；②母乳喂养有技术性困难；③环境改变使婴儿不安；④或者仅仅是表面拒绝，而非真正拒绝。

3. 胀奶或乳房肿块　吸吮不够频繁或衔接错误，没有做到按需喂养，母婴分离、"排空"乳房不够及时，母亲产奶过多、乳房过大、穿紧身衣或不穿内衣，母亲哺乳时有不良习惯。

处理：早吸吮、勤吸吮、有效吸吮。对于那些乳头短、硬，影响有效衔乳的宝宝在吸吮前先挤出部分乳汁，使乳头变软，便于衔乳。母婴分离要及时"排空"乳房，使用吸奶器方法要正确。如果乳房出现肿块，且位置固定，则需到医院做专科检查。

4. 乳腺炎　常见类型是急性化脓性乳腺炎，多见于初产妇产后 1～2 个月内。呈急性炎症表现，红肿热痛，寒战高热。乳腺炎早期可以用手法排乳、中药治疗，化脓以后则需要切开引流。

5. 母乳性黄疸　生后母乳喂养且无其他原因而出现的黄疸，称为母乳性黄疸。婴儿一般状况良好，吃奶好，生长发育正常，黄疸可持续 3 周～3 个月。

处理：先排除其他引起黄疸的病因，对临床诊断母乳性黄疸的婴儿，可以采取暂时停止哺乳喂养，48 小时内血清胆红素明显下降。必要时可以结合其他治疗措施，如中药退黄、光疗等。黄疸明显下降后可以继续母乳喂养。

6. 乳糖不耐受　由于乳糖酶分泌少，不能完全消化分解母乳或牛乳中的乳糖所引起的非感染性腹泻，又称乳糖酶缺乏症。主要症状是腹泻每日数次至 10 余次，大部分患儿肠道气体多，常带出少量粪便在尿布上。大便多为黄色或青绿色稀糊便，或呈蛋花汤样，泡沫多，有奶块，少数患儿有回奶或呕吐。患儿还会伴有腹胀和不同程度的不安、易哭闹，排便或经治疗后腹泻好转。

处理：如果大便次数不多，且不影响生长发育，则无须特殊治疗。若腹泻次数多，体重增加缓慢，建议到医院就诊，由专科医生给予相应治疗，包括母乳喂养前添加乳糖酶，改用无乳糖配方粉喂养或混合喂养，急性期伴脱水时给予静脉或口服补充液体以纠正脱水等。

7. 溢奶或吐奶　婴儿吃奶后，奶汁从口角流出，甚至把刚吃下去的奶全部吐出称为溢奶或吐奶。新生儿期比较常见，多为生理性。

处理：喂完奶后将婴儿轻轻抱起，头靠在母亲肩上，轻拍宝宝背部，使胃内空气得以排出（拍嗝）；避免卧位喂奶；喂奶后不要让婴儿过多运动，也不要随意摇动或晃动婴儿。保持直立位至少半小时后再躺下，也可选用 15～30 度斜坡的床垫，右侧卧。

8. 断离母乳 目前还没有指南明确最佳的断奶时间。每个宝宝的食量、进食习惯、生长发育状况以及妈妈的奶量、身体状况、工作性质等都是有差异的。WHO 建议纯母乳喂养至少 6 个月，继续母乳喂养至 2 岁或更长时间，同时需要补充其他适当的食物。

"断母乳"应该是一个有计划的自然适应过程，逐步减少喂养次数，这个过渡时期有时需要持续几个月。婴儿 4～6 月龄时，要根据婴儿的生理成熟度逐渐添加泥糊状食物，为断母乳做准备。不建议在宝宝生病时断奶。

第三节 配方奶喂养及混合喂养

一、配方奶喂养

由于各种原因母亲不能喂哺婴儿时，可选用牛、羊乳或其他代乳品喂养婴儿，称为配方奶喂养或人工喂养。婴儿配方奶粉是参照母乳组成成分和模式，对牛乳/羊乳/其他兽乳的营养组成加以调整改进，配制成适合婴儿生长发育所需的代乳品。

1. 配方奶种类及选择

（1）普通婴儿配方粉。

（2）特殊医学用途配方粉，包括：①早产儿配方粉，分为早产儿院内配方粉和早产儿过渡配方粉（早产儿出院后配方粉）；②无乳糖配方粉；③部分水解蛋白配方粉；④深度水解蛋白配方粉；⑤氨基酸配方粉；⑥高能量密度配方粉；⑦其他医学用途配方粉，如苯丙酮尿症的特殊配方（限制苯丙氨酸）等。

（3）豆制代乳品，在不易获得奶类制品的边远地区、对牛奶蛋白过敏、乳糖不耐症的婴儿，可用大豆为主体蛋白的代乳品。

2. 配方奶喂养方法

（1）选用适合婴儿的配方粉，需要考虑婴儿的月龄、生理（早产儿、足月儿）及病理状况（乳糖不耐受、牛奶蛋白过敏、短肠综合征、苯丙酮尿症等）。

（2）学会看标签 包括配方粉的成分、生产日期、保存期限、批号及冲调方法等。

（3）了解或掌握婴儿的奶量 在添加半固体食物前，婴儿每天的总奶量一般是 150～180ml/kg。

（4）喂奶规律与间隔时间 基本上与母乳喂养相同，逐步建立定时、定量喂奶的规律。新生儿期，每天喂奶 7～8 次，两个月以后每天喂奶 5～7 次。每次吸吮时间以 15～20 分钟为宜。同时注意个体化，根据婴儿的需求适量增减奶量。

（5）选择合适的奶嘴 包括奶嘴的材质、软硬度以及大小，特别是要注意奶的流速，一滴接一滴往下滴，一秒钟一滴。

（6）奶粉冲调试验 取一勺奶粉放入玻璃杯内，用开水充分调和后，静置 5 分钟，水与奶粉溶解在一起，应该没有沉淀。

3. 配方奶调配

（1）提前准备好奶具，包括奶瓶、奶嘴、奶盖等，先用清洁水冲洗干净，再加水煮 5～10 分钟后待用。

（2）冲调前用肥皂洗净双手。

（3）水及水温　建议选择40℃左右的温开水调配。

（4）配奶顺序：先放水，再放奶，轻轻摇匀。

（5）现喝现配，喝多少冲多少。

（6）仔细阅读奶粉标签中的冲调方法，注意调配浓度，不要太浓也不要太稀。

（7）使用随盒附赠的专用量勺，请勿使用沾有水的量勺取奶粉。

（8）特殊医学用途配方粉，必须在医生指导下使用。

4. 配方奶储存及奶具消毒

（1）配方粉储存　①奶粉罐打开后，请储存在阴凉、干燥的地方。②罐装奶粉，每次开罐使用后务必盖紧塑料盖。③袋装奶粉每次使用后要扎紧袋口，常温保存，最好存放于洁净的奶粉罐内。④开封后请两周内食用完毕，并在保质日期前食用。⑤有条件者最好选用真空保存或用奶粉真空保鲜器。

（2）奶具消毒　①煮沸消毒法：最常用的方法。先将奶瓶、奶具等用水冲洗干净，将奶瓶和其他喂奶的用具放入深锅，完全浸在水中，然后煮沸10～15分钟。②用消毒剂消毒：将奶瓶和其他喂奶的用具放入一个大容器中，加水浸过其高度，放入消毒剂（固体或液体均可），浸泡30分钟。③蒸汽消毒机消毒：这是一种电动设备，只需加入水就可产生足够的蒸汽为奶瓶消毒，大约需要10分钟。④微波消毒装置：这是一种特别设计的、可放入微波炉的蒸汽装置。消毒大约需要5分钟，但使用前必须先确定奶瓶和其他用具可以用微波消毒时方可使用。

二、混合喂养/部分母乳喂养

总有部分婴儿由于各种原因不能完全母乳喂养，如母乳不足、母亲需要外出等，这时需要给婴儿喂养配方粉，这种喂养方式称混合喂养或部分母乳喂养。常见以下两种方式。

1. 补授法　指在喂完母乳之后，再补喂奶粉直到婴儿吃饱，即补授法。

2. 代授法　指每天有一次或多次用配方粉完全代替母乳，即代授法。

三、早产儿营养喂养

1. 几个概念

（1）日历年龄或实际年龄　按实际出生时期计算而得的年龄（生后多少周、月、岁）。

（2）纠正年龄或校正年龄　早产儿在纠正至足月（40周）前，可以使用纠正胎龄多少周，其后则使用纠正年龄多少个月或多少岁。

纠正年龄的计算方法：出生后月龄－（40－出生时孕周）/4，实际上纠正月龄最简单方法就是从预产期开始计算得出的年龄（周、月、岁）。

评价早产儿的生长、营养需求、喂养以及神经行为应使用纠正年龄至2岁，某些超低出生体重儿或严重疾病的早产儿建议评估至纠正年龄3岁。

（3）追赶生长　生理情况下，婴儿在既定轨道上生长，受遗传、营养和环境等多因素调控。在生长发育过程中，如果受到某些病理因素如营养不良或疾病等影响，会导致生长迟缓，偏离正常轨迹。一旦去除阻碍因素，则生长加快，并迅速接近或回到原来的生长轨道上，这种生长加速的过程称为追赶生长（catch-up growth）。

（4）宫外生长发育迟缓　宫外生长发育迟缓（extra-uterine growth restriction，EUGR）是指早产儿出院时/出院后体格生长指标（体重、身高、头围）仍低于同胎龄平均体格生长指标的第十百分位（P10）定义为EUGR。

2. 早产儿出院后并发症及存在的问题

（1）早产儿出院后并发症产生原因　早产儿因在孕期时间短和营养积累的不足，故存在宫内营养债；出生后因各种并发症以及某些药物和抢救措施的应用，使得早产儿在出生后早期营养投入不足，从而进一步导致蛋白质和能量累积缺乏，即院内营养债；如果出院后营养喂养不合理，或因为疾病影响，又可能导致新的营养欠缺，即院外营养债，最终导致早产儿出院后各种并发症的发生。

（2）早产儿出院后并发症 早产儿常常在出院后，面临着七大发育障碍：脑瘫、神经发育迟缓、精神发育迟滞、听/视觉障碍、慢性肺部疾病、生长发育迟缓（EUGR）以及反复再住院（免疫力低下），最终导致将来的语言障碍、学习困难、多动症、注意力缺陷及行为问题。

3. 早产儿营养喂养

（1）奶类选择

①母乳：母乳喂养不仅对足月儿是必需的，对早产儿也是必需的。除非存在母乳喂养禁忌，母乳喂养仍然是早产儿的首选。

②母乳+母乳强化剂：如果纯母乳喂养的极低/超低出生体重儿摄入的包括蛋白质在内的许多营养素不够其生长所需，生长速度较慢，可以添加母乳强化剂。强化剂一般在早产儿的摄入量为80～100ml/（kg·d）后加入到母乳中，使其热卡密度增加至80～85kacl/100ml。母乳强化剂在国外有多种商品化产品，有粉剂和浓缩液态奶。

③早产儿配方粉：早产儿配方奶的共同特点是蛋白质含量高，为 2.7～3.0g/100kcal；足量、易吸收的脂肪，并可提供必需脂肪酸；40%～50%乳糖和 50%～60%多聚葡萄糖组成的碳水化合物混合体；强化了多种维生素和钙、磷、铁、钠、铜、硒等矿物质。见表 5-4。

④早产儿过渡配方粉：以前称早产儿出院后配方粉。其能量及各营养素密度介于足月儿配方和早产儿配方之间，适合于出院后的早产儿。见表 5-4。

⑤足月儿配方粉：即普通婴儿配方粉。对于不能、不应或无法获得母乳喂养的较大胎龄早产儿，亦可以根据情况选择普通婴儿配方粉。见表 5-4。

表 5-4 三种配方奶营养素含量比较（单位/100ml）

	足月儿配方	早产过渡配方	早产儿配方
蛋白质（g）	1.45-1.69	1.85-1.90	2.20-2.40
能量（kcal）	67.2-68	72.0-74.0	80.0-81.0
蛋白/能量比（g/100kcal）	2.2	2.5	2.8
脂肪（g）	3.5-3.6	3.4-4.1	4.1-4.3
碳水化合物（g）	7.3-7.6	7.7-8.0	8.6-9.0
钙（mg）	51-53	77-90	134-146
铁（mg）	1.0-1.2	1.3-1.4	1.2-1.4
VitA（IU）	200-204	330-340	250-1000
VitD（IU）	40.5-41.0	52-59	70.0-192.0

⑥特殊医学用途配方粉：如早产儿存在某些疾病，不能使用母乳或整蛋白配方粉，则根据临床诊断选择特殊医学用途配方粉，如水解蛋白配方粉、氨基酸配方粉、无乳糖配方粉等。

（2）特殊营养素

①钙和磷：早产儿特别是极低出生体重儿在追赶生长时对钙磷的需求增加，如果不及时、合理补充，则容易出现骨矿物不足、骨折等风险。故推荐使用高生物活性钙盐 120～140mg/（kg·d）和磷 60～90mg/（kg·d）。

②铁：铁是脑发育的基本营养素之一。早产儿铁储备低，出生后易出现铁缺乏。推荐摄入量

为 2～3mg/（kg·d），不应超过 5mg/（kg·d），铁补充量包括强化铁配方奶、母乳强化剂、食物和铁制剂中的铁元素含量。

婴儿过度补铁有以下害处：增加感染的危险、生长迟滞、干扰其他营养素的吸收和代谢。此外，铁还是一个强有力的促氧化剂，可诱发产生自由基，增加早产儿视网膜损伤。因此，在处理铁的问题时，既要防止铁缺乏，又要预防铁过量。

③维生素 D：根据我国维生素 D 缺乏性佝偻病防治建议，早产/低出生体重儿生后即应补充维生素 D 800～1000IU/d，三个月后改为 400IU/d，直至 2 岁。该补充量包括食物、日光照射、维生素 D 制剂中的维生素 D 含量。

④维生素 A：住院期间采用强化配方奶可以使早产儿体内维生素 A 在出院后两个月前快速达到正常水平，而随后采用足月儿配方奶喂养可以提供足量的维生素 A 满足婴儿的需要。

⑤锌：足月配方奶喂养的早产儿锌相对缺乏，根据专业医护人员评估可适当选择补锌。

⑥必需脂肪酸：对早产儿来说，二十二碳六烯酸（DHA）是一种条件必需营养素，可促进早产儿视觉和认知发育及提高免疫功能。推荐量为 DHA 12～30mg/（kg·d）。

⑦益生元和益生菌：益生元给益生菌提供食物来源，益生元和益生菌促进肠道菌群平衡、抑制有害菌生长、促进机体免疫功能等。母乳内含有 130 多种寡糖（益生元）以及大量的有益菌群，配方粉中含有种类及数量有限的益生元。目前尚无足够的证据支持早产儿使用益生元和益生菌是安全的。

（3）食物转换/泥糊状食物的添加　泥糊状食物添加过早、过晚或添加方法方式不正确，都可能导致今后的喂养障碍与生长障碍，甚至影响今后的潜能发育，特别是语言能力、主动交往沟通能力以及生命后期的体质健康水平，乃至预期寿命长短。早产儿在矫正年龄 4～6 个月及处于快速生长期时可考虑添加，添加的原则与方法同足月儿（见其后的食物转换章节）。

4. 早产儿的营养评估

（1）体格发育评估　包括体重、身长、头围等。监测早产儿生长可以选择以下几个生长曲线。

①出生至 40～50 周使用 Fenton 曲线。

②足月至两岁使用世界卫生组织（WHO）生长曲线。

③两岁以后使用疾病控制中心（CDC）生长曲线。

早产儿营养评估在纠正年龄两岁以内，均按纠正年龄评估，而不是按实际年龄评估。体格参数监测频率，早产儿住院期间每日测体重，每周测身长和头围；出院后 6 个月以内每月 1 次，6～12 月每两个月 1 次，1～2 岁每 3 个月 1 次。

（2）体成分评估　评价早产儿体成分的方法很多，如通过尿肌酐排泄评价瘦体重，皮褶厚度评价脂肪含量等，但在临床上都存在一定的局限性。临床实践中，体重、身长、头围平行生长即说明体成分正常。

（3）生化及骨矿物质评估　常用的生化指标包括生化离子、肾功能、肝功能、血糖、血脂；总蛋白、血清白蛋白、前白蛋白；碱性磷酸酶、钙和磷等。

（4）判断追赶生长　追赶生长的含义是生长速率超过同年龄、同性别的正常生长速率。一般认为，最终的体格指标（体重、身长、头围）达到目标范围，其追赶生长才是完全的或者说是完成追赶生长。早产儿的追赶性生长常发生在 1 岁以内，尤其前半年，因此校正月龄 6 个月以内理想的生长水平应在同月龄标准的第 25～50 百分位以上。

5. 早产儿营养喂养流程图　见图 5-1。

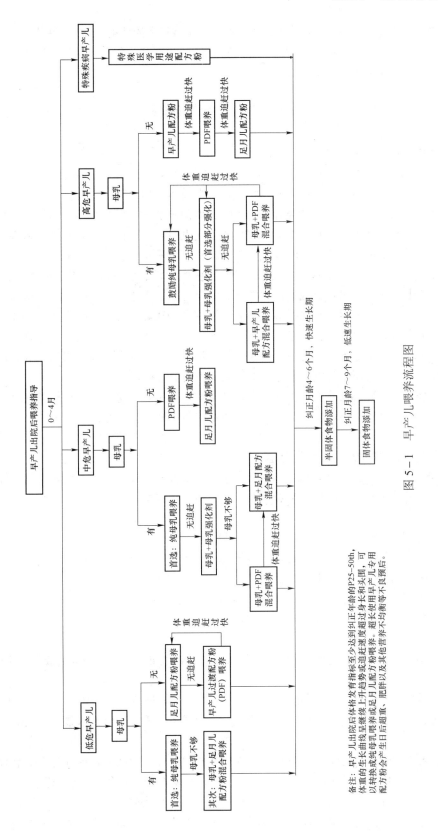

图 5 - 1 早产儿喂养流程图

备注：早产儿出院后体格发育指标至少达到纠正年龄的P25~50th，
体重的生长曲线呈继续上升趋势或追赶速度超过身长和头围，可
以转换成足月乳喂养或足月儿配方粉喂养。超长使用早产儿专用
配方粉会产生日后超重、肥胖以及其他营养不良衡等不良预后。

6. 早产儿营养管理的目标 应满足以下目的：①保持正常的体重、身长、头围生长需求；②促进各组织器官的成熟；③保持营养均衡，预防营养缺乏和过剩；④预防疾病的发生；⑤保证神经系统的发育；⑥有利于远期健康。

第四节 食物转换

一、食物转换的生理意义

吸吮、吞咽是先天就会的生理功能，但咀嚼功能发育需要适时的生理刺激和后天的训练培养。人类食物有三种形式，即液体食物、泥糊状食物（半固体食物）和固体食物。

处在生后第一年快速生长期的婴儿所需营养密度急剧加大，营养强度快速提高和营养谱随时增宽，单独由液体食物（母乳/或配方粉）已不能满足此种需求；固体食物虽然可以满足此阶段的营养需要，但婴儿牙齿尚未萌出，咀嚼能力不足，胃容量不足，消化腺发育尚在初级水平，消化道的生理成熟度不足以承担固体食物；另外，配合进食固体食物口腔的"吃"的动作、手的"握"和"递送"等生理功能亦未发育成熟。泥糊状食物是界乎二者之间，无须手的递送和牙齿咀嚼，只需牙床压挤，口腔轻度混合和吞咽即可完成；泥状食物在婴幼儿早期扩大了婴儿味觉感受的范围，有利于防止日后挑食、偏食、拒食等不良进食行为的发生；为一岁后正确进食，均衡膳食打下基础。咀嚼功能发育完善对语言能力（构音、单词、短句）的发育有直接的影响。许多泥状食物添加不好的婴儿，后期语言发育多有迟缓、认知不良等障碍。

故泥糊状食物喂养不仅具有营养学意义，还具有语言发育、进食行为训练的促进意义，其生理意义归纳为：①促进消化道功能的成熟；②锻炼口腔咀嚼能力和手眼协调能力；③影响婴儿口腔发育（牙齿排列、颌骨形态）；④提高语言表达能力；⑤提高智商和情商。

二、食物转换的时机、原则和方法

1. 时机 4～6个月是添加泥状食物/半固体食物最佳和最敏感时期，延迟添加或提前添加都可能使婴幼儿咀嚼功能发育迟缓或咀嚼功能低下，不能摄取更多的营养，造成营养不良或今后的喂养困难。

（1）3～4月后唾液腺发育成熟，淀粉酶含量逐渐增加。

（2）牙齿正常萌出时间为4～10月，多数第1对牙齿萌出时间4～6月。

（3）4～6月婴儿能够将嘴唇闭合做咽下动作。

（4）7～8月后嘴唇闭合的同时，颌与舌可以上下运动。

2. 添加的原则 ①由少到多；②由稀到稠；③由细到粗；④由软到硬；⑤由一种到多种。

3. 添加的方法

（1）刚开始多选择植物性食物，包括强化铁或强化锌的婴儿米糊、根茎类或瓜豆类的蔬菜泥、果泥等。

（2）新食物宜单一引入，让婴儿反复尝试，持续约一周，或直至婴儿可接受为止，再换另一种。

（3）随着月龄增加，逐渐添加末状、碎状、指状或条状软食，包括水果、蔬菜、鱼肉类、蛋类和豆类食物。

（4）引入其他食物的过程也是婴儿学习进食技能的过程。因此，食物宜易于咀嚼且易于婴儿用手拿，如指状食物包括熟通心面、面条、小面包、小块水果、蔬菜以及饼干等。

（5）10～12月龄婴儿可在餐桌上与成人同食，手抓食物进餐。如家庭条件允许，婴儿进餐时可坐婴儿餐椅或加高椅，便于婴儿与成人同餐学习进食技能，增加进食兴趣，又有利于眼手动作协调和培养独立。

食物转换一方面满足婴儿不断增长的营养需求，另一方面让婴儿逐渐适应不同的食物，促进其味觉发育，锻炼咀嚼、吞咽、消化功能，有利于培养儿童良好的饮食习惯，避免进食偏食；随着年龄的增长，适时添加多样化的食物能帮助婴儿顺利实现从哺乳到家常饮食的过渡。促进小儿精细动作和协调能力的发育，还有利于亲子关系的建立和孩子情感、认知、语言和交流能力的发育。

生长发育潜力的最佳表达，不仅有赖于正确的营养物选择，还需要正确的营养行为实施和营造良好的营养气氛。

三、半固体及固体食物制作的方法及食谱举例

（一）泥糊状食物/半固体食物制作的方法及食谱举例

1. 婴儿米糊 可以直接购买成品，无须自己制作。

2. 土豆泥 切成小块蒸熟后碾成泥，或借助"辅食机或料理机"制作。见图5-2。

3. 叶茎类的蔬菜泥 先用开水焯十秒钟左右去掉所含的草酸，再用蒸锅蒸熟，然后捣成泥或过筛成泥。

4. 肉泥 先剁成泥再蒸熟。见图5-3。

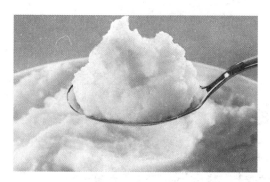

图5-2 土豆泥

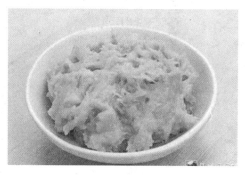

图5-3 肉泥蒸熟前

（二）固体食物的制作方法及食谱举例

实际上就是成人餐饮的各项烹饪技术。

木耳炒山药制作方法：

1. 将山药洗净，削去外皮，略用水冲洗一下，切成片（削皮时如有氧化变色，切片后放入加了白醋的水中浸泡可防止变色）。干木耳泡发后洗净撕成小朵，枸杞子用水浸泡一会。

2. 锅烧热倒入少许油，下几片蒜片爆香，倒入山药片翻炒。因山药中淀粉较多，还有黏液，所以翻炒时容易粘锅，可倒入少许清水，翻炒两分钟。

3. 倒入木耳和枸杞子，继续翻炒两分钟，看锅内情况，如有需要再加入一点清水。

4. 山药木耳炒熟关火，调入适量盐，继续翻炒几下即可出锅。见图5-4。

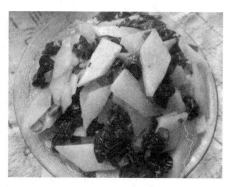

图5-4 木耳炒山药

第五节　婴儿喂养指南及营养素补充

一、6 个月龄婴儿喂养指南

1. 产后尽早开奶，坚持新生儿第一口食物是母乳。

2. 坚持 6 月龄内纯母乳喂养。

3. 顺应喂养，培养良好的生活习惯。

4. 生后数日开始补充维生素 D，不需要补钙。

5. 婴儿配方奶是不能纯母乳喂养时的无奈选择。

6. 监测体格指标，保持健康生长。见图 5-5。

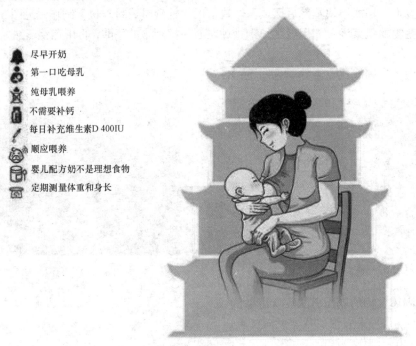

尽早开奶
第一口吃母乳
纯母乳喂养
不需要补钙
每日补充维生素D 400IU
顺应喂养
婴儿配方奶不是理想食物
定期测量体重和身长

图 5-5　中国 6 月龄内婴儿母乳喂养关键推荐示意图

二、7～12 个月龄婴儿喂养指南

1. 奶类优先，继续母乳喂养。

2. 及时合理添加半固体食物：添加顺序，首先添加谷类食物（如婴儿营养米粉），其次添加蔬菜汁（或蔬菜泥）和水果汁（或水果泥）、动物性食物（蛋羹、鱼、禽肉泥、松等）。建议动物性食物添加的顺序为：蛋黄泥、肝泥、肉泥、鱼泥（剔净骨和刺）、全蛋（如蒸蛋羹）。

3. 尝试多种多样的食物，膳食少糖、无盐、不加调味品。

4. 补充维生素 D。

5. 母乳或奶类充足时不需要补钙

6. 逐渐让婴儿自己进食，培养良好的进食能力。

7. 定期监测生长发育情况。

8. 注意饮食卫生、进食安全。见图 5-6。

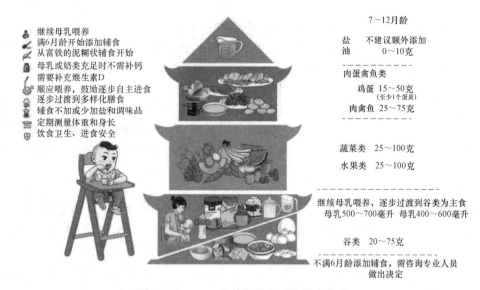

图 5-6　7～12 月龄婴幼儿平衡膳食宝塔

三、婴儿期其他营养素补充

1. 维生素 D　无论采用何种喂养方式，足月儿出生后 2 周内或新生儿出院后建议开始补充维生素 D，足月儿推荐的剂量为每天 400IU，无须补充钙剂。

早产、低出生体重儿生后即应补充维生素 D 800～1000IU/d，3 月龄后改为 400IU/d，直至 2 岁。该补充量包括食物、日光照射、维生素 D 制剂中的维生素 D 含量。

2. 维生素 A　维生素 A 缺乏比较少见，早产儿维生素 A 建议摄入量 1332～3330IU/（kg·d），出院后可按下限补充。

3. 铁　纯母乳喂养或母乳为主足月健康婴儿若固体食物添加合理，一般情况下不需要额外添加铁剂；500ml 的铁强化配方奶亦可以保证婴儿对铁的基本需求，4～6 个月后可适时添加其他食物，如动物肝脏、血、瘦肉、鱼肉等富含铁的食物。但早产儿如果有缺铁性贫血的证据，可以补充儿童铁片 2mg/（kg·d）。

4. 钙　一般不建议额外补充钙剂。

5. 锌　如果没有锌缺乏的证据，不建议额外补充锌剂，通过饮食多样化获取锌即可。

第六节　婴儿期常见营养性问题及处理

一、溢奶

婴儿吃奶后，如果立即平卧床上，奶汁会从口角流出，甚至把刚吃下去的奶全部吐出。但是，喂奶后把宝宝竖抱一段时间再放到床上，吐奶就会明显减少。医学上把这种吐奶称为溢奶。新生儿期比较常见，多为生理性。

1. 原因

（1）小儿的胃呈水平位，胃底平直，内容物容易溢出。站立行走后，膈肌下降及重力的作用，才逐渐转为垂直位。另外，婴儿胃容量较小，胃壁肌肉和神经发育尚未成熟，肌张力较低，这些均易造成溢奶。

（2）婴儿胃的贲门（近食管处）括约肌发育不如幽门（近十二指肠处）完善，使胃的出口紧而入口松，平卧时胃的内容物容易反流入食管而溢奶。

（3）喂养方法不当，婴儿吃奶过多，母亲乳头内陷，或吸空奶瓶、奶头内没有充满乳汁等，均会使宝宝吞入大量空气而发生溢奶。

（4）喂奶后体位频繁改变也容易引起溢奶。

2. 处理　喂奶间歇或喂奶后宜将婴儿头靠在母亲肩上竖直抱起，轻拍背部，帮助排出吞入的空气而预防溢奶；保持直立体位半小时后再躺下，可采用 15～30 度斜坡的床垫（不是仅抬高头）并且右侧卧位；必要时可减少摄入奶量 20～30ml。若经指导后婴儿溢奶的症状无改善或体重增长不良，应及时转诊做进一步诊断，排除器质性疾病。

二、婴儿腹泻

腹泻是指排便次数增加或粪便中水分增加，多由饮食不当或肠道内、外感染所引起的一种消化道功能紊乱综合征，多发生在两岁以下婴儿。婴儿喂食母乳时，正常每天大便次数会比喂食牛奶多一至二次，为黄绿色糊便；而喂食牛奶者，则为黄色成形便。

可以将腹泻分为生理性腹泻和病理性腹泻。前者多见于 6 个月以下的婴儿，多无其他症状，食欲好，无呕吐，生长发育不受影响，添加"辅食"后，大便即逐渐转为正常。如果出现①脓血便、黏液便；②水样便，且排便量大；③轻度脱水；④发热；⑤持续时间>2 周；⑥频繁呕吐；⑦伴有湿疹、发作性咳嗽等过敏症状；⑧生长发育不良等"危险信号"时，应考虑病理性疾病引起腹泻，如胃肠道感染性疾病、牛奶蛋白等食物过敏、炎性肠病等。

故应了解大便次数、性状、有无黏液/脓血及与进食的关系，注意有无烦躁、恶心呕吐、发热及过敏症状等伴随症状，并评估生长发育指标，针对病因做相应处理：①及时到医院就医；②合理喂养，提倡母乳喂养的基础上，适时、合理进行食物转换；③人工喂养的婴儿应根据具体情况选择合适的配方粉，必要时选择特殊医学用途配方粉，如乳糖配方粉、部分水解特殊配方粉等；④对于生理性腹泻的婴儿应避免不适当的药物治疗；⑤养成良好的卫生习惯，注意乳品的保存和奶具、食具、便器、玩具等的定期消毒；⑥感染性腹泻患儿应积极治疗，做好消毒隔离工作，防止交叉感染；⑦做好相关疫苗接种。

三、婴儿营养不良

婴儿营养不良是由于能量和（或）蛋白质缺乏所致的一种营养缺乏症，特征为体重不增、体重下降、渐进性消瘦或水肿、皮下脂肪减少或消失，常伴全身各组织脏器不同程度的功能降低及新陈代谢失常，有多种维生素矿物质缺乏，可能导致儿童生长障碍、抵抗力下降、智力发育迟缓、学习能力下降等后果，对其成年后的健康和发展也可发生长远的不利影响。

多发生于 3 岁以下婴幼儿，常见原因包括长期摄入不足、喂养不当或疾病影响。早产和双胎易引起营养不良，宫内感染、孕母疾病或营养低下、胎盘和脐带结构与功能异常均可导致胎儿营养不足和宫内生长阻滞，易出现婴儿营养不良。分为三种类型：①消瘦型，由于热能严重不足引起，表现为消瘦、皮下脂肪消失、皮肤推动弹性差、头发干燥易脱落、体弱乏力、萎靡不振；②水肿型，因蛋白质严重缺乏引起，可表现为眼睑和身体低垂部位水肿、肝大、常有腹泻和水样便；③混合型，因能量和蛋白质缺乏所致。临床诊断分为三大类：低体重、生长迟缓和消瘦。按照严重程度可分为轻度、中度和重度营养不良。处理方法包括病因治疗、急救治疗（抗感染，纠正水、电解质紊乱，防止休克等）、营养支持、并发症治疗以及饮食治疗等。轻中度营养不良者，建议继续母乳喂养，提高母乳质量；人工喂养可以选择高能量密度配方粉；及时、合理、科学进行食物转换，并做到多样化、提高烹调水平，选择易消化的食物。预防婴儿营养不良尤为重要，建议定期进行营养评估，接受专业的营养指导。

四、婴儿肥胖

儿童肥胖的标准一般指体重超过同性别、同年龄健康儿或同身高健康儿的平均体重的 2 个标准差（M＋2s），或是超过同年龄同性别平均体重的 20%。婴儿期肥胖时脂肪细胞分裂增快，脂肪细胞数增多、增大，治疗困难，且容易复发。影响婴儿肥胖的主要因素有：出生体重、喂养过多、喂养频繁、食物转换过早过快、家长的认知、母亲的学历等。婴儿肥胖预防比治疗更重要，包括孕期合理膳食，控制孕妇体重的增长，分娩后尽量母乳喂养，定期营养评估，在专业人员指导下喂养，及时、合理、科学进行食物转换。

五、婴儿食物过敏

食物不良反应是指由食物或食物添加剂引起的所有临床异常反应，包括食物过敏、食物不耐受和食物中毒。

1. 食物过敏 免疫机制介导的食物不良反应，即食物蛋白引起的异常或过强的免疫反应，可由 IgE 或非 IgE 介导，表现为一疾病群，症状累及皮肤、呼吸、消化、心血管等系统。

引起儿童过敏最常见的食物有以下 8 大类：牛奶、鸡蛋、豆类、鱼、贝壳类、坚果、花生和小麦，其中花生、坚果类过敏可持续数年甚至成年后。

婴幼儿食物过敏最常受累的器官为皮肤、胃肠道、呼吸道及黏膜，且临床表现常无特异性，故易误诊或漏诊。由于食物过敏的临床表现多样，建议婴儿应定期营养评估以早期发现或临床诊断食物过敏，在专科医生的指导下进行饮食回避、食物替代及降低食物过敏原性。

2. 食物不耐受 非免疫介导的食物不良反应，由机体本身代谢异常（如乳糖酶缺乏）或机体对某些食物内含的药物成分（如久置奶酪中含的酪胺）的易感性增高等原因引起。

六、母乳喂养几个常见误区

1. 初乳有"毒"不能喝 初乳民间称为"血乳"，质地浓厚，黏度特高，呈橙黄带血色，味微苦，带微腥，故有些人觉得初乳不好，所以就直接挤掉。实际上，初乳至少含有 13 种生长因子、68 种细胞因子、415 种蛋白、>200 种寡聚糖、大量细胞以及中链脂肪酸，故称为"奶黄金"。母乳中这些种类众多的蛋白质以及丰富的活性因子从各个层面促进婴儿的各脏器发育及免疫功能，是任何配方粉都无法模拟的。在早产儿重症监护病房，国内外越来越多的研究表明：将初乳涂抹在早产儿/新生儿口腔内进行的口腔免疫疗法，都可以明显提高早产儿的免疫功能、减少感染以及其他并发症的发生。

2. 母乳 10 个月后没营养了 母乳的营养成分随着月龄的变化确实会发生一些变化，也因此分为初乳、过渡乳、成熟乳和晚乳。初乳蛋白质含量高，特别是免疫球蛋白；过渡乳脂肪含量最高；成熟乳蛋白质含量逐渐下降；晚乳总量和营养素均下降。实际上母乳是根据宝宝身体的需求、生理成熟度不同而相应变化，以满足相应阶段宝宝的生长发育需要，但并不等于 10 个月后的母乳没营养了。

3. 母乳喂养 6 个月内不添加任何食物 WHO 建议纯母乳喂养至 6 个月，且这 6 个月内不需要添加任何其他食物。但每一个婴儿的生长速度不同、出牙时间不同，即生理成熟度不同，因此，添加半固体食物的时间理应存在个体差异，而不是统一一个时间点。添加半固体食物（俗称"辅食"）的最佳时机是满足以下 3 个条件之时：足月儿月龄达 4～6 个月，早产儿则纠正年龄 4～6 个月；线性生长速度处于快速生长阶段，即 2～3cm/月；宝宝见到别的食物有想吃的欲望。

第七节　婴儿生长发育监测与生长促进

在良好适宜的环境下，大多数儿童的体格生长都循着一定规律或"轨道"正常发育，尽管存在种族、地区、家族或个体的差异，具体儿童生长标准请查阅附录十七～二十三。但如果受到体内外某些因素影响，使生长速度出现异常，导致体格生长水平出现了偏离正常规律或"轨道"的现象，称为生长偏离。生长偏离的原因主要分为两大类：疾病和营养/喂养。生长偏离发生的时间、程度需要通过定期纵向观察才能早发现、早干预。因此，定期描绘生长曲线图可以简单、直观且早期发现生长偏离，见图5-7。

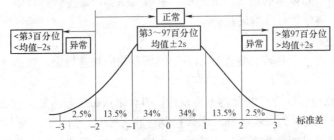

图5-7 生长偏离评价标准（注：S即标准差）

一、体重生长偏离：生长发育过程中婴儿体重过重或过轻

1. 超重和肥胖 实际体重与标准体重相比，超出10%为超重，超出20%～29%为轻度肥胖，超出30%～49%为中度肥胖，大于50%为重度肥胖。多因喂养过量、提前添加半固体/固体食物或添加速度过快或某些疾病导致。

2. 低体重 指体重低于同性别、同年龄的第3百分位或小于平均值两个标准差。多因长期摄入不足、消化吸收障碍、消耗过多、营养需要增多、饮食习惯不好或某些急/慢性疾病导致。

二、身长生长偏离：生长发育过程中婴儿身长增长过快或过慢

1. 高身材 指身长超过同性别、同年龄身长的第97百分位或大于均数两个标准差。原因包括正常家族性高身材、遗传内分泌疾病如生长激素分泌过多等。

2. 矮身材 指身长低于同性别、同年龄身长的第3百分位或小于均数两个标准差。可分为匀称性短小和非匀称性短小。其原因有体质性发育延迟、家族性短小、内分泌疾病等。

三、纵向生长速度及生长发育监测图

1. 纵向生长速度 对某一单项体格生长指标进行定期连续测量（纵向观察）所获得的该项指标在某一时间段中的增长值，即为该项指标的纵向生长速度。

将此速度值与参照人群的标准值进行比较，就能判断出在此段时间内生长的状况即生长趋势是正常、加速还是下降（增长不足）。通过计算和评估纵向生长速度可以及时检出早期潜在生长不足，可以定量指示生长欠缺和预期增长幅度，并适时指导热量添加和食谱制订，实现个体化的营养喂养指导。

两岁以内不同性别足月儿的纵向生长速率，可参考WHO标准 https://www.who.int/childgrowth/standards/velocity/technical_report/en/。

在实际工作中，可以通过生长曲线图来观察婴儿的生长，如果曲线上抬意味着生长加速，曲线维持原来的水平表示生长速度正常，曲线如果下降则表示生长速度落后。详见附录二十三。

定期监测是评价纵向生长速度的关键，建议常规测量的时间及频率：6个月以内的婴儿每月一次，6～12月每2个月一次，1～2岁每3个月一次，3～6岁每半年一次，6岁以上每年一次。高危儿童宜适当增加观察次数。

监测注意事项：①定期、连续测量比一次数据更重要；②正常儿童各种测量值的百分位在同一参数上应大致相似，如体重、身长、头围；③使用同一测量工具、同一测量标准，同一人测量；

④体格测量结果应结合其他临床表现、体格检查、实验室结果来综合判断。

2. 生长发育监测图　见图5-8，图5-9。更多生长发育监测图见附录二十三。

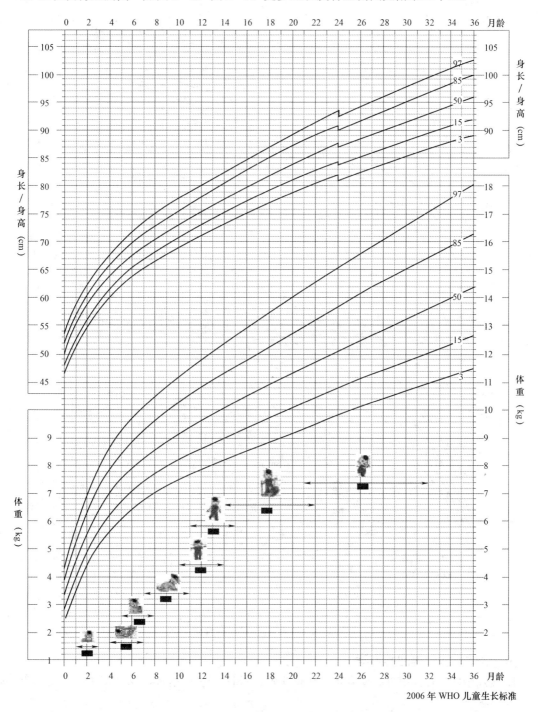

2006年WHO儿童生长标准

图5-8　男童生长发育监测图

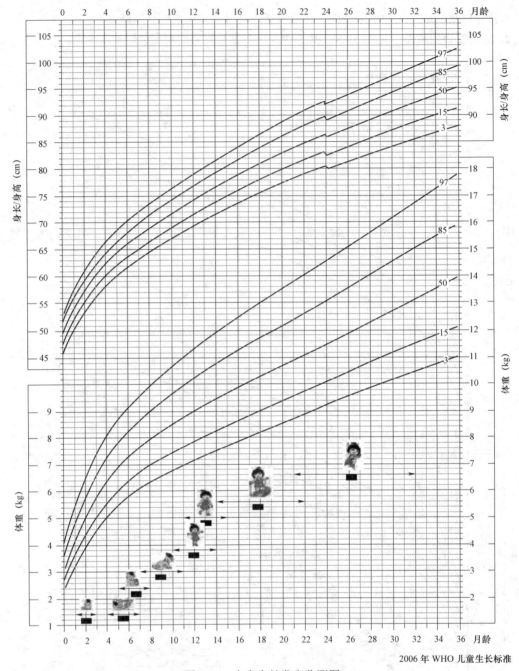

图 5-9 女童生长发育监测图

四、个体化的营养喂养方案

1. 婴儿个体化营养喂养 要真正实现婴儿个体化的营养喂养方案，必须掌握和应用以下基础知识和技能。

（1）系统的营养评估，包括体格发育评估、膳食调查、实验室/生化指标评价以及临床表现。

（2）了解出生史、家族史、过去史、预防接种史等。

（3）定期监测纵向生长速度及营养状况。

（4）判断是否出现追赶生长、评价追赶生长是否合理。

（5）营养不等于喂养，营养素、营养行为和营养气氛均会影响营养结局。

（6）食物转换时机也存在个体化，4～6 个月（早产儿则为纠正年龄 4～6 个月）处于快速生长期（即当月身长增加值为 2～3cm）。

2. 婴儿个体化营养喂养举例

（1）足月健康婴儿　出生体重 3.3kg（P50），出生身长 50cm（P50），母乳喂养至两个月，体重、身长均维持 P50。建议：继续母乳喂养，及时添加维生素 D，定期监测。

（2）足月健康婴儿　出生体重 3.3kg（P50），出生身长 50cm（P50），母乳喂养至两个月，体重下降至 P25，身长仍然是 P50，母乳量够，但母亲喜素食。建议：继续母乳喂养，母亲饮食要均衡，提高母乳的质量，补充维生素 D，继续定期监测。

（3）足月健康婴儿　出生体重 3.3kg（P50），出生身长 50cm（P50），人工喂养，普通婴儿配方粉，2 个月体重和身长均有下降的趋势（≈P25），奶量一直不理想，排除先天疾病因素。建议：检查奶嘴大小、配奶和喂奶方法、并排除是否存在食物过敏。

第八节　婴儿期营养与喂养指导练习题

一、理论练习题

（一）单选题

1. 小儿生长发育的一般规律，不正确的是（　　　）

（A）由下到上　　　　（B）由近到远　　　　（C）由粗到细　　　　（D）由低级到高级

答案：A

2. 关于人乳成分正确的是（　　　）

（A）人乳含蛋白质多，尤其是酪蛋白明显高于牛乳

（B）人乳虽不含脂肪酶，但因其脂肪颗粒细小，所以易消化吸收

（C）人乳中乳糖含量较高，且主要以乙型乳糖为主

（D）人乳中含丰富的矿物质，钙、铁、锌含量明显高于牛乳

答案：C

3. 下列哪一项不是初乳的特点（　　　）

（A）质略稠而带黄色，比重较高

（B）初乳量少，每天 250～500ml

（C）含脂肪较少而蛋白质较多

（D）维生素、牛磺酸和矿物质的含量颇丰富

答案：B

4. 母乳与牛乳成分相比有以下几个特点，除外（　　　）

（A）母乳含 SIgA　　　　　　　　　（B）母乳含白蛋白较多

（C）母乳含乳糖较多　　　　　　　　（D）母乳含钙较多

答案：D

5. 正常足月新生儿开奶最好在（　　　）

（A）出生后 15 分钟～2 小时内　　　　　（B）出生后 10 分钟～2 小时内

（C）出生后 20 分钟～2 小时内　　　　　（D）出生后 1 小时～6 小时内

答案：A

6. 五个月母乳喂养儿，生长发育良好，现母乳量略有不足，正确的做法是（　　）

（A）改为人工喂养

（B）改为部分母乳喂养

（C）改为人工喂养，并开始添加辅食

（D）继续母乳喂养，并开始添加辅食

答案：D

7. 男，5 岁，身高 96cm，年身高增长 4.5cm，其骨龄与实际年龄相符，其生长速度最可能的类型是（　　）

（A）生长速度尚属正常范围，但身长偏低

（B）生长速度明显落后于正常

（C）出生时正常，生长速度减慢或停止

（D）出生时正常，青春前期生长缓慢

答案：B

8. 下列哪项是维生素 D 缺乏性佝偻病早期可靠的指标（　　）

（A）多汗、喂养困难　　　　　　（B）骨骼 X 线片

（C）血浆中的 CAMP 水平降低　　（D）25－OH－维生素 D_3 降低

答案：D

9. 九个月小儿，身高 80cm，体重 15kg，每天户外活动 2～3 小时，近日出现多汗、烦躁、夜惊，查体：枕秃，轻度肋缘外翻。该患儿患佝偻病的可能原因是（　　）

（A）未补钙　　　　　　（B）未加辅食

（C）生长过速　　　　　（D）未补充鱼肝油

答案：C

10. 维生素 D 缺乏性佝偻病后遗症期最主要的特点是（　　）

（A）无任何临床症状　　　　　　（B）血生化正常

（C）仅遗留不同程度的骨骼畸形　（D）骨骼干骺端无活动性病变

答案：C

11. 营养不良患儿皮下脂肪消减的顺序是（　　）

（A）躯干－臀部－四肢－腹部－面颊

（B）面颊部－腹部－躯干－臀部－四肢

（C）腹部－躯干－臀－四肢－面颊

（D）四肢－躯干－腹部－面颊

答案：C

12. 营养不良最先出现的症状是（　　）

（A）体重不增　　　　　　　　　　（B）身长低于正常

（C）皮下脂肪减少或消失　　　　　（D）皮肤干燥，苍白，失去弹性

答案：A

13. 维生素 D 缺乏性佝偻病冬春季多见的病因是（　　）

（A）皮肤接触日光中紫外线较少

（B）食物中维生素 D 含量不足

（C）婴儿食物中钙磷含量少

（D）婴儿生长快，钙磷需要量大

答案：A

14. 一女童，体重比同龄正常儿童低 30%，皮下脂肪为 0.5cm，同时伴有皮肤干燥，肌张力减低应诊断为（　　　）

（A）营养不良轻度　　　　　　　　（B）营养不良中度

（C）营养不良重度　　　　　　　　（D）属正常儿童范畴

答案：B

15. 三个月婴儿，每日供给的热量为 0.42MJ/kg（100kcal/kg），三大产能营养素蛋白质、脂肪、碳水化合物的供能比应该为（　　　）

（A）蛋白质 35%，脂肪 15%，碳水化合物 50%

（B）蛋白质 15%，脂肪 50%，碳水化合物 35%

（C）蛋白质 15%，脂肪 35%，碳水化合物 50%

（D）蛋白质 50%，脂肪 15%，碳水化合物 35%

答案：C

16. 一岁男婴，母乳少，长期以米汤，稀饭喂养，不规律添加辅食，食欲差，精神差，皮下脂肪厚度为 0.5cm，诊断为：Ⅰ度营养不良，下面表现哪个最先出现（　　　）

（A）皮肤干燥　　　　　　　　　　（B）体重不增或减轻

（C）身高低于正常　　　　　　　　（D）皮下脂肪减少

答案：B

17. 冬季出生一男婴，足月顺产，现已 4 个月，体重 5.8kg，只母乳喂养，未添加辅食，近日来，婴儿多烦躁、易激惹、夜惊、多汗，血钙、血磷、碱性磷酸酶正常，最可能的诊断是（　　　）

（A）惊吓　　　　　（B）营养不良　　　　（C）佝偻病活动期　（D）佝偻病早期

答案：D

（二）判断题（正确的填"A"，错误的填"B"）

1. 新生儿出生一周内可出现暂时性体重下降。（A）

2. 初乳含有丰富的 SIgA。（A）

3. 预防佝偻病的方法主要是口服维生素 D。（B）

4. 佝偻病胸廓改变多见于 8 个月左右的婴儿，表现为肋串珠、鸡胸、漏斗胸和郝氏沟等。（B）

5. 儿童体格生长评价包括发育水平、生长速度以及匀称度三个方面。（A）

6. 初乳为孕后期与分娩 4～5 日以内的乳汁，5～10 天为过渡乳，10 天以后的乳汁为成熟乳。（B）

7. 生理性体重下降为体重下降 10%，生后 10 天后恢复到出生体重。（B）

二、技能练习题

（一）母乳喂养好处有哪些

解题步骤：

1. 对子代的好处　母乳是婴儿最好的、最天然的食品。母乳喂养能促进婴儿神经与认知能力的发育，还与成年后的智商、情商、免疫能力以及社会收入等成正比。

母乳喂养可以减少婴儿感染性疾病、过敏性疾病的发生，减少后期甚至成年期的糖尿病、淋巴瘤、白血病、超重和肥胖及高脂血症等疾病的发生。

2. 对母亲健康的好处　母乳喂养的母亲在激素分泌、生理和心理方面都占优势，如减少母亲产后出血，增快子宫复原，迅速恢复孕前体重，减少乳腺癌、卵巢癌，降低肥胖、糖尿病等疾病的发生，改善更年期心血管健康状况。

3. 对社会的好处　纯母乳喂养可以节省家庭开支，预防婴儿死亡；节约公共卫生成本，减少父母因旷工导致的家庭收入损失，因孩子疾病减少可以相对增加对子女的关注等。

（二）母乳喂养有哪些禁忌证

解题步骤：

1. 母亲患有活动性传染病，如结核病、活动性肝炎等。

2. 母亲为 HIV 感染或携带者。

3. 乳房单纯性疱疹病毒感染，另一侧无感染乳房可继续母乳喂养。

4. 母亲正在接受同位素诊疗，或曾暴露于放射性物质下。因为这种情况乳汁内可能含有放射性物质。

5. 母亲正在接受抗代谢药物及其他化疗药物治疗，或对婴儿有影响的药物治疗，直至完全清楚之前暂时不哺乳。

6. 母亲正在吸毒、酗酒。

7. 婴儿怀疑或明确诊断为遗传代谢性疾病，如半乳糖血症、苯丙酮尿症等。

8. 其他情况。如乳母生病服药，在药物未排出体内前。

（三）母乳含有哪些营养成分

解题步骤：母乳是婴儿天然的、最好的食物，其营养成分丰富，如必需氨基酸比例适宜，酪蛋白/乳清蛋白（1:4）；乙型乳糖含量丰富，有利于脑发育、肠道益生菌生长、肠蠕动等；不饱和脂肪酸较多，有利于脑发育；电解质浓度低、蛋白质分子小，有利于肾发育；钙磷比例适当（2:1）以及锌和铁含量适宜，容易吸收。

（1）水　母乳中的主要成分，约占 88%。

（2）能量　一般情况下，100ml 母乳大约提供 68kcal 的热量。

（3）脂类　是母乳中除了水以外含量最多的成分，成熟乳含脂类 3%～5%。乳汁的脂肪含量可因婴儿年龄和每次喂哺阶段的不同发生变化。母乳含有 DHA。

（4）蛋白质　成熟母乳中蛋白质含量相对较低（0.8%～1.0%），但具有重要的营养和非营养价值。乳清蛋白和酪蛋白是母乳中两种主要的蛋白质。

（5）碳水化合物　乳糖是母乳主要的碳水化合物，其次还包括单糖（如葡萄糖）、寡糖、多糖以及糖蛋白、糖脂等。

（6）脂溶性维生素　母乳含有 β–胡萝卜素、25–（OH）维生素 D_3、维生素 E 和维生素 K 等多种脂溶性维生素。

（7）水溶性维生素　包括维生素 C、维生素 B_2、烟酸、维生素 B_6 和生物素等，其水平可反映母亲膳食摄入量或营养剂补充的量。

（8）矿物质　母乳中某些矿物质，如镁、钙、铁和锌等，以适宜的比例存在，生物利用度高。

（9）生物活性因子　母乳中含有多种生长因子和免疫因子，对促进婴儿的器官发育、免疫功能成熟等具有重要作用。

（四）哺乳的姿势有哪几种?

解题步骤：摇篮式、交叉环抱式、橄榄球式、侧卧式。

（五）影响母乳成分的因素有哪些

解题步骤：影响因素众多，包括分娩后月龄、单次哺乳过程、母亲的健康状况、母亲的饮食和睡眠以及心情、婴儿的性别、早产/足月、婴儿的疾病状况等。

（六）母乳喂养成功的促进措施有哪些

解题步骤：

1. 落实国际国内的管理规范。

2. 确保工作人员有足够的知识、能力和技能以支持母乳喂养。

3. 与孕妇及其家属讨论母乳喂养的重要性和实现方法。

4. 分娩后即刻开始不间断的肌肤接触，帮助母亲尽快开始母乳喂养。

5. 支持母亲开始并维持母乳喂养及处理常见的困难。

6. 除非有医学上的指证，否则不要为母乳喂养的新生儿提供母乳以外的任何食物或液体。

7. 让母婴共处，并实践 24 小时母婴同室。

8. 帮助母亲识别和回应婴儿需要进食的迹象。

9. 告知母亲使用奶瓶、人工奶嘴和安抚奶嘴的风险。

10. 协调出院，以便父母与其婴儿及时获得持续的支持和照护。

（七）乳母是乙肝病毒表面抗原携带者，如何喂奶

解题步骤：

1. 单纯乙肝病毒携带者，新生儿出生后接种乙肝疫苗，可选择母乳喂养。

2. 乙肝小三阳的产妇，孕期检测乙肝病毒–DNA 复制量，如果乙肝病毒量很低或没有乙肝病毒复制，新生儿出生后注射乙肝疫苗后，可选择母乳喂养。

3. 乙肝病毒 DNA 阳性或乙肝大三阳的母亲，提示乙肝病毒复制处于活动期，母乳的传染性很强，可于妊娠第 7、8、9 个月分别注射 1 支乙肝免疫球蛋白，以减少宫内垂直感染的机会；新生儿出生后分别于 1 个月内、1 个月时、6 个月时，再注射乙肝免疫球蛋白和乙肝疫苗实行联合免疫，可以母乳喂养。

4. 乙肝大三阳伴有肝功能异常的母亲，不建议选择母乳喂养。

（八）母乳不足的原因和处理方法

解题步骤：

1. 母乳不足的原因有两种，一种是真正的不足，还有一种是母亲或家人认为不足。很多情况是由于婴儿吸吮不够或未能进行有效的吸吮，导致"母乳不足"。

2. 母乳不足处理：针对原因，采取措施。

（1）如果母亲认为婴儿没有获得足够母乳，需要分析母亲担心的原因，帮助母亲树立信心；

（2）通过询问全面喂养史，了解母亲担心的问题；

（3）了解母亲营养及膳食摄入情况；

（4）了解周围其他人对母乳喂养的看法及对母亲造成的压力；

（5）观察母乳喂养过程，以检查喂奶姿势和衔接是否正确。

（九）简述食物转换的时机和原则。

解题步骤：

1. 时机　4～6 个月是添加泥状食物/半固体食物最佳和最敏感时期，延迟添加或提前添加都可能使婴幼儿咀嚼功能发育迟缓，或咀嚼功能低下，不能摄取更多的营养，造成营养不良，或今后的喂养困难。具体的理由有：

（1）3～4月后唾液腺发育成熟，淀粉酶含量逐渐增加。

（2）牙齿正常萌出时间为4～10月，多数第1对牙齿萌出时间在4～6月。

（3）4～6月婴儿能够将嘴唇闭合做咽下动作。

（4）7～8月后嘴唇闭合的同时，颌与舌可以上下运动。

2. 添加的原则　①由少到多；②由稀到稠；③由细到粗；④由软到硬；⑤由一种到多种。

（十）7月大男婴，足月顺产

家长诉其夜睡不宁，易惊醒哭闹，多汗。母乳+辅食喂养，未规则服用维生素 D，很少户外活动。查体：体重9.0kg，身长71cm，头围43cm，前囟2.0cm*2.0cm，独坐不稳，方颅，枕秃（+），双侧肋缘外翻，未出牙。请你完成下列操作：

（1）考虑的初步诊断是什么？依据是什么？

（2）建议做何进一步检查以确诊？

（3）在检查结果出来前，请给予家长适当的保健和营养指导。

（4）若检查结果阳性，请制定合适的治疗方案。

解题步骤：

（1）根据患儿年龄为7月大，未规则服用维生素 D，很少户外活动，有夜睡不宁，易惊，多汗等病史；查体有方颅，枕秃（+），双侧肋缘外翻，尚未出牙等体征，初步考虑患儿患维生素 D 缺乏性佝偻病（活动期）。

（2）建议家长为患儿做血清25-（OH）维生素 D_3、骨碱性磷酸酶检测及骨骼 X 线检查（手腕摄片）以确诊有无维生素 D 缺乏性佝偻病。

（3）在检查结果出来前，建议家长可给予患儿维生素 D 预防量 400IU/d，每日带患儿户外活动晒太阳至少1～2小时。继续母乳+辅食喂养。

（4）检验检查结果如符合维生素 D 缺乏性佝偻病诊断，就给予患儿维生素 D 治疗量进行治疗，即2000～5000IU/d，持续4～6周；之后改为预防量，直到2岁。建议治疗1个月后复诊，了解症状有无好转，可复查血生化指标及骨骼 X 线以了解疗效。

参考文献

[1] 中国营养学会妇幼营养分会. 中国妇幼人群膳食指南［M］. 北京：人民卫生出版社，2018.

[2] 中国营养学会妇幼营养分会. 千日营养，起航健康［M］. 北京：人民卫生出版社，2017.

[3] 毛萌，李廷玉. 儿童保健学［M］. 北京：人民卫生出版社，2018.

[4] 让蔚清，刘烈刚. 妇幼营养学（第1版）［M］. 北京：人民卫生出版社，2014.

[5] WHO. Recommendations on newborn health.From Guidelines on maternal，newborn，child and adolescent health.Geneva，WHO，2012.

（刘喜红）

第六章
幼儿期儿童营养与膳食指导

第一节　幼儿期儿童的生理和营养代谢特点

一、幼儿期儿童特点

临床医学根据生理学的特征，一般将1周岁至3周岁称为幼儿期。

此期儿童体格生长速度比婴儿期减慢，但智能发育加速，活动范围增大，接触周围事物也增多，故语言、思维和人际交往能力日趋增强；对各种危险的识别能力和自我保护能力非常不足，易发生各种伤害。

幼儿期儿童生长发育有以下特点：

（1）生长发育较快　发育仍然较快，两年平均长高25cm，体重是出生时的4倍以上。

（2）消化系统　消化器官发育不成熟，消化能力较差。

（3）神经系统　神经系统继续快速发育，至3岁时神经细胞分化基本完成。

（4）能量需要量　个体之间差异很大。

要根据此期的特点，重视儿童智力的早期综合开发，采取相应的保健措施及服务，预防伤害的发生。由于幼儿的自身免疫力尚不够健全，仍需注意防治传染病。

二、幼儿期儿童体格生长规律

（一）幼儿期儿童体格生长特点

儿童体格的生长是伴随身体各个组织、器官不断发育、趋向成熟的过程。生长和发育密不可分，两者共同诠释机体连续渐进的动态变化过程。

1. 儿童体格发育具有阶段性的连续过程　幼儿期虽然生长速度较婴儿期有所减缓，但仍然增长较快，仍然处于生长发育的旺盛时期。

2. 各系统器官的生长发育不平衡　各器官系统的生长发育具有先后顺序，如神经系统发育较早，大脑在孕后期以及生后头两年发育较快，在幼儿期2.5～3岁大脑可至900～1010g（约为成人的75%），见图4-2。

3. 头尾规律　见第四章第一节。

4. 个体差异　见第四章第一节。

（二）幼儿期体重生长规律及测量方法

1. 体重生长规律　与婴儿期相比，幼儿期儿童体重增加速度渐缓，1岁末体重已增至出生时的3倍（9kg），为生后第一个高峰；第二年约增加3kg；2岁至青春前期增长比较稳定。由于儿童体重增长并非匀速增长，评价时应以其体重的增长变化（测量的体重）为依据。2岁至青春前期可参照以下公式进行推算：2岁～青春前期体重（kg）=年龄（岁）×2（kg）+8（kg）

2. 幼儿期体重测量方法　体重应在空腹、排尽大小便、裸体或穿背心短裤（冬季注意调节室温）情况下进行。如果不能测量裸重，则应设法扣除衣服、尿布等的重量。1个月～7岁称重应用杠杆式磅秤或木杆式钩秤，最大载重为 30～35kg，误差不超过 25～50g。1～3 岁幼儿可坐位，身体不要接触任何其他物体，家长不可扶着儿童，以免影响准确性。使用杆秤时注意不要离床或地面过高，秤砣不要砸伤儿童。称重量时，需校正磅秤零点，放置的砝码数量应接近小儿年龄相当的体重，以迅速调整游码至杠杆正中水平，将砝码所示读数相加，以千克为单位，记录至小数点后两位。如果有以往记录，要注意前后比较，发现疑问时，应重复测量。

（三）幼儿身长/身高生长规律及测量方法

1. 身长/身高生长规律　身长/身高（length/height）代表头部、脊柱和下肢长度的总和。3 岁以下小儿测量时，常采用仰卧位，故称身长。3 岁以上采用站立位测量，称为身高。身长/身高是反映长期营养状况和骨骼发育的重要指标。身长/身高的增长规律和体重相似，婴幼儿期和青春期出现两个生长高峰。出生第二年、第三年平均约增长 25cm，3 岁末身长约为 100cm。2～12 岁身长（高）的增长较稳定，可用公式推算：身长/高（cm）＝年龄（岁）×7（cm）＋75（cm）。儿童的最终身高与遗传、性别、营养、内分泌及宫内发育水平等因素密切相关，短期的疾病与营养波动对身高的影响不大。

2. 身高的测量方法　3 岁前测量身长用标准量床量板，婴幼儿测量身长时应脱去帽、鞋、袜，穿单衣裤仰卧于量床中央，助手将头扶正，头顶接触头板，面部向上，两耳在同一水平。测量者立于儿童右侧，左手握住儿童两膝，使腿伸直，右手移动足板使其接触双脚跟部，注意量床两侧读数的一致性，然后读取刻度值，记录到 0.1cm。见图 4-5。

（四）顶-臀长/坐高生长规律及测量

1. 生长规律　坐高是头顶至坐骨结节的长度。3 岁以下婴幼儿取仰卧位测量顶-臀长，3 岁以上取正坐位。坐高的增长代表脊柱和头的发育，可间接反映下肢与躯干的比例；不同的年龄阶段，头、脊柱和下肢的增长速度及所占身长/高的比例也不同。婴儿期头部生长最快，脊柱次之；到青春期时，下肢生长最快。由于下肢随着年龄的增加其生长速度加快，因此坐高占身高的比例也随之下降。一些遗传、内分泌疾病可使身体的某些部分比例失常，因此测量上部量（头顶到耻骨联合上缘的长度）和下部量（耻骨联合上缘至足底）对诊断某些疾病有参考价值。新生儿上部量占 40%，下部量占 60%，身高（长）的中点在脐上；1 岁时中点在脐下；6 岁时中点下移至脐与耻骨联合之间；12 岁左右上、下部量相等，中点恰在耻骨联合上缘。

2. 测量方法　3 岁以下儿童测量顶-臀长，取卧位，头部位置与测量身长的要求相同，测量者左手提起小儿两腿，膝关节弯曲，同时使骶骨紧贴底板，大腿与底板垂直，然后移动足板，使其贴紧臀部，读数至 0.1cm。

（五）头围生长规律及测量

1. 头围生长规律　头围是自眉弓上缘经枕骨粗隆最高点绕头一周的最大周径，反映脑和颅骨的发育水平。两岁以内测量最有价值。新生儿的头围平均为 34cm；1 岁时平均为 46cm；2 岁时 48cm；5 岁时约为 50cm；15 岁时为 53～54cm，与成人相近。头围小于同年龄、同性别的均值减 2 个标准差（头围<X-2s），称为头小畸形（microcephaly），应警惕是否存在大脑发育不良；头围过大伴随过快的增长提示脑积水。

2. 头围测量方法　被测者取坐位、立位或仰卧位，测量者位于小儿右侧或前方，用左手拇指将软尺零点固定于头部右侧眉弓上缘处，软尺经枕骨粗隆及左侧眉弓上缘回至零点，读至 0.1cm。

（六）胸围生长规律及测量

1. 胸围生长规律　胸围是指经乳头下缘和两肩胛下角水平绕体一周的围度。胸围代表胸廓与肺的发育水平。胸廓在婴儿期呈圆筒形，前后径与左右径相等；2 岁以后其左右径逐渐增大。在胎儿期胸廓相对脑的发育慢，出生时胸围比头围小 1～2cm，平均为 32cm；婴儿期胸围增长最快，1 岁末胸围与头围相等，大约为 46cm；第二年约增加 3cm；3～12 岁胸围平均每年增加 1cm，胸围超过头围的厘米数约等于周岁数减 1；到青春期增长又加速。

2. 测量方法　3 岁以下小儿取卧位或立位，被测者两手自然下垂，双眼平视。测量者位于幼儿前方或右侧，用左手拇指固定软尺零点于被测者胸前乳头下缘，右手拉软尺使其绕经背部右侧，过两肩胛角下缘，经身体左侧回至零点，取平静呼吸气时测量值，读数至 0.1cm。

（七）上臂围生长规律及测量

1. 上臂围生长规律　上臂围代表上臂肌肉、骨骼、皮下脂肪和皮肤的发育水平，可粗略反映儿童的营养状况。1 岁以内增加迅速，1～5 岁间增加 1～2cm。在无条件称体重和量身高的地区，可测量上臂围以筛查营养不良。1～5 岁小儿臂围超过 13.5cm 为营养良好，12.5～13.5cm 为营养中等，低于 12.5cm 为营养不良。

2. 上臂围测量方法　上臂围测量时被测者两上肢自然平放或下垂，取左上臂从肩峰至尺骨鹰嘴连线的中点，用臂围尺贴皮肤绕该点水平的上臂一周，读数取与零点交叉的刻度，读数精确至 0.1cm。

（八）皮下脂肪生长规律及测量

1. 生长规律　皮下脂肪厚度（皮褶厚度），直接反映体内脂肪量，故与小儿营养状况密切相关。人体脂肪细胞数目增加速度通常在 1 岁末达至一个小高峰，以后呈减速增加；11～13 岁时脂肪细胞数目增加速度达至新高峰，至 15 岁时体内脂肪细胞数比 1 岁时增加 5 倍。

2. 测量方法　皮褶卡钳是测定皮褶厚度的专用量具。测量时右手握钳，左手用拇、示指捏起测量部位的皮肤和皮下脂肪，捏时两指的距离为 3cm，并将脂肪与下面的肌肉充分离开，然后用皮褶卡钳测量皮褶厚度。注意卡钳头面积应是 6mm×15mm 的长方形，所有边角要磨圆。在钳口打开时，钳面的压力要保持稳定，测量时读刻度至 0.5mm。常用的测量部位：①肩胛下角部（背部）：取左肩胛骨下角下稍偏外侧处，皮褶自下侧至上中方向，与脊柱呈 45°角；②三头肌部：上肢在身体侧面放松下垂，位于肩峰与尺骨鹰嘴连线的中点上，皮褶方向与上臂的长轴平行。

三、幼儿消化功能和排泄功能

幼儿一般在 2 岁半左右乳牙会全部生长出来，伴随着牙齿的生长，幼儿的消化系统和排泄功能也有了提升。幼儿的消化和排泄功能是否正常对其健康有着深远影响。幼儿拥有良好的消化和排泄功能是儿童拥有健康体质的一个必要条件，也是家长需要注意和解决的问题。家庭环境、家庭教育方法、幼儿自身的行为习惯等都会影响幼儿的消化和排泄功能。例如，幼儿挑食、不爱喝水，父母没有正确教导幼儿排泄自理的方法、不注意卫生等，这些都不利于幼儿身体健康发展。

1～3 岁的幼儿已经在体格和智力上有了很大的进步和发展，也有了一定的自主性和理解能力，能够在家长的引导和影响下形成习惯。1 岁多的孩子可在成人的引导下定时坐在幼儿专用的小马桶上，久而久之，便会养成定时排解大便的行为习惯。1 岁多就能够开始培养小便的习惯，2～3 岁时膀胱的控制力会发展得比较好，基本上可以训练成功。家长的引导和教育在这一时期能够避免幼儿"尿床"行为的发生，也能够锻炼幼儿的自我控制能力。但是，对于幼儿排泄功能的发育和排泄习惯的养成，家长要循序渐进，不可操之过急；建议家长耐心等待幼儿生理发育成熟（括约肌成熟），能够学习自我控制，且乐于尝试时再进一步引导。

消化酶的成熟与营养素的消化、吸收：幼儿胃蛋白酶 1 岁半时达成人水平，而胰蛋白酶活性 1 月龄已达成人水平，故幼儿消化蛋白质能力较好。1 岁后胰淀粉酶接近成人水平，两岁左右唾液腺淀粉酶活性达成人水平，因此，可根据需求合理供给幼儿淀粉类食物。两岁后胰腺分泌胰脂酶达成人水平。

　　幼儿胃肠道的发育特点：胃容量 1 岁时 250～300ml。幼儿胃排空时间因食物种类而异，如母乳为 2～3 小时，牛乳为 3～4 小时，水为 1～2 小时。幼儿肠道有丰富的血管和淋巴结，透过性强，吸收能力好；幼儿肠蠕动比成人差，食物在肠腔内通过较慢，有利于消化吸收；婴幼儿肠壁屏障功能差，容易对食物过敏。

四、幼儿期儿童进食技能与行为

（一）幼儿进食技能发育

　　1 岁左右逐渐可现幼儿舌体上抬、卷裹食物团块，下颌运动产生了食物团块在口腔内的转动，送到牙齿的切面，可磨咬纤维性食物并感觉食物性质；2 岁左右幼儿舌体和喉下降到颈部，口腔增大，可控制下颌动作和舌向两侧的活动，随着吞咽动作发育成熟，嘴唇可以自由控制口腔内的食物，详见表 6-1。同时，婴幼儿感知觉和心理行为的发育，手眼动作的进一步协调，促进了幼儿进食技能的进一步发育，10～12 个月学习自己用勺，1.5～2 岁可独立进食。

表 6-1　幼儿进食技能发育表

自我进食发育	关键年龄（月）	学会该项技能百分比	
手抓食物	4～6	68%	开始训练
	7～8	96%	应该达到
唇从勺中吃食物撒少	7～8	77%	开始训练
	9～11	88%	应该达到
	12～14	90%	
用勺自喂撒少	7～8	5%	开始训练
	9～11	11%	大部分
	12～14	29%	应该达到
	15～18	64%	
自己从小口杯喝	7～8	42%	开始训练
	9～11	70%	大部分
	12～14	91%	应该达到
	15～18	96%	
自己从常规杯子喝	9～11	10%	
	12～14	14%	开始训练
	15～18	34%	

　　进食是一种社会性活动，社会、家庭的习惯可影响儿童对食物的喜恶。就餐时儿童与成人、同胞在一起，家庭成员进食的行为和对食物的反应可作为儿童的榜样。让婴儿后期就经常与成人共进餐，使婴儿有较多机会模仿成人的进食动作，从开始用手抓食到学会使用勺子、筷子进食。

（二）提倡顺应喂养

　　随着婴幼儿生长发育以及进食技能发育，父母及喂养者应根据其营养需求的变化，感知觉以及认知、行为和运动能力的发展，顺应婴幼儿的需要来进行喂养，帮助逐步达到与家人一致的规律进餐模式，并学会自主进食。

　　父母及喂养者有责任为幼儿提供多样化、与其发育水平相适应的食物，在喂养过程中应及时感知婴幼儿所发出的饥饿或饱足的信号，并作出恰当的回应。尊重幼儿对食物的选择，耐心鼓励和协助幼儿进食，绝不强迫进食。父母及喂养者还有责任为幼儿营造良好的进餐环境，保持进餐环境安静、愉悦、避免电视、玩具等对幼儿注意力的干扰。控制每餐时间不超过 20 分钟。父母及喂养者也应该是幼儿进食的好榜样。

1. 什么是顺应喂养 顺应喂养是在顺应养育模式框架下发展起来的婴幼儿喂养模式。顺应喂养要求：父母应负责准备安全、有营养的食物，并根据幼儿需要及时提供；父母应负责创造良好进食环境；具体吃什么、吃多少、则应由幼儿自主决定；在幼儿喂养过程中，父母应及时感知幼儿发出的饥饿或饱足的信号，充分尊重幼儿的意愿，耐心鼓励，但决不能强迫喂养。

2. 顺应喂养的要点

◆ 耐心喂养，鼓励进食，但决不强迫喂养。

◆ 鼓励并协助幼儿自己进食，培养进餐兴趣。

◆ 进餐时不看电视、玩玩具，每次进餐时间不超过 20 分钟。

◆ 进餐时喂养者与幼儿应有充分的交流，不以食物作为奖励或惩罚。

◆ 父母应保持自身良好的进食习惯，成为幼儿的榜样。

（三）培养幼儿自主进食

婴幼儿学会自主进食是其成长过程中的重要一步，需要反复尝试和练习。父母应有意识地利用婴幼儿感知觉，以及认知、行为和运动能力的发展，逐步训练和培养婴幼儿的自主进食能力。10～12 月龄婴儿已经能捡起较小的物体，手眼协调熟练，可以尝试让其自己抓着香蕉、煮熟的土豆块或胡萝卜等自喂；1 岁幼儿愿意尝试抓握小勺自喂，但大多洒落；1.5 岁幼儿可以用小勺自喂，但仍有较多洒落；2 岁幼儿能用小勺自主进食，可让幼儿与家人一起进食。在婴幼儿学习自主进食的过程中，父母应给充分的鼓励，并保持耐心。

第二节　幼儿期儿童的膳食营养需求及重点营养素

一、幼儿营养需求特征

幼儿的基础代谢率高，机体合成代谢旺盛，处于一生中较快速的生长发育阶段，充足的营养才能满足机体细胞数量和体积的日益增长。

幼儿的消化系统尚未发育完全，胃容量小，能消化吸收的食物有限，因此，必须通过摄入少量营养密度高的食物才能满足婴幼儿生长发育的需要和适应其消化吸收能力弱的情况。

肝脏和肾脏是机体重要的代谢器官，多种营养素或其代谢产物要经过肝脏和肾脏进行代谢和排泄。由于幼儿的肝脏和肾脏尚未发育成熟，过多的或不能被机体有效利用的营养素会增加肝脏和肾脏的负担，进而可能影响幼儿健康，如食物中蛋白质过高、盐类含量多等均可造成婴儿的肝肾负荷高，影响幼儿的肝肾发育，长期食用这些食物会导致幼儿发生肝肾疾病，严重时危及生命。

二、幼儿能量需要及参考摄入量

能量是由食物中的碳水化合物、脂肪和蛋白质在体内代谢时释放出来的，这三者被统称为生热营养素。人体对于能量的需要，仅次于对空气和水。供给能量的营养素和水加在一起，几乎占人体每日膳食的全部重量。

幼儿的能量消耗包括以下几个方面。

（一）维持基础代谢

幼儿时期基础代谢的需要约占总能量需要量的 50%～60%：由于幼儿的体表面积相对较大，代谢组织所占比例大，故基础代谢率高于成年人，但男女孩之间的差别不大。

（二）生长发育所需

供给生长发育所需能量为小儿所特有，平均每增加 1g 的体内新组织，约需要 5kcal 的能量；

而增加 1g 蛋白质约需要 6kcal 的能量，增加 1g 脂肪约需要 12kcal 的能量。能量供应不足可使生长发育速度减慢，甚至停滞。处于生长发育期的儿童，每天供给的能量应该比他们本身活动所消耗的要多些，这是因为他们生长发育形成新组织时还需要一份能量。

（三）活动消耗

除基础代谢外，活动是人体能量消耗的主要构成部分，波动较大。活动量及强度越大，消耗能量越多，1 岁以内的婴儿活动消耗的能量为每公斤体重 15~20kcal，但好动多哭的婴幼儿需要的能量比年龄相仿的安静孩子高 3~4 倍。出生婴儿只能啼哭、吮吸，需要能量较少，长大后能行动玩耍，则能量的需要量增加，到 12 岁时每公斤体重约需能量 30kcal。

（四）食物热效应消耗

食物热效应也称食物特殊动力作用，是指进食后机体用于消化食物、吸收、运送、储存以及代谢所利用营养素消耗的能量。摄入不同食物消耗的能量各不相同：蛋白质最多，为自身产能的 20%~30%；脂肪最低，为 2%~4%；碳水化合物约为 6%。

（五）排泄物中能量损失

每天摄入的食物不能完全消化吸收的产能营养素及其代谢产物，随大小便排出体外，这部分丢失的能量一般不超过总摄入量的 10%，腹泻时此项能量丢失增加。

按体重计，幼儿对能量的需要量高于成年人，年龄越小，每公斤体重的每日能量需要量越多。对幼儿来说，能量的需要存在个体差异，即使是体格、年龄、性别一致的小儿，其能量需要量也有所不同。1~3 岁幼儿的能量每日推荐摄入量：1~，2~和 3~岁男孩分别为 900kcal，1100kcal 和 1250kcal；1~，2~和 3~岁女孩分别为 800kcal、1000kcal、1200kcal。

三、蛋白质需要及参考摄入量

蛋白质是一切生命活动的重要物质基础，是组成一切细胞和组织结构的基本材料，还是合成一些重要生物活性物质的原料。幼儿处于生长发育阶段，蛋白质不仅用于补充日常代谢的丢失，而且用以供给生长发育中不断增加新组织的需要，因此，幼儿对蛋白质的需要量相对高于成年人。由于蛋白质在人体内不能储存，人体所需要的氨基酸，也不能全部由碳水化合物或脂肪转变而成，而且组成人体的蛋白质，又每时每刻不断地有部分更新，因此，人体必须经常从食物中摄取一定量的蛋白质。

蛋白质的生理意义如下所述。

（一）维持组织的生长、更新和修补受损的细胞。

维持幼儿身体的增长，直至充分发育成熟。在整个生长发育阶段中，蛋白质都发挥着极其重要的作用。

（二）调节生理功能。

食物的消化吸收过程和细胞内不断进行的物质代谢过程，都是在各种各样的酶催化下进行的。迄今已知的一千多种酶都是主要由蛋白质所组成。

（三）增强身体抗病能力。

人体防御流行性感冒、麻疹、传染性肝炎、伤寒、白喉和百日咳等疾病的抗体，都是一些蛋白质或其衍生物，抗体能与入侵的各种细菌、病毒和细菌毒素结合起来，使他们的致病能力减弱，使病原体无法生存、繁殖。因而可以避免感染，减少疾病发生，这对处于生长发育期的儿童是特别重要的。

（四）供给能量。

（五）提供必需氨基酸。

对于儿童，有 9 种氨基酸被称为"必需氨基酸"，不能在人体内合成，或合成的速度不能满足人体需要，必须由每日食物中供给一定数量，即异亮氨酸、亮氨酸、赖氨酸、蛋氨酸、苯丙氨酸、苏氨酸、色氨酸、缬氨酸、组氨酸。

2016 中国居民膳食指南推荐 1～，2～和 3～岁幼儿的蛋白质推荐摄入量分别为 25g、25g 和 30g。幼儿膳食中要保证蛋白质量足质优，优质蛋白摄入量达到总量的 1/2。每日饮用 300ml 牛奶和一定量的高蛋白质食物，例如瘦肉、酸奶、鸡蛋和鱼类等，通常容易达到这个摄入量。一般要求儿童膳食蛋白质供给的能量为 12%～14%。

四、脂肪及脂肪酸需要及参考摄入量

通常脂肪是动植物贮存能量的主要形式。含不饱和脂肪酸较多，在室温下为液态的称为油，如各种植物油；含不饱和脂肪酸较少，饱和脂肪酸较多，在室温下为固体的称为脂，如动物脂肪。

脂肪的主要生理意义如下所述。

（1）贮存和供给能量。脂肪是能量效益最高的一种营养素，是婴幼儿贮存和供给能量的最重要营养素，婴幼儿所需能量的 40%～50%是由脂肪提供的。

（2）人体组织细胞的重要组成成分。细胞膜是由磷脂、糖脂、胆固醇和蛋白质共同组成的。胆固醇在体内可转化为胆汁酸、维生素 D 等。

（3）保护作用及保持体温。人体内的脂肪组织分布于皮下、内脏周围。内脏周围的脂肪组织对内脏起着固定作用和保护垫的作用；由于脂肪不易导热，防止能量散失，有保持体温的作用。

（4）促进脂溶性物质的吸收和转运。脂溶性物质的吸收、转运往往与脂肪的吸收、转运联系在一起。食物中脂溶性维生素 A、维生素 D、维生素 E、维生素 K 及胡萝卜素等，都溶于脂肪，随同脂肪一起在肠道被吸收。

（5）供给人体必需脂肪酸。人体内不能合成必须由食物供给的不饱和脂肪酸，被称为必需脂肪酸。α–亚麻酸、亚油酸是两种必需脂肪酸。必需脂肪酸为生长发育所必需，对婴幼儿大脑及眼睛的发育非常重要。

（6）脂肪能改善食物的色、香、味，给人以饱腹感。

对于 1～3 岁的幼儿，每天由脂肪提供的能量占 30%～35%为宜，并且幼儿的膳食中含有适量的脂肪也有助于增加食欲。脂肪在一天总能量中的比例也不宜过高，摄入过多的脂肪易发生能量过剩，以致使过多的脂肪堆积在体内，体重增加，对幼儿的健康不利。

五、碳水化合物

碳水化合物又叫做糖类。碳水化合物是自然界中存在的一大类有机化合物。几乎所有动物、植物、微生物的体内都含有，其中以存在于植物界的最多。

碳水化合物的生理意义如下所述。

（1）人体最主要的供能物质；

（2）构成人体组织的重要物质；

（3）有节约蛋白质的作用和防止酸中毒；

（4）其他功能。

不能被人体消化、吸收和利用的纤维素和果胶属于多糖类，能够促进肠道蠕动，促进消化腺分泌消化液，有助于正常消化。特别是果胶在吸水膨胀后，可增加粪便的体积，有利于粪便的排出。

活动量大的孩子，因身体消耗的能量多，对碳水化合物的需要量也多，所以需要提供碳水化合物的量也较多。一般认为，对于婴儿碳水化合物提供的能量占膳食总能量的 40%～50%即可。为婴幼儿选择食物时，应有适应比例的粮食，并要适当吃些蔬菜和水果，以利于摄取适量的纤维

膳食、维生素和无机盐；不宜多吃高糖食品和高糖饮料。对于 2 岁以下的幼儿，较多的碳水化合物来自于淀粉和糖是不合适的。因为尽管他们能很好地耐受和有效吸收这些淀粉，但这种形式的碳水化合物占的体积较大，可能会降低一天总能量的摄入。从两岁开始，要逐渐增加来自淀粉类食物的能量，同时相应地减少来自脂肪的能量供应。

均衡膳食中宏量元素供给应平衡，比例适当，否则易发生代谢紊乱。为满足儿童生长发育的需要，先应保证能量供给，其次是蛋白质。调查研究发现，蛋白质、能量充足的平衡膳食往往可以满足儿童生长需要的微量营养素，即平衡膳食多能满足微量营养素的需要，不需额外补充。

六、幼儿不同营养素供能比要求

幼儿平衡膳食，即膳食所提供的能量、各种营养素的质和量以及营养素之间的比例要适合幼儿的需要。要保证能量和蛋白质的摄入，蛋白质占总能量的 12%～14%，脂肪占 30%～35%，碳水化合物占 45%～55%。活动量大的孩子，因身体消耗的能量多，对碳水化合物的需要量也多。一般认为，对于幼儿碳水化合物提供的能量占膳食总能量的 50% 即可。要保证充足优质蛋白质、必需脂肪酸的供给，脂肪应有 1/2 来自植物。来自动物性蛋白质（包括畜、禽、鱼、奶、蛋等）的数量应不少于蛋白质总量的 50%；如果做不到，则动物性蛋白质与大豆类及其制品的数量不少于 1 日蛋白质总量的 1/2。如果幼儿已经不吃母乳了，只给幼儿白米粥或汤泡饭，则不能供给足够的蛋白质、脂肪和多种必需的微量营养素，幼儿的生长发育将会出现迟缓，抗病力降低。碳水化合物和饱和脂肪酸不宜过度，以免引起肥胖。在安排幼儿的膳食时，也不能摄入太多动物性食物，幼儿只吃肉、蛋、鱼等荤菜和奶类，则会发生碳水化合物的供给不足，结果是不能保证能量供应；如很少吃蔬菜和水果，就会发生维生素、矿物质缺乏。

因此，幼儿的每日膳食中应包括谷类、乳类、畜、禽、鱼、蛋类、新鲜的蔬菜和水果等食物，并做到膳食多样化，从而发挥各种食物在营养成分上的互补作用，达到平衡膳食的目的。

七、主要矿物质需要及参考摄入量

人体内除了碳、氢、氧、氮以外的元素，无论其存在形式如何，含量多少，统称为矿物质。矿物质是构成人体的重要原料，虽然仅占体重的 5% 左右，但种类较多，其中含量较多的有钙、镁、钾、钠、磷、硫、氯七种常量元素以及体内含量极少的铁、铜、碘、锌、氟、锰、硒等微量元素。它们是维持人体正常生理功能和构成组织细胞必不可少的物质。下面分别叙述几种主要矿物质的生理功能。

（一）钙与磷

钙是人体中含量最丰富的矿物质，对婴幼儿的生长发育尤为重要。钙是构成骨骼、牙齿的主要成分，在骨骼发育和牙齿形成的关键时期，钙缺乏所导致的损害是不可逆转的。磷也是构成骨骼和牙齿的重要材料。磷和钙结合形成磷酸钙，是构成骨骼和牙齿的主要成分，其中钙与磷的适宜比值约为 2:1。

1～3 岁幼儿的每日钙推荐摄入量为 600mg。从 1 岁到 10 岁，据估计平均每日用于骨骼生长需要储留的钙从 70mg 上升到 150mg，膳食中钙吸收率仅有 35%。1～3 岁幼儿的每日磷适宜摄入量为 300mg。

（二）铁

铁的主要生理功能是构成血红蛋白的必需成分，也是肌肉组织中肌红蛋白的成分。铁对婴幼儿的生长发育具有非常重要的作用。如果长期铁摄入量不足，婴幼儿的生长发育就会停滞，并且会影响到智力发育。铁缺乏以及由缺铁引起的缺铁性贫血是全世界普遍存在的突出营养问题。

幼儿对铁的需要量较高，用于组织生长和体内铁的贮存，我国 1～3 岁幼儿推荐的每日膳铁推荐摄入量为 9mg。缺铁和缺铁性贫血是我国婴幼儿中特别常见的营养缺乏病，6 个月～2 岁的儿童最容易发生缺铁性贫血。特别需要注意保证幼儿能摄入适当比例的血红素形式的铁。

（三）锌

锌是体内物质代谢中很多酶的组成成分和活化剂。现已知道锌与 60 种以上的酶类有关。锌在核酸、蛋白质的生物合成中发挥重要的作用。锌参与碳水化合物和维生素 A 的代谢过程。锌还具有维持胰腺、性腺、脑下垂体、消化系统和皮肤的正常功能的作用。婴幼儿缺锌时会出现生长发育缓慢、味觉减退、食欲不振、贫血、创伤愈合不良、免疫功能低下等现象。所以，锌是促进生长发育的重要微量元素之一。1～3 岁幼儿每日锌的推荐摄入量为 4mg。

（四）碘

碘主要是参与甲状腺素的合成。甲状腺素是调节人体物质代谢的重要激素。碘能够促进蛋白质的合成与骨钙化，所以对婴幼儿的生长发育影响很大，在缺碘地区患甲状腺肿大孕妇（孕期缺碘）所生的孩子容易患克汀病，主要表现为严重的智力障碍，是因碘缺乏而造成人体损伤最严重的一种形式。1～3 岁幼儿每日碘的推荐摄入量为 90μg。

（五）氟

氟离子与磷灰石结构有较大的亲和力，故体内的氟主要分布在骨骼和牙齿中。它对骨骼和牙齿的生长与形成均具有重要作用，有助于预防龋齿，已被证明唯一能降低儿童龋齿患病率和减轻龋齿病情的营养素。但氟的摄入量不能过高，例如水中含氟量过高，长期饮用这种水的人会得氟斑牙，长期摄入高剂量的氟还可引起氟骨症。1～3 岁幼儿每日氟的适宜摄入量为 0.6mg。

八、维生素需要及参考摄入量

维生素是维持人体正常生理功能的必需营养素。如果人体缺乏维生素，就会引起疾病，甚至导致死亡，例如坏血病、脚气病、恶性贫血等。对于幼儿，要保证从膳食中摄取适量的维生素，促进身体的正常生长和发育。目前，已知的维生素有 20 多种，他们在人体内不提供能量，也不构成人体的组织，主要与蛋白质合成多种酶，参与人体内新陈代谢过程中一系列的生物化学反应。他们多数不能在人体内合成，要由食物供给。维生素分为脂溶性维生素和水溶性维生素两大类，幼儿期最为重要的是维生素 A、维生素 B_1、维生素 B_2、维生素 C、维生素 D 等，主要来源于蔬菜、水果、肉、蛋、豆、奶、粗粮等。

（一）维生素 A

维生素 A 与机体的生长、骨骼发育、生殖、视觉及抗感染有关。维生素 A 严重缺乏时会引起夜盲症。维生素 A 还有维持上皮细胞健康的功能。维生素 A 能够促进人体的正常生长及骨骼的发育。当缺乏维生素 A 时，会使儿童青少年的生长发育发生障碍，生理功能也会受到影响。1～3 岁幼儿每日维生素 A 的推荐摄入量为 310μg RAE。但是，维生素 A 摄入量过多也会引起中毒症状，主要表现为厌食、过度兴奋、骨疼痛、头发稀疏、肌肉僵硬和皮肤瘙痒症。因此，维生素 A 的摄入量要适当。

（二）维生素 D

维生素 D 对儿童的骨骼和牙齿的正常发育非常重要，幼儿缺乏维生素 D 可引起佝偻病，一般每日推荐摄入量为 10μg（400IU）。每天摄入维生素 D 量大于 2000IU，可导致钙吸收增加，血钙过多，过多的钙沉积在软组织，如心脏、血管、肺和肾小管。轻度中毒表现为食欲减退、过度口渴、恶心、呕吐、烦躁、大便干燥或与腹泻交替出现，严重者可有智力发育不良。

1～3 岁的儿童由于钙沉积在骨骼中需要维生素 D，是特别容易发生维生素 D 缺乏的易感人群。维生素 D 的膳食来源较少，主要来源应该是户外活动时由紫外线照射皮肤，使 7–脱氢胆固醇转变成维生素 D。

（三）维生素 B_1

维生素 B_1 是维生素 B 族中的一种。当人体摄入过多的维生素 B_1 时，摄入的多余部分经尿中排泄，通常没有过量的危险。维生素 B_1 参与细胞中碳水化合物的中间代谢。维生素 B_1 是碳水化合物氧化过程中所需酶的组成成分。当维生素 B_1 缺乏时，就会影响这些酶的合成，使碳水化合物的代谢发生障碍，还会影响到氨基酸的合成代谢及脂肪酸的合成。维生素 B_1 还可以增加食欲，促进生长，对神经细胞膜的传递功能也具有重要作用。1～3 岁幼儿每日维生素 B_1 的推荐摄入量为 0.6mg。

（四）维生素 B_2

维生素 B_2 是人体许多酶系统辅基的组成成分。在人体内，各种物质不断地进行代谢，在代谢过程中有许多酶参与，维生素 B_2 是组成这些酶辅基的组成成分。这些辅基与特定蛋白质结合，形成黄素蛋白，是组织呼吸过程中很重要的一类递氢体，是细胞氧化反应过程中所必需的物质，因此可以促进生长发育、维持身体健康。当人体内缺乏维生素 B_2 时，就会出现口角炎，严重时还会出现唇炎、舌炎、角膜炎及阴囊炎。1～3 岁幼儿每日维生素 B_2 的推荐摄入量为 0.6mg。

（五）维生素 C

对幼儿维生素 C 也是一个非常重要的营养素，能够帮助伤口愈合，促进非血红素铁的吸收利用，对防止贫血有重要作用。铁是红细胞内血红蛋白不可缺少的组成成分，维生素 C 能促进铁在肠道内的吸收。叶酸也是参与造血的维生素，但叶酸只有在维生素 C 的作用下才能转变成具有生理活性的四氢叶酸，在体内发挥作用。我国 1～3 岁幼儿每日推荐摄入量为 40mg。

第三节　幼儿期儿童膳食营养原则及平衡膳食宝塔

一、幼儿膳食原则

（一）合理烹调

给幼儿吃的食物，首先要注意与其消化功能相适应。3 岁以下幼儿的食物应当细、软、碎、烂，不用刺激性和过于油腻的食物。饮食也不宜太过精细，因为随着幼儿的成长，牙齿和消化系统的发育，如果一直保持原有的太过精细的饮食方式，会使幼儿很难向成人的饮食方式过渡，而且不利于咀嚼功能的发育。

食物的烹调还应做到味道可口，外形美观，香味扑鼻，要经常变换花样品种，以刺激幼儿的食欲，从而促进食物的消化吸收，提高食物的利用率。在烹调时，要注意尽量减少营养素的损失。

幼儿的膳食中应避免使用带刺激性的食品，如酒、咖啡、浓茶、辣椒、胡椒等，整粒的花生、核桃、豆类等须经过磨碎或制酱后供食用。幼儿的膳食，应尽量选用新鲜食品，少用半成品和熟食，如火腿肠、红肠等。幼儿的口味宜清淡，低盐，食品中不宜使用味精、色素、糖精等调味品。

（二）合理进餐

由于幼儿胃容积较小，活泼好动，易饥饿，并且按每公斤体重计，幼儿的营养素需要量高于成人，故幼儿的进餐次数要增加，缩短两餐间隔时间，以少量多餐代替 1 次大量进餐，以保证孩子得到足够的食物和营养。对于刚刚停止母乳喂养的幼儿，每日可进食 5～6 次，两餐间隔 3 小时左右；小儿稍大些时，每日进食 4～5 次，两餐间隔 3.5 小时。但是，两餐间隔的时间也不宜太短，否则将会影响下一餐的食欲。一般安排为早、中、晚 3 餐及上、下午两次点心的"三餐二点"进食方式，要兼顾各种营养素的比例，将食物恰当地分配在4~5次进餐中。晚饭后除水果外应逐渐做到不再进食，为保护牙齿防止龋齿，特别是要避免睡前吃甜食。

（三）注意饮食卫生

幼儿要少吃生冷食物，不吃隔夜饭菜和不洁食物。购买的半成品或熟食要充分烧煮后方可食用。饭前便后要洗手，注意幼儿餐具的消毒。用于烹调的食物要保证新鲜，加工生熟食品用的刀具、容器等应分开使用，防止交叉感染。要注意厨房清洁和烹调人员的健康状况与个人卫生。

（四）营造幽静的进餐环境

幼儿应该有个安静、愉快、秩序良好的进餐环境、使幼儿进餐时能集中注意力。如果环境杂乱，会分散幼儿的注意力，常常会影响幼儿进餐和食物的消化吸收。吃饭时，不要指责、训斥和打骂孩子。吃饭的场所应固定，并要有适合于幼儿身体和特点的专用桌椅和餐具。

二、幼儿平衡膳食宝塔

平衡膳食宝塔是膳食指南的量化和形象化的表达。人们更容易通过阅读平衡膳食宝塔来合理选择食物和搭配膳食，平衡膳食宝塔是在人们日常生活中贯彻膳食指南的方便工具，对营养配餐和营养食谱的编制有实际指导作用。幼儿膳食宝塔具体内容详见图6-1、图6-2。

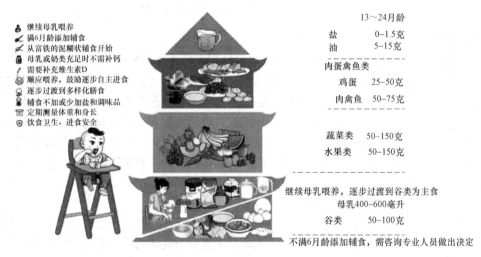

图6-1 中国13~24月龄幼儿平衡膳食宝塔

（一）1~2岁幼儿膳食宝塔内容

此年龄段幼儿膳食宝塔分四层。①继续母乳喂养，逐步过渡到谷类为主食。每天母乳400~600ml，谷类50~100g。②蔬菜和水果每天均为50~150g。③鸡蛋每天25~50g，肉禽鱼每天50~75g。④第四层塔顶是烹调油和食盐，每天烹调油不超过5~15g，食盐不超过0~1.5g。顺应喂养，鼓励逐步自主进食，逐步过渡到多样化膳食，不加或少加盐和调味品，注意饮食卫生、进食安全。

（二）2~3岁幼儿膳食宝塔内容

此年龄段幼儿膳食宝塔分五层。①每天谷类75~125g，薯类适量。②蔬菜和水果每天均为100~200g。③鸡蛋每天50g，肉禽鱼每天50~75g。④奶类每天350~500g，适当加工的大豆5~15g。⑤每天烹调用油10~20g，食盐不超过2g。要合理烹饪，培养良好饮食习惯，亲近与爱惜食物，每日饮奶，奶类、水果作加餐，每天饮洁净水600~700ml，少喝含糖饮料，充足户外运动，定期测量体重和身高。

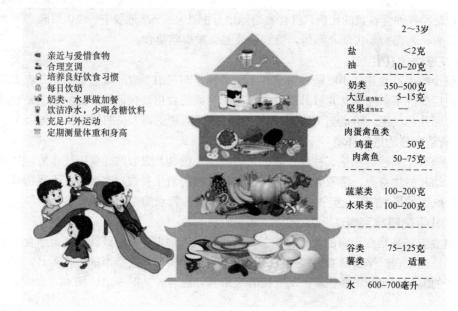

图 6-2　中国 2~3 岁儿童平衡膳食宝塔

三、幼儿喂养指南

（一）继续给予母乳或其他乳制品，并逐步过渡到多种多样的食物

继续母乳喂养到两岁或以上。已停止母乳喂养或一直进行人工喂养的婴儿，每天给予不少于 350ml 的幼儿配方奶，或者给予强化了铁、维生素 A 等多种微量营养素的幼儿配方食品。当幼儿满两岁时，应逐渐停止母乳喂养，但是每天应继续提供幼儿配方奶粉或其他乳制品，每天给予不少于 350ml 的幼儿配方奶或其他乳制品，确保幼儿对蛋白质、钙、铁等营养素的需求量。同时，应根据幼儿的牙齿发育情况，适时增加细、软、碎、烂的食物，种类不断丰富，数量不断增加，逐渐过渡到食物多样。

（二）选择营养丰富、易消化的食物

需要充分满足能量需要，增加优质蛋白质的摄入，以保证幼儿生长发育的需要；增加铁质的供应，以避免铁缺乏和缺铁性贫血的发生。鱼类脂肪有利于儿童的神经系统发育，可适当多选用鱼虾类食物，尤其是海鱼类。对于 1~3 岁幼儿，应每月选用猪肝或鸡肝 50g，或羊肝 25g，做成肝泥，分次食用，以增加维生素 A 的摄入量。不宜给幼儿直接食用坚硬的食物、容易误吸入气管的硬壳果类（如花生米）、腌制食品和油炸类食品。

（三）采用适宜的烹调方式，单独加工制作幼儿膳食

将食物切碎煮烂，易于幼儿咀嚼、吞咽和消化，特别注意要完全去除皮、骨、刺、核等；大豆、花生米等硬果类食物，应先磨碎，制成泥、糊、浆等状态进食；烹调方式上，宜采用蒸、煮、炖、煨等烹调方式，不宜采用油炸、烤、烙等方式。口味以清淡为好，不应过咸，更不宜食辛辣刺激性食物，尽可能少用或不用含味精或鸡精、色素、糖精的调味品。要注重花样品种的交替更换，以利于幼儿保持对进食的兴趣。

（四）在良好环境下规律进餐，重视良好饮食习惯的培养

幼儿饮食一天需要 5~6 餐，即一天进主餐 3 次，上下午两主餐之间各安排以奶类、水果和其他稀软面食为内容的加餐，晚饭后也可加餐或零食，但睡前应忌食甜食，以预防龋齿。要重视

幼儿饮食习惯的培养，饮食安排上要逐渐做到定时、适量、有规律地进餐，不随意改变幼儿的进餐时间和进餐量；鼓励和安排较大幼儿与全家人一同进餐，以利于幼儿日后能更好地接受家庭膳食；培养孩子集中精力进食，暂停其他活动；家长应以身作则，用良好的饮食习惯影响幼儿，使幼儿避免出现偏食、挑食的不良习惯。要创造良好的进餐环境，进餐场所要安静愉悦，餐桌椅、餐具可适当儿童化，鼓励、引导和教育儿童使用匙、筷等自主进餐。

（五）鼓励幼儿多做户外游戏与活动，合理安排零食，避免过瘦与肥胖

由于奶类和普通食物中维生素 D 含量十分有限,幼儿单纯依靠普通膳食难以满足维生素 D 的需要量。适宜的日光照射可促进儿童皮肤中维生素 D 的合成，对膳食钙的吸收和儿童骨骼发育具有重要意义。每天安排幼儿 1～2 小时的户外游戏与活动，既可接受日光照射，促进皮肤中维生素 D 的形成和钙质吸收，又可以通过身体活动实现对幼儿体能、智能的锻炼培养和维持能量平衡。

正确选择零食品种，合理安排零食时机，使之既可增加儿童对饮食的兴趣，并有利于能量补充，还可以避免影响主餐食欲和进食量。应以水果、乳制品等营养丰富的食物为主，给予零食的数量和时机以不影响幼儿主餐食欲为宜。应控制纯能量类零食的食用量，如糖果、甜饮料等含糖高的食物。鼓励儿童参加适度的活动和游戏，有利于维持儿童能量平衡，使儿童保持合理体重增长，避免儿童消瘦、超重和肥胖。

（六）每天足量饮水，少喝含糖高的饮料

幼儿新陈代谢相对高于成人，对能量和各种营养素的需要量也相对更多，对水的需要量也更高。1～3 岁幼儿每天每千克体重约需水 125ml，全日总需水量为 1250～2000ml。幼儿需要的水除了来自体内营养物质代谢生成的水和吃的食物所含的水分（特别是奶类、汤汁类食物）外，大约有 1/2 的水需要通过直接饮水来满足，为 600～1000ml。幼儿的最好饮料是凉白开水。目前市场上许多含糖饮料和碳酸饮料含有葡萄糖、碳酸、磷酸、咖啡因等物质，过多地饮用这些饮料，不仅会影响孩子的食欲，使儿童容易发生龋齿，而且还会造成摄入过多能量、钙的吸收利用障碍，从而导致肥胖或营养不良等问题，不利于儿童的生长发育，应该严格控制摄入量。

（七）定期监测生长发育状况

身长和体重等生长发育指标反映幼儿的营养状况，父母可以在家里对幼儿进行定期的测量，1～3 岁幼儿应每 2～3 个月测量一次。

（八）确保饮食卫生，严格餐具消毒

选择清洁不变质的食物原料，不食隔夜饭菜和不洁变质的食物，在可能选用半成品或者熟食时，应彻底加热后方可食用，幼儿餐具应彻底清洗和加热消毒，儿童的看护人应注意个人卫生。培养幼儿养成饭前、便后洗手等良好的卫生习惯，以减少肠道细菌、病毒以及寄生虫感染的机会。建议婴幼儿餐具采用热力消毒，将儿童餐具浸入水中煮沸 10 分钟，或者把餐具放到蒸具内，将水烧开后，隔水蒸 10 分钟.可达到消毒目的。儿童餐具要选择耐热材料制成的，以便热力消毒。不提倡使用消毒剂消毒婴幼儿的餐具。

第四节　幼儿期儿童营养配餐及食谱举例

一、幼儿食谱编制原则

（一）食谱编制的目的

编制食谱是保证个体或人群做到合理营养的具体措施。目的是使用膳者达到平衡营养，促进健康。对个体、家庭或集体食堂管理者来说，食谱是进行食物采购、合理加工和烹调配餐的依据。

围绕食谱进行人、财、物的管理，可对家庭或食堂进行有效的成本核算、提高烹调工作效率、保证膳食工作质量。营养食谱是制订伙食标准、合理收费的依据。同时，营养食谱也是营养方面工作质量的评价依据之一。

（二）食谱编制原则

总的原则是合理营养和平衡膳食的要求。具体来说，在食谱编制过程中，需要特别注意以下几方面的原则要求。

1. 达到营养平衡 营养食谱编制要根据用膳者的年龄、性别、生理健康状况和劳动强度选用合适的食物，并计算各种食物的用量，使用膳者的能量和各种营养素的摄入在一定时间内（例如在一周内）达到膳食营养素参考摄入量的要求，以满足人体对能量和各种营养素的需要。同时还要考虑各营养素之间的比例适当，以达到营养素之间的互补、发挥协同作用和增进健康的目的。

2. 食物搭配要合理和多样化 每种食物含营养素的种类和量都不同，除了母乳外，没有其他食物含的营养素能完全满足人体的营养需要。因此，在营养食谱编制过程中，选择的食物要尽量做到多样化，食物之间的搭配要合理。食物搭配主要是指主副食搭配、粗细搭配、荤素搭配等，做到营养互补。一般每天食谱应包括五大类食物：①谷类和薯类：如米面杂粮、甘薯、土豆、木薯、山药等，主要富含碳水化合物，也含蛋白质、少量脂肪，粗杂粮含较多的B族维生素、矿物质和膳食纤维。②动物性食物：如畜肉、禽肉、奶、蛋、鱼、虾、贝等，这类食物含丰富的优质蛋白质，也含较多的脂肪、维生素A、B族维生素和矿物质。③大豆和坚果类：含丰富的蛋白质、脂肪、膳食纤维、维生素E和B族维生素。④蔬菜和水果类：包括叶菜、鲜豆、根茎、茄果等，含较多的膳食纤维、矿物质、维生素C、胡萝卜素和植物化学物质。⑤纯能量食物：如动植物油、淀粉、食糖、酒等，主要提供能量，植物油也含较多的必需脂肪酸和维生素E。最好每天摄入20种以上的食物，其中主食的谷薯类3种以上；作为副食的蔬菜、菌菇类、藻类6种以上，动物性食物（畜、禽、鱼、蛋、奶类）3种以上，水果2种以上，2种大豆和坚果类，2种植物油。

3. 合理的膳食制度 1～3岁幼儿的每日进餐不能以成人的"一日三餐"作为标准。孩子年龄小，对外界食物摄取的能力也相对较弱，所以应该合理安排幼儿的一日三餐。1～1.5岁的幼儿每日安排进食4～5次，最多不超过6次，且每餐中间的时差应当保持在2小时左右。1.5～3岁的幼儿，可逐渐由5次改为3顿正餐，上、下午再加2～3次简餐。在三餐分配上，一般早餐占全天总能量25%～30%，午餐占40%，晚餐占30%～35%。

4. 合适的烹调方法 需要权衡食物加工烹调的各种影响，结合个人的饮食习惯，选择合适的烹调方式。不管是何种烹调方法，都不能一成不变，需要经常变换烹调方法。做到膳食的色、香、味、形俱全。

5. 兼顾饮食习惯 饮食习惯影响食欲和对食物的选择。饮食习惯的形成受许多因素影响，而饮食习惯一旦形成，不是一朝一夕可以改变的。营养配餐的实现必须以就餐人员满意为前提，如果就餐人员对营养配餐的食谱不满意或不配合，再好的食谱也无法实施和发挥作用。因此，在制订食谱的过程中，在不违反营养学原则的前提下，应尽量照顾就餐人员的饮食习惯。

6. 考虑市场供应情况 一般来说，动物性食物的市场供应受季节、养殖、运输等多种因素的影响。植物性食物的种植和市场供应受季节等因素的影响更明显。营养配餐过程中食物的选择必须联系市场的实际供应情况，尽量选择当季节的食物和市场上方便购买并且价格适宜的食品，兼顾经济条件，不同的食物有不同的价格，不同的个人或家庭有不同的经济承受能力。而满足人体需要的营养素可以来源于不同的食物，或者说，可以由多种不同的食物来满足个体对某一种营养素的需求。因此，在食谱编制过程中，需要考虑用膳对象的经济承受能力，以最低价钱买到最适合的营养食物。

二、幼儿食谱编制方法

食谱的编制方法一般可分为计算法、食物交换份法、平衡膳食宝塔应用法和根据进食量确定法等。计算法是基本方法，根据食物成分表中营养素的含量，将用膳者的能量和各种营养素摄入量的目标值直接计算转换为食物供给量，再合理搭配编成食谱。食物交换份法是在计算法基础上将常用食品按其所含营养素相似的品种进行归类或分类，一般将常用食品分为6～7个食品交换种类，每类食品的每一个交换单位均有其各自近似的营养成分及能量标准。然后将每类食物的内容和重量排列成表（食物交换份表），供交换使用，是一个比较粗略的方法，优点是方法简单，同类食品可以互换，任意选择，便于用餐者根据自己的情况进行食物选择，可使食物多样化，避免单调。

在实际应用中，可将计算法与食物交换份法结合使用。首先用计算法确定一日食谱，然后以一日食谱为基础，可根据食用者的饮食习惯、市场供应情况等因素，用等量食物交换法编排一周或一月食谱，即在同一类食物中更换品种和烹调方法，编排一周食谱或一月食谱。

（一）计算法

计算法是食谱编制的基础方法。其特点是逻辑性强，初学人员比较容易理解，但计算过程比较繁琐。下面以一个体为例说明用计算法编制个体食谱的过程。

例1：某男性幼儿，2岁，身高88cm，体重13kg，体格检查正常，血常规正常。请按计算法制订一日食谱。

制订食谱的步骤如下：

1. 根据附录三～十五中国膳食营养素参考摄入量（DRIs 2013版）表及用餐对象的年龄、性别、身体活动水平，查表确定用餐对象每天能量需要量，直接采用对应的能量值作为膳食设计的目标。

本例幼儿身高体重评价中等，属于中体力活动水平，查中国居民膳食能力需要量（EER）表可知能量需要量为1100kcal/d。

2. 计算全天三大营养素提供的能量

（1）确定三大宏量营养素供给能量的比例：三大营养素供给能量的比例一般为蛋白质占总能量供给量的12%～15%，脂肪30%～35%，碳水化合物为45%～55%。在计算法编写食谱的过程中，一般要求根据个体的具体情况确定三大宏量营养素的具体比例。假如确定该幼儿的三大宏量营养素的供给能量比例分别为15%、30%、55%，就可以计算三大宏量营养素应提供的能量。

（2）计算每天三大宏量营养素应提供的能量

三大宏量营养素应提供的能量＝全日能量供给量×宏量营养素供给能量比例

该幼儿的三大宏量营养素应提供的能量分别为：

$$蛋白质 1100 \times 15\% = 165（kcal）$$
$$脂肪 1100 \times 30\% = 330（kcal）$$
$$碳水化合物 1100 \times 55\% = 605（kcal）$$

3. 计算三大宏量营养素的每天供给量

三大宏量营养素的每天供给量＝三大营养素每天应提供的能量÷能量系数。

蛋白质和碳水化合物的能量系数＝4kcal/g，脂肪的能量系数＝9kcal/g。

该幼儿的三大宏量营养素的每天供给量分别为：

$$蛋白质 165kcal \div 4kcal/g = 41.3g$$

脂肪 330kcal÷9kcal/g＝36.7g

碳水化合物 605kcal÷4kcal/g＝151.3g

4. 计算三大宏量营养素的三餐分配量 根据我国大部分居民一日三餐的膳食制度，幼儿可以增加 2～3 次简餐，一般认为，全天能量合理的餐次分配比例为早餐（含早点）30%、午餐（含午点）40%、晚餐（含晚点）30%。在三大宏量营养素供给能量比例不变的情况下，三餐的营养素占全天总量的分配比例假如确定分别为早餐（含早点）30%、午餐（含午点）40%、晚餐（含晚点）30%。

该幼儿的三大宏量营养素三餐分配量分别为：

早餐（含早点）：蛋白质41.3g×30%＝12.4g

脂肪 36.7g×30%＝11g

碳水化合物 151.3g×30%＝45.4g

午餐（含午点）：蛋白质41.3g×40%＝16.5g

脂肪 36.7g×40%＝14.7g

碳水化合物 151.3g×40%＝60.5g

早餐（含晚点）：蛋白质41.3g×30%＝12.4g

脂肪 36.67g×30%＝11g

碳水化合物 151.25g×30%＝45.4g

5. 确定主食副食的品种，确定膳食构成 我国居民习惯以粮谷类为主食，其他食物如动物性食物和蔬菜水果类等为副食。一般来说，人们对食物的选择受食物的感官性状、文化、保健知识、信仰风俗等多方面影响。因此，编制食谱时，主食和副食品种的确定要根据用膳者的饮食习惯、市场供应清况和合理营养要求来确定，尽量选用当季节的食物。单纯强调营养来选择食物，可能不符合个人的饮食习惯和市场供应实际，影响食欲，达不到营养目的；单纯迁就个人的饮食习惯有可能导致膳食结构不合理或营养素摄入不平衡。在市场食品供应日益丰富的情况下，应注意营养知识的引导，同时尊重个人的饮食习惯，才能更好地达到平衡膳食和合理营养的效果。

三餐食物选择原则：①早餐：干湿结合，荤素结合，品种多样。②午、晚餐：主食的选择原则是品种要多样，粗细结合；副食的选择原则是品种要多样、荤素结合、干稀结合、避免重复。

通过咨询例 1 幼儿日常的饮食习惯，确定平日主食和副食品种如下：

早餐：主食馒头，副食牛奶

早点：橙子

午餐：主食米饭，副食豆腐、草鱼、小白菜

午点：蛋糕

晚餐：主食米饭，副食瘦肉、番茄、菜心

晚点：牛奶

6. 主食数量的确定 碳水化合物是人类最干净、最安全和最便宜的能量来源。因此，一般以富含碳水化合物的食物为主食。我国人民的饮食习惯都是以粮谷类为主食。在食谱编制过程中，一般以碳水化合物的需要量作为切入点来计算主食的数量。如果选择的主食品种包括两种或两种以上，需要进一步确定每一种主食提供碳水化合物的比例。每一种主食提供碳水化合物的比例是根据个人的饮食习惯或工作经验确定的，如果确定的比例不合适，往往造成计算的定量不符合个人的习惯进食量。

各餐主食供给量＝（各餐碳水化合物的供给量×品种的供应比例）÷食物中碳水化合物的含量

本例幼儿三餐主食计算如下：

早餐（含早点）：需要碳水化合物的量为45.4g，以馒头为主食，早餐牛奶1盒（杯）250g，早点橙子150g。查《中国食物成分表2002》可知牛奶的碳水化合物含量为3.4%，馒头的碳水化合物含量48.3%，橙子（食部74%）的碳水化合物含量为10.5%。由于该幼儿已习惯每天早餐1盒牛奶，早点吃水果，牛奶、水果也含碳水化合物，故要减去牛奶的碳水化合物含量（250g×3.4%）和橙子的碳水化合物含量（150×74%×10.5%）后，再计算早餐馒头的供给量。

早餐：馒头供给量＝（45.4–250×3.4%－150×74%×10.5%）÷48.3%＝52.2（g）

午餐（含午点）：需要碳水化合物的量为60.5g，主食米饭查附录二十六《中国食物成分表》可知米饭的碳水化合物含量为26%，午点蛋糕的碳水化合物含量为66.7%，假设孩子吃一个蛋糕，供给量约60g，蛋糕的碳水化合物含量为60×66.7%＝40.02（g）。减去午点蛋糕的碳水化合物量，再计算午餐米饭的供给量

午餐米饭供给量＝（60.5－40.0）÷26%＝78.8（g）

晚餐（含晚点）：需要碳水化合物的量为45.4g，以米饭为主食，晚点还有喝牛奶1盒（杯）200g。查《中国食物成分表2002》可知牛奶的碳水化合物含量为3.4%，米饭的碳水化合物含量为26%，由于该幼儿已习惯每天睡前1盒牛奶，故要减去牛奶的碳水化合物（200g×3.4%）后，再计算晚餐米饭的供给量。

晚餐米饭供给量＝（45.4－200×3.4%）÷26%＝148.5（g）

7. 副食数量的确定　副食一般由肉、鱼、蛋、豆类、蔬菜、水果等组成。一般以蛋白质需要量作为切入点来计算副食的数量。由于蔬菜和水果类食品的蛋白质含量低，而且是非优质蛋白质，吸收利用率低，故在计算过程往往先忽略不计。确定了动物性食品和豆制品的重量，可以保证优质蛋白质的摄入。因此，需要由副食提供的蛋白质一般就用动物性食品和豆类食品来进行计算。

确定副食数量的计算步骤如下：

（1）计算主食提供的蛋白质量：

主食提供的蛋白质量＝主食量×主食的蛋白质百分含量

（2）计算副食供给的蛋白质的量：

餐次副食供给的蛋白质量＝餐次蛋白质供给量－餐次主食提供的蛋白质量

（3）设定各种副食的蛋白质供给比例：如果选择的副食品种包括两种或两种以上，需要进一步确定每一种副食提供蛋白质的比例。每一种副食提供的蛋白质的比例是根据营养工作经验和结合用膳者的饮食习惯来确定的，如果确定的比例不合适，往往造成计算的定量不符合个人的日常进食量。

各餐某一副食供给量＝（各餐副食蛋白质的供给量×食品的供应比例）÷食物中蛋白质的百分含量

（4）选择蔬菜的品种和数量：蔬菜的品种和数量由市场的供应情况、传统配菜的需要、平衡膳食宝塔的要求等确定。

本例幼儿的早餐副食品数量的确定：

该幼儿的早餐主食馒头供给量是52.2g，查《中国食物成分表2002》可知馒头的蛋白质含量为7.8%，则馒头的蛋白质供给量为52.2×7.8%＝4.1（g）。

该幼儿早餐蛋白质的供给量为12.4g，需要由副食牛奶供给的蛋白质为12.4－4.1＝8.3g。由于该幼儿早餐已按习惯喝1杯（盒）牛奶，查附录二十六《中国食物成分表》可知牛奶的蛋白质含量为3.0%，计算出牛奶的供给量为8.3÷3.0%＝276.7（g），与1杯（盒）牛奶量（250g）差不多。

本例幼儿午餐副食品数量的确定：

前面已计算出该幼儿午餐主食的米饭供给量为78.8g，午点蛋糕供给量60g。查《中国食物成分表2002》可知米饭的蛋白质含量为2.6%，蛋糕的蛋白质含量8.6%。则午餐米饭的蛋白质供给量：78.8×2.6%=2.0（g），午点蛋糕的蛋白质供给：60×8.6%=5.2（g）。

该幼儿午餐的蛋白质供给量为16.5g。午餐副食的蛋白质供给量=16.5-2.0-5.2=9.3（g）。午餐以草鱼（食部58%）和豆腐为副食，确定草鱼提供的优质蛋白质为70%，豆腐提供的优质蛋白质为30%。查《中国食物成分表2002》可知草鱼的蛋白质含量为16.6%，豆腐的蛋白质含量8.1%。

$$草鱼的供给量=（9.3×70%）÷58%÷16.6%=67.6（g）$$
$$豆腐的供给量=（9.3×30%）÷8.1%=34.4（g）$$

本例幼儿晚餐副食品数量的确定：

前面已计算出该幼儿晚餐主食的米饭供给量为59.0g，查食物成分表可知米饭的蛋白质含量为2.6%，则米饭的蛋白质供给量为：59.0×2.6%=1.5（g），晚点还有1杯（盒）牛奶200g提供的蛋白质为200×3.0%=6（g）。

晚餐的蛋白质供给量为12.4g。晚餐的副食为瘦肉，查《中国食物成分表2002》可知猪肉（瘦）的蛋白质含量为20.3%。

$$需要瘦猪肉的量=（12.375-1.53-6）÷20.3%=23.9（g）$$

最后选择蔬菜的品种和数量。设定午餐和晚餐的蔬菜分别为小白菜和菜心、番茄，午餐和晚餐的蔬菜量分别为小白菜100g，菜心50g、番茄50g。

8. 确定烹调用油量　我国居民脂肪的需要量一般由日常食物和烹调用油两部分提供。

烹调用油的量=总脂肪需要量-食物中的脂肪含量

本例幼儿的全日脂肪供给量为36.7g，查《中国食物成分表2002》可知食物中的脂肪含量：馒头1%，蛋糕5.1%，米饭0.3%，草鱼5.2%，猪肉（瘦）6.2%，豆腐3.7%，牛奶3.2%。计算如下：

全日馒头的食用量是52.2g，馒头提供的脂肪为52.2×1%=0.5（g）

全日米饭的食用量是78.8+59.0=137.8（g），米饭提供的脂肪为137.8×0.3%=0.4（g）

全日蛋糕的食用量是60g，蛋糕提供的脂肪为60×5.1%=3.1（g）

草鱼的食用量为67.6g，草鱼提供的脂肪为67.6×5.2%=3.5（g）

猪肉（瘦）的食用量为23.9g，瘦肉提供的脂肪为23.9×6.2%=1.5（g）

豆腐的食用量为34.4g，豆腐提供的脂肪为34.4×3.7%=1.3（g）

牛奶的食用量为450g，牛奶提供的脂肪为450×3.2%=14.4（g）

烹调用油的量为=36.7-（0.5+0.4+3.1+3.5+1.5+1.3+14.4）=12g

午餐和晚餐的烹调用油分别约为7g和5g。

为了避免以上繁杂的计算过程，幼儿烹调用油的数量一般可以直接按照平衡膳食宝塔的要求确定为10～20g/d。提倡使用植物油作为烹调用油，可以使膳食脂肪酸构成更加合理。

1. 食谱的初步确定　由于日常生活中食物的重量不一定能按精确到以"克（g）"为单位的计算重量来购买、加工制作和烹调，所以在初步确定食谱时，有些食品可以用日常的加工或销售单位进行近似确定，以便使食谱更接近日常生活，更加具有可操作性和可接受性。一日食谱初步确定后，根据营养配餐的理论依据，对初步的食谱进行计算和评价。本例幼儿的一日食谱初步确定见表6-2。

表6-2　幼儿的一日食谱

餐次	食物名称（菜名）	原料名称	原料重量（g）
早餐	牛奶		250
	馒头		52.2
早点	橙子		150
午餐	青菜豆腐汤	小白菜	100
		豆腐	34.4
	炒鱼片	草鱼	67.6
		花生油	7
	米饭		78.8
午点	蛋糕		60
晚餐	番茄煮肉丝	番茄	50
		猪肉（瘦）	23.9
	盐水菜心	菜心	50
		花生油	5
	米饭		59.0
晚点	牛奶		200

每日食用盐<2g，用于三餐烹调

（二）食物交换份法

在20世纪50年代，美国首先开始采用"食物交换份法"，代替精确的计算法来编制和调整食谱，此后很多国家纷纷仿效应用，但设计内容各有不同。在我国国内目前没有统一的食物交换标准，各个需要食谱编制的机构、单位或专著列出的食物交换份的设计内容往往不尽相同，但在编制营养食谱中的应用是一致的。

1. 食物交换份法的概念和内容　食物交换份法是将常用食品按其所含营养素相似的品种进行归类或分类，将食物成分表的计算简化。一般将常用食品分为6～7个食物交换种类。在每一类食物中按常用食物的习惯用量粗略计算出每一份食物的能量和营养成分（蛋白质、脂肪和碳水化合物含量），再将同类食物中不同品种计算出"等值"营养成分的使用量，以便在进行食谱内容选择时可以同类食物"等值（能量）"互换，从而达到食物多样化。每类食物的每一个交换单位均有其各自近似的能量和产能营养素含量（即同类食物中每一个交换单位食物重量可能不同，但能量和产能营养素的含量接近）。然后将每类食物的内容和重量排列成表（食物交换份表），供交换使用。

食物交换份表可以参考前面章节描述的中国居民平衡膳食宝塔中列出的几类常见食物的食物互换表。下面介绍营养配餐和食谱编制时食物交换份法常用的食物分类。

（1）第一类　谷类。富含淀粉的食品。每1交换单位谷类含有能量377kJ（90kcal），蛋白质2g，碳水化合物19g，脂肪0.5g。常用谷类及其1个交换单位重量见表6-3。全部食物均以可食部计算，每种食品每份可食重量按规定可以互换。

表 6-3　等值谷类食品交换表（单位 g）

食品	重量	食品	重量
稻米、小米、糯米、面粉、米粉、干玉米、玉米面、玉米渣、薏米、混合面、挂面、燕麦片、莜麦片、荞麦片	25	苦荞面、油条、油饼、通心粉、饼干、高粱米、藕粉、银耳、绿豆、赤豆、芸豆、干豌豆	25
咸面包	37.5	荸荠、湿米条	150
干粉条	23	土豆、山药	125
馒头、烧饼、烙饼、窝窝头	35	茨菇	75
生面条	30	凉粉	400

（2）第二类　蔬菜类。富含矿物质、维生素和膳食纤维。每一交换份含能量 335kJ（80kcal），碳水化合物 15g，蛋白质 5g，见表 6-4，每份均为净食部分重量。

表 6-4　等值蔬菜类食物交换份表（单位 g）

食品	重量	食品	重量
大白菜、圆白菜、菠菜、油菜、韭菜、芹菜、茼蒿、油菜苔、龙须菜、雍菜、芥蓝菜、	500	菜花、甘蓝、莴笋、西红柿、绿豆芽、黄豆芽、鲜蘑菇、黄瓜、丝瓜、苦瓜、冬瓜、茄子	500
西兰花、白萝卜、南瓜、茄瓜、甜椒	350	胡萝卜、蒜苗、洋葱	200
鲜豌豆、芋头、百合	100	鲜豇豆、扁豆、四季豆	250
莲藕、凉薯	150	毛豆	70

（3）第三类　水果类。富含矿物质、维生素和果糖。每 1 交换单位含能量 377kJ（90kcal），碳水化合物 21g，蛋白质 1g，见表 6-5。表中均为市品部重量，可按规定量互换品种。

表 6-5　等值水果类食品交换表（单位 g）

食品	重量	食品	重量
盖柿、柚子、猕猴桃、李子、苹果、荔枝	200	甜橙	350
鸭梨、黄岩蜜橘	250	鲜枣、香蕉	100
桃	175	橘子、汕头蜜橘	275
葡萄	220	西瓜	750

（4）第四类　肉蛋鱼类。包括瘦肉类、水产品、鱼类和部分豆类制品，富含蛋白质。每 1 交换单位含有能量 335kJ（80kcal），蛋白质 9g，脂肪 5g。表 6-6 食品除了鸡蛋、鸭蛋带壳外，其他食品均为可食部。可按规定量互换。

表 6-6　等值肉蛋鱼类食品交换表（单位 g）

食品	重量	食品	重量
瘦猪、牛、羊肉、鸡、鸭、鹅肉、大排骨（带肉）、豆腐丝、豆腐干	50	鲫鱼、鲤鱼、甲鱼、草鱼、鳝鱼、带鱼、虾、鲜贝	80
鸡蛋、鸭蛋（带壳）、松花蛋	55	鲳鱼、青鱼、鲢鱼、比目鱼	75
水浸鱿鱼、兔肉、北豆腐	100	猪心、猪肝	70
香肠、熟火腿、黄豆	20	肉松、酱肉	25
南豆腐	125	豆腐脑	200
午餐肉、熟叉烧肉	35		

（5）第五类：豆乳类。包括牛奶和豆浆，富含蛋白质、脂肪和碳水化合物等营养素：每 1 交换单位含有能量 335kJ（80kcal），蛋白质 4g，脂肪 5g，碳水化合物 6g。表 6-7 列出的每种食品，按规定量可互换。豆浆一般是指黄豆与水重量比为 1:8 浸泡、磨浆、过滤煮沸。

表 6-7　等值豆乳类交换表（单位 g）

食品	重量	食品	重量
淡牛奶、酸牛奶、羊奶	125	豆浆粉、豆腐粉	20
奶粉	15	豆浆	200
豆汁	500		

（6）第六类　油脂类，包括烹调用油和含脂肪丰富的硬果类。每 1 交换单位含能量 335kJ（80kcal），脂肪 9g。见表 6-8，可按规定量食品互换。

表 6-8　等值油脂类交换表（单位 g）

食品	重量	食品	重量
花生油、豆油、菜籽油、葵花籽油、麻油、玉米油	9	调和油、猪油、牛油、羊油、黄油	9
花生米、芝麻酱、杏仁	15	南瓜子、葵花子	200
核桃仁	12.5		

2. 食物交换份法的应用　食物交换份法是一个比较粗略的方法。优点是方法简单，同类食品可以互换，如以粮换粮、以豆换豆、以肉换肉、以蔬菜换蔬菜等。任意选择，1 份换 1 份，半份换半份，1/3 份换 1/3 份等。便于用餐者根据自己的情况进行食物选择，可使食物多样化，避免单调。食物交换份的不足之处是只考虑食物交换份的能量和产能营养素含量，忽略了微量营养素（维生素、矿物质）含量的差异：虽然各交换单位内的食物营养价值并不完全相同，人体摄入的营养素在每天之间可能会存在一定的差异。但从较长的一段时期看，只要保持食物多样化，保持能量平衡，人体摄入的营养素会处于动态均衡状态。

实际应用中，可将计算法与食物交换份法结合使用。首先用计算法编制一日食谱，然后以一日食谱为基础，根据食用者的饮食习惯、市场供应情况等因素，编排一周或一月食谱，即在同一类食物中更换品种和烹调方法，采用食物交换份法进行同类食物不同品种互换，较容易编排一周食谱或一月食谱。

根据食物交换份法中的食物同类互换，以调配丰富多彩的膳食。人们吃多种多样的食物不仅是为了获得均衡的营养，也是为了使饮食更加丰富多彩，以满足人们的口味享受。假如人们每天都吃同样的食物，难免引起久食生厌，影响食欲。在食物交换份表中包含的每一类食物中都有许多品种，虽然每种食物都与另一种不完全相同，但同一类中各类食物所含能量和营养成分往往大体上近似，在膳食中可以互相替换。应用等量食物交换法调整食物种类以达到食物多样化和营养平衡。

三、幼儿营养食谱及营养餐制作

宝宝的成长只有一次，如果在饮食营养方面做得不完美，错过了发育的黄金期（0~3 岁），就会直接影响到身体、心理和智能的发育。因此，如何让宝宝吃得既健康又营养均衡，这就需要科学喂养。要学会为幼儿制作营养餐，让幼儿吃得更健康，发育得更好。

幼儿期是一个非常特殊的阶段，是宝宝食物转换的关键阶段，食物制作有很多特点，要求细、软、碎、烂。

下面精选一些幼儿营养食谱，包括营养餐食材选择、制作方法，其中有些营养餐还附有营养分析。

（一）1至1.5岁牙齿初成期软烂型营养餐

这个阶段的宝宝已经有6~8颗牙齿了，其咀嚼能力和消化能力都有了明显的提高，饮食正从乳类为主食转到以谷类、蔬菜、肉类为主食的阶段，宝宝的食物种类和烹调方法将逐渐过渡到与成人相同，但消化系统仍然比较脆弱，宝宝的饭菜还要以软烂为主，适当增加较硬的食物，以锻炼咀嚼能力。这个时期的宝宝可以每天3餐，再加上两次点心，还要喝两次奶，总量在400~500ml，以补充所需的优质蛋白质和钙。

宝宝食谱设计要点

（1）长牙的关键时期　宝宝开始进入幼儿期，这是长牙的关键时期，15个月的宝宝绝大多数已长出8颗牙（上、下切牙各4颗），少数还开始长出左、右两颗下前磨牙。18个月时绝大多数已长出12颗牙（上、下切牙各4颗，及上、下、左、右前磨牙各1颗）。

（2）汤泡饭不可取　宝宝进餐时，很多爸爸妈妈会在米饭里泡汤，认为这样会方便宝宝进食，还不会噎到。其实这样做很不可取，因为这种方法容易导致宝宝的咀嚼能力变差，汤还会稀释胃液，影响宝宝的胃肠消化功能。

（3）适当让宝宝吃些硬食　1.5岁左右的宝宝已经有能力接受具有一定硬度的小块食物了，所以爸爸妈妈在给宝宝准备食物的时候，应当考虑食物的质地，使其与宝宝自身的生理需要相适应。可以适当提供一些固体食物，也可以稍硬一些，例如吃一点硬的面包干、红薯片、馒头干，它们既可以帮助宝宝磨牙床，增加其咀嚼能力，促进咀嚼肌的发育，使牙周膜更结实，还会促使牙弓与颌骨的发育。

（4）宝宝挑食，妈妈有办法　1岁以后的宝宝一般都会挑食。宝宝刚开始对食物的挑挑拣拣，其实是带有一定游戏成分的无意识行为。爸爸妈妈应及时劝说引导，以免任其发展而养成挑食的习惯。另外，宝宝不喜欢的食物，应变化烹调方法，或隔段时间再喂食。例如很多宝宝都不喜欢吃胡萝卜和豆制品，因为它们有一种与其他蔬菜不同的味道。因此，爸爸妈妈要改变做菜的方法和样式，尽量色、香、味变换一些。比如将一餐饭摆成一个造型，把米饭堆在一起，做娃娃的脸，上面放两个豆角粒做眼睛，胡萝卜条做鼻子，西红柿块做嘴巴，油菜或是油麦菜做头发，从而激发宝宝的食欲。但是不能要求宝宝一次吃得太多，否则会造成宝宝对吃蔬菜的反感。

（5）鸡蛋虽好，多吃无益　众所周知，鸡蛋营养丰富，富含蛋白质、矿物质及多种维生素，可一些爸爸妈妈将鸡蛋给宝宝当作主食，这种做法就不科学了。

宝宝每天1个鸡蛋即可。过多地食用鸡蛋会引起消化不良而出现呕吐、腹泻，而且摄入过多的蛋白质可使体内蛋白质代谢产物氮增多，加重肾脏负担。宝宝吃鸡蛋的方法最好是蒸食或煮食，尽量不要煎炸，更不要吃生鸡蛋，因为生鸡蛋的营养无法被吸收。

（6）怎样给宝宝进行合理的饮食搭配　主食中的米面搭配。主食中的谷物品种较多，有米、面粉、玉米、薯类等。宝宝的主食除软饭外，还应常有面条、面包、馒头、包子、饺子、馄饨、麦片粥、小米、玉米粥等，最好能轮流交替，这样可以避免宝宝因总吃单一食品而拒食。

副食中的荤素搭配。肉食中富含蛋白质，蔬菜中富含维生素、矿物质和纤维素。肉食中的瘦肉、鱼、禽、蛋、动物血应交替食用，尤其是深色蔬菜和豆制品应多选用；常吃些紫菜、虾皮、海带等富含铁、钙的海产品以及富含维生素A的肝脏；此外还应多吃些蘑菇等菌藻类食品。

颜色搭配。食物的色香味以及外观能刺激消化液的分泌，因此给宝宝准备的菜肴要特别注意颜色的搭配，最好做到色彩鲜艳，能引起宝宝的食欲。

干稀搭配。食物要切碎、烧烂，便于咀嚼吞咽。点心类应将糕点、饼干、面包、包子配以豆浆、牛奶、赤豆汤、藕粉、红豆汤等食用，做到干稀搭配，使宝宝乐于接受。

（7）幼儿一日饮食参考食谱举例，见表6-9。

表6-9　幼儿一天食谱举例

06:00	牛奶或配方奶200ml，奶酪2块
08:00	家常打卤面适量
10:00	酸奶100ml，哈密瓜2块
12:00	银鱼蛋羹1碗，馒头1/2个
15:00	桃子1个
18:00	虾仁菜花适量，红豆粥适量
21:00	牛奶或配方奶200ml

营养餐食谱制作举例：

1. 西蓝花土豆泥

（1）材料　西蓝花30g，土豆1个，肉末10g。

（2）调料　食用油适量。

（3）做法　①西蓝花洗净，煮熟后切碎；土豆煮熟后去皮，研成泥状。②炒锅上火，倒油，油热后放入肉末煸炒熟后，与土豆泥、西蓝花碎末混合搅拌均匀，即可食用。

（4）营养分析　西蓝花的营养成分不仅含量高，而且十分全面，主要包括蛋白质、碳水化合物、脂肪、矿物质、维生素C和胡萝卜素等，常给宝宝吃西蓝花，可促进生长、维持牙齿及骨骼正常、保护视力、提高记忆力。

2. 砂锅豆腐

（1）材料　豆腐250g，香菇、虾米、冬笋、火腿、熟鸡肉、肉汤各适量。

（2）调料　料酒、盐各少许。

（3）做法　①豆腐切片，上屉蒸至豆腐出现蜂窝状时取出备用；虾米、香菇用水泡开，香菇、冬笋、火腿和熟鸡肉切片。②将豆腐放到砂锅里，上面铺上香菇片、冬笋片、火腿片、鸡肉片、虾米，加入肉汤、料酒、盐，上火煨15分钟，开锅后再稍微焖一下即成。

3. 牛奶八宝粥

（1）材料　红豆、绿豆、莲子、桂圆干、红枣、薏米、黑米、糯米各适量，牛奶200ml。

（2）做法　①将红豆、绿豆、莲子、桂圆干、红枣洗干净后浸泡20分钟，薏米、黑米、糯米淘洗干净。②锅里放水，加入上面的八种食材熬煮，直至粥将熟时，倒入牛奶再煮开后即可食用。

（3）营养分析　牛奶八宝粥黏稠滑爽、奶香浓郁，营养丰富。

4. 三色肝末

（1）材料　猪肝、葱头、胡萝卜、西红柿、菠菜各适量。

（2）调料　盐、肉汤各少许。

（3）做法　①将猪肝洗净用开水烫一下，然后切碎；葱头、胡萝卜均去皮洗净切碎；西红柿用开水烫一下，剥去皮，切碎；菠菜择洗干净，切碎。②把切碎的猪肝、葱头、胡萝卜放入锅内，加肉汤煮熟后加西红柿、菠菜、盐，稍煮片刻即可出锅。

（4）营养分析　猪肝中含有丰富的维生素 A、铁、锌，每 100g 菠菜叶含锌 5.6～6.8mg。这道菜色彩鲜艳，口感清淡，很适合缺维生素 A、铁、锌的宝宝食用。

（二）1.5 至 2 岁牙齿成熟期全面型营养餐

这个阶段的宝宝随着其消化功能不断完善，饮食的种类和制作方法开始逐渐向成人过渡，以谷类、蔬菜和肉类为主的食物开始成为宝宝的主食。不过，此时的饮食还是需要注意营养平衡和容易消化，不能完全吃成人的食物。宝宝所需的大部分营养都要靠正餐获得，因此要培养宝宝对正餐的兴趣，妈妈制作的膳食应小巧、精致、花样翻新，并注意颜色的搭配，宝宝可以通过视觉、嗅觉、味觉等感官，传导到大脑皮质的神经中枢产生反射性刺激，从而产生吃的欲望。

本阶段宝宝食谱设计要点：

（1）坚硬食物不宜多吃　这个阶段宝宝的吞咽功能并没有爸爸妈妈想象得那样好，花生仁、瓜子、有核的枣等是不宜给宝宝食用的，以免误吞入气管，引起窒息。对这个年龄段的宝宝，只能适当提供一些需要他去咀嚼又能够咀嚼得了的食物，所提供食物的硬度也要遵循循序渐进的原则。

（2）根据体重调节饮食　很多爸爸妈妈不知道这个阶段的宝宝吃多少合适，所以就出现了或胖或瘦的情况，让爸爸妈妈很苦恼，不知如何喂养，其实可以根据宝宝的体重来调节饮食。

体重较轻的宝宝，可以在食谱中多安排一些高热量的食物，配上西红柿蛋汤、酸菜汤或虾皮紫菜汤等，开胃又有营养，有利于宝宝体重的增加。

超重的宝宝，食谱中要减少高热量食物，多安排一些粥、汤面、蔬菜等占体积的食物。减少脂肪或碳水化合物的摄入量，当宝宝吃得太多时，要适当限量。

但无论宝宝体重过轻还是超重，一定要保证蛋白质的摄入量，可以由牛奶、鸡蛋、鱼、瘦肉、鸡肉、豆制品等轮换提供。每天的蔬菜、水果也必不可少。

（3）健脑食物要多吃　这时宝宝的大脑正快速发育着，除了先天素质外，后天的营养与智力的关系更为密切，合理的、足够的营养是宝宝大脑发育的保证。爸爸妈妈在做日常饮食安排时，要记得多给宝宝吃些健脑的食物。

动物内脏、瘦肉、鱼等含有人体不能合成的必需脂肪酸，是婴幼儿生长发育需要的重要物质，尤其对中枢神经系统、视力、认知的发育起着极为重要的作用。

水果，特别是苹果，不但含有多种维生素、矿物质和糖类等大脑构成所必需的营养成分，而且含有丰富的锌。锌与增强宝宝的记忆力有密切的关系。所以常吃水果，不仅有助于宝宝身体的生长发育，而且可以促进智力的发育。

豆类及其制品含有丰富的蛋白质、脂肪、碳水化合物及维生素 A、维生素 B 等，尤其是蛋白质和必需氨基酸的含量高，以谷氨酸的含量最为丰富，它是大脑赖以活动的物质基础。

（4）饮食要粗细搭配　在这个时期，一味给宝宝吃精细食物并不合适，应注意粗细搭配。精制食物的营养成分丢失太多，而且精细食物往往含纤维素少，不利于肠道蠕动，容易引起便秘。但是，并不是说宝宝吃的食物越粗糙越好，就拿米面来说，加工太粗则吃起来难以消化吸收。因此，给宝宝吃的食物，既不要过于精制，也不要太粗糙，两者要兼顾。

（5）食物原料选择好　宝宝吃得好，身体才能发育得好；对于已经接近两岁的宝宝，爸爸妈妈的一项重要工作就是烹饪出色、香、味俱全的宝宝喜欢吃的食物。在菜肴原料的选择上，应选择新鲜、易煮烂、易咀嚼的食物，如多选新鲜绿叶菜和豆制品；鱼类选择肉多、刺少的海鱼或淡水鱼，如带鱼、鲳鱼、鲶鱼等。肉类宜买少骨、少筋的，如鸡胸脯肉、猪腿肉等。

（6）食物加工要细心 在食物初加工时，应做到先洗后切。蔬菜先浸泡半小时到 1 小时，然后清洗；鱼、肉、虾应清洗干净，减少腥味；切菜时还应切得稍微小一点、细一点，既适合宝宝口形的大小，又可以成为宝宝的"手指食品"，能拿在手上吃。水产品、肉类需去骨、去刺。

（7）食物烹调有讲究 烹饪时，应多采用炒、煮、蒸、焖、煨等. 尽量不用或少用油煎、油炸、烧烤等方法。蔬菜一般用急火快炒；肉类可先用蛋清、淀粉上浆后炒食，也可炖汤；鱼类以清蒸或炖汤为佳。在调味时讲究清淡、少刺激、低盐、少糖、不用鸡精，一些调味品会妨碍宝宝体验食品本身的味道，因此应尽量不用，同时注意不要以成人的口味标准来看待宝宝的口味。

（8）宝宝一日饮食参考食谱举例：

8:00 牛奶或配方奶 100ml，布丁 1 块，皮蛋瘦肉粥适量。

10:00 酸奶 100ml，面包 1 块，火龙果 100g。

12:00 什锦甜粥 1 小碗，肉末炒豌豆适量。

15:00 苹果 100g，面包 50g，苹果饼 2 块。

18:00 玉米薄饼 150g，紫菜蛋花汤 1 小碗。

21:00 牛奶或配方奶 200ml。

营养餐食谱制作举例：

1. 冬瓜丸子汤

（1）原料 冬瓜 200g，瘦猪肉馅 100g，鸡蛋清 1 个。

（2）调料 香菜末、料酒、姜末、盐、淀粉、高汤各适量。

（3）做法 ①将冬瓜去皮，洗净切厚片；瘦猪肉馅中加料酒、盐、姜末、淀粉、鸡蛋清，充分搅拌均匀，待用。②锅里放高汤烧开，把调好的肉馅挤成丸子下入汤锅里，汤开丸子上浮后倒入冬瓜片，再加少许盐，盖上锅盖，至冬瓜煮熟后撒上香菜末，勾薄芡即可出锅。

（4）功能作用 这款汤肉嫩，瓜绵，汤鲜，营养丰富。冬瓜具有清热解毒、养胃生津的功效，适合宝宝夏季食用。

2. 苹果饼

（1）原料 苹果 1 个，鸡蛋 1 枚。

（2）调料 面粉、白糖、水各适量。

（3）做法 ①苹果洗净、去皮、切丁，放入盆中；鸡蛋磕开，打成鸡蛋液。②将鸡蛋液、适量水、面粉倒入盛苹果粒的盆中，搅拌均匀，成为苹果糊。③电饼铛刷油预热，用小勺舀起苹果糊，均匀地倒入电饼铛中，用勺背轻轻按一下，尽量摊匀，两面都煎至黄色出锅即可。

（4）营养分析 苹果饼好吃，而且营养丰富。苹果中富含粗纤维，可促进肠胃蠕动，且含有大量的镁、硫、铁、铜、碘、锰、锌等微量元素，可使宝宝的皮肤细腻、润滑、红润有光泽。

3. 鸡蛋软饼

（1）原料 鸡蛋 1 个，面粉 30g。

（2）调料 食用油、白糖、盐各适量。

（3）做法 ①将鸡蛋打散备用。②在面粉中加入鸡蛋，放入适量白糖、盐和水，调匀成稀糊状。③平底锅内擦少许食用油烧熟，将调好的鸡蛋面粉糊放入锅内，摊成软饼，两面煎黄后，出锅即可。

（4）营养成分 此饼味香质软，易于消化，富含蛋白质、碳水化合物、钙等营养素。

4. 什锦猪肉菜末

（1）材料 猪肉 10g，胡萝卜、番茄、柿子椒、葱头各 7g。

（2）调料 盐、肉汤各适量。

167

（3）做法　①将猪肉、胡萝卜、番茄、柿子椒、葱头分别切成碎末。②将切好的猪肉末、胡萝卜末、柿子椒末、葱头末一起放入锅中加肉汤煮软，然后再放番茄略煮，出锅时放少许盐即可，晾凉后再喂食宝宝。

（4）营养分析　胡萝卜、番茄、柿子椒、葱头等含有丰富的维生素，猪肉含有人体必需的蛋白质和矿物质，这道菜非常适合宝宝补充营养。

（三）2～3岁健康美味儿童餐

宝宝进入2岁以后，营养需求比之前有了较大的提高，同时，随着宝宝胃容量的增加和消化能力的完善，每天的餐点逐渐由5次以上减为5次。在餐点逐渐减少的同时，每餐的量要适当增多，还要注意多让宝宝接触粗纤维食物，有利于促进肠道的正常蠕动。每餐的食物搭配要合理，有干有稀，有荤有素，饭菜要多样化，每日不要重复，坚持多样、平衡、适量的原则。

本阶段宝宝食谱设计要点：

（1）乳牙出齐，咀嚼能力增强　宝宝的乳牙在2.5岁以前一般就全部长齐了，所以2–3岁的宝宝咀嚼能力增强了，食物就不必切得太碎、太小。肉可以切成薄片、小丁、细丝等；鱼去刺后切成片或小块就行；豆类应该煮软；蔬菜可以切成小丁、小片、细丝。

（2）菜量要适当　2岁宝宝的体重约为成人的1/5，但吃的菜要达到成人的2/3才行。除了要注意增加摄入菜的量外，宝宝发育还需要吃肉、鱼、蛋、牛奶，以便从中摄取大量的动物蛋白，豆腐等豆制品也是很好的蛋白质来源。米饭、面包、面条、薯类、香蕉等富含碳水化合物的食品要适量摄入。

（3）饮食要有规律　这个年龄的宝宝，经常会挑食、吃得时多时少、边吃边玩等情况。有时高兴了就使劲吃，不高兴了几乎一口也不吃。宝宝的早中晚三餐时间应该和大人一样，每餐吃20～30分钟，时间一过就不要再给宝宝吃。如果开饭时宝宝不肯吃，也不要太勉强，到了下一餐再吃。

点心要适量。到了这个阶段，三餐饭菜吃得很好，但还不能满足需要时才能给宝宝吃点心。而且吃点心也要有规律，比如每天上午10时、下午4时，两点都是为了调节、补充宝宝的能量和营养而吃的。只给宝宝吃少量含碳水化合物的食品当点心即可，比如薯类、香蕉、饼干等，也可给果汁、牛奶或乳制品、水果等做点心。

（4）预防宝宝食物过敏　食物过敏是指食物中的某些物质（多为蛋白质）进入了人体内，被机体的免疫系统误认为是入侵的病原，进而发生免疫反应。这在婴幼儿中发病率较高。当宝宝发生食物过敏时，爸爸妈妈不要太担心，只要保持高度警觉、细心观察，配合医师的治疗与建议，找出可能的过敏原，宝宝就不会发生危险。

容易引起过敏的食物最常见的是异性蛋白食物，如螃蟹、大虾，尤其是冷冻的袋装加工虾、鳝鱼及各种鱼类、动物内脏。有的宝宝对鸡蛋尤其是蛋清也会过敏。

有些蔬菜也会引起过敏，如扁豆、毛豆、黄豆等豆类，蘑菇、木耳、竹笋等菌藻类，香菜、韭菜、芹菜等，在给宝宝食用这些蔬菜时应该多加注意。特别是患湿疹、荨麻疹和哮喘的宝宝一般都是过敏体质，在给这些宝宝安排饮食时要更为慎重，避免其摄入过敏食物，导致疾病复发和加重。

爸爸妈妈可以通过对食品进行深加工，去除、破坏或者减少食物中过敏原的含量。比如可以通过加热的方法破坏生食品中的过敏原，也可以通过添加某种成分来改善食品的理化性质、物质成分，从而达到去除过敏原的目的。

避免摄入含致敏物质的食物是预防食物过敏的最有效方法。如果宝宝是单一食物过敏，应将这一种致敏食物从饮食中完全排除，用不含过敏原的食物代替；对多种食物过敏的宝宝，则要请营养师进行专门的膳食营养指导。

一旦发现宝宝对某些食物有过敏反应时，应立即停止食用。对于会引起过敏的食物，尤其是过敏反应会随着年龄的增长而消失的食物，一般建议每半年试着添加 1 次，量由少到多，看看症状是否减轻或消失。

（6）补铁不要过量　这一时期宝宝仍要补铁，以免引起缺铁性贫血，但不宜过量。目前市场上的补铁食品每 100g 含铁 6～10mg，属于按照婴幼儿食品国家标准强化的。长期自行添加铁剂或强化铁食品给宝宝，如果宝宝体内含铁量过多，会导致体内铁与锌、铜等微量元素失衡，出现宝宝厌食、发育迟缓甚至中毒的现象。

（7）宝宝一日饮食参考食谱举例：

　　8:00　　牛奶或配方奶 200ml，香肠豌豆粥 1 小碗。

　　10:00　　酸奶 1 盒，面包 1 块，香蕉 1 根。

　　12:00　　香菇豆腐适量，小馒头 1 个，蒸嫩丸子 2 个。

　　15:00　　鸭梨 100g，鸡肉沙拉适量。

　　18:00　　鸡汤蔬菜小馄饨适量，翡翠虾仁适量。

　　21:00　　牛奶或配方奶 200ml。

营养餐食谱制作举例：

1. 奶香冬瓜

（1）材料　冬瓜 150g，配方奶 100ml。

（2）调料　盐、湿淀粉各少许。

（3）做法　①冬瓜削皮，洗净，切片；虾仁用水洗一下，浸泡。②将汤锅置于火上，放入配方奶、冬瓜、虾仁、盐，熬煮至冬瓜烂熟，用湿淀粉勾芡，即可出锅。

（4）营养分析　此菜乳白黏稠，绵滑润泽，鲜香浓郁，常吃对宝宝的身体很有好处。冬瓜含有丰富的蛋白质、碳水化合物、维生素以及钾、钠、钙、铁、锌、铜、磷、硒等多种营养成分。

2. 碎菜牛肉

（1）原料　牛肉、胡萝卜、洋葱、番茄各适量。

（2）调料　黄油少许。

（3）做法　①将牛肉切碎，加水煮后备用，胡萝卜切碎、煮软；洋葱、番茄均切碎备用。②将黄油放入锅内，热后放入洋葱搅拌均匀，再将胡萝卜、番茄、碎牛肉放入黄油锅内，然后用微火煮烂即可。牛肉要煮烂。

（4）营养分析　此菜营养丰富，富含优质蛋白质、维生素 C、胡萝卜素、维生素 B_1、维生素 B_2 和钙、磷、铁、硒等多种营养素，有利于宝宝健康成长。

3. 猪肝炒菠菜

（1）原料　菠菜 150g，猪肝 100g，植物油适量，鸡蛋 1 个。

（2）调料　料酒、盐、姜丝、葱丝各少许。

（3）做法　①将菠菜择洗干净，放入开水锅中焯一下，捞起沥干水分，切成寸段；将猪肝洗净切成薄片，放开水中稍烫，捞出沥干水分，加料酒、盐、姜丝、葱丝各适量，打入蛋清调匀。②炒锅上火，倒油，油热后放入猪肝旺火急炒，至汤汁变稠、猪肝熟透后倒入菠菜，一起炒匀即可。

4. 葱爆羊肉片

（1）原料　羊肉（最好是羊脊）250g，葱 1 根。

（2）调料　食用油、酱油、盐、淀粉各适量。

（3）做法　①将羊肉切成薄片，葱切成滚刀块。②羊肉片用淀粉抓匀。③锅内放油，油开后，将羊肉片倒入急炒，再加酱油、盐，下葱块用大火急炒一会儿即可盛盘。

（4）经验分享　制作此菜要将肉片炒得嫩一些，葱要炒得无辣味。肉可选用猪肉、牛肉，做法相同。羊肉易生火，所以宝宝食用要适量。

（5）营养分析　羊肉肉质细嫩，容易消化，高蛋白质，脂肪含量比猪肉少、比牛肉多，也是宝宝补充铁和锌的好食材。羊肉甘温，能温阳散寒、补益气血、强壮身体，较适合冬季进补。

四、幼儿零食选择指导

如果把儿童的零食构成假设成一个金字塔，许多受儿童欢迎的零食都是来自食物金字塔的塔尖，如薯片、糖果、曲奇和普通软饮料。也就是说，这些食品含高热量、高脂肪、高糖或高盐，必需营养素的含量却很低，所以必须限制摄入。附录 二十九《中国儿童青少年零食消费指南（2018年）》中，把零食进行分类推荐给孩子和家长。

这里所说的零食是非正餐时间食用的各种少量的食物和饮料（不包括水）。我们可以把宝宝吃的零食分为 10 大类，根据每一类零食的营养特点和制作方式，又划分为三个推荐级，即"可经常食用""适当食用""限量食用"。

"可经常食用"的零食：这些零食营养素含量丰富，同时多为低油、低盐、低糖的食品和饮料。这些食物既可提供一定的能量、膳食纤维、钙、铁、锌、维生素 C、维生素 E、维生素 A 等人体必需的营养素，又可避免摄取过量的油、糖和盐，属于有益于健康的零食。典型代表有酸奶、水果、黄豆、地瓜，这类食品属于可经常食用类，孩子可以多吃一些。

"适当食用"的零食：这些零食营养素含量相对丰富，但是却含有或添加中等量油、糖、盐的食品和饮料。典型代表有饼干、点心类，这类食物可适当食用但不宜多吃。

"限量食用"的零食：从营养学角度，这些零食是含有或添加较多油、糖、盐的食品和饮料，提供能量较多，但几乎不含其他营养素。经常食用这样的零食会增加患超重、肥胖、高血压以及其他慢性病的风险。但此处的"限量"，并非禁止。典型代表有油条、方便面、膨化食品类、油炸烧烤食物。这类食物多采用不健康的烹调方式制作，要限制摄入。

（一）十大类零食的推荐及点评

1. 蔬菜水果类零食　新鲜果蔬类食物含有丰富的维生素 C、维生素 B、钾、镁、钙和膳食纤维等有益于健康的营养成分。

可经常食用新鲜蔬菜、新鲜水果，如西红柿、黄瓜、香蕉、梨、桃、苹果、柑橘、西瓜、葡萄等。

用糖或盐加工的果蔬干可以适当食用，如海苔片、苹果干、葡萄干、香蕉干等。

罐头、蜜饯应限量食用，例如水果罐头、果脯等零食，含有较多糖而且制作中损失了部分营养素，要限量食用。

2. 奶及奶制品　奶类是含钙最丰富的天然食物之一，同时含有丰富的优质蛋白质和核黄素等重要营养素。

可经常食用优质的奶类，如纯鲜牛奶、酸奶等可以作为正餐中奶类食物摄入不足的重要补充。

适当食用奶酪、奶片等奶制品。限量食用炼乳等含糖较多的食品。

需要强调的是乳饮料、乳酸饮料不属于奶类，不可以替代纯牛奶。

3. 坚果类零食　坚果如核桃、瓜子、花生、腰果、松子、杏仁、榛子等富含植物蛋白、钾、镁、磷、钙、铁、锌、铜等矿物质，也是维生素 E、维生素 B_1、维生素 B_2、烟酸、叶酸以及膳食纤维的良好来源，是一类营养价值较高的零食。

可经常食用在制作时不添加油脂、糖、盐的花生米、核桃仁、瓜子、大杏仁及松子、榛子等坚果类，每天15g。

一旦坚果穿上油脂、糖、盐的"外衣"，就属于"适当食用"的零食了，例如琥珀核桃仁、鱼皮花生、盐焗腰果等。

4. 豆及豆制品零食 豆类可提供优良的植物性蛋白质，含有丰富的钙、磷、铁、锌及B族维生素，能够促进身体健康、增强记忆力。

可经常食用不添加油脂、糖、盐的豆浆、烤黄豆等零食。

经过加工的豆腐卷、怪味蚕豆、卤豆干等可适当食用。

5. 谷类零食 谷类零食有很多，常见的是饼干、面包、糕点、方便面，以及各种淀粉制作的膨化食品等。

可经常食用加油脂、糖、盐较少的煮玉米、无糖或低糖燕麦片、全麦饼干等零食，是纤维素的极佳来源，这类食物不仅脂肪少、能量低，而且含有大量的营养素如B族维生素、维生素E、钾、硒和铁等。

适当食用蛋糕、饼干等，因其添加了脂肪、盐和糖。

限量食用膨化食品、奶油夹心饼干、方便面、奶油蛋糕等，因含有较高脂肪，而且高盐、高糖。

6. 肉类、海产品、蛋类零食 肉类、海产品、蛋类零食不仅能提供人体所需要的蛋白质、脂肪、无机盐和维生素，而且味道鲜美、营养丰富、饱腹作用强。

可经常食用水煮蛋等在制作时没有添加油脂、糖、盐的零食。

可适当食用牛肉干、松花蛋、火腿肠、肉脯、卤蛋和鱼片等，因为这些零食含有大量的食用油、盐、糖、酱油、味精等调味品，过量或长期食用会对人体造成伤害。

限量食用炸鸡块、炸鸡翅等。

7. 薯类零食 薯类包括马铃薯（土豆）、白薯、木薯等，它们除了提供丰富的碳水化合物、膳食纤维及B族维生素外，还有较多的矿物质和其他维生素，兼有谷类和蔬菜的双重好处。

在蒸、煮、烤薯类零食时，不添加油脂、糖、盐就可以经常食用。

甘薯球、甜地瓜干等，因为在制作时添加了较多的油脂、糖、盐可适当食用。

炸薯片、炸薯条等，因为在烹调过程中大大增加了能量，不仅损失了部分营养素，有些还含有毒性物质丙烯酰胺，故应限量食用。

8. 饮料类零食 常见的饮料主要包括碳酸饮料、果蔬汁饮料、含乳饮料、植物蛋白饮料、茶饮料等。除了一些鲜榨果蔬汁外，饮料类大多都含有较高的糖分，能量很高，过量饮用会阻碍一些营养素的吸收，并可能增加患龋齿、肥胖、代谢综合征等疾病的危险。对于儿童青少年来说，最好能养成喝白开水的习惯。

可经常食用新鲜蔬菜瓜果榨出的汁，例如鲜榨橙汁、西瓜汁、芹菜汁、胡萝卜汁等。

果汁如果在制作过程中加了糖，并且果汁含量超过30%的果蔬饮料，如山楂饮料，以及杏仁露、乳酸饮料等可适当食用。

甜度高或加了鲜艳色素的高糖分汽水等碳酸饮料应限量食用。

9. 冷饮类 在炎热的夏天，给孩子吃些冷饮也是可以的，但是棒冰、冰激凌类食品大多含有较高的糖分和能量，因此不建议常吃。

可以适当食用甜度低并以鲜奶和水果为主的冷饮，例如品质较好的鲜奶冰淇淋、水果冰淇淋等。

甜度非常高、色彩鲜艳的冷饮应限量食用。

10. 糖果类零食　糖果类零食主要包括各种糖果和巧克力。

巧克力含有较高脂肪和能量，但是也具有丰富的营养，能预防心血管疾病、增强免疫力、降低血液中的胆固醇水平等作用，尤其是黑巧克力的脂肪含量较其他巧克力少，建议可以适当食用。

含糖量很高的糖果例如奶糖、水果糖等，提供能量较多，并且容易引起龋齿，不利于口腔健康，属于限量食用级别，建议尽量少吃。

（二）选择零食八项注意

1. 时间　不要离正餐太近。零食最好安排在两餐之间。

2. 品种　新鲜、易消化。多选新鲜、天然的零食，少吃油炸、含糖过多、过咸的零食。

3. 数量　少量、适度。零食不能超过正餐，而且吃零食的前提是当孩子感到饥饿的时候。

4. 频率　一天不超过 3 次。次数过多的话，即使每次都吃少量零食也会积少成多。

5. 方法　零食不是奖励品。不要将零食作为奖励、惩罚、安慰或讨好孩子的手段，时间长了，宝宝会认为奖励的东西都是好的，会更加依赖。

6. 禁忌　玩耍时不要吃零食。在玩耍时，宝宝往往会在不经意间摄入过多零食，或者严重者会被零食呛到、噎到，所以吃零食就要停下来，吃完后再跑动玩耍。

7. 口渴　少喝含糖饮料。白水才是最好的饮料，应鼓励宝宝多喝白水，少喝含糖饮料，养成良好的饮水习惯。

8. 卫生　吃零食前后，要注意卫生。吃零食前要洗手，吃完零食应漱口，注意预防疾病和龋齿。

第五节　幼儿身高和智力发育生长促进

一、幼儿身高促进原则

（一）身高促进四要素

1. 均衡营养　供给足量的奶制品、豆制品、动物性食品及维生素丰富的食物，保证蛋白质、钙、维生素 D、铁、锌、维生素等营养素的摄入。

2. 合理运动　加强户外和体育运动，户外活动可增加维生素 D 的合成，促进钙质的吸收。体育活动选择跑步、游泳、骑车、跳绳、需要身体跑动的球类等，运动要相对规律、定时、定量，每周运动 5 次以上，每次持续 20～30 分钟以上。常推荐的幼儿助长运动可选游泳、跳（空手跳绳、原地跳、兔子跳和摸高跳）、球类运动等。

3. 愉悦情绪　情绪低落和紧张可影响身高增长，愉快的心情有利于生长激素的分泌，良好的心情可促进营养吸收、提高睡眠质量。

4. 充足睡眠　因为生长激素夜间分泌达高峰，充足睡眠可以促进骨钙沉积，促进营养物质的吸收，而且年龄越小，睡眠需要时间越长，早睡对于保证充足的睡眠十分重要。

（二）身高促进干预流程

1. 测量身高、体重，根据既往测量值绘制生长发育图，详见附录二十三。

2. 骨龄评价，评价骨龄的身高所处水平，计算遗传靶身高。

3. 根据具体情况分析儿童身高状况、生长速度、生长趋势、是否需要干预、选择适宜的干预方式。

（三）生长迟缓的干预

根据父母身高了解儿童靶身高来进行判断。骨龄提前者应适当控制饮食，避免过度营养，保证睡眠，增加运动。骨龄落后者应分析饮食因素，合理营养，保证睡眠，增加运动。

二、幼儿大脑和智力发育促进

（一）大脑的发育

在儿童的生长发育过程中，神经系统发育最早，速度最快。神经系统的发育决定着儿童神经心理行为的发展。脑的发育是神经系统发育的关键。脑的发育包括形态结构的发育及功能的成熟，主要表现为神经细胞体积的增大和突触数量的增加。

大脑是集各种功能为一体的最高中枢，也是发育成熟所需时间最长的器官。1岁时，树突和轴突扩增的密度超过成人，但第2年则开始出现"修剪"现象，即经常使用的得以保留，不用或少用的则被淘汰。大脑的"修剪"现象不是所有区域都出现，不同区域、不同部位发生修剪的时间也不同，"修剪"现象一直持续到青少年期。修剪使树突和突触得到"塑造"，以形成更有效的工作网络。

脑重量的增加代表脑实质生长，主要是神经细胞体积的增大和与之相连的树突、轴突的增多、加长，以及神经髓鞘的形成和发育。2.5～3岁可至900～1010g；此后发育渐缓，12岁时约1400g，达至成人水平。

大脑神经纤维髓鞘化是脑细胞功能成熟的重要标志，各个部位形成的早晚不同，由于婴幼儿传导通路的髓鞘化较晚，联合区及其联系系统的成熟也很晚，所以兴奋也容易泛化。3岁末，大脑皮质的传导通路基本都已髓鞘化，确保神经兴奋的迅速传导。

小脑维持身体平衡，协调运动，调节肌张力。2～3岁幼儿发育尚未完善，因此随意运动不够准确，共济运动也较差；6岁时小脑发育达成人水平。

（二）智力发育关键期

儿童智力发育有3个关键时期。

关键期1：孕期晚期。孕妇怀孕到了第八个月的时候，胎儿体重增长的最快，宝宝的大脑增重最快。宝宝身体也已经基本成型了，宝宝大脑、器官、骨骼、血管、肌肉在这时也基本发育完全。

关键期2：出生至1岁。相关研究表明：婴儿的智力发育从出生后到一岁的年龄是宝宝智力发展的最快时期。这个时期宝宝的大脑每天几乎以1000mg的速度增长，比宝宝刚出生时的大脑发育增长了175%之多，大脑发育进入爆炸式增长时期。

关键期3：1岁至3岁。这个时期宝宝的大脑发育已经达到人类大脑发育的80%～90%，而到了3岁到6岁，宝宝的大脑发育基本上已经达到了成人大脑的水平。

科学研究显示，在孩子成长的过程中，3岁之前的生长发育会对一个人的将来产生影响，孩子在出生后3年内，无论在生理还是心理方面，良好的刺激对大脑的功能和结构都有重要的影响。因此，促进儿童智力发育一定要好好把握儿童3岁以前这个关键时期。

（三）智力发育促进要点

1. 提供充足的营养

（1）蛋白质　蛋白质用于婴幼儿维持各种组织的新陈代谢，促进新组织的生长与成熟，是幼儿大脑发育的关键营养物质。如果儿童出现蛋白质缺乏，就可导致脑细胞合成减少，使脑细胞的数量不足，从而影响智力的发育。研究结果显示，蛋白质营养不良的儿童，出现智力迟钝的达13.3%，仅有30%的儿童智能正常，其余均处于不健康状态。

（2）DHA　根据美国贝兹的研究发现：孕期准妈妈足量补充 DHA 有益于宝宝大脑和视神经的发育，宝宝 1 岁半时的智力分数比没有补充 DHA 的同龄婴儿高 7 分，此种优势可一直保持到 4 岁。

DHA 大量存在于人脑细胞中，DHA 占大脑总脂肪含量的 24%～37%，是脑细胞的主要组成成分。DHA 是构成脑磷脂、脑细胞膜的基础，对脑细胞的分裂、增殖、神经传导、突触的生长和发育起着极为重要的作用，是人类大脑形成和智力开发的必需物质，对维护脑功能和视敏度有重要意义。鱼贝类含有丰富的 DHA。

（3）卵磷脂　卵磷脂含量越高，大脑神经系统传递速度也就越快，记忆力就越强。而所有的这些营养物质母乳中的含量绝对比配方奶粉中的高，所以提倡母乳喂养。蛋黄中含有丰富的卵磷脂，牛奶、大豆和动物的脑中都含有卵磷脂。

2. 提供早期教育　有效的感知觉和语言发育促进，以及必不可少的亲子交流，幼儿的大脑会变得更加活跃。给幼儿大脑的丰富刺激和高质量的陪伴，是幼儿智力发育的有效促进措施。

3. 保障充足睡眠　长期睡眠不足的孩子注意力不集中，记忆力也不好。英国伦敦大学的研究表明：如果没有相对固定的睡觉时间，或睡觉时间晚于 21 点，儿童在阅读、算术等方面的成绩会比较差，反应能力、空间认知能力也会有所降低。

4. 多参加户外活动　运动不仅能增强体魄，更重要的是可以在锻炼中使幼儿的大脑神经得到发育。体育锻炼是开发婴幼儿脑智力的有效方法，因此要有意识地激发婴幼儿用手抓、握、捏、扔、接、拍及跑、跳等各种运动，尤其是要训练其手脚的精细动作，促进小脑发育和平衡。而且户外活动能够增长孩子的见识，拓展视野，还能通过视觉刺激促进语言能力的发展等。

第六节　幼儿期儿童膳食营养补充剂

幼儿有多方面的营养需求，需要营养素来维持健康和促进生长发育，而且喜欢运动，所以幼儿往往需要相对大量的营养素，而食物中摄入的量往往不够。

幼儿常见的营养问题比较多，特别要注意及时补充缺乏的营养，以便协助孩子做到均衡营养，促进孩子的健康成长，不要让孩子输在起跑线上。

人大脑细胞的分化一般在三岁时基本结束，所以孩子三岁以前的营养均衡与其智力关系最大，把握好这个时机非常重要。

协助幼儿做到营养均衡的有效办法有两种：一是合理安排膳食，幼儿需要的营养尽量从膳食中摄取；二是给幼儿补充一些必要的营养素，特别是当幼儿膳食摄入不够时，协助幼儿做到营养均衡。

市面上儿童营养补充剂很多，消费者很难选择，最好请教专业的儿童营养师。儿童营养补充剂包括儿童高蛋白饮品、儿童钙镁片、儿童铁片、多种营养片、儿童维生素 C 等，分别补充蛋白质、维生素、矿物质等营养素。

一、幼儿为什么需要营养补充剂

1. 幼儿生长发育很快　两年长 25cm。

2. 能量及营养需求量大　1 岁男孩能量推荐摄入量为 900kcal，女孩为 800kcal；2 岁男孩能量推荐摄入量为 1100kcal，女孩为 1000kcal；3 岁男孩能量推荐摄入量为 1250kcal，女孩为 1200kcal。1～3 岁幼儿一天能量需要量相当于一位母亲能量需要量的三分之二。

3. 幼儿消化吸收能力较差。

二、幼儿常用膳食营养补充剂

1. 鱼肝油、维生素 AD 软胶囊或维生素 AD 滴剂 鱼肝油是从鲨鱼、鳕鱼等的肝脏中提炼出来的脂肪，主要含有维生素 A 和维生素 D。美国国家医学研究所认为，0～3 岁的婴幼儿维生素 A 每日摄入量 2000IU；维生素 D 每日摄入量 1～3 岁 2500IU 以内都是安全的。

美国儿科学会的观点是除了饮用配方奶在 1000ml 以上的婴儿，母乳喂养、混合喂养的婴儿均应补充 400IU 维生素 D 滴剂，或相应的鱼肝油、维生素 AD 滴剂。

中国儿童维生素 A 缺乏约 11%，个别地区甚至半数儿童都存在维生素 A 缺乏，且更大比例的儿童是处于亚临床型维生素 A 缺乏状态。3 岁以下的婴幼儿适量补充鱼肝油、维生素 AD 软胶囊或维生素 AD 滴剂是很有必要的。

2. 儿童铁片 儿童铁缺乏及缺铁性贫血比较常见。根据上海复旦大学附属医院流行病学调查发现，六个月到两周岁的婴幼儿缺铁率为 75%～82.5%，贫血率为 19.28%。

日常饮食摄入猪肉、牛肉、羊肉等红肉，可以摄入一定量血红素铁；植物性食物如红枣、菠菜含铁并不丰富，且吸收率很低。许多人尤其是儿童、育龄期女性、高龄老人等严重缺铁，部分人甚至引起缺铁性贫血。

（1）为什么婴幼儿缺铁发生率极高

①孕妇缺铁，导致宝宝先天缺铁，这是婴幼儿缺铁发生率高的主要原因。

②婴幼儿生长发育快，每一个细胞中都有血红素酶，铁需要量大。

③补铁观念不正确，不注意血红素铁的摄入。一般老百姓不知道富含血红素的红肉才是真正的补铁食物；或者挑食偏食；或者担心吃红肉多，会引起血脂高、血糖高、血压高，从而不吃或少吃红肉。

（2）婴幼儿缺铁有哪些表现

①体格发育迟缓，出牙迟，毛发生长迟，说话和站立行走迟缓，口唇黏膜苍白，头发枯黄，容易出现反甲。

②消化系统功能发育差，容易患口腔炎、舌炎、口角破裂、食欲不振，吸收不良，部分患者还会有异食癖。

③神经系统发育不良，宝宝烦躁不安，智力发育迟缓，注意力不集中，反应慢，容易激动等。

④免疫力下降，容易患感冒和其他感染。

（3）婴幼儿缺铁会有哪些危害

①影响智力发育，智商平均下降 9%，且不可逆转；夜里睡眠不踏实，导致枕秃。

②免疫力降低，可直接导致 36 种常见病高发，迁延性咳嗽、难治性腹泻等。

③导致营养消化、吸收和利用障碍。

（4）市面上铁制剂介绍和比较

铁离子具有毒性，人体对铁离子的吸收率很低，而且大量的游离铁还会对身体造成损害，引起副作用，如服铁剂后一般都有恶心等副作用，其实就是铁离子在损害我们的胃肠道。铁在人体内是以血红素的形式存在和工作的，铁要经过复杂的生物过程才能转化成人体所需的血红素，所以更准确的概念应该是现在许多人缺血红素，而不仅仅是缺铁，因为身体最终是需要血红素。由于受制于人体造血功能的影响，补铁不一定能提升血红素。补充血红素铁才是更准确、更符合人体需求的概念。

市面上补铁制剂较多，一般可以分成三代铁制剂，详见表 6-10。多数铁制剂胃肠道反应等副作用较多，儿童常常不愿意服用。

表 6-10 三代铁制剂比较

补血产品分类	第一代	第二代	第三代
	无机铁	有机铁	高纯度生物铁
代表铁剂	硫酸亚铁、氯化亚铁	葡萄糖酸亚铁、乳酸亚铁、果糖铁、EDTA 铁、蛋白铁等	氯化血红素
来源	化学合成	化学合成	天然生物提取
存在形式	铁离子	铁离子	血红素
吸收效果	吸收率 5%~8%，吸收易受膳食影响	吸收率 8%~12%，吸收易受膳食影响	吸收率 90%以上，无须消化，吸收不受膳食影响
刺激反应	胃肠刺激严重	有胃肠刺激	无胃肠刺激
毒副作用	易产生自由基，可引起铁蓄积中毒，有铁锈味，牙齿染黑	易产生自由基，可引起蓄积中毒	高纯度，不会引起蓄积中毒，安全性远远高于普通铁剂

血红素是在人体内存在的稳定分子结构，氯化血红素是血红素在体外的稳定存在形式，属于第三代补铁产品，是新一代的补铁补血产品，是生物铁源的补铁剂，彻底摒弃了传统铁剂的毒副作用。氯化血红素是从动物血液中提纯的血红素，可以直接补充人体血红素，在十二指肠碱性环境下溶解，变为血红素直接被人体吸收，以分子形式吸收，吸收率高达 90%；而且氯化血红素的吸收不走离子代谢通道，所以基本不受饮食的影响，而且安全无副作用，没有铁锈味，不刺激胃肠道，可高效平稳提升血红蛋白，改善缺铁性贫血及营养性贫血。

氯化血红素片剂，用水融开后，掺在儿童爱吃的食物中，放在粥、面条、菜汤、果汁、奶粉中均可，口感很好，儿童非常喜欢服用，依从性很好。

①市场上的传统补铁药物为什么都有铁锈味

市场上的亚铁制剂多为化学合成的，铁锈味是亚铁制剂固有的味道。

②为什么传统的亚铁制剂会有肠胃刺激，让人恶心、吃不下饭

亚铁制剂为化学合成的铁剂，以铁离子的形式被胃肠道吸收，身体运铁蛋白数量有限，多余的铁离子将会强行弥散到身体内的血液中去，会刺激肠胃，产生自由基，并且还会加重肝肾负担。

③氯化血红素与传统铁剂有什么区别

氯化血红素是高纯度生物铁，天然生物提取；在胃部解离为血红素和氯离子，血红素到十二指肠直接被吸收，吸收利用率高达 90%以上，吸收不受其他膳食影响，不刺激胃肠道，不会引起铁蓄积中毒。

传统亚铁制剂是化学合成，以离子形式吸收，吸收利用率低，最高不超过 15%，吸收容易受其他膳食影响，刺激胃肠道，肝肾功能不好者，最好不要服用亚铁；过量会产生自由基，引起铁蓄积中毒。

服用氯化血红素制剂 1~3 个月，可以快速有效提升血红蛋白，头晕、头疼、纳差、睡眠等症状也迅速得到改善。

④氯化血红素与富马酸亚铁改善营养性贫血效果的比较研究

学龄前儿童按富马酸亚铁 3~5mg/kg（以 Fe 计），服用 30 天；氯化血红素 1~2mg/kg 服用30 天（以 hemin 计，以 Fe 计则为 0.17mg/kg）。氯化血红素中铁含量为 8.57%。结论：氯化血红素的吸收利用率超过富马酸亚铁 29 倍，升高血红蛋白的作用显著强于富马酸亚铁，见图 6-3。

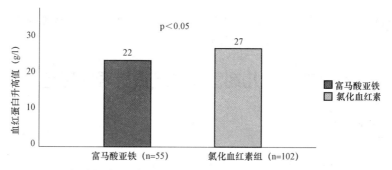

游开绍等. 氯化血红素与富马酸亚铁治疗小儿缺铁性贫血的疗效比较.
新药与临床，1995，14（4）：211-213

图 6-3　两种铁制剂升高血红蛋白效果比较

（5）血红素增进健康的机制

血红素是人体细胞内重要的能量代谢结构，是血红蛋白、肌红蛋白分子上的主要稳定结构，为血红蛋白、肌红蛋白等的辅基，在细胞中存在于线粒体中，是细胞能量代谢的关键环节。

血红素之所以是细胞能量代谢的关键环节，在于血红素与氧结合的神奇过程，细胞呼吸作用需要的氧气、产生的二氧化碳均需要血红素参与结合和运输。可以说，血红素的多少和活性的高低是细胞活性水平的重要参数。有研究表明，血红素是合成细胞色素 C 的主要原料之一，而细胞色素 C 是细胞代谢过程中的主要限速酶；给身体供给充分的血红素，能显著提高体内细胞代谢效率、保持和促进身体健康。

3. 儿童钙镁片　钙镁片同时含有钙和镁。由于钙和镁同时参与肌肉的收缩与放松、神经系统的传递及骨骼的健康，最新研究显示钙镁同补有利于吸收，仅单独补充钙或镁，若一方摄取过高，则会抑制另一方的吸收；也有助于防止结石形成；而且钙镁比例达到 2:1 时效果最好。

4. 儿童蛋白粉　一般儿童蛋白质粉的蛋白质含量比成人蛋白质粉要低一些，儿童蛋白粉的添加剂使用种类和剂量与成人不同，加了儿童喜欢的调味剂，口味更好，更受儿童欢迎。

5. 儿童维生素 C　儿童维生素 C 与成人维生素 C 一般每粒维生素 C 含量不一样，儿童维生素 C 每粒含量更低；口感也不一样，儿童维生素 C 口感更好，适合儿童。

6. 儿童锌制剂　锌是人体内必需的微量元素之一，据中国预防医学科学院营养与食品卫生研究所的最新调查结果表明，我国儿童的缺锌率高达 60%，这部分儿童每日锌摄入量不足世界卫生组织推荐量的一半。一项对 1～6 岁儿童每日锌摄入量的调查显示，锌的每日摄入量仅达到推荐摄入量的 50%，远远不能满足儿童生长发育的需要。因此，补锌对中国孩子来说，非常必要。

（1）第 1 代无机锌　主要代表有硫酸锌、氯化锌、硝酸锌等。是最原始的补锌产品，锌吸收利用率低，仅为 7%。它们和体内胃酸结合，能产生氯化锌，氯化锌是强腐蚀剂，对胃肠道有刺激作用，易引起恶心、呕吐等。这一代锌的代表已基本淘汰出市场，很少见了，多用于外科手术，以促进伤口的愈合。

（2）第 2 代有机酸锌　主要代表有葡萄糖酸锌、甘草锌、醋酸锌、柠檬酸锌、氨基酸锌、乳酸锌等。同属弱酸弱碱盐，锌吸收利用率约 14%，和体内胃酸结合，依然能产生氯化锌，因此有一定的副作用，如恶心、呕吐等。只能饭后服用以减少对肠胃的刺激，且含锌量较高，能拮抗钙、铁等其他微量元素的吸收。长期服用能导致缺钙、贫血等症状，须遵循医生指导，儿童及孕妇不建议用。

（3）第 3 代生物锌　主要代表有富锌酵母、富硒酵母、麦芽硒等。锌硒吸收时对人体的刺激减弱，锌硒结构与人体结构不同，吸收率为 30%。

第七节　幼儿期营养与膳食指导练习题

一、理论练习题

（一）单选题

1. 关于幼儿各器官系统的生长发育，说法正确的是（　　）

（A）神经系统发育较早，大脑在孕后期以及生后头 2 年发育较快

（B）淋巴系统在幼儿期生长很慢，直到青春期前才发育

（C）生殖系统在幼儿期已经发育良好

（D）幼儿期各器官系统的生长发育没有先后顺序

答案：A

2. 幼儿期生长发育规律错误的是（　　）

（A）2 岁末体重约增至出生时的 3 倍

（B）1 岁末身长比出生时增加约 25 厘米

（C）1 岁末胸围与头围相等，大约为 46cm，以后胸围增长速度较快

（D）幼儿期是语言发育的关键期

答案：A

3. 1～5 岁小儿臂围超过（　　）为营养良好

（A）13.5cm　　　　（B）12.5～13.5cm　　　（C）12.5cm　　　　（D）14.5cm

答案：A

4. 胃蛋白酶（　　）月龄时达成人水平。

（A）12　　　　　　（B）24　　　　　　（C）36　　　　　　（D）18

答案：D

5. （　　）左右唾液腺淀粉酶活性达成人水平。

（A）6 个月　　　　（B）1 岁　　　　　（C）2 岁　　　　　（D）3 岁

答案：C

6. 关于幼儿进食技能发育，（　　）是错误的。

（A）1 岁左右逐渐出现舌体上抬、卷裹食物团块，下颌运动产生了食物团块在口腔内的转动，送到牙齿的切面，可磨咬纤维性食物并感觉食物性质

（B）2 岁左右幼儿舌体和喉下降到颈部，口腔增大，可控制下颌动作和舌向两侧的活动，随吞咽动作发育成熟，嘴唇可控制口腔内食物

（C）10～12 个月学习自己用勺，1.5～2 岁可独立进食

（D）由于婴幼儿感知觉和心理行为的发育特点，特别是幼儿进食技能发育较慢，因此，3 岁以下的婴幼儿不建议与成人共进餐

答案：D

7. （　　）是婴幼儿的必需氨基酸，不是成人的必需氨基酸。

（A）组氨酸　　　　（B）亮氨酸　　　　（C）赖氨酸　　　　（D）缬氨酸

答案：A

8. 对于 1～3 岁的幼儿，由脂肪提供的能量每日在（　　）为宜。

（A）12%～14%　　　（B）30%～35%　　　（C）35%～40%　　　（D）50%～60%

答案：B

9. 1～3 岁幼儿的每日钙推荐摄入量为（　　）。

（A）300mg　　　　（B）400mg　　　　（C）500mg　　　　（D）600mg

答案：D

10. 2 岁幼儿的食物应当（　　）。

（A）细、软、碎、烂，不用刺激性和过于油腻的食物

（B）可以进食成人同样的食物

（C）为适应幼儿胃肠道消化吸收功能，饮食越精细越好

（D）幼儿食品中可适当使用味精、醋及糖精等调味品

答案：A

11. 2 岁幼儿的膳食中可以使用以下食品（　　）。

（A）辣椒　　　　　　　　　　　　　（B）胡椒

（C）磨碎后加工的豆类制品　　　　　（D）整粒的豆类

答案：C

12. 幼儿膳食原则不包括（　　）。

（A）合理烹调，要注意尽量减少营养素的损失

（B）合理进餐

（C）两餐间隔时间可根据幼儿不同活动时间的安排而合理调整

（D）营造幽静的进餐环境

答案：C

13. 下列（　　）说法是错误的。

（A）儿童餐具要选择耐热材料制成的

（B）选择清洁不变质的食物原料

（C）不食隔夜饭菜和不洁变质的食物

（D）应使用消毒剂消毒婴幼儿的餐具

答案：D

14. 以下（　　）说法是错误的。

（A）增加优质蛋白质的摄入，以保证幼儿生长发育的需要

（B）增加铁质的供应，以避免铁缺乏和缺铁性贫血的发生

（C）对于 1～3 岁幼儿，应每月选用猪肝、鸡肝或羊肝做成肝泥，分次食用，以增加维生素 A 的摄入量

（D）给幼儿直接食用坚硬的食物

答案：D

15. 下列（　　）说法不正确。

（A）食谱编制要根据用膳者的年龄、性别、生理健康状况和劳动强度选用合适的食物并计算各种食物的用量

（B）要考虑各营养素之间的比例适当

（C）选择的食物要尽量做到多样化，食物之间的搭配要合理

（D）1 岁与 3 岁幼儿的食谱编制方法是不同的

答案：D

16. 下列（　　）说法是错误的。

（A）幼儿食物烹调应做到色、香、味、形俱全

（B）每种食物含营养素的种类和量都不同，除了母乳外，没有其他食物含的营养素能完全满足人体的营养需要

（C）合适的烹调方法，主要是权衡食物加工烹调的各种影响，不需要过多考虑个人的饮食习惯

（D）在制订食谱的过程中，在不违反营养学原则的前提下，应尽量照顾幼儿的饮食习惯

答案：C

17. 在 2018 年出版的《中国儿童青少年零食消费指南》中，把零食进行分类推荐给孩子和家长，不包括（　　）推荐级。

（A）可经常食用　　（B）适当食用　　（C）限量食用　　（D）禁止食用

答案：D

18. 下列（　　）说法是错误的。

（A）小脑能维持身体平衡，协调运动，调节肌张力

（B）2～3 岁已发育完善

（C）2～3 岁时随意运动不够准确，共济运动也较差

（D）6 岁时小脑发育达成人水平

答案：B

19. 身高促进原则常推荐的幼儿助长运动不包括（　　）。

（A）举重

（B）跳（空手跳绳、原地跳、兔子跳和摸高跳）

（C）跑动的球类运动

（D）游泳

答案：A

20. 儿童智力发育的 3 个高峰期不包括（　　）。

（A）孕期晚期　　（B）出生至 1 岁　　（C）1 岁至 3 岁　　（D）6 岁到 12 岁

答案：D

21. 幼儿脑发育的重要营养物质不包括（　　）。

（A）蛋白质　　（B）DHA　　（C）膳食纤维　　（D）卵磷脂

答案：C

（二）判断题（正确的填"A"，错误的填"B"）

1. 幼儿身长代表头部、脊柱和下肢长度的总和，是反映长期营养状况和骨骼发育的重要指标。（A）

2. 幼儿缺锌时会出现生长发育缓慢、味觉减退、食欲不振、贫血、创伤愈合不良、免疫功能低下等现象。（A）

3. 从 2 岁开始，要逐渐增加来自淀粉类食物的能量，同时相应地减少来自脂肪的能量。（A）

4. 2 岁半的幼儿，一般安排为早、中、晚 3 餐及上下午后 2 次点心的"三餐二点"进食方式，要兼顾各种营养素的比例，将食物恰当地分配在 4～5 次进餐中。（A）

5. 合理安排零食，主要是指正确为幼儿选择零食的品种，并根据幼儿饥饿情况及时安排零食，保障食物能量满足幼儿活动需求。（B）

6. 食物交换份法是在计算法基础上将常用食品按其所含营养素相似的品种进行归类或分类，是一个比较粗略的方法，优点是方法简单，同类食品可以互换，任意选择。（A）

7. 幼儿称体重时，需要校正磅秤零点，以千克为单位，记录至小数点后两位，如果发现疑问时，应重新测量。（A）

二、技能练习题

（一）某家长带 2 岁半女孩来找你订制食谱，请你完成下列工作。

1. 写出幼儿一天的餐次分配比例；

2. 运用计算法编制该幼儿的午餐食谱，要求脂肪供能比 30%。

解题步骤：

1. 幼儿三餐两点能量餐次分配比例

早餐 20%，早点 10%，午餐 30%，午点 10%，晚餐 30%

2. 用计算法编制幼儿食谱

（1）确定每日能量供给量

查阅 2013 年中国居民膳食能量需要量表，该年龄女孩 1000kcal。

（2）确定午餐能量供给量

$$1000 \times 30\% = 300（kcal）$$

（3）计算午餐三大营养素供给量

查阅附录十六 2000 年 DRIs 表可知，2～3 岁幼儿每日蛋白质需要量为 40g。

计算：午餐蛋白质占 30%，40×30%=12（g）　脂肪：（300×30%）÷9=10（g）

碳水化合物：（300－12×4－10×9）÷4=40.5（g）

（4）确定幼儿午餐膳食构成，确定午餐主食和副食的品种。

主食：米饭或面食，副食：瘦猪肉、通菜、烹调用油、盐适量。

（5）确定主食和副食的数量

①根据碳水化合物需要量来计算主食量

查表：米饭碳水化合物含量 26%，计算米饭量：40.5÷26%=155.8（g）

②根据蛋白质需要量来计算副食供给量

公式：副食蛋白质=餐次蛋白质量－主食蛋白质量

查表：米饭蛋白质含量 2.6%，米饭含蛋白质量 =155.8×2.6%=4.1（g）

计算：副食蛋白质需要量：12－4.1=7.9（g）

查表：瘦猪肉蛋白质量 20.3%，计算瘦猪肉量：7.9÷20.3%=38.9（g）

③午餐蔬菜 100g

（6）确定烹调用油量

根据脂肪需要量计算烹调用油量

公式：烹调用油 =午餐脂肪需要量－（主食脂肪量+副食脂肪量）

计算：　　　=10g－（155.8×0.3%+38.9×6.2%）=7.1（g）

（7）初定午餐食谱

餐次	饭菜名称	食品名称	食品（原料）重量（g）
午餐	米饭	大米	米饭155.8
	炒肉丝	瘦猪肉	瘦肉38.9
	蒜茸炒菜心	通菜	100
		烹调用油	7

（8）食谱的复核、计算、评价和调整

该午餐食谱提供的能量占30%，三大营养素比例占RNI 90%～100%，优质蛋白达50%以上，符合幼儿膳食营养特点。

（二）幼儿膳食和喂养的原则是什么

解题步骤：幼儿膳食要与幼儿消化、代谢能力相适应。

1. 膳食结构合理，做好平衡膳食　继续给予母乳或其他乳制品，并逐步过渡到多种多样的食物。食物多样化，以谷类为主，可参照幼儿膳食宝塔。

2. 合理烹调　幼儿吃的食物，要容易咀嚼、吞咽和消化，应当细、软、碎、烂。食物的烹调应做到味道可口，外形美观，香味扑鼻。幼儿的口味宜清淡，低盐。

3. 合理进餐　1～1.5岁每日可进食5～6次，两餐间隔2～3小时左右。1.5～3岁，每日进食4～5次，两餐间隔3.5小时，一般安排"三餐两点"进食方式。

4. 注意饮食卫生　幼儿要少吃生冷食物，饭前便后要洗手，注意幼儿餐具的消毒。

5. 营造幽静的进餐环境　幼儿应该有个安静、愉快、秩序良好的进餐环境，使幼儿进餐时能集中注意力。吃饭时，不要指责、训斥和打骂孩子。

6. 合理安排零食　正确选择零食品种，合理安排零食时机，使之既可增加儿童对饮食的兴趣，并有利于能量和营养的补充，还可以避免影响主餐食欲和进食量。

7. 每天足量饮水　1～3岁幼儿每天需要饮用水600～1000ml。幼儿的最好饮料是凉白开水。少喝或不喝含糖饮料和碳酸饮料。

（三）简述2～3岁幼儿膳食宝塔的具体内容。

解题步骤：此年龄段幼儿膳食宝塔分五层。

（1）每天谷类75～125g，薯类适量。

（2）蔬菜和水果每天均为100～200g。

（3）鸡蛋每天50g，肉禽鱼每天50～75g。

（4）奶类每天350～500g，适当加工的大豆5～15g。

（5）每天烹调用油10～20g，食盐不超过2g。

（6）要合理烹饪，培养良好饮食习惯，亲近与爱惜食物，每日饮奶，奶类、水果做加餐，每天饮洁净水600～700ml，少喝含糖饮料，充足户外运动，定期测量体重和身高。

（四）简述幼儿合理的膳食制度。

解题步骤：

（1）由于幼儿胃容积较小，活泼好动，易饥饿，并且按每公斤体重计，幼儿的营养素需要量高于成人，故幼儿的进餐次数要增加，缩短两餐间隔时间，以少量多餐代替1次大量进餐，以保证孩子得到足够的食物和营养。

（2）对于刚刚停止母乳喂养的幼儿，每日可进食5～6次，两餐间隔2～3小时。

（3）1.5～3岁幼儿，每日进食4～5次，两餐间隔3.5小时。两餐间隔时间不宜太短，否则将会影响下一餐的食欲。可逐渐由 5 次改为 3 顿正餐，上、下午再加 2～3 次简餐。在三餐分配上，一般早餐占全天总能量 25%～30%，午餐占 40%，晚餐占 30%～35%。

（4）要兼顾各种营养素的比例，将食物恰当地分配在 4～5 次进餐中。晚饭后除水果外应逐渐做到不再进食，为保护牙齿防止龋齿，特别是要避免睡前吃甜食。

（五）如何合理选用零食

解题步骤：

1. 蔬菜水果类零食　新鲜果蔬类食物含有丰富的维生素 C、维生素 B、钾、镁、钙和膳食纤维等有益于健康的营养成分。可经常食用新鲜蔬菜、水果，如西红柿、黄瓜、香蕉、梨、桃、苹果、柑橘、西瓜、葡萄等。

用糖或盐加工的果蔬干可以适当食用。如海苔片、苹果干、葡萄干、香蕉干等。

罐头、蜜饯应限量食用，例如水果罐头、果脯等零食，含有较多糖而且制作中损失了部分营养素，要限量食用。

2. 奶及奶制品　奶类是含钙最丰富的天然食物之一，同时含有丰富的优质蛋白质和核黄素等重要营养素。可经常食用优质的奶类，如纯鲜牛奶、酸奶等可以作为正餐中奶类食物摄入不足的重要补充。适当食用奶酪、奶片等奶制品。限量食用炼乳等含糖较多的食品。需要强调的是乳饮料、乳酸饮料不属于奶类，不可以替代纯牛奶。

3. 坚果类零食　坚果如核桃、瓜子、花生、腰果、松子、杏仁、榛子等富含植物蛋白、钾、镁、磷、钙、铁、锌、铜等矿物质，也是维生素 E、维生素 B_1、维生素 B_2、烟酸、叶酸以及膳食纤维的良好来源，是一类营养价值较高的零食。

可经常食用在制作时不添加油脂、糖、盐的花生米、核桃仁、瓜子、大杏仁及松子、榛子等坚果类，每天 15 克。

一旦坚果穿上油脂、糖、盐的"外衣"，就属于"适当食用"的零食了，例如琥珀核桃仁、鱼皮花生、盐焗腰果等。

4. 豆及豆制品零食　豆类可提供优良的植物性蛋白质，含有丰富的钙、磷、铁、锌及 B 族维生素，能够促进身体健康、增强记忆力。可经常食用不添加油脂、糖、盐的豆浆、烤黄豆等零食。经过加工的豆腐卷、怪味蚕豆、卤豆干等可适当食用。

5. 谷类零食　谷类零食有很多，常见的是饼干、面包、糕点、方便面，以及各种淀粉制作的膨化食品等。可经常食用加油脂、糖、盐较少的煮玉米、无糖或低糖燕麦片、全麦饼干等零食，是纤维素的极佳来源。这类食物不仅脂肪少、能量低，而且含有大量的营养素如 B 族维生素、维生素 E、钾、硒和铁等。

适当食用蛋糕、饼干等，因其添加了脂肪、盐和糖。限量食用膨化食品、奶油夹心饼干、方便面、奶油蛋糕等，因含有较高脂肪，而且高盐、高糖。

6. 肉类、海产品、蛋类零食　肉类、海产品、蛋类零食不仅能提供人体所需要的蛋白质、脂肪、无机盐和维生素，而且味道鲜美、营养丰富、饱腹作用强。可经常食用水煮蛋等在制作时没有添加油脂、糖、盐的零食。可适当食用牛肉干、松花蛋、火腿肠、肉脯、卤蛋和鱼片等，因为这些零食含有大量的食用油、盐、糖、酱油、味精等调味品，过量或长期食用会对人体造成伤害。限量食用炸鸡块、炸鸡翅等。

7. 薯类零食　薯类包括马铃薯（土豆）、白薯、木薯等，它们除了提供丰富的碳水化合物、膳食纤维及 B 族维生素外，还有较多的矿物质和其他维生素，兼有谷类和蔬菜的双重好处。在蒸、煮、烤薯类零食时，不添加油脂、糖、盐就可以经常食用。甘薯球、甜地瓜干等，因为在制作时添加了较多的油脂、糖、盐可适当食用。

炸薯片、炸薯条等，因为在烹调过程中大大增加了能量，不仅损失了部分营养素，有些还含有毒性物质丙烯酰胺，故应限量食用。

8. 饮料类零食　常见的饮料主要包括碳酸饮料、果蔬汁饮料、含乳饮料、植物蛋白饮料、茶饮料等。除了一些鲜榨果蔬汁外，饮料类大多都含有较高的糖分，能量很高，过量饮用会阻碍一些营养素的吸收，并可能增加患龋齿、肥胖、代谢综合征等疾病的危险。对于儿童青少年来说，最好能养成喝白开水的习惯。

可经常食用新鲜蔬菜瓜果榨出的汁，例如鲜榨橙汁、西瓜汁、芹菜汁、胡萝卜汁等。果汁如果在制作过程中加了糖，并且果汁含量超过 30% 的果蔬饮料，如山楂饮料，以及杏仁露、乳酸饮料等可适当食用。甜度高或加了鲜艳色素的高糖分汽水等碳酸饮料应限量食用。

9. 冷饮类　在炎热的夏天，给孩子吃些冷饮也是可以的，但是棒冰、冰激凌类食品大多含有较高的糖分和能量，因此不建议常吃。可以适当食用甜度低并以鲜奶和水果为主的冷饮，例如品质较好的鲜奶冰淇淋、水果冰淇淋等。甜度非常高、色彩鲜艳的冷饮应限量食用。

10. 糖果类零食　糖果类零食主要包括各种糖果和巧克力。

巧克力含有较高脂肪和能量，但是也具有丰富的营养，能预防心血管疾病、增强免疫力、降低血液中的胆固醇水平等作用，尤其是黑巧克力的脂肪含量较其他巧克力少，建议可以适当食用。

含糖量很高的糖果例如奶糖、水果糖等，提供能量较多，并且容易引起龋齿，不利于口腔健康，属于限量食用级别，建议尽量少吃。

（六）家长为幼儿选择零食时的注意事项有哪些

解题步骤：

1. 时间　不要离正餐太近。零食最好安排在两餐之间。

2. 品种　新鲜、易消化。多选新鲜、天然的零食，少吃油炸、含糖过多、过咸的零食。

3. 数量　少量、适度。零食不能超过正餐，而且吃零食的前提是当孩子感到饥饿的时候。

4. 频率　一天不超过 3 次。次数过多的话，即使每次都吃少量零食也会积少成多。

5. 方法　零食不是奖励品。不要将零食作为奖励、惩罚、安慰或讨好孩子的手段，时间长了，宝宝会认为奖励的东西都是好的，会更加依赖。

6. 禁忌　玩耍时不要吃零食。在玩耍时，宝宝往往会在不经意间摄入过多零食，或者严重者会被零食呛到、噎到，所以吃零食就要停下来，吃完后再跑动玩耍。

7. 口渴　少喝含糖饮料。白水才是最好的饮料，应鼓励宝宝多喝白水，少喝含糖饮料，养成良好的饮水习惯。

8. 卫生　吃零食前后，要注意卫生。吃零食前要洗手，吃完零食应漱口，注意预防疾病和龋齿。

（七）简述幼儿膳食结构和食物选择的主要原则

解题步骤：

（1）继续给予母乳或其他乳制品，并逐步过渡到多种多样的食物。继续母乳喂养到 2 岁或以上。

（2）食物多样化，以谷类为主，可参照幼儿膳食宝塔。需要充分满足能量需要，增加优质蛋白质的摄入，增加富含铁质、DHA、维生素 A 的食物供应，以保证幼儿生长发育的需要。

（3）选择营养丰富、易消化的食物。要经常变换花样品种，以刺激幼儿的食欲，从而促进食物的消化吸收，提高食物的利用率。

（4）不用刺激性和过于油腻的食物。不宜给幼儿直接食用坚硬的食物、容易误吸入气管的硬壳果类（如花生米）、腌制食品和油炸类食品。整粒的花生、核桃、豆类等需经过磨碎或制酱后供食用。少用半成品和熟食，如火腿肠、红肠等。

（八）简述幼儿膳食合理烹调的原则

解题步骤：

（1）幼儿吃的食物，要容易咀嚼、吞咽和消化，应当细、软、碎、烂。

（2）食物的烹调应做到味道可口，外形美观，香味扑鼻。幼儿的口味宜清淡，低盐，食品中不宜使用味精、色素、糖精等调味品。

（3）注意烹调方式。少用煎、炸、烤的方式。在烹调时要注意尽量减少营养素的损失，减少有害物的产生。

（4）饮食也不宜太过精细。因为随着幼儿的成长，牙齿和消化系统不断发育，如果一直保持原有的太过精细的饮食方式，会使幼儿很难向成人的饮食方式过渡，而且不利于咀嚼功能的发育。

参考文献

［1］中国营养学会妇幼营养分会. 中国妇幼人群膳食指南［M］. 北京：人民卫生出版社，2018.

［2］中国营养学会妇幼营养分会. 千日营养，起航健康［M］. 北京：人民卫生出版社，2017.

［3］石淑华，戴耀华. 儿童保健学［M］. 北京：人民卫生出版社，2017.

［4］让蔚清，刘烈刚. 妇幼营养学（第1版）［M］. 北京：人民卫生出版社，2014.

［5］孙树侠. 手把手教你做宝宝营养餐［M］. 合肥：安徽科学技术出版社，2014.

［6］中国卫生部. 中国儿童青少年零食消费指南［M］. 北京：科学出版社，2008.

［7］Birch LL and Doub AE. learning to eat：birth to age 2 y. Am J Clin Nutr，2014，99：723s－728s.

［8］Dewey KG. The challenge of meeting nutrient neends of infants and young children during the period of complementary feeding：an evolutionary perspective. J Nutr，2013，143：2050－2054.

（卢雪珍）

第七章
学龄前期儿童营养与膳食指导

学龄前期（preschool period）是指从 3 周岁到入学前（6 岁或 7 岁）的一段时间，是中国教育制度下的幼儿园阶段，处于学龄前期的儿童被称为学龄前期儿童，简称学龄前儿童。学龄前儿童较婴幼儿的生长发育速度略缓慢，脑和神经系统发育逐渐成熟，儿童表现出主动、好奇、爱模仿和自制力差等特点。因此，提供合理膳食和均衡营养、帮助建立良好的饮食习惯是此期营养和膳食的关键。

第一节　学龄前儿童的生长发育特点及存在的饮食行为问题

学龄前儿童生长发育有以下特点：①生长发育个体差异大；②消化系统的消化能力有限；③神经系统脑细胞的体积增大，脑重量快速增加，个性明显发展。

一、体格生长发育特点

儿童生长发育是个连续的过程，各阶段间有着有机的密切联系，但各阶段发育速度并不完全相同，一般年龄越小生长发育越快。学龄前儿童体格发育速度较婴幼儿有所放缓，但仍保持稳步增长，每年体重增长约 2kg，身高增长 5~7cm，且新陈代谢旺盛。随着儿童睡眠时间逐渐减少，游戏和学习实践活动增多，四肢的增长速度较婴幼儿时期更快，肌肉组织发育的充盈度和内在结构加快。因此，机体的生长发育（如骨骼和肌肉的发育）、成熟和活动对营养素的需要量和种类也有所提高，需要通过摄取食物满足自身生理需要。儿童生长发育规律与能量需要见表 7-1。

表 7-1　儿童生长发育规律与能量需要

年龄	体重增加（g/d）	身长增长（cm/月）	头围增长（cm/月）	RNI [kcal/（kg·d）]
0~3 月龄	30	3.5	2.00	115
3~6 月龄	20	2.1	1.00	110
6~9 月龄	15	1.5	0.50	100
9~12 月龄	12	1.2	0.50	100
1~3 岁	8	1.0	0.25	100
4~6 岁	2kg/年	6cm/年	1cm/年	90~100

二、脑和神经系统发育特点

学龄前儿童中枢神经系统的结构和功能仍迅速发育，3 岁儿童神经细胞的分化基本完成，但脑细胞体积的增大和神经纤维的髓鞘化还在进行，大脑活动也越来越活跃。随着脑细胞的发育，3 岁儿童脑的重量是出生时的 3 倍；6 岁时，脑的大小和重量已与成人脑接近，其脑重约达到成人脑重的 90%，大脑的构造与功能日趋完善；6～7 岁时，几乎所有皮质传导纤维都已髓鞘化。脑和神经系统不断发育、成熟，需要有充足的营养保证。

三、消化系统发育特点

学龄前儿童消化、吸收和代谢与成人不同，消化系统结构和功能不完善，消化能力有限。在整个生长发育期间，新陈代谢旺盛，机体物质代谢的同化过程超过异化过程，所需热量和各种营养素的量相对较高，导致有限的消化能力与相对较高的营养素需求之间出现矛盾。此外，消化系统的正常运行与牙齿发育也有一定关系，牙齿发育异常会增加胃肠负担。一般而言，2.5～3 岁时，儿童乳牙即可出齐，6 岁时第一颗恒牙萌出，咀嚼能力有所增强，但其咀嚼能力不抵成人的 1/2，对一些固体食物需要较长时间才能适应。同时，学龄前儿童肠道内与消化有关的酶类不够成熟，酶的分泌量少，胃容量有限。因此，应在保证营养素种类齐全、含量丰富、能满足儿童生长发育需要的前提下，注意饮食质地柔软、适合咀嚼、有利于消化，逐渐过渡到成人膳食，以免导致消化吸收紊乱，造成营养不良。

学龄前儿童一天的活动量较大，消耗热能和营养较多，所需要的营养也多，但其胃容量相对较小，所以进食量不大，容易产生饥饿感，特别是早餐进食少时容易发生低血糖。

四、心理发育特征

学龄前儿童体格生长速度开始减缓，而心理的认知能力、语言功能、思维和人格发展在这一阶段都出现了质的飞跃，并达到了一个新的水平。动作发育的协调性及精细动作趋于成熟，开始有较大的自由活动和模仿能力。此时好奇心特强，但大脑的兴奋和抑制功能尚不能够协调，故神经活动既容易兴奋也容易抑制（产生疲劳），还容易泛化，不易集中。学龄前儿童在游戏学习和自我服务的实践活动中与成人交往的范围日益扩大，言语能力也随之迅速发展，此阶段儿童的发音基本正确，词汇量日益增加，语言表达能力已相当成熟，出现复杂的语言形式。在急于用语言表达思想遇到困难，产生怀疑时，会出现问题语言（自言自语）。精细运动进一步发展，能够有效地使用各种餐具和器皿，并且可以坐在桌边进食，由于生长速度减慢，他们对食物的兴趣和进食量也变得不可预测，并且在某段时期可能表现为对食物毫无兴趣，学龄前儿童注意力特点可能使得他们的专注进食的时间很少，但仍应鼓励他们用合理时间（15～20 分钟）参与家庭成员共同进餐，不管他们选择吃或者不吃。学龄前儿童活动范围增大，他们对进餐时的周围环境更感兴趣，尤其是在非家庭环境中进餐时。通过互动交流及观察其他小朋友或成人进餐，学龄前儿童对在哪里、何时、吃什么、吃多少有了自己的看法，随着这些自主意识的增加，儿童出现食物选择性，同时进食量会受到很多环境因素的影响，如就餐时间、烹调方法以及其他人的进食行为等。

五、中国学龄前儿童存在的饮食行为问题

儿童饮食行为问题发生于各个年龄阶段，主要为 2～5 岁，发生率可高达 60%。2009 年深圳市 10138 名学龄前儿童调查结果显示，58.4% 的学龄前儿童有挑食、偏食行为。2010 年珠海市 1～6 岁儿童厌食和挑食的发生率分别为 18.3% 和 32.0%；有边玩边吃、进餐时间过长、经常吃零食、饮食无规律等不良进食行为的儿童比例分别占 66.0%、48.2%、28.4%、34.5%；有 60.4% 的儿童经常要家长喂食，不自己动手，44.7% 的儿童不会使用勺子进食，27.4% 的儿童不会自己用敞口杯喝水。上海学龄前儿童饮食行为问题发生率为 40%～70%。成都市 2～5 岁的儿童进食行为问题中，以儿童边玩家长边哄着喂饭、吃饭时到处跑、2～3 岁儿童仍用奶瓶喝奶的发生率最高（均超过 50%）。

学龄前儿童正处于饮食行为快速发展、形成及巩固的关键时期，该时期饮食行为正常平稳的发展能够让儿童形成健康的体格和一生受用的良好饮食习惯。良好的饮食习惯不仅能为儿童生长发育提供必需的营养，也对孩子身心健康、社会交际、适应能力有促进作用。有挑食习惯的儿童

食物摄入的多样性不足，他们的饮食中通常都缺乏新鲜蔬菜水果、富含蛋白质的食物及膳食纤维，因此挑食的儿童更容易发生体重不足及营养缺乏。加拿大的一项研究表明，挑食的儿童在 4 岁半时体重过轻的可能性是正常饮食行为儿童的 2 倍。另有研究显示，挑食、偏食、进餐无规律是儿童贫血的主要原因之一。研究发现，边看电视边进餐，会在不知不觉中吃下去过多的零食，引起能量过剩，从而导致肥胖。2010 年美国的一项研究表明，良好的饮食习惯可以促进儿童体格和智力的发育。2012 年中国六市研究结果提示，儿童饮食行为与其早期的心理、性格形成密切相关。目前，在我国儿童期进食问题非常普遍，多项研究发现由进食问题而产生的结果往往是严重的，包括生长发育迟缓、慢性疾病的易感性增高、情感障碍、营养不良甚至死亡。

第二节　学龄前儿童的膳食营养需求及重点营养素

学龄前儿童体内旺盛的新陈代谢，体格、脑和神经系统的发育，以及活泼好动都决定了其营养的需要相对高于成年人。学龄前儿童最容易缺乏的营养素包括维生素 A、维生素 D、维生素 B_1、维生素 B_2 及矿物质。缺乏以上营养素，会导致视力、骨骼的发育异常及缺铁性贫血。

一、能量需要及参考摄入量

能量是维持学龄前儿童各种生理功能的重要因素，生命的过程就是能量摄入、存储与消耗的动态过程。学龄前儿童能量的摄入除维持基础代谢、活动消耗、排泄及食物热效应外，还需要较多的能量用于支持生长发育。3～6 岁学龄前儿童能量推荐摄入量为 1200～1600kcal/d，男童高于女童，谷类所含有的丰富碳水化合物是其能量的主要来源，每日碳水化合物供能占总能量的 50%～60%，每日蛋白质供能占总能量的 13%～15%，脂肪占能量比例 30%～35%。一般而言，学龄前儿童用于生长发育的能量需要与总能量的比例大致为 15%～16%。如果膳食能量供给不足，就会造成儿童生长发育迟缓，体重减轻，而供给的能量超过消耗的能量，则很可能导致体重过度增加。学龄前儿童的能量和蛋白质的 DRIs 及脂肪供能比见表 7-2 及附录三～十六。

表 7-2　学龄前儿童每日能量、蛋白质及脂肪推荐摄入量

人群	能量 RNI/kcal		蛋白质 RNI/g		脂肪占能量比例（%）
	男	女	男	女	
3～岁	1250	1200	30	30	30～35
4～岁	1300	1250	30	30	20～30
5～岁	1400	1300	30	30	20～30
6～岁	1400	1250	35	35	20～30

二、宏量营养素需要及参考摄入量

1. 蛋白质　蛋白质是构建组织和细胞的基本物质，与各种形式的生命活动密切相关。食物中的蛋白质主要用于机体的组织、器官构成和组织修复，通过构成多种重要生物活性物质的成分，参与调节生理功能，是人体能量来源之一。处于生长发育阶段的学龄前儿童，对蛋白质的需要量相对成年人高，用于补充日常代谢丢失和生长发育需要。年龄越小，生长发育越快，每千克体重每天需要的量越高。

蛋白质长期摄入不足会减少组织增长和修复，会引起低体重和生长发育迟缓，甚至影响儿童

身体和智力发育，导致组织功能异常及免疫力下降，甚至威胁生命。蛋白质摄入过多则可能增加肾脏负荷。学龄前儿童蛋白质推荐摄入量为 30～35g/d，每日蛋白质供能占总能量的 13%～15%，50% 源于动物性食物蛋白，可满足微量元素（锌、铁、碘和维生素）需要，学龄前儿童蛋白质需要量见表 7-2 及附录三～十六。

2. 脂类 脂类是机体供能第二营养素，是构成人体细胞的重要成分，与多种生理功能有关。学龄前儿童生长发育所需的能量、神经组织的构成、免疫功能的维持和必需脂肪酸的提供均离不开脂类，故对脂肪的需要量高于成人，每天每千克体重需脂肪约 4～6g，要求脂肪提供的能量占每天摄入总能量的 30%～35%。脂肪摄入不足，可能需要摄入更多的蛋白质或碳水化合物代替脂肪供能，会增加肾脏负担或引起消化功能紊乱，也可影响脂溶性维生素的吸收等；而脂肪摄入量过多，可能与肥胖、心血管疾病等多种慢性病有关。学龄前儿童脂肪供能占总能量比例为 20%～35%，见表 7-2。

3. 碳水化合物 碳水化合物是人类获取能量最经济、最主要的来源，为主要的供能营养素，在体内释放能量较快，有助于完成脂肪氧化和节约蛋白质消耗，是神经系统和心肌的主要能源，也是肌肉活动时的主要燃料，对维持神经系统和心脏的正常供能、增强耐力、提高工作效率都有重要意义，同时也是构成细胞和组织的重要成分。膳食中碳水化合物的主要来源是谷类和薯类食物，其次为食糖作物，包括根茎作物、水果、蔬菜、豆类和乳制品等。学龄前儿童以谷类为主，应限制糖的摄入。膳食中碳水化合物比例过少，可造成膳食蛋白质浪费，组织蛋白质和脂肪分解增强；比例过高，则引起蛋白质和脂肪摄入减少，也产生不良后果。研究证明，膳食碳水化合物所占总能量比值 <40% 或 >80% 都不利于健康，中国营养学会修订的碳水化合物适宜摄入量中学龄前儿童碳水化合物所产生的能量应占总能量的 50%～60%。

三、微量营养素需要及参考摄入量

1. 维生素 学龄前儿童处在生长发育期，对各类维生素的需求量增加，如果未能及时充分地供给，易发生维生素缺乏症，导致某些器官、系统和生长发育障碍。学龄前儿童较为常见的维生素缺乏，主要包括维生素 A、D、B_1、B_2 和 C 的缺乏。

（1）维生素 A 维生素 A 主要参与膜的结构和功能，与学龄前儿童生长、骨骼发育、生殖、视觉和抗感染有一定关系。学龄前儿童是维生素 A 缺乏的高发年龄段，但维生素 A 缺乏早期并无明显临床症状，仅表现为对疾病抵抗力下降。维生素 A 缺乏，会引起暗适应能力的下降，甚至夜盲，皮肤粗糙、牙齿和骨骼发育受阻，食欲下降、味觉和嗅觉减弱等。但需注意维生素 A 过量摄入时会在体内蓄积，出现中毒。中国营养学会建议维生素 A 的 RNI1～3 岁 310μgRAE /d，4～6 岁 360μgRAE /d。维生素 A 主要来源于动物肝脏、鸡蛋和鱼肝油，深绿色或红黄色的蔬菜和水果含有丰富的 β-胡萝卜素，可在体内转化成维生素 A。

（2）维生素 D 维生素 D 是钙磷代谢最重要的调节物质，与骨骼和牙齿的形成密切相关。当维生素 D 摄入不足时，易导致生长缓慢、骨骼和牙齿钙化不良。尽管维生素 D 缺乏佝偻病多发生于婴幼儿，但学龄前儿童骨骼生长仍需要维生素 D 调节下的钙积累。中国营养学会建议维生素 D 的 RNI3～6 岁为 10μg/d。天然维生素 D 主要食物来源为动物性食物，包括蛋黄、动物肝脏和鱼卵等。

（3）维生素 B_1 维生素 B_1 可增进食欲、促进生长发育、维持神经系统和肌肉的正常功能等。维生素 B_1 缺乏时，学龄前儿童容易疲惫、食欲减退或情绪改变，严重时可引起脚气病，影响神经系统和循环系统。中国营养学会发布的中国居民膳食营养素参考摄入量中，建议 4 岁儿童每天维生素的摄入量为 0.8mg。维生素 B_1 广泛存在于天然食物中，主要来源有动物内脏、肉类、坚果或豆类和未精细加工的谷类等，因其为水溶性维生素，从尿中排泄较快，不易储存，需每天供给。

（4）维生素 B_2　维生素 B_2 参与体内生物氧化与能量生成过程，是体内许多酶的重要组成成分。维生素 B_2 缺乏主要引起眼、口腔和皮肤的炎症反应，如口炎、皮炎、眼结膜充血或角膜炎、脂溢性皮炎和生长发育缓慢等。中国居民膳食营养素参考摄入量建议 4 岁儿童每天维生素 B_2 的摄入量为 0.7mg。维生素 B_2 广泛存在于动物性和植物性食物中，动物内脏、乳类、蛋类、鱼类、大豆和绿叶蔬菜等是维生素 B_2 的主要来源。

（5）维生素 C　维生素 C 是合成人体骨骼、牙齿、微血管和结缔组织细胞间质的必需物质。维生素 C 缺乏可表现为疲乏、急躁、牙龈肿胀出血、伤口不易愈合、皮下瘀斑、紫癜、关节疼痛和出血等，严重者可引起以出血为主要特征的坏血病。长期缺乏维生素 C 还会导致免疫力降低、贫血和慢性病危险增加。中国居民膳食营养素参考摄入量建议 4 岁儿童每天维生素 C 的 RNI 为 50mg。新鲜的蔬菜和水果是维生素 C 的主要来源，需保证每天为学龄前儿童提供足量的蔬菜和水果。

2. 矿物质　学龄前儿童矿物质摄入不足，会导致新陈代谢失常和生长发育滞后。学龄前儿童常见的矿物质缺乏有钙、铁、锌、碘。

（1）钙　钙是人体内含量最多的矿物质，为骨骼和牙齿的主要成分，对生长发育起着重要作用。学龄前儿童是生长发育，尤其是骨骼发育和牙齿形成的关键时期，钙需要量增加，且生长发育越快，钙的需要量越多，一旦钙缺乏，导致的损害有可能是不可逆转的。中国营养学会推荐的学龄前儿童每天膳食钙的供给量 4 岁儿童 RNI 为 800mg。奶及其制品是钙的最好食物来源，含量高，容易吸收；芝麻、虾皮、小鱼和豆类等是钙的良好食物来源。学龄前儿童钙摄入不足可导致生长迟缓，甚至影响最终身高，长期摄入钙不足还可引起骨钙化不良或骨骼变形；而钙摄入过量会增加肾结石的危险性或影响其他元素的生物利用率。

（2）铁　铁是人体必需微量元素中含量最多的一种，主要存在于血红蛋白中，参与血红蛋白、肌红蛋白和某些酶的构成。食物中的铁有两种：①血红素铁：存在于动物性食物中，吸收率较高（20%左右）；②非血红素铁：存在于植物性食物中，受植酸和磷酸的影响，吸收率较低（1%～5%）。铁缺乏引起的缺铁性贫血是学龄前儿童的常见病，可影响生长发育、免疫能力和智力发育，应引起重视。中国营养学会建议学龄前儿童每天膳食中铁的 RNI 4 岁为 10mg。动物全血或肝脏、畜禽肉类、黑木耳等是膳食中铁的良好来源，膳食中的新鲜蔬菜和水果富含维生素 C，有助于膳食铁的吸收。

（3）锌　锌是生长发育必需的微量元素，与人的体格、脑发育和性发育等密切相关。锌缺乏会引起学龄前儿童生长迟缓、味觉迟钝、食欲缺乏、伤口不易愈合和容易感染等。中国营养学会建议学龄前儿童每天膳食中锌的 RNI 4 岁儿童为 5.5mg。锌的来源较广，但海产品和肉、禽、鱼等动物性食品含锌量较高，利用率也高，是膳食中锌的主要来源；而干果类、谷类胚芽等植物性食物也含锌，但吸收率低，是膳食中锌的次要来源。

（4）碘　碘是人体合成甲状腺激素的重要原料，甲状腺激素在体内主要促进和调节代谢及生长发育。碘缺乏会导致甲状腺激素合成不足，引起体格生长和智力发育障碍。中国营养学会建议学龄前儿童每天膳食中碘的 RNI 4 岁为 90μg/d。海产品含碘较高，为膳食的主要来源，也可通过使用碘强化食盐烹饪食物预防碘缺乏疾病。

四、水的需要及参考摄入量

水是生命必需的物质，是身体重要的组成成分，并参与营养素在体内的转运和代谢。人体内水的含量随年龄增长逐渐减少，学龄前儿童体内水总量占体重的 60% 左右（49%～75%）。饮水不足引起的体内失水需通过足量饮水补偿，而丢失过多，尤其是病理性失水（如腹泻和呕吐等）可发生严重脱水症状，甚至危及生命，应引起高度重视，可采用临床补液等措施及时纠正脱水。学龄前儿童对水的需求量相对成人高，根据中国营养学会专家建议，3 岁儿童每天水的摄入量为1000～1300ml，4～6 岁儿童为 1200～1500ml。

第三节　学龄前儿童膳食指南及平衡膳食宝塔

合理的膳食是满足学龄前儿童营养素摄入的保证。将营养学的知识应用于食物选择、膳食安排和烹调之中，是改善学龄前儿童营养和体格状况的关键。

一、学龄前儿童膳食指南

根据学龄前儿童生理特点、营养代谢特点及心理行为发育特点，中国营养学会修订了《中国学龄前儿童膳食指南（2016）》，为学龄前儿童制订平衡膳食提供了依据。

学龄前儿童摄入食物种类和膳食结构已开始接近成人，是饮食行为和生活方式形成的关键时期。与成人相比，学龄前儿童对各种营养素需要量较高，消化系统尚未完全成熟，咀嚼能力仍较差，因此其食物的加工烹调应与成人有一定的差异。与此同时，学龄前儿童生活自理能力有所提高，自主性、好奇心、学习能力和模仿能力增强，但注意力易分散，进食不够专注，该时期也是避免出现不良生活方式的重要阶段。学龄前期儿童膳食指南在一般人群膳食指南基础上增加以下5 条内容。

（一）规律就餐，自主进食不挑食，培养良好饮食习惯

学龄前儿童的合理营养应由多种食物构成的平衡膳食来提供，规律就餐是其获得全面、足量的食物摄入和良好消化吸收的保障。此时期儿童神经心理发育迅速，自我意识和模仿力、好奇心增强，易出现进食不够专注，因此要注意引导儿童自主、有规律地进餐，保证每天不少于三次正餐和两次加餐，不随意改变进餐时间、环境和进食量；注意培养儿童摄入多样化食物的良好饮食习惯，纠正挑食、偏食等不良饮食行为。

1. 合理安排学龄前儿童膳食　学龄前儿童每天应安排早、中、晚三次正餐，在此基础上还至少有两次加餐。加餐时间一般分别安排在上午、下午各一次，晚餐时间比较早时可在睡前 2 小时安排一次加餐。加餐食物以奶类、水果为主，配以少量松软面点，晚间加餐不宜安排甜食，以预防龋齿。

2. 学龄前儿童膳食要点　①两正餐之间应间隔 4～5 小时；②加餐与正餐之间应间隔 1.5～2 小时；③加餐份量宜少，以免影响正餐进食量；④根据季节和饮食习惯更换和搭配食谱。

3. 正确引导儿童规律就餐、专注进食　由于学龄前儿童注意力不易集中，易受环境影响，如进食时玩玩具、看电视、做游戏等都会降低其对食物的关注度，影响进食和营养的摄入。①尽可能给儿童提供固定的就餐座位，定时定量进餐；②避免追着喂、边吃边玩、边吃边看电视等行为；③吃饭细嚼慢咽但不拖延，最好在 30 分钟内吃完；④让孩子自己使用筷、匙进食，养成自主进餐的习惯，既增加儿童进食兴趣，又培养其自信心和独立能力。

4. 避免儿童挑食、偏食　学龄前儿童正处于培养良好饮食行为和习惯的关键阶段，挑食、偏食是常见的不良饮食习惯。由于儿童自主性的萌发，对食物可能表现出不同的喜好，出现一时性偏食和挑食，此时需要家长或看护人适时、正确地加以引导和纠正，以免形成挑食、偏食的不良习惯；家长良好的饮食行为对儿童具有重要影响，建议家长应以身作则、言传身教，并与儿童一起进食，起到良好榜样作用，帮助孩子从小养成不挑食、不偏食的良好习惯；应鼓励儿童选择多种食物，引导其多选择健康食物。对于儿童不喜欢吃的食物，可通过变换烹调方法或盛放容器或

采用重复小份量供应，鼓励尝试并及时给予表扬加以改善，不可强迫喂食；通过增加儿童身体活动量，尤其是选择儿童喜欢的运动或游戏项目，能使其肌肉得到充分锻炼，增加能量消耗，增进食欲，提高进食能力。此外，家长应避免以食物作为奖励或惩罚的措施。

5. 加餐的益处　由于学龄前儿童的生理特点和营养需求，加餐具有特殊的意义，通过加餐可以补充儿童全天的营养需要。一般而言，加餐所提供的能量占儿童日常能量摄入的27%。近几十年来，儿童加餐习惯明显增加，加餐成为儿童日常饮食的重要组成部分。英国的一项研究表明，加餐所提供的能量占每日能量摄入的25%，同时加餐也提供了多种微量元素，如铁（26%）、钙（34%）、维生素C（28%）、维生素B_2（26%）。研究显示，每日进餐次数较少的儿童患肥胖症的风险更高。正餐之间的加餐可增加儿童的饱足感，使其在下一次正餐时不会过度摄入食物。与高脂高糖的加餐相比，高蛋白和高纤维素的加餐能够减少在随后一次正餐时的能量摄入，因此加餐食物种类的选择能够影响体重的增减。建议2～5岁的儿童每日餐次至少达到4次，最好安排3次正餐和2次加餐。

（二）每天饮奶，足量饮水，正确选择零食

儿童摄入充足的钙对增加骨量积累、促进骨骼生长发育，预防成年后骨质疏松有重要意义。我国儿童钙摄入量普遍偏低，对于快速生长发育的儿童，应鼓励多饮奶。奶类营养成分齐全、易于消化吸收、营养价值很高，是优质蛋白质和钙的良好食物来源。学龄前儿童生长发育迅速，对蛋白质和钙的需要量高，奶类是满足这些营养需求的最理想食物。大量研究表明，摄入充足的奶制品有益于儿童、青少年的生长发育甚至其成年期的骨健康。临床及流行病学研究结果显示，保证充足的奶制品摄入，可以使个体在三十岁或不到三十岁就达到骨量峰值，并能降低年龄相关性骨丢失及骨质疏松性骨折的发生风险。美国医学研究所（IOM）推荐儿童应该通过规律地饮奶达到钙的适宜推荐量。此外，奶制品还提供了大量的其他必需营养素，如钾、磷、核黄素、维生素B_{12}、蛋白质、锌及维生素A，均有利于儿童健康成长。

1. 培养和巩固儿童饮奶习惯　我国2～3岁儿童的膳食钙每天推荐量为600mg，4～6岁儿童为800mg。奶及奶制品中钙含量丰富且吸收率高，是儿童钙的最佳来源。建议每天饮奶300～400ml或相当量奶制品，可保证学龄前儿童钙摄入量达到适宜水平。家长应以身作则常饮奶，鼓励和督促孩子每天饮奶，选择和提供儿童喜爱和适宜的奶制品，逐渐养成每天饮奶的习惯。如果儿童饮奶后出现胃肠不适（如腹胀、腹泻、腹痛等）则可能与乳糖不耐受有关，可采取以下方法加以解决：①少量多次饮奶或喝酸奶；②饮奶前进食一定量主食，避免空腹饮奶；③改喝无乳糖奶或饮奶时加用乳糖酶。

2. 培养儿童喝白开水的习惯　水对所有人来说都是一种必需营养成分，机体液体平衡被破坏会在数小时内对身体产生不利影响。饮用白开水是保证人体水合作用的有效方法。与高能量饮料相比，饮用白开水能够降低膳食能量密度，有利于体重的控制。许多研究显示，饮用白开水及更健康的饮食、更良好的习惯与更低的慢性病负担相关。美国医学研究所推荐4～8岁儿童水适宜摄入量为1700ml/d，包括白开水、饮料及食物中的水分。欧洲食品安全局（EFSA）推荐4～8岁儿童水适宜摄入量为1600ml/d，包括白开水、饮料及食物中的水分。2013版中国膳食营养素参考摄入量（DRIs）推荐，4～6岁儿童水适宜摄入量为1600ml/d，饮水量为800ml/d。

因此，建议学龄前儿童每天饮水600～800ml，而且应以白开水为主，避免饮含糖饮料。儿童胃容量小，每天应少量多次饮水（上午、下午各2～3次），晚饭后根据具体情况而定。不宜在进餐前大量饮水，以免充盈胃容量，冲淡胃酸，影响食欲和消化；家长应以身作则养成良好的饮水习惯，并告知儿童多喝含糖饮料对健康的危害。同时家中常备新鲜的凉开水，提醒孩子定时饮用，家长尽量不购买可乐、果汁饮料，以避免将含糖饮料作为零食提供给儿童。由于含糖饮料对儿童有着较大的诱惑，许多儿童容易形成对含糖饮料的嗜爱，需要给予正确引导；家庭自制的豆浆、果汁等天然饮品可适当选择，但饮后需及时漱口或刷牙，以保持口腔卫生。

3. 正确选择零食　学龄前儿童正处在体格和智力发育快速增长的关键时期，对于能量和各种营养需要相对较多，适时适量地吃零食可以补充正餐的营养不足，为他们提供生长发育所需要的部分能量和营养素，还可以使其得到一定的精神享受和心理满足。美国的一项研究表明，以蔬菜和水果作为零食，能明显增加学龄前儿童蔬菜水果的摄入量。然而，若零食选择不恰当，则会对健康造成不良影响。零食选择和安排不当，会导致儿童出现对零食的依赖，对正餐注意力的转移。研究表明，经常摄入油炸或能量密度高的零食会导致儿童肥胖。越来越多的证据显示，儿童经常摄入含糖饮料不仅与其不健康的体重增加有关，还会导致成年后的诸多健康问题。此外，还有研究发现，过多摄入含糖饮料还会导致龋齿的发病率增加、青春期启动提前和血糖增高等。

对学龄前儿童来说，零食不但是膳食能量和营养的补充，也是增加饮食兴趣、丰富食物品种的措施，同时还有助于配合神经心理发育、满足儿童心理和情绪需求。零食应尽可能与加餐相结合，以不影响正餐为宜。零食选择应注意以下几方面：①宜选择新鲜、天然、易消化的食物，如奶制品、水果、蔬类等；②少选油炸食品和膨化食品；③零食最好安排在两次正餐之间，量不宜多，睡觉前30分钟不要吃零食。儿童吃零食前要洗手、吃完要漱口，以预防食品卫生问题。此外，还需要关注零食的进食安全，避免整粒的豆类、坚果类食物呛入气管发生意外，建议坚果和豆类食物磨成粉或打成糊食用。推荐和限制的零食，见表7-3。

表7-3　推荐和限制的零食

推荐	限制
新鲜水果、蔬菜	果脯、果汁、果干、水果罐头
乳制品（液态奶、酸奶、奶酪等）	乳饮料、冷冻甜品类食物（冰淇淋、雪糕等）、奶油、含糖饮料（碳酸饮料、果味饮料等）
馒头、面包	膨化食品（薯片、爆米花、虾条等）、油炸食品（油条、麻花、油炸土豆等）、含人造奶油甜点
鲜肉鱼制品 鸡蛋（煮鸡蛋、蒸蛋羹）	咸鱼、香肠、腊肉、鱼肉罐头等
豆制品（豆腐干、豆浆）	烧烤类食品
坚果类（磨碎食用）	高盐坚果、糖浸坚果

（三）食物应合理烹调，易于消化，少调料、少油炸

1. 膳食脂肪与健康　脂肪对于保障学龄期儿童的正常生长发育至关重要，年龄越小对脂肪的需要相对越多。膳食脂肪富含能量，可以满足儿童快速生长的高能量需求，还能够提供多不饱和脂肪酸，主要由亚麻酸和亚油酸组成。必需脂肪酸（EFA）及其长链多不饱和脂肪酸（LC-PUFA）对体内许多生理过程非常重要，如新组织的形成、视觉及神经的功能发育。EFA缺乏可以导致视觉及神经的发育异常或发育不良。EFA、LC-PUFA除了为生长发育所需外，对冠心病的预防也非常重要。研究显示，较高的不饱和脂肪酸摄入对血脂有益，还能替代膳食中的饱和脂肪酸，降低患冠心病的风险。强调膳食脂肪对学龄前儿童益处的同时，也要认识到膳食脂肪摄入过多带来

的危害。近年来，儿童超重肥胖率不断上升。许多研究表明，儿童期超重肥胖与成年慢性病的发生风险密切相关。目前国内外研究尚不能确定预防儿童肥胖或慢性病的具体脂肪摄入量，但过多脂肪的摄入增加儿童期超重肥胖风险是没有争议的。食物油炸后含油量明显增加，因此烹调时应尽可能采用非油炸的加工方法。

2. 清淡口味食物与健康 清淡口味食物有利于帮助学龄前儿童体验和认识各种食物的天然味道和质地，增进其对食物的喜爱。清淡口味的食物也可减少学龄前儿童盐和糖的摄入量，降低儿童期及成年期慢性病患病风险。许多研究表明，儿童高钠饮食可以导致高血压。2012 年 WHO 评价了低钠摄入对 2～15 岁儿童血压的影响，结果表明，减少钠摄入对儿童有降低血压作用，儿童限盐后血压降低，对预防成年高血压具有重要意义。饮料是儿童液体摄入的组成部分，有研究显示过多摄入含糖饮料和儿童肥胖相关。英国的一项研究表明食盐的摄入量和含糖饮料的消耗量有直接关系，降低食盐的摄入量能降低含糖饮料的消耗量。如果英国 4～18 岁儿童的食盐摄入量减少一半（平均减少 3g/d），平均每个儿童的含糖饮料的消耗量将会减少 81g/d，这意味着每个孩子每周可少摄入 244kcal 能量。从长远来看，降低食盐摄入量对降低儿童期的超重肥胖具有重要意义。

3. 正确烹调儿童膳食 在为学龄前儿童烹调加工食物时，应尽可能保持食物的原汁原味，让孩子首先品尝和接纳各种食物的自然味道。口味以清淡为好，不应过咸、油腻和辛辣，尽可能少用或不用味精或鸡精、色素、糖精等调味品。每人每次正餐烹调油用量不多于 2 茶匙（10ml）。优质食用油含丰富不饱和脂肪酸，有助脂肪酸平衡，减少成年心脑血管疾病风险，可选用常温下为液态的植物油。应少选用含饱和脂肪酸较多的油脂，如猪油、牛油、棕榈油等（常温下为固态的油脂）。可选择天然、新鲜香料（如葱、蒜、洋葱、柠檬、醋、香草等）和新鲜蔬果汁（如番茄汁、南瓜汁、菠菜汁等）进行调味。

4. 控制儿童食盐的摄入 世界卫生组织建议，儿童应减少钠摄入量，以预防和控制血压。从小引导儿童避免吃得过咸，对其淡口味的培养至关重要。应根据儿童能量与成人的差异，参照成人的每日推荐最高摄入限量（2g 钠，即 5g 盐），酌减儿童钠摄入限量。根据中国居民膳食营养素参考摄入量（2013），2～6 岁儿童钠的建议摄入量（PI）值为 1.2g/d，即每天 3g 盐。为学龄前儿童制备膳食时，不仅要注意尽量少放食盐，而且含盐量较高的酱油、豆豉、耗油、咸味汤汁及酱料等也要少用。由于许多加工食品或零食如盐腌食品、膨化食品、加工肉制品、饼干等在制作过程中需要添加相当量的盐，不建议儿童经常食用，此外，如果儿童膳食中添加味精或鸡精，不仅增加钠的摄入量，同时还会大大干扰儿童对于天然食物本味的体验和喜爱，因此应尽量避免。

（四）参与食物选择与制作，增进对食物的认知与喜爱

学龄前儿童生活能力逐渐提高，对食物选择有一定的自主性，开始表现出对食物的喜好。鼓励儿童体验和认识各种食物的天然味道和质地，了解食物特性，增进对食物的喜爱。同时应鼓励儿童参与家庭食物选择和制作过程，以吸引儿童对各种食物的兴趣，享受烹调食物过程中的乐趣和成就。在保证安全的情况下，应鼓励儿童参与家庭食物的选择和制作，帮助儿童了解食物的基本常识和对健康的重要意义，增加对食物的认知，对食物产生心理认同和喜爱，减少对某些食物的偏见，从而学会尊重和爱惜食物。

1. 儿童参与食物选择与制作的益处 研究表明，人们更加乐意吃自己制作的食物，劳动的过程也使食物本身更具价值。鼓励儿童参与家庭食物准备，可以提高其膳食营养质量。研究发现，帮助父母准备食物的儿童可能会比那些不参与烹饪的儿童摄入更多的蔬菜。让孩子参与家庭食物的准备，是促进其健康饮食行为和增加蔬菜摄入量的有效方法。加拿大一项研究表明，儿童参与食物选择和制作的频率越高，对蔬菜和水果的喜好程度得分越高，也更容易选择健康的食物。可见鼓励儿童参与食物选择和制作是一项有效的健康促进策略。在2～5岁菲律宾儿童中调查发现，有家庭种植园的儿童摄入了更多种类的食物，摄入的蔬菜量也明显高于其他儿童。同时，帮助准备食物这种富有乐趣的过程，使孩子与家长有更多相处的机会，也改善了儿童对自身的感受，使他们更加积极和自豪。

2. 增进儿童对食物认知与喜爱的益处 学龄前儿童的合理营养应由多种食物构成的平衡膳食来提供。Suzanne等研究发现，儿童更倾向于根据口味选择他们喜爱的食物。学龄前期是儿童养成良好饮食习惯的重要时期，避免儿童偏食和挑食是这一阶段的重要任务。许多研究表明，儿童偏食和挑食会造成许多营养素的缺乏，甚至影响生长发育。儿童对新食物往往有抵触心理，Reverdy等研究表明，通过加强儿童对食物的认知和接触，能增加其对新食物的接受度。有研究表明，儿童至少需要反复接触一种食物8～10次，才能克服对新食物的恐惧，开始尝试食用该种食物。家长或其他监护人可以通过反复为其提供多种多样营养丰富的食物来增加儿童对这些食物的喜好，并且鼓励儿童品尝这些食物。有研究表明，家长通过为学龄前儿童创造健康的家庭饮食环境，即增加其与蔬菜、水果接触的机会，并对其进行营养教育，有利于增加学龄前儿童蔬菜和水果的摄入量。让学龄前儿童与家人一同坐在餐桌前进餐，或学龄前儿童坐在餐桌前看其他家人进餐均有利于为学龄前儿童树立健康的饮食行为。Meta分析显示，每周与家人一同进餐3次及以上的儿童更易建立健康的饮食行为及维持健康体重。

3. 引导儿童参与食物的选择与制作 学龄前儿童已具备了一定的生活自理能力，其自主性、好奇心快速发展，学习能力和模仿能力明显增强，这一时期是培养良好的饮食行为和建立基本的营养健康意识的重要阶段。家长或幼儿园老师应尽可能为儿童创造更多认识、观察和感受食物的机会，可以组织一些参观体验活动。在保证安全的情况下，应鼓励儿童参与家庭食物的选择和制作，帮助儿童了解食物的基本常识和对健康的重要意义，增加对食物的认知，对食物产生心理认同和喜爱，减少对某些食物的偏见，从而学会尊重和爱惜食物。家长或幼儿园老师可带儿童去市场选购食物，辨识应季蔬果，尝试自主选购蔬菜。在节假日，带儿童去农田认识农作物。实践简单的农业生产过程，参与植物的种植，观察植物的生长过程，介绍蔬菜的生长方式、营养成分及对身体的好处，激发孩子对食物的兴趣，享受劳动成果。让儿童参观家庭膳食制备过程，参与一些力所能及的加工活动如择菜，体会参与的乐趣。同时，帮助准备食物这种富有乐趣的过程，使孩子与家长有更多的相处机会，会改善儿童对自身的感受，使儿童变得更加积极和自信。

（五）经常户外活动，保障健康生长

鼓励儿童经常参加户外游戏与活动，实现对其体能、智能的锻炼培养，维持能量平衡，促进皮肤中维生素D合成和钙的吸收利用。此外，增加户外活动时间，可有效减少儿童近视眼的发生；学龄前儿童生长发育速度较快，身高、体重可反映儿童膳食营养摄入状况，家长可通过定期监测儿童的身高、体重，及时调整其膳食和身体活动，以保证正常的生长发育，避免消瘦和超重肥胖。3岁以上的儿童也应每半年或一年测量一次。

1. 如何合理安排儿童的运动和户外活动 世界卫生组织指出，缺乏体能活动及不活跃的生活方式是导致肥胖及多种慢性疾病的危险因素，户外活动在给予儿童愉悦体验的同时可以促进儿童身体、动作、认知、社会性、情绪情感的发展。适宜的日光照射可促进儿童皮肤中维生素D的形成，对儿童钙质吸收和骨骼发育具有重要意义。户外活动和自然光线有利于2～6岁儿童视力发育的成熟。

因此，建议学龄前儿童每天应进行至少 60 分钟的体育活动，最好是户外游戏或运动，除睡觉外尽量避免让儿童有连续超过 1 小时的静止状态，每天看电视、玩平板电脑的累计时间不超过 2 小时。建议每天结合日常生活多做体力锻炼，如公园玩耍、散步、爬楼梯、收拾玩具等；适量做较高强度的运动和户外活动，包括骑小自行车、快跑等有氧运动，伸展运动，攀架、健身球等肌肉强化运动，跳舞、小型球类游戏等团体活动；减少看电视、玩手机、电脑或电子游戏等静态活动。

2. 如何保障儿童体力活动安全 学龄前儿童自理能力和辨别危险的能力较弱，参加运动时应特别注意以下安全事项：①确保儿童在良好的身体状况下进行活动。②体力活动前要进行热身，做好准备活动。③注意进餐和运动的相隔时间不少于一个小时。④时刻注意儿童的身体状况，如出现不适应尽快停止活动，让儿童休息。⑤儿童应穿着合适的运动服及运动鞋，不宜佩戴饰物。⑥避免在游玩的器械上跑跳、追逐，不要让过多儿童使用同一设备，以减少碰撞。

二、学龄前儿童膳食宝塔

4～5 岁儿童膳食宝塔内容：①每天谷类 100～150g，薯类适量。②蔬菜每天 150～300g，水果每天 150～250g。③鸡蛋每天 50g，肉禽鱼每天 50～75g。④奶类每天 350～500g，适当加工的大豆 10～20g，坚果适量。⑤每天烹调用油 20～25g，食盐不超过 3g。要合理烹饪，培养良好饮食习惯，亲近与爱惜食物，每日饮奶，奶类、水果作加餐，每天饮洁净水 700～800ml，少喝含糖饮料，充足户外运动，定期测量体重和身高，详见图 7-1。2～3 岁儿童膳食宝塔内容见图 7-1。

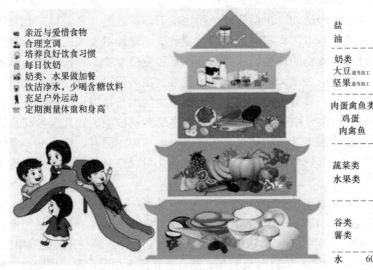

	2～3岁	4～5岁
盐	<2g	<3g
油	10～20g	20～25g
奶类	350～500g	350～500g
大豆 适当加工	5～15g	10～20g
坚果 适当加工	—	适量
肉蛋禽鱼类		
鸡蛋	50g	50g
肉禽鱼	50～75g	50～75g
蔬菜类	100～200g	150～300g
水果类	100～200g	150～250g
谷类	75～125g	100～150g
薯类	适量	适量
水	600～700毫升	700～800毫升

亲近与爱惜食物
合理烹调
培养良好饮食习惯
每日饮奶
奶类、水果做加餐
饮洁净水，少喝含糖饮料
充足户外运动
定期测量体重和身高

图 7-1　中国学龄前儿童平衡膳食宝塔

三、膳食制定中食物交换原则及其用表

在饮食上经常变换花样品种非常必要，但一些食品在食物成分表上又较难查找到，可根据调配平衡膳食、"同类食品互换，多种多样"的原则进行，既可以粮换粮，以豆换豆，以肉换肉，经常变换，又可使儿童的一日三餐丰富多彩。表 7-4 至表 7-7 集中常见食物的食物互换表。

表 7-4　谷类食物互换表（相当于 100 克米面的谷类食物）

食物名称	重量（克）
大米、糯米、小米	100
挂面	100
面条（切面）	120
面包	120－140
烙饼	150
馒头、花卷	160
鲜玉米	750－800
饼干	100

表 7-5　豆类食物互换表（相当于 40 克大豆的豆类食物）

食物名称	重量（克）
大豆（黄豆）	40
腐竹	35
豆粉	40
黑豆	40
蚕豆（炸烤）	50
绿豆、云豆、豌豆	65
红豆	70
豆腐干、豆腐泡	80
豆腐	200－240
豆奶、酸豆奶	600－640
豆浆	640－800

表 7-6　乳类食物互换表（相当于 100 克鲜牛奶的乳类食物）

食物名称	重量（克）
鲜牛奶	100
速溶全脂奶粉	13－15
蒸发淡奶	50
炼奶	40
酸奶	100
奶酪	12
奶片	25
乳饮料	300

表 7-7　肉类互换表（相当于 100 克生肉的肉类食物）

食物名称	重量（克）
瘦猪肉	100
猪肉松	50
叉烧肉	80
香肠	85
腊肠	160
猪排骨	160-170
瘦牛肉	100
酱牛肉	80
兔肉	100
鸡肉	100
鸡翅	160
鸭肉	100
酱鸭	100
盐水鸭	100

第四节　学龄前儿童食谱编制及食谱评价

一、学龄前儿童膳食营养原则

学龄前儿童生长速度减慢，生长发育平稳发展。各器官持续发育，并逐渐成熟。足量供给其生长发育所需营养，帮助其建立良好的饮食习惯是此期营养与膳食的关键。学龄前儿童膳食安排特点如下所述。

1. 保证能量和蛋白质的摄入　蛋白质占总能量的 13%～15%，脂肪占 30%～35%，碳水化合物占 50%～60%，要保证优质蛋白和不饱和必需脂肪酸的供给。脂肪应有 1/2 来自植物，碳水化合物和饱和脂肪酸不宜过多，以免引起肥胖。学龄前儿童各类营养素摄入应满足中国营养学会推荐的能量、宏量和微量营养素 RNI 或 AI。

2. 食物种类多样化，重视营养素平衡　以谷类食物为主，每天饮奶，常吃大豆及其制品，同时注意荤素菜搭配，粗细粮交替。不宜多吃坚硬、油炸和刺激性食物，少吃零食和甜食。学龄前儿童每日食物种类安排，参照中国学龄前儿童平衡膳食宝塔（见图 7-1），一般可满足学龄前儿童能量、宏量及微量营养素的需求。

3. 食物制备基本同成人　口味以清淡少盐为主，不宜添加各类调味品。提高烹调技术，注意色、香、味、形等变换，调动儿童的进食兴趣。

4. 餐次安排　早、中、晚三次正餐加两次点心。早餐应吃饱，午餐吃好，晚餐不多吃。三餐进食热量的分配分别：早餐 20%～25%，午餐 30%～35%，点心 10%～15%，晚餐 25%～30%。如幼儿园儿童晚餐时间过早，儿童回家应适当加餐，避免晨起低血糖发生。

5. 养成良好饮食习惯　在许可的范围允许儿童选择食物，避免挑食、偏食等不良饮食行为，进一步培养自我服务意识、就餐的文明礼貌和口腔卫生。

6. 适量运动　食量应与体力活动平衡，保证体重正常增长。

二、学龄前儿童个人营养食谱的编制

（一）营养食谱编制原则

总的原则是平衡膳食和合理营养的要求。具体来说，在食谱编制过程中，需要特别注意以下几方面的原则要求。

1. 保证营养平衡　营养食谱编制要根据儿童的年龄、性别、身体活动水平选用合适的食物并计算各种食物的用量，使膳儿童的能量和各种营养素的摄入在一定时间内（例如在一周内）达到膳食营养素参考摄入量的要求，以满足人体的营养素需要。同时还要使各营养素之间的比例适当，以达到营养素之间的互补，发挥协同作用和增进健康的目的。在营养食谱编制过程中选择的食物要尽量做到多样化，食物之间的搭配要合理。食物搭配主要是指主副食搭配、粗细搭配、荤素搭配等。

2. 合理的膳食制度　即要符合学龄前儿童生活和学习需要的餐次间隔和餐次比例。

3. 合适的烹调方法　需要权衡食物加工烹调的各种影响，结合每个儿童的饮食习惯，选择合适的烹调方法。不管是何种烹调方法，都不能一成不变，需要经常变换。

4. 兼顾饮食习惯　在制订食谱的过程中，在不违反营养学原则的前提下，应尽量照顾学龄前儿童的饮食习惯。饮食习惯的形成受许多因素影响，而饮食习惯一旦形成，不是一朝一夕可以改变的。营养配餐的实现必须以就餐儿童满意为前提，如果就餐儿童对营养配餐的食谱不满意或不配合，再好的食谱也无法发挥作用。

5. 结合市场供应　一般来说，植物性食物的种植和市场供应受季节等因素的影响比较明显，动物性食物的市场供应受养殖、运输等多种因素的影响。营养配餐过程中食物的选择必须联系市场的供应实际，选择市场上方便购买并且价格适宜的食品。

6. 兼顾经济条件　满足儿童需要的营养素可以来源于不同的食物，或者说，可以由多种不同的食物来满足个体对某一种营养素的需求。显然，不同的食物有不同的价格，不同的家庭有不同的经济承受能力。在食谱编制过程中，需要考虑食谱使用对象的经济承受能力。

（二）用计算法为学龄前儿童编制个人食谱

计算法是食谱编制的基础方法。其特点是逻辑性强，初学人员比较容易理解，但计算过程比较繁琐。现通过下面的举例说明计算法的个人食谱编制的过程。

例 7-1　请为一个 5 岁男孩编制午餐及午点食谱。查表已知 5 岁男孩能量 EER 为 1400kcal，蛋白质每天推荐摄入量为 55g，脂肪占总能量比为 32%。

解题步骤：

1. 确定该儿童能量需要量　查题目中的资料已知该儿童每日能量需要为 1400kcal。

2. 计算三大产能营养素需要量　查阅附录十六可知 5 岁男孩蛋白质需要量为 55g，提供能量 $55 \times 4 = 220$kcal，供能比为 16%；脂肪按总能量的 32% 计，则脂肪需要量为 $(1400 \times 32\%) \div 9 = 50$g；膳食中碳水化合物的需要量为 $(1400 \times 52\%) \div 4 = 182$g。

3. 计算三大产能营养素的午餐分配量　依据三餐两点制的供餐原则，学龄前儿童午餐加午点占总能量的 40%。

午餐、午点的能量和三大营养素的需要量：

$$能量 = 1400 \times 40\% = 560kcal$$

$$蛋白质 = 55 \times 40\% = 22g$$

$$脂肪 = 50 \times 40\% = 20g$$

$$碳水化合物 = 182 \times 40\% = 72.8g$$

4. 确定午餐主食的品种及数量　主食选择米饭。

主食数量＝膳食中碳水化合物目标量÷某种食物碳水化合物的百分比

假定碳水化合物完全由主食来提供，午餐及早点中应含有碳水化合物 72.8g，若以米饭为主食，查食物成分表得知每 100g 米饭含碳水化合物 25.9g，则米饭的量＝72.8÷25.9%＝281g。

5. 确定午餐副食的品种和数量 儿童每日的副食必须包含鸡蛋、牛奶、豆制品，其他品种包括肉、禽、水产品、蔬菜等。本例午餐选择猪肉和青菜，午点选择牛奶。

副食数量确定的原则是：每日蛋白质总需要量减去主食提供的蛋白质数量，即为副食应提供的蛋白质数量，通过查阅食物成分表可计算出副食的数量。

①计算午餐主食的蛋白质含量：

查表可知米饭的蛋白质含量分别为 2.6%，则主食的蛋白质供给量＝281×2.6%＝7.3（g）

②计算午点副食牛奶的蛋白质含量

午点为牛奶 250ml，蛋白质含量为 3%。

午点牛奶含有的蛋白质量＝250ml×3%＝7.5g

③午餐副食瘦猪肉的需要量

查表可知瘦猪肉蛋白质含量为 20.3%，午餐瘦猪肉需要量＝（22－7.3－7.5）÷20.3%＝35.5g

6. 确定蔬菜水果的量 蔬菜水果主要提供维生素、矿物质，其他营养素含量较少，根据市场的供应情况和儿童副食配菜的习惯选择具体品种；每日蔬菜数量在 200g 左右，水果数量在 150g。午餐配青菜 100g，水果 100g。

7. 烹调油和盐 5 岁儿童每日用油 25g，午餐用油 10g。儿童饮食宜清淡，午餐用盐 1g。

8. 午餐和午点食谱的初步确定

午餐主食：米饭 281g

午餐副食：瘦猪肉炒青菜（瘦猪肉 35.5g，青菜 100g）

午点：牛奶 250ml

9. 食谱的复核、计算、评价和调整 计算粗配食谱中食物营养成分，并与确定的三大能量物质需要量比较并作评价，必要时调整粗配食谱中各营养素比例在 90%～110% 之间。评价发现粗配食谱基本符合要求即可。

（三）学龄前儿童膳食计划举例。见表 7-8。

表 7-8　3～5 岁儿童一日三餐膳食计划

	谷薯类	蔬菜水果类	鱼禽蛋和瘦肉	乳制品、大豆、坚果	食用盐、食盐
食物类别和摄入量	谷类 100g 薯类 25g	蔬菜 250g 水果 150g	畜禽肉 25g 水产品 20g 蛋类 25g	大豆 15g 坚果 5g 乳制品 500g	烹调油 20g 食盐 5g
重要建议	最好选择 1/3 的全谷类及杂豆类食物	选择多种多样的新鲜蔬菜，深色蔬菜最好占到一半以上。天天吃水果	优先选择鱼和禽肉，要吃瘦肉，鸡蛋不要丢弃蛋黄	每天吃奶制品，包括液态奶、酸奶和奶酪；经常吃豆制品如豆腐、豆干等	培养清淡饮食习惯，少吃高盐和油炸食品
早餐	燕麦粥 1 碗（燕麦 10g、大米 10g、核桃 2～5g）、白煮蛋 1 个（鸡蛋 30g）、蔬菜小菜和奶酪凉拌 10g				
加餐	香蕉（100～150g），牛奶一杯（200～250g）				
中餐	米饭（大米 25g）、小米粥（小米 15g）、红烧鸡肉（鸡肉 25g、蘑菇少许）、清炒西蓝花（100g）、醋溜土豆丝（土豆 50g）				
加餐	酸奶 200～250g				
晚餐	米饭（大米 40～45g，蒸南瓜 80～100g）、清蒸鲈鱼（鲈鱼 20～25g）、油菜汤（油菜 60～100g）、红烧豆腐（豆腐 100g，肉末 20～30g）				
提示	清淡饮食	每天饮用水 600～800ml，白开水	吃动平衡：户外运动或游戏，每天最好 60 分钟，如快跑、骑车、体操、游泳、捉迷藏、溜滑梯等		

第五节　学龄前儿童营养食谱及营养餐制作

学龄前儿童的饮食对烹饪技术的要求也较高。家长们要少做油炸食品，提供的饭菜要软、嫩，这样才有利于小儿消化；而且还要注意菜品的色、香、味，以提高小儿的食欲。学龄前儿童每日应以三餐为主，零食为辅，以此来补充主食能量的不足，但零食不能吃太多，以免影响正餐的食欲或者引起肥胖。本节将介绍一些学龄前儿童的营养食谱，做到主食粗细搭配、副食种类齐全，从质量和数量两方面保证小儿吃到香甜可口的美味佳肴。

一、儿童健康营养食谱

（一）儿童美味菜品

1. 肉炒三丁

（1）材料　土豆丁 200g 克、胡萝卜丁 100g、白菜丁 50g、猪瘦肉丁 150g。

（2）调料　生抽、盐、料酒、水淀粉、葱末、高汤、植物油各适量。

（3）做法　①将土豆丁、胡萝卜丁用油炸熟，猪瘦肉丁用水淀粉和盐上浆，入油锅滑散，捞出。②油锅烧热，炝香葱末，放入白菜丁、肉丁、土豆丁、胡萝卜丁煸炒，加入生抽、料酒、高汤、盐烧煮片刻，用水淀粉勾芡即可。

2. 土豆烧牛肉

（1）材料　牛肉 400g、土豆 500g。

（2）调料　盐、酱油、白糖、植物油、水淀粉、葱末、姜末、蒜末各适量。

（3）做法　①牛肉洗净，切块，入沸水锅中焯烫，捞出备用；土豆去皮，洗净，切块，入油锅内炸至金黄色，捞出沥油备用。②油锅烧热，下葱末、姜末、蒜末炝锅，放入牛肉块、土豆块，加盐、酱油、白糖翻炒均匀，加水大火煮沸后转小火炖煮，煮至牛肉熟软，水淀粉勾芡即可。

3. 苦瓜炒猪肝

（1）材料　苦瓜 125g、鲜猪肝 250g。

（2）调料　料酒、酱油、香油、盐、味精、植物油各适量。

（3）做法　①苦瓜洗净，去籽，切片，放入盐水中腌渍 5 分钟；猪肝洗净，切薄片，加料酒、盐腌渍 10 分钟，焯水，沥干。②炒锅置火上，倒适量植物油烧热，放入猪肝片炒至变色后盛出，原锅洗净，加适量植物油烧热，投入苦瓜片翻炒片刻，放入猪肝片、酱油、盐略炒，加入味精调味，淋香油即可。

（4）营养作用　此菜有利尿活血、消炎退热、清心明目的功效，小儿可以适量常吃。

4. 鸡蓉土豆泥

（1）材料　鸡脯肉 10g、土豆两个。

（2）调料　植物油、盐各适量。

（3）做法　①土豆去皮，洗净，切块，上锅蒸熟，压成泥。②鸡脯肉洗净，切成末，加入少许盐腌渍片刻。③锅置火上，倒油烧至六成热，下入鸡肉末；煸炒至八成熟。④放入土豆泥和少许水、盐，翻炒至水干入味后即可出锅。

（4）烹饪经验　也可以将土豆泥、鸡肉末搅拌均匀，一起上锅蒸熟，出锅后倒入少许沙拉酱或浓缩鸡汁拌匀即可，味道同样不错，还减少了油的摄入量。

5. 板栗黄焖鸭

（1）材料　白条鸭 500g、板栗 250g。

（2）调料　料酒、葱段、姜片、酱油、白糖、盐、植物油各适量。

（3）做法　①将白条鸭洗净，沥干，剁成大块；板栗剥皮，放入热水浸泡后除去内膜备用。②锅内倒油，烧至六成热，放入鸭块煸炒至黄色，放葱段、姜片继续煸炒，出香味后烹入料酒，加酱油，放入板栗，加水至没过材料；大火烧沸后转小火，焖炖 30 分钟后放入白糖、盐，鸭肉块熟透时开盖收汁，出锅即可。

（4）营养作用　鸭肉营养丰富，特别适宜夏秋季节食用，既能补充过度消耗的营养，又可祛除暑热给宝宝带来的不适。妈妈也可到熟食店买卤好的白条鸭，这样就可以省去炖鸭的步骤，直接放入板栗稍炖即可。

6. 番茄蘑菇

（1）材料　小番茄 150g、草菇 200g、青椒 1 个。

（2）调料　料酒、酱油、白糖、水淀粉、味精、盐、植物油各适量。

（3）做法　①小番茄洗净，部分切块，草菇洗净，切半，焯水，捞出；青椒洗净，去蒂、籽，切片。②锅置火上，放油烧热，放入草菇、料酒、酱油翻炒，放入番茄块炒至将熟，放入青椒片翻炒至熟，加白糖、盐、味精调味，用水淀粉勾芡即可。

（4）营养作用　草菇具有解毒作用，如铅、砷、苯进入宝宝体内，草菇可与其结合，形成抗坏血酸，随小便排出；此外草菇的维生素 C 含量高，能促进人体新陈代谢，提高机体免疫力，增强抗病能力。

7. 蘑菇炖豆腐

（1）材料　豆腐 300g、鲜蘑菇 50g、胡萝卜片 100g。

（2）调料　酱油、香油、盐、高汤各适量。

（3）做法　①鲜蘑菇去蒂，洗净，撕成小片；豆腐洗净，切成小块。②砂锅置火上，放入豆腐块、胡萝卜片、蘑菇片以及高汤，煮沸后，转小火炖 10 分钟，加入酱油、盐调味，淋上香油即可。

8. 芹菜鱼丝

（1）材料　青鱼肉丝 200g、芹菜 150g、胡萝卜 1 根、鸡蛋 1 个（取蛋清）。

（2）调料　植物油、高汤、干淀粉、水淀粉、料酒、葱丝、姜丝、盐、味精、香油各适量。

（3）做法　①青鱼肉丝加蛋清、盐、干淀粉拌匀上浆，放入三成热的油锅中滑炒至熟，盛出沥油。②芹菜去叶，洗净，切段；胡萝卜洗净、切丝。③锅置火上，倒油烧热，爆香葱丝、姜丝，倒入芹菜段翻炒至五成熟。④加鱼丝、胡萝卜丝、盐、味精、高汤、料酒炒匀，用水淀粉勾芡，淋上几滴香油即可。

（二）儿童健康主食

1. 海鲜山药饼

（1）材料　虾 100g、山药 500g、鸡蛋 1 个。

（2）调料　盐、淀粉、植物油各适量。

（3）做法　①虾洗净，剥壳，去除沙线，剁成泥；山药去皮，洗净，上蒸锅蒸熟，碾成山药泥。②在虾泥、山药泥内放入打散的鸡蛋、淀粉、盐拌匀，再做成 10 个小圆饼生坯。③平底锅置火上，放油，将小圆饼放入，煎至两面呈金黄色即可。

2. 葡萄三明治

（1）材料　吐司面包 200g、葡萄 100g、鸡蛋 1 个、番茄、生菜各适量。

（2）调料　蛋黄酱适量。

（3）做法　①番茄洗净，切片；鸡蛋煮熟，剥壳，切片；生菜洗净，切成小片；吐司面包切去四边；葡萄洗净，去皮、籽备用。②将蛋黄酱拌匀铺在一块吐司面包上，再在上面依次铺鸡蛋片、生菜片、番茄片和葡萄粒，最后盖上另一片面包即可。

（4）营养分析　番茄所富含的维生素 A 原，在人体内转化为维生素 A，能促进骨骼生长，防治佝偻病，生食还不会损失营养素。

3. 田园菠萝炒饭

（1）材料　米饭 200g、菠萝丁 100g、素火腿丁 50g。

（2）调料　植物油、盐、胡椒粉、白糖、姜末、田园沙拉酱各适量。

（3）做法　①锅中倒油烧热，炒香姜末，加米饭、盐、胡椒粉，白糖稍炒，放入素火腿丁、菠萝丁翻炒。②加入田园沙拉酱稍微翻炒即可。

4. 鸡汤紫菜混沌

（1）材料　馄饨皮、猪肉末各 300g，虾仁 150g，紫菜、香菜各适量。

（2）调料　植物油、盐、味精、鸡汤、葱末、姜末、香油各适量。

（3）做法　①将虾仁洗净，剁碎，加入猪肉末、葱末、姜末、盐、味精、植物油搅拌入味，制成馅料。②取馄饨皮，包入馅料，捏成馄饨生坯。③将鸡汤烧沸，下馄饨，待馄饨煮熟后，连同鸡汤一起倒入装有紫菜的碗内，撒上香菜，淋上香油即可。

（三）儿童营养汤粥

1. 胡萝卜牛肉汤

（1）材料　牛腩 300g、山楂两个、胡萝卜 100g 克、青椒 50g。

（2）调料　姜片、葱段、料酒、盐、清汤、植物油各少许。

（3）做法　①牛腩洗净切块，焯水；胡萝卜洗净，切块，过油；山楂洗净；青椒洗净，切块。②砂锅放清汤、牛腩块、山楂、姜片、葱段、料酒焖煮两小时，放胡萝卜块、青椒块再焖煮 10 分钟，加盐调味即可。

（4）营养分析　牛肉蛋白质含量高，而脂肪含量低，味道鲜美，氨基酸组成比猪肉更接近人体需要，能提高机体抗病能力。

2. 鸡蓉玉米羹

（1）材料　玉米粒 100g，鸡脯肉 50g，青豆 30g。

（2）调料　盐、植物油、水淀粉各适量。

（3）做法　①玉米粒、青豆分别洗净，沥干；鸡脯肉洗净，切碎。②锅置火上，倒油烧至五成热，放入鸡肉碎炒散，再加玉米粒和青豆翻炒，加适量水煮沸，加盐调味，用水淀粉勾芡即可。

3. 猪肉干贝粥

（1）材料　大米 150g、干贝 100g、猪肉 50g。

（2）调料　盐、味精、植物油、葱花各适量。

（3）做法　①将干贝用温水泡开，洗净，切碎；猪肉洗净，切末，大米淘洗干净，稍加浸泡，捞出沥干水分，用植物油、盐拌匀稍腌渍。②净锅中倒入适量清水，加入大米，用大火煮沸后下入干贝碎、猪肉末，改用小火熬煮片刻，待米烂肉熟时，加入盐、味精、葱花搅拌均匀即可。

（4）营养分析　干贝富含蛋白质、糖类、核黄素、钙、磷、铁等，蛋白质含量高达 61.8%，为鸡肉、牛肉、鲜对虾的 3 倍。矿物质的含量远在鱼翅、燕窝之上。因此用其做粥营养丰富，可增加宝宝的营养。

4. 紫米红豆粥

（1）材料　紫米 100g、红小豆 50g。

（2）调料　白糖适量。

（3）做法　①红小豆洗净，用清水浸泡 1 小时，捞出，沥干水分；紫米洗净，沥干水分。②锅置火上，加入适量清水、红小豆和紫米，大火煮沸后，转小火 45 分钟熬至粥黏稠，加白糖调味即可。

二、儿童特效功能食谱

一种食品如果可以令人信服地证明对身体的某种或多种功能有益处，有足够的营养效果，可改善健康状况或能减少患病，即可称为功能性食品。我们日常所接触的功能性食品主要有两类，即富含对人体有益处的营养素的食物和营养素补充制剂。

儿童不可缺少的功能性营养素有铁、锌、钙、维生素 A、维生素 D、维生素 K、维生素 B_1 和蛋白质等。

（一）补锌食谱

1. 核桃芝麻粉

（1）材料　核桃肉 500g，芝麻、桂圆肉各 125g。

（2）调料　白糖适量。

（3）做法　①核桃肉、芝麻、桂圆肉分别洗净，风干，研成粉。②将核桃肉粉、芝麻粉、桂圆肉粉、白糖混合搅匀。③每日早晚取一勺核桃芝麻粉，沸水冲服即可。

（4）营养分析　此粉富含磷脂、不饱和脂肪酸和锌、锰、铬等微量元素，对宝宝大脑发育非常有好处。

2. 牛肉莲汤

（1）材料　牛肉 300g，去心莲子、山药各 20g。

（2）调料　植物油、香油、盐、姜片和料酒各适量。

（3）做法　①牛肉洗净，切块，用姜片、料酒和植物油腌渍 10 分钟；莲子洗净；山药去皮，洗净，切块。②将牛肉块、莲子、山药块放入锅中，加适量清水，用大火煮沸，再改用小火慢炖，炖至牛肉块酥烂，用香油和盐调味即可。

3. 牡蛎南瓜羹

（1）材料　南瓜 400g、鲜牡蛎 250g。

（2）调料　盐、味精、葱、姜各适量。

（3）做法　①南瓜去皮、瓤，洗净，切成细丝，牡蛎洗净，切成丝；葱、姜分别洗净，切丝。②汤锅置火上，加入适量清水，放入南瓜丝、牡蛎丝、葱丝、姜丝，加入盐调味，大火煮沸，改小火煮，盖上盖熬至羹状关火，放入味精搅均即可。

4. 虾酱鸡肉豆腐

（1）材料　南豆腐 250g，鸡肉 100g。

（2）调料　植物油、虾酱、盐、香油、葱花、香菜末适量。

（3）做法　①豆腐洗净，放入沸水锅中煮 3 分钟，捞出凉凉，碾碎；鸡肉洗净，煮熟，切碎。②油锅烧热，放入虾酱、葱花，放入豆腐碎、鸡肉碎，大火快炒 3 分钟，然后放盐调味。③待豆腐炒至干松后，撒入香菜末和葱花，淋少许香油即可。

（二）补铁食谱

1. 清蒸肝糊

（1）材料　鲜猪肝 125g，鸡蛋 1 个。

（2）调料　植物油、葱、香油、盐各适量。

（3）做法　①猪肝去筋膜，洗净，切小片；葱洗净，切成葱花；鸡蛋打入碗中，打散。②锅置火上烧热，加植物油烧热，放入葱花、猪肝片炒熟，盛出剁成细末。③将猪肝末放入装有鸡蛋液的碗中，加入适量清水、盐、香油，搅匀，上屉用大火蒸熟即可。

2. 芹菜牛肉丝

（1）材料　牛里脊肉丝 150g、芹菜 100g、鸡蛋 1 个（取蛋清）。

（2）调料　植物油、料酒、味精、酱油、香油、盐、水淀粉、葱段各适量。

（3）做法　①牛里脊肉丝用料酒、香油、盐、蛋清、水淀粉搅上劲，入油锅滑散；芹菜洗净，切段，入沸水中焯烫，捞出。②油锅烧热，煸香葱段，放入牛肉丝、芹菜段，倒入料酒、酱油、味精煸炒均匀即可。

3. 木耳炒瘦肉

（1）材料　水发黑木耳 80g、猪瘦肉 30g、西葫芦片 20g。

（2）调料　植物油、盐、姜片、味精、水淀粉各适量。

（3）做法　①木耳洗净，撕成小朵；瘦肉洗净，切片，加入少许盐、味精、水淀粉腌渍。②油锅烧热，倒入瘦肉片炒至八成熟时倒出。③余油烧热，放入姜片、肉片、西葫芦片、木耳炒至快熟，用味精、盐调味即可。

（三）补钙食谱

1. 凉拌海蜇黄瓜丝

（1）海蜇 100g、黄瓜 150g。

（2）调料　香油、酱油、醋、盐、味精各适量。

（3）做法　①黄瓜洗净，切丝，装入盘子；海蜇漂洗净，切成丝，撒在黄瓜丝上。②将盐、香油、醋、酱油和味精调好汁，浇在海蜇黄瓜丝上即可。

2. 肉末香干油菜丝

（1）材料　猪瘦肉、豆腐干、油菜、红椒丝各适量。

（2）调料　植物油、葱花、盐各适量。

（3）做法　①猪瘦肉洗净，剁成肉末，豆腐干洗净，切成细丝；油菜洗净，切丝。②锅内倒油烧热，下肉末煸炒，随后放入葱花、豆腐干丝，加适量水，烧片刻，再投入油菜丝、红椒丝，翻炒片刻，加入盐调味即可。

（4）营养分析　油菜中含大量胡萝卜素和维生素 C，含钙量在绿叶蔬菜中为最高，此外还含有维生素 A、维生素 C 和丰富的膳食纤维。香干属于豆制品的一种，富含优质蛋白质和钙。两者搭配，营养加倍。

（四）补维生素食谱

1. 肉末番茄

（1）材料　猪瘦肉末 50g、番茄 150g。

（2）调料　植物油、酱油、白糖、干淀粉各适量。

（3）做法　①将猪瘦肉末放入碗内上笼蒸熟；番茄洗净，切成片，两面都裹满干淀粉，放入盘内。②油锅烧热，逐片放入裹满淀粉的番茄片，煎至两面呈金黄色出锅。③锅内留少许底油，放入煎好的番茄片，撒上熟肉末，加酱油、盐和适量白糖、清水，加盖，小火焖 5 分钟即可。

2. 双鲜土豆丝

（1）材料　土豆 300g、鲜鱿鱼 75g、韭菜 50g。

（2）调料　植物油、料酒、盐、白糖、醋、姜丝各适量。

（3）做法　①土豆去皮，洗净，切丝，用清水洗两遍，沥干；韭菜择好，洗净，切段；鱿鱼洗净，切丝，在沸水锅中焯透，捞出沥干。②炒锅置火上，加入适量植物油，烧至八成热，放入姜丝爆香，放入土豆丝，大火快炒至断生，放入鱿鱼丝翻炒，放入韭菜段略炒均匀，加盐、料酒、白糖、醋炒匀即可。

（4）营养分析　土豆含有大量的 B 族维生素、维生素 C；韭菜含有大量维生素和膳食纤维，能促进胃肠蠕动；再搭配鱿鱼，味道鲜香，能补充宝宝所需的维生素。

（五）健脑益智食谱

1. 芝麻肉丝

（1）材料　猪瘦肉丝 250g、熟芝麻 50g。

（2）调料　葱段、姜片、花椒、大料、白糖、酱油、清汤、料酒、盐、植物油、香油、味精各适量。

（3）做法　①将猪瘦肉丝用姜片、葱段、盐和料酒一起拌匀略腌，肉丝入油锅炸成金黄色，捞出沥油，拣去葱段和姜片不要。②锅置火上，放入清汤、肉丝、盐、白糖、大料、花椒和酱油，烧沸后用小火炖至汁干，加入味精和香油，翻炒盛出，凉凉后撒上熟芝麻即可。

2. 桃仁芹菜

（1）材料　芹菜 250g、核桃仁 75g。

（2）调料　盐、味精、香油各适量。

（3）做法　①芹菜去老叶，洗净，切成丝，用沸水焯后再用凉水冲一下，沥干水分后加盐、味精和香油入盘。②核桃仁投入沸水锅中浸泡片刻，然后剥去红衣，用沸水再泡 5 分钟后捞出，放在芹菜丝上即可。

（六）明目食谱

1. 韭菜炒羊肝

（1）材料　韭菜 200g、鲜羊肝 250g。

（2）调料　面粉、料酒、生抽、盐、植物油、蒜末各适量。

（3）做法　①羊肝洗净，切成薄片；韭菜洗净，切成小段。②将羊肝片用面粉、料酒、生抽搅拌均匀放置 30 分钟。③锅内倒油烧热，放入羊肝片快速翻炒片刻，捞出。④锅留余油烧热，把韭菜段炒熟后，倒入羊肝片稍炒几下，加盐、蒜末调味即可。

（4）功能分析：羊肝味甘，性平，常吃能起到补血、益肝、明目的作用。

2. 荠菜粥

（1）材料　荠菜、大米各 50g。

（2）做法：①荠菜洗净，切碎备用；大米淘洗干净，放入清水中浸泡 1 小时。②锅置火上，放入大米和适量清水，大火煮沸，再转小火熬至黏稠。③粥熟时加入荠菜碎煮沸即可。

（3）功能分析：荠菜性味甘平，具有和脾、利水、明目的功效，宝宝常吃具有明目的作用。

（七）开胃消食食谱

1. 山楂神曲粥

（1）材料　山楂、神曲各 30g，大米 100g。

（2）调料　红糖 6g。

（3）做法　①山楂和神曲洗净，放锅中加水煎汁，取汁去渣；大米洗净。②锅内倒入大米和适量水，大火煮沸，加入药汁，煮成稀粥，加红糖调味即可。

（4）功能作用：中药神曲健脾消食，理气化湿，解表。治伤食胸痞，腹痛吐泻，痢疾，感冒头痛，小儿伤饥失饱。

2. 菠萝莲子羹

（1）材料　莲子 300g、菠萝块 100g、人参 10g。

（2）调料　冰糖。

（3）做法　①人参泡软洗净，切片；菠萝块用淡盐水泡 15 分钟。②莲子洗净，去心，放入碗中，加适量清水，上笼用大火蒸至熟烂，加入冰糖、人参，再蒸 30 分钟取出。③锅内加适量清水，大火煮沸后加入菠萝块，将碗中的莲子、人参和汤汁一起倒入锅中，大火再次煮沸后关火即可。

（4）经验分享：一定要将菠萝切块用盐水浸泡后再给宝宝吃，因为菠萝中含有生物苷和菠萝蛋白酶，吃后可能会有恶心呕吐、腹痛腹泻、口唇发麻的症状。

第六节　学龄前儿童常见营养问题及解决方法

一、家长对学龄前儿童进食和活动关注要点

1. 降低对儿童食欲的要求；

2. 避免果汁、含糖饮料的摄入；

3. 避免高能量、低营养素、零食的摄入；

4. 鼓励进食蔬菜和水果；

5. 保持适当的进食量和体育锻炼习惯；

6. 限制观看和使用电视机和电脑的时间。

在学龄前期，很多儿童已经开始从幼儿进食模式向更接近于成人的进食模式的转换，每天三餐主食以及数次量少的点心，尽管儿童每餐进食量不稳定，但是该期儿童已经表现出具有自我调整食物摄入量的能力从而保证每天总能量摄入的稳定。儿童具有能够感受食物所含能量多少的能力，并且可以根据食物能量密度的多少来调节自身摄食量，但值得注意的是，当含有高能量密度的食物以较大体积提供时，儿童这种自我调节能力可能会消失，与儿童自我调节食物摄取量的能力不同，他们没有能力来选择较好的、营养丰富的平衡膳食，该期儿童更多地需要依赖成人帮助来提供各种营养丰富与其发育特点相适应的食物以及正确的膳食模式。

进餐场合的结构和规则设定对幼儿进食尤为重要。在学龄前期，幼儿开始向成年人进食模式转换，每天进食时间应该集中在规律提供的主食和点心时段，每天进食 4～6 次，应限制频繁进食，进餐物理环境也应该结构化以促进正常健康的进食模式，避免电视或者其他活动对进餐的影响，最理想进食环境应该在家庭中的某个特定区域，这个区域应该有适合儿童发育规律的椅子等进餐用具。有成年人参与的家庭进餐可以给儿童提供机会学习进食和形成模式化的健康进食习惯，同时儿童有机会学习进食的社会交流作用。

二、儿童营养补充剂的选择

儿童父母经常询问保健专家，他们的孩子是否需要补充各种维生素，并且很多父母已经常规给他们的孩子补充这些营养素。最近的一项调查显示，接近 25% 的幼儿和 40% 的学龄前儿童每天补充各种维生素和矿物质。对一个生长健康、饮食多样化、已经做到营养均衡的儿童来说，常规补充营养素并不是必需的。对于从饮食中不能获得足够数量营养的儿童或者青少年应该考虑补充营养素。有营养风险且可以从营养素补充物中获利的儿童包括：①厌食、胃口不佳以及较严重偏食、挑食儿童；②慢性疾病儿童；③食物来源不充分的家庭或者父母忽视、虐待的家庭；④因肥胖需要参加饮食计划管理者；⑤素食者且没有补充足够的奶制品；⑥生长偏离的儿童；⑦发育障

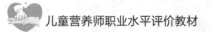

碍的儿童。

儿童的营养评估应该常规包括膳食评估。若其父母希望给儿童补充营养素，则应补充标准儿童维生素–矿物质产品，这种产品包含的营养水平不高于 DRIs 量，对于儿童几乎没有任何危险性，不鼓励摄入含量高于 DRIs 量的营养素补充产品，这些产品可导致不良反应，尤其是脂溶性维生素和合成叶酸。由于绝大多数儿童产品的口感、外观以及颜色都像糖果一样对儿童具有吸引力，所以父母应该避免儿童随意接触到这些营养产品。

儿童常用膳食营养补充剂见本书第六章第七节。

三、儿童饮料摄入

水果汁、水果风味的果汁以及软饮料已经成为儿童在家庭和家庭外场所中消费量越来越多的普通饮料。软饮料是儿童膳食中糖添加剂的主要来源，并且原料的摄入与重要营养素尤其是钙的减少密切相关。1～6 岁儿童果汁摄入应该每天限制在 4～6 盎司（1oz＝28.35g），应该鼓励儿童进食全水果来满足每日推荐水果量，要求儿童不应该进食未经高温消毒的果汁。健康保健专家应该通过评估儿童是否存在营养不足（营养过剩或者营养不良）、慢性腹泻、腹胀、腹部疼痛以及是否有龋齿等情况决定儿童摄入果汁的量。

运动功能饮料是否适合儿童饮用？运动功能饮料之所以存在潜在的健康风险，首先是由于其中能使人兴奋的成分，因此对于儿童和青少年是不适合的，任何时候都不应当摄入。儿童青少年对于包括运动饮料的常规糖类的摄入应当避免或者限制。因为过度摄入会导致过多能量的生成，增加超重肥胖和龋齿的风险。运动功能饮料对于儿童青少年功效是有限的，只有当参加长时间剧烈耗体力运动或其他剧烈的体育活动时，为了及时补充身体水分、糖类及电解质的消耗，此时摄入适量的运动饮料是需要的。推荐水作为儿童和青少年保持身体水分的主要来源，而非运动功能饮料。

四、避免强迫进食和无限制饮食

儿童喂养充满挑战性，尤其是幼儿期和学龄前期的喂养，父母主要负责提供进餐时各类营养健康、种类丰富的食物，同时给予儿童自我进食的机会，最终让儿童决定进食量以及保证儿童能在特定的环境进食。

五、父母的责任

父母的责任包括选择食物、设置进餐时间及进餐程序、设置良好的进餐环境，包括适当的进餐用具（椅子、桌子、餐具、杯子等），不应有分散注意力的东西（电视、手机等）。学习如何向儿童提供与其发育相匹配的适当体积食物，自身成为儿童学习的、摄入各种健康食物的模范，进餐作为学习进食技能和社会交流技能的机会，是家庭交流时间；由儿童自己决定进食食物的种类，并且自己决定食量。

父母应该注意，食物应该反复多次提供给儿童，应该有足够的耐心建立儿童对食物的接受度，尽管这种经验可能不能满足父母对进食量的期待。儿童每天需要有规律的三餐两点，对儿童进食能力要有适当要求，如使用勺子，从杯中饮水，有能力时应让儿童帮助准备食物，让儿童学习并体会成功的感受，压力和胁迫短期可能有效，但最终会使得喂养更为困难，进餐时的愉悦和舒畅更少。

父母应鼓励儿童进食健康食物，允许儿童存在食物偏好，但是不能用施加压力或者强迫进食的方式进食。这种方法已经被许多研究证实可以有效增加儿童水果、蔬菜和奶制品的摄入，同时减少低营养性食物的获得。相反，试图强制性控制儿童进食量的方法已被证明会减少儿童水果、蔬菜的摄入。强制性更高的控制儿童进食行为的方法，如使用贿赂、威胁以及食物限制等，对幼儿的进食行为具有更为明显的负面作用，并且这种方法与儿童调节能量摄入能力下降和体重异常密切相关。此外有些父母很难对幼儿的各种要求说"不"，从而放纵儿童各种任性要求，而不是建立正确的限制方法。对于儿童喂养不加限制的喂养方式，表现为进食环境无结构化以及无进食规则。这种进食方式与儿童脂肪和甜点的摄入量增加，健康食物摄入减少以及学龄前儿童超重发生密切相关。

六、食品安全建议

（1）清洁：注意手、食物，尤其是蔬菜和水果的清洁。

（2）分离：生、熟分离，同时采购、储存和准备的食物也应该分开。

（3）烹饪：食物需要加热到安全的温度。

（4）冷藏：及时冷藏易腐食物。

食入某些食物极易带来食源性疾病，包括鲜奶（未经巴氏消毒）、奶酪以及果汁、生的或者未经烹饪的动物性食物（如海鲜类食物、肉类、家禽类及其蛋），以及生豆芽。

第七节　学龄前儿童体格发育促进

一、体重身高测量方法及体重身高评价

体重身高测量方法及体重身高评价，请参见第四章。

二、促进学龄前儿童体格发育的原则和方法

1. 做到平衡膳食　学龄前儿童的饮食接近成人，但其活动量大，需要的营养多。首先要保证热能和蛋白质的摄入，营养指导的重点是保证餐数做到每天三餐两点。培养良好的饮食习惯，不挑食，不偏食，少吃零食，在食物的选择上做到平衡膳食，烹调上既要有色、香、味，又要容易消化。

2. 培养良好睡眠习惯　孩子的身高70%取决于父母基因，30%取决于后天。在这30%的外在因素中，睡眠对身高的影响排名第一。睡眠不足会影响生长激素的分泌，而生长激素是影响人体身高的重要因素。情绪低落和紧张可影响身高增长，愉快的心情有利于生长激素的分泌。生长激素的分泌有两个高峰期，一个是晚9点至第二天凌晨1点，特别是晚上10点前后，生长激素的分泌量达到最高，可以达到白天的5~7倍。另外，早上6点前后的一两个小时，生长激素也有一个分泌小高峰，生长激素大量分泌是在进入深度睡眠时才会发生。学龄前儿童夜间睡眠一般不晚于21:00，3~5岁儿童每天睡眠时间应有11~13小时。宜固定就寝时间，让儿童单独一个小床或房间睡眠。不宜在卧室放置电视、电话、电脑、游戏机等设备，避免睡前安排电子屏幕活动，可安排3~4项睡前活动，如盥洗、如厕、讲故事等。活动内容每天基本保持一致，固定有序，温馨适度。良好的心情提高睡眠质量。活动时间控制在20分钟内，活动结束时，尽量确保儿童处于较安静状态。

3. 培养儿童良好饮食卫生及饮食习惯　学龄前儿童与人及周围环境的接触范围不断扩大，语言也迅速发展，随着大脑语言中枢逐渐发育成熟，语言的使用则会慢慢流畅，学龄前儿童已从完全受人照顾的婴幼儿逐步向基本自我服务过度，渐渐学会生活自理，因此要鼓励孩子独立自主的活动，不要嫌孩子动作笨拙而包办代替。3岁儿童应学会自己刷牙，培养每天早晚刷牙的习惯，每次2~3分钟，预防龋齿。帮助儿童纠正不良口腔习惯，包括吸吮手指、咬唇或物，预防错颌畸形。学龄前儿童探索欲望十分强烈，对其好奇心应该给予保护，加以满足和诱导，帮助其思维能力和想象力进一步发展。此期儿童常常以自我为中心，情绪波动较大，容易形成任性骄纵的不良个性，教育要耐心，循循诱导，良好的心情可促进营养吸收。

4. 定期体格检查及常见病多发病的防治　每年进行一次全面体格检查，托幼机构每年要进行两次体格生长测量，记录结果了解生长速度，如身高增长低于每年 5cm 为生长速度下降，应寻找原因。对贫血、肠道寄生虫每年要进行一次普筛普治，在体格检查中发现的异常情况如疾病进行彻底治疗。在疾病的防治中重点是缺铁性贫血、龋齿、肠道寄生虫、甲型肝炎、营养不良。每 6个月或每年检查口腔一次。对于某些传染性疾病如腮腺炎、水痘、风疹、痢疾、手足口病等要加强流行季节的防范措施，做到早发现、早隔离、早治疗。按计划免疫程序进行接种。建议家长每3 个月测量一次身高，可以在身高生长曲线上描点记录，进行自我监测。

5. 保证体格锻炼时间　运动能促进生长激素的分泌，使骨骼、肌肉、大脑发育得更好。学龄前儿童可通过游戏、户外活动和日常生活的锻炼，增强体质，预防疾病。儿童每天不少于 3 小时，户外活动、体育活动不少于 1 小时。因地制宜地利用日光、空气和水等自然因素如冷水洗手、洗脸、户外活动游戏、开窗或户外睡觉、幼儿体操、体育运动等，针对学龄前儿童普遍存在小胸围的特点，有目的地开展扩胸操、儿童拉力器、儿童吊环等进行锻炼，跳绳、踢毽、跳皮筋、艺术体操和各种球类活动等也是有利于儿童长高的活动，不能让儿童长期呆在家里，要让他们回到大自然在广阔天地中自由地健康成长。

第八节　学龄前期儿童营养与膳食指导练习题

一、理论练习题

（一）选择题

1. 以下关于学龄前儿童体格发育特点，错误的是（　　　）

A. 体格生长速度减缓　　　　　　　　B. 每年体重增加 5kg

C. 身高增长 5～7cm　　　　　　　　D. 体重的增长落后于身高的增长

答案：B

2. 学龄前儿童能量来源的合理比例为（　　　）

A. 蛋白质 12%～15%，脂肪 25%～30%，碳水化合物 55%～65%

B. 蛋白质 15%～20%，脂肪 20%～25%，碳水化合物 55%～65%

C. 蛋白质 14%～15%，脂肪 30%～35%，碳水化合物 50%～60%

D. 蛋白质 10%～15%，脂肪 25%～30%，碳水化合物 60%～70%

答案：C

（3–4 题共用备选答案）

A. 4～5 小时　　　　B. 3 小时　　　　C. 2.5～3 小时　　　　D. 1.5～2 小时

3. 学龄前儿童饮食正餐应间隔时间是（　　　）

答案：A

4. 学龄前儿童加餐与正餐之间应间隔时间是（　　　）

答案：D

5. 用百分位数法进行生长发育评价时发育水平上等所指范围是（　　　）

A. P25　　　　　　　B. P75　　　　　　　C. P90　　　　　　　D. P97

答案：D

6. 以下关于生长水平描述，错误的是（　　　）

A. 指个体儿童在同年龄同性别人群中所处的位置，为该儿童生长的现况水平

B. 横断面评价

C. 通常用曲线图和百分位数法表示

D. 只能用于单项指标评价，不能反映生长发育的动态趋势，也不能对体型进行评价

答案：C

7. 儿童的年龄别身高低于同年龄、同性别参照人群值的 2SD，属于（ ）

A. 体重低下 B. 生长迟缓 C. 消瘦 D. 营养性水肿

答案：B

8. 某童一天摄入的蛋白质为 42.6g，脂肪为 63.0g，碳水化合物 218.3g，则他的膳食中脂肪的能量比例为（ ）

A. 35% B. 36% C. 36.2% D. 37%

答案：A

9. 对上题中脂肪摄入情况应进行评价（ ）

A. 明显不足 B. 基本达到要求 C. 轻度超标 D. 明显超标

答案：B

10. 儿童生长发育迟缓，食欲减退或有异食癖，最可能缺乏的营养素是（ ）

A. 蛋白质和热能 B. 钙和 VD C. 锌 D. 维生素 A

答案：C

11. 判断小儿体格发育的主要指标有（ ）

A. 动作能力或运动功能 B. 体重、身高

C. 智力发育水平 D. 对外界的反应能力

答案：B

12、人体维生素 D 的主要来源是（ ）

A. 蛋类食物 B. 肝类食物

C. 紫外线照射皮肤获得 D. 海产类食物

答案：C

13. 儿童对能量的需要相对较高，下列能量需求为儿童特有（ ）

A. 基础代谢 B. 活动所需 C. 排泄消耗 D. 生长发育所需

答案：D

14. 儿童膳食制作注意点不正确的是（ ）

A. 应尽可能保持食物的原汁原味，让儿童首先品尝和接纳各种食物的自然味道

B. 口味以清淡为好，不应过咸、油腻和辛辣

C. 每人每次正餐调和油用量不多于 2 茶匙（10ml）

D. 可选择常温下为液态的植物油，应多选饱和脂肪酸较多的油脂

E. 应控制食盐用量，还应少选含盐高的腌制品或调味品

答案：D

（15－17 题共用备选答案）

A. 生长水平 B. 生长速度 C. 匀称度

15. 将某一年龄时点所获得的某一项体格生长指标测量值（横断面测量）与参考人群值比较，得到该儿童在同质人群中所处的位置，即（ ）

答案：A

16. 对某一单项体格生长指标定期连续测量（纵向观察），即将两次连续测量值的差与参数中相同年龄的数值差比较，得到该儿童该项体格生长指标的 （　　）

答案：B

17. 常选用身高别体重表示一定身高的相应体重增长范围，间接反映身体的密度与充实度（　　）

答案：C

（18-20 题共用备选答案）

　　A. 生长迟缓　　　　B. 低体重　　　　C. 消瘦

18. 对照 WHO 标准，体重低于同年龄标准人群体重中位数减两个标准差。（　　）

答案：B

19. 对照 WHO 标准，身高（长）别体重低于同年龄标准人群身高（长）别体重中位数减两个标准差。（　　）

答案：C

20. 对照 WHO 标准，身高（长）低于同年龄标准人群身高（长）中位数减两个标准差。儿童生长迟缓是长期慢性营养不良的结果。（　　）

答案：A

21. 正常 2～10 岁小儿应按以下哪个公式计算其体重（kg）（　　）

　　A. 体重=初生体重＋年龄×2　　　　　　B. 体重=初生体重＋年龄×3

　　C. 体重=年龄×2＋8　　　　　　　　　　D. 体重=年龄×3＋7

答案：C

（二）判断题（正确的填"A"，错误的填"B"）

1. 吃饭细嚼慢咽但不拖延，最好在 60 分钟内吃完。（　　）

答案：B

2. 按照学龄前儿童膳食安排，食物种类多样化，重视营养素平衡。以谷类食物为主，每天饮奶，常吃大豆及其制品，同时注意荤素菜搭配，粗细粮交替。（　　）

答案：A

3. 对照 WHO 标准，身高（长）别体重低于同年龄标准人群身高（长）别体重中位数减 1 个标准差评定为消瘦。（　　）

答案：B

4. 儿童体格生长评价包括发育水平、生长速度及匀称程度三个方面。（　　）

答案：A

5. 学龄前儿童的合理营养应由多种食物构成的平衡膳食来提供，规律就餐是其获得全面、足量的食物摄入和良好消化吸收的保障。（　　）

答案：A

6. 学龄前儿童每天应安排早、中、晚三次正餐，在此基础上还至少有一次加餐。（　　）

答案：B

7. 根据调配平衡膳食、"同类食品互换，多种多样"的原则进行，既可以粮换粮，以豆换豆，以肉换肉，经常变换，又可使儿童的一日三餐丰富多彩。（　　）

答案：A

8. 学龄前期儿童每天看电视、玩平板电脑、看手机视屏等累计时间不超过 3 小时。（　　）

答案：B

9. 学龄前儿童每天应进行至少 60 分钟的体育活动，最好是户外游戏或运动。（　　）

答案：A

二、技能练习题

（一）如何安排一名 5 岁女童的膳食？

解题步骤：

（1）保证能量和蛋白质的摄入　蛋白质占总能量的 13%～15%，脂肪占 30%～35%，碳水化合物占 50%～60%，要保证优质蛋白和不饱和必需脂肪酸的供给。脂肪应有 1/2 来自植物，碳水化合物和饱和脂肪酸不宜过多，以免引起肥胖。学龄前儿童各类营养素摄入应满足中国营养学会推荐的能量、宏量和微量营养素 RNIs 或 AIs。

（2）食物种类多样化，重视营养素平衡　以谷类食物为主，每天饮奶，常吃大豆及其制品，同时注意荤素菜搭配，粗细粮交替。不易多吃坚硬、油炸和刺激性食物，少吃零食和甜食。学龄前儿童每日食物种类安排，参照中国营养学会儿童平衡膳食宝塔，一般可满足学龄前儿童能量、宏量及微量营养素的需求。

（3）食物制备基本同成人　口味以清淡少盐为主，不宜添加各类调味品。提高烹调技术，注意色、香、味、型等变换，调动儿童的进食兴趣。

（4）餐次安排　早、中、晚三次正餐加两次点心。早餐应吃饱，午餐吃好，晚餐不多吃。三餐进食热量的分配分别：早餐 20%～25%，午餐 30%～35%，点心 10%～15%，晚餐 25%～30%。如幼儿园儿童晚餐时间过早，儿童回家应适当加餐，避免晨起低血糖发生。

（5）养成良好饮食习惯　在许可的范围允许儿童选择食物，避免挑食、偏食等不良饮食行为，进一步培养自我服务意识、就餐的文明礼貌和口腔卫生。

（6）适量运动　食量应与体力活动平衡，保证体重正常增长。

（二）某四岁男孩，每天蛋白质推荐摄入量为 30g，想主要通过大米、鸡蛋和豆腐干来供给蛋白质。查表可知，米饭、豆腐干、鸡蛋的蛋白质含量分别为 2.6%、16.2%、13.3%。请你按以上蛋白质 RNI 要求，为该男孩拟定一个简单可行的膳食方案。

解题步骤：该男孩每天需要摄入蛋白质 30g。

1. 假定每天吃米饭 400g，米饭摄入的蛋白质为 =400×2.6%=10.4（g）；

2. 假设剩下的蛋白质，鸡蛋供给 40%，豆腐干供给 60%。

● 鸡蛋蛋白质含量 =（30－10.4）×40%=7.8（g）

● 鸡蛋的量：7.8÷13.3%=58.9（g）

● 豆腐干中蛋白质含量：（30－10.4）×60%=11.8（g）

● 豆腐干的量：11.8÷16.2%=72.8（g）

（3）该男孩每天摄入 30g 蛋白质的膳食方案

主食米饭 400g，提供 10.4g 蛋白质；

副食鸡蛋 58.9g，提供 7.8g 蛋白质；

副食豆腐干 72.9g，提供 11.8g 蛋白质。

（三）学龄前期儿童膳食指南在一般人群膳食指南基础上增加五条内容，请简述这五条增加内容。

解题步骤：

1. 规律就餐，自主进食，不挑食，培养良好饮食习惯。

2. 每天饮奶，足量饮水，正确选择零食。

3. 食物应合理烹调，易于消化，少调料、少油炸。

4. 参与食物选择与制作，增进对食物的认知与喜爱。

5. 经常户外活动，保障健康生长。

（四）如何正确引导学龄前儿童规律就餐、专注进食？

解题步骤：

由于学龄前儿童注意力不易集中，易受环境影响，如进食时玩玩具、看电视、做游戏等都会降低其对食物的关注度，影响进食和营养的摄入。具体方法有：

（1）尽可能给儿童提供固定的就餐座位，定时定量进餐；

（2）避免追着喂、边吃边玩、边吃边看电视等行为；

（3）吃饭细嚼慢咽但不拖延，最好在 30 分钟内吃完；

（4）让孩子自己使用筷、匙进食，养成自主进餐的习惯，既增加儿童进食兴趣，又培养其自信心和独立能力。

（五）学龄前儿童容易挑食、偏食，如何避免？

解题步骤：①学龄前儿童正处于培养良好饮食行为和习惯的关键阶段，挑食、偏食是常见的不良饮食习惯。②由于儿童自主性的萌发，对食物可能表现出不同的喜好，出现一时性偏食和挑食，此时需要家长或看护人适时、正确地加以引导和纠正，以免形成挑食、偏食的不良习惯。③家长良好的饮食行为对儿童具有重要影响，建议家长应以身作则、言传身教，并与儿童一起进食，起到良好榜样作用，帮助孩子从小养成不挑食、不偏食的良好习惯；应鼓励儿童选择多种食物，引导其多选择健康食物。④对于儿童不喜欢吃的食物，可通过变换烹调方法或盛放容器或采用重复小份量供应，鼓励尝试并及时给予表扬加以改善，不可强迫喂食。⑤通过增加儿童身体活动量，尤其是选择儿童喜欢的运动或游戏项目，能使其肌肉得到充分锻炼，增加能量消耗，增进食欲，提高进食能力。⑥家长应避免以食物作为奖励或惩罚的措施。

（六）学龄前儿童加餐有什么益处？

解题步骤：

（1）由于学龄前儿童的生理特点和营养需求，加餐具有特殊的意义，通过加餐可以补充儿童全天的营养和能量需要。加餐已成为儿童日常饮食的重要组成部分。

（2）一般加餐所提供的能量占儿童日常能量摄入的 20%～27%。

（3）加餐也提供了多种微量元素，如铁（26%）、钙（34%）、维生素 C（28%）、维生素 B_2（26%）。

（4）研究显示，每日进餐次数较少的儿童患肥胖症的风险更高。正餐之间的加餐可增加儿童的饱足感，使其在下一次正餐时不会过度摄入食物。与高脂高糖的加餐相比，高蛋白和高纤维素的加餐能够减少在随后一次正餐时的能量摄入。因此，加餐食物种类的选择能够影响体重的增减。

（5）建议 2～5 岁的学龄前儿童每日餐次至少达到 4 次，最好安排 3 次正餐和 2 次加餐。

（七）学龄前儿童每天饮奶的重要性及促进儿童饮奶的方法

解题步骤：

（1）我国儿童钙摄入量普遍偏低，对于快速生长发育的儿童，应鼓励多饮奶，奶类是补充钙的最理想食物。

（2）奶类营养成分齐全、易于消化吸收、营养价值很高，是优质蛋白质和钙的良好食物来源。

（3）儿童摄入充足的钙对增加骨量积累，促进骨骼生长发育，预防成年后骨质疏松有重要意义。

（4）此外，奶制品还提供了大量的其他必需营养素，如钾、核黄素、维生素 B_{12}、蛋白质、锌及维生素 A，均有利于儿童健康成长。

（5）我国 2～3 岁儿童的膳食钙每天推荐量为 600mg，4～6 岁儿童为 800mg；建议每天饮奶 300～400ml 或相当量奶制品，可保证学龄前儿童钙摄入量达到适宜水平。

（6）家长应以身作则常饮奶，鼓励和督促孩子每天饮奶，选择和提供儿童喜爱和适宜的奶制品，逐渐养成每天饮奶的习惯。

（7）如果儿童饮奶后出现胃肠不适（如腹胀、腹泻、腹痛等），则可能与乳糖不耐受有关，可采取以下方法加以解决：①少量多次饮奶或喝酸奶；②饮奶前进食一定量主食，避免空腹饮奶；③改喝无乳糖奶或饮奶时加用乳糖酶。

（八）简述 4～5 岁儿童膳食宝塔具体内容

解题步骤：

（1）每天谷类 100～150g，薯类适量。

（2）蔬菜每天 150～300g，水果每天 150～250g。

（3）鸡蛋每天 50g，肉禽鱼每天 50～75g。

（4）奶类每天 350～500g，适当加工的大豆 10～20g，坚果适量。

（5）每天烹调用油 20～25g，食盐不超过 3g。

（6）要合理烹饪，培养良好饮食习惯，亲近与爱惜食物，每日饮奶，奶类、水果作加餐，每天饮洁净水 700～800ml，少喝含糖饮料，充足户外运动，定期测量体重和身高。

（九）学龄前儿童膳食营养原则

解题步骤：学龄前儿童正在生长发育，足量供给其生长发育所需营养，帮助其建立良好的饮食习惯是此期营养与膳食的关键。

1. 保证能量和蛋白质的摄入　蛋白质占总能量的 13%～15%，脂肪占 30%～35%，碳水化合物占 50%～60%，要保证优质蛋白和不饱和必需脂肪酸的供给。

2. 食物种类多样化，重视营养素平衡　以谷类食物为主，每天饮奶，常吃大豆及其制品，同时注意荤素搭配，粗细搭配。不易多吃坚硬、油炸和刺激性食物，少吃零食和甜食。

3. 食物制备基本同成人　口味以清淡少盐为主，不宜添加各类调味品。提高烹调技术，注意色、香、味、型等变换，调动儿童的进食兴趣。

4. 餐次安排　三餐两点　早、中、晚三次正餐加两次点心。早餐应吃饱，午餐吃好，晚餐不多吃。三餐进食热量的分配分别：早餐 20%～25%，午餐 30%～35%，点心 10%～15%，晚餐 25%～30%。

5. 养成良好饮食习惯　在许可的范围允许儿童选择食物，避免挑食、偏食等不良饮食行为，进一步培养自我服务意识、就餐的文明礼貌和口腔卫生。

6. 适量运动　食量应与体力活动平衡，保证体重正常增长。

参考文献

[1] 中国营养学会妇幼营养分会. 中国妇幼人群膳食指南［M］. 北京：人民卫生出版社，2018.

[2] 中国营养学会妇幼营养分会. 千日营养，起航健康［M］. 北京：人民卫生出版社，2017.

[3] 石淑华，戴耀华. 儿童保健学［M］. 北京：人民卫生出版社，2017.

[4] 黎海芪. 实用儿童保健学［M］. 北京：人民卫生出版社，2016.

[5] 申昆玲主译. 原著主编 Ronald E. Kleinman, MD, FAAP. 儿童营养学［M］. 北京：人民军医出版社，2015.

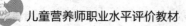

［6］吴光驰. 专家推荐的 4－6 岁健康宝宝营养餐 ［M］. 重庆：重庆出版社，2009.

［7］Park S，Lin M，Onufrak S，et al.Association of sugar-sweetened beverage intake during infancy with dental caries in 6－year-olds.Clin. Nutr.Res，2015，4：9－17.

［8］Nicole Neufingerl，Ratna Djuwita，Anke Otten-Hofman，et al.Intake of essential fatty acids in Indonesian children：secondary analysis of data from a nationally representative survey.British Journal of Nutrition，2016，115：687－693.

（林穗方　刘慧燕）

第八章
集体儿童营养管理

第一节　集体儿童食堂管理

一、集体儿童食堂卫生管理

（一）集体儿童食堂卫生管理工作内容

1. 食品从业人员的卫生管理

（1）现场对从业人员个人卫生的检查

1）是否有有效的健康证明；

2）工作服是否干净整洁；

3）发帽是否将头发罩住（头发不得外露）；

4）手部消毒，手部消毒的方法为设置专用的消毒手盆，消毒剂氯含量为100ppm以上，浸泡1～2分钟，注意每半天至少更换一次溶液；

5）手部检查：①有无饰物（戒指、手表）；②指甲修剪是否符合要求；③手部（含上肢）有无伤口；④进行与食品加工无关活动后是否进行手部清洗消毒；

6）不良卫生习惯（如面对食品打喷嚏、咳嗽等有碍食品卫生行为）的检查；

7）操作时不得吸烟。

8）凉菜间操作人员操作时必须戴一次性口罩。

（2）医务室就诊情况检查

1）凡患者有黄疸、腹泻、呕吐、发热、咽喉痛（伴有发热）、可见感染的皮肤损伤（疖子、伤口等）及有耳、眼、鼻溢液记录者不得从事食品加工工作；

2）从业人员治疗情况。

2. 采购的食品和/或食品原料的卫生管理

（1）食品和/或食品原料采购的卫生管理

1）选择卫生管理完善（进行索证、符合卫生要求）的供货单位进行采购，采购时必须索取食品和/或食品原料的卫生许可证及检验合格证或化验单；

2）对动物性及危险性大的植物性食品和/或食品原料进行感官检查；

3）购入非定型包装的熟肉制品、凉菜，应注意其运输与储存条件，必要时应再次加热。

（2）食品和/或食品原料储存的卫生管理

1）食品和/或食品原料贮存场所（库房）相对湿度符合各类食品要求，无霉斑，无虫（苍蝇及蟑螂等），无鼠迹；

2）检查食品和/或食品原料的验收及发出记录；

3）储存食品和/或食品原料的冷冻库（冰柜）温度低于−18℃，冷藏库（保鲜柜）0～10℃，且霜厚度不得超过1cm，要进行温度及霜厚度检查；

3. 厨房操作（食品加工过程）的卫生管理

（1）食品和/或食品原料初（粗）加工的卫生管理

1）加工人员对待加工的食品和/或食品原料质量（感官）的检查；

2）检查蔬菜及动物性食品原料加工顺序、冷冻品解冻方式；

3）生食蔬菜、水果必须使用含氯量为 100ppm 以上的消毒液浸泡 5 分钟（该溶液每半天至少更换一次），蔬菜应先使用 80℃ 以上的水浸泡以降低农药残留；

4）蔬菜、畜肉、水产品及禽蛋应分池浸泡与清洗；

5）粗加工场所（间）公用具的卫生状况良好。

（2）烹调的卫生管理

1）烹制前备料的检查；

2）烹制时使用的调料、辅料及器皿的卫生状况；

3）烹制时工作用具的卫生状况；

4）烹制时使用的半成品当餐加工、当餐使用（因食品加工工艺需要者除外）；

5）熟制半成品与非熟制半成品必须分别放置避免交叉污染；

6）烹调间内的冰箱（柜）存放的半制食品和食品原料必须分开；

7）烹调间内的垃圾容器应加盖并及时清理（每餐至少清理一次）；

8）需要熟制加工的食品应热熟煮透，其中心温度应不低于 70℃，加工后的熟制品必须与半成品分别放置，半成品必须与未加工的原料分开放置；

9）使用的煎炸油应注意更换；

（3）糕点制品卫生管理

1）糕点加工过程中的废弃物应及时清理；

2）易腐原料（如奶油、黄油及炼乳等）应低温保存；

3）成品必须在洁净的专柜内放置，严禁与糕点加工过程中各环节的原料及半成品混放；

4）制作糕点的工具、容器每餐完毕后应当清洗，用于成品的工具、容器在使用前必须经过消毒处理。

4. 食（饮）具消毒卫生管理

（1）热力消毒设备运转必须正常

1）煮沸、蒸气消毒必须达到 100℃，并保持 10 分钟；

2）红外线消毒温控 120℃作用 15 分钟以上；

3）不宜热力消毒的器皿需使用含氯消毒剂消毒时，有效氯浓度必须大于 250ppm。

（2）消毒后食（饮）具检查

感官检查表面光洁、无油渍、无水渍、无异味。

（3）消毒后食（饮）具的保洁

1）消毒后的食（饮）具必须存放于专用的保洁柜内，不得与其他任何物品混放；

2）保洁柜应保持良好的卫生状态。

5. 其他有关食品卫生管理

（1）食品加工过程中使用的食品添加剂、食品营养强化剂及其他非食品原料，必须按照国家规定的卫生标准及要求使用；

（2）不得使用非食品用容器、包装材料盛放食品及食品原料；

（3）不得使用非食品用工具设备加工食品；

（4）用于杀虫除害的药械必须专人保管，不得存放于食品加工的任何场所。

（二）集体儿童食堂卫生重点控制环节及操作要求

1. 食品采购索证 从有营业执照和卫生许可证的大型单位采购食品，肉类可从大型肉联厂直接进货，条件许可时蔬菜可以从无公害蔬菜基地进货，采购食品时必须索取有关食品安全性证明材料（卫生许可证、检验合格证或化验单）并备案。感官检查无异常。

2. 食品烹调 加热食品要彻底，其内部中心最低温度达到 70℃以上，特别注意加热过的半成品、大块动物性食品的加热温度，剩饭菜不得再次作为幼儿餐供应。

3. 食品容器、餐具、公用具洗刷消毒 盛装熟食品的容器、餐具、熟食公用具洗刷干净后进行热力消毒、煮沸、蒸气消毒保持 100℃作用 10 分钟以上，强调每一次使用前都要进行热力消毒，有记录。

4. 分餐人员、厨师带菌检查 每次上岗前询问厨师、分餐人员患病情况，发现患腹泻、手外伤、烫伤、皮肤湿疹、疖子、呕吐、咽喉肿痛、耳眼鼻溢液、咳嗽、发热、黄疸时禁止上岗。强调操作前、分餐前洗手消毒。有记录。

5. 控制幼儿餐存放时间 幼儿餐制作成品到幼儿食用，其间隔不得超过 3 小时。有制作成品的时间记录及制作人员签字和分餐人员签字。

6. 产、储、运、销做到生熟分开 生熟容器、公用具、冰箱有明显标记，不得混用。

7. 无禁售食品

8. 无菌采样 每餐每种食品成品必须无菌采样 125g/ml，在 4～10℃冰箱内留样 48 小时。

二、集体儿童食堂食品安全管理

（一）加强食品生产经营过程的卫生防护，防止食品的细菌污染

从原料采购、生产加工、贮存、运输、销售等各个环节做好卫生管理，采取针对性措施，是防止食品原料处理、生产加工、运输贮存和销售各个环节细菌污染的重要措施。食品原料要经过严格的选择，严禁使用腐败变质及病死牲畜等原料，严格执行《食品安全法》第二十七、二十八条的规定，落实各项食品卫生要求，控制细菌通过对动植物附着、飞尘、空气加工、销售等途径污染食品。

待加工的原料通常已被污染带有病原菌，食品原料品种多来源广，细菌污染的程度因不同的品种和来源而异。例如畜禽在屠宰过程中容易被沙门氏菌、空肠弯曲菌、结肠耶尔森氏菌、大肠埃希菌 0—157、金黄色葡萄球菌污染；生鱼和贝类易被副溶血弧菌和霍乱弧菌污染；谷类常被蜡样芽孢杆菌、产气荚膜梭菌和霉菌污染；蔬菜常会被产气荚膜梭菌污染。

食品加工过程中的污染是细菌污染机会最多的一个环节。由于不卫生的操作和管理而使食品被环境、设备、器具中的一些细菌所污染；食品在生产加工过程中，原料对成品所造成的交叉污染和车间卫生、加工设施、从业人员个人卫生等不良状况都能造成食品的污染。

（二）控制细菌在食品中的繁殖

食品的生产经营并不是无菌操作，食品受细菌污染十分普遍，由于食品富有营养，微生物在食品中大量繁殖，使食品腐败变质，会造成食物中毒。细菌的繁殖需要一定的条件。影响细菌繁殖的主要因素是温度、时间、水分、pH 等，所以，要采取相应对策控制细菌在食品中的繁殖。最常见的方法是低温保藏，虽不能杀灭细菌，但能抑制细菌的繁殖，可按各类食品的特点设置一定的温度，可在一定的时间内达到控制细菌繁殖的目的；还可采用盐腌等提高渗透压保藏、脱水保藏等方法以控制细菌繁殖。

食品存放售卖的时间较长时（>3 小时），必须处在小于 10℃或大于 60℃条件下；食品的烹饪或热加工过程中食物的中心温度必须＞70℃；熟食品放置一段时间（＞3 小时）后，再加热的温度或时间必须足够。凉菜间（熟食品间）的室温必须控制在＜25℃。

（三）彻底杀灭食品中的污染细菌

彻底加热杀灭病原菌是预防细菌性食物中毒的良好措施。灭菌的效果与食品的污染程度、致病菌的种类和压力都有关系，所以在食品加热过程应保持清洁的环境，不同食品的杀菌温度和时间必须从严掌握，可采用不同的温度和时间进行彻底加热，必须做到热熟煮透。制作的食品应在短时间内食用，注意第二次污染，如冷菜、熟肉的分切应采用熟食专间，严格按熟食卫生要求进行操作，严格防止直接入口食品与未经处理食品的交叉污染。隔夜隔餐要回锅都是防止第二次污染的重要措施。彻底加热不仅能杀灭病原菌，还能破坏一些细菌产生的毒素，但在食品中的葡萄球菌肠毒素一般烹调温度不能被破坏，要 200～250℃油中经 30 分钟才能被破坏。熟食品存放时间较长也应重新加热后食用。

（四）食品从业人员要做好个人卫生和卫生操作

按规定每年进行一次健康检查，对检查出的法定疾患及带菌者，应及时调离直接入口食品的岗位。从业人员在进行操作时，应进行洗手消毒。对手、皮肤感染的从业人员不得接触直接入口食品，以防污染食品。同时，在工作中要严格执行卫生操作规程。

食品从业人员不认真执行卫生操作规程，不讲究个人卫生，通过手、上呼吸道、服装等而造成食品的细菌污染；不按规定进行健康体检，如有健康带菌的从业人员，可通过不卫生的习惯和操作使食品遭到细菌污染，这种健康带菌的传染源可引起食物中毒或其他食源性疾病的发生和流行。来自从业人员的病原菌通常是在制作和供应食品时通过从业人员的手扩散到食品上的。每个人的口腔、鼻腔、肠道和皮肤常带有细菌，如果从业人员个人卫生状况不良，其所带的细菌就会转移到食品上。

在所有的带菌者中，只有少部分人带有病原菌；虽然他们不一定都有食物中毒的症状，然而病原菌存在于他们的肠道内，可随粪便排泄出去。带菌者有以下两种类型。

（1）恢复期带菌者 最近得过食物中毒的人，虽然他们现在已完全康复，但通过他们的粪便仍会继续排泄引起疾病的病原菌。

（2）健康带菌者 这种人没有食物中毒的症状，尽管如此，在他们的内脏中仍然带有病原菌。

这两种带菌者在上厕所后，他们的手上仍有携带病原菌的危险。恢复期带菌者应知道他们可能引起的危险，在停止排泄病原菌之前，不要去做加工食品的工作。这些从业人员，包括鼻腔或伤口感染了金黄色葡萄球菌的人、甲型肝炎患者或病毒携带者、肠道志贺氏细菌带菌者等。

三、保证集体儿童食堂食品卫生的基本原则

（一）关键控制原则

饮食业卫生要求很多，必须狠抓关键控制环节的卫生要求，要在"洗消、温度、时间"6 个字上下功夫。

1. 洗消即洗刷和消毒，这是防止食品污染的主要措施 对接触食品的所有物品必须洗刷干净，凡是接触直接入口食品的物品，还必须在洗刷干净的基础上进行消毒。一些生吃蔬菜水果也必须进行洗刷消毒。

2. 温度即控制适当温度以保证杀灭食品中微生物或防止微生物生长繁殖 加热食品应使中心温度达到70℃以上。储存熟食，要么及时热藏，使食品温度保持60℃以上，要么及时冷藏，把温度控制在 10℃以下。冷冻食品的贮存应把温度控制在−18℃以下。冷荤间的室温应控制在 25℃以下。

3. 时间即尽量缩短食品存放时间，不给微生物生长繁殖的机会 熟食品应尽快吃掉；食品原

料应尽快使用完。

（二）食品的加工量与加工条件相吻合原则

食品加工量超过加工设备的承受能力时，难以做到按卫生要求加工，极易造成食品污染，引起食物中毒。切莫贪图经济利益，超负荷运行。这种情况往往发生在大型活动时，如运动会、庆典、宴会等。这时厨师往往以工作忙为借口，不按卫生要求进行加工。需要提醒注意的是，此时恰恰潜伏着食物中毒的隐患，需要更严格地执行卫生要求。

（三）安全制备食品的十条原则

世界卫生组织科学总结了不同国家食源性疾病发生情况的资料，提出了安全制备食品的十项原则。

1. 选择经过安全处理的食品　许多食品诸如各类水果和蔬菜，其自然状态是最佳状态，也有的食品未经处理可能是不安全的。例如，你需要购买消过毒的牛奶而不买生牛奶；一定要选购经过辐照的新鲜的或冷冻的家禽。经过处理的食品可以提高安全性和保存期。某些生吃的食物，例如莴苣，则需要清洗干净。

2. 彻底加热食品　许多生的食品，如绝大多数的家禽、肉类以及未经消毒的牛奶常被病原体污染，彻底加热可以杀灭病原体。要牢记食品所有部位的温度都必须达到 70℃以上。炖鸡时，如果靠近鸡骨的部分还生的话，请放回炉上直至完全炖熟。冷冻的肉、鱼和家禽必须彻底解冻后再加热。

3. 立即食用做熟的食品　烹调过的食品冷却至室温时，微生物已开始繁殖：放置的时间越长，危险性越大。从安全角度考虑，食品出锅后应立即吃掉。

4. 妥善贮存熟食品　当你必须提前做好食品或需要保留剩余食品时，必须牢记应把这些食品贮存在 60℃以上或 10℃以下的条件下。假如你想把它们贮存 4～5 个小时以上的话，必须照此办理。婴幼儿食品不得贮存。引起大量食源性疾病的一个常见原因，是把大量热食品存放在冰箱里，超过了冰箱的负荷，食物中心温度不能很快降下来，中心温度较长时间保持在 10℃以上，致病菌很快大量生长繁殖达到中毒数量。

5. 彻底再加热熟食品　这是消除微生物的最好办法。微生物在贮存时也许已经生长繁殖（适宜的贮存仅能减慢微生物的生长，但并不能杀灭它们）。再次彻底加热是指食品所有部位的温度至少达到 70℃。

6. 避免生食品与熟食品接触　经过安全加热的熟食品稍微接触生食品就被污染。这种交叉污染可能是直接的，即当生的家禽肉接触熟食时即可发生。交叉污染还可能是隐蔽的，例如，如果先处理生鸡，然后再用这未经清洗消毒的案板和刀具切熟食品，也会产生生、熟食品的交叉污染。

7. 反复洗手　当你开始食品加工前和每次间歇之后，必须把手洗净，尤其是去厕所后。当你收拾生鱼、生肉、生禽之后，必须再次洗手，然后才能开始处理其他食品；假如你的手受伤感染了，必须包上绷带或带上手套，然后才能开始加工食品。还必须记住，家养的宠物如狗、鸟尤其是龟常常携带致病菌，要避免通过你的手污染食品。

8. 必须精心保持厨房所有表面的清洁　由于食品极易受污染，所以用来制备食品的所有用具的表面都必须保持绝对干净。要记住任 何食品的残渣、碎屑或残余物都会变成一个潜在的细菌库。接触餐具和厨房用具的抹布应该每天更换，并在下次使用之前煮沸消毒。用来清洗地面的抹布也应经常清洗。

9. 避免昆虫、鼠类和其他动物接触食品　各种动物常常携带引起食源性疾病的病原微生物，最好的保护方法是将食品贮藏于密闭容器里。

10. 使用净水，净水对于制备食品与饮用同样重要　若供水不保险的话，请在加入食品、制冰或饮用前，将水煮沸。

第二节 集体儿童食堂布局及食品卫生管理工作重点

一、集体儿童食堂布局卫生要求

1. 集体儿童食堂不得经营冷荤凉菜。

2. 集体儿童食堂的外环境 25 米内不得有污染源。

3. 集体儿童食堂房屋应为硬质材料建造，制作间地面应有一定的坡度和通畅的排水设施，墙壁表面应贴白瓷砖或使用便于清洗的相应材料，要设置有效的通风、排烟设施，并设有防尘、防蝇、防鼠和废弃物密闭存放设施。

4. 集体儿童食堂加工间出入口应设洗手池，应分设粗加工区（间）、主食加工区（间）、副食加工区（间）、分餐间（或售饭间）、盛放直接入口食品容器工具的洗刷消毒区域（间）、有与就餐人数相适应的附属用房。

5. 粗加工区需分设肉类、水产、蔬菜池 3 个，并标明肉类、水产、蔬菜专用标志。主食加工区、副食加工区需各设生容器、公用具洗刷水池 1 个。

盛放直接入口食品的容器工具洗刷消毒区（间），需设有大于所使用容器尺寸的洗刷消毒池两个，洗净消毒后的容器一律采用热力消毒。为幼儿提供公用餐具的可在此区域内进行洗刷消毒。洗消后的容器、餐具应保洁存放待用，并做好防尘防蝇工作。

6. 集体儿童食堂的设备布局和工艺流程应当合理，防止食品交叉污染，食品不得接触有毒物、不洁物。有与供餐量相适应的冷藏设施，库房应设置货架，主、副食分开存放并隔墙离地，集体儿童食堂的不同区域应设置专用抹布池。

7. 集体儿童食堂应设分餐间（售饭间），间内带有二次更衣室，室内设有洗手消毒池。

8. 集体儿童食堂每餐最大允许供应量，应与其加工面积（使用面积）相适应。

9. 集体儿童食堂的法定代表人、负责人、管理人员、食品从业人员每年必须体检、培训合格，取得有效健康证明、培训证明后方可上岗。

10. 食品采购运输有专用车辆，采购的食品来源要清楚，严格"索证"。

11. 有完善的自身卫生管理制度。

12. 每餐每种幼儿进食的食品必须无菌采样 125 克或毫升以上，在 4～10℃冰箱内留样 48 小时。

二、集体儿童食堂食品卫生管理工作重点

1. 检查现场卫生的重点

（1）食品的贮存、冷冻、冷藏方式，是否适合于食品的特性。

（2）工人的手、手套及设备表面有无被污染的可能。

（3）有无工人的手、设备、工具、容器和食品间的交叉污染。

（4）热加工后食品是否有可能被工人的手、容器或设备再污染。

（5）加工人员的操作是否符合卫生要求。

（6）设备、工具、容器的清洗、消毒是否达到要求。

2. 检查分析食品原材料的重点 对每一种食品原料应作为潜在性污染源或作为促进或抑制微生物生长繁殖的媒介进行分析。

（1）原料特性是否有利于致病微生物的生长或抑制其生长。

（2）原料中是否存在某些致病微生物、毒素或化学物质，如果有，是什么东西。

（3）这些物质引起的疾病暴发，有怎样的严重性和危险性。

（4）原料中是否存在次品、退回的食品或重新加工的食品。

（5）是否使用防腐剂或其他物质杀灭或抑制微生物生长，如果有，是什么东西。

（6）某些原料超标是否会产生危害。

（7）食品添加剂的使用量是否过高或过低。

（8）食品原料及成品的 pH 值是否影响微生物的存活或生长。

3. 检查分析加工过程的重点

（1）在消毒灭菌之前，污染物是否在运输、进货、加工制作或贮存等某一环节污染食品。

（2）上述有关的微生物或毒素在预先设计的灭菌过程中是否被杀死或继续存活（如蒸馏、巴氏消毒、保温、重新加热）。

（3）有关微生物或毒素在热加工后的哪些环节会污染食品。

（4）在制备、加工、贮存或运输的哪个阶段，有关微生物可能繁殖。

（5）测定食品的温度和时间。

（6）测定食品加工各主要环节（尤其是热加工、冷冻、冷藏、灭菌工艺）原料、半成品和成品的温度对于分析微生物的消长与形成或消除危害的关系是十分重要的。

三、集体儿童食堂每天食品卫生检查记录表

1. 重点控制部位及环节

（1）专用洗消设施运转正常（是否）。

（2）专用密闭餐具保洁柜卫生状况良好（是否）。

（3）无禁售食品（是否）。

（4）产、储、运、销生熟分开（是否）。

2. 重点操作要求

（1）从有营业执照和卫生许可证的大型单位采购食品，采购时索证（是否）。

（2）食品感官检查无异常（是否）。

（3）食品必须彻底加热，内部中心最低温度达到 70℃以上（是否）。

（4）盛装熟食品的容器和餐具、熟食工用具必须洗刷干净后进行热力消毒（是否）。

（5）分人员、厨师健康状况询问检查，有记录（是否）。

（6）48 小时食品留样（是否）。

（7）食品（成品）到幼儿食用间隔不得超过 3 小时（是否）。

（8）有制作成品的时间记录，制作人员签字，送到学校的时间记录，集体儿童接餐人员签字（是否）。

3. 主要卫生要求

（1）原料、半成品分开存放（是否）。

（2）分餐人员戴口罩、手套操作（是否）

（3）二次更衣（有无）。

（4）分餐前洗手消毒（是否）。

（5）运输工具专用（是否）。

（6）运输工具密闭（是否）。

（7）岗位卫生知识（熟知、不熟知）。

（8）洗手消毒设施（有无）。

（9）紫外线灯（有无）。

（10）密闭分餐间分餐（是否）。

4. 一般卫生要求

（1）食品工用具、容器、机械物见本色（是否）。

（2）工作衣帽穿戴整齐（是否）。

（3）不戴戒指等首饰（是否）。

（4）食品库房专用（是否）。

（5）食品标识（有无）。

（6）隔墙离地（做到、未做到）。

（7）地面无残渣、积水（做到、未做到）。

（8）地沟无臭味（做到、未做到）。

（9）垃圾密闭存放（密闭、不密闭）。

（10）食品、食品工用具、食品容器分类上架（做到、未做到）。

（11）鼠迹、蟑迹、苍蝇（有、无）。

（12）防鼠、防蟑、防蝇设施（齐全、不齐全）。

厨房负责人签字：　　　　　　　　　　检查员签字：

　　　　　　　　　　　　　　　　检查日期：　年　月　日

第三节　集体儿童膳食调查与评价

　　膳食调查的目的是了解不同生活条件下儿童的饮食习惯和所吃食物的种类和数量，计算每人每日各种营养素的摄入量，并与推荐摄入量（RNI）标准相比较，进行营养评价，从而了解儿童每日摄取的营养素是否能满足儿童生理需要及生长发育需要，以便发现问题，从而采取措施、改进膳食、提高儿童的营养状况。

一、集体儿童膳食调查流程和步骤　见图 8-1。

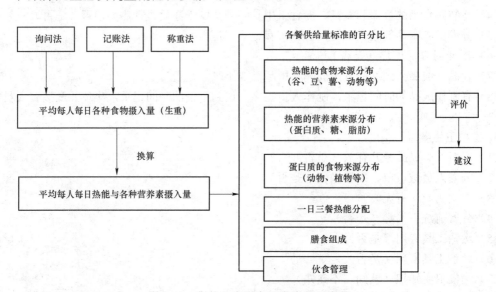

图 8-1　集体儿童膳食调查流程和步骤

二、集体儿童膳食调查的调查对象、日期和季节

1. 调查对象 在幼儿园就餐的所有儿童，有托儿班的幼儿园应把托儿部分分别进行膳食调查。

2. 调查日期 调查日期根据调查方法不同、长短不一，称重法一般为 3～6 天，广州市幼儿园的调查日期为 4 天；记账法可以一个月也可以一年；询问法数天至一个月。

3. 调查季节 每季节调查一次。

三、集体儿童膳食调查前准备

膳食调查是一项研究工作，也是群众性工作，必须有群众合作才能很好完成；因此调查者必须得到儿童家长、单位领导、保教人员以及炊事人员等有关人员的密切协作配合，并做好膳食调查前的物品准备，如一周带量食谱、磅秤、表格、食物成分表，才能得到膳食调查的可靠资料。

四、集体儿童膳食调查方法

1. 询问法 询问法是通过问答方式了解受检对象的膳食情况，从而分析其营养状况。询问法适用于散居儿童的膳食调查，常在健康检查咨询门诊时，了解小儿的膳食情况，了解与营养有关的某些疾病的调查，如小儿生长发育调查、贫血、佝偻病，获得儿童的营养状况。详见本书第四章。

2. 记账法 记账法是检查集体伙食单位在某段时间内各种食物的消耗量。根据同期内就餐人数和天数，计算出每人每天食物的消耗量，从而计算出每人每日热能和各种营养素的摄入量，做出膳食评价。

（1）特点 简单，随时可进行，运用于账目清楚的集体机构的膳食调查。

（2）调查方法

①每日分类记录各种食物的具体名称和消耗。

②逐日统计就餐人数，计算就餐人日数。

膳食调查期间，会有些幼儿不能全部来园进餐，这时就需要计算就餐人日数、总人日数。就餐人日数是用一天三餐为标准计算的用餐天数，一个幼儿吃早、中、晚三餐为 1 个人日。在现场调查中，调查者不一定能收集到整个调查期间被调查者的全部进餐次数，此时应根据餐次比来计算人日数。

例 8-1 计算人日数和总人日数举例（以表 8-10 为例进行计算）

a. 确定就餐系数（餐次比）：

就餐系数	早餐	午餐	午点	晚餐
三餐一点	30%	30%	10%	30%

b. 就餐人日数的计算

幼儿园不同餐次就餐人数不同时，人日数计算公式：

人日数＝早餐人次数×早餐餐次比＋午餐人次数×午餐餐次比＋晚餐人次数×晚餐餐次比

依据"表 8-10 幼儿园一周儿童就餐人次登记表"中"合计"一栏各年龄段男女儿童数，可计算出调查期间不同年龄组男、女儿童就餐人日数。

见表 8-10，调查期间三岁组男童就餐人次分别为早餐 259 人次、午餐 225 人次、午点 225 人次，则三岁组男童就餐总人日数＝259×30%＋225×30%＋225×10%＝167.7 人日；调查期间三岁组女童就餐人次分别为早餐 237 人次、午餐 208 人次、午点 208 人次，则三岁组男童就餐总人日数＝237×30%＋208×30%＋208×10%＝154.3 人日。

c. 该幼儿园三岁男女童就餐总人日数计算：

将三岁男童、女童就餐人日数相加，即得到三岁男女童就餐"总人日数"。

$$总人日数 = \sum 人日数 = 167.7 + 154.3 = 322 人日$$

③将调查期间内同种食物的消耗数量相加得出某食物总消耗量；

④用食物总消耗量除以就餐人日数即得出每人每日各种食物的消耗量；

⑤查阅中国食物成分表，可知每种食物的营养素含量，即可计算出人均每日摄入的热能和各种营养素含量；

⑥标准供给量的计算和膳食调查结果的评价。

由于托幼园所中儿童各年龄组构成不同，应计算出平均供给量，以便对膳食进行评价。

3. 称重法 称重法是将被调查单位或个人每日每餐所摄取的各种食物的生重量、熟重量及剩余食物的重量分别称量记录，并按年龄或班级统计每餐就餐人数，然后即可计算出每人每日的食物消耗量，再根据食物成分表计算出每人每日摄取的热能及营养素量。

（1）特点 比较准确，但较麻烦，费时费力。此方法适用于集体、家庭和个人的膳食调查。

（2）调查时间 一般为3~5天，广州市规定调查4天，每季度一次。

（3）调查过程中应注意的问题

①称量各种食物的生重量时，应在捡摘干净后、清洗之前进行称量，否则称量不准确。

②用膳时应将饭菜分开，以及准确称量饭菜的剩余量。

③调查材料：如盐、油、酱油、醋等最好每餐称量记录，也可在调查之前将所有调味料称量记录；在调查结束后再称量，即可得出总消耗量，按比例计算出各班的调味料消耗量。

（4）调查步骤

①做好调查前的准备工作，准备称量盛器、磅秤、表格、食物成分表、计算器。

②调查资料的记录

● 记录日期、餐别、每餐各种食物名称、生食总量、熟食总量、生熟系数、实际分得量以及各餐开膳人数、各年龄组男女儿童数，填入"平均每人每日进食食物量表"（详见表8-11）。

● 儿童进食完毕后，记录称量所剩的饭菜重量。

③计算方法

● 生熟系数＝食物生重量÷熟食总量

● 实际熟食量＝熟食量－剩余量

● 实际生食量＝实际熟食量×生熟系数

● 平均每人每餐食物（生）重量＝实际生食量÷开膳人数

五、膳食计算结果的评价

调查结束，填写"平均每人每日实际进食量表"（详见表8-11）；将四日每人进食同种食物相加总数填入四日每人进食总量格，然后除以4，计算出平均每人每日进食各种食物种类及进食量，根据食物成分表查出食物的各种营养素含量填入表8-11中；然后根据食物成分表中各种食物的营养素，计算出每人平均每日营养摄取量，填入"膳食调查结果综合表"（详见表8-13）中实际摄入量栏。

1. 平均每人每日营养素摄取量 先根据食物成分，计算各种摄入食物的营养素含量：

$$营养素摄入量＝（食物消耗量×该种营养素含量）÷100$$

计算时先将同一类食物的各种营养素分别相加，最后将各类营养素成分分别相加，得出每人每日各种营养素摄入量。

2. 营养评价

（1）如果膳食调查是以各年龄、性别、分组进行的，并且调查结果也分别以各年龄、性别组为单位进行评价分析，则直接用中国营养学会 2013 年修订的"DRIs"中相应的性别、年龄组标准进行比较、评价即可，并将比较结果填入膳食调查结果综合表中。

（2）如果膳食调查不是按性别、年龄分组，或拟以某个班级或以全园儿童为单位进行膳食评价，由于性别、年龄交叉重复，无法直接同"DRIs"对比分析，此时必须计算"平均营养素供给标准"或称为"应供给标准平均量"，其计算方法如下：

$$平均供给量标准 = \frac{\sum（各年龄组人日数 \times 该组DRIs标准）}{总人日数} \times 100\%$$

六、膳食调查结果综合表填写

1. 应供给量　首先计算出在托幼儿机构早餐、午餐、晚餐、晚点各类营养素的应供给量。寄宿制幼儿（早餐、午餐、午点、晚餐）应供给量＝供给量标准 ×（90%～110%）

全日制幼儿（早餐、午餐、午点）应供给量＝供给量标准 × 70%

2. 实际摄入量　把所有同种食物的同种营养素相加得出。

3. 摄入量　占应供给量的百分比 $= \dfrac{实际摄入量}{应供给量} \times 100\%$

4. 三大营养素热量分布

供给热能的三大营养素在膳食中所占比例：蛋白质供热占 12%～15%，脂肪供热占 30%～35%，碳水化合物供热占 50%～60%。

（1）三大产能营养素供能比

总热能摄入量（KCal）$= \sum$（三大产能营养素的实际摄入量 × 所产生的热量）（KCal）

$$三大产能营养素供能比 = \frac{三大营养素之一摄入量（KCal）}{三大营养素摄入量（KCal）的和} \times 100\%$$

（2）蛋白质来源分布

动物性食物摄入量（g）＝各类动物食物之和

豆类型食物摄入量（g）＝各餐豆类食物之和

其他植物性食物摄入量（g）＝总食物摄入量－（动物性食物＋豆类食物）

$$占总摄入量\% = \frac{动物性食物/豆类/其他植物性食物蛋白质}{动物性食物＋豆类＋其他植物性食物蛋白质之和} \times 100\%$$

（3）各餐次热量分配和比例

● 各餐热量分配标准：早餐 30%，午餐 30%，午点 10%，晚餐（含晚点）30%

● 某餐次占全天摄入热量% $= \dfrac{某餐热量}{全天供给热量} \times 100\%$

七、集体儿童膳食调查结果的评价

1. 膳食调查结果从数量和质量两方面进行评价

数量评价：将调查结果与供给量标准进行比较称之为数量评价。

质量评价：包括热能及各种营养素的来源分布及其之间的比例与合理分配比例进行比较称之为质量评价。

2. 儿童能量和营养素的摄入量评价 将膳食调查所得的平均每人每日热能和营养素摄入量与其供给量标准相比较，看其满足程度，其计算方法：

摄入量对供给量的满足程度（%）=（摄入量/供给量标准）×100%

对于营养素的需要量，个体差异较大。平均需要量是经过大量调查的所得。营养供给量标准所确定的数值一般比平均需要量要高一些，才能保证大多数人的健康。实际工作中，营养摄入量不一定要达到供给的 100%才算满意。只要幼儿的营养实际摄入量达到了供给量标准的 90%，就可以认为基本平衡，长期低于80%者，特别是当蛋白质供应不足时就可以产生营养不良。低于70%是有害的。相反，如果热能摄入量超过供给量标准的 20%，就可能引起体重过重，热能摄入超过 50%将会出现肥胖。

3. 儿童膳食营养状况评价 见表 8-1。

表 8-1　膳食营养状况评价标准（%）

营养素 \ 营养状况	充裕	正常	不足	低下
热能	>100	>90	80～90	<80
蛋白质	>100	>80	70～80	<70
其他营养素	>100	>80	60～80	<60
意义	营养良好，偶可过剩	一般不发生营养缺乏	体内贮存下降，偶可发生营养缺乏	常发生营养缺乏

人体对各种营养素的需要量有相当大的个体差异，即使吃同样的膳食，有的人会发生营养缺乏症，而有的人则完全正常，这也和食物的加工、烹调方法、个体的活动量等因素有关。

4. 儿童能量营养来源合理性评价 计算蛋白质、脂肪和碳水化合物供给的热能占总热能的百分数，再与合理的供能百分比相比较。学龄前儿童膳食热能来源的合理比例为：蛋白质供给的热能占总热能的 12%～15%，脂肪占 30%～35%，碳水化合物占 50%～60%。

5. 儿童能量食物来源分配评价 膳食中食物可分为谷类、薯类、豆类、植物性食物、动物性食物和纯热能食物。各类食物供给的热能各占总热能的百分比：在儿童膳食中谷类供给的热能不宜超过总热能的70%，豆类及动物性食物供给的热能不宜低于20%。因为当谷类食物所供给的热能比例过高时，维生素 A、维生素 B₂、维生素 C 的摄入量就会不足，而豆类及动物性食物所供给的热能比例较高时，人体必需的营养素则容易满足。

6. 儿童蛋白质食物来源分布 膳食中蛋白质因食物来源不同，其营养价值差别很大。一般来讲，蛋白质食物来源分为豆类、谷类、动物性食物和其他植物性食物。动物性蛋白质和豆类蛋白质为优质蛋白质，需要占蛋白质总摄入量的 50%，如有条件最好能使动物蛋白质达到总摄入量的50%以上。

7. 能量餐次分配评价 一般幼儿餐次能量分配标准：早餐占 30%（含上午的水果餐），午餐占 30%，午点占 10%，晚餐（含晚点）占 30%。

第四节　集体儿童的合理营养

儿童营养管理是托幼机构卫生保健工作的重要内容。营养是保证儿童正常生长发育和身心健康的重要因素，良好的营养可以促进体格生长和智力发育，而营养不足则可导致生长迟缓、体重不增甚至发生营养障碍和缺乏。因此，托幼机构应根据儿童对营养素的生理需要，合理安排儿童的营养膳食。

一、幼儿进食特点

（一）生长速度减慢

1岁后儿童生长逐渐平稳。因此，幼儿进食相对稳定，较婴儿期旺盛的食欲相对略有下降。

（二）心理行为影响

幼儿神经心理发育迅速，对周围世界充满好奇心，表现出探索性行为，进食时也表现出强烈的自我进食欲望。成人如忽略了儿童的要求，仍按小婴儿的方法抚养，儿童可表示不合作与违拗心理；而且儿童注意力易被分散，儿童进食时玩玩具、看电视等做法都会降低对食物的注意力，进食下降。应允许儿童参与进食，满足其自我进食欲望，培养独立进食能力。

（三）家庭成员的影响

家庭成员进食的行为和对食物的反应可作为小儿的榜样。由于学习与社会的作用，小儿的进食过程形成了以后接受食物的类型。如给小儿食物是在一积极的社会情况下（如奖励），或与愉快的社会行为有关，则小儿对食物的偏爱会增加；强迫进食可使小儿不喜欢有营养的食物。

（四）进食技能发育状况

幼儿的进食技能发育状况与婴儿期的训练有关，错过训练吞咽、咀嚼的关键期，长期食物过细，幼儿期会表现不愿吃固体食物，或"含在嘴中不吞"。

（五）食欲波动

幼儿有准确地判断能量摄入的能力。这种能力不仅可从一餐中表现出来，连续几餐都可被证实。幼儿可能一日早餐吃很多，次日早餐什么也没吃；一天中吃较少的早餐可能会有吃较多的中餐和较少的晚餐。变化的进食行为提示幼儿有调节进食的能力。研究显示幼儿餐间摄入的差别可达40%，但一日的能量摄入比较一致，只有10%的变化。

二、幼儿膳食安排

（一）幼儿食物的选择原则

幼儿期各器官持续发育并逐渐成熟，供给幼儿生长发育所需的足够营养，帮助其建立良好的饮食习惯，为其一生建立健康膳食模式奠定坚实的基础，是学龄前儿童膳食的关键。

1. 食物多样，谷类为主　学龄前儿童正处在生长发育阶段，新陈代谢旺盛，对各种营养素的需要量相对高于成人，合理营养不仅能保证他们的正常生长发育，也可为其成年后的健康打下良好基础。人类的食物是多种多样的，各种食物所含的营养成分不完全相同，任何一种天然食物都不能提供人体所必需的全部营养素。儿童的膳食必须是由多种食物组成的平衡膳食，才能满足其各种营养素的需要，因而提倡学龄前儿童应该广泛食用多种食物。谷类食物是人体能量的主要来源，也是我国传统膳食的主体，可为儿童提供碳水化合物、蛋白质、膳食纤维和B族维生素等营养素。学龄前儿童的膳食也应该以谷类食物为主体，并适当注意粗细粮的合理搭配。

2. 适当多吃新鲜蔬菜和水果　应鼓励学龄前儿童适当多吃蔬菜和水果。蔬菜和水果所含的营养成分并不完全相同，不能相互替代。在制备儿童膳食时，应注意将蔬菜切小、切细以利于儿童咀嚼和吞咽，同时还要注意蔬菜水果品种、颜色和口味的变化，引起儿童多吃蔬菜水果的兴趣。

3. 经常吃适量的鱼、禽、蛋、瘦肉　鱼、禽、瘦肉等动物性食物是优质蛋白质、脂溶性维生素和矿物质的良好来源。动物蛋白的氨基酸组成更适合人体需要，且赖氨酸含量较高，有利于补充植物蛋白中赖氨酸的不足。肉类中铁的利用较好，鱼类特别是海产鱼所含不饱和脂肪酸有利于儿童神经系统的发育。动物肝脏含维生素 A 极为丰富，还富含维生素 B_2、叶酸等。我国农村还有相当数量的学龄前儿童平均动物性食物的消费量还很低，应适当增加摄入量，但是部分大城市学龄前儿童膳食中优质蛋白比例已满足需要甚至过多，同时膳食中饱和脂肪的摄入量较高，谷类和蔬菜的消费量明显不足，这对儿童的健康不利。鱼、禽、兔肉等含蛋白质较高、饱和脂肪较低，建议儿童可经常吃这类食物。

4. 每天饮奶，常吃大豆及其制品　奶类是一种营养成分齐全、组成比例适宜、易消化吸收、营养价值很高的天然食品。除含有丰富的优质蛋白质、维生素 A、核黄素外，含钙量较高，且利用率也很好，是天然钙质的极好来源。儿童摄入充足的钙有助于增加峰值骨量，从而延缓其成年后发生骨质疏松的年龄。目前我国居民膳食提供的钙普遍偏低，因此，对处于快速生长发育阶段的学龄前儿童，应鼓励每日饮奶。

大豆是我国的传统食品，含丰富的优质蛋白质、不饱和脂肪酸、钙及维生素 B_1、维生素 B_2、烟酸等。为提高农村儿童的蛋白质摄入量及避免城市中由于过多消费肉类等带来的不利影响，建议常吃大豆及其制品。

学龄前儿童每日平均骨骼钙储留量为 100～150mg，学龄前儿童钙的适宜摄入量为 800mg/d。奶及奶制品钙含量丰富，吸收率高，是儿童最理想的钙来源。每日饮用 300～600ml 牛奶，可保证学龄前儿童钙摄入量达到适宜水平。豆类及其制品尤其是黄豆、黑豆含钙也较丰富，芝麻、小虾皮、小鱼、海带等也含有一定的钙。

5. 膳食清淡少盐，正确选择零食，少喝含糖高的饮料　在为学龄前儿童烹调加工食物时，应尽可能保持食物的原汁原味，让孩子首先品尝和接纳各种食物的自然味道。为了保护儿童较敏感的消化系统，避免干扰或影响儿童对食物本身的感知和喜好、食物的正确选择和膳食多样的实现、预防偏食和挑食的不良饮食习惯，儿童的膳食应清淡、少盐、少油脂，并避免添加辛辣等刺激性物质和调味品。

零食是学龄前儿童饮食中的重要内容，应予以科学的认识和合理的选择。零食是指正餐以外所进食的食物和饮料。对学龄前儿童来讲，零食是指一日三餐两点之外添加的食物，用以补充不足的能量和营养素。零食品种、进食量以及进食时间是需要特别考虑的问题。在零食选择时，建议多选用营养丰富的食品，如乳制品（液态奶、酸奶）、鲜鱼虾肉制品（尤其是海产品）、鸡蛋、豆腐或豆浆、各种新鲜蔬菜水果及坚果类食品等，少选用油炸食品、糖果、甜点等。

学龄前儿童新陈代谢旺盛，活动量多，所以营养需要量相对比成人多。水分需要量也大，建议学龄前儿童每日饮水量为 1000～1500ml。其饮料应以白开水为主。目前市场上许多含糖饮料和碳酸饮料含有葡萄糖、碳酸、磷酸等物质，过多地饮用这些饮料，不仅会影响孩子的食欲，使儿童容易发生龋齿，而且还会造成过多能量摄入，不利于儿童的健康成长。

（二）幼儿膳食安排基本要求

1. 平衡膳食　即膳食所供热能、营养素的质和量及各营养素之间的比例要适合幼儿的需要。蛋白质、脂肪、碳水化合物的重量比值接近 1:1:（4～5），各占总热能的 10%～15%，30%～35%，50%～60%。动物性蛋白质的数量应不少于一日蛋白质总量的 50%，如果做不到，则动物蛋白质与豆类蛋白质的合计数量最好不少于一日蛋白质总量的 1/2；假如断乳后，只给幼儿白粥或汤泡饭，则蛋白质、脂肪供应不足，生长发育迟缓，抗病力也低；如果过分重视动物性食品，小儿只吃肉、蛋、鱼等荤菜，或2～3岁小儿仍每日吃600ml以上的牛乳，则碳水化合物供应不足，往往不能保证能量供应；如很少吃蔬菜水果则维生素、矿物质会发生缺乏。因此，每日膳食中应包括谷类、乳类、肉、禽、鱼、蛋类及替代物、蔬菜及水果5大类食物，并在同一类的各种食物中轮流选用，做到膳食多样化，从而发挥出各种食物在营养成分上的互补作用，达到配成平衡膳食的目的。

儿童各类食物的参考摄食量见表8-2，表8-3。

表8-2　1～6岁儿童各类食物每日参考摄入量

食物种类	2～3岁	4～5岁
谷类	75～125克	100～150克
蔬菜类	100～200克	150～300克
水果类	100～200克	150～250克
鱼虾类	50～75克	50～75克
禽畜肉类		
蛋类	50克	50克
液态奶	350～500克	350～500克
大豆及豆制品	—	25克
烹调油	10～20克	20～25克

注：《中国学龄前儿童膳食宝塔》（中国营养学会，2013年）

表8-3　1～6岁儿童每日需要的能量和产能营养素

年龄（岁）	蛋白质（g）	脂肪（%）	碳水化合物（g）	热量（kcal）
1～3	35～45	30～35	160～200	800～1250
4～6	50～55	25～30	230～280	1250～1400

注：《中国居民膳食营养素参考摄入量》（DRIs，中国营养学会，见附录三～十六）

2. 合理烹调　幼儿食物的烹调，首先应注意与其消化功能适应，不用刺激性或过于油腻的食物。两岁以下幼儿的食物应当细、软、碎、烂，以切碎末或泥为主，煮烂为宜。2～3岁小儿应切细丝、小片、小丁煮软。3～7岁小儿食物要做到软硬适中，可以切成较大块，去刺去骨过渡到带刺带骨，逐渐地接近成年人的膳食。

食物的烹调还应做到调味可口，外形美观，色泽和谐，香味扑鼻，经常变换花样品种，注意色、香、味、型俱全，通过儿童的视觉、触觉、嗅觉、味觉等器官将对各种食物的感受综合反映到大脑，从而达到促进食欲的目的。如中餐安排有白米饭、肉片青菜、油菜香干、西红柿鸡蛋汤，一餐中具备了红、棕、黄、深绿、浅绿、白等六种颜色，加上不同的味道，对小儿是一个良好的刺激。食物的形状可以制成金鱼形、青蛙形、蝴蝶形，增加小儿对食物的兴趣和新鲜感。

在烹调时也要注意尽量减少营养素的损失。淘米时间不宜过长，次数不宜过多，水温不宜过高，淘米过后不浸泡，以减少B族维生素及其他营养素的损失；蔬菜应先洗后切，临做时再切，尽量减少用水浸泡的时间，炒菜时应急火快炒，做汤时应煮开后再加菜叶，时间不能太长以减少维生素C的损失；幼儿最好食用蒸饭，不要吃捞米饭，避免营养物质由米汤流失，煮稀饭、蒸馒头时应不加或少加碱，以免破坏水溶性维生素；豆腐等豆制品很适合幼儿食用，但不宜用油煎炸，否则既破坏营养素又不利于消化；烹调菜肴可酌量加醋，以防止维生素 C、B_1、B_2 等氧化，并可促进钙、磷等矿物质的吸收，提高营养价值。油以植物油为主。

幼儿应避免食用带刺激性的食品，如酒、咖啡、浓茶、辣椒、胡椒等，整粒的硬果如花生、核桃、豆类等须经磨碎或制酱后供幼儿食用。油腻及油炸食品如有必要仅宜少量供食。巧克力麦乳精等含脂肪、糖太高的食物可致胃呆滞，影响小儿食欲，从而减少其他营养素的摄入，宜少食。应尽量利用新鲜食品，少选用半成品和熟食，如火腿、红肠。幼儿口味以清淡为好，不应过咸，食品中不宜多放味精、色素、糖精等调味品。坚持从正规渠道购买碘盐，一次不要买太多，并放在密闭的容器保存。

3. 合理进餐　按公斤体重计，幼儿营养要高于成人，而其胃容量较小，加之小儿肝脏储存糖原不多，体内碳水化合物相对较少，且小儿活泼好动，易饥饿，故幼儿进餐次数要增加，两餐之间的时间要缩短，以小量多餐代替 1 次大量进餐，以保证孩子得到足够的食物。决定两餐之间时间的长短，应以食物停留在胃中的时间和维持满意的感觉为度。

一般安排为早、中、晚 3 餐及午后 1 次点心的"三餐两点"进食方式，应兼顾各种营养素的比例，将食物恰当地分配在 4 次进餐中。4 餐热能分配大致如下：早餐 30%（包括上午 10 点的加餐），中餐 30%，午后点心 10%，晚餐 30%（含晚上 8 点的少量水果、牛奶等）。小儿在醒后，精神旺盛，消化过程加强，故可分配并给予较多量的食物，如早餐热能过低可影响小儿午前最后两小时的活动，饥饿感可使其注意力不集中，影响活动及听讲。我国有不重视早餐的习惯，早餐热能过低，应注意纠正。晚饭后除水果外应逐渐做到不再进食，尤忌睡前吃甜食，以防龋齿。

4. 做好儿童餐间管理和指导　学龄前儿童开始具有一定的独立性活动，模仿能力强，兴趣增加，易出现饮食无规律，食物过量。当受冷受热，有疾病或情绪不安定时，易影响消化功能，可能造成厌食、偏食等不良饮食习惯。所以要特别注意培养儿童良好的饮食习惯，不挑食，不偏食。

学龄前儿童是培养良好饮食行为和习惯的最重要和最关键阶段。帮助学龄前儿童养成良好的饮食习惯，需要注意以下几个方面。

- 合理安排饮食，一日三餐加 1~2 次点心，定时、定点、定量用餐；
- 饭前不吃糖果、不饮汽水等零食；
- 饭前洗手，饭后漱口，吃饭前不做剧烈运动；
- 养成自己吃饭的习惯，让孩子自己使用筷、匙，既可增进饮食的兴趣，又可培养孩子的自信心和独立能力；
- 吃饭时专心，不边看电视，不边玩边吃；
- 不要一次给孩子盛太多的饭菜，先少盛，吃完后再添，以免养成剩菜、剩饭的习惯；
- 吃饭应细嚼慢咽，但也不能拖延时间，最好能在 30 分钟内吃完；不要急于求成，强迫孩子吃某种不喜欢的食物，这样会加深孩子对这种食物的厌恶感；
- 不要吃一口饭喝一口水或经常吃汤泡饭，这样容易稀释消化液，影响消化与吸收；
- 不挑食、不偏食，在许可范围内允许孩子选择食物；
- 不宜用食物作为奖励，避免诱导孩子对某种食物产生偏好。家长和看护人应以身作则，言传身教，帮助孩子从小养成良好的饮食习惯和行为。

良好饮食习惯的形成有赖于父母和幼儿园教师的共同培养。学龄前儿童对外界好奇，易分散注意力，影响对食物的兴趣。家长或看护人不应过分焦急，更不能采用威逼利诱等方式，防止孩子养成拒食的不良习惯。还应注意的是，此时儿童右侧支气管比较垂直，因此要尽量避免给他们吃花生米、干豆类等食物，以防掉入气管、堵塞气道。此期的孩子 20 颗乳牙已出齐，饮食要供给充足的钙、维生素 D 等营养素。要教育孩子注意口腔卫生，少吃糖果等甜食，饭后漱口，睡前刷牙，预防龋齿。

第五节 幼儿膳食特点及集体儿童食谱编制

一、幼儿不同时期的膳食要点及食谱举例

（一）2～3 岁幼儿膳食

2～3 岁幼儿已逐渐出齐全部乳牙，咀嚼力较强，可食用一些固体食品，一日三餐已形成，但仍需要在上、下午各增加 1 次点心。其膳食可逐渐增加食物的品种，使其适应更多种类的食物；同时烹调方法也可逐渐改变，除煮、蒸、煨等方法外，还可适当增加些炒的方法，食物不必切得太碎，可成细丝、小片或小块等，以适应其咀嚼。此年龄幼儿应注意勿整粒食用花生、黄豆、带核枣子、桂圆等，以免误入气管，引起危险。如要食用，需去核煮烂才好。牛乳或豆代乳品每天可给予 400ml 左右，作为点心或在早餐时食用。2～3 岁幼儿食谱举例见表 8-4。

表 8-4 2～3 岁幼儿食谱举例

餐次	食物	原料及重量（g）	蛋白质（g）	热能 MJ（kcal）	钙（mg）
早餐	牛乳	鲜牛乳 200	6.6	0.58（138）	240
	肉末粥	白糖 8	0.02	0.13（31.8）	2.6
		面粉 25	2.5	0.37（88.5）	9.5
		猪肉 10	1.8	0.14（33）	1.1
午餐	软饭	大米 40	3.3	0.5（140.4）	12.8
	炒鱼片	青鱼片 50	10.6	0.29（68.5）	14.5
		植物油 4	0	0.15（36）	0
	青菜豆腐汤	小白菜 50	0.65	0.031（7.5）	30.5
		豆腐 40	2.7	0.080（19.2）	72
		植物油 2	0	0.075（18）	0
午点	蛋糕	面粉 25	2.5	0.37（88.5）	9.5
		蛋 15	2.2	0.11（25.5）	8.3
		白糖 5	0.02	0.083（19.9）	1.6
	水果	苹果 60	0.2	0.15（34.8）	6.6
晚餐	软饭	米 30	2.5	0.44（105.3）	3
	番茄炒蛋	番茄 25	0.2	0.016（3.8）	2
		鸡蛋 45	6.6	0.32（76.5）	24.8
		植物油 4	0	0.15（36）	0
	菠菜鸡血汤	菠菜 25	0.6	0.028（6.8）	18
		鸡血 20	0.98	0.018（4.2）	2.8
		植物油 2	0	0.075（18）	0
晚点	牛奶	鲜牛奶 200	6.6	0.58（138）	240
		白糖 8	0.02	0.13（31.8）	2.6
合计			50.5	4.89（1170）	701

（二）4～6岁幼儿膳食

此年龄的幼儿咀嚼能力增强，消化吸收能力已基本接近成人，其膳食要求也基本接近成人，各种食物都可选用，但仍不宜多食刺激性食物，食物应软硬适中，易为幼儿接受。应特别注意花色品种的多样化，粗细粮交替，荤素菜搭配，保证膳食平衡。膳食次数为每日4次，除早、中、晚3餐外，于下午加点心1次，该年龄段的小儿活动力加强，智力发育迅速，是逐渐形成个性和培养良好习惯的重要时期，故应以恰当方式加强对孩子的教育、引导，使之养成良好的饮食习惯。

4～6岁幼儿食谱举例，见表8-5。

表8-5　4～6岁幼儿食谱举例

餐次	食物	原料及重量（g）	蛋白质（g）	热能 MJ（kcal）	钙（mg）
早餐	牛乳	鲜牛乳200	6.6	0.58（138）	240
		白糖10	0.03	0.17（39.7）	3.2
	鸡蛋薄饼	鸡蛋30	4.4	0.21（51）	16.5
		面粉40	4	0.59（141.6）	15.2
午餐	米饭	大米75	6.2	1.10（263.3）	1JS
	豆腐热肉	豆腐80	5.4	0.16（38.4）	144
		猪肉30	5.4	0.41（99）	33
		植物油4	0	0.19（45）	0
	菠菜猪肝汤	菠菜50	1.2	0.57（13.6）	36
		猪肝40	6.4	0.16（39.3）	33
		植物油2	0	0.11（27）	0
午点	牛奶	鲜牛奶100	3.3	0.29（69）	120
		白糖5	0.02	0.083（19.9）	1.6
	馒头	面粉30	3.0	0.44（106.2）	11.4
晚餐	黄瓜炒鸡丁	黄瓜50	0.4	0.025（6）	15
		鸡肉30	6.5	0.14（33.3）	3.3
		植物油4	0	0.15（36）	0
	番茄蛋汤	番茄50	0.4	0.032（7.7）	4
		植物油2	0	0.075（18）	0
		鸡蛋20	2.9	0.14（34）	11
		大米70	5.9	0.10（25.8）	7
水果	梨	梨100	0.2	0.18（43）	8
合计			62.3	5.41（1496.8）	642.8

二、特殊儿童营养

合理的营养不论对于正常儿童还是患病儿童都十分重要，正常儿童得到营养合理的膳食，可以增强对疾病的抵抗能力，促进儿童的健康成长。患病儿童得到营养合理的膳食有利于配合治疗，达至早日恢复健康。

（一）发热儿童的营养

儿童发热的原因很多，最常见的是由细菌或病毒感染引起的发热，如呼吸道、消化道、皮肤感染，发热时体内新陈代谢增快，一般来说体温每升高1℃，基础代谢就增高13%左右。由于发热体内代谢增高，热能和各种营养素的消耗增多，在饮食上应给予高蛋白、高热能、高维生素的饮食。儿童发热时消化液分泌减少，胃肠蠕动减慢，消化功能较差，应给予易消化的食物，少食多餐，不吃油炸和胀气的食物，避免有刺激性的调味品，如整粒的豆类、高糖食物、韭菜、辣椒、芥末、葱、蒜等。发热儿童除体内代谢高外，再加上散热蒸发，容易失水，在饮食上应供给足够的水分、大量维生素和无机盐，充足的水分有助于稀释体内的毒素，促进毒素的排泄。因此，发热儿童的饮食应以流质、半流质饮食为主，如多吃牛奶、豆浆、酸牛奶、鲜榨果汁、菜汤、水果、粥、粉、面等，既可补充水分，又可获得蛋白质和能量，还可有丰富的维生素C。发热小儿一天膳食举例见表8-6。

表8-6　发热小儿一天膳食

餐次	食谱	食物原料重量（克）
早餐	牛奶	牛奶200克
	蛋糕	面粉25克
		鸡蛋20克
		白糖5克
上午点	橙汁	100毫升
午餐	鸡蛋汤面	鸡蛋1个
		青菜（碎）50
		面条（米粉）100
下午点	酸牛奶	酸牛奶180毫升
晚餐	烂饭	大米40
	清蒸鲩鱼	鲩鱼肉50
	盐水菜心	菜心50
	紫菜蛋花汤	油、盐、酱油适量
晚点	绿豆海带沙	绿豆20
		海带（干）5
		白糖10

（二）腹泻病儿童的营养

腹泻是儿童的常见病，可以由多种病原体和多种原因引起。腹泻不仅会影响儿童对食物中营养物质的充分吸收利用，同时也消耗了体内储存的营养物质，长时间腹泻会造成儿童营养不良。腹泻的另一严重危害是大量水分由大便排出，身体内水分一旦丢失超过体重的5%就会发生一系列人体功能紊乱的现象，医学上称为"脱水"。脱水是造成儿童死亡的主要原因。腹泻的儿童由于大便中排出大量水分，加之在腹泻病急性期常伴有呕吐，更易造成"脱水"，因此此儿童腹泻病时应注意补充充足的水分，世界卫生组织推行"口服补液疗法"能通过口服的方法迅速为患腹泻病儿童补充丢失的水分，避免对儿童身体健康造成损害。

腹泻病儿童大部分饮食不好，我们应想方设法给孩子准备爱吃的食物，每次少吃一点，鼓励他多吃几次，应以清淡为主，如粥、面条、软饭，加些瘦肉末、鱼末、鸡蛋、豆腐和新鲜蔬菜末。这些食物均要切碎、煮透，儿童患病期间每天要比平时多增加一餐，最好延长到腹泻停止后两周。

腹泻患儿一般都有不同程度的小肠绒毛的损害，导致小肠绒毛分泌的二糖酶和其他消化酶减少，而蔗糖和牛奶里的乳糖是二糖。给奶类和其他食物应从少量开始，逐渐过渡到正常饮食，急于给奶类不利于孩子胃肠功能的恢复。但是酸奶却对腹泻的恢复很有利，因为酸奶经过乳酸杆菌发酵，乳糖已基本被分解，不会引起乳糖不耐受，酸奶中的乳酸杆菌也有助于大肠埃希菌的生长，恢复肠道正常菌群，改善胃肠道功能。腹泻患儿补充液体可加盐米汤、糖盐水、菜汤、新鲜果汁、淡茶水、矿泉水、白开水，只要孩子愿意喝就给。

口服补液糖盐水配制方法：温开水 500ml、蔗糖 10g（约 2 小勺）、细盐 1.75g（约 1 平啤酒盖的一半）。

（三）贫血儿童的营养

贫血是指单位容积血液内血红蛋白低于正常（即每升血液内血红蛋白少于 110g）及红细胞数目减少。贫血是儿童期的常见疾病。可由饮食中缺乏铁质引起小细胞性贫血，也可由于饮食缺乏叶酸、维生素 B_{12} 引起大细胞性贫血，或由其他疾病引起的贫血。患儿可表现为食欲不振，面色萎黄，头发干黄，缺少光泽，注意力不集中，记忆力下降等。

铁在食物中以两种形式存在，即血红素铁和非血红素铁。血红素铁主要存在于动物性食物，这类铁的吸收率较高，有 10%～30%的铁能被身体吸收利用，如牛肉、羊肉、动物血和动物肝脏。非血红素铁主要存在于植物性食物，这类铁吸收率较低，只有 1%～3%的铁能被身体吸收利用，如粮食、豆类、蔬菜等。铁的吸收率除了与铁本身的存在形式有关外，还与维生素 C 有关，膳食中含有足够的维生素 C 可促进铁的游离和吸收。

儿童贫血的原因大多数是由于挑食、偏食、饮食不均衡，尽管不少的儿童蛋白质和脂肪摄入量都不缺，却会因为新鲜蔬菜、水果吃得不够而缺少叶酸，导致红细胞存活寿命缩短而发生营养性大细胞性贫血。已患贫血儿童在饮食上应纠正不良饮食习惯，注意膳食的合理搭配，选择符合儿童的口味并易于消化的食物。如每三天至少吃两次牛肉、动物血或动物肝脏，以剁碎、调味煮或蒸成肉饼使之易于吸收。每天多吃新鲜蔬菜、水果、黑木耳、豆制品，控制牛奶量每天在 200～400ml 以内。因为牛奶中铁的含量非常少，每 100 毫升牛奶仅含铁 0.1～0.5mg，而儿童每天需要铁含量在 12mg，每天喝太多的奶而减少其他食物的进食量就容易造成贫血。

（四）营养不良儿童的营养

营养不良一般是指体重、身高明显低于同龄儿童且身体差，易患病。导致儿童期营养不良的原因很多，不良的饮食习惯、喂养不当或挑食、偏食、慢性疾病、先天性疾病或畸形，影响食欲和食物的消化吸收等均可导致儿童营养不良的发生。当儿童出现营养不良时，首先应查明原因，及时治疗原发病，并保证足够的能量、蛋白质、铁、锌、钙及各种维生素的供给。营养不良儿童膳食每天应给予谷类 150～200g，蔬菜 200～400g，水果 50～100g，肉蛋类 50～100g，豆制品 25～50g，牛奶 200～400g，食用油 20g 左右。但应注意营养不良儿童一般食欲欠佳，如果突然按平衡膳食要求给予食物，可能适应不了，应先从少量开始，待逐渐适应后，才能按平衡膳食供给热能。在饮食中注意食物细软、易消化、循序渐进等原则，不可操之过急，在烹调食物时，要保持食物的多样化和色香味，促进幼儿食欲，达到改善营养不良的目的。

（五）肥胖儿童的营养

儿童肥胖症是一种热能代谢障碍，摄入热能超过消耗的热能，引起体内脂肪积聚于体内过多。

1. 限制热能摄入，即减少全日摄食量　以减少五谷、根茎类及油脂类的份量为优先，其余奶类、蛋豆鱼肉及水果不宜减少，可多用蔬菜和水果，以控制总能量。开始每日减 1/4～1/5，以后逐渐增多，让孩子感到不饥饿。每天减少 500kcal 内最安全，减轻 1 公斤体重需要消耗能量 7700kcal，每天减少 250kcal，1 周下来可减轻 0.5 公斤体重。每日饮食热量在 1400～1600kcal，不得低于 1400kcal，以免影响孩子发育。表 8-7 为肥胖儿每天 6 大类食物分配量。

表 8-7　肥胖儿童每天 6 大类食物分配量

食物种类	4～6 岁
粮谷类	200～250
牛奶	300
豆类（以黄豆计算）	50
鱼、肉、禽	50
蛋	50
蔬菜（绿叶占 1/2）	200～250
水果	100
植物油	10
糖	20
可提供的营养成分	
蛋白质（g）	53～58
热能［MJ（kcal）］	6.1（1450）～6.7（1600）
钙	720-770

2. 注意饮食要合理搭配　主食要有粗有细，副食要有荤有素，不要减少蛋白质、无机盐和维生素的含量，不宜限制饮水量，以保证生长发育的需要。婴儿和儿童都不应过多地减少热能的摄入，因为在身体发育期使体重快速降低既不必要，也不合适，只要体重不再增加即属理想。对于重度肥胖儿童，需要有更严格的饮食控制，最好在医生的具体指导下进行，一般应根据其年龄逐渐减少体重，每周不超过 0.25 公斤。

3. 为满足饱腹感，可多用蔬菜和水果

4. 烹调以凉拌、清蒸、水煮、炖为主，减少煎炸、油脂食物的摄入

5. 吃饭的速度减慢，细嚼慢咽

6. 不主张儿童使用一些降低食欲的药物治疗

三、集体儿童营养配餐与食谱编制

幼儿园是幼儿和学龄前儿童生活的主要场所，即使是日托制幼儿园，儿童膳食的 50%～70% 是由幼儿园供给的。幼儿园的营养食谱编制是保证儿童获得良好营养的基础，对儿童的正常生长发育具有重要意义。因此，幼儿园应常规进行膳食管理与营养配餐制度。

（一）幼儿园营养配餐与监测制度

1. 营养配餐制度　幼儿园常规实行营养配餐制度，这是幼儿园的重要工作内容。专职的专业人员（如营养师）根据不同年龄（班级）儿童的营养需要，以"中国居民膳食营养素参考摄入量"作为能量和营养素摄入的目标值，进行儿童营养食谱编制。一周食谱应做到食物种类齐全、品种多样，烹调加工符合儿童的生理和口感的需要，一周内食谱安排不重复。每周的食谱应在上一周周末公布，以使家长了解，这对日托制幼儿园极为重要，因为家长可根据幼儿园内的食谱调整和安排回家的食物，做到幼儿园膳食和家庭膳食互补，使儿童获得均衡的营养。

2. 营养监测制度 幼儿园应该建立儿童营养监测制度。膳食管理员应定期详细登记所购买食物的种类和数量，建立入库和出库登记制度，同时每天记录人园儿童和每餐的进餐人数。营养师或保健师按月统计食物消耗及就餐人日数，对园内儿童的膳食营养进行初步的评估。对幼儿园的儿童每学期进行一次称重法的膳食调查，结合记账法或家庭现场记录对儿童膳食营养状况进行评估，及时调整食谱和膳食计划。每年结合儿童的健康体检（包括人体测量和生化检查）进行一次全面的营养调查和评价，评判营养食谱的合理性，并将结果向家长和上级主管部门通报。通过定期的营养监测，发现食谱的不足并不断完善，最终形成该幼儿园合理营养食谱集，供日后常规应用。

（二）幼儿园食谱编制的原则

1. 保证营养平衡 根据儿童的年龄、性别编制的一周营养食谱，要求其提供的能量和各种营养素在一周内与"膳食营养素参考摄入量"达到动态的平衡，以满足儿童的生理和生长发育的营养素需要。同时还要考虑各营养素之间的比例适当，使营养素之间互补，发挥协同作用，以促进健康。

2. 合理的膳食制度 儿童处于生长发育阶段，对能量和营养素的需要量相对比成年人多，但消化系统发育尚未完善，胃容量也有限，一日三餐不能满足其营养需要。幼儿园的膳食以三餐两点制为宜。一般早餐能量占全日总能量的20%，早点约10%；午餐约占30%，午点约占10%；晚餐约30%，晚餐宜清淡。

3. 合适的加工、烹调方法 根据幼儿的生长发育尤其是消化系统发育的特点，结合幼儿对食物的喜好，选择合适的食物加工、烹调方式。要经常变换烹调方法，并注意食物的色、香、味和造型，以增加幼儿对食物的兴趣，促进食欲。

4. 合理搭配食物 在食谱编制过程中，食物之间的搭配要合理，选择的食物要尽量做到多样化。一周内每天食谱的菜式尽可能不重复。食物宜粗细搭配、粗粮细作、荤素搭配、色彩搭配。每周安排2～3次海产食物，以补充碘，每周安排1～2次动物的肝脏以补充维生素A和铁。食物宜清淡少盐，不用或少用化学合成的调味品。多选用蒸、煮、炖等以水为加热媒介的烹调方法，少用油炸、煎、烤的高温烹调方法，以减少营养素的破坏。

5. 结合市场供应和经济条件 营养配餐过程中食物的选择必须结合市场的供应情况和消费实际，选择市场上方便购买并且价格适宜的食品。

6. 注意饮食卫生 儿童处于生长发育阶段，各器官尚未发育完善，免疫和解毒能力较弱。在购买、制作、储存食物的各个环节，都要特别注意清洁卫生。要选择外观好，无泥污、杂质，无变色、变味，符合卫生的食品。食物要煮熟煮透，不要饮用生的（未经高温消毒的）牛奶和未煮熟的豆浆。还要注意进餐环境、餐具和厨房工作人员的健康与卫生状况。在幼儿园集体用餐要采用分餐制，以防病从口入和减少疾病传染的机会。

（三）幼儿园的食谱编制步骤

由于儿童的年龄不同，其营养需要量也不同。为了使营养配餐能满足不同年龄儿童的营养需要，幼儿园的营养配餐一般需要以年龄分班级编制食谱。按同一年龄分班后，同一班级的儿童年龄一致，其营养素需要量也一致。下面以一个班级儿童为例说明用计算法编制群体食谱的过程。

例8-2 某幼儿园3个小班（3岁）共90人，其中男孩有48人，女孩有42人。请编制3个小班的群体食谱。

1. 确定某一年龄儿童的人均每天能量供给量 以《中国居民膳食营养素参考摄入量》为某一年龄段儿童的能量供给量目标值。查阅附录三～十五2013年《中国居民膳食营养素参考摄入量》

可知，3岁年龄儿童能量推荐摄入量男孩为1250kcal，女孩为1200kcal。该3个小班的人均能量供给量目标值为：（1250×48＋1200×42）÷90＝1227（kcal）。

2. 确定每天人均三大宏量营养素供给量　查阅附录十六《中国居民膳食营养素参考摄入量》可知，3岁儿童蛋白质的推荐摄入量（不分男女）为45g；脂肪的供能比为30%～35%，以30%计算。

$$脂肪的供给量＝（1227×30\%）÷9＝41（g）$$
$$碳水化合物的供给量＝（1227－45×4－1227×30\%）÷4＝170（g）$$

3. 计算三大宏量营养素的各餐点分配量　幼儿园的膳食一般为三餐两点制，一般早餐能量占全日总能量的20%、早点约10%；午餐约30%、午点约10%；晚餐约30%。

该小班级各餐点人均三大宏量营养素供给量为：

（1）早餐（20%）　　蛋白质　45×20%＝9（g）

脂肪　41×20%＝8.2（g）

碳水化合物　170×20%＝34（g）

（2）早点和午点（各10%）　蛋白质　45×10%＝4.5（g）

脂肪　41×10%＝4.1（g）

碳水化合物1　70×10%＝17（g）

（3）午餐和晚餐（各30%）　蛋白质　45×20%＝13.5（g）

脂肪　41×30%＝12.3（g）

碳水化合物　170×30%＝51（g）

4. 确定主食和副食的品种　膳食构成包括主食和副食，我国人民习惯以粮谷类为主食，动物性食物和蔬菜、水果等为副食。一般来说，主食和副食的品种是根据饮食习惯、市场供应情况和营养健康要求来确定。在幼儿园配餐的过程中，应特别注意健康饮食行为的培养。一个人的饮食习惯是在儿童时期形成和发展的，健康的饮食行为可以促进儿童少年的生长发育和健康；不健康的饮食行为不仅会对他们的生长发育产生近期的影响，而且对日后的健康还会带来远期的影响。要充分发挥集体儿童在进餐过程中同伴之间正面的好的影响作用，也要避免反面的不健康的饮食行为的干扰，让儿童体验各种食物，从小培养对各种食物的兴趣，避免形成偏食、挑食的不良饮食习惯。食物多样化、营养素互补是保证营养平衡的基础。

早餐食物选择原则：干湿结合，荤素结合，品种多样。午、晚餐食物选择原则：主食品种要多样，粗细结合；副食品种更要多样、荤素结合、干稀结合、避免重复。

假设该幼儿园小班的食物品种确定为：

早餐：馒头、小米鱼片粥（草鱼）

早点：花卷、牛奶

午餐：主食大米饭，副食蒸肉饼（瘦猪肉）、豆腐干炒菜心

午点：烙饼、苹果

晚餐：主食大米饭，副食西红柿炒鸡蛋。

5. 主食数量的确定　主食量一般由碳水化合物的供给量确定。如果选择的主食品种包括两种或两种以上，需要进一步确定每一种主食提供碳水化合物的比例，分别计算各种主食量。

各餐主食供给量＝（各餐碳水化合物的供给量×食物的供应比例）÷食物中碳水化合物的含量

（1）早餐主食数量的确定　该幼儿园小班的早餐人均需要碳水化合物的量为34g，以馒头为主食占80%，小米粥占20%。查附录二十六《中国食物成分表》可知馒头的碳水化合物含量为47%，小米粥8.4%。则馒头需要量为：（34×80%）÷47%＝58（g）；小米粥需要量为：（34×20%）÷8.4%＝81（g）。

239

（2）午餐、晚餐主食数量的确定　该幼儿园小班的人均午餐和晚餐需要碳水化合物的量各为51g，以米饭为主食，查食物成分表可知米饭的碳水化合物含量为25.9%，则午、晚餐米饭需要量分别为：51÷25.9%＝197（g）。

（3）早点和午点　早点和午点碳水化合物的需要量各为17g，早点由花卷提供，查食物成分表可知花卷的碳水化合物含量为45.6%，则花卷的需要量为17÷45.6%＝37（g）。午点的碳水化合物由烙饼提供，烙饼的碳水化合物含量为52.9%，烙饼的需要量为：17÷52.9%＝32（g）。

6. 副食数量的确定　一般以需要由副食提供的蛋白质量来计算副食的数量。由于蔬菜和水果类食品的蛋白质含量低，吸收利用率也低，为方便计算一般忽略不计。因此，由副食提供的蛋白质就可以用动物性食品、豆类和坚果类食品进行计算。

副食数量确定的计算步骤：

（1）计算主食提供的蛋白质量　主食提供的蛋白质的量＝主食量×主食的蛋白质含量。

（2）计算应由副食供给的蛋白质量　每餐副食品供给的蛋白质量＝餐次蛋白质需要量−餐次主食提供的蛋白质量。

（3）设定各种副食的蛋白质供给比例　如果选择的副食品种包括两种或两种以上，需要进一步确定每一种副食提供蛋白质的比例，每一种副食提供的蛋白质的比例是根据饮食习惯和工作经验确定的，如果确定的比例不合适，往往造成计算的定量不符合个人的日常进食量。

（4）选择蔬菜的品种和数量　蔬菜的品种和数量由市场的供应情况、经济条件、传统配菜习惯和平衡膳食宝塔的要求等确定。

本例副食数量的确定计算如下：

（1）早餐　该幼儿园小班的人均早餐馒头供给量为58g，小米粥81g。查《中国食物成分表 2002》可知馒头的蛋白质含量为7%，小米粥1.4%，则馒头提供蛋白质量为：58×7%＝4（g），小米粥提供的蛋白质量＝81×1.4%＝1（g）。早餐蛋白质的需要量为9g，需要由鱼片供给的蛋白质＝9−4−1＝4g，查食物成分表，可知草鱼的蛋白质含量为16.6%，则草鱼的供给量为＝4÷16.6%＝24（g）

（2）早点　该幼儿园小班的人均早点花卷供给量为37g，查中国食物成分表可知花卷的蛋白质含量为6.4%，提供蛋白质量为：37×6.4%＝2.4（g）。早点蛋白质的需要量为5g。需要由牛奶供给的蛋白质为5−2.4＝2.6g。查食物成分表可知牛奶的蛋白质含量为3.0%，则牛奶的供给量为：2.6÷3.0%＝87（g）。

（3）午餐和午点　该园人均午餐主食大米饭供给量为197g，查食物成分表大米饭的蛋白质含量为2.6%，提供蛋白质量为：197×2.6%＝5（g）。午点只是烙饼32g，其蛋白质含量为7.5%，由烙饼提供蛋白质量为：327×7.5%＝2.4（g）。午点余下的蛋白质由午餐的副食提供。因此，午餐蛋白质的需要量为13.5＋5＝18.5（g）。需要由午餐副食提供的蛋白质为18.5−5−2.4＝11.1（g）。午餐副食蛋白质由瘦猪肉（70%）和豆腐干（30%）提供，查食物成分表可知瘦猪肉（里脊）的蛋白质含量为20.2%，豆腐干的蛋白质含量为15.8%，则瘦猪肉（里脊）的供给量为：（11.1×70%）÷20.2＝38.5（g），豆腐干的供给量为：（11.1×30%）÷15.8%＝21.1（g）。

（4）晚餐　人均晚餐主食大米饭供给量为197g，提供蛋白质量为5g，晚餐的蛋白质的需要量为13.5g。晚餐动物性副食为鸡蛋，则需要由鸡蛋提供的蛋白质：13.5−5＝8.5（g），查食物成分表可知，鸡蛋的蛋白质含量为13.3%，需要的鸡蛋量为：8.5÷13.3%＝64（g）。

设定午餐和晚餐的蔬菜分别为菜心和西红柿，数量分别为100g。

7. 确定烹调用油的量

烹调用油的量＝总脂肪供给量−食物中的脂肪含量

该幼儿园小班的人均脂肪供给量为 41g，全日食谱所用食物量和查食物成分表所用食物的脂肪含量分别为：馒头 58g（1.1%），小米粥 81g（0.7%），草鱼 24g（5.2%），花卷 37g（1%），牛奶 87g（3.2%），大米饭 394g（0.3%），烙饼 32g（2.3%），瘦肉（里脊）38.5g（7.9%），豆腐干 21.1g（7.8%），鸡蛋 64g（8.8%）。

全日烹调用油的需要量 $= 41 - (58 \times 1.1\% + 81 \times 0.7\% + 24 \times 5.2\% + 37 \times 1\% + 87 \times 3.2\% + 394 \times 0.3\% + 32 \times 2.3\% + 38.5 \times 7.9\% + 21.1 \times 7.8\% + 64 \times 8.8\%) = 24.8$（g）

午餐和晚餐的烹调用油分别为 14g 和 10.8g。为了使膳食脂肪酸构成更加合理，提倡使用植物油作为烹调用油。

8. 食谱的初步确定 由于日常生活中食品的重量不一定能按精确的以"克"为单位的计算重量来购买和进行加工制作，在初步确定食谱时往往以日常的加工或销售单位进行近似确定。该幼儿园小班的人均食谱初步调整后见表 8-8。

表 8-8 例题幼儿园小班的人均一日营养食谱

餐次	食物名称（饭菜名称）	原料名称	原料重量（g）
早餐	馒头		58
	小米鱼片粥	小米粥	81
		草鱼	24
午点	花卷		37
	牛奶		100
午餐	大米饭		197
	蒸肉饼	瘦猪肉（里脊）	39
	豆腐干炒菜心	豆腐干	21
		菜心	100
	烹调用油	玉米油	14
午点	烙饼		32
	水果	苹果	100
晚餐	大米饭		197
	西红柿炒鸡蛋	鸡蛋	64
		西红柿	100
	烹调用油	花生油	11

9. 应用食物交换份法制订一周食谱

10. 食谱的复核、计算、评价和调整 食谱初步确定后，应根据食物成分表对食谱进行营养素的复核计算。有条件的个人或单位可应用电脑营养软件进行营养素的复核计算。参考平衡膳食宝塔评价膳食构成，与《中国居民膳食营养素参考摄入量》对比，评价能量和各种营养摄入量，再根据食谱的评价结果对食谱中的食物品种、数量以及搭配进行调整。

（四）幼儿园的食物采购计划的制订

1. 确定各年龄儿童每天各餐每份食物的种类和数量（上述食谱已计算）。

2. 确定各年龄儿童的每餐就餐人数。

3. 确定食物采购的种类和数量：因为上述计算的食物量为可食部分的量，市场采购的食物为市品的重量，可食部分的量应该折算为市品的重量。

$$食物采购量 = （每份食物的数量 \times 就餐人次）\div 食部（\%）$$

假如本例幼儿园 3 个小班 90 人全部就餐，则一日食谱的副食品采购计划为：

牛奶：（100ml/人 × 90 人）÷100% = 9000（ml）

草鱼：（24g/人 × 90 人）÷58% = 3724（g）

瘦猪肉：（39g/人 × 90 人）÷ 100% = 3510（g）

豆腐干：（21g/人 × 90 人）÷100% = 1890（g）

鸡蛋：（64g/人 × 90 人）÷88% = 6545（g）

菜心：（100g/人 × 90 人）÷84% = 10714（g）

西红柿：（100g/人 × 90 人）÷97% = 9278（g）

苹果：（100g/人 × 90 人）÷76% = 11842（g）

第六节　托幼机构卫生保健信息管理系统软件介绍

使用托幼机构卫生保健信息管理系统管理集体儿童营养，已经成为众多幼儿园保健工作者最普遍的方式。广州市自 2008 年以来一直在全市推广上海臻鼎科技的"托幼机构卫生保健信息管理系统"，软件集合了食谱制定、膳食调查两个模块，简化了以往繁琐的计算过程，并能科学、合理地评价各托幼园所的膳食级别，为集体儿童提供合理的营养膳食，对广大托幼机构而言是进行儿童营养管理最为科学的模式，提升了集体儿童健康管理质量。

一、使用膳食软件制定食谱

食谱制定包括就餐对象管理、食谱制订、食谱查询打印三个模块，帮助完成托幼机构每周带量食谱。

1. 就餐对象管理　如图 8-2 所示，可以定义餐次，如早餐、早点、午餐、午点，以及人群结构和数量，如 3 岁女童 20 人，3 岁男童 30 人，4 岁女童 50 人等。设定好就餐对象以后，就可以开始进行食谱制定了。

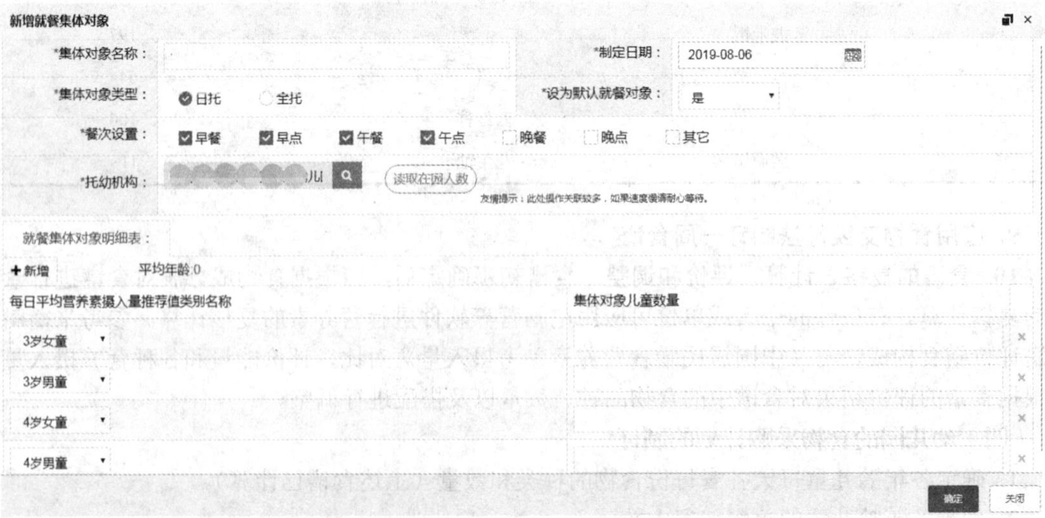

图 8-2　就餐对象管理软件截图

2. 食谱制定　如图 8－3 所示，通过对每天定义的早/中/晚餐次中菜谱库或食物库进行选择，完成对带量食谱的制定。食谱制定可以选择系统自带菜谱，也可以自定义编辑托幼机构的特色菜谱。在制定食谱的过程中，系统会自动实时对所制定的食谱进行营养分析，分析食谱中所含各种营养素的配比是否达到国家推荐的量以及三大热量百分比是否合理等。如需微调，可在带量食谱中对所选食物的种类或数量进行调整。

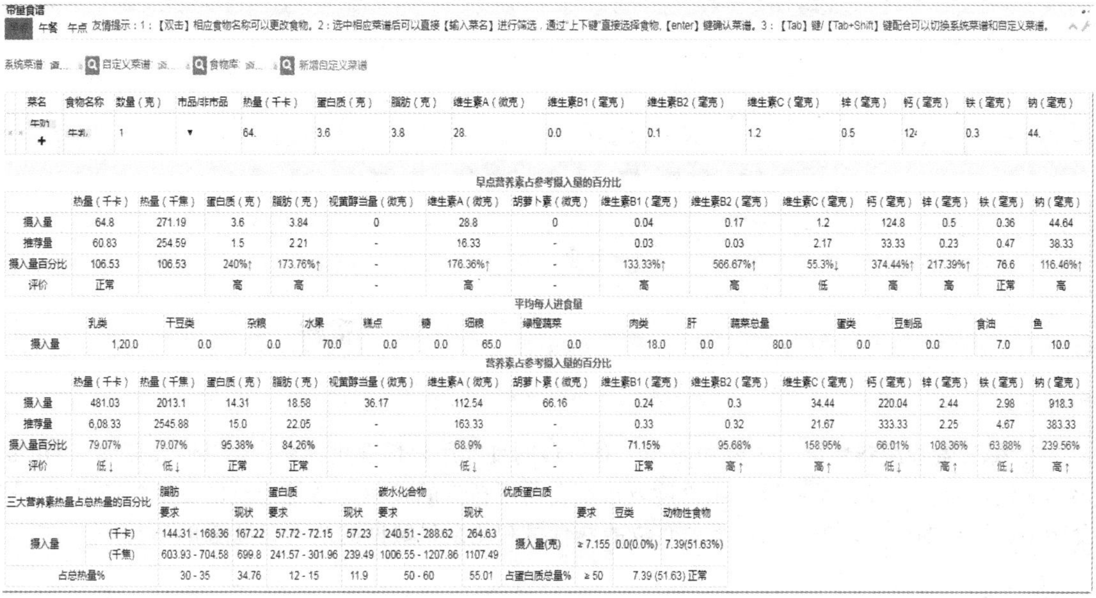

菜名	食物名称	数量（克）	市品/非市品	热量（千卡）	蛋白质（克）	脂肪（克）	维生素A（微克）	维生素B1（毫克）	维生素B2（毫克）	维生素C（毫克）	锌（毫克）	钙（毫克）	铁（毫克）	钠（毫克）
牛奶 +	牛乳	1	▼	64.	3.6	3.8	28.	0.0	0.1	1.2	0.5	12	0.3	44.

早点营养素占参考摄入量的百分比

	热量（千卡）	热量（千焦）	蛋白质（克）	脂肪（克）	视黄醇当量（微克）	维生素A（微克）	胡萝卜素（微克）	维生素B1（毫克）	维生素B2（毫克）	维生素C（毫克）	钙（毫克）	锌（毫克）	铁（毫克）	钠（毫克）
摄入量	64.8	271.19	3.6	3.84	0	28.8	0	0.04	0.17	1.2	124.8	0.5	0.36	44.64
推荐量	60.83	254.59	1.5	2.21	-	16.33	-	0.03	0.03	2.17	33.33	0.23	0.47	38.33
摄入量百分比	106.53	106.53	240%↑	173.76%↑	-	176.36%↑	-	133.33%↑	566.67%↑	55.3%↓	374.44%↑	217.39%↑	76.6	116.46%↑
评价	正常		高	高	-	高	-	高	高	低	高	高	正常	高

平均每人进食量

	乳类	干豆类	杂粮	水果	糕点	糖	细粮	绿橙蔬菜	肉类	肝	蔬菜总量	蛋类	豆制品	食油	鱼
摄入量	1,20.0	0.0	0.0	70.0	0.0	0.0	65.0	0.0	18.0	0.0	80.0	0.0	0.0	7.0	10.0

营养素占参考摄入量的百分比

	热量（千卡）	热量（千焦）	蛋白质（克）	脂肪（克）	视黄醇当量（微克）	维生素A（微克）	胡萝卜素（微克）	维生素B1（毫克）	维生素B2（毫克）	维生素C（毫克）	钙（毫克）	锌（毫克）	铁（毫克）	钠（毫克）
摄入量	481.03	2013.1	14.31	18.58	36.17	112.54	66.16	0.24	0.3	34.44	220.04	2.44	2.98	918.3
推荐量	6,08.33	2545.88	15.0	22.05	-	163.33	-	0.33	0.32	21.67	333.33	2.25	4.67	383.33
摄入量百分比	79.07%	79.07%	95.38%	84.26%	-	68.9%	-	71.15%	95.68%	158.95%	66.01%	108.36%	63.88%	239.56%
评价	低↓	低↓	正常	正常	-	低↓	-	正常	高↑	高↑	低↓	高↑	低↓	高↑

三大营养素热量占总热量的百分比		脂肪		蛋白质		碳水化合物		优质蛋白质			
		要求	现状	要求	现状	要求	现状		要求	豆类	动物性食物
摄入量	（千卡）	144.31 - 168.36	167.22	57.72 - 72.15	57.23	240.51 - 288.62	264.63	摄入量(克)	≥ 7.155	0.0(0.0%)	7.39(51.63%)
	（千焦）	603.93 - 704.58	699.8	241.57 - 301.96	239.49	1006.55 - 1207.86	1107.49				
占总热量%		30 - 35	34.76	12 - 15	11.9	50 - 60	55.01	占蛋白质总量%	≥ 50	7.39 (51.63) 正常	

图 8－3　带量食谱制定截图

3. 食谱查询打印　如图 8－4 所示，点击查询后选择所需打印食谱的时间，即可获得想要的食谱，既可导出成 excel 文件，方便编辑和保存；也可直接打印预览后打印出来粘贴在工作栏或家长栏中方便查看。此功能还可以打印出一周食谱的营养分析报告，也可生成采购用料清单，方便食物采购人员确认每天采购物品的品种和数量。

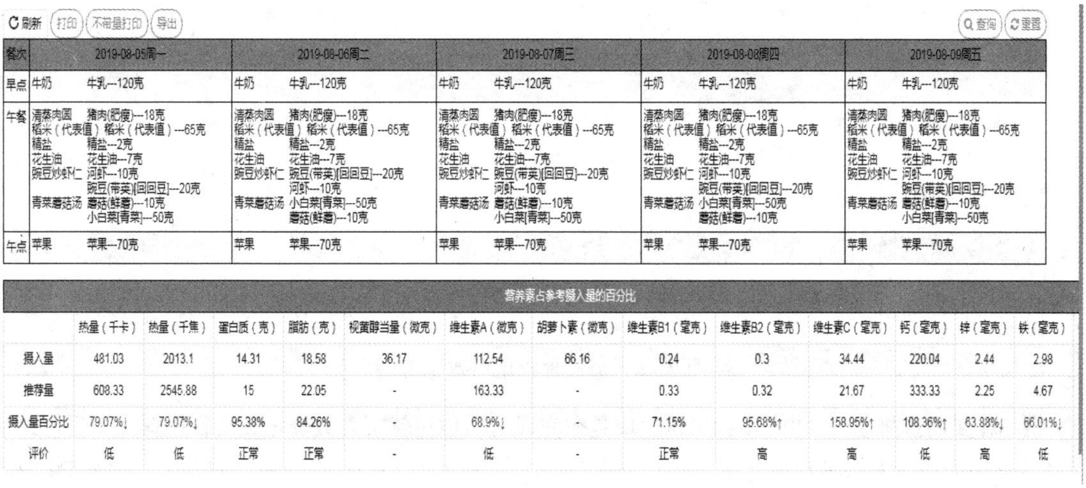

餐次	2019-08-05周一	2019-08-06周二	2019-08-07周三	2019-08-08周四	2019-08-09周五
早点	牛奶　牛乳---120克	牛奶　牛乳---120克	牛奶　牛乳---120克	牛奶　牛乳---120克	牛奶　牛乳---120克
午餐	清蒸肉圆　猪肉(肥瘦)---18克 稻米（代表值）稻米（代表值）---65克 精盐　精盐---2克 花生油　花生油---7克 豌豆炒虾仁　河虾---10克 豌豆(带荚)[回回豆]---20克 青菜蘑菇汤　蘑菇(鲜蘑)---10克 小白菜[青菜]---50克	清蒸肉圆　猪肉(肥瘦)---18克 稻米（代表值）稻米（代表值）---65克 精盐　精盐---2克 花生油　花生油---7克 豌豆炒虾仁　豌豆(带荚)[回回豆]---20克 河虾---10克 青菜蘑菇汤　小白菜[青菜]---50克 蘑菇(鲜蘑)---10克	清蒸肉圆　猪肉(肥瘦)---18克 稻米（代表值）稻米（代表值）---65克 精盐　精盐---2克 花生油　花生油---7克 豌豆炒虾仁　豌豆(带荚)[回回豆]---20克 河虾---10克 青菜蘑菇汤　蘑菇(鲜蘑)---10克 小白菜[青菜]---50克	清蒸肉圆　猪肉(肥瘦)---18克 稻米（代表值）稻米（代表值）---65克 精盐　精盐---2克 花生油　花生油---7克 豌豆炒虾仁　河虾---10克 豌豆(带荚)[回回豆]---20克 青菜蘑菇汤　小白菜[青菜]---50克 蘑菇(鲜蘑)---10克	清蒸肉圆　猪肉(肥瘦)---18克 稻米（代表值）稻米（代表值）---65克 精盐　精盐---2克 花生油　花生油---7克 豌豆炒虾仁　河虾---10克 豌豆(带荚)[回回豆]---20克 青菜蘑菇汤　蘑菇(鲜蘑)---10克 小白菜[青菜]---50克
午点	苹果　苹果---70克	苹果　苹果---70克	苹果　苹果---70克	苹果　苹果---70克	苹果　苹果---70克

营养素占参考摄入量的百分比

	热量（千卡）	热量（千焦）	蛋白质（克）	脂肪（克）	视黄醇当量（微克）	维生素A（微克）	胡萝卜素（微克）	维生素B1（毫克）	维生素B2（毫克）	维生素C（毫克）	钙（毫克）	锌（毫克）	铁（毫克）
摄入量	481.03	2013.1	14.31	18.58	36.17	112.54	66.16	0.24	0.3	34.44	220.04	2.44	2.98
推荐量	608.33	2545.88	15	22.05	-	163.33	-	0.33	0.32	21.67	333.33	2.25	4.67
摄入量百分比	79.07%↓	79.07%↓	95.38%	84.26%	-	68.9%↓	-	71.15%	95.68%↑	158.95%↑	108.36%↑	63.88%↓	66.01%↓
评价	低	低	正常	正常	-	低	-	正常	高	高	低	高	低

图 8－4　食谱查询打印截图

二、使用膳食软件进行膳食调查

膳食调查包括了就餐人数登记、每日食物用料登记以及膳食调查报告等模块，通过对调查期间人数统计后台完成人日数的计算，每日各类食物实际生食量的统计，最后分析生成调查机构儿童每人每日实际摄入食物的营养分析及评价报告。该模块可设置成称重法和记账法。

1. 就餐人数登记是要求将每天就餐人数进行登记　见图 8-5。

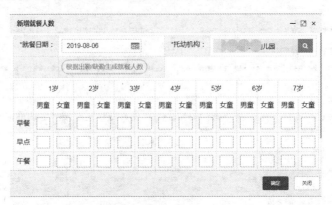

图 8-5　就餐人数登记截图

2. 每日食物用料登记　主要功能在于对每日的食物用料情况进行登记，以便计算混合 DRIs。该功能快捷录入的模式是通过点击"读取日期食物用料"的按钮，系统会根据带量食谱自动生成食物用料登记的数据，方便操作者就食物的熟食量和剩余量数据的录入。见图 8-6。

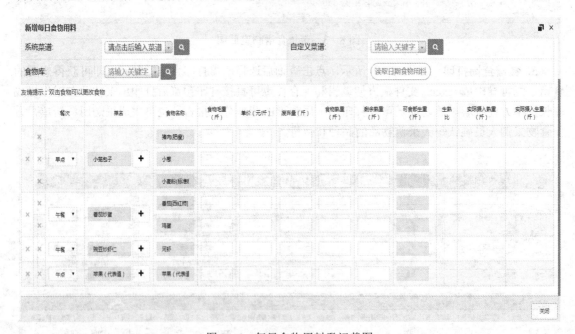

图 8-6　每日食物用料登记截图

3. 膳食调查报告　如图 8-7，该模块是在完成上两步对就餐人数登记及食物用料登记后，最后统计计算出的混合人均膳食摄入量。通过点击查询，选择所做膳食调查的时间，既可获得膳食调查的膳食统计表，也可形成广州市统一要求的膳食调查统计表。图 8-8 为膳食调查结果综合表。

三、使用膳食软件食谱编制及膳食调查常用的表格及举例应用

1. 幼儿园一周带量食谱表。见表8-9。

2. 幼儿园膳食调查期间儿童就餐人数登记表。见表8-10。

3. 幼儿园膳食调查每天用量登记表。见表8-11。

4. 幼儿园膳食调查早餐各类营养素数量汇总表。见表8-12。

5. 幼儿园膳食调查结果综合表。见表8-13。

刷新 打印 导出　　查询 重置

就餐人数清单

日期	餐次	1岁男童	1岁女童	2岁男童	2岁女童	3岁男童	3岁女童	4岁男童	4岁女童	5岁男童	5岁女童	6岁男童	6岁女童	7岁男童	7岁女童
2019-08-05	早点					1		1				1			
2019-08-05	午餐					1		1				1			
2019-08-05	午点					1		1				1			

食物用料清单

食物名称	数量(公斤)	食物名称	数量(公斤)	食物名称	数量(公斤)
蘑菇(鲜蘑)	3	花生油	0.021	猪肉(肥瘦)	0.054
小白菜青菜)	0.15	牛乳	0.36	精盐	0.006
河虾	0.03	豌豆(带荚)(回回豆)	0.06	稻米(代表值)	0.195
苹果	0.21				

营养素与参考摄入量的百分比

	热量(千卡)	热量(千焦)	蛋白质(克)	脂肪(克)	视黄醇当量(微克)	维生素A(微克)	胡萝卜素(微克)	维生素B1(毫克)	维生素B2(毫克)	维生素C(毫克)	钙(毫克)	锌(毫克)	铁(毫克)	钠(毫克)
摄入量	716.3	2997.5	40.8	19.6	36.2	122.3	106.3	1	1	54	278.8	11.5	14.7	999.7
推荐量	691.7	2894.6	15.8	23.1	-	171.7		0.4	0.3	23.3	366.7	2.5	4.8	416.7
摄入量百分比	103.6%	103.6%	257.5%	84.6%	-	71.3%		278.5%	306.4%	231.6%	76%	458.2%	305%	239.9%
评价	正常	正常	高	正常	-	正常		高	高	高	正常	高	高	高

三大营养素热量占总热量的百分比		脂肪		蛋白质		碳水化合物			优质蛋白质		
		要求	现状	要求	现状	要求	现状		要求	豆类	动物性食物
摄入量	(千卡)	214.9-250.7	176	86-107.4	163.1	358.1-429.8	425.4	摄入量(克)	≥20.4	0(0%)	7.4(18.1%)
	(千焦)	899.3-1049.1	736.7	359.7-449.6	682.5	1498.8-1798.5	1780.2				
	占总热量%	30-35	24.6	12-15	22.77	50-60	59.39	占蛋白质总量%	≥50		7.4(18.1)偏低

图8-7 膳食调查报告截图

调查日期	项目	蛋白质(克)	脂肪(克)	碳水化合物(克)	热能(Kcal)	钙(毫克)	铁(毫克)	维生素A(国际单位)	硫胺酸(毫克)	核黄素(毫克)	抗坏血酸(毫克)
08/01-08/06	应供给量	35.0	49.8	253.0	1600.0	800.0	10.0	360.0	0.8	0.7	50.0
08/01-08/06	实际摄入量	34.84	22.41	44.34	502.29	152.59	5.9	624.0	0.34	0.73	24.39
08/01-08/06	摄入量占供给量的%	99.53	45.0	17.52	31.39	19.07	59.02	173.33	43.02	103.73	48.78
备注	1、在园所进食早、午餐、午点总热量占应供给量的75%。 2、进食早、午、晚餐总热量占应供给量的80%。 3、进食早、午、午点、晚餐的总热量占应供给量的85~95%。										

三大营养素热量分布

	蛋白质	脂肪	碳水化合物
摄入量(Kcal)	139.35	201.69	177.35
占总摄入量%	27.74	40.15	35.31
备注	推荐比例：蛋白质10~15%，脂肪20~30%，碳水化合物55~65%		

蛋白质来源分布

	动物性食物	豆类	其他植物性食物
摄入量	32.76	0.0	2.07
占总摄入量%	94.05	0.0	5.95
备注	推荐比例：优质蛋白(动物蛋白、豆类)占蛋白质摄入量的40~50%		

营养调查综合表

餐别	热能	占整天摄入总热量的%
早餐	3.51	0.22
早点	87.8	5.49
午餐	281.71	17.61
午点	129.27	8.08

注：三餐热量分配标准：
早餐25% 午餐35~40% 午点10~15% 晚餐25%

图8-8 为膳食调查结果综合表

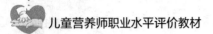
表8-9 幼儿园一周带量食谱表

第 周　　年 月 日～ 年 月 日

	星期一	每人量（克）	星期二	每人量（克）	星期三	每人量（克）	星期四	每人量（克）	星期五	每人量（克）
早餐	猪肝桃酥	大米 15 猪肝 25 小葱 3 盐 2 花生油 2 桃酥 35	云吞面	大面条 50 韭菜 5 瘦肉 15 花生油 3 盐 2 白糖 1 生粉 1	肉末通心粉	通心粉 100 瘦肉 25 花生油 3 盐 3	豆浆花卷	豆浆 150 白糖 15 花卷 50	鲜牛奶芝麻包	鲜牛奶 250 白糖 3 黑芝麻 10 白糖 5
午餐	米饭蔬菜肉蛋炒粒	大米 70 青瓜 10 元椒 10 红萝卜 10 火腿肉 10 鸡蛋 10 瘦肉 30 花生油 3 盐 2 酱油 2 生粉 1	米饭老少平安冬菇红枣鸡汤	大米 70 上肉 35 鱼肉 15 豆腐 100 小葱 2 花生油 3 酱油 2 生粉 1 白糖 1 盐 2 冬菇 1 红枣 3 鸡 25 盐 3	米饭黄豆焖肉肉末炒通菜	大米 70 上肉 10 黄豆 10 盐 2 酱油 1 花生 2 瘦肉 100 通菜 80 花生油 3 盐 2 生粉 1 白糖 1 酱油 1	米饭肉末节瓜节瓜猪骨汤	大米 70 瘦肉 60 叉热 3 盐 4 花生油 4 酱油 2 小葱 2 节瓜 8 白糖 1 节瓜 40 猪骨 30 盐 3	鱼茸花生菜干冬菇粥生肉包	大米 20 鱼肉 80 马蹄 5 花生菜干冬菇 5 油菜心 25 花生油 1 肥瘦猪肉 15 面粉 30 盐 3
午点	橙	橙 100	糖水鸡蛋	鸡蛋 50 糖 30	牛肚茨实	大米 3 牛肚 15 茨实 2 苡米 2 盐 2	苹果	苹果 100	番薯	番薯 50

表8-10 幼儿园一周儿童就餐人次登记表

幼儿园名称：_____ 幼儿园　　　　　2011 学年度下学期

时间	餐次	就餐人次	3 岁组	4 岁组	5 岁组	6 岁组	合计
2012-5-11	早餐	男	66	71	66	70	273
		女	60	59	70	78	267
	午餐	男	53	59	66	70	248
		女	53	55	70	78	256
	午点	男	53	59	66	70	248
		女	53	55	70	78	256
2012-5-12	早餐	男	65	67	68	70	270
		女	58	62	68	76	264
	午餐	男	58	60	66	69	253
		女	50	59	68	74	251
	午点	男	58	60	66	69	253
		女	50	59	68	74	251

续表

时间	餐次	就餐人次	3岁组	4岁组	5岁组	6岁组	合计
2012-5-13	早餐	男	65	66	67	70	268
		女	60	64	67	78	269
	午餐	男	60	61	65	68	254
		女	52	58	64	76	250
	午点	男	60	61	65	68	254
		女	52	58	64	76	250
2012-5-14	早餐	男	63	68	67	70	268
		女	59	62	69	78	268
	午餐	男	54	62	67	69	252
		女	53	59	68	73	253
	午点	男	54	62	67	69	252
		女	53	59	68	73	253
合计	早餐	男	259	272	268	280	1079
		女	237	247	274	310	1068
	午餐	男	225	242	264	276	1007
		女	208	231	270	301	1010
	午点	男	225	242	264	276	1007
		女	208	231	270	301	1010

表8-11　膳食调查每日食物用量登记（调查第一天登记示例）

幼儿园名称：　　　幼儿园　　2011学年度下学期就餐人数：

2	男孩	人	3	男孩	人	4	男孩	人	5	男孩	人	6	男孩	人
岁	女孩	人	岁	女孩	人	岁	女孩	人	岁	女孩	人	岁	女孩	人

日期	餐别	食物名称	生食总量（kg）	熟食总量（kg）	生/熟系数	实际分得熟食量（kg）	剩余量（kg）	实际熟食量（kg）	实际生食量（kg）	开餐人数	平均每人食量（g）
	早餐	大米	7.5	164.5	0.05	164.5	1.2	163.3	8.2	540	15.1
		猪肝	15	164.5	0.09	164.5	1.2	163.3	14.7	540	27.2
		葱	1.5	164.5	0.01	164.5	1.2	163.3	1.63	540	3.0
		盐	1.5	164.5	0.01	164.5	1.2	163.3	1.6	540	3.0
		花生油	1.2	164.5	0.01	164.5	1.2	163.3	1.6	540	3.0
		桃酥	18	18	1	18	0	18	18	540	33.3
	中餐	大米	34.7	96.8	0.36	89	0	89	32	504	63.5
		青瓜	4.5	140.7	0.03	140.7	0	140.7	4.5	504	8.9
		元椒	5	140.7	0.04	140.7	0	140.7	5	504	9.9
12.5.11		红萝卜	5	140.7	0.04	140.7	0	140.7	5	504	9.9
		火腿肉	5	140.7	0.04	140.7	0	140.7	5	504	9.9
		鸡蛋	5	140.7	0.04	140.7	0	140.7	5	504	9.9
		瘦猪肉	15	140.7	0.11	140.7	0	140.7	15	504	29.8
		花生油	1.5	140.7	0.01	140.7	0	140.7	1.5	504	3
		盐	1.28	140.7	0.01	140.7	0	140.7	1.28	504	2.5
		酱油	1	140.7	0.01	140.7	0	140.7	1	504	2
		生粉	0.5	140.7	0	140.7	0	140.7	0.5	504	1
	午点	橙	55				0		55	504	109.1

注：在使用软件进行膳食调查分析时，只要收集生食总量、熟食总量、剩余量即可完成操作，无须再对表格中其他指标进行计算。

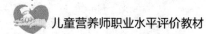

如需手工进行膳食调查和计算，可参考下面举例进行表格指标填写和计算：

大米生/熟比值＝生食总量/熟食总量＝34.7/96.8＝0.36

大米实际熟食量（kg）＝实际分得熟食量－剩余量＝89－0＝89（kg）

大米实际生食量（kg）＝实际熟食量×生熟比值＝89×0.36＝32（kg）

大米平均每人食量（g）＝（实际生食量/开餐人数）×1000＝（32/540）×1000＝59（g）

表8-12　膳食调查早餐各类营养素汇总表

餐别	食物名称	四日每人进食总量（克）	平均每人每日进食量（克）	蛋白质（克）	脂肪（克）	碳水化合物（克）	热量（kcal）	钙（毫克）	铁（毫克）	胡萝卜素（微克）	维生素A（微克）	硫胺素（毫克）	核黄素（毫克）	抗坏血酸（毫克）
早餐	大米	15.1	3.78	0.28	0.03	2.7	12.11	0.46	0.08	0	0	0.01	0.01	0
	面条	46.8	11.7	0.73	0.14	5.05	24.34	6.79	0.2	0	0	0.01	0.01	0
	通心粉	37.2	9.3	1.1	0.01	7.01	32.55	1.3	0.24	0	0	0.01	0	0
	豆浆	139.9	34.9	0.63	0.24	0.35	4.54	3.94	0.17	31.41	0	0.01	0.01	0
	猪肝	27.4	6.9	1.33	0.24	0.35	8.9	0.41	1.56	0	343.1	0.01	0.01	1.38
	上肉	25.1	6.3	0.83	2.3	0.15	24.89	0.38	0.1	0	7.18	0.01	0.01	0
	韭黄	4.7	1.2	0.03	0	0.03	0.26	0.3	0.02	3.12	0	0	0	0.18
	小葱	2.8	0.7	0.01	0	0.02	0.17	0.5	0.01	5.88	0	0	0	0.15
	面粉	9.4	2.4	0.25	0.03	1.79	8.4	0.65	0.65	0	0	0	0	0
	桃酥	33.3	8.3	0.58	1.81	5.31	39.92	3.98	0.26	0	0	0	0	0
	花卷	48.5	12.2	0.78	0.12	5.56	26.47	2.32	0.05	0	0	0	0	0
	白糖	15.8	4	0	0	4	16	0.8	0.02	0	0	0	0	0
	花生油	3.6	0.9	0	0.9	0	8.09	0.11	0.03	0	0	0	0	0
	盐	7.4	1.9	0	0	0	0	0.42	0.02	0	0	0	0	0
	生粉	0.9	0.2	0	0	0.17	0.69	0.07	0.01	0	0	0	0	0
	小计			6.53	5.82	32.14	207.33	22.43	3.42	40.41	350.3	0.06	0.05	1.71

注：四日每人进餐总量：将膳食调查四天中所有早餐食物种类和数量进行分类汇总获得；平均每人每日进食量：四日每人进餐总量/4。

通过查询《中国常见食物成分表》计算出每类营养素的量。

如使用膳食调查营养软件，该表格可不使用。

计算举例：如大米蛋白质计算：查表每100g大米含蛋白质7.4g，则3.5g大米中蛋白质＝3.78*74/100＝2.8g。

表 8-13 膳食结果综合表

单位： 年度： 制表单位： 调查人： 计算单位：

各类营养素供给情况表

调查日期	项目	蛋白质（克）	脂肪（克）	碳水化合物（克）	热量（Cal）	钙（毫克）	铁（毫克）	胡萝卜素（微克）	维生素A（微克）	硫胺素（毫克）	核黄（毫克）	抗坏血酸（毫克）
	应供给量	37.77	35.22	170.26	1122.86	566.81	9.00	476.63	433.36	0.51	0.51	50.83
2012-5-11 ～ 2012-5-14	实际摄入量	31.41	22.51	114.05	779.66	121.89	9.91	521.20	434.51	0.53	0.30	22.98
	摄入量占应供给量的%	83.16	63.92	66.99	69.44	21.5	110.11	109.35	100.27	103.92	58.12	45.21
备注	1. 在园所进食早、午餐、午点总热量占应供给量的 70% 2. 进食早餐、午餐、午点、晚餐的总热量至少占应供给量的 90%											

三大营养热量分布

	蛋白质	脂肪	碳水化合物
摄入量（kCal）	151.08	316.98	681.04
占总摄入%	13.15	27.59	59.27

备注：分布：蛋白质 12%～15%、脂肪 30%～35%、碳水化合物 50%～60%

蛋白质来源分布

	动物性食物	豆类	其他植物性食物
摄入量（g）	16.84	3.63	17.3
占总摄入量%	44.59	9.61	45.8

备注：优质蛋白（动物蛋白，豆类）占蛋白总摄入量的 50%

各餐次热量分配比例分布

一日几餐的热量分配

餐别	热量摄入量（kcal）	占整天摄入总热量的%
早餐	482.62	29.4
午餐	492.13	30.0
午点	174.35	10.6

注：三餐热量分配标准：早餐 30%，午餐 30%，午点 10%，晚餐 30%。

第七节　集体儿童营养管理练习题

一、理论练习题

（一）单项选择题

1. 儿童膳食调查的目的是（　　）。

（A）了解不同生活条件下儿童的饮食习惯和所吃食物的种类和数量

（B）计算每日各种营养素的摄入量，并与推荐摄入量标准相比较，进行营养评价

（C）了解儿童每日摄取的营养素是否能满足儿童生理需要及生长发育需要

（D）以上都是

答案：D

2. 进行儿童营养评价时，不需要考虑以下哪一项（　　）

（A）三大营养素热量分布　　　　　　　　（B）膳食中脂肪的来源

（C）蛋白质食物来源分布　　　　　　　　（D）各餐热量分配和比例

答案：B

3. 下列关于膳食调查结果评价的叙述中不正确的是（　　）。

（A）膳食调查结果从数量和质量两方面来进行评价

（B）热能和营养素的摄入量应与供给量标准相比较

（C）膳食中碳水化合物的来源

（D）评价内容包括对一日几餐的热量分配

答案：C

4. 广州市规定使用称重法对集体单位进行膳食调查时应调查多少天（　　）。

（A）1 天　　　　　　（B）2 天　　　　　　（C）3 天　　　　　　（D）4 天

答案：D

5. 使用下面（　　）进行膳食调查，可得出较为准确的结论

（A）询问法　　　　　　　　　　　　　　（B）记账法

（C）称重法　　　　　　　　　　　　　　（D）以上都不正确

答案：C

6. 下列关于营养素摄入量及供给量的说法，不正确的是（　　）。

（A）对供给量而言，摄入量不一定要达到供给量的100%才算满意

（B）只要幼儿的实际摄入量达到了供给量的80%，就可以认为基本平衡

（C）长期低于80%者，特别是当蛋白质供应不足时就可以产生营养不良

（D）热能摄入量超过供给量标准的20%，就可能引起体重过重

答案：B

7. 待加工的原料通常已被污染，带有病原菌，其中生鱼和贝类易被（　　）污染。

（A）沙门氏菌　　　　　　　　　　　　　（B）金黄色葡萄球菌

（C）副溶血弧菌　　　　　　　　　　　　（D）产气荚膜梭菌

答案：C

8. 为了控制细菌在食品中的繁殖，食品的烹饪或热加工过程中食物的中心温度必须（　　）。

（A）＞60℃　　　　（B）＞70℃　　　　（C）＞80℃　　　　（D）＞90℃

答案：B

9. 贮存熟食品，应及时热藏，使食品温度保持在（ ）以上。

（A）60℃　　　（B）70℃　　　（C）80℃　　　（D）90℃

答案：A

10. 冷冻食品的贮存应把温度控制在（ ）以下。

（A）0℃　　　（B）−10℃　　　（C）−18℃　　　（D）−20℃

答案：C

11. 关于幼儿园食堂卫生要求的说法中正确的是（ ）。

（A）不得经营冷荤凉菜

（B）食堂的外环境 25 米内不得有污染源

（C）食堂的法定代表人、负责人、管理人员、食品从业人员每年必须体检

（D）以上都是

答案：D

12. 幼儿园食堂卫生要求每餐每种幼儿进食的食物必须无菌采样，在规定温度的冰箱内留样（ ）。

（A）24h　　　　　　　　　（B）48h

（C）72h　　　　　　　　　（D）以上都不正确

答案：B

13. 幼儿园食堂卫生要求每餐每种幼儿进食的食物必须无菌采样（ ）克或毫升。

（A）100　　　（B）125　　　（C）500　　　（D）1000

答案：B

14. 幼儿园食堂卫生要求每餐每种幼儿进食的食物，必须无菌采样后在（ ）冰箱内保存。

（A）−18℃以下　　（B）0℃以下　　（C）4～10℃　　（D）以上都不正确

答案：C

15. 对食品从业人员个人卫生的检查工作应包括（ ）。

（A）是否有有效的健康证　　　　（B）工作服是否干净整洁

（C）手部消毒　　　　　　　　　（D）以上都是

答案：D

16. 使用煮沸消毒法对食（饮）具进行消毒，要求温度必须达到 100℃并保持（ ）分钟。

（A）10　　　（B）12　　　（C）15　　　（D）18

答案：A

17. 使用红外线消毒法对食（饮）具进行消毒要求温度必须达到 120℃并保持（ ）分钟。

（A）10　　　（B）12　　　（C）15　　　（D）18

答案：C

18. 患有下列哪种疾病的患者不得从事食品加工工作。（ ）

（A）黄疸　　　　　　　　　（B）腹泻

（C）可见感染的皮肤损伤（疖子、伤口等）　　（D）以上都是

答案：D

19. 下列操作不符合安全制备食品的十项原则的是（ ）。

（A）购买生牛奶

（B）食品加工中避免生食品和熟食品接触

（C）精心保持厨房所有表面的清洁

（D）避免昆虫、鼠类和其他动物接触食品

答案：A

20. 食品从业人员进行手部消毒的消毒剂氯含量应在（　　）以上。

（A）50ppm　　　　（B）100ppm　　　　（C）150ppm　　　　（D）200ppm

答案：B

21. 饮食业卫生要求很多，下列哪项不属于保证饮食卫生的基本原则（　　）。

（A）洗消　　　　（B）温度　　　　（C）湿度　　　　（D）时间

答案：C

22. 下列温度中不适宜储存熟食的是（　　）。

（A）2℃　　　　（B）8℃　　　　（C）55℃　　　　（D）65℃

答案：C

23. 下列方法可以抑制食物中细菌繁殖的是（　　）

（A）低温保藏　　　　（B）盐腌　　　　（C）脱水保藏　　　　（D）以上都是

答案：D

（二）判断题。（正确的填"A"，错误的填"B"）

1. 凡患有黄疸、腹泻、呕吐、发热、咽喉痛（伴有发热）的人员不可从事食品加工工作。

答案：A

2. 控制食品中细菌繁殖最常用的方法是低温保藏，虽不能杀灭细菌，但能抑制细菌的繁殖。

答案：A

3. 幼儿园食堂重点控制环节中要求幼儿餐制作成品到幼儿食用其间隔不得超过2小时。

答案：B

4. 询问法可用于对集体伙食单位进行的膳食调查。

答案：B

5. 使用称重法进行膳食调查时需准确称量各种食物的生重，应在捡摘干净、清洗干净之后进行称量。

答案：B

6. 最常见的食物保存方法是低温保藏，虽不能杀灭细菌，但能抑制食物中细菌的繁殖。

答案：A

7. 贮存熟食品，要么及时热藏，使食品温度保持在60℃以上，要么及时冷藏，把温度控制在10℃以下。

答案：A

二、技能练习题

（一）幼儿食谱编制

某幼儿园小班（2～3岁）共30人，其中男孩18人，女孩12人，请您完成下列操作。

1. 写出幼儿一天的餐次分配比例；

2. 运用计算法编制小班的午餐食谱，要求脂肪供能比为30%；

3. 计算午餐食谱的肉、菜市场采购量。

解题步骤：

1. 幼儿三餐两点能量餐次分配比例

早餐 20%，早点 10%，午餐 30%，午点 10%，晚餐 30%。

2. 用计算法编制幼儿食谱

（1）确定人均每日能量供给量　查阅附录三～十五中国居民膳食能量需要量表，该年龄男孩一天能量摄入量为 1100kcal，女孩 1000kcal。

计算：每天人均能量供给量目标 =（1100×18＋1000×12）÷30=1060（kcal）。

（2）确定午餐人均能量供给量

$$1060×30\%=318（kcal）。$$

（3）计算午餐三大营养素供给量　查表附录十六可知，2～3 岁幼儿每日蛋白质需要量男孩女孩均为 40g。

计算：午餐蛋白质占 30%，40×30%=12（g）；脂肪：（318×30%）÷9=10.6（g）；

碳水化合物：（318－12×4－10.6×9）÷4=43.7（g）。

（4）确定午餐主食和副食的品种

主食：米饭或面食，副食：瘦猪肉、通菜、烹调用油、盐适量。

（5）确定主食和副食的数量

①根据碳水化合物需要量来计算主食量

查表：米饭碳水化合物含量 26%，计算米饭量：43.7÷26%=167.9（g）。

②根据蛋白质需要量来计算副食供给量

公式：副食蛋白质=餐次蛋白质量－主食蛋白质量

查表：米饭蛋白质含量 2.6%，米饭含蛋白质量 = 167.9×2.6%=4.4（g）

计算：副食蛋白质需要量：12－4.4=7.6（g）

查表：瘦猪肉蛋白质量 20.3%，计算瘦猪肉量：7.6÷20.3%=37.4（g）。

③午餐蔬菜 100g

（6）确定烹调用油量　根据脂肪需要量计算烹调用油量

公式：烹调用油 = 午餐脂肪需要量 －（主食脂肪量+副食脂肪量）

计算：10.6g－（167.9×0.3%＋37.4×6.2%）=7.8（g）。

（7）初定午餐食谱

餐次	饭菜名称	食品名称	食品（原料）重量（g）
午餐	米饭	大米	米饭 167.9
	炒肉丝	瘦猪肉	瘦肉 37.4
	蒜茸炒菜心	通菜	100
		烹调用油	4～5

（8）食谱的复核计算、评价和调整　该午餐食谱提供的能量占 30%，三大营养素比例占 RNI 90%～100%，优质蛋白达 50%以上，符合幼儿膳食营养特点。

3. 午餐食谱蔬菜和肉采购量

瘦猪肉：（37.4g/人×30 人）÷100%=1122g；

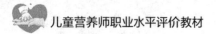

通菜：（100g/人×30 人）÷87%=3448g。

（二）营养午餐的食谱编制

某幼儿园大一班（4～5 岁）35 人，幼儿园实行营养午餐供应。如果你是儿童营养师，请你完成下列任务。

1. 请以计算法制订这个班的营养午餐食谱，并说明以一日的营养午餐食谱为基础制订一周的营养午餐食谱的方法；要求碳水化合物的供能比例为60%。

2. 该幼儿园大班级共有 3 个班，每班人数相同，假如大班全部儿童就餐，请列出一日的营养午餐食谱的副食品采购计划。

3. 简述营养午餐的食品留样的方法。

解题步骤：

1. 营养午餐的食谱编制

（1）根据供应对象的年龄确定午餐的能量和营养素的供给目标：根据国家儿童营养午餐的供给标准，4～5 岁的儿童能量平均供给量为 427.5kcal，蛋白质 15g，假如碳水化合物的供能比例为60%，碳水化合物的需要量：（427.5×60%）÷4=64（g）；脂肪的需要量为：（427.5－15×4－427.5×60%）÷9=12.3（g）。

（2）确定主食和副食的品种

确定主食为大米饭；副食为豆腐干（香干）、瘦肉、菜心。

（3）确定主食和副食的数量

查表可知米饭的碳水化合物含量为 25.9%，米饭的需要量为：64÷25.9%=247.1（g）；米饭蛋白质含量为 2.6%，则米饭的蛋白质供给量为：247.1×2.6%=6.4（g）；假如瘦肉和豆干提供的蛋白质各为 50%，需要由瘦肉提供的蛋白质为：（15－6.4）×50%=4.3（g），需要由豆腐干（香干）提供的蛋白质为：（15－6.4）×50%=4.3（g）。

查表可知猪瘦肉的蛋白质含量为 20.3 %，瘦肉的需要量为：4.3÷20.3 %=21.2（g）；查表可知豆腐干（香干）蛋白质含量为 15.8%，豆腐干需要量为 4.3÷15.8%=27.2g。菜心的量确定为100g。

（4）确定烹调用油的数量

烹调用油的量=总脂肪需要量－食物中的脂肪含量，营养午餐的脂肪需要量为 12.3g，查表可知瘦肉的脂肪含量为 6.2 %，瘦肉的食用量为 21.2g，瘦肉提供的脂肪为 21.2×6.2 %=1.3（g）；查表可知豆腐干（香干）的脂肪含量为 3.6%，豆腐干（香干）的食用量为 27.2g，豆腐干（香干）提供的脂肪为 27.2×3.6%=1（g）；查表可知米饭的脂肪含量为 0.3%，米饭的食用量为 247.1g，米饭提供的脂肪为 247.1×0.3%=0.74（g）。

烹调用油的量为：12.3－1.3－1－0.74=9.3g。

（5）初步确定午餐食谱

大米饭：247.1g，菜心 100g；

豆腐干（香干）（27.2g）炒瘦肉片（21.2g）；

烹调用油 9.3g。

（6）根据食物交换份法制订一周食谱。

（7）食谱的复核、计算、评价和调整 根据食谱的评价结果对食谱中食物的品种、数量以及搭配进行调整。

2. 一日营养午餐食谱的副食品采购计划

食物采购量的计算公式为=（每份的数量×就餐人次）÷食部（%）

瘦肉：（21.2×35×3）÷100%=2226（g）；

豆腐干（香干）：（27.2×35×3）÷100%=2856（g）；

菜心：（100×35×3）÷84%=12500（g）。

3. 简述营养午餐的食品留样的方法

幼儿园食堂应当对每餐次加工制作的每种食品成品进行留样，留样食品应当按品种分别盛放于清洗消毒后的密闭专用容器内；每个品种留样量应当满足检验需要，不得少于125g，具体留样如下：米饭125g，菜心125g；豆腐干炒瘦肉125g；记录留样食品名称、留样量、留样时间、留样人员等；留样食品应当由专柜冷藏（4～10℃）保存48小时以上。

（三）安全制备食品的十条原则

解题步骤：

世界卫生组织科学总结了不同国家食源性疾病发生情况的资料，提出了安全制备食品的十项原则。具体如下：

1. 选择经过安全处理的食品　许多食品诸如各类水果和蔬菜，其自然状态是最佳状态，也有的食品未经处理可能是不安全的。

2. 彻底加热食品　许多生的食品，如绝大多数的家禽、肉类以及未经消毒的牛奶常被病原体污染、彻底加热可杀灭病原体。要牢记食品所有部位的温度都必须达到70℃以上。

3. 立即食用做熟的食品　烹调过的食品冷却至室温时，微生物已开始繁殖；放置的时间越长，危险性越大。从安全角度考虑，食品出锅后应立即吃掉。

4. 妥善贮存熟食品　当你必须提前做好食品或需要保留剩余食品时，必须牢记应把这些食品贮存在60℃以上或10℃以下的条件下。

5. 彻底再加热熟食品　这是消除微生物的最好办法，再次彻底加热是指食品所有部位的温度至少达到70℃。

6. 避免生食品与熟食品接触　经过安全加热的熟食品稍微接触生食品就被污染。这种交叉污染可能是直接的，还可能是隐蔽的。

7. 反复洗手　当你开始食品加工前和每次间歇之后，必须把手洗净，尤其是去厕所后。当你收拾生鱼、生肉、生禽之后，必须再次洗手，然后才能开始处理其他食品；假如你的手受伤感染了，必须包上绷带或戴上手套，然后才能开始加工食品。

营养素 营养状况	充裕	正常	不足	低下
热能	>100	>90	80～90	<80
蛋白质	>100	>80	70～80	<70
其他营养素	>100	>80	60～80	<60
评价				

8. 必须精心保持厨房所有表面的清洁　由于食品极易受污染，所以用来制备食品的所有用具的表面都必须保持绝对干净。要记住任何食品的残渣、碎屑或残余物都会变成一个潜在的细菌库。

9. 避免昆虫、鼠类和其他动物接触食品　各种动物常常携带引起食源性疾病的病原微生物，

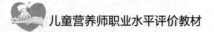

最好的保护方法是将食品贮藏于密闭容器里。

10. 使用净水　使用净水对于制备食品与饮用同样重要，若供水不保险的话，请在加入食品或制冰或饮用前将水煮沸。

（四）下面是一家幼儿园的膳食调查结果综合表，请给予正确的膳食营养评价，并提出合理的膳食调整意见。

各类营养素供给情况表

调查日期	项目	蛋白质 (g)	脂肪 (g)	碳水化合物 (g)	热量 (cal)	钙 (mg)	铁 (mg)	胡萝卜素 (µg)	维生素A (µg)	硫胺素 (mg)	核黄素 (mg)	抗坏血酸 (mg)
2012-5-11 ～ 2012-5-14	应供给量	37.77	35.22	170.26	1122.86	566.81	9.00	476.63	433.36	0.51	0.51	50.83
	实际摄入量	31.41	22.51	114.05	779.66	121.89	9.91	521.20	434.51	0.53	0.30	22.98
	摄入量占应供给量的%	83.16	63.92	66.99	69.44	21.5	110.11	109.35	100.27	103.92	58.12	45.21
备注	在园所进食早餐、午餐、午点总热量占应供给量的70% 进食早餐、午餐、午点、晚餐的总热至少占应供给量的90%											

三大营养素热量分布

	蛋白质	脂肪	碳水化合物
摄入量（kcal）	151.08	316.98	681.04
占总摄入%	13.15	27.59	59.27

备注　分布：蛋白质12%～15%，脂肪30%～35%，碳水化合物50%～60%

蛋白质来源分布

	动物性食物	豆类	其他植物性食物
摄入量（g）	16.84	3.63	17.3
占总摄入量%	44.59	9.61	45.8

备注：优质蛋白（动物蛋白、豆类）占蛋白总摄入量的50%

各餐次热量分配比例分布

	一日几餐的热量分配	
餐别	热量摄入量（kcal）	占整天摄入总热量的%
早餐	482.62	29.4
午餐	492.13	30.0
午点	174.35	10.6

注：三餐热量分配标准：早餐30%，午餐30%，午点10%，晚餐30%。

解题步骤：

1. 膳食调查结果要从数量和质量两方面进行评价

数量评价：将调查结果与供给量标准进行比较称之为数量评价。

质量评价：包括热能及各种营养素的来源分布及其之间的比例与合理的分配比例进行比较称之为质量评价。

2. 儿童能量和营养素的摄入量评价　只要幼儿的实际摄入量达到了供给量标准的90%，就可以认为基本平衡。长期低于80%者，特别是当蛋白质供应不足时就可以产生营养不良。低于70%是有害的。相反，如果热能摄入量超过供给量标准的20%，就可能引起体重过重，热能摄入超过50%将会出现肥胖。

根据上面各类营养类供给表可知：蛋白质达到83%，基本合理；热量、碳水化合物及脂肪的实际摄入量均低于70%，明显不足，长期这样是有害的；钙、维生素 B_2 及 C 明显不足。

3. 膳食营养状况评价　此幼儿园幼儿营养摄入不平衡，热量明显不足，钙和维生素也不足，长期会发生营养缺乏。

4. 儿童能量营养来源合理性评价　儿童膳食热能营养素来源的合理比例为：蛋白质供给的热能占总热能的 12%～15%，脂肪占 30%～35%，碳水化合物占 50%～60%。

查阅题目中三大营养素热量分布表可知：蛋白质点 13.15%，合理；脂肪占 27.59%，偏低；碳水化合物占 59.27%，合理。

5. 儿童蛋白质食物来源分布　膳食中蛋白质因食物来源不同，其营养价值差别很大，一般讲蛋白质来源的食物分为豆类、谷类、其他植物性食物、动物性食物，动物性蛋白质和豆类蛋白质占儿童蛋白质总摄入量的50%以上，如有条件最好能使动物蛋白质达到总摄入量的50%。

本例从蛋白质来源分布表可知：动物性蛋白质和豆类蛋白质占蛋白质总摄入量的54.2%，符合营养要求；动物蛋白质占总量的44.59%，未达到最佳状态。

6. 一日能量餐次分配评价　一日幼儿餐次热量分配标准：早餐占 30%（含上午的水果餐），午餐占 30%，午点占 10%，晚餐（含晚点）占 30%。

根据本例各餐次热量分配比例分布表可知：早餐占 29.4%，午餐 30%，午点 10.6%，与标准比较基本相符。

7. 饮食合理调整建议　一是增加碳水化合物和脂肪的供给量，如增加米饭、面食及薯类的进食量；二是增加富含钙、核黄素及维生素 C 的食物供应，如牛奶、虾皮等富含钙；牛奶、肝脏、肾脏、奶酪、鱼、蛋及绿叶蔬菜富含核黄素；水果、青椒、黄瓜、西红柿、小白菜、鲜枣等富含维生素 C。同时需注意合理烹调，避免维生素流失过多。三是可以适当增加动物性蛋白质的含量，使动物蛋白质达到蛋白质总量的50%。

（五）幼儿园营养配餐制度的意义和原则要求

解题步骤：

1. 我国幼儿园常规实行营养配餐制度，这是幼儿园的重要工作内容。幼儿园是幼儿和学龄前儿童生活的主要场所，即使是日托制幼儿园，儿童膳食的 50%～70%是由幼儿园供给的。幼儿园的营养配餐是保证儿童获得良好营养的基础，对儿童的正常生长发育具有重要意义。

2. 由专职的专业人员（如营养师），根据不同年龄（班级）儿童的营养需要编制一周食谱。

3. 以"中国居民膳食营养素参考摄入量"作为能量和营养素摄入的目标值，进行儿童营养食谱编制。

4. 一周食谱应做到食物种类齐全、品种多样，烹调加工符合儿童的生理和口感的需要，一周内食谱安排不重复。

5. 每周的食谱应在上一周周末公布，以使家长了解，这对日托制幼儿园极为重要，因为家长可根据幼儿园内的食谱调整和安排回家的食物，做到幼儿园膳食和家庭膳食互补，使儿童获得均衡的营养。

（六）简述幼儿园营养监测制度的意义及方法

解题步骤：

1. 幼儿园应该建立儿童营养监测制度，及时发现存在的营养问题，及时改进，保证儿童生长发育的营养需要。

2. 膳食管理员应定期详细登记所购买食物的种类和数量，建立入库和出库登记制度，同时每天记录入园儿童和每餐的进餐人数。

3. 营养师或保健师按月统计食物消耗及就餐人日数，对园内儿童的膳食营养进行初步的评估。对幼儿园的儿童每学期进行一次称重法的膳食调查，结合记账法或家庭现场记录对儿童膳食营养状况进行评估，及时调整食谱和膳食计划。

4. 每年结合儿童的健康体检（包括人体测量和生化检查），进行一次全面的营养调查和评价，评判营养食谱的合理性，并将结果向家长和上级主管部门通报。

5. 通过定期的营养监测，发现食谱的不足并不断完善，最终形成该幼儿园合理营养食谱集，供日后常规应用。

（七）简述幼儿园食谱编制的原则

解题步骤：

1. 保证营养平衡　根据儿童的年龄、性别编制的一周营养食谱，要求其提供的能量和各种营养素在一周内与"中国膳食营养素参考摄入量"达到动态的平衡，以满足儿童的生理需要和生长发育的营养素需要。同时还要考虑各营养素之间的比例适当，使营养素之间互补，发挥协同作用，以促进健康。

2. 合理的膳食制度　儿童处于生长发育阶段，对能量和营养素的需要量相对比成年人多，但消化系统发育尚未完善，胃容量也有限，一日三餐不能满足其营养需要。幼儿园的膳食以三餐两点制为宜。一般早餐能量占全日总能量的20%，早点占10%；午餐占30%，午点约占10%；晚餐约30%，晚餐宜清淡。

3. 合适的烹调方法　根据幼儿的生长发育尤其是消化系统发育的特点，结合幼儿对食物的喜好，选择合适的食物加工和烹调方式。要经常变换烹调方法，并注意食物的色、香、味和造型，以增加幼儿对食物的兴趣，促进食欲。

4. 合理搭配食物　在食谱编制过程中，食物之间的搭配要合理，选择的食物要尽量做到多样化。一周内每天食谱的菜式尽可能不重复。食物宜粗细搭配、粗粮细作、荤素搭配、色彩搭配。每周安排2~3次海产食物，以补充碘，每周安排1~2次动物的肝脏以补充维生素A和铁。食物宜清淡少盐，不用或少用化学合成的调味品。多选用 蒸、煮、炖等以水为加热媒介的烹调方法，少用油炸、煎、烤的高温烹调方法，以减少营养素的破坏。

5. 结合市场供应和经济条件　营养配餐过程中食物的选择必须结合市场的供应情况和消费实际，选择市场上方便购买并且价格适宜的食品。

6. 注意饮食卫生　在食物购买、制作、储存的各个环节，都要特别注意清洁卫生。要选择外观好，无泥污、杂质，无变色、变味，符合卫生的食品。不要饮用生的（未经高温消毒的）牛奶和未煮熟的豆浆。还要注意进餐环境、餐具和厨房工作人员的健康与卫生状况。在幼儿园集体用餐要采用分餐制，以防病从口入和减少疾病传染的机会。

参考文献

［1］中国营养学会妇幼营养分会. 千日营养，起航健康［M］. 北京：人民卫生出版社，2017.

［2］石淑华，戴耀华. 儿童保健学［M］. 北京：人民卫生出版社，2017.

［3］黎海芪. 实用儿童保健学［M］. 北京：人民卫生出版社，2016.

［4］中国营养学会妇幼营养分会. 中国妇幼人群膳食指南［M］. 北京：人民卫生出版社，2018.

［5］Scharf RJ，DeBoer MD. Sugar-sweetened beverages and children's health. Annu Rev Pulic Heath，2016，37：273－293.

［6］Graversen L，Sorensen TIA，Petersen L，et al. Preschool Weight and Body Mass Index in Relation to Central Obesity and Metabolic Syndrome in Adulthood. Plos One，2014，9（3）：e89986.

（黄绮玲）

第九章
学龄期儿童营养与膳食指导

第一节　学龄期儿童的生长发育和营养代谢特点

一、学龄期儿童生长发育和营养代谢的特点

学龄期是指从入小学起（约满 6 至 7 周岁）到青春期（女 12 岁，男 13 岁）开始之前的一段时间。学龄期儿童在生理和心理上都与幼儿期有很大差异，了解和掌握此期儿童的生长发育特点，提供他们必需的营养和热能，是每位家长和学校面临的重要问题。

学龄期儿童体格的生长仍然比较稳定，除生殖系统外，其他器官的发育至本期末已接近成人水平，抵抗疾病的能力也较幼儿期增强。从儿童生长发育的全过程来看，其发育速度并不是直线上升的、均等的，而是呈"波浪"式逐渐生长，每个时期都有其各自不同的特点。学龄期儿童正是遵循这样一个规律发育生长的。见图 4–1，图 4–2。

1. 身高与体重　学龄期儿童的体格处于较快增长阶段，身高每年增长 5～7cm，体重增长 2～3kg。此阶段后期身高增长尤为明显。简易计算公式：身高（cm）=年龄×6+80，体重（kg）=（年龄×7–5）/2。身高的增长以春季最快，每年 3～5 月增加的身高相当于 9～11 月增加值的 2～2.5 倍；而体重的增加以秋冬季最快，9 月至次年 2 月半年的增加值相当于全年增加的 2/3。

2. 骨骼　学龄期儿童的颅骨已完全骨化，管状骨也已变得粗壮，骨骼内的有机物质含量比成人多，无机物含量则比成人少。因此，与成人相比，这个时期儿童的骨骼弹性较大，硬度较小，不易骨折，但容易弯曲变形，如脊柱和胸廓等部位。腕骨发育正值关键时期，腕骨的十个骨化中心大约在 10～13 岁时全部骨化完成。因此，保护腕骨，使其正常生长便成为这个时期儿童生长发育较为重要的一个问题，进入学龄期后，女孩的骨盆开始愈合，在这期间要经常教育孩子避免不适当的运动，如从高处向低处跳跃等。跳高、跳远时没有松散的沙坑或软垫保护，会使骨盆发生觉察不到的移位，影响成年后的生理功能。由于儿童的骨骼发育与身高发育水平成正比，因此，身材较高的儿童骨骼的发育也比较快。

3. 牙齿　学龄期儿童正是更换牙齿的重要阶段，恒牙逐渐萌出，乳牙逐个脱落，平均每年要替换 4 个牙。因恒牙不能更换，加上牙齿的钙化过程往往早于萌出时间，因此及早给这个阶段的儿童补充钙和优质蛋白质对其骨骼和牙齿发育是非常重要的。7～9 岁的儿童正是患龋齿病的高峰时期，此期也是预防儿童龋齿的重要阶段。

4. 肌肉　学龄儿童的肌肉成分、形状和功能同成人相比还有很多差别，肌肉较柔软，肌纤维较细，间质组织相对较多，肌腱宽而短，含水量较成人肌肉多，蛋白质、脂肪、碳水化合物和矿物质则较少，热能的储备也较差。此外，这个时期儿童的肌肉发育较成人不平衡，一般是大肌肉群先于小肌肉群发育，如 7 岁左右的儿童，虽然在进行跑、跳等体育活动时能协调动作，但对从事写写画画等细致的工作，则比较困难。这个时期儿童的肌肉弹性比成人大，但力量则不如成人，容易疲劳，因此不宜做时间过长的活动或劳动，如写字、画画、弹

钢琴等。

可以适当安排一些体育活动。由于这个时期儿童的新陈代谢旺盛，肌肉疲劳后比成人恢复得快，因此，在锻炼过程中要循序渐进，做到运动项目多样化，并且要配合休息，以免过度疲劳造成供给失调或外伤。

5. 视力　学龄期儿童的眼球还没生长定型，如果长时间近距离使用眼睛，会导致近视的发生，需要特别注意保护视力。

6. 循环系统　6～13 岁是心脏增长速度减慢的阶段，7 岁时的心脏容量是 100～200ml，到 14 岁时达到 140ml。从 6～7 岁起，弹性纤维开始分布到心肌壁内，使儿童的心脏收缩功能及心脏弹性增加。

学龄期儿童的血管内径相对比成人宽，毛细血管非常丰富，尤其是肺、肾、皮肤等处，血流量大，身体得到的营养与氧气也比较充足。在 10 岁以前，肺动脉比主动脉宽，直到青春期，主动脉的直径才开始超过肺动脉。这个时期儿童的血管壁开始加厚，弹性纤维增多，弹性加强，到 12 岁时，已具有成人动脉的构造。儿童的血管发育在 6～7 岁以前超过心脏的发育，直到青春期以后血管发育才落后于心脏。

学龄期儿童心率和脉搏比成人快，新陈代谢旺盛，心脏发育还不完全。6～10 岁时，脉搏每分钟跳 80～100 次；10～14 岁时每分钟跳 70～90 次。支配心脏活动的神经纤维大约到 10 岁左右才能发育完成，直至 10 岁以后心搏才较稳定。此期儿童血压较低，随着年龄增长逐渐升高，10 岁时为 110/70mmHg，10 岁以上为 120/80mmHg，逐渐接近成人水平。据报道，8～10 岁儿童的主动脉即可形成动脉粥样硬化，故预防高血压病应从儿童期开始。

7. 神经系统　学龄期儿童的脑细胞分化已基本完成，脑的形态发育接近成人。6 岁时的脑重量可到成人的 90%。智能发育更为成熟，抑制、理解、分析、综合等能力显著增强，自觉性开始发展，但控制力较弱，仍有好动的习惯，学习时间过长，脑神经显著紧张，需要由课外活动和体育锻炼来调解。

8. 呼吸系统　学龄期儿童的肺活量显著增大，抵抗疾病的能力不断增强，气管炎、肺炎的发病率明显低于学龄前期。

9. 消化系统　学龄期儿童食管比成人明显短而窄，黏膜细嫩，管壁发育不成熟，易遭受损伤。胃蠕动能力较弱，胃容量较小。消化能力随年龄增长而增强，对营养的需求量和摄入量比一般成人要高。

10. 泌尿系统　学龄期儿童的肾功能发育不健全，尿的浓缩与稀释能力比成人弱得多，故不宜吃过多的咸食。膀胱壁较薄，贮尿功能差，小便次数较多。

11. 免疫系统　学龄期儿童的免疫功能与营养状况密切相关。膳食中缺乏蛋白质时，胸腺体积变小，重量减轻，T 细胞数目减少和吞噬细胞杀灭细菌的能力降低，容易患急性传染性疾病。学龄期儿童的淋巴系统发育特别快，到 12 岁左右，儿童淋巴系统的发育已相当于成人时期的200%。从 12～20 岁开始，随着儿童体内各器官对疾病抵抗能力的增强，淋巴系统开始逐渐退化，例如扁桃体，在 4～10 岁时发育达到高峰，到 12、13 岁以后逐渐退化。

12. 生殖系统　学龄期儿童的生殖系统几乎没有发展，此时卵巢、子宫的重量才达到成熟时的 30%，到 18 岁时才接近成人的重量。生殖系统发育与营养状况有极为密切的关系，丰富的营养能促进生殖器官的增长和功能的发育。

二、学龄期儿童的心理特点

学龄期是儿童心理发育的关键时期，也是许多心理行为的主要形成期，其大脑皮质进一步发育，脑的型态已基本与成人相同，智能发育较学龄前期儿童更为成熟，求知欲、控制、理解、分析综合和学习能力明显提高，行为包括饮食行为变得更有意识和主动，是长知识、接受文化科学教育和营养教育的重要时期。学龄儿童经历从家庭或幼儿园进入学校学习的变化，在营养需要和饮食行为等方面会发生变化，可能会影响其正常的生活进程，从而阻碍良好饮食习惯的建立和保持，导致某些营养问题。

因此，针对不同性别和不同心理行为问题的学龄儿童，采取不同的营养干预措施，使不健康的饮食行为问题及时纠正和改善，在均衡营养、平衡膳食的基础上，养成良好的进食行为习惯，可促进儿童身心健康发展。

第二节 学龄期儿童的膳食需求及重点营养素

一、我国学龄期儿童营养状况

近年来，我国学龄期儿童营养与健康状况有了很大的改善，但仍面临诸多问题。一方面，学龄儿童营养不良依然存在，钙、铁、维生素 A 等微量营养素摄入不足还十分常见。另一方面，超重、肥胖检出率持续上升，高脂血症、高血压、糖尿病等慢性非传染性疾病低龄化问题日益凸显，并悄然威胁着他们的健康。同时，不少学生及其家长和学校教职工的营养知识匮乏、健康素养普遍偏低，不健康的饮食行为常见，如不吃早餐或早餐营养不充足；吃零食、喝含糖饮料现象普遍，还有少数儿童偶尔饮酒。另外，学龄儿童身体活动不足、静坐及视屏时间长、睡眠不足的现象也越来越普遍。这些不仅阻碍了学龄儿童的健康成长，也将妨碍国民经济的持续稳定发展。

二、学龄期儿童的营养需要

学龄期儿童营养需要是由体内各种功能和各机体组织发育决定的，这些"功能"和"组织发育"十分繁杂交错。因此，必须由多种营养素共同合作、紧密联系才行。营养素的种类不同，所发挥的作用也不一样。有的营养素只有一种作用，有的营养素则兼有几种作用。例如蛋白质、脂肪和碳水化合物三大营养素，既是人体热能的主要来源，又是构成机体组织的元素。另外，由蛋白质构成的酶、激素和抗体等在调节生理活动中也具有重要作用。因此，在学龄期儿童膳食中，各种营养素的搭配既不能过少，也不能过多，否则会引起生理功能失调和组织发育障碍。

（一）热量

人体所需要的能量主要是来自三种产能营养素，即碳水化合物、脂肪和蛋白质。每克碳水化合物、脂肪和蛋白质在体内氧化分解分别产生 4kcal、9kcal 和 4kcal 的能量。

学龄期儿童能量需求包括基础代谢、生长发育、活动及食物的特殊动力作用。此期儿童基础代谢率较高，体力、脑力活动对能量的需求大，能量需求随生长加速而增加，逐渐接近或超过成年人。生长发育的能量需要包括生长发育中形成新组织所需要的能量以及新生成组织进行新陈代谢所需要的能量。男、女孩能量需要的差别只是在基础代谢上，在从事各项活动中所消耗的热能是相同的，详见表9−1。

表9-1 儿童青少年能量需要量

年龄（岁）	身体活动水平（轻）				身体活动水平（中）				身体活动水平（重）			
	男		女		男		女		男		女	
	kcal/d	MJ/d	kcal/d	MJ/d	kcal/d	MJ/d	kcal/d	MJ/d	kcal/d	MJ/d	kcal/d	MJ/d
7～	1500	6.28	1350	5.65	1700	7.11	1550	6.49	1900	7.95	1750	7.32
8～	1650	6.90	1450	6.07	1850	7.74	1700	7.11	2100	8.79	1900	7.95
9～	1750	7.32	1550	6.49	2000	8.37	1800	7.53	2250	9.41	2000	8.37
10～	1800	7.53	1650	6.90	2050	8.58	1900	7.95	2300	9.62	2150	9.00
11～	2050	8.58	1800	7.53	2350	9.83	2050	8.58	2600	10.88	2300	9.62
14～	2500	10.46	2000	8.37	2850	11.92	2300	9.62	3200	13.39	2550	10.67

资料来源：中国营养学会.中国居民膳食营养素参考摄入量速查手册（2013）.北京：中国标准出版社，2014.

（二）蛋白质

蛋白质供能占总能量的 12%～15%，要保证优质蛋白质的摄入（动物性蛋白质占 50%）。蛋白质由氨基酸组成，其中人体必不可少而机体内又不能合成的必须从食物中补充的氨基酸称为必需氨基酸，共有九种，包括异亮氨酸、亮氨酸、蛋氨酸、赖氨酸、苯丙氨酸、色氨酸、苏氨酸、缬氨酸及组氨酸。

根据 9 种必需氨基酸含量，蛋白质可分为完全蛋白质和不完全蛋白质。完全蛋白质是指含有全部 9 种必需氨基酸的蛋白质。动物蛋白如奶类和乳制品、牛肉、鸡蛋中的蛋白质都是完全蛋白质。不完全蛋白质是指不含有全部 9 种氨基酸的蛋白质，但是合理搭配，可以提高各种氨基酸的吸收率和利用率。不能将食物中蛋白质的含量作为膳食蛋白质摄入量，应以互补后的完全蛋白量为准。学龄期儿童蛋白质推荐摄入量见表 9-2。

动物性食物蛋白质含量丰富、氨基酸构成好，如肉类为 17%～20%，蛋类为 13%～15%，奶类约为 3%。植物蛋白要注意消化率和吸收率的问题，大豆接近于动物蛋白，是优质蛋白质来源，含量高达 35%～40%，谷类含 5%～10%，而且利用率较低。

在进食肉类的时候尽量选择容易消化的肉质来源（鱼＞禽＞猪、羊＞牛肉），并最好与豆、谷互补。摄入蛋白质丰富的食物前多吃蔬菜、水果，提供酶类，有助于蛋白质的充分消化。进餐时充分咀嚼，可提高蛋白质的消化吸收率。

（三）脂肪和脂肪酸

儿童期脂肪适宜摄入量以占总能量的 25%～30%为宜。脂肪摄入量过低会因为必需脂肪酸的缺乏而影响儿童正常的生长发育，因此一般不过度限制膳食脂肪摄入。一般来说，只要注意摄入一定量的植物油，就不会造成必需脂肪酸的缺乏。世界卫生组织推荐的饱和脂肪酸、单不饱和脂肪酸和多不饱和脂肪酸的最佳比例为 1:1:1。我国推荐的儿童少年膳食中 n-6 和 n-3 多不饱和脂肪酸的比例为（4～6）:1。

膳食脂肪主要来源于动物的脂肪组织、肉类以及植物种子，含磷脂较多的食物有蛋黄、肝脏、大豆、麦胚和花生等。含胆固醇丰富的食物有动物内脏和蛋类，肉类和奶类也含有一定量胆固醇。食用烹调油的主要成分是脂肪，每百克烹调油提供 800～900kcal（3.35～3.77kJ）的能量。

学龄期儿童脂肪推荐摄入量见表9-2。

（四）碳水化合物

学龄期儿童膳食中碳水化合物应提供55%～65%的总能量，应包括淀粉、抗性淀粉、非淀粉多糖和低聚糖类等碳水化合物，还应限制纯能量食物如糖的摄入量，提倡摄入营养素及能量密度高的食物，以保障儿童能量和营养素的需要，改善胃肠道环境和预防龋齿。

碳水化合物主要来自谷类、薯类和水果蔬菜类食物，还包括糖果、饮料等。学龄期儿童碳水化合物推荐摄入量见表9-2。

表9-2 儿童青少年蛋白质、碳水化合物、脂肪酸参考摄入量

年龄（岁）	蛋白质（g/d）				总碳水化合物（g/d）EAR	亚油酸（%E）*AI	α-亚麻酸（%E）AI
	EAR		RNI				
	男	女	男	女			
7～	30	30	40	40	120	4	0.6
8～	30	30	40	40	120	4	0.6
9～	40	40	45	45	120	4	0.6
10～	40	40	50	50	120	4	0.6
11～	50	45	60	55	150	4	0.6
14～18	60	50	75	60	150	4	0.6

*%E为占能量的百分比

注：我国2岁以上儿童及成人膳食中来源于食品工业加工产生的反式脂肪酸的UL为<1%E。

资料来源：中国营养学会.中国居民膳食营养素参考摄入量速查手册（2013）.北京：中国标准出版社，2014。

（五）矿物质

矿物质是构成人体组织的重要材料，是人体不可缺少的营养素。根据他们在体内分布的多少又将他们分为常量元素和微量元素，常量元素在体内含量较多，约占矿物质总量的60%～80%，包括钙、磷、镁、钾、钠、氯、硫；其他元素如铁、铜、碘、锌、硒等在体内含量极小，被称作微量元素。

1. 钙 儿童时期生长发育旺盛，对钙的需要量较多。摄入充足的钙可以保证儿童骨骼和牙齿的正常发育，但是随着钙强化食品和钙补充剂的增加，钙摄入过量的现象也时有发生。摄入过量的钙可以增加肾结石的危险性，并影响其他元素的生物利用率。

奶和奶制品是钙的最好食物来源，其含钙量高，并且吸收率也高。发酵的酸奶更有利于钙的吸收。可以连骨壳吃的小鱼、小虾及一些硬果类，含钙量也较高。豆类、绿色蔬菜也是钙的主要食物来源。硬水中也含有相当量的钙。

在食物的消化过程中，钙通常由复合物中游离出来，成为一种可溶性的离子化状态，以便于吸收，但是低分子量的复合物，可被原样完整吸收。一般食物钙吸收率为20%～30%；奶类钙为30%～60%，儿童期对一般食物钙的吸收率可达40%。

学龄期儿童钙推荐摄入量见表9-3。

表9-3　儿童青少年常量元素参考摄入量

年龄（岁）	钙（mg/d）			磷（mg/d）			钾（mg/d）		钠（mg/d）		镁（mg/d）		氯（mg/d）
	EAR	RNI	UL	EAR	RNI	UL	AI	PI	AI	PI	EAR	RNI	AI
7～	800	1000	2000	400	470	1500	2800	1200	1500	180	220	1900	
11～	1000	1200	2000	540	640	1900	3400	1400	1900	250	300	2200	
14～18	800	1000	2000	590	710	2200	3900	1600	2200	270	320	2500	

注：有些营养素未制定可耐受最高摄入量，主要是因为研究资料不充分，并不表示过量摄入没有健康风险。

2. 铁　铁是血液的重要成分，参与体内氧与二氧化碳的转运、交换和组织呼吸过程。铁缺乏可影响免疫力和身体耐力，引起行为改变，还可损害儿童的认知能力，而且在补铁后也难以完全恢复。动物血、肝脏、大豆、黑木耳、芝麻酱中含铁丰富。禽畜肉类、鱼类、蛋黄、干果类、动物肾脏也是铁的良好来源。蔬菜、水果和奶制品中含铁量不高。

食物中的铁有两种存在形式：血红素铁和非血红素铁。血红素铁是与血红蛋白及肌红蛋白中的卟啉结合的铁，可直接被肠黏膜上皮细胞吸收，不受植酸等因素的影响，吸收率为10%～30%。非血红素铁是与蛋白质、氨基酸及其他有机酸等结合的，主要以 $Fe(OH)_3$ 络合物的形式存在的铁，必须与结合的有机物分离并转化为亚铁后才能被吸收，影响吸收的因素较多，吸收率为1%～5%。

学龄期儿童铁推荐摄入量见表9-4。

3. 锌　锌在人体内有催化、构成和调节功能。儿童缺锌的临床表现是厌食、偏食，味觉迟钝甚至丧失，秃发，生长迟缓，免疫功能受损。儿童急性缺锌可出现癫痫病发作。

贝壳类海产品、红色肉类、动物内脏等都是锌的良好来源，干果类、谷类胚芽、麦麸、花生和花生酱也富含锌。植物性食物含锌低，植物产品中的植酸是限制这些来源中锌生物利用率的主要因素。

学龄期儿童锌推荐摄入量见表9-4。

4. 碘　碘是合成甲状腺素的重要原料，它在机体内没有独立的作用，其生理功能是通过甲状腺激素完成的。甲状腺素有调节机体能量代谢、促进体格发育和大脑发育的作用。碘缺乏在儿童期的主要表现为甲状腺肿、亚临床性克汀病、智力发育障碍、体格发育障碍等。碘摄入过多会对身体有害，引起高碘性甲状腺肿，这在一些长期饮用深层高碘水或吃高碘咸菜的地区容易发生。

含碘最高的食物是海产品，包括海带、紫菜、海鱼等。学龄期儿童碘推荐摄入量见表9-4。

5. 硒　硒是谷胱甘肽过氧化物酶的重要组成成分，具有抗氧化的作用，保护生物膜免受损害，维持细胞的正常功能。硒有提高机体的免疫力、促进生长、维护心肌健康、保护视觉器官等生理功能。缺硒可以引起克山病、高血压、心脏病、蛋白质营养不良等多种疾病。

食物中硒的含量受地理环境因素影响很大。我国从东北到西南有一条很宽的低硒带。一般情况下，动物性食物如肝、肾以及海产品是硒的良好食物来源。

学龄期儿童硒推荐摄入量见表9-4。

6. 氟　氟在骨骼和牙齿的形成中起重要作用。适量的氟有利于钙和磷的利用及在骨骼中沉积，可以加速骨骼生长，并维护骨骼健康。氟过量能破坏钙磷的正常代谢，导致骨质增生、缺钙综合征、氟斑牙、神经痛、肾功能损害等。

动物性食品中氟含量高于植物性食物，海产品中的氟高于淡水和陆地食品，鱼和茶叶中含氟量很高。学龄期儿童氟推荐摄入量见表9-4。

表9-4　儿童青少年微量元素参考摄入量

年龄(岁)	铁 (mg/d)					碘 (μg/d)			锌 (mg/d)					硒 (μg/d)			铜 (mg/d)			氟 (mg/d)	
	EAR		RNI		UL	EAR	RNI	UL	EAR		RNI		UL	EAR	RNI	UL	EAR	RNI	UL	AI	UL
	男	女	男	女					男	女	男	女									
7~	10		13		35	65	90	300	5.9		7.0		19	35	40	200	0.40	0.5	4	1.0	1.7
11~	11	14	15	18	40	75	110	400	8.2	7.6	10.0	9.0	28	45	55	300	0.55	0.7	6	1.3	2.5
14~18	12	14	16	18	40	85	120	500	9.7	6.9	11.5	8.5	35	50	60	350	0.60	0.8	7	1.5	3.1

注：有些营养素未制定可耐受最高摄入量，主要是因为研究资料充分，并不表示过量摄入没有健康风险。

（六）维生素

维生素是维持人体正常生理功能所必需的一类有机化合物，机体所需量极少但却必不可少。维生素分为脂溶性维生素和水溶性维生素，脂溶性维生素包括维生素 A、D、E、K，水溶性维生素包括维生素 B_2、维生素 C、叶酸、尼克酸、维生素 B_{12} 等。脂溶性维生素被机体吸收满足机体的需要后，如有多余则在体内储存起来，如果长期过量服用脂溶性维生素可引起中毒。而水溶性维生素进人体内极少储存，多余的维生素会很快随尿液排出体外，必须每天从食物中获取，如果供给不足，则很容易出现缺乏症。

1. 维生素 A　维生素 A 可促进人体生长与骨骼发育，保护皮肤和黏膜的健康，维持正常视觉功能，也参与免疫反应、味觉、听觉、食欲等生理过程，对儿童特别重要。

儿童维生素 A 缺乏的发生率远高于成人。维生素 A 缺乏最早的症状是暗适应能力下降，即在黑夜或暗光下看不清物体，在弱光下视力减退，暗适应时间延长。维生素 A 缺乏最明显的一个结果是干眼病，泪腺分泌减少，常感眼睛干燥、怕光、流泪，发炎，发展下去可致失明。维生素 A 缺乏还可引起儿童免疫功能低下，生长发育迟缓。摄入大剂量维生素 A 可能引起毒性反应。除了大量食用动物的肝脏外，一般饮食情况下不会出现维生素 A 过量。儿童一次或多次连续摄入大于推荐摄入量的 20 倍会发生急性中毒，早期症状为恶心、呕吐、头痛、眩晕、视觉模糊、肌肉失调等。慢性中毒比急性中毒常见，是由于在几周到几年之内反复服用过量维生素 A 所致，常为推荐摄入量的 10 倍以下，常见症状是头痛、脱发、肝大、骨和关节痛、皮肤瘙痒等。儿童长期服用大剂量维生素 A 会发生肝脾肿大，红、白细胞减少，骨骼生长过速，易骨折等症状。

植物性食物只能提供维生素 A 原，即类胡萝卜素。类胡萝卜素主要存在于深绿色或红黄色的蔬菜和水果中。学龄期儿童维生素 A 推荐摄入量见表 9-5。

2. 维生素 D　维生素 D 和甲状旁腺激素共同作用，维持血钙水平的稳定；还具有免疫调节功能等其他生理功能。

膳食摄入不足和日光照射不足是引起维生素 D 缺乏的主要原因。维生素 D 缺乏导致肠道吸收钙和磷减少，肾小管对钙和磷的重吸收减少，影响骨钙化，造成骨骼和牙齿矿化异常。

一般情况下，通过食物摄入的维生素 D 不会过量。在摄入过量的维生素 D 或含维生素 D 的补充剂时会对身体产生副作用，甚至引起中毒。中毒的症状常有厌食、恶心、呕吐、多尿，便秘或腹泻交替出现，如果不及时进行治疗，会出现肌肉乏力、关节疼痛、弥漫性骨质脱矿化等，严重者可以引起死亡。

一般天然食物中维生素 D 的含量较低，动物性食物是天然维生素 D 的主要来源，海鱼、鱼卵、动物肝脏、蛋黄等含的较多。学龄期儿童维生素 D 推荐摄入量见表 9−5。

表 9−5 儿童青少年脂溶性维生素参考摄入量（DRIs）

年龄（岁）	维生素 A（μg RAE/d）[a]					维生素 D（μg /d）			维生素 E（mgα-TE/d）[b]		维生素 K（μg /d）
	EAR		RNI		UL	EAR	RNI	UL	AI	UL	AI
	男	女	男	女							
7～	360		500		1500	8	10	45	9	350	50
11～	480	450	670	630	2100	8	10	50	13	500	70
14～18	590	450	820	630	2700	8	10	50	14	600	75

[a]：视黄醇活性当量（RAE，μg）= 膳食或补充剂来源全反式视黄醇（μg）− 1/2 补充剂纯品全反式 β−胡萝卜素（μg）+ 1/12 膳食全反式 β−胡萝卜素（μg）+ 1/24 其他膳食维生素 A 原类胡萝卜素（μg）

[b]：α−TE：α−生育酚当量。膳食中总 α−TE 当量（mg）= 1 × α−生育酚（mg）+ 0.5 × β−生育酚（mg）+ 0.1 × γ−生育酚（mg）+ 0.02 × δ−生育酚（mg）+ 0.3 × α−三烯生育酚（mg）。

2. 维生素 B$_1$ 维生素 B$_1$ 又称硫胺素，与碳水化合物代谢有关，是酶的重要成分，在维持神经、肌肉特别是心肌的正常功能，以及在维持正常食欲、胃肠蠕动和消化液分泌等方面起着重要作用。

粮谷类中的维生素 B$_1$ 是我国居民膳食中的主要来源，加工过于精细时，维生素 B$_1$ 损失过多，可以引起缺乏，表现为疲乏、食欲差、忧郁、急躁、腿麻木，严重缺乏可以引起"脚气病"，影响神经或心脏功能。其中湿性脚气病主要损害心血管系统，干性脚气病是以神经系统症状为主。除了可能使胃感到不舒服外，口服极高剂量的硫胺素对人也无毒性作用。维生素 B$_1$ 广泛存在于天然食物中，如动物内脏、肉类、豆类和没有加工的粮谷类。学龄期儿童维生素 B$_1$ 推荐摄入量见表 9−6。

3. 维生素 B$_2$ 又称核黄素，是体内很多重要酶的成分，参与体内生物氧化与能量生成，参与药物代谢、脂质代谢，可以提高机体对环境应激适应能力。

核黄素缺乏早期可出现疲倦、口腔疼痛、眼睛瘙痒，可能还有性方面的变化。更进一步的缺乏可能出现口角炎、皮炎、角膜血管增生、贫血、脑功能失调和生长发育缓慢，出现 "口腔生殖系统综合征"等。一般来说，由于核黄素溶解度极低，肠道吸收有限，过量和中毒的情况极少发生。核黄素广泛存在于动植物性食物中，如奶类、蛋类、肉类、谷类和蔬菜水果。

学龄期儿童维生素 B$_2$ 推荐摄入量见表 9−6。

4. 维生素 C 维生素 C 是骨骼、牙齿、微血管及结缔组织细胞间质合成的必需物质，还具有抗氧化和提高免疫力等多种生理功能。

维生素 C 缺乏时可以出现疲乏、急躁、牙龈肿胀出血、紫癜、关节疼痛、出血等。维生素 C 严重摄入不足可患坏血病，毛囊周围轮状出血是特异性表现，常出现在臀部和下肢。维生素 C 毒性很低，一次口服数克时可能会出现腹泻、腹胀。新鲜的蔬菜、水果是维生素 C 丰富的食物来源。学龄期儿童维生素 C 推荐摄入量见表 9−6。

表 9-6　儿童青少年水溶性维生素参考摄入量

年龄（岁）	维生素B₁ (mg/d) EAR 男	EAR 女	RNI 男	RNI 女	维生素B₂ (mg/d) EAR 男	EAR 女	RNI 男	RNI 女	维生素B₆ (mg/d) EAR	RNI	UL	维生素B₁₂ (mg/d) EAR	RNI	泛酸 (mg/d) AI	叶酸 (μgDFE/d[a]) EAR	RNI	UL[b]	烟酸 (mgNE/d)[c] EAR 男	EAR 女	RNI 男	RNI 女	UL	烟酰胺 (mg/d) UL	胆碱 (mg/d) AI 男	AI 女	UL	生物素 (μg/d) AI	维生素C (mg/d) EAR	RNI	UL
7~	0.8	0.8	1.0	1.0	0.8	0.8	1.0	1.0	0.8	1.0	35	1.3	1.6	3.5	210	250	600	9	8	11	10	20	180	300	300	1500	25	55	65	1000
11~	1.1	1.0	1.3	1.1	1.1	0.9	1.3	1.1	1.1	1.3	45	1.8	2.1	4.5	290	350	800	11	10	14	12	25	240	400	400	2000	35	75	90	1400
14~18	1.3	1.1	1.6	1.3	1.2	1.0	1.5	1.2	1.2	1.4	55	2.0	2.4	5.0	320	400	900	14	11	16	13	30	280	500	400	2500	40	85	100	1800

a：膳食叶酸当量（DFE，μg）=天然食物来源叶酸（μg）+1.7×合成叶酸（μg）

b：指合成叶酸摄入量上限，不包括天然食物来源的叶酸量

c：烟酸当量（NE，mg）=烟酸（mg）+1/60 色氨酸（mg）

（七）水

人体所有的物质代谢和生理活动都需要水的参与。学龄儿童体内水总量占体重的比例与学龄前儿童相似，为 60%左右。进入学校学习的儿童，活动范围增大，身体活动明显增多，对水的需求量相对高于成人；根据中国营养学会专家建议，6~12 岁的学龄儿童可以参考表 9-7 中的建议量每天饮用充足的水。

表 9-7　学龄儿童每天饮水建议量

年龄（岁）	建议每天饮水量（ml）	建议每天饮水量（杯）
6~	1200~1600	6~8
7~	1600~2000	8~10
8~	1600~2000	8~10
9~	1600~2000	8~10
10~	1600~2000	8~10
11~12	2000~2200	10~11

第三节　学龄期儿童膳食营养原则及平衡膳食算盘

学龄期儿童营养不良或不均衡可导致贫血、龋齿、便秘、肥胖、近视、过敏、性早熟、发育不良等疾病，对儿童健康造成较大威胁。充足的营养是学龄期儿童智力和体格正常发育乃至一生健康的物质基础，此时也是一个人行为习惯形成的关键时期，培养他们从小养成健康的饮食行为和生活方式将使他们受益终生。

为加强对教师、家长的营养教育和对学生食堂及学生配餐中心的指导，引导学生养成科学的饮食习惯，中国营养学会制定了《中国学龄儿童膳食指南（2016）》，其中包括五个核心推荐：认识食物，学习烹饪，提高营养科学素养；三餐合理，规律进餐，培养健康饮食行为；合理选择零食，足量饮水，不喝含糖饮料；不偏食节食，不暴饮暴食，保持适宜体重增长；保证每天至少活动 60 分钟，增加户外活动时间。

一、认识食物，学习烹饪，提高营养科学素养

将营养健康知识融入到学龄儿童的日常生活中；开展以学校为基础的营养宣教活动，开设符合学龄儿童特点的营养与健康相关课程；通过认识食物、学习烹饪，提高中小学生的营养健康知识；改善营养健康态度，帮助他们建立健康的饮食行为；学龄儿童应了解和认识食物及其在维护健康、预防疾病中的作用，学会选择食物、烹调和合理搭配食物的生活技能，逐步培养健康饮食行为和习惯，并传承我国优秀饮食文化和礼仪。

二、三餐合理，规律进餐，培养健康饮食行为

学龄儿童一日三餐的时间应相对固定，定时定量，进餐时细嚼慢咽。每天吃早餐，早餐提供的能量应占全天总能量的 25%～30%，应包括谷类、禽畜肉蛋类、奶类或豆类及其制品和新鲜蔬菜、水果等食物。午餐和晚餐要做到营养均衡、食量适宜，午餐占全天总能量的 30%～40%、晚餐占 30%～35%。清淡饮食，少在外就餐，少吃含能量、脂肪、食盐或添加糖高的食品和饮料。儿童少年期的钙营养状况对成人峰值骨量的高低起着决定性作用，建议学龄儿童每天摄入奶制品 300g 及以上。经常进行户外活动接受阳光的沐浴，促进体内维生素 D 的活化。含乳饮料不等于奶制品，含乳饮料是指以奶或乳制品为原料，添加或不添加其他食品原辅料和（或）食品添加剂，经加工或发酵制成的制品，如配制型含乳饮料、发酵型含乳饮料、乳酸菌饮料等。多数含乳饮料的主要成分是水，营养价值远低于奶制品，见表 9-8。

表 9-8　100 克牛奶和乳酸饮料部分营养成分比较

营养成分含量	牛奶	乳酸饮料
蛋白质（g）	3	0.9
维生素 A（μgRE）	24	2
维生素 B_1（mg）	0.03	0.01
维生素 B_2（mg）	0.14	0.02
钙（mg）	104	14
铁（mg）	0.3	0.1
锌（mg）	0.42	0.04
硒（mg）	1.94	0.89

注：摘自中国食物成分表（第一册，第 2 版，2009 年）

三、合理选择零食，足量饮水，不喝含糖饮料

应选择清洁卫生、营养丰富的食物作为零食，如新鲜蔬菜水果、坚果、奶及奶制品、大豆及其制品等。合理选择零食可以作为日常膳食的有益补充，可在两餐之间吃少量零食，以不影响正餐为宜，吃饭前、后 30 分钟、睡前 30 分钟不吃零食，不要在看电视或玩耍时吃零食。足量饮水可以促进学龄儿童健康成长，还能提高学习能力。6 岁儿童每天饮水 800ml；7～10 岁儿童每天饮水 1000ml；11～13 岁男生每天饮水 1300ml，女生每天饮水 1100ml。

首选白开水，饮水应少量多次，不能口渴后再喝。不喝或少喝含糖饮料，并禁止饮酒。

零食和饮料包装上的"营养成分表"提供重要食品信息，可以作为选择食品的有用工具。以某面包含有的钠为例，每 100g 含钠 370mg，相当于含盐（370mg×2.5）/1000=0.925g；营养素参考值 19%，指吃下去 100g 面包摄入的盐相当于一天食盐推荐用量的 19%。

WHO 发布的《成人和儿童糖摄入量指南》中建议，成人和儿童游离糖摄入量应减至摄入总

能量的 10% 以内，如能进一步降至 5%，会给健康带来更多益处。《中国居民膳食营养素参考摄入量》（2013 版）中建议，可接受的游离糖摄入量每天低于 50 克。游离糖包括由生产商、厨师或消费者在食品中添加的单糖和双糖以及天然存在于蜂蜜、糖浆、果汁和浓缩果汁中的糖分。一些常见饮料的含糖量和能量含量见表 9-9。

表 9-9　常见饮料的含糖量和能量含量

名称	容量（ml）	含糖量（g）	总能量（kcal）
罐装可乐	330	37.0	149.3
瓶装可乐	600	63.6	257.1
罐装雪碧	330	36.3	150.1
芬达	600	63.6	261.4
冰红茶	500	48.0	196.4
低糖绿茶	500	20.0	81.0
脉动	600	29.4	128.6
加多宝	310	28.2	112.2

（摘自饮料包装上的营养成分表）

四、不偏食节食，不暴饮暴食，保持适宜体重增长

注重培养学龄儿童树立科学的健康观念和体型认知，正确认识体重的合理增长以及青春期体型变化。一旦发现由过度节食导致的营养不良或身体不适，应及早就医。营养不良儿童的膳食安排，要在保证能量摄入充足的基础上，增加富含优质蛋白质的食物摄入，纠正偏食、挑食和过度节食等不健康饮食行为，并保持适宜的身体活动。对于已经超重肥胖的儿童，要通过合理膳食和积极的身体活动，应在保证体重合理增长的基础上，控制总能量摄入，避免零食和含糖饮料，逐步增加运动频率和运动强度。

五、保证每天至少活动 60 分钟，增加户外活动时间

有规律的身体活动，充足的睡眠与减少静坐时间可促进学龄儿童生长发育。户外活动不仅可以改善学龄儿童维生素 D 的营养状况，减缓近视的发生发展，还可促进学龄儿童心理健康，可以减少紧张、困惑、愤怒和抑郁等负面情绪。应每天累计至少 60 分钟中等到高强度的身体活动，以有氧运动为主，每次最好 10 分钟以上。其中每周至少 3 次高强度的身体活动（如长跑、游泳、打篮球等），3 次抗阻力运动和骨质增强型运动（如伏地挺身、引体向上等）。做到运动强度、形式及部位的多样化，注意运动姿势的正确性，运动前做好充分的准备活动。每天视屏时间不超过 2小时，越少越好。保证每天 10 个小时的睡眠时间。

六、中国儿童平衡膳食算盘（2016）

中国儿童平衡膳食算盘适用于所有儿童，其食物份量适用于中等身体活动水平 8～11 岁儿童。算盘用色彩来区分食物类别，用算珠个数来示意膳食中食物份量。算盘分 6 层，从下往上依次为：油盐类、大豆坚果奶类、鱼禽肉蛋水产品类、水果类、蔬菜类、谷薯类。详见图 9-1。

从膳食算盘图 9-1 可见，橘色算珠代表谷物，每天应该摄入 5～6 份。一份生重谷物 50～60g，

做熟后，一份米饭（110g）约相当于用 3.3 寸碗（标准碗）盛好后为半碗，一份馒头（80g）约为一个成人中号手的拳头大小；土豆、红薯含水量高，1 份生土豆或红薯切块放标准碗约为大半碗。每天各种谷物换着给孩子吃。

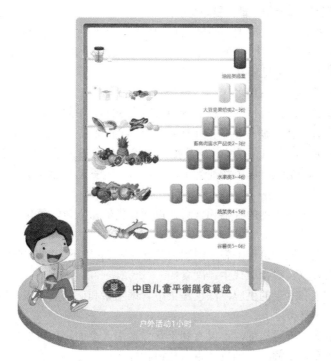

图 9-1　中国儿童平衡膳食算盘

绿色代表蔬菜，每天 4~5 份。一份蔬菜为 100g，像菠菜和芹菜，大约可以轻松抓起的量就是一份。100g 新鲜青菜洗净切过后，双手一捧的量约为 100g。所有蔬菜的份量都按 100g 生重的可食部来计算。

蓝色代表水果，每天 3~4 份。1 份相当于半个中等大小的苹果、梨。香蕉、枣等含糖量高的水果，一份重量较低。瓜类水果水分含量高，一份的重量大。可以作为下午的加餐来吃，晚上饭后半小时也可以再吃点含糖低的水果。

紫色代表动物性食物，每天 2~3 份。一份肉为 50g，相当于普通成年人的手掌心（不包括手指）的大小及厚度，包括猪肉、鸡肉、鸭肉、鱼肉类。带刺的鱼段（65g）比鱼肉的量多一些，约占整个手掌；虾贝类脂肪较少，一份 85g。肉类首选鱼虾、禽肉。

黄色代表大豆坚果奶制品，每天 2 份。一份大豆相当于一个成年女性的单手能捧起的量，约等同于半小碗豆干丁或 2 杯（约 400ml）豆浆量。一份奶制品约一杯牛奶或两小盒（每盒 250ml）酸奶。一份葵花子和花生仁，约为中等成年女性单手捧的量。

红色代表油盐，每天 1 份。一份油约为家用一瓷勺的量。儿童每日需要 20~25g。盐摄入量每天要少于 6g。

学龄儿童每天至少应摄入 12 种食物，保证营养需求。儿童拎水壶跑步，表达了鼓励喝白开水（大概 1000~1300ml，5~6 杯水），每天户外活动 1 小时。

总之，食物中的各种营养素在身体内都发挥着各自不同的作用，共同为机体健康保驾护航。切记："没有不好的食物，只有不好的搭配；没有最好的食物，只有最好的平衡"。

第四节　学龄期儿童营养配餐及食谱编制

一、制定学龄期儿童营养食谱的基本原则

学龄期儿童营养食谱的制定应遵循平衡膳食的原则，根据食物的营养特点和当地的饮食习惯以及学龄期儿童的生理特点，进行合理选料、科学搭配，以满足儿童生长发育和健康维持的需要。学龄儿童各类食物建议摄入量见表 9-10。

（1）保证食物种类齐全，品种多样；

（2）早餐提供的能量应为每日膳食总能量的 25%～30%、午餐和晚餐分别为 30%～40%，两餐间隔 4～6 小时。其中，蛋白质提供的能量应占总能量的 12%～15%，每份午餐提供的蛋白质不应低于 30g。其中动物性食物和大豆及其制品提供的优质蛋白质占总蛋白的 50% 以上。脂肪提供能量应占总能量的 25%～30%，以植物油为主，保证有一定量动物脂肪摄入，但饱和脂肪酸不超过 1/3；

（3）尽可能多地食用富含钙的食物和饮料，以增加钙的摄入量，每份午餐提供的钙不应低于 400mg；

（4）限制食盐的摄入量，每份午餐应限制食盐含量在 3g 以下（钠含量平均不超过 1000mg）；

（5）正餐不得以糕点、甜食取代主、副食；

（6）保证定量蔬菜和水果的供应，深色蔬菜中含维生素和矿物质较多，因此蔬菜中应有一半为绿色或其他有色的叶菜类；

（7）做到粗细搭配、干稀搭配，不仅有利于营养素摄入全面，还可增加学生食欲；

（8）注意荤素搭配，既解决了动物性蛋白和植物性蛋白的互补问题，又得到了丰富的维生素和矿物质；

（9）考虑到当地饮食状况和儿童的经济负担能力，因地制宜，充分利用当地食物资源；

（10）注意儿童的营养和身体生长发育状况，掌握儿童的健康状态，消除营养不良。

表 9-10　学龄儿童各类食物建议摄入量

食物类别	7 岁～		11 岁～	14～17 岁
谷类（克/天）	150～200		225～250	250～300
全谷物和杂豆（克/天）	30～　70	30～70	50～100	
薯类（克/天）	25～50		50～100	
蔬菜类（克/天）	300	400～450	450～500	
水果类（克/天）	150～200	200～300	300～350	
畜禽类（克/天）	40	50	50～75	
水产品（克/天）	40	50	50～75	
蛋类（克/天）	25～40	40～50	50	
奶及奶制品（克/天）	300	300	300	
大豆（克/周）	105	105	105～175	
坚果（克/周）	—	50～70		

能量需要量水平计算，按照 7 岁～（1400～1600kcal/d），11 岁～（1800～2000kcal/d），14 岁～（2000～2400kcal/d）。

二、学龄期儿童营养食谱的制订步骤

（1）根据学生年龄、性别及体重确定其每天的能量需要量。一般以中国营养学会发布的"中国居民膳食营养素参考摄入量"为标准来确定。

（2）计算每天三大产能营养素提供的能量。在均衡膳食中，蛋白质、脂肪和碳水化合物所提供能量应分别占总能量的 12%～15%、25%～30%、55%～65%。

（3）计算每天三大产能营养素需要量。

（4）计算三大产能营养素三餐分配量。

（5）确定主食和副食的品种。

（6）确定主食和副食的数量。

（7）初步确定食谱。

（8）食谱的复核、计算、评价和调整。结合小学生的饮食习惯，并考虑季节、地区特点、经济情况，制定出学生的营养食谱。

三、学龄期儿童营养食谱编制举例

例 9-1　假如某小学 1～3 年级（6～8 岁）每年级有 1 个班，每班有 46 人。学校准备实行营养午餐供应。如果你是公共营养师，请你完成下列任务。

（1）请以计算法制订该校 1～3 年级（6～8 岁）一日的营养午餐食谱，并说明以一日的营养午餐食谱为基础制订一周的营养午餐食谱的方法；要求碳水化合物的供能比例为 60%。

（2）假如该校 1～3 年级（6～8 岁）的学生全部就餐，请列出一日的营养午餐食谱的副食品采购计划。

解题步骤：

1. 营养午餐的食谱编制

（1）根据供应对象的年龄确定午餐的能量和营养素的供给目标　根据附录二十五国家制定的学生营养午餐供给标准，6～8 岁的学生午餐能量供给量为 700kcal，蛋白质 24g，假如碳水化合物的供能比例为 60%，碳水化合物的需要量 =（700×60%）÷4=105（g）；脂肪的需要量 =（700–24×4–700×60%）÷9=20（g）

（2）确定午餐主食和副食的品种　确定主食为大米饭；副食为：豆腐干（香干）、瘦肉和菜心。

（3）确定主食和副食的数量　查中国食物成分表可知，米饭的碳水化合物含量为 26.2%，米饭的需要量 =105÷26.2%=401（g）；查表可知米饭蛋白质含量为 2.6 %，则米饭的蛋白质供给量 =401×2.6 %=10.5（g）；假如瘦肉和豆干各提供 50%的蛋白质，那么需要由瘦肉提供的蛋白质 =（24–10.5）×50%=6.8（g），需要由豆腐干（香干）提供的蛋白质 =（24–10.5）×50%=6.8（g）；查表可知猪瘦肉的蛋白质含量为 20.3 %，瘦肉的需要量 =6.8÷20.3 %=33.5（g）；查表可知豆腐干（香干）蛋白质含量为 15.8%，豆腐干需要量为 6.8÷15.8%=43g；菜心的量确定为 125g。

（4）确定烹调用油的数量　烹调用油的量=总脂肪需要量－食物中的脂肪含量。

营养午餐的脂肪需要量为 20g，查表可知瘦肉的脂肪含量为 6.2 %，瘦肉的食用量为 33.5g，瘦肉提供的脂肪为 33.5×6.2 %=2.1（g）；

查表可知豆腐干（香干）的脂肪含量为 3.6%，豆腐干（香干）的食用量为 43g，豆腐干（香干）提供的脂肪为 43×3.6%=1.6（g）；

查表可知米饭的脂肪含量为 0.3%，米饭的食用量为 401g，米饭提供的脂肪为 405×0.3%=1.2（g）；烹调用油的量 = 20−2.1−1.6−1.2=15.1g。

（5）初步确定营养午餐食谱

大米饭 405g，炒菜心（125g），豆腐干（香干）（43g）炒瘦肉片（33.5g），烹调用油 15.1g。

（6）根据食物交换份法制订一周食谱。

（7）食谱的复核、计算、评价和调整　根据食谱的评价结果对食谱中食物的品种、数量以及搭配进行调整。

2. 一日的营养午餐食谱的副食品采购计划

食物采购量的计算公式=（每份的数量×就餐人次）÷食部（%）

瘦肉：（33.5×46×3）÷100%=4623（g）

豆腐干（香干）：（43×46×3）÷100%=5934（g）

菜心：（125×46×3）÷84%=20536（克）

四、学龄期儿童一天营养食谱　见表 9−11。

表 9−11　学龄儿童营养食谱举例

餐次	食物名称	重量（或体积）
早餐	牛奶	200mL
	全麦面包	面粉 80g
	鸡蛋	50g
	米饭	120g
中餐	蘑菇紫菜生蛙汤	蛙 20g
	马铃薯炯排骨	排骨 70g
	菜心	150g
午点	猕猴桃	100g
	酸牛奶	100mL
	米饭	120g
晚餐	番茄海带汤	番茄 70g
		海带 20g
	豆腐红烧鱼	鱼肉 50g
		豆腐 50g
	小白菜	80g
晚点	冲麦片	麦片 50g
	蛋糕	30g
全日	烹调用油	25g

第五节　学龄期儿童常见膳食营养问题及处理方法

一、早餐营养的重要性

前一天摄入的营养，经过一夜的活动、基础代谢、生长发育已消耗殆尽，急需补充热量和各种营养。早餐对于学龄儿童来说是一天中最重要的一餐，热量要充足，供能至少达到 4 个小时；防止第三、四节课出现低血糖，昏昏欲睡，影响大脑运转，主食最好能达到 200g，而且最好是消化慢的主食，比如高蛋白食物和复合碳水化合物；同时注意粗细搭配，粗粮、杂粮占到三分之一；要有优质蛋白、牛奶、鸡蛋或者瘦肉；还要有蔬菜最好是绿叶菜，其不仅提供维生素 C 和维生素 B$_2$，还提供矿物质和膳食纤维。食物组合使食物生理效价较高，适宜大脑神经细胞功能的发挥，如各种豆粥，各种带馅的面点、糕点，鸡蛋、牛奶、豆奶，餐后水果。适当增加有助于神经细胞之间联系和合成神经递质的物质，如含卵磷脂较多的食物鸡蛋、花生、核桃、芝麻、香蕉等。

二、合理选择快餐

目前我国学龄儿童经常食用的快餐以西式快餐为主，西式快餐主要由肉类、煎炸食品和含糖饮料组成，见表 9－12。西式快餐含的能量高，但维生素、膳食纤维少。中式快餐的品种虽然多，但在制作过程中使用的油盐也多于家庭制作食物。国内外的研究显示，长期食用高盐、高糖和高脂肪的快餐，是诱发超重肥胖的因素之一。

多数快餐在制作过程中用油、盐等调味品较多，因此，要合理选择。尽量选择含蔬菜、水果相对比较丰富的食品，少吃含能量、脂肪、食盐或糖高的食品和饮料。如果某一餐中食用了比较多的高能量食品，如油炸食品，其他餐次要适当减少主食和动物性食物的食用量，增加新鲜蔬菜水果的摄入。

表 9－12　常见快餐食物的能量含量

食物种类	千焦（kJ）	相当于米饭的重量*（g）
可乐（1 大杯）	753	155
苹果派（1 个）	1088	224
炸薯条（中）	1540	317
麦香鸡腿堡（1 只）	2050	422
大型汉堡（1 个）	2343	483
炸薯条（小）	1025	211
草莓奶昔（1 杯）	1339	276
炸鸡翅 6 块	1971	406
炸薯条（大）	2054	423
油条（100 克）	1624	291

*每 100 克米饭提供 116 千卡能量

三、儿童营养与性早熟

性早熟是儿童发育异常性疾病，近年来发病率逐年增高。目前，饮食因素对性早熟的影响已引起儿科内分泌专家和保健部门的广泛重视。保健滋补品、饼干和膨化食品、饮料、人工饲养动物肉类及水产品等食物易导致性早熟，可能是因为这类食物含有生长激素或性激素、类激素污染物，长期摄入、慢性吸收对儿童的性腺产生兴奋作用，使内源性靶腺激素水平增高，儿童体内正常性腺激素功能紊乱；还与营养过剩、脂肪细胞瘦素分泌减少，促进性腺激素的分泌释放有关。

不良的饮食习惯是性早熟的一个重要促进因素，而膳食认知度较低是造成不良饮食习惯的原因。为防止孩子发生性早熟，家长应提高膳食认知度，重视饮食管理，为孩子制定合理的饮食结构，提供营养膳食，帮助患儿养成良好的饮食习惯。

合理膳食应遵循以下原则。

（1）避免摄入含有性激素类的食物或药物，尽量少食人工养殖的动物性食品如鳝鱼、鳖、螃蟹、肉鸡、肉鸭等，以及被催熟剂催大的豆芽、茄子、草莓等反季节蔬菜、水果。一些滋补品如冬虫夏草、人参、燕窝、牛初乳、蜂王浆、蜂胶、桂圆干、荔枝干、黄芪、沙参等含有较多性激素，甚至是促性腺激素样物质，需禁止孩子食用。

（2）纠正不良的饮食习惯，食物要多样化、均衡化，多吃五谷杂粮、应季的新鲜蔬菜、水果、蛋类、富含钙和维生素 D 的食物，按比例进食各种营养物质，尽量少吃洋快餐、油炸食品、零食、饮料等。

（3）适量饮食，避免摄入太多高蛋白、高热能的食物。对已确诊的性早熟患儿，家长应在营养师和医师的指导下，根据自己孩子的具体情况和特点，找出患儿发生性早熟的可能原因，采取相应措施，制定合适饮食方案。

第六节　学龄期儿童营养与膳食指导练习题

一、理论练习题

（一）单项选择题

1. 学龄儿童营养素摄取方面的主要问题是（　　）。

（A）铁、钙、维生素 A 缺乏　　　　　　（B）磷、钾过量

（C）碘、硒缺乏　　　　　　　　　　　（D）锌、磷、钾缺乏

答案：A

2. 以下学龄期儿童体格增长规律哪项正确？（　　）

（A）每年增长 4～7cm　　　　　　　　（B）身高（cm）＝年龄×6＋75

（C）体重（kg）＝（年龄×7－5）/2　　　（D）身高增长以夏季最快

答案：C

3. 以下儿童循环系统发育特点哪项正确？（　　）

（A）儿童心脏发育在 6～7 岁以前超过血管发育

（B）12 岁开始可形成主动脉粥样硬化

（C）预防高血压病应从青春期开始

（D）10 岁时血压应为 110/70mmHg

答案：D

4. 以下学龄期儿童免疫系统发育特点哪项正确？（　　）

（A）缺乏蛋白质时，胸腺体积增大，重量减轻

（B）12 岁时淋巴系统发育达成人水平

（C）扁桃体 4～10 岁时发育达高峰

（D）淋巴系统 20 岁后开始退化

答案：C

5. 以下学龄期儿童的营养需要特点哪项正确？（　　　）

（A）男女孩能量需要的差别只在于活动消耗

（B）蛋白质供能占总能量 10%～14%

（C）膳食中 n−6 和 n−3 多不饱和脂肪酸的比例为 1:（3～6）

（D）蛋类蛋白质含量为 13%～15%

答案：D

6. 世界卫生组织推荐的饱和脂肪酸、单不饱和脂肪酸和多不饱和脂肪酸的最佳比例为（　　　）

（A）1:2:1　　　　　　（B）1:1:2　　　　　　（C）1:1:1　　　　　　（D）1:2:1

答案：C

7. 中国营养学会制定了《中国学龄儿童膳食指南（2016）》，以下哪项不属于核心推荐？（　　　）

（A）认识食物，学习烹饪，提高营养科学素养

（B）三餐合理，规律进餐，培养健康饮食行为

（C）合理选择零食，足量饮水，不喝含糖饮料

（D）保证每天至少活动 30 分钟，增加户外活动时间

答案：D

8. 学龄儿童的食谱中，每份午餐的食盐含量应限制在（　　　）以下。

（A）3 克　　　　　　（B）6 克　　　　　　（C）8 克　　　　　　（D）12 克

答案：A

9. WHO 发布的《成人和儿童糖摄入量指南》中建议，成人和儿童游离糖摄入量应减至摄入总能量的（　　　）以内？

（A）10%　　　　　　（B）8%　　　　　　（C）6%　　　　　　（D）5%

答案：A

10. 中国儿童平衡膳食算盘适用于所有儿童，其食物份量适用于中等身体活动水平下 8～11 岁儿童。算盘用色彩来区分食物类别，其中蓝色代表（　　　）

（A）谷物　　　　　　（B）蔬菜　　　　　　（C）水果　　　　　　（D）动物性食物

答案：C

11. 学龄儿童每天至少应摄入（　　　）种食物，保证营养需求。

（A）10　　　　　　（B）12　　　　　　（C）15　　　　　　（D）16

答案：B

12. 学龄儿童制定营养食谱的基本原则：脂肪提供能量应占总能量的 25%～30%，以植物油为主，保证有一定量动物脂肪摄入，但饱和脂肪酸不超过（　　　）

（A）1/2　　　　　　（B）1/3　　　　　　（C）1/4　　　　　　（D）1/5

答案：B

13. 学龄期儿童应尽可能多地食用富含钙的食物和饮料，以增加钙的摄入量，每份午餐提供的钙不应低于（　　　）。

（A）200mg　　　　　　（B）300mg　　　　　　（C）400mg　　　　　　（D）500mg

答案：C

14. 学龄期儿童早餐搭配原则以下哪项错误？（　　　）

（A）主食最好能达到 200 克，最好是易消化的主食

（B）注意粗细搭配，粗粮杂粮占到三分之一为好

（C）绿叶菜不仅提供维生素 A 和维生素 B_2，还提供膳食纤维

（D）适当增加含卵磷脂丰富的食物如贝类、鸡蛋等

答案：B

15. 以下关于快餐的说法错误的是（　　　）

（A）目前我国学龄儿童经常食用的快餐以中式快餐为主

（B）西式快餐主要由肉类、煎炸食品和含糖饮料组成

（C）长期食用高盐、高糖和高脂肪的快餐，是诱发超重肥胖的因素之一

（D）中式快餐的品种虽然多，但在制作过程中使用的油盐也多于家庭制作食物

答案：A

16. 以下哪种快餐食物的能量含量最高（　　　）

（A）苹果派（1 个）　　　　　　　　　　（B）炸薯条（中）

（C）草莓奶昔（1 杯）　　　　　　　　　（D）油条（100 克）

答案：D

17. 以下哪项不是性早熟的促进因素？（　　　）

（A）黄芪　　　　　　（B）蛋白粉　　　　　　（C）黄柏　　　　　　（D）沙参

答案：C

（二）判断题（正确的填"A"，错误的填"B"）

1. 腕骨的十个骨化中心在 12～15 岁时全部骨化完成。（　　　）

答案：B

2. 学龄儿童平均每年要替换 4 个牙。（　　　）

答案：A

3. 儿童急性缺锌可出现癫痫病发作。（　　　）

答案：A

4. 学龄期儿童营养不良或不均衡可导致贫血、龋齿、便秘、近视、过敏、性早熟、发育不良等疾病。（　　　）

答案：A

5. 儿童少年期的钙营养状况对成人峰值骨量的高低起着决定性作用，建议学龄儿童每天摄入奶制品 200g 及以上。（　　　）

答案：B

6. 中国儿童平衡膳食算盘（2016）中，绿色代表蔬菜，每天 3～4 份，一份为 100 克。（　　　）

答案：B

7. 学龄期儿童蛋白质提供的能量应占总能量的 12%～15%，每份午餐提供的蛋白质不应低于 25g。（　　　）

答案：B

8. 在给学龄儿童选择食物时，要注意某些膳食中容易缺乏的营养素，如维生素 A、维生素 B、维生素 B_2 和钙等。（　　　）

答案：A

9. 学龄儿童早餐宜选择食物组合使食物生理效价较高，以利大脑神经细胞功能的发挥。

（　　）

答案：A

10. 一个苹果派的热量比一杯草莓奶昔高。（　　）

答案：B

11. 不良的饮食习惯是性早熟的一个重要促进因素，而膳食认知度较低是造成不良饮食习惯的原因。（　　）

答案：A

二、技能练习题

（一）儿童维生素 A 缺乏的发生率远高于成人，请描述维生素 A 缺乏和过量的症状和表现。

解题步骤：

（1）维生素 A 缺乏最早的症状是暗适应能力下降，在弱光下视力减退。维生素 A 缺乏最明显的一个结果是干眼病，泪腺分泌减少，常感眼睛干燥，怕光、流泪，发炎，发展下去可致失明。

（2）维生素 A 缺乏还可引起儿童免疫功能低下，生长发育迟缓。

（3）儿童一次或多次连续摄入大于推荐摄入量的 20 倍会发生急性中毒，早期症状为恶心、呕吐、头痛、眩晕、视觉模糊、肌肉失调等。慢性中毒比急性中毒常见，是由于在几周到几年之内反复服用过量维生素 A 所致，常为推荐摄入量的 10 倍以下，常见症状是头痛、脱发、肝大、骨和关节痛、皮肤瘙痒等。儿童长期服用大剂量维生素 A 会发生肝脾肿大，红、白细胞减少，易骨折等症状。

（二）中国儿童平衡膳食算盘（2016）适用于所有儿童，其食物份量适用于中等身体活动水平下 8~11 岁儿童。算盘用色彩来区分食物类别，用算珠个数来示意膳食中食物份量。请描述其色彩和算珠个数代表的意义。

解题步骤：①算盘分 6 层，从上往下依次为：油盐类、大豆坚果奶类、鱼禽肉蛋水产品类、水果类、蔬菜类、谷薯类。②橘色算珠代表谷物，每天应该摄入 5~6 份。一份生重谷物为 50~60g。③绿色代表蔬菜，每天 4~5 份。一份蔬菜为 100g。④蓝色代表水果，每天 3~4 份。1 份相当于半个中等大小的苹果、梨。⑤紫色代表动物性食物，每天 2~3 份。一份肉为 50g。⑥黄色代表大豆坚果奶制品，每天 2 份。一份大豆约等同于半小碗豆干丁或 2 杯（约 400ml）豆浆量。一份奶制品约一杯牛奶或两小盒（每盒 250ml）酸奶。一份葵花子和花生仁，约为中等成年女性单手捧的量。⑦红色代表油盐，每天 1 份。一份油约为家用一瓷勺的量。

（三）以《中国居民膳食营养素参考摄入量》及《中国平衡膳食宝塔》以及中国食物成分表为依据，按食谱编写程序，为某小学一年级的学生（30 人，男生和女生各一半，平均年龄为 6 岁）编制午餐食谱（已知该人群脂肪能量比例为 30%）；并计算午餐主食的采购量。

解题步骤：

1. 编制午餐食谱

（1）确定该群学生的日人均能量需要量　根据儿童性别、年龄查阅附录十六《中国居民膳食营养素参考摄入量》表，可知 6 岁男童每天能量的参考摄入量为 1700kcal，女童为 1600kcal。该群学生的日人均能量 =（1700＋1600）/2 = 1650（kcal）。

（2）确定三大产能营养素日供给量目标　膳食中蛋白质需要：根据儿童性别、年龄查阅附录十六《中国居民膳食营养素参考摄入量》表，6 岁男童和女童蛋白质的参考摄入量均为 55g，供能比为 13%。

膳食中脂肪参考摄入量＝（1650×30%）/9＝55（g）

膳食中碳水化合物参考摄入量＝（1650－55×4－1650×30%）/4＝234（g）

（3）计算午餐能量需要量及三大产能营养素的需要量　学龄儿童餐次比以早餐、早点占总能量的 30%，午餐加午点占总能量的 40%，晚餐占总能量的 30%计算。

午餐、午点能量＝全日能量参考摄入量×40%＝1650×40%＝660（kcal）

蛋白质参考摄入量＝全日蛋白质参考摄入量×40%＝55×40%＝22.0（g）

脂肪参考摄入量＝全日脂肪参考摄入量×40%＝55×40%＝22.0（g）

碳水化合物参考摄入量－全日碳水化合物参考摄入量×40%＝234×40%＝93.6（g）

（4）确定午餐主食的品种和数量　假设午餐以米饭为主食，查食物成分表得知，每 100g 粳米含碳水化合物 77.7g，可算得米饭所需大米数量＝93.6÷77.7%＝120（g）。

（5）确定午餐副食的品种和数量　午餐副食品种为瘦猪肉、豆腐、青菜。

计算主食中含有的蛋白质量。查食物成分表得知，100g 粳米含蛋白质 8.0g。

主食中蛋白质提供量＝120×8.0%＝9.6（g）

副食应提供的蛋白质量＝22.0g－9.6g＝12.4（g）

设定副食中的 2/3 由动物性食物供给，1/3 由豆制品供给。

动物性食物应含蛋白质数量＝12.4g×66.7%＝8.3（g）

如动物性食品由瘦猪肉供给，查食物成分表可知，100g 瘦猪肉含蛋白质 20.3g，则需要瘦猪肉数量＝8.3÷20.3%＝41（g）；

豆制品应含蛋白质数量＝12.4÷33.3%＝4.1（g），如豆制品由豆腐提供，查食物成分表得知，100g 豆腐含蛋白质 8.1g，则需要的豆腐数量＝4.1÷8.1%＝51（g）

每个学生午餐配蔬菜西红柿 50g，鲜蘑菇 50g，荷兰豆 50g，苹果 100g。

（6）确定午餐烹调用油量

查食物成分表得知 100g 瘦猪肉含脂肪 6.2g，100g 豆腐含脂肪 3.7g，100g 粳米含脂肪 0.6g；午餐用油量＝22－120×0.6%－41×6.2%－51×3.7%＝10（g）。

（7）食谱的初步确定

餐次	食物名称	可食部用量	市品
午餐	米饭	粳米 120g	粳米 120g
	肉片炒鲜香菇豆饭	西红柿 50g	西红柿 50g
	苹果	豆腐 51g	豆腐 51g
		瘦猪肉 41g	瘦猪肉 41g
		鲜蘑菇 50g	鲜蘑菇 51g
		荷兰豆 50g	荷兰豆 62.5g
		植物油 10ml	植物油 10ml
		苹果 100g	苹果 113g

（8）食谱的复核、计算、评价和调整　对以上食谱进行核对，参照食物成分表初步核算该食谱提供的能量和各种营养素的含量；参照中国居民膳食营养素参考摄入量 RNI 或 AI 数值，按允许的变化范围增减或更换食品的种类或数量。该食谱基本符合要求。

（9）根据食物交换份法制订一周的食谱。

2. 该人群午餐主食采购量为：（120g×30 人）÷100%＝3600（g）

（四）为防止孩子发生性早熟，家长应提高膳食认知度，重视饮食管理，请描述合理膳食应遵循的原则。

解题步骤：

（1）避免摄入含有性激素类的食物或药物，尽量少食人工养殖的动物性食品如鳝鱼、鳖、螃蟹、肉鸡、肉鸭等以及被催熟剂催大的豆芽、茄子、草莓等反季节蔬菜水果。一些滋补品如冬虫夏草、人参、燕窝、牛初乳、蜂王浆、蜂胶、桂圆干、荔枝干、黄芪、沙参等含有较多性激素，甚至是促性腺激素样物质，需禁止孩子食用；

（2）纠正不良的饮食习惯，食物要多样化、均衡化，多吃五谷粗粮杂粮、应季的新鲜蔬菜水果、蛋类、富含钙和维生素 D 的食物，按比例进食各种营养物质，尽量少吃洋快餐、油炸食品、零食、饮料等；

（3）适量饮食，避免摄入太多高蛋白、高热能的食物；

（4）对已确诊的性早熟患儿，家长应在营养师和医师的指导下，根据自己孩子的具体情况和特点，找出患儿发生性早熟的可能原因，采取相应措施，制定合适饮食方案。

（五）请简述《中国学龄儿童膳食指南（2016）》的主要内容。

解题步骤：

1. 认识食物，学习烹饪，提高营养科学素养　通过开设营养课程，认识食物、学习烹饪，提高中小学生的营养健康知识；改善营养健康态度。

2. 三餐合理，规律进餐，培养健康饮食行为　学龄儿童一日三餐的时间应相对固定，定时定量，进餐时细嚼慢咽。每天吃早餐，早餐提供的能量应占全天总能量的 25%～30%，午餐占全天总能量的 30%～40%，晚餐占 30%～35%。清淡饮食，少在外就餐，少吃含能量、脂肪、食盐高的食品和饮料。

3. 合理选择零食，足量饮水，不喝含糖饮料　应选择清洁卫生、营养丰富的食物作为零食，如新鲜蔬菜水果、坚果、奶及奶制品、大豆及其制品等。可在两餐之间吃少量零食，以不影响正餐为宜。足量饮水，6 岁儿童每天饮水 800ml；7～10 岁儿童每天饮水 1000ml；11～13 岁男生每天饮水 1300ml，女生每天饮水 1100ml；首选白开水。不喝或少喝含糖饮料，并禁止饮酒。

4. 不偏食节食，不暴饮暴食，保持适宜体重增长　注重培养学龄儿童树立科学的健康观念和体型认知，正确认识体重的合理增长以及青春期体型变化。一旦发现由过度节食导致的营养不良或身体不适，应及早就医。对于已经超重肥胖的儿童，要通过合理膳食和积极的身体活动，应在保证体重合理增长的基础上，控制总能量摄入，避免零食和含糖饮料，逐步增加运动频率和运动强度。

5. 保证每天至少活动 60 分钟，增加户外活动时间　有规律的身体活动，充足的睡眠与减少静坐时间可促进学龄儿童生长发育。

应每天累计至少 60 分钟中等到高强度的身体活动，以有氧运动为主，每次最好 10 分钟以上。其中每周至少三次高强度的身体活动（如长跑、游泳、打篮球等），三次抗阻力运动和骨质增强型运动（如伏地挺身、引体向上等）。做到运动强度、形式及部位的多样化，注意运动姿势的正确性，运动前做好充分的准备活动。保证每天 10 个小时的睡眠时间。

（六）简述中国学龄期儿童营养状况。

解题步骤：

（1）近年来我国学龄期儿童营养与健康状况有了很大的改善，但仍面临诸多问题。

（2）一方面，学龄儿童营养不良依然存在，钙、铁、维生素 A 等微量营养素摄入不足还十分常见。

（3）另一方面，超重、肥胖检出率持续上升，高脂血症、高血压、糖尿病等慢性非传染性疾病低龄化问题日益凸显，并悄然威胁着儿童的健康。

（4）同时不少学生及其家长和学校教职工的营养知识匮乏、健康素养普遍偏低，不健康的饮食行为常见，如不吃早餐或早餐营养不充足；吃零食、喝含糖饮料现象普遍，还有少数儿童偶尔饮酒。

（5）另外，学龄儿童身体活动不足、静坐及视屏时间长、睡眠不足的现象也越来越普遍。

（6）这些情况不仅阻碍了学龄儿童的健康成长，也将妨碍国民经济的持续稳定发展，需要引起家庭和国家的重视。

（七）简述学龄期儿童的营养需求特点。

解题步骤：

（1）学龄期儿童营养需要是由体内各种功能和各机体组织发育决定的，总体来讲营养需求量大，需要摄入的食物量多，且食物搭配要合理。

（2）能量：学龄期儿童基础代谢率较高，体力、脑力活动对能量的需求大，能量需求随生长加速而增加，逐渐接近或超过成年人。

（3）蛋白质：蛋白质供能占总能量的 12%～15%，要保证优质蛋白质的摄入，最好动物性蛋白质占总蛋白质的 50%。

（4）脂肪和脂肪酸：脂肪适宜摄入量以占总能量的 25%～30%为宜。只要每天摄入一定量的植物油，就不易造成必需脂肪酸的缺乏。需要注意摄入一些植物种子及含磷脂较多的食物，如蛋黄、肝脏、大豆、麦胚和花生等。

（5）碳水化合物：学龄期儿童膳食中碳水化合物应提供 55%～65%的总能量。应限制纯能量食物如糖的摄入量，提倡摄入营养素及能量密度高的食物，以保障儿童能量和营养素的需要。

（6）矿物质：学龄期儿童对钙的需求量大，对一般食物钙的吸收率高，可达 40%；要重视血红素铁及富含锌的贝壳类海产品、红色肉类、动物内脏等食物的摄入，满足儿童身体对钙、铁、锌等矿物质的需求。

（7）维生素：学龄期儿童由于生长发育的需要，对维生素的需求量较大，儿童维生素 A 缺乏的发生率远高于成人。平时膳食中要注意充分摄入富含维生素 A、B 族、C 和 E 的食物。

（8）水：学龄儿童体内水总量占体重的比例为 60%左右。进入学校学习的儿童，活动范围增大，身体活动明显增多，对水的需求量相对高于成人。6～12 岁的学龄儿童每天建议饮水量 1200～2000ml。

参考文献

[1] 申昆玲主译. 原著主编 Ronald E.Kleinman，MD，FAAP.儿童营养学 [M]. 北京：人民军医出版社，2015.

[2] 中国营养学会. 中国学龄儿童膳食指南 [M]. 北京：人民卫生出版社，2016.

[3] 黎海芪. 实用儿童保健学 [M]. 北京：人民卫生出版社，2016.

[4] 石淑华，戴耀华.儿童保健学 [M]. 北京：人民卫生出版社，2017.

[5] 中国营养学会妇幼营养分会. 中国妇幼人群膳食指南 [M]. 北京：人民卫生出版社，2018.

［6］Ogata B N，Hayes D.Position of the Academy of Nutrition and Dietetics：nutrition guidance for healthy children ages 2 to 11 year.Journal of the Academy of Nutrition and Dietetics，2014，114（8）：1257－1276.

［7］Njike VY，Smith TM，Shuval O，et al.Snack food，satiety，and weight.Adv. Nutr，2016，7（5），866－878.

（胡华芸）

第十章

青春期少年营养与膳食指导

第一节 青春期的生理和营养代谢特点

一、青春期概念及分期

青春期是从童年过渡到成年的阶段，是儿童生长发育的最后阶段，又是人体第二次生长发育高峰时期。青春期是人一生中决定体格、体质、心理发育、智力发育和发展的又一个关键时期，其生理、心理变化是多种多样的，而且十分显著。青春期可分为三个阶段：①青春前期：第二性征尚未出现，但体格、型态已经开始加速生长发育，女童为 10～12 岁，男童在 11～13 岁；②青春期（性成熟期）：第二性征开始发育至成熟，女童是 13～16 岁、男童为 14～17 岁；③青春后期：第二性征发育完全成熟、体格生长停止，女童为 17～19 岁、男童为 18～21 岁。青春期的开始年龄、发育速度、成熟年龄以及发育最后达到的程度都有很大的个体差异，女童一般比男童的青春发育期早两年。在遗传、营养、情绪和社会经济等因素的影响下，无论男女都有早熟、平均、晚熟三种类型。

二、青春期的生理和心理特点

（一）体格生长加速、机体功能渐趋成熟

青春发育期的这个阶段，既不同于儿童，也不同于成人。它的最大特点是生理上蓬勃的成长、急剧的变化，如身体外形改变了、内脏功能健全了、性成熟了。在型态方面，体重、身高、胸围、肩宽、骨盆等都在加速生长，体重、身高的增长呈现出生后的第二个高峰，体重每年可增长达 4～5kg；身高增长速度高峰（PHV 指一年内身高增长的厘米数最高值）是青春期生长的重要标志。女孩平均 PHV 为每年 8cm，平均年龄为 12.14 岁；男孩 PHV 比女孩多 1cm 以上，年龄约比女孩晚两年。在功能方面，神经系统、肌肉力量、肺活量、血压、脉搏、血红蛋白、红细胞等均加强。

（二）性发育及第二性征发育

青春期性发育是在下丘脑-垂体-性腺轴（HPG 轴）的调节下，促黄体激素释放因子（LRF）分泌增加，垂体分泌促卵泡激素（FSH）和促黄体生成素（LH）增多，LH 和 FSH 作用在女性的卵巢上，促进卵巢分泌孕酮（P）和雌二醇（E2）；作用在男性的睾丸上，促进睾丸分泌睾酮（TTE）。性腺及第二性征开始迅速发育。男女彰显出明显的性别差异。男性的第二性征表现在喉结突起、声音变粗；上唇出现密实的茸毛，或唇部有胡须，额两鬓向后移；阴毛、腋毛先后出现。10 岁前男性的睾丸只是缓慢生长，到 13 岁才开始活跃，长到 15 岁其重量接近成人。随着生殖器官和第二性征的发育，15 岁左右开始出现遗精。女性第二性征表现为声音变尖、乳房开始发育、骨盆逐渐长得宽大而臀部变大。阴毛、腋毛先后出现。从 11～12 岁起外生殖器开始发育，继而阴道深度增加。月经初潮多半是在身高增长速度开始下降后的半年至 1 年开始出现，月经初潮之时，卵巢只达到成熟时的 30%左右，因此在初潮之后的一年内，月经还不能按照规律每月来潮。生殖系统是发育最晚的，它的成熟标志着人体全部器官接近完全成熟。

（三）心理发展不稳定

青春发育期生理上的显著变化，为青少年的心理急剧发展创造了重要的条件。由于青春期的身体发育、功能都已接近成人，身体外形接近甚至超过成人，性的发育更让青少年出现成人感。此时，他们在社会地位、社会参与、人际关系等方面都要求独立和尊重，甚至夸张地表达着自己已经长大成人的信号。因此，青年这个时期的个体不仅是在生理上获得了发育成熟，而且也能够感受和体验到性的冲动，同时也开始了解性的社会意义和规范，但他们的思维还存在片面性，容易偏激，容易摇摆，而可塑性还很大。在此过程中，他们积极体验和验证自己的性别特征和性别吸引力。与此同时，他们不断地思索着自我和他人、自我和社会的关系，并希望能从中确定自我的态度和人生的价值观，逻辑思维发展渐趋成熟，求知欲强，出现第二个违拗期（逆反期），有学者将这一过程称为自我同一性的获得期。

（四）身体、心理发育容易出现偏离问题

在青春期体格和生殖系统发育迅速，但神经内分泌系统对内脏器官的调节功能尚不稳定，常常会发生性发育异常（月经不调、性早熟、隐睾症、小睾丸等）、生长障碍（矮小症、肥胖症、青春发育延迟等）、精神心理异常（癔症、失眠、神经性厌食、抑郁症、学校恐怖症等）和内分泌及代谢性疾病（甲状腺功能减退或亢进、青春期甲状腺肿大、高血压、糖尿病等）。

三、青春期营养代谢特点

1. 进入青春期后，机体新陈代谢活跃，伴随体格快速生长和机体功能发育，总体合成代谢大于分解代谢，对总能量和营养素的需求高于儿童和成年人。身体处于正氮平衡状态。

2. 为保障机体各项生理功能，人体需要从外界不断摄取各种食物，并消化吸收供机体利用。进入青春期乳牙、恒牙交换完成，但有部分恒牙出齐要到青春期后。胃肠黏膜、胃肠肌壁和胃肠神经系统发育逐渐完善，胃内容积增大，消化液分泌增加，对营养素的消化吸收率均高于儿童和普通成年人。

3. 青春期骨髓造血功能旺盛，青春期男性血红蛋白和红细胞计数增高较多。青春期女性血红蛋白和红细胞计数增加均很少，较易出现贫血，原因可能与月经丢失和节食有关。因此，青春期无论男女青年均对钙、磷、铁等矿物质和微量元素需求增加，高于儿童期和普通成年人。

4. 进入青春期后，随着骨骼、肌肉等运动系统发育完善，运动功能逐渐增强，先是速度、耐力发育，其次是下肢爆发力、协调力和灵活性，最后是臂肌静止耐力和腰腹肌力发育。但随年龄增加女性各项运动能力均落后于同龄男性。运动功能的加强，运动量增大，令机体对总能量需求加大。骨骼及肌肉、脂肪等发育，令机体对蛋白质、脂肪以及钙、铁等常量和微量元素需求加大。

第二节　青春期少年膳食营养需求

青春期少年因生长发育旺盛，对能量和各种营养素的需要量逐渐增加，甚至超过从事轻体力劳动的成年人，随着生长发育不断成熟，需要量逐渐下降，达到从事轻体力劳动的成年人水平。

一、能量

能量需要与能量消耗应该保持平衡，青少年能量消耗包括基础代谢、体力活动、食物热效应和生长发育所消耗的能量，因而对能量的需要应能满足这些消耗。能量摄入不足可出现疲劳、消瘦和抵抗力下降，以至影响体力活动和学习能力。与成人相比，青春期少年增加了生长发育所需能量，因此从 10 岁开始能量摄入即达到并逐渐超过从事轻体力劳动的成年女性，约 2200kcal/d；14～17 岁时达到高峰，约 2400kcal/d；以后逐渐下降至 18 岁成年人轻体力劳动能量摄入水平，约

2100kcal/d。青春期男性对能量的需要量较女性更高，11～13 岁男性能量推荐摄入量即达到 2400kcal/d，至 14～18 岁达到高峰，推荐摄入量约为 2900kcal/d。

人体能量来源是食物中的碳水化合物、脂类和蛋白质。按中国人饮食习惯，以上三大类食物供能比例应为：碳水化合物供能占总能量的 55%～65%，脂肪占 20%～30%，蛋白质占 10%～15% 为宜。能量的消耗受体力活动影响较大，如果体力活动较少，容易造成能量摄入过高，导致肥胖；相反，能量摄入较少，容易导致营养不良，生长发育迟滞，甚至影响智力发育。

二、蛋白质

青春期少年因生长发育及体力活动增加，且机体处于正氮平衡时期，对蛋白质的需要增加，如在此期间蛋白质摄入不足，可能导致生长发育迟缓、抵抗力下降、贫血等问题，严重者可能引起智力发育障碍和营养不良。故青少年蛋白质摄入应占总热能的 13%～15%。青春前期，推荐蛋白质供给量即应达到轻体力活动成年人水平，为 70～75g/d；进入身高体重快速增长期，应逐步达到重体力活动成年人水平，约 85g/d；18 岁以后逐步恢复至成年人水平。其中优质蛋白应占总蛋白 50%，最低不少于 1/3。畜肉、禽肉、鱼、虾、贝类、大豆及大豆制品等蛋白质含量较高，其蛋白质中氨基酸含量和比例接近人体所需氨基酸模式，为优质蛋白质。

三、脂类

脂类是人体必需营养素之一，供给人体活动所需能量，且是构成人体重要成分，并参与合成人体某些内分泌激素。正常人体重 14%～19%为脂肪组织，分布于腹腔、皮下、肌纤维间，对维持正常体温、缓冲冲击力有重要作用。青春期以后，女性机体合成脂肪的能力较强，脂肪主要积聚于胸部、腰部、腹部、臀部和大腿，维持女性特有体态。青春期少年每天摄入脂肪应占总热能的 20%～30%，其中胆固醇摄入量应少于 300mg/d。青春期少年脂类摄取过多，会增加成年后患慢性病的危险性。

四、碳水化合物

碳水化合物也叫糖类，主要由碳、氢、氧组成，因其中氢和氧的比例为 2∶1，与水的组成一样，故称之为碳水化合物。碳水化合物有很多种类。粮食中含量丰富的淀粉、甘蔗和甜菜中含量丰富的蔗糖、牛奶中的乳糖、蜂蜜中的果糖和葡萄糖、水果和蔬菜中的纤维素和果胶等，都属于碳水化合物。青春期少年体格生长旺盛，活动量大，学习任务繁重，热量的消耗很大，因此要保证获得充足的热能。碳水化合物每日推荐摄入量应占总热能的 55%～65%。有些青春期少女为保持苗条的身材而节食，如节食不当会导致营养不良，机体抵抗力下降，甚至会引起"神经性厌食症"，带来更为严重的后果。

五、矿物质

（一）钙

钙是构成人体骨骼和牙齿的重要组成成分，体内 99%的钙存在于骨骼和牙齿中，人体骨骼代谢一直处于骨形成和骨吸收的动态过程中，青春期少年骨形成大于骨吸收，骨骼不断增长、增粗、增厚。充足钙供给可保障骨骼增长和骨量增加，获得理想身高；同时也是预防成年后骨质疏松症的重要策略之一。根据国外研究，青春期少年平均每日需存留钙 300mg，如以食物钙吸收率为 30%计算，则在此骨骼生长最活跃阶段，至少每日需要摄入钙 1000mg。各国钙供给量差别较大，WHO 推荐 11～15 岁少年每日摄入 600～700mg，16～19 岁为 500～600mg；美国推荐为 1200mg。我国钙供给量，12 岁每日推荐摄入量为 1000mg，13～15 岁为 1200mg，16～17 岁为 1000mg，18 岁为 800mg。含钙丰富的食物有奶类、大豆类食品、虾皮、骨头等。

（二）铁

青少年不论男、女均需要更多的铁，以合成大量肌红蛋白和血红蛋白。男性瘦体重增长明显，每增加 1kg 体重需要 42mg 铁，女性则为 31mg。青春期女性于初潮后月经丢失等原因造成对铁的需要量增加。铁缺乏不但容易导致贫血，还可通过影响脑中酶活性、多巴胺受体数、能量代谢及神经系统信号传导等而影响脑功能，表现为注意力和学习记忆能力降低，容易疲倦。中国营养学会制订青春期女性适宜铁的摄入量从 11 岁开始为 18mg/d，14 岁年龄段达高峰为 25mg/d，到 18 岁以后降为 20mg/d。青春期男性适宜铁的摄入量从 11 岁开始为 16mg/d，14 岁年龄段达高峰为 20mg/d，到 18 岁以后降为 15mg/d。动物性食物中铁含量和吸收率均较高，动物肝脏、全血等含铁最为丰富。

（三）锌

锌参与机体生长发育、智力发育、物质代谢、免疫功能和生殖功能等过程。如以金属酶的方式参与机体多种代谢，包括参与核酸和蛋白质合成；以锌指蛋白的形式启动细胞生长、分裂和分化；参与促黄体激素、促卵泡激素、促性腺激素的代谢，这些作用均对青春期生长发育和性发育极为重要。锌缺乏将导致生长延迟和性发育迟缓。中国营养学会制订青春期女性锌的适宜摄入量从 11 岁开始为 15mg/d，14 岁年龄段达高峰为 15.5mg/d，到 18 岁以后降为 11.5mg/d。青春期男性锌的适宜摄入量从 11 岁开始为 18mg/d，14 岁年龄段达高峰为 19mg/d，到 18 岁以后降为 15mg/d。贝壳类海产品、红色肉类、动物内脏是锌的极好来源，干果、谷类胚芽、麦麸也富含锌。

（四）碘

人体 70%～80% 的碘存在于甲状腺中，主要以三碘（或四碘）甲状腺原氨酸的生理活性形式调节体内代谢，其在青春期的主要生理功能表现为促进青春期少年身高、体重、肌肉的增长、智力发育和性发育。缺碘将导致生长发育迟缓，学习能力下降。中国营养学会制订碘的适宜摄入量从 11 岁开始为 120μg/d，14 岁后直至成人为 150μg/d。海洋生物含碘量很高，如海带、紫菜、海鱼、海洋贝类等，陆地食物动物性食品含碘量高于植物性食品。为防止缺碘性甲状腺肿，我国目前普遍采取食盐加碘的措施。

六、维生素

（一）维生素 A

维生素 A 化学名为视黄醇，是脂溶性维生素，对维持正常视力具有重要作用。青春期学生学习任务繁重，常常用眼过度，维生素 A 缺乏更容易导致视觉疲劳。维生素 A 还参与维持上皮细胞形态完整和功能健全，参与细胞 RNA 和 DNA 合成，以及维持和促进免疫功能等多项作用。缺乏维生素 A 将导致青春期生长发育迟缓、骨骼发育不良。中国营养学会推荐青春期女性维生素 A 的摄入量为 700μg/d 视黄醇当量，青春期男性摄入量为 800μg/d 视黄醇当量。维生素 A 在动物性食物，如动物内脏、蛋类、乳类中含量丰富，且吸收速率快。深色蔬菜，如西兰花、胡萝卜、菠菜等富含胡萝卜素，胡萝卜素在小肠细胞内可分解成视黄醛或视黄醇，被人体吸收利用。

（二）维生素 D

维生素 D 的主要作用是促进钙磷吸收，参与骨质的形成过程。缺乏维生素 D 在婴幼儿期会表现为维生素 D 缺乏性佝偻病，在青春期及成人期会表现为骨质软化症和骨质疏松。中国营养学会推荐青春期至成年人维生素 D 的适宜摄入量为 10μg/d。人体维生素 D 的来源有两个途径：一是食物补充，动物性食物中含有维生素 D_3，以鱼肝和鱼油含量最为丰富，植物性食物中的蘑菇含有维生素 D_2；二是内源性来源，表皮和真皮皮下 7-脱氢胆固醇经紫外线照射转化形成前维生素 D_3 再转化成维生素 D_3。

（三）维生素 E

维生素 E 又名生育酚，为油状液体，溶于脂溶剂。维生素 E 是一种重要的非酶抗氧化剂，能清除体内自由基；同时具有抗动脉粥样硬化、维持正常免疫功能以及促进胚胎发育和促进生殖等作用。中国营养协会推荐进入青春期后至成人，适宜摄入量为 14mg α-TE/d。维生素 E 只在植物中合成，植物的叶子和其他绿色部分含维生素 E。

（四）维生素 B 族

维生素 B_1 常以盐酸盐形成出现，为白色结晶，易溶于水，参与构成辅酶，并存在于神经组织中。维生素 B_1 缺乏或吸收利用障碍会导致脚气病。中国营养学会制订青春期女性 11～17 岁推荐摄入量为 1.1～1.3mg/d，18 岁后至成人为 1.2mg/d；青春期男性 11～14 岁推荐摄入量 1.3mg/d，14～17 岁为 1.6mg/d，18 岁后 1.2mg/d。其较丰富的来源是葵花籽仁、花生、大豆、瘦肉。

维生素 B_2 又称核黄素，以辅酶形式参与多种代谢和氧化还原反应。缺乏可导致上皮损害、溢脂性皮炎、上皮角化等。维生素 B_2 与体内能量代谢密切相关，体力活动增加时，对维生素 B_2 的需求量增加。中国营养学会制订青春期女性至成人期推荐摄入量为 1.2mg/d，青春期男性 11～14 岁推荐摄入量 1.2mg/d，14～17 岁为 1.5mg/d，18 岁后 1.4mg/d。维生素 B_2 广泛存在于奶类、蛋类、肉类、动物内脏、蔬菜和水果中。谷类的维生素 B_2 存在于谷皮和胚芽中，碾磨加工会导致其流失。

叶酸在体内经叶酸还原酶作用形成具有生理活性的四氢叶酸。四氢叶酸是携带一碳单位的载体，与许多重要生化过程密切相关，参与 DNA、RNA 及血红蛋白合成等重要过程。叶酸缺乏首先导致巨幼红细胞性贫血。女性孕早期叶酸缺乏会导致胎儿神经管畸形，造成胎儿脊柱裂和无脑儿。孕中晚期缺乏导致胎儿发育迟缓、早产、胎盘早剥等。因此，叶酸对女性尤为重要。中国营养学会推荐，进入青春期直至成人期，叶酸推荐摄入量应为 400ugDFE/d。

（五）维生素 C

维生素 C 又称抗坏血酸。维生素 C 具有较强的还原性，在体内参与很多生理功能，可促进抗体形成、铁的吸收、四氢叶酸形成，以及清除体内自由基。长期缺乏维生素 C 会导致坏血病，表现为四肢无力、肌肉关节疼痛、牙龈肿痛、皮肤出血。维生素 C 还可促进性激素的代谢，促进骨胶原蛋白合成，改善铁、钙和叶酸的利用，因而在生长发育迅速的青春期需要量增加。中国营养学会推荐青春期维生素 C 的推荐摄入量在 11 岁年龄段为 90mg/d，14 岁年龄段至成人期为 100mg/d。

第三节　青春期少年膳食营养指导

一、青春期饮食模式和特点

（1）青春期少年总体在营养素上的需求加大，同时其饮食偏好和饮食模式已基本形成，与家庭内成人趋同，并受家庭其他成员影响。

（2）青春期少年自主性增强，对事物有自己的看法，但又可能并不全面。由于非常重视能否为同伴们所接纳，故在饮食习惯等多方面容易发生改变而追赶时尚，并在同学中产生相互影响。

（3）现代青少年尤其是城市青少年，家庭经济条件相对较好，有一定经济能力，能自主选择食物和零食。

（4）青春期女性尤其容易受社会风气或习俗影响，因而可能影响其饮食行为，甚至采用不恰当的减重措施以致发生神经性厌食症而危害健康。

二、青春期少年的合理膳食

合理膳食是指能满足青少年正常生长发育营养需要及维持健康营养需要的膳食。要达到均衡膳食需满足下列几点要求。

（一）能量和营养素要满足生长发育的需要

青春期少年正常的生长发育需要充足的能量供应，他们每天摄入的能量要比消耗的大，需要维持一种正平衡。

青春期少年需要蛋白质、脂肪、碳水化合物、无机盐和维生素等 5 类 40 多种营养素，对各种营养素数量的需要有多有少，但都是维持正常的生长发育所不可缺少的，任何营养素的缺乏或不足都会影响正常的生长发育。

（二）各种营养素在数量上要相互平衡

各种营养素在机体内的代谢、生理功能及需要量是相互联系、相互影响的，他们之间有一种平衡关系，如果这种平衡失调，同样会对青春期少年正常的生长发育和健康带来不良影响。例如，三种产能营养素的平衡，蛋白质、脂肪、碳水化合物提供的能量占总能量的 12%～14%、25%～30%、55%～65%；能量消耗量和代谢上有密切关系的维生素 B_1、维生素 B_2、尼克酸之间的平衡；必需氨基酸之间的平衡；饱和与不饱和脂肪酸之间的平衡等。

（三）食物应多样化

任何一种单一的食物都不能满足机体的需要，因此要保持食物的多样化。在饮食中要注意荤素搭配、生熟搭配及动植物性食品之间的平衡。荤素搭配既可解决动物性蛋白和植物性蛋白的互补问题，还可以得到丰富的维生素和无机盐，使食物在消化过程中取得酸碱平衡，还能够增加维生素 A、维生素 D、维生素 E 等脂溶性维生素的吸收。生熟搭配既可减少蔬菜中维生素 C 和 B 族维生素的损失和破坏，又可增进食欲。

要做到粗细搭配、干稀搭配。食物中含有人体必需的一些非营养素类物质，如膳食纤维和植物化学物等，适量的膳食纤维可以协助肠道的蠕动和排泄作用，但过量时可以干扰人体对某些营养素的吸收，所以，要维持碳水化合物和膳食纤维之间的平衡。

（四）合理的饮食制度

应根据青春期少年的生活和学习情况，制定出适应其生理需要的饮食制度，一般为每日三餐，两餐间隔 4～6 小时。三餐比例要适宜，按所含能量，早餐占 30%，午餐占 40%，晚餐占 30%。

（五）合理、科学加工和烹调食物

不合理的加工、烹调方法，会使食物中的营养素丢失，结果会引起人体某些营养素的缺乏，例如把米、面碾磨得过于精白会造成维生素 B_1 的大量丢失，引起维生素 B_1 缺乏而致脚气病等。

（六）轻松、愉快的进餐环境

轻松、愉快的进餐环境有利于进食以及食物的消化吸收。相反，紧张、压抑的进餐环境，会影响消化液的分泌和食欲，不利于进食。

（七）健康的饮食行为是均衡膳食必不可少的组成部分

健康的饮食行为是均衡膳食必不可少的组成部分，是实现均衡膳食的关键。要从营养教育入手，并且通过言传身教培养青春期少年健康的饮食行为。

（八）因地制宜，合理膳食

我国是一个多民族的国家，各地区、各民族的风俗信仰、生活条件、经济情况不同，不可能制定出一个单一的膳食模式，应根据均衡膳食的要求，因地制宜，合理地安排膳食，以达到良好、充足的营养，提高青少年乃至整个中华民族的身体素质。

三、青春期少年的膳食指导

（一）膳食能量摄入充足

青春期体格生长加速，出现身高增长的第二个高峰，同时生殖系统发育逐渐成熟。体格生长加速使得青春期儿童对营养的需求也相应增多。通常认为，青春期对营养素和能量的需要量一般不低于从事轻体力劳动的成人。青春期的能量需求较成人高 25%～30%，要保证能量的供给。

（二）多吃谷类，供给充足的能量

谷类是我国膳食中主要的能量和蛋白质的来源，青少年能量需要量大，每天需 400～500g，可因活动量的大小有所不同。

（三）保证鱼、肉、蛋、奶、豆类和蔬菜的摄入

蛋白质是器官增长、调节生长发育和合成性成熟的各种激素的原料。青春期少年正处于迅速发育时期，对蛋白质的需求高，故应提供足量的优质蛋白质。一般认为由蛋白质提供的能量应占总能量的 12%～15%，且动物蛋白或豆类蛋白应占 1/2，每天应供给蛋白质约 80g。蛋白质摄入不足会影响青少年的生长发育和身体健康。

（四）充分摄入矿物质和维生素

青春期少年对常量元素和微量元素的总体需求增加。经常摄入含铁丰富的食品如肉类、蛋类、鱼类，充分摄入富含维生素 C 的食物，以促进铁的吸收，防止缺铁性贫血的发生。青春期性腺器官发育达到高峰，锌的供给也十分重要。肉类含锌量高，故每天应摄入一定量的肉食。碘供给不足易发生甲状腺疾病，故应经常食用含碘量较多的紫菜、海带、海鱼、虾等海产品。钙是建造骨骼的重要成分，青少年正值生长旺盛时期，骨骼发育迅速，需要摄入充足的钙。多次全国营养调查资料表明，我国中小学生钙的摄入量普遍不足，还不到推荐供给量的一半，因此青少年应每天摄入一定量奶类和豆类食品。在北方和户外活动少的寒冷季节，应考虑补充适量的维生素 D 制剂。

（五）合理选择零食

青春期对能量和各种营养素需要量增加，合理选择零食可补充正餐摄入的不足。在选择时，建议多选奶类、水果。少选含糖饮料，通常这类饮料仅含糖，有较高能量，长期过量摄入易导致龋齿、超重与肥胖；也要少选油炸、过咸的零食，油炸食品油脂含量高，通常提供高能、高脂成分，易导致高脂血症，过咸易引发高血压，增加发生心血管疾病的危险性。零食选用最好在两餐中间，不要正餐前食用，否则导致正餐时食欲下降，影响合理膳食。

（六）养成良好的饮食习惯

要重视早餐，养成吃营养早餐的习惯。不吃早餐，机体缺乏能量，大脑也处于能量缺乏的状态，会导致记忆效率下降，学习效率降低。同时，会引发胃肠道及胆囊的疾病。进餐时应保持心情舒畅，避免偏食、挑食、节食等不良饮食习惯，切忌晚餐过饱、睡前零食、暴饮暴食或盲目节食。青少年尤其是女孩往往为了减肥盲目节食，引起体内新陈代谢紊乱，抵抗力下降，严重者可出现低钾血症、低血糖，易患传染病，甚至由于厌食导致死亡。正确的减肥办法是合理控制饮食，少吃高能量的食物，如肥肉、糖果和油炸食品等，同时应增加体力活动，使能量的摄入和消耗达到平衡，以保持适宜的体重。

（七）充足的户外活动

体育锻炼对于促进食物消化吸收、改善健康状况具有重要作用。推荐每天至少进行 60 分钟的运动，也可通过每天 3～6 次，每次 10 分钟的中等强度的短时间锻炼积累。此外，户外活动还能接受一定量的紫外线，有利于体内维生素 D 的合成，保证骨骼健康。除了进行必要的运动外，应鼓励儿童及青少年参与家务劳动。

（八）培养良好的生活方式

不抽烟、不饮酒、早睡早起、不过度依恋电子产品。青少年正处于迅速生长发育阶段，对外界不利因素和刺激的抵抗能力都比较差，抽烟饮酒对青少年的危害远远超过成年人。另外，青少年的抽烟饮酒行为还直接关系其成年后的行为。因此青少年应养成不吸烟、不饮酒的习惯。

第四节　青春期少年营养配餐及食谱编制

一、青春期少年营养食谱的编制原则

青春期少年是长知识、长身体和增强体质的最重要、最有利的时期。良好的营养、适当的锻炼和合理的作息是影响其身心发育的三个重要因素。青春期体格发育极为迅猛，各个器官都在增大，脑、心、肝、肾等功能增强，加上学习紧张、活动量大，也需要更多的热量和营养素，其营养食谱编制可遵循以下原则。

1. 保证营养均衡，品种多样，数量充足　满足该时期人体对热量、蛋白质、脂肪以及各种矿物质和维生素的需求。各营养素之间的比例要合适，食物荤素搭配要合理。

热量主要来自主食米、面和脂肪、蛋白质，因此青春期少年应首先吃好三顿正餐。要多吃鱼、瘦肉、蛋、牛奶和豆制品等蛋白质丰富的食物，每日膳食中蛋白质的供给量为 80～90g。要补充足量的维生素和矿物质。青少年代谢旺盛，骨骼生长快，肌肉组织细胞数量直线上升，要特别注意钙、磷、镁和维生素 A、D 的供给。大量组织的形成需要铁，供给不足则可发生贫血，特别是少女由于月经来潮，每次要损失一定量的血，因此铁质的补充更为重要。此外，随着甲状腺功能加强需要更多的碘；体格发育和性器官的逐渐成熟都需要锌；维持正常代谢和生长，离不开充足维生素的供给。

2. 养成良好的饮食习惯　一日三餐应定时定量进餐。进餐同时不做其他无关事情，如看电视、讨论问题等，要保持轻松愉悦的就餐氛围。正餐之外的加餐，应选择低热量的健康零食和水果。在可能的情况下，注意膳食的多样化。注意纠正青少年偏食的不良习惯，如喜吃肉类，不吃蔬菜，易造成多种维生素和矿物质的缺乏，且易导致成年后心血管疾病。所以，要从小养成良好的饮食习惯，保证各类营养素的均衡搭配。

3. 注重健康的烹调方法　多使用对营养素破坏较少的蒸、煮的方法，少使用对营养素破坏大的煎炸、烧烤等方法。油脂等在煎炸过程中还易产生致癌等有害物质，因此要避免长时间高温油炸食物。用过的陈油不应反复使用。菜类、海产类尽量不隔餐食用。为照顾青少年的口味，要适当兼顾菜式的色香味，调动青少年的食欲。

4. 因地制宜选择食材　考虑地域差异、季节变换以及家庭经济条件等各种因素，恰当地选择食材，既保证食物的多样化、新鲜卫生，也兼顾营养的均衡。

二、食谱编制步骤和方法

(一)计算法步骤

1. 确定用餐对象全日能量供给量　根据青少年的不同年龄阶段和性别，确定其每日能量推荐供给量。必要时，可根据青少年个体特征、活动强度、学业负担等进行微调。

2. 计算全天三大宏量营养素应提供的能量　按一日能量供给比例，蛋白质占 10%～15%，脂肪占 20%～30%，碳水化合物占 55%～65%，分别计算三种产能营养素应提供的能量。

例如，已知某人每日能量需要为 11.29MJ（2700kcal），三种营养素供能比例按蛋白质占 15%，脂肪占 25%，碳水化合物占 60%计算，则：

蛋白质 11.29MJ（2700kcal）×15%＝1.6935MJ（405kcal）

脂肪 11.29MJ（2700kcal）×25%＝2.8225MJ（675kcal）

碳水化合物 11.29MJ（2700kcal）×60%＝6.774MJ（1620kcal）

注：1MJ＝1000kJ

3. 计算三种产能营养素每日需要数量　食物中产能营养素产生能量按如下关系换算：1克碳水化合物产生能量 16.7kJ（4.0kcal），1 克脂肪产生能量 37.6kJ（9.0kcal），1 克蛋白质产生能量 16.7kJ（4.0kcal）。

根据上一步计算结果，得出全日三种营养素需要量：

蛋白质 1.6935MJ（405kcal）÷16.7kJ/g（4.0kcal/g）＝101g

脂肪　2.8225MJ（675kcal）÷37.6kJ/g（9.0kcal/g）＝75g

碳水化合物 6.774MJ（1620kcal）÷16.7kJ/g（4.0kcal/g）＝406g

4. 计算三种产能营养素每餐需要量

按一日三餐供能比早餐占 30%，午餐占 40%，晚餐占 30%计算，得出：

早餐：蛋白质 101g×30%＝30g

脂肪 75g×30%＝23g

碳水化合物 406g×30%＝122g

午餐：蛋白质 101g×40%＝40g

脂肪 75g×40%＝30g

碳水化合物 406g×40%＝162g

晚餐：蛋白质 101g×30%＝30g

脂肪 75g×30%＝23g

碳水化合物 406g×30%＝122g

5. 根据食物成分表，确定主副食物的品种和数量　步骤如下：

（1）合理设计每餐主食的品种，查食物成分表，确定每餐主食的数量；

（2）确定副食的品种和数量　先计算主食中含有的蛋白质重量；以每天推荐摄入蛋白质量减去主食已有的蛋白质数量，得出尚需供给的蛋白质量；设定副食中蛋白质 2/3 来源于动物蛋白，1/3 来源于豆制品，得出动物蛋白和豆类蛋白供给量；查食物成分表计算肉类和豆制品的供给量；

（3）设计蔬菜和水果的品种和数量；

（4）确定纯能量食物的量，主要指植物油。计算前先确定食物中一天脂肪的总含量，用每日推荐供给脂肪总量减去已有食物中脂肪的含量，剩余需供给的脂肪量就由植物油供给，按食物成分表换算成植物油的需要量。

（二）食物交换份法

食物交换份法简单易行，易于被非专业人士掌握。该法是将常用食物按其所含营养素量的近似值归类，计算出每类食物每份所含的营养素值和食物质量，然后将每类食物的内容列出表格供交换使用；最后根据不同能量需要，按蛋白质、脂肪、碳水化合物的合理分配比例，计算出各类食物的交换份数和实际重量，再按每份食物等值交换表选择食物。具体步骤如下：

1. 根据膳食指南划分食物

按常用食物所含营养素的特点划分为五大类食物。

第一类：谷类和薯类。谷类包括米、面、杂粮；薯类包括马铃薯、甘薯、木薯等。主要提供碳水化合物、蛋白质、膳食纤维、B 族维生素。

第二类：动物性食物。包括肉、禽、鱼、蛋等，主要提供蛋白质、脂肪、矿物质、维生素 A 和 B 族维生素。

　　第三类：豆类及其制品。包括大豆及其他干豆类，主要提供蛋白质、脂肪、膳食纤维、矿物质和 B 族维生素。

　　第四类：蔬菜水果类。包括鲜豆、根茎、叶菜、茄果等，主要通过膳食纤维、矿物质、维生素 C 和胡萝卜素。

　　第五类：纯能量食物。包括植物油、淀粉、食用糖和酒类，主要提供能量。植物油还提供维生素 E 和必需脂肪酸。

2. 各类食物的每单位食物交换代量表

　　第一类：谷类。富含淀粉的食品。每 1 交换单位谷类含有能量 377kJ（90kcal），蛋白质 2g，碳水化合物 19g，脂肪 0.5g。见表 10-1。

表 10-1　等值谷类食物交换份表　　　　　　　　（单位：g）

食品	重量	食品	重量
稻米、小米、糯米、面粉、米粉、干玉米、玉米面、玉米渣、薏米、混合面、挂面、燕麦片、莜麦片、荞麦片	25	苦荞麦、油条、油饼、通心粉、饼干、高粱米、藕粉、银耳、绿豆、赤豆、芸豆、干豌豆	25
咸面包	37.5	荸荠、湿米粉	150
干粉条	23	土豆、山药	125
馒头、烧饼、烙饼、窝窝头	35	茨菰	75
生面条	30	凉粉	400

　　第二类：蔬菜类。富含矿物质、维生素和膳食纤维。每一交换份含能量 335kJ（80kcal），碳水化合物 15g，蛋白质 5g，见表 10-2。每份均为净食部分重量。

表 10-2　等值蔬菜类食物交换份表　　　　　　　　（单位：g）

食品	重量	食品	重量
大白菜、圆白菜、菠菜、油菜、韭菜、芹菜、茼蒿、油菜苔、龙须菜、芥蓝菜	500	菜花、莴笋、西红柿、绿豆芽、黄豆芽、鲜蘑菇、黄瓜、丝瓜、苦瓜、冬瓜、茄子、茴香	500
西蓝花、白萝卜、南瓜、茄瓜、甜椒	350	胡萝卜、蒜苗、洋葱	200
鲜豌豆、芋头、百合	100	鲜豇豆、扁豆、四季豆	250
莲藕、凉薯	150	毛豆	70

　　第三类：水果类。富含矿物质、维生素和果糖。每 1 交换单位含能量 377kJ（90kcal），碳水化合物 21g，蛋白质 1g，见表 10-3。表中均为食品部重量，可按规定量互换品种。

表 10-3　等值水果类食品交换表　　　　　　　　（单位：g）

食品	重量	食品	重量
柿子、柚子、猕猴桃、李子、苹果、荔枝	200	甜橙	350
鸭梨、黄岩蜜橘	250	枣、香蕉	100
桃子	175	橘子、汕头蜜橘	275
葡萄	220	西瓜	750

第四类：肉蛋鱼类。包括瘦肉类、水产品、鱼类和部分豆类制品，富含蛋白质。每 1 交换单位含有能量 335kJ（80kcal），蛋白质 9g，脂肪 5g。表 10-4 食品除了鸡蛋、鸭蛋带壳外，其他食品均为可食部。可按规定量互换。

表 10-4　等值肉蛋鱼类食物交换份表　　　　　　　（单位：g）

食品	重量	食品	重量
瘦猪肉、牛、羊、鸡、鸭、鹅、大排骨（带肉）豆腐丝、豆腐干	50	鲫鱼、鲤鱼、甲鱼、草鱼、鳝鱼、带鱼、虾、鲜贝	80
鸡蛋、鸭蛋、松花蛋	55	鲳鱼、青鱼、鲢鱼、比目鱼	75
鱿鱼、兔肉、北豆腐	100	猪心、猪肝	70
香肠、熟火腿、黄豆	20	肉松、酱肉	25
南豆腐	125	豆腐脑	200
午餐肉、熟叉烧肉	35		

第五类：豆乳类。包括牛奶和豆浆，富含蛋白质、脂肪和碳水化合物等营养素。每 1 交换单位含有能量 335kJ（80kcal），蛋白质 4g，脂肪 5g，碳水化合物 6g。表 10-5 列出的每种食品，按规定量可互换。豆浆一般是指按黄豆与水重量比为 1:8 浸泡、磨浆、过滤、煮沸。

表 10-5　等值豆乳类食物交换份表　　　　　　　（单位：g）

食品	重量	食品	重量
淡牛奶、酸牛奶、羊奶	125	豆浆粉、豆腐粉	20
奶粉	15	豆浆	200
豆汁	500		

第六类：油脂类。包括烹调用油和含脂肪丰富的硬果类。每 1 交换单位含能量 335kJ（80kcal），脂肪 9g。表 10-6 可按规定量食品互换。

表 10-6　等值油脂类食物交换份表　　　　　　　（单位：g）

食品	重量	食品	重量
花生油、豆油、菜籽油、葵花籽油、红花油、麻油、玉米油	9	调和油、猪油、牛油、羊油、黄油	9
花生米、芝麻酱、杏仁	15	南瓜子、葵瓜子	30
核桃仁	12.5		

3. 食物交换份法的应用　食物交换份法是一个比较粗略的方法。优点是方法简单，同类食品可以互换，如以粮换粮、以豆换豆、以肉换肉、以蔬菜换蔬菜等。任意选择，1 份换 1 份，半份换半份，1/3 份换 1/3 份等，便于用餐者根据自己的情况进行食物选择，可使食物多样化，避免单调。食物交换份的不足之处是只考虑食物交换份的能量和产能营养素含量，忽略了微量营养素（维生素、矿物质）含量的差异。虽然各交换单位内的食物营养价值并不完全相同，人体摄入的营养素在每天之间可能会存在一定的差异。但从较长的一段时期看，只要保持食物的多样化，保持能量平衡，人体摄入的营养素会处于动态均衡状态。

实际应用中，可将计算法与食物交换份法结合使用。首先用计算法编制一日食谱，然后以一日食谱为基础，根据食用者的饮食习惯、市场供应情况等因素，编排一周或一月食谱，即在同一类食物中更换品种和烹调方法，采用食物交换份法进行同类食物不同品种互换，较容易编排一周食谱或一月食谱。

例 10-1 张同学，男，17 岁，读高二，身高 169cm，体重 85kg，肥胖，平日活动少，不爱运动，吃肉多、吃饭多。请用食物交换份法为他编制食谱。表 10-7 为热量、实际体重和体力活动的关系表，表 10-8 为不同热量食物份数分配表。

表 10-7　热量、实际体重和体力活动的关系表

体型	体力活动强度			
	卧床	轻体力	中等体力	重体力
正常	20-30	30	35	40
消瘦（<标准体重20%）	30	35	40	45-50
肥胖（>标准体重20%）	15-20	20-25	30	35

表 10-8　为不同热量食物份数分配表

热量（kcal）	总交换份	各类食物交换份					
		谷类	蔬菜	肉类	奶类	水果	油脂
1000	11	4.5	1	2	1.5	0.5	1.5
1100	12	5.5	1	2	1.5	0.5	1.5
1200	13.5	6	1	2	1.5	1	2
1300	14.5	7	1	2	1.5	1	2
1400	15.5	8	1	2	1.5	1	2
1500	16.5	8.5	1	2.5	1.5	1	2
1600	18	9	1	3	1.5	1	2.5
1700	19	10	1	3	1.5	1	2.5
1800	20	11	1	3	1.5	1	2.5
1900	21	12	1	3	1.5	1	2.5
2000	22.5	13	1	3.5	1.5	1	2.5
2100	23.5	14	1	3.5	1.5	1	2.5
2200	24.5	15	1	3.5	1.5	1	2.5
2300	25.5	16	1	3.5	1.5	1	2.5
2400	27	17	1	4	1.5	1	2.5

解题步骤：

1. 计算标准体重　计算公式：标准体重＝身高（cm）－105，张同学理想体重＝169－105＝64（kg）

2. 计算每天所需总能量　张同学是高中学生，一般按中等体力活动强度来供给能量，但他有肥胖症，需要调低每天热能供应，实际按热量系数 30kcal/kg/d 来供给能量。

全日所需总能量（kcal）＝标准体重×热量系数＝64×30＝1920（kcal）

3. 计算全日三大产能营养素摄入量

$$蛋白质 = （15\% \times 1920）\div 4 = 72（g）$$
$$脂肪 = （25\% \times 1920）\div 9 = 53（g）$$
$$碳水化合物 = （60\% \times 1920）\div 4 = 288（g）$$

4. 确定食物的重量和食物内容

（1）确定各类食物份数　张同学一日总热量为 1920kcal，按 1900kcal 查《不同热量食物份数分配表》，得到一天食物总份数为 21，各种食物份数为谷类 12 份，蔬菜类 1 份，肉蛋类 3 份，奶类 1.5 份，水果类 1 份，油脂类 2.5 份。

（2）换算成食物重量　大米 300g，青菜 500g，肉蛋 150g，牛奶 250g，苹果 200g，油脂 25g。

5. 编制一天食谱

（1）早餐（5.5 份）：牛奶 250g，米（面）75g，鸡蛋 50g；

（2）午餐（8.5 份）：大米 125g，瘦肉 50g，青菜 250g，花生油 15g，苹果 100g；

（3）晚餐（7 份）：大米 100g，瘦肉 50g，青菜 250g，花生油 10g，苹果 100g。

6. 食谱的复核、计算、评价和调整　根据食谱的计算和评价结果对食谱中的食物品种、数量、搭配和营养素含量进行调整。由于在食谱编制过程中是以能量和三大产能营养素为基础计算的，没有更多考虑微量营养素，因此编制的初步食谱，其能量和产能营养素一般可以达到要求，要重点关注评价和调整微量营养素。如果某种微量营养素不足，可以参考食物交换份法，同类食物间进行互换，以达到营养素平衡。例如，如果食谱中维生素 A 不足，在用食物交换份法编制食谱时，同类的动物性食物可以换成维生素 A 含量较高的食物（如动物肝脏、鸡蛋），也可以在蔬菜水果类中选择含 β-胡萝卜素含量较高的深色蔬菜水果代替浅色蔬菜水果，以提高维生素 A 和 β-胡萝卜素摄入量。

7. 用食物交换份法编制一周食谱　同一类食物可以以份为单位进行交换。

三、青春期少年营养食谱举例

食谱一

早餐：牛奶 250 毫升、面包（面粉 100 克）、煮鸡蛋 50 克。

午餐：米饭（粳米 200 克）、蘑菇炒肉片（鲜蘑菇、猪肉各 50 克，植物油 5 克，料酒、淀粉、蛋清、味精适量）、炒青菜（青菜 200 克，植物油 5 克，味精、盐适量）。

晚餐：馒头（面粉 150 克）、百合虾（虾仁 50 克，胡萝卜、柿子椒各 25 克，植物油 5 克，百合、淀粉、味精、盐适量）、牛肉菜汤（卷心菜、豆腐干、胡萝卜、土豆、牛肉、番茄各 50 克，植物油 5 克，味精、盐适量）。

加餐：时令水果（300 克）。

食谱二

早餐：小米粥（小米 100 克）、牛奶 250 毫升、荷包蛋（鸡蛋 50 克）。

午餐：米饭（粳米 150 克）、鱼香三丝（猪瘦肉、胡萝卜各 50 克，土豆 100 克，植物油 5 克，姜丝、泡椒、酱油、醋、白糖、味精、盐适量）、香菇炒青菜（绿叶菜 200 克，香菇 50 克，植物油 5 克，味精、盐适量）、炝花菜。

晚餐：金银卷（面粉、玉米粉各 100 克，麻酱、盐适量）、清蒸鲜鱼（鲜鱼 150 克、植物油 5 克、葱段、姜丝、盐适量）、蒜茸茼蒿（茼蒿 150 克，植物油 5 克，大蒜、味精、盐适量）、青菜虾米汤（青菜 50 克，植物油 5 克，虾米、味精、盐适量）。

加餐：时令水果（300 克）。

食谱三

早餐：粳米发糕（面粉 100 克）、牛奶 250 毫升、皮蛋拌豆腐（无铅松花蛋、内酯豆腐各 50 克）。

午餐：米饭（粳米 150 克）、蒜苗炒蛋（蒜苗 100 克，鸡蛋 50 克，植物油 5 克、调味品适量）、西芹牛柳（牛瘦肉 50 克，芹菜茎 100 克，植物油 5 克，调味品适量）、菠菜粉丝汤。

晚餐：黑米粥（粳米 40 克，黑米 10 克）、馒头（面粉 150 克）、炒猪肝（猪肝、豌豆苗各 50 克，植物油 5 克，胡椒粉、黄酒、味精、盐适量）、芸豆、土豆炖猪肉（猪瘦肉 25 克，芸豆 100 克，土豆 50 克，植物油 5 克，味精、盐适量）。

加餐：时令水果（300 克）。

第五节　青春期少年营养常见问题

一、常见饮食营养误区

（一）过量饮食和暴饮暴食

儿童进入青春期后，随着生长发育、活动量增加和消化系统功能增强，往往食欲加强，食量增加。部分家长认为，儿童长身体了，就应该要多吃，因此盲目鼓励儿童多进食。青春期儿童如进食过量或暴饮暴食，危害也很大，主要有以下几方面的害处：一是增加胃肠道负担，过量进食后会引起功能紊乱，发生呕吐和腹泻，严重的可发生水、电解质紊乱和全身中毒症状。二是易得肥胖症，长期过量进食，造成营养过剩，再加上不爱运动，体内脂肪堆积，易患肥胖症，还导致成年后心脑血管疾病的高发和早发。三是影响智能发育，摄入的热能过多，糖可转变为脂肪沉积在体内，也沉积在脑组织中，可使脑沟变浅，脑回减少，神经网络发育欠佳；同时过食可引起脑血流量减少，因为饱餐后，血液相对地集中于消化器官的时间较长，使脑部血流量减少的时间也延长，经常过食，使脑经常处于相对缺血状态，势必影响大脑发育。

（二）摄入含糖饮料及甜食过多

青春期儿童有一定经济自主权，又受时尚风气影响，部分儿童经常喝含糖饮料、吃甜食，如奶茶、可乐、冰淇淋、甜品等。甜食进食过多，易导致食欲差，正餐时没胃口，同时对身体有多方面的危害，包括以下几个方面。

1. 造成龋齿　经常大量摄入糖类食品，口腔中细菌就会把残留的糖类分解发酵，产生一定量的酸性物质，对我们的牙齿造成侵蚀，久而久之，形成龋齿。

2. 导致肥胖　糖类食物较易消化吸收，除一部分供给人体活动所需能量和作为糖原储存在肌肉和肝脏中外，剩余的大量热量会在人体内转化为脂肪。所以长期大量进食碳水化合物含量较高的食品，很容易引起肥胖。

3. 诱发糖尿病　长期大量食用甜食会使胰岛素分泌过多、碳水化合物代谢紊乱，引起人体内环境失调，进而导致糖尿病。

4. 导致骨质疏松和肾结石　糖类食品在体内的代谢需要消耗多种维生素和矿物质，在糖分随尿排出的同时，水溶性的维生素 B_1 以及血液中的钙离子也会过多排出体外。因此，经常吃糖会造成维生素缺乏和缺钙等营养问题，易诱发骨质疏松和肾结石。

（三）不吃早餐或早餐过于简单

青春期儿童学业繁重，部分儿童晚上入睡时间迟，睡眠时间短，而早上需要早起上学。加上家长也需上班等因素影响，早餐往往过于简单，食物品种单一，吃的较少，甚至部分儿童不吃早餐。不吃早餐或早餐过于简单对健康危害极大，主要有以下几个方面。

1. 影响大脑发育并导致学习效率下降　大脑运转需要调用血糖。如果不吃早餐或早餐营养不足，血糖水平就会相对降低，从而不能及时为神经系统的正常工作输送充足的能源物质。青少年的脑组织正处于发育期，血、氧、葡萄糖的需求量比成人还高。长期血糖过低，会影响脑的重量和型态发育。同时，大脑缺乏能量，便会令人感到倦怠、疲劳、脑力无法集中、精神不振、反应迟钝，从而导致学习效率低下。

2. 诱发消化系统疾病　正常情况下，前一天晚上吃的食物经过六小时左右就已从胃里排空。如果不吃早餐，胃在没有食物的情况下，照样地蠕动，晚间所分泌的胃酸便会刺激胃壁，不但会损伤胃黏膜，还会因胆囊中的胆汁没有机会排出，而使胆汁中的胆固醇大量析出、沉积，久而久之，会减弱消化系统功能，诱发胃炎、胃溃疡和十二指肠溃疡、胆结石等多种消化系统疾病。

3. 更易导致肥胖且易造成动脉硬化　有部分青少年因怕长胖而不吃早餐。这种做法毫无科学道理。人体对热量的需求是有标准的，不吃早餐，势必加大中、晚餐的进食量。而晚餐后一般运动量较小，更容易造成脂肪积累而导致肥胖。另外，长期不吃早餐还会使胆固醇、脂蛋白沉积于血管内壁，导致血管硬化，诱发高血压、冠心病、糖尿病等慢性疾病。

（四）盲目节食

儿童进入青春期，开始注重个人形象并追逐潮流。有部分青少年儿童，特别是女孩因希望保持苗条的体型，而盲目减肥和节食。不科学的减肥和节食，对正在发育的青春期儿童危害尤其大，主要有以下几个方面。

1. 热能不足导致营养不良和生长发育迟缓　青春期儿童正处于身体快速发育的时期，对各种营养素以及热能需求比普通成年人还大。这个阶段盲目的减肥和节食，造成热量供应不足，会极大地影响生长发育，容易导致身体消瘦，生长发育迟缓，身高增长缓慢甚至不增长。蛋白质供给不足还会造成水肿，会导致性发育延迟以及第二性征发育不良。

2. 矿物质和维生素不足导致贫血等各种疾病　盲目节食和减肥必然导致营养不均衡，矿物质和维生素供给严重不足，这样会导致各种因矿物质和维生素缺乏所致的疾病，如缺铁导致贫血、缺锌导致智力发育不良、缺钙和缺乏维生素 D 导致骨骼发育不良、身材矮小和骨质疏松，缺碘导致甲状腺肿，缺乏维生素 A 导致夜盲症，缺乏维生素 B_1 导致脚气病，缺乏维生素 C 导致坏血病，等。长期节食还会导致机体水、电解质紊乱和酸碱平衡失调，造成低血糖、低血钾、低血钠、代谢性碱中毒等，威胁生命安全。

3. 导致神经性厌食症　由于长期控制进食，甚至还不断地用手指刺激咽部，使吃进的食物再吐出来，这样人为地打乱了正常的神经生理反射，导致大脑"见到"食物信号不再兴奋，消化液分泌减少，胃肠蠕动减慢，面对食物不再有饥饿感，而是真的从心里感觉厌恶、想吐，最后心理、生理反应趋于一致，形成病理性神经反射，就导致了厌食症。

二、学生考试前饮食安排

（一）应试学生的生理和营养特点

复习、考试期间生活和学习节奏较快，大脑活动处于高度紧张状态。在这种状态下，大脑对氧和某些营养素的消耗和需求比平时增多，营养缺乏和不均衡现象比较常见。应试人群亚健康者较多，有头晕脑胀、打瞌睡、疲倦等不适；严重者可以引起疾病，如压力性疾病、缺铁性贫血、维生素 A 缺乏、B 族维生素缺乏、锌缺乏、超重和肥胖等。头晕脑胀的原因是脑血管扩张，以增加大脑营养和氧气的供应。打瞌睡的原因是由于大脑营养和氧气不够，脑细胞活动减慢，思维迟钝，强迫休息。

（二）应试期间的膳食营养指导

1. 提供充足能量 复习和应试期间比平时需要更多能量，在复习和应试期间对某些抗压力营养素和氧的需求明显增多。脑细胞工作需要大量的氧气、碳水化合物和能量，脑耗氧量占全身耗氧量的 1/5～1/4，复习和应试时耗糖量和耗氧量增加，而大脑能量的唯一来源是葡萄糖，每天摄入碳水化合物最少要 >150g，才能基本满足大脑的需要。

2. 用心吃好早餐 前面已讲，复习考试期间大脑能量消耗增大，如果不吃早餐或早餐食物不足，会导致上午 10 点以后血糖水平降低，大脑反应迟钝，从而影响学习效率。如果因为某些原因孩子早餐没吃好，可以考虑给孩子在上午 10 时左右增加一次早点，食物以牛奶、酸奶、面包为宜，量不宜过多，以免影响午餐。

3. 摄入食物的种类和量要足够多 由于我国比较重要的升学考试大多安排在每年 6、7 月份。此时全国天气均较炎热，加上学习紧张，容易降低孩子的食欲。家长应注意选择孩子平时爱吃的食物，食物制作应尽量可口，注意色、香、味的搭配，以调动孩子的食欲。主食数量要充足，以保证能量和营养的供应。多食健脑食物，如核桃、芝麻、松子、葵花子、西瓜子、南瓜子、花生、杏仁等，其含丰富的不饱和脂肪酸、蛋白质、卵磷脂、维生素和无机盐等，有助于维护脑功能，增强记忆力。

4. 保证优质蛋白质和不饱和脂肪酸的摄入 脑的主要构成成分是蛋白质、脂类（主要是磷脂），应供给体内足够的蛋白质和氨基酸，优质蛋白质宜占总蛋白的 50% 以上；不饱和脂肪酸、磷脂、胆固醇等脂类是构成细胞膜的成分，DHA 等是健脑的重要物质，卵磷脂被誉为维持聪明的"电池"，有助于增强记忆力，应充分摄入。故复习和应试学生应该多吃鱼类、虾类、贝类、深海鱼类、鸡蛋、肉类等富含蛋白质和 DHA 的食物；增加豆类食品，每天 >50g。多喝牛奶，每天 >300ml。

5. 保证维生素和矿物质的充分摄入 研究发现，多种 B 族维生素与应试状态有关。B 族维生素尤其是维生素 B_1、烟酸与记忆力有关，维生素 B_6、维生素 B_{12} 和叶酸都与脑功能的健全有一定的关系。维生素 C 能保护生物膜，是保护脑功能的重要物质；维生素 C 可提高应急能力，抵抗压力；提升免疫力，减少应试期间的感冒。维生素 E 能维持脑细胞活力，抵抗不饱和脂肪酸的过氧化物对脑神经细胞的毒害，并能预防脑细胞衰退及脑力疲劳。

多种矿物质与应试状态有关。钙、镁等协同维持神经肌肉的应激性，能保证脑力旺盛、学习力持久、头脑冷静并提高人的判断力。研究发现，补充镁后能提高能量水平，改善情绪。磷的化合物是体内的"储能器"，是构成卵磷脂、脑磷脂的重要成分，对维护大脑和神经细胞的结构与功能起着十分重要的作用。缺铁会产生贫血，导致注意力不集中、脸色苍白、神情忧郁、身体无力。微量元素锌、硒等多种元素都与人体免疫功能有关。故应试学生需要每天增加新鲜蔬菜水果的摄入量，水果每天 >200～400g，蔬菜每天 >300～500g。可多喝新鲜榨的果菜汁，增加各种维生素和矿物质的摄入，必要时可以额外补充一些抗压维生素和矿物质。

6. 注意饮食卫生 考试期间尽量注意不在卫生较差的摊贩买东西吃，不吃或少吃冷饮。饭前便后要洗手，注意个人饮食卫生，避免引发肠道功能紊乱或传染病。

7. 创造轻松愉悦的就餐环境 饮食时特别是正餐时应尽量避免谈论造成孩子压力增大的话题，避免训斥和批评孩子。进餐时尽量不让孩子说话，避免引发呛咳或食物误吸入气管。环境应舒适，营造轻松愉悦的氛围。

（三）可以健脑的食物

1. 鱼 各种鱼类是促进智力发育的首选食物之一。在鱼肉中含有十分丰富的卵磷脂，可增强人的记忆、思维和分析能力，并能控制脑细胞的退化，延缓衰老。鱼肉还是优质蛋白质和钙质的极佳来源，特别是深海鱼富含对神经系统具备保护作用的 n−3 脂肪酸、二十碳五烯酸（EPA）和二十二碳六烯酸（DHA），有助于提高脑细胞的活性和增强记忆力和理解能力，是儿童健脑的最佳选择之一。

2. 核桃和芝麻　这两种物质营养非常丰富，特别是不饱和脂肪酸含量很高。因此，常吃它们，可为大脑提供充足的亚油酸、亚麻酸等分子较小的不饱和脂肪酸，能提高脑的功能。核桃仁中富含磷脂，磷脂在体内通过转换能够起到活跃大脑神经的作用，从而使人体保持充沛的精力和良好的记忆力。其他坚果类食品，包括花生、松子、榛子等，也含有大量的蛋白质、不饱和脂肪酸、卵磷脂、无机盐和维生素，经常食用，对改善脑营养供给很有益处。

3. 牛奶等乳制品　牛奶含有优质蛋白质，其中含有人体所需要的全部必需氨基酸，除含有钙质外，还含有多种我们身体需要的维生素和矿物质，如维生素 A、B_1、B_2、C 以及铁、锌、硒等，对于维持孩子正常生理功能和促进生长发育都有好处。

4. 蛋类　如鹌鹑蛋、鸡蛋。鸡蛋含有丰富的蛋白质、卵磷脂、维生素和钙、磷、铁等，是大脑新陈代谢不可缺少的物质。另外，鸡蛋所含有较多的乙酰胆碱是大脑完成记忆所必需的。因此，每天吃一两个鸡蛋，对强身健脑大有好处。

5. 豆类　含有丰富的蛋白质、脂肪、碳水化合物和维生素 A、B 等特别是蛋白质和必需氨基酸的含量高，以谷氨酸的含量最为丰富，是大脑活动所需的物质基础。所以孩子常吃豆类有益于大脑的发育。

6. 蔬菜和水果　西红柿、红薯、南瓜、胡萝卜、菠菜等颜色深而鲜艳的蔬菜富含丰富的抗氧化剂，保持大脑的健康活力。菠萝中富含维生素 C 和重要的微量元素锰，对提高人的记忆力有帮助；柠檬可提高人的接受能力；香蕉可向大脑提供重要的物质酪氨酸，而酪氨酸可使人精力充沛、注意力集中，并能提高人创造能力。

（四）合理应用营养素补充剂

1. 目的　应试期间使用营养补充剂的目的是增强记忆力、抗压力，提升免疫力。

2. 可能有健脑作用的食品种类及其作用机制

（1）**银杏**　含生物类黄酮，有抗氧化作用，可减少氧化应激损伤，保护脑细胞。银杏提取物可以改善动物认知功能和抗氧化活性。

人脑有 50% 以上的区域是由脂肪组织组成，特别易受自由基的攻击。脑细胞遭自由基破坏，会导致脑力下降；长期严重破坏甚至引起许多大脑疾病，包括老年痴呆症和帕金森病等。此外，银杏还有改善微循环，增加脑血流量的作用，可以提高记忆力。

（2）**维生素 E**　是一种强氧化剂，对大脑有很好的保护作用；也有改善微循环，增加脑血流量的作用。

（3）**DHA**　是脑内灰质、白质里大量存在的一种脂肪酸，有助于脑细胞膜的运作、脑内信号的传递，是公认的健脑食品。

3. 抗压力营养素　如维生素 C、B 族维生素、钙、镁等。充分补充有明显的抗压力、改善睡眠、稳定情绪等作用。B 族维生素还可以改善胃口，提高食欲，临床应用效果很好。

4. 提升免疫力的营养素　如维生素 C、维生素 E、B 族维生素、蛋白质粉等。

5. 磷脂酰丝氨酸　磷脂酰丝氨酸（Phosphatidylserine，简称 PS）由天然大豆榨油剩余物提取，是细胞膜的活性物质，尤其存在于大脑细胞中。PS 被誉为继胆碱和"脑黄金"DHA 之后的一大新兴的"智能营养素"。专家认为，这种天然物质能够帮助细胞壁保持柔韧性，并且能够增强传送大脑信号的神经递质的工作效率，帮助大脑高效运转，激发大脑的活化状态。具体来说，磷脂酰丝氨酸有以下功能。

（1）提高大脑功能，集中注意力，改善记忆力。

（2）提高学生成绩。研究发现，使用磷脂酰丝氨酸的学生在反应力、自信和表现方面均好于对照组，他们在考试中的成绩也更好。

（3）缓解压力，促进大脑疲劳的恢复，平衡情绪。

（4）帮助修复大脑损伤。磷脂酰丝氨酸是脑部神经的主要成分之一，可营养和活化脑中各种酶的活性，能延缓神经递质减少的进程，有助于修复、更新大脑受损细胞和清除有害物质。

研究表明，磷脂酰丝氨酸之所以能够增强人的智力，主要原因在于它能够迅速穿过血脑屏障，进入大脑；在脑部起到舒缓大脑毛细血管平滑肌细胞，增加脑部供血的作用；磷脂酰丝氨酸和DHA可以互相促进吸收，产生协同作用。

6. 二甲乙醇胺（DMAE）　DMAE是乙酰胆碱的前驱物质，即带路者，而乙酰胆碱是一种神经递质，在人脑的记忆力与学习力方面发挥关键作用。药理学实验证明，DMAE和胆碱是互补的，在生物体内DMAE可以转变成胆碱。DMAE有助于提神，改善记忆能力与学习能力，增加智力与体力。值得注意的是，DMAE的提神作用与咖啡等刺激剂有显著不同，它没有一般刺激剂那种快速起伏的刺激效果，其提神效果是温和而延续的，而且没有副作用。

7. 其他营养素　如蛋白质粉、锌等也有健脑的作用，叶黄素、类胡萝卜素、越橘可以减轻视疲劳。

第六节　青春期少年生长发育监测与生长促进

一、青春期少年生长发育监测
（一）体格发育

1. 身高　身高增长速度高峰（PHV，指一年内身高增长的厘米数最高值）是青春期生长的重要标志。男童PHV平均年龄约比女童晚2年，且每年身高的增长值大于女性，故男童的最终身高比女童高。儿童进入青春期的标志：女童为乳房发育（9～11岁）；男童为睾丸增大（11～13岁）。1～2年后达PHV，持续1年左右，后生长速率逐渐减慢。一般，PHV使男童身材增加每年7～12cm（平均10cm）；女童为每年6～11cm（平均9cm）。青春期男童身高增长约28cm，女童约25cm。女童约于18岁、男童约于20岁时身高停止增长。因生长期相同（7～10年），故PHV提前者，身高发育停止的时间也提前；PHV延后者，身高发育较慢，但最终身高仍可达正常范围。男童骨龄为15岁、女童骨龄为13岁时，已达最终身高的95%。

2. 体重和瘦体重　体重是反映人体总质量的指标，表达了骨骼、肌肉、脂肪组织和内脏器官总质量的变化。青春期体重每年可增长达4～5kg。体重增长不像身高那样有明显的突增高峰，而是增长持续时间长，幅度也比较大，而在达到成年期后仍可继续增长。瘦体重是减去脂肪后的体重，也称去脂体重，包括全身的骨骼、肌肉和内脏器官，以及神经、血管等。女孩的脂肪量明显多于男孩，肌肉又少于男孩，因此女孩的瘦体重比同体重男孩的小。男孩的瘦体重增长迅速，持续时间长，20岁达高峰值，而女孩瘦体重则增长相对缓慢，持续时间也较短，18岁以后增长趋于停止。

3. 肌肉和脂肪　青春期前肌肉稳步增长，男女无大差别。青春期开始后，肌肉的发育高峰紧追在身高生长突增高峰之后出现。由于女孩体内睾酮的水平较男孩低得多，体力活动也比男孩少，故肌肉的发育从12岁左右就开始两性分化，至青春期结束时，男性肌肉重量超过女性50%以上。

随着卵巢的逐渐发育，卵巢分泌的雌激素不断上升，青春期女孩体内脂肪的量持续增加，以青春后期更明显。在雌激素的作用下，女孩体内的脂肪持续增多，多贮聚在臀部、腰部、大腿及胸部，逐步形成女孩身材相对矮小、体脂丰满、下体宽的特有体型。

（二）功能发育

1. 心肺功能　青春期少年的心率及呼吸频率均随年龄的增长而下降，肺活量随年龄的增长而加大。青春期心脏的体积较出生时增加 10 倍，肺的重量增加到出生时的 9 倍，心肺体积的增大伴随胸廓和呼吸肌的不断发育，心肺功能也逐渐增强。血压和心排出量逐渐增加，脉搏逐渐变慢，肺活量在 10 岁时为 1400ml，22 岁时增至 4800ml，在青春期结束时逐渐接近成人标准。

2. 造血功能　青春期骨髓造血功能旺盛，理论上男女血红蛋白及红细胞计数均应增高。青春期男性血中红细胞从 4.6×10^{12}/L 增至 5.3×10^{12}/L，血红蛋白从 128g/L 增至 145g/L。青春期女性血中红细胞和血红蛋白增加均很少。另外，月经初潮后每月要从月经中丢失一定量的血液，如节食减重或月经量偏多者，较容易引起贫血。

3. 运动功能　10~11 岁青春期女孩运动功能开始增加，但女孩在 12 岁以后，各项运动功能均落后于同龄男孩，随着年龄的增长，男女性之间的差距愈来愈大。各项素质发育的顺序一般是：速度、速度耐力、腰腹肌力最先；其次为下肢爆发力、协调力及灵活性等；臂肌静止耐力及腰腹肌力发育最晚。

（三）性发育

青春期性发育是在下丘脑－垂体－性腺轴（HPG 轴）的调节下，促黄体激素释放因子（LRF）分泌增加，垂体分泌促卵泡激素（FSH）和促黄体生成素（LH）增多，LH 和 FSH 作用在女性的卵巢上，促进卵巢分泌孕酮（P）和雌二醇（E2）；作用在男性的睾丸上，促进睾丸分泌睾酮（TTE）。性腺及第二性征开始迅速发育。评价第二性征发育特点（secondary sex characteristics）可以用青春期性成熟分期表示。目前各国多采用 Tanner 性成熟五期分法（表 10-9）。

表 10-9　性发育过程的分期

分期	乳房	睾丸、阴茎	阴毛
I	婴儿型	婴儿型	无
II	出现硬结，乳头及乳晕稍增大	双侧睾丸和阴囊增大，阴囊皮肤变红、薄，起皱纹，阴茎稍增长	少数稀疏直毛，色浅
III	乳房和乳晕更增大，侧面呈半圆状	阴囊皮肤色泽变深，阴茎增长、增粗，龟头发育	变粗、毛色变深，见于耻骨联合处
IV	乳晕和乳头增长，侧面观突起于乳房上	阴茎增长、增粗，龟头发育	如同成人，但分布面积较少
V	呈成人型乳房	成人型	成人型

1. 男性性征发育　包括男性第二性征及生殖器官的型态、功能的发育，顺序为睾丸、阴茎、阴囊、阴毛、腋毛、胡须、喉结、变声。男童出现排精标志性功能发育成熟。

生殖器官：男性生殖器官包括睾丸、附睾、阴茎。睾丸是男性重要的生殖器官和内分泌腺。青春期前睾丸仍保持婴儿状态，容积 <3ml，长径 <2cm；组织学上尚未分化、增殖，功能上处于静止状态。10 岁后睾丸开始发育，到 12~15 岁时增长加快。睾丸增大同时，生殖系统增殖、分化，附睾、精囊、前列腺伴随着睾丸发育并逐渐成熟。遗精是男童青春期的生理现象，较女童月经初潮晚约 2 年。青春中期睾丸体积达 10ml 后，55.3%男童出现首次遗精，精子产生。出生到

青春期前阴茎和阴囊增长缓慢，阴茎 <5cm，青春期末可达 12cm。青春期的阴囊皮肤泛红、变深、皱褶增多且松弛。青春期男童生殖器官发育从Ⅱ期到Ⅴ期需要 1～5 年，平均 3 年。

第二性征：男性第二性征发育为阴毛、腋毛、胡须及喉结出现。睾丸的增大是男童青春期发动的最初征象，但因不如女童乳房增大易被发现而常被忽略。阴毛的生长则常会被注意，往往作为男童青春期发动的最初特征。阴毛生长也可分为五个阶段。其他男性第二性征如喉结、胡须等随之出现。约 2/3 男童青春发育中期可有乳房增大，持续 18～24 个月后自然消退，可能系青春发育初雄激素分泌不足。部分男童在 16～18 岁时出现痤疮，提示雄激素水平较高。

2. 女性性征发育 包括女性第二性征及生殖器官的型态、功能的发育，顺序通常为乳房、阴毛、腋毛生长。月经初潮是女性生殖功能发育的主要标志。

生殖器官：包括卵巢、子宫。青春期前卵巢发育缓慢，青春期后开始迅速发育，性功能从静止状态开始活动。子宫重量和长度在青春期前稍有增加，10 岁后迅速增长，卵泡开始发育，16～20 岁时达 23g，5.5cm。成熟的卵巢大小约 4cm×3cm×1cm，重约 6g。子宫内膜的厚度在初潮前无明显变化；临近初潮时，子宫黏膜上皮产生大量分泌物，内膜增厚，并呈现功能上的周期性变化。多数女童乳房发育 2 年左右或生长高峰后出现月经初潮。初潮出现时卵巢尚未完全成熟，随着卵巢的成熟，性功能发育逐渐成熟。阴道长度随年龄而变化，青春期时阴道变长变宽，黏膜增厚而出现皱襞，分泌物增多并呈酸性反应。外生殖器从出生至 7 岁前无明显变化；8～9 岁后，阴唇因脂肪沉着而隆起，出现阴毛并有色素沉着，逐渐向成人型过渡。

第二性征：包括乳房、阴毛、腋毛。乳房发育是第二性征中出现最早的征象，发育年龄为 9～14 岁。阴毛、腋毛出现时间与乳房发育时间接近。腋毛的生长可分三阶段，即青春前期，无腋毛生长，相当于 Tanner Ⅰ～Ⅱ期；第二阶段相当于 TannerⅣ 期，出现少量黑色短毛；第三阶段相当于 Tanner Ⅳ～Ⅴ期，腋毛多，达成人阶段。

二、青春期生长促进

（一）青春期体格生长的影响因素

1. 遗传因素 遗传是影响体格生长的重要原因，决定儿童正常生长发育的特征、潜力及趋向。如皮肤头发的颜色、面型特征、身材高矮、体型、性成熟的早晚等主要受遗传的影响。性别是影响体格生长的因素之一，如除青春前期外，女童的平均身高、体重均较同龄男童低；女童进入青春期的年龄较男童约早两年。遗传性疾病，如代谢缺陷病、染色体畸变可直接严重影响儿童生长过程。

2. 环境因素

（1）营养 营养素是儿童体格生长的物质基础。儿童处于迅速成长阶段，需不断从外界摄取各种营养素以满足生长需要。宫内或生后早期营养不良不仅影响体格生长发育，同时也可影响重要器官发育，如脑发育不良。宫内营养不良和超重儿童成年后发生胰岛素抵抗、糖尿病、动脉粥样硬化、高血压、代谢性综合征的概率将增加。

（2）疾病 任何引起生理功能紊乱的急、慢性疾病均可直接影响儿童的体格生长，如急性腹泻、肺炎致儿童体重下降；某些内分泌疾病可严重影响儿童的体格生长，如生长激素缺乏症、甲状腺功能减退症等；遗传代谢性疾病，如黏多糖病、苯丙酮尿症儿童不仅行为发育异常，同时体格生长迟缓；遗传性骨骼疾病，如软骨发育不全致儿童矮小；严重心、肝、肾脏疾病儿童生长发育迟缓。

（3）自然环境 良好的生态环境，如充足的阳光、新鲜的空气、清洁的水源、植被丰富等自然环境有利于儿童健康生长。

（4）社会环境　与国家或地区经济发展水平有关，包括医疗保健服务、教育等。一般经济发达地区的儿童生长水平明显优于经济落后地区。完善的医疗保健服务、良好的教育体制等对于促进儿童的生长发育有积极的作用。

（5）家庭环境　健康的生活习惯、科学的护理、正确的教养和体育锻炼等，是保证儿童生长发育达到最佳状态的重要因素。和睦的家庭气氛、父母稳定的婚姻关系也对儿童生长发育起着不容忽视的作用。

遗传影响儿童体格生长，但遗传潜力的发挥主要取决于环境条件，即儿童生长发育水平是遗传与环境共同作用的结果，遗传决定生长发育的可能性，环境决定生长发育的现实性。

（二）身高认识误区和身高促进

1. 身高认识误区

（1）父母高，孩子一定高。虽然身高和遗传有紧密的关系，但遗传给的只是一个身高的范围，上下有 8 厘米的偏差。

（2）男孩没变声，女孩没来月经，还不算发育，不着急。变声和月经是标志孩子进入青春期发育后阶段的特征：这个阶段孩子的骨骼生长区（骨骺）已经接近闭合，身高开始进入停长倒计时。

（3）不长的时候，到了一定年龄，再采取措施。晚长也是有可能的——体质性青春期延迟；但是一定要及时检查，排除疾病；错过最佳的治疗时机追悔莫及。

2. 身高促进方法

（1）均衡营养　足量的蛋白质、钙、维生素 D、铁，锌等矿物质、维生素的摄入；1 岁以上儿童在正常摄入主食和蔬菜水果的基础上，每天吃一个鸡蛋、500 毫升奶、1 两肉类食品；青春期前应适当增加蛋白质类食品。

（2）适当运动　多做利于长高的运动，如跳跃运动、伸展运动、篮球、排球、足球、跳绳、单杠、双杠、游泳、跑步、热身运动、大步走、慢跑、拉伸、弹跳运动等。规律运动，定时、定量，每周运动 5 次以上，每次持续 30 分钟以上。下午运动效果更好。青春期前进行规律性的运动锻炼，对身高增长的促进作用尤为明显。

（3）充足睡眠　因为生长激素夜间分泌达高峰，充足睡眠可以促进骨钙沉积，促进营养物质的吸收，而且年龄越小，睡眠需要时间越长，小学生为 9 个小时，中学生为 8 个小时，早睡对于保证睡眠十分重要。

（三）性早熟

性早熟（precocious puberty）是指女童在 8 岁前，男童在 9 岁前出现性征发育的临床现象。此标准源于 20 世纪 60 年代的观察资料，有研究显示，近年儿童性发育年龄已明显提前，但尚未制定新的统一标准。目前多按其发生机制将性早熟分为两类：①促性腺激素释放激素（GnRH）依赖性性早熟或中枢性性早熟：它和正常青春发育一样，由下丘脑－垂体－性腺轴发动，过程呈进行性，直至发育成熟为具生育能力的个体。②非 GnRH 依赖性性早熟或外周性性早熟：它无性腺轴发动。

1. 性早熟的分类和临床表现

（1）中枢性性早熟（CPP）　也称真性性早熟。由下丘脑－垂体－性腺轴过早启动引起。其中性腺发育、增大是 CPP 的重要特征。以上发育过程呈持续、进行性直至达到最后性成熟，并具备生育能力，这是诊断 CPP 的重要依据。由于发育年龄提前，如果发育时的基础身高较低，骨成熟加速，骨龄超越实际年龄，则使骨骺提前愈合使最终成年身高低于遗传靶身高。

（2）外周性性早熟（PPP）　也称假性性早熟。仅有部分性征提前发育而无性功能的成熟，有第二性征发育和性激素水平升高，但下丘脑－垂体－性腺轴不成熟。

（3）部分性性早熟　有单纯性乳房早发育、单纯性阴毛早现、单纯性早初潮等。此型性早熟仅有部分性征提前出现，不伴有身高加速增长和骨龄提前，LHRH 激发试验呈青春前期表现。约14%病例可发展到真性性早熟，要加强随访。

中枢性性早熟的临床特征是提前出现的性征发育，与正常青春期发育程序相似，但临床表现差异较大。在青春期前的各个年龄组均可以发病。症状发展快慢不一，有些可在性发育至一定程度后停顿一段时间再发育，也有的症状消退后再发育。在性发育的过程中，男孩和女孩皆有身高和体重过快的增长和骨骼成熟加速。早期患儿身高较同龄儿童高，但由于骨骼的过快增长，可使骨骺融合过早，成年后的身材反而较矮小。在青春期成熟后，患儿除身高矮于一般群体外，其余均正常。

外周性性早熟的性发育过程与上述规律迥异。男孩性早熟应注意睾丸的大小，睾丸容积增大提示中枢性性早熟；如果睾丸体积未见增大，但男性化进行性发展，则提示外周性性早熟，其雄性激素可能来自肾上腺。颅内肿瘤所致的性早熟患儿在病程早期常仅有性早熟表现，后期始见颅内压增高、视野缺损等定位征象，需加以警惕。

2. 实验室检查　GnRH 刺激试验是其诊断依据。如静脉注射 GnRH 后，患儿 LH/FSH 峰值高于设定值，可以认为其性腺轴功能已经启动。其他检查，可通过骨龄测定、B 超、MR、CT 等检查排除其他疾病及判定生殖系统发育情况，以辅助诊断。

3. 中枢性性早熟的治疗目的和方法

（1）治疗目的　一是抑制或减慢性发育进程，避免女孩过早月经初潮；二是抑制骨骼过早发育成熟，改善成人期最终身高；三是预防与性早熟可能相关的社会心理问题的发生。

（2）治疗方法　采用促性腺激素释放激素类似物治疗。作用是通过受体下降调节，抑制垂体－性腺轴，使 LH、FSH 和性腺激素分泌减少，从而控制性发育，延迟骨骼成熟，改善成人期身高。

第七节　青春期少年营养与膳食指导练习题

一、理论练习题

（一）单选题

1. 关于青春期，以下表述正确的是：（　　）

（A）青春期是人体唯一一次生长发育高峰时期

（B）青春期的开始年龄有很大的个体差异，女童一般比男童的青春发育期早 2 年

（C）青春前期是第二性征开始发育至成熟的时期

（D）无论男孩女孩，青春期一般分成青春前期和青春后期两个阶段

答案：B

2. 人体发育成熟最晚的系统是：（　　）

（A）神经系统　　　　（B）消化系统　　　　（C）生殖系统　　　　（D）淋巴系统

答案：C

3. 人类心理发育上的第二个违拗期（逆反期）出现在：（　　）

（A）幼儿期　　　　（B）婴儿期　　　　（C）学龄期　　　　（D）青春期

答案：D

4. 下列对青春期营养代谢特点表述不正确的是：（　　　）

（A）伴随体格快速生长，总体合成代谢大于分解代谢，对总能量和营养素的需求高于儿童和成年人

（B）消化系统发育逐渐完善，对营养素的消化吸收率均高于儿童和普通成年人

（C）青春期无论男女青年均对钙、磷、铁等矿物质和微量元素需求增加，高于儿童期和普通成年人

（D）运动功能加强，运动量增大，但为了减肥，总能量和脂肪的供给不要高于其他时期

答案：D

5. 青春期少年每日优质蛋白质供给应占一日蛋白质供给量的：（　　　）

（A）10%～15%　　　　（B）1/3～1/2　　　　（C）50%～60%　　　　（D）70%～80%

答案：B

6. 青春期女性对铁的需要量高于男性的原因是：（　　　）

（A）青春期女性血红蛋白高于男性

（B）青春期女性活动量大于男性

（C）青春期女性于初潮后每月月经会丢失部分铁

（D）青春期女性生长发育速度比男性更快

答案：C

7. 青春期少年饮食模式和特点，描述不正确的是：（　　　）

（A）在营养素上的需求加大，同时其饮食偏好和饮食模式已基本形成

（B）青春期少年自主性增强，饮食习惯等容易在同学中产生相互影响

（C）尚不能自主选择食物和零食

（D）容易受社会风气或习俗影响

答案：C

8. 下列符合青春期青少年饮食供给原则的是：（　　　）

（A）热能供应要尽量少，避免肥胖

（B）蛋白质提供的能量应占总能量的20%～30%

（C）提供充足的矿物质和维生素

（D）早餐可以不吃，午餐和晚餐再把能量补足即可

答案：C

9. 关于应用食物交换份法编制食谱，说法不正确的是：（　　　）

（A）是一个比较粗略的方法

（B）优点是方法简单，同类食品可以互换

（C）不足之处是只考虑食物交换份的能量和产能营养素含量，忽略了微量营养素含量的差异

（D）即使保持食物的多样化，也不能保证人体摄入的营养素能处于平衡状态

答案：D

10. 在食谱的评价中，一般认为食谱提供的能量和各种营养素的含量与目标值（推荐摄入量或适宜摄入量）比较，相差在多少范围内，可以认为达到要求：（　　　）

（A）相差在±30%以内　　　　　　　　　　（B）相差在±20%以内

（C）相差在±10%以内　　　　　　　　　　（D）相差在±1%以内

答案：C

11. 评价能量和营养素的摄入量时，正确的是：（　　　）

（A）对能量和三大产能营养素的供给量每天进行评价，其他营养素以一周的平均值进行评价

（B）对能量和三大产能营养素的供给量以一周的平均值进行评价，其他营养素每天进行评价

（C）对能量和三大产能营养素以及其他营养素的供给量每天进行评价

（D）对能量和所有营养素的供给量以一周的平均值进行评价

答案：A

12. 不吃早餐或早餐营养不足，会导致：（　　　）

（A）血糖水平反应性增高

（B）长期血糖过低，会影响脑的重量和型态发育

（C）大脑亢奋，精神旺盛，反应灵敏

（D）学习和工作效率更高

答案：B

13. 为保证复习考试期间的营养，下列做法**不正确**的是：（　　　）

（A）保证优质蛋白质的摄入

（B）每天食用新鲜蔬菜和水果

（C）注意饮食卫生

（D）就餐同时充分利用时间讨论学习话题

答案：D

14. 儿童进入青春期的标志是：（　　　）

（A）出现身高增长速度高峰　　　　　　（B）出现体重增长速度高峰

（C）出现肌肉的发育高峰　　　　　　　（D）女童为乳房发育、男童为睾丸增大

答案：D

15. 男童性功能发育成熟的标志是：（　　　）

（A）睾丸开始增大

（B）阴茎开始增长增粗

（C）出现排精

（D）男性第二性征阴毛、腋毛、胡须及喉结出现

答案：C

16. 青春期体格生长的影响因素表述正确的是：（　　　）

（A）营养和疾病决定了体格生长的最终状态

（B）是遗传因素和环境因素共同作用的结果

（C）社会环境不影响青春期儿童体格生长发育

（D）家庭、社会和自然环境对体格生长发育起决定性作用

答案：B

17. 女孩体内的脂肪持续增多，多贮聚在臀部、腰部、大腿及胸部，逐步形成女孩身材相对矮小、体脂丰满、下体宽的特有体型的原因是：（　　　）

（A）脂肪摄入过多导致　　　　　　　　（B）长期不良饮食习惯导致

（C）体育锻炼不足导致　　　　　　　　（D）雌激素的生理作用导致

答案：D

18. 青春期身高增长速度高峰使男女孩平均每年身高增长：（　　）

（A）男孩平均每年增长 12cm，女孩平均每年增长 11cm

（B）男孩平均每年增长 10cm，女孩平均每年增长 9cm

（C）男孩平均每年增长 8cm，女孩平均每年增长 7cm

（D）男孩平均每年增长 6cm，女孩平均每年增长 5cm

答案：B

19. 青春期儿童身高生长的认识误区，不包括：（　　）

（A）父母高，孩子一定高

（B）男孩没变声，女孩没来月经，还不算发育，不着急

（C）到了一定年龄不长的时候，再采取措施

（D）及时通过生长监测发现问题，及时处理

答案：D

20. 中枢性性早熟的临床特征，正确的是：（　　）

（A）性征发育提前出现，但与正常青春期发育程序相似

（B）患儿发育早，因此身高一直较同龄儿童高

（C）青春期成熟后，患儿身高明显高于一般群体

（D）患儿其他生理功能也同时出现问题

答案：A

（二）判断题（正确的填"A"，错误的填"B"）

1. 儿童进入青春期后，身体、心理发育快速而稳定，不会出现偏离问题。（　　）

答案：B

2. 青春期少年因生长发育及体力活动增加，且机体处于正氮平衡时期，对蛋白质的需要增加。（　　）

答案：A

3. 青春期对营养素和能量的需要量一般不低于从事轻体力劳动的成人。通常建议，青春期的能量供给较成人高 10%。

答案：B

4. 在实际编制食谱的应用中，可将计算法与食物交换份法结合使用。首先用计算法编制一日食谱，然后以一日食谱为基础，根据食用者的饮食习惯、市场供应情况等因素，编排一周或一月食谱。

答案：A

5. 香蕉可向大脑提供重要的物质酪氨酸，而酪氨酸可使人精力充沛、注意力集中，并能提高人的创造能力。

答案：A

6. 儿童生长发育水平是遗传与环境共同作用的结果，遗传决定生长发育的可能性，环境决定生长发育的现实性。

答案：A

7. 青春期少年的心率及呼吸频率均随年龄的增长而上升，肺活量随年龄的增长而加大。

答案：B

二、技能练习题

（一）已知某高中学生每日能量需要为 2700kcal，请计算出其每日蛋白质、脂肪、碳水化合物的需要量及一日三餐每种产能营养素的需要量。

解题步骤：

1. 假如三种产能营养素供能比例按蛋白质占 15%，脂肪占 25%，碳水化合物占 60% 计算，则：

蛋白质 2700kcal×15%＝405kcal

脂肪 2700kcal×25%＝675kcal

碳水化合物 2700kcal×60%＝1620kcal

2. 再计算三种产能营养素每日需要量。食物中产能营养素产生能量按如下关系换算：1 克碳水化合物产生能量 4.0kcal，1 克脂肪产生能量 9.0kcal，1 克蛋白质产生能量 4.0kcal。根据上一步计算结果，得出全日三种营养素需要量：

蛋白质 405kcal÷4.0kcal/g＝101g

脂肪 675kcal÷9.0kcal/g＝75g

碳水化合物：1620kcal÷4.0kcal/g＝406g

3. 计算三餐每种产能营养素的需要量

按一日三餐供能比早餐占 30%，午餐占 40%，晚餐占 30% 计算，得出：

早餐及晚餐：蛋白质需要量 101g×30%＝30.3g

脂肪需要量 75g×30%＝22.5g

碳水化合物需要量 406g×30%＝121.8g

午餐：　　蛋白质需要量 101g×40%＝40.g

脂肪需要量 75g×40%＝30.0g

碳水化合物需要量 406g×40%＝162.4g

（二）某男学生，15 岁，时常觉得头晕、疲倦、精神萎靡，同时经常有胃胀、嗳气、胃痛等。老师向家长投诉儿童上课不认真听讲，走神，反应慢。经追问，儿童因学校离家较远，为节约时间，长期早上不吃早餐。请分析儿童长期不吃早餐的危害。

解题步骤：

不吃早餐或早餐过于简单对健康危害很大，主要有以下几个方面。

1. 影响大脑发育并导致学习和工作效率下降。如果不吃早餐或早餐营养不足，血糖水平就会相对降低。大脑缺乏能量，便会令人感到倦怠、疲劳、脑力无法集中、精神不振、反应迟钝，从而导致学习和工作效率低下。

2. 诱发消化系统疾病。不吃早餐，胃在没有食物的情况下，胃酸刺激胃壁，会损伤胃黏膜，还因胆囊中的胆汁无法排出，容易诱发胃炎、胃溃疡和十二指肠溃疡、胆结石等多种消化系统的疾病。

3. 更易导致肥胖，且易造成动脉硬化。不吃早餐，往往加大中、晚餐的进食量。而晚餐后一般运动量较小，更容易造成脂肪积累而导致肥胖。另外，长期不吃早餐还会使胆固醇沉积于血管内壁，导致血管硬化，诱发高血压、糖尿病等慢性疾病。

（三）女学生，14 岁，身高 145cm，体重 33kg，面色较苍白。12 岁月经初潮，近半年月经不规则，近 1 年体重无增长，身高增长 1cm。体型偏瘦，第二性征不明显。家长诉其食欲差。追问饮食情况得知，因听信某"减肥"节目，为减肥，近一年来不吃早餐，午餐和晚餐以一个苹果或一条黄瓜代替。请根据该情况分析该儿童主要存在的营养问题及主要危害。

解题步骤：

该儿童是主要存在问题是不科学的减肥和节食。

盲目减肥和节食，对正在发育的青春期儿童危害尤其大，易导致出现许多营养问题，主要有以下几个方面。

1. 热能不足导致营养不良和生长发育迟缓。该女孩近一年的饮食中总热量供应严重不足，显著影响了其生长发育。蛋白质供给不足，造成消瘦、体重不增长，第二性征发育不良。

2. 矿物质和维生素不足导致贫血。该女孩饮食极不平衡，除缺乏热量和蛋白质外，仅有的苹果和黄瓜中各种矿物质和维生素供给严重不足，导致可能因缺乏钙、铁、维生素 A、维生素 D 等，引起贫血、骨骼发育不良，身材矮小等问题。

3. 可能导致神经性厌食症。由于长期控制进食，扰乱了正常的神经生理反射，导致大脑"见到"食物信号不再兴奋，最后形成病理性神经反射，容易导致厌食症。

（四）简述青春期少年膳食营养需求特点。

解题步骤：青春期少年因生长发育旺盛，对能量和各种营养素的需要量逐渐增加，甚至超过从事轻体力劳动的成年人。

1. 能量　从 10 岁开始能量摄入即达到并逐渐超过从事轻体力劳动的成年女性，约 2200kcal/d，14～17 岁时达到高峰 2400kcal/d。青春期男性对能量的需要量较女性更高。

2. 蛋白质　青少年蛋白质摄入应占总热能的 12%～15%，青春前期为 70～75g/d，进入身高体重快速增长期约 85g/d，其中优质蛋白应占总蛋白 50%。

3. 脂类　青春期少年每天摄入脂肪应占总热能的 20%～30%，其中胆固醇摄入量应少于 300mg/d。

4. 碳水化合物　青春期少年体格生长旺盛，活动量大，学习任务繁重，热量的消耗很大，因此要保证获得充足的热能。碳水化合物每日推荐摄入量应占总热能的 55%～65%。

5. 矿物质

（1）钙　青春期少年平均每日需存留钙 300mg，如以食物钙吸收率为 30% 计算，则在此骨骼生长最活跃阶段，至少每日需要摄入钙 1000mg。

（2）铁　青春期适宜铁的摄入量从 11 岁开始女性为 18mg/d、男性为 16mg/d；14 岁年龄段女性为 25mg/d、男性为 20mg/d。

6. 维生素　缺乏维生素 A 将会导致青春期生长发育迟缓、骨骼发育不良、视疲劳。维生素 B 族、D、E、C 对青春期少年的发育也有重要作用，需要按各种营养素的 RNI 或 AI 的量充分摄入。

（五）摄入含糖饮料及甜食过多对身体有哪些危害？

解题步骤：

青春期儿童有一定经济自主权，又受时尚风气影响，部分儿童经常喝含糖饮料、吃甜食，如奶茶、可乐、冰淇淋、甜品等。甜食进食过多，易导致食欲差，正餐时没胃口，同时对身体有多方面的危害，包括以下几个方面。

1. 造成龋齿　经常大量摄入糖类食品，口腔中细菌就会把残留的糖类分解发酵，产生一定量的酸性物质，对我们的牙齿造成侵蚀，久而久之形成龋齿。

2. 导致肥胖　糖类食物较易消化吸收，除一部分供给人体活动所需能量和作为糖原储存在肌肉和肝脏中外，剩余的大量热量会在人体内转化为脂肪。所以长期大量进食碳水化合物含量较高的食品，很容易引起肥胖。

3. 诱发糖尿病　长期大量食用甜食会使胰岛素分泌过多、碳水化合物代谢紊乱，引起人体内环境失调，进而导致糖尿病。

4. 导致骨质疏松和肾结石　糖类食品在体内的代谢需要消耗多种维生素和矿物质，在糖分随尿排出的同时，水溶性的维生素 B_1 以及血液中的钙离子也会过多排出体外。因此，经常吃糖会造成维生素缺乏和缺钙等营养问题，易诱发骨质疏松和肾结石。

（六）简述青春期少年应试期间的膳食营养指导原则。

解题步骤：

1. 提供充足能量　复习和应试期间比平时需要更多能量，在复习和应试期间对某些抗压力营养素和氧的需求明显增多。脑细胞工作需要大量的氧气、碳水化合物和能量，复习和应试时耗糖量和耗氧量增加，而大脑能量的唯一来源是葡萄糖，每天摄入碳水化合物最少要＞150 克，才能基本满足大脑的需要。

2. 用心吃好早餐　复习考试期间不吃早餐或早餐食物不足，会导致上午 10 点以后血糖水平降低，大脑反应迟钝，从而影响学习效率。如果因为某些原因孩子早餐没吃好，可以考虑给孩子在上午 10 时左右增加一次早点，食物以牛奶、酸奶、面包为宜，量不宜过多，以免影响午餐。

3. 摄入食物的种类和量要足够多　家长应注意选择孩子平时爱吃的食物，食物制作应尽量可口，注意色、香、味的搭配，以调动孩子食欲。主食数量要充足，以保证能量和营养的供应。多食健脑食物，如核桃、芝麻、松子、葵花子、西瓜子、南瓜子、花生、杏仁等，其含丰富的不饱和脂肪酸、蛋白质、卵磷脂、维生素和无机盐等，有助于维护脑功能，增强记忆力。

4. 保证优质蛋白质和不饱和脂肪酸的摄入　复习和应试学生应该多吃鱼类、虾类、贝类、深海鱼类、鸡蛋、肉类等富含蛋白质和 DHA 的食物；增加豆类食品，每天＞50 克。多喝牛奶，每天＞300ml。

5. 保证维生素和矿物质的充分摄入　B 族维生素与记忆力及脑功能的健全有关。维生素 C 可提高应急能力、抵抗压力，提升免疫力，减少应试期间的感冒。维生素 E 能维持脑细胞活力，并能预防脑力疲劳。钙、镁、铁和锌等多种矿物质与应试状态有关，应充分摄入满足应试的需要。

6. 注意饮食卫生　考试期间尽量注意不在卫生较差的摊贩买东西吃，不吃或少吃冷饮。饭前便后要洗手，注意个人饮食卫生，避免引发肠道功能紊乱或传染病。

7. 创造轻松愉悦的就餐环境　饮食时应尽量避免谈论一些造成孩子压力增大的话题，避免训斥和批评孩子。进餐时尽量不让孩子说话，环境应舒适，营造轻松愉悦的氛围。

（七）请简述青春期男女性发育的一般规律。

解题步骤：

青春期性发育是在下丘脑-脑垂体-性腺轴（HPG 轴）所分泌激素的调节下逐渐发育的。

1. 男性性征发育　包括男性第二性征及生殖器官的型态、功能的发育，顺序为睾丸、阴茎、阴囊、阴毛、腋毛、胡须、喉结、变声。男童出现排精标志性功能发育成熟。

男孩 10 岁后睾丸开始发育，到 12～15 岁时增长加快。睾丸增大的同时，生殖系统增殖、分化，附睾、精囊、前列腺伴随着睾丸发育并逐渐成熟，阴茎青春期末可达 12cm，青春期的阴囊皮肤泛红、变深、皱褶增多且松弛。青春期男童生殖器官发育需要 1～5 年，平均 3 年。

2. 女性性征发育　包括女性第二性征及生殖器官的型态、功能的发育，顺序通常为乳房、阴毛、腋毛生长。月经初潮是女性生殖功能发育的主要标志。

乳房发育是第二性征中出现最早的征象，阴毛、腋毛出现时间与乳房发育时间接近。青春期后卵巢开始迅速发育，子宫 10 岁后迅速增长，子宫黏膜上皮产生大量分泌物，内膜增厚，并呈现功能上的周期性变化，出现月经。随着卵巢的成熟，性功能发育逐渐成熟。青春期时阴道变长变宽，黏膜增厚而出现皱襞。

（八）请简述青春期骨骼发育与钙和维生素 D 的关系。

解题步骤：青春期骨骼发育需要摄入充足的钙和维生素 D。

1. 钙　钙是构成人体骨骼的重要组成成分，体内 99%的钙存在于骨骼和牙齿中，青春期少年骨形成大于骨吸收，骨骼不断增长、增粗、增厚。充足钙供给可保障骨骼增长和骨量增加，获得理想身高；同时也是预防成年后骨质疏松症的重要策略之一。据研究，青春期少年平均每日可以在骨骼中存留钙 300mg，如以食物钙吸收率为 30%来计算，则在此骨骼生长最活跃阶段，至少每日需要摄入钙 1000mg，最多 2000mg。我国钙的推荐摄入量，12 岁为 1000mg，13～15 岁为 1200mg，16～17 岁为 1000mg，18 岁为 800mg。含钙丰富的食物有奶类、大豆类食品等。

2. 维生素 D　维生素 D 的主要作用是促进钙的吸收利用，参与骨质的形成过程。缺乏维生素 D 在青春期及成人期会表现为骨质软化症和骨质疏松。中国营养学会推荐青春期至成年人维生素 D 的适宜摄入量为 10μg/d。人体维生素 D 的来源有两个途径：一是食物补充，动物性食物中含有维生素 D_3，以鱼肝和鱼油含量最为丰富，植物性食物中的蘑菇含有维生素 D_2；二是内源性来源，表皮和真皮皮下 7-脱氢胆固醇经紫外线照射转化形成前维生素 D_3 再转化成维生素 D_3。

参考文献

[1] 葛可佑. 中国营养师培训教材［M］. 北京：人民卫生出版社，2017.

[2] 让蔚清，刘烈刚. 妇幼营养学（第 1 版）［M］. 北京：人民卫生出版社，2014.

[3] 石淑华，戴耀华. 儿童保健学［M］. 北京：人民卫生出版社，2017.

[4] 中国营养学会. 中国学龄儿童膳食指南［M］. 北京：人民卫生出版社，2016.

[5] 中国营养学会. 中国居民膳食指南（2013 版）［M］. 北京：人民卫生出版社，2016.

[6] Duryea TK，Drutz JE，Motil KJ，et al.Dietary recommendations for toddlers，perschool，and school-age children.Uptodate，actualizado Nov，2014：1-27.

（王　琦）

第十一章
儿童常见病症的营养防治方法

第一节　儿童感冒

儿童免疫系统发育还不完善，尤其是呼吸道免疫力比较差，呼吸道分泌型 IgA 缺乏，容易引起呼吸道感染，特别是上呼吸道感染。

儿童感冒全身不适，往往需要使用药物，而药物都有副作用，感冒会影响儿童健康，严重者会威胁到生命；小孩生病胃口差，影响营养的摄入，影响生长发育；还会明显妨碍家人的工作和生活。

如何减少孩子的感冒是每个家长都很关心的话题。许多孩子都是因为营养缺乏或不均衡导致身体抵抗力差而出现频繁感冒的。

要想有效防治儿童感冒，家长和儿童都需要补上儿童营养这一课！

一、常见原因

小儿急性上呼吸道感染，俗称"感冒"，是由病毒或细菌引起的上呼吸道感染性炎症，是小儿最常见的疾病。传染性很强，四季均可发生，以冬春两季多见。

儿童感冒的常见病因分类：①外因：病毒感染、细菌感染；②内因：儿童身体免疫力下降；③诱因：气候、环境、看护等。

1. 小儿营养不良是小儿感冒的常见原因　婴幼儿在母乳不足又没有及时添加必要的辅食时，或长期只吃淀粉类食物，或者由于蛋白过敏，肠道吸收不良，容易出现营养不良。儿童挑食等原因也容易导致营养不良。营养不良会使免疫功能降低，抗病能力下降而容易发生感冒，可伴有佝偻病、铁、锌等多种微量元素缺乏，以及多种维生素缺乏。

（1）蛋白质　蛋白质是合成抗体和细胞因子的主要原料。母乳富含抗体，保护期半年。如果儿童蛋白质摄入不足，体内形成的抗体就少，尤其是分泌型 IgA 抗体减少，就容易感冒。

（2）维生素 A　维生素 A 能维护上皮细胞的健康和促进免疫球蛋白的合成。维生素 A 参与糖蛋白的合成，这对于上皮的正常形成、发育与维持十分重要。当维生素 A 不足或缺乏时，上皮基底层增生变厚，表面层发生细胞变扁、不规则、干燥等变化，削弱了防止细菌侵袭的天然屏障，因而容易发生感染。免疫球蛋白是一种糖蛋白，维生素 A 能促进免疫球蛋白的合成，对于机体免疫功能有重要影响，缺乏时免疫功能下降。

（3）维生素 D　维生素 D 可以帮助我们提升身体的免疫能力，对抗各种疾病，减少感冒。冬季日照时间短，体内维生素 D 缺乏，免疫系统因而受到抑制，使得人体在病毒面前变得更加脆弱。美国研究人员进行了一项实验：在前两年中，研究人员给实验人员每天服用 800 IU 维生素 D；而在第三年，部分人员每天服用 2000 IU 维生素 D，而另一部分人员则服用虚拟药丸。实验结果表明，维生素 D 特别是更高剂量的维生素 D，有助于预防季节性流感。

（4）维生素 C　大剂量的维生素 C（每天 500～1000mg），能有效帮助合成抗体，激活白细胞，增强白血球对抗病毒的能力，全面增强人体的抵抗力。此外，维生素 C 具有抗氧化作用，当患感冒时，中性白细胞会释放大量氧自由基及氧化性物质，从而引起相关症状，而白细胞内的维生素 C 则能阻止这些有毒物质跑到白细胞之外。感冒时白细胞内的维生素 C 浓度会大量降低，如果补充大剂量维生素 C（每天 1～6g），则能维持白细胞内维生素 C 的浓度，减轻症状。

（5）铁　缺铁会导致贫血，儿童身体虚弱、易疲劳、食欲不佳、面色苍白，容易感冒和生病。此外，缺铁还会影响机体的物质代谢；人体内有许多含铁酶，参与体内一系列生化反应。缺铁时，物质代谢和能量代谢都会受到影响。因此，体内铁缺乏也会影响儿童的抵抗力。

（6）锌　缺锌可使小儿机体免疫功能降低，免疫球蛋白减少，抵抗力低下，细胞免疫功能受到影响，所以容易引起感染。锌能促进维生素 A 的吸收。缺乏维生素 A 和锌的孩子容易感冒。人体内有许多含锌酶，缺锌还会影响机体的物质代谢和能量代谢。

2. 儿童呼吸道免疫功能较差　儿童免疫系统发育还不完善，尤其是呼吸道免疫力比较差，呼吸道分泌型 IgA 缺乏，容易引起呼吸道感染特别是上呼吸道感染。

3. 外在原因　各种病毒和细菌均可引起，但 90% 以上为病毒，主要有鼻病毒、呼吸道合胞病毒、流感病毒、副流感病毒、腺病毒等。病毒感染三天后可能继发细菌感染，最常见为溶血性链球菌。

4. 发病诱因

（1）气候改变和环境不良等因素。

（2）看护不当。护理不当，踢被子，衣服增减不当。

（3）治疗不当。食用过多的退烧药和抗生素等。

二、临床表现

1. 局部症状　鼻塞、流涕、喷嚏、干咳、咽部不适和咽痛等。多于 3～7 天内自然痊愈。

2. 全身症状　发热、烦躁不安、头痛、全身不适和乏力等。

3. 并发症　以婴幼儿多见，可引起中耳炎、鼻窦炎、咽后壁脓肿、扁桃体周围脓肿、颈淋巴结炎、喉炎、支气管炎及肺炎、脑膜炎等。

4. 血常规检查　病毒感染者白细胞计数正常或偏低，中性粒细胞减少，淋巴细胞计数相对增高。细菌感染者白细胞计数可增高，中性粒细胞百分比增高。

5. 胸部 X 光检查　X 线检查是用 X 线诊断疾病的方法。胸部 X 光检查包括胸透、照片。对肺部炎症等疾病的诊断有重要价值。

三、治疗原则和有效预防

1. 儿童感冒的一般治疗方法　注意休息、保暖，保持良好的周围环境，净化室内空气，多饮水，补充大剂量维生素 C 等。温盐水洗鼻。盐水漱口，一天 4 次。

2. 儿童感冒的对症治疗　儿童感冒常有发热。发热是一种生理反应，有利于提高机体的抗感染能力，这是发热的好处。但是，高热会烧坏脑细胞，加速身体消耗，这是发热的坏处。患儿发热，体温不超过 38.5 ℃，不宜服用退烧药物。先采用物理降温的办法，如温水擦浴、酒精浴降温、冰敷等。退烧药属于化学类药物，见效快，可能会有副作用。常见的副作用有胃肠道不适、过敏、头痛、影响凝血功能及肝肾功能等，也有引起胃肠道出血的报道。比较起来，对乙酰氨基酚和布洛芬的副作用是最小的。有鼻塞、流涕、打喷嚏可使用抗过敏药物，如扑尔敏、酮替芬等。干咳厉害者可用止咳药、解痉药。

3. 儿童感冒抗感染治疗

（1）抗病毒药物　如抗病毒口服液、利巴韦林颗粒（病毒唑）、板蓝根颗粒等。大多数上呼吸道感染是由病毒引起。

（2）抗生素　细菌性上呼吸道感染或病毒性上呼吸道感染继发细菌感染者可选用抗生素治疗，常选用青霉素类、头孢菌素及大环内酯类。

4. 儿童感冒的有效预防

（1）合理膳食，加强营养，提高机体抵抗力　小孩子如果喂养不恰当、营养不均衡，很容易感冒，因此，要做到食物多样化，做好荤素搭配，有意识地增强小孩营养，提高机体抵抗力。

（2）补充维生素 C　维生素 C、维生素 A 缺乏是造成小儿反复呼吸道感染的一个常见原因。多吃一些富含维生素 C 的新鲜蔬菜和水果，或适量补充维生素 C、维生素 A 制剂。

（3）注意天气变化，及时添加衣物　如果天气变化明显，气温突然降低，小孩呼吸道黏膜会受影响，容易感冒，因此，要注意天气变化，适当地添加衣物或减少衣物。换季的时候要给小孩及时更换衣物，不能热也不能冷着。

（4）增加室外活动，锻炼身体，提高抵抗力　如果把小孩子一味地关在家中，不让他出去活动，时间一长，小孩子就成了"温室里的花儿"，对外界适应能力就会变差，这个时候，一旦走到室外，就很容易患上感冒，因此，要增加室外活动，不要让小孩与外界"隔绝"。

（5）做擦胸运动　擦胸是提高免疫力的一种方法。擦胸能激活婴幼儿的胸腺细胞，使之处于活跃状态而增加胸腺素的分泌，而胸腺素能提高婴幼儿的免疫能力。擦胸方法为：取坐位或仰卧位，家长用右手掌按在孩子胸骨上，适度用力上下推动，一上一下为 1 次，共推擦 15～30 次。每天起床和晚上睡前各做 1 次。

（6）注意室内通风　住房的室内不通风，空气不流畅，带有病毒的污浊空气无法与室外进行交换，也容易患上感冒，因此，要注意室内通风，要勤开窗、勤换气。

（7）注意个人卫生　都说病从口入，小孩子感冒往往也是手不干净导致的，小孩子手比较好动，有时候摸摸桌子有时候摸摸鼻子，细菌就会进入到鼻腔内了，不止感冒，特别是胃肠类的疾病尤其容易找上门，勤洗手，做好个人卫生是非常关键的。

（8）补充益生菌　美国专家研究显示，3～5 岁儿童在 6 个月中每天补充益生菌，能有效减少发热、流涕、咳嗽的发生率和抗生素的应用。常用的活菌制剂有乳杆菌和双歧杆菌。

（9）按摩鼻梁　对于那些经常流鼻涕的小孩，每天早晚还可以给他的鼻梁轻轻做按摩。

（10）其他预防感冒的有用措施　保证充足的睡眠，婴儿提倡母乳喂养，避免去人多拥挤的公共场所。

四、膳食指导和营养调理

1. 儿童感冒的合理膳食原则

（1）保证充足能量　患儿感冒体力消耗较大，故应提供充足能量，保证患儿身体需要及康复需要。

（2）生活方式调整　多休息，可以适当进行室外活动；不要去人多空气不流通的地方；烹饪方式以蒸、热拌、煮为主。

（3）膳食结构合理，食物多样化　不同的食物含有不同的营养，食物多样化才能做到营养均衡。

（4）清淡食物　儿童感冒后很容易出现恶心、食欲降低的现象，因此给儿童准备的食物要以清淡为主。清淡食物能够提高孩子食欲。

（5）流质食物　儿童感冒后肠胃的消化能力降低，很多食物都会增加肠胃负担。因此，感冒时儿童的食物要以流质为主，同时可以搭配富含维生素的果汁等饮品。

（6）少食多餐　儿童感冒后，不要强求进食，这会导致胃肠负担过重。可以增加儿童进食次数，不要强求每次都吃得很饱。

（7）适量补水　感冒后儿童身体的水分流失较多，因此要注意及时、适当地补充水分。不要一次让儿童补充大量的水分，可以分多次补充。水温不要太高，以 30℃～36℃ 为宜。多饮水可以促进体内毒素排出。

2. 儿童感冒食物选择原则

（1）以易消化食物为主　减少或暂停高蛋白的肉、蛋、奶的供应，以减轻消化道的负担　如做一些粥、胡萝卜泥、南瓜泥等。

（2）选择润肺的食物　比如银耳、木耳、百合、白萝卜、莲藕等，这些食材可以煮水，可以煮粥。

（3）选择深色蔬菜　这些食材具有消炎、抗炎、促进呼吸道黏膜修复的功效，它们富含胡萝卜素、叶绿素、番茄红素、多糖等植物化学物，如胡萝卜、南瓜、芦笋、菜花、西红柿、西兰花、青菜、紫甘蓝、菠菜、茼蒿等。

（4）选择菌藻类食物　如香菇、木耳、口蘑、蟹味菇、海带等食材，这些食材富含多糖类物质，有提高免疫力的功效。

（5）新鲜当季水果　可以吃一些蜜橘、猕猴桃、橙子等富含维生素 C 的水果。

（6）蛋白质食材　随着身体逐渐好转，要循序渐进地恢复富含蛋白质食材的摄入。

3. 儿童感冒饮食禁忌

（1）忌饮食不洁　注意儿童的饮食卫生，吃干净卫生的食物，勤洗手，不吃腐败的食物。

（2）忌辛辣食物　胡椒粉、咖喱粉、芥末等调味品，会刺激呼吸道黏膜，容易引起鼻塞等，加重感冒症状，在感冒时最好不吃。

（3）忌高脂食物　感冒时人的消化功能下降，高脂油腻的食物会加重消化系统负担。不吃或少吃肥肉、比萨、汉堡、糖果、牛奶巧克力、油炸食品、糕点、冰淇淋、奶昔、饼干、高脂肪零食等食物。

（4）忌高糖食物　一般儿童都喜欢吃高糖食物。感冒时吃太多高糖食物可能会增加痰量和降低食欲等。许多食物含糖高，如糖果、巧克力蛋糕、葡萄干、薯条、烤马铃薯、白糖、红糖等。

（5）忌高盐食物　感冒后如果吃太咸的食物，会减少唾液的分泌，使口腔内溶菌酶的含量相应减少，从而为病毒在上呼吸道黏膜生存创造了条件；此外，因为钠盐渗透性高，口腔和咽喉部上皮细胞的防御功能会被抑制，降低免疫球蛋白 A、干扰素等抗病因子的分泌。当然适量的盐是必需的，能补充大量发汗时丢失的一部分钠离子。

（6）忌食生冷、寒凉之物　生冷、寒凉之物，容易造成脾胃受损，症状加重，日久不愈。儿童寒咳的时候少吃青菜、螃蟹、柿子等这种凉性的食物。热咳可吃梨子炖冰糖。

4. 儿童感冒对症食疗方举例

（1）葱豉豆腐汤　大葱 3 条可连头须，淡豆豉 10 克，豆腐 2 小块。起油锅，将豆腐略煎，再放入淡豆豉，加清水 1 碗半，用中火煮沸以后，放入葱白，煮沸后即可调味，趁热服食。该方法适用于小儿风寒感冒、咽痒咳嗽。

（2）葱白麦芽奶　麦芽 15 克，葱白 5 根，熟牛奶 100 毫升。将葱白洗净切开，与麦芽放杯中加盖，隔水炖熟后去葱及麦芽，再加入熟牛奶。葱白麦芽奶可解表开胃。适用于小儿风寒感冒。每天 2～3 次，连服 2 日即可。

（3）三根汤　大葱根 7 个，大白菜根 3 个，芦根 15 克，用水煎服。每天 1 次，连服 2～3 天，可以减轻感冒症状。它可辛凉解表，非常适用于儿童风热感冒。大白菜味甘、性平寒，有通利肠胃、清热解毒、止咳化痰的功效。芦根味甘性寒，能解热、生津除烦、止呕。

（4）葱姜糖水　小葱 2～3 根，老生姜片、红糖各适量。将小葱、生姜分别洗净切片以备用，放入小锅内，再加入大约 500 克的清水煎到小半碗，去渣留汁，再加红糖。趁热喝，每晚 1 次，连服用 3 次，就可见效。此汤辛温解表，主治小儿风寒感冒伴咳嗽。

（5）红萝卜马蹄粥　红萝卜 150 克，马蹄 250 克，大米 50 克。红萝卜洗净切片，马蹄去皮拍破，与大米一同煲粥，粥成后，以少许糖或盐调味，即可食用。可清热消食，止咳、利尿，祛痰，润肠通便，适用于儿童风热感冒。红萝卜富含 β–胡萝卜素。马蹄味甘，性寒，具有清热、生津、化痰、利水等多种功效。

5. 儿童感冒营养补充方法

（1）儿童维生素 C 片　要大量服用才有效，每天四次以上。儿童生病高热住院时，医院的医生也经常会静脉补充大剂量维生素 C。维生素 C 可增加白血球吞噬细菌的能力，提升血液中干扰素含量从而增强人体抵抗力，让孩子更有力量对抗病毒和细菌。

（2）松果菊片　松果菊含有多种活性成分，可刺激人体白细胞等免疫细胞活力，具有免疫增强作用。美国和欧洲人感冒时广泛使用松果菊片。

（3）维生素 A 或类胡萝卜素片　营养皮肤黏膜，改善皮肤黏膜致密性。

（4）儿童蛋白粉　补充儿童蛋白质粉，可以增加体内抗体和细胞因子的产生，增强抗病毒细菌的能力；协助修复受损细胞。

（5）儿童钙镁片　钙有抗过敏作用，镁能安神镇静，改善睡眠，减轻呼吸道卡他症状。

（6）儿童锌片　锌元素是促进免疫器官胸腺发育的营养素，只有锌量充足才能有效保证胸腺发育，正常分化 T 淋巴细胞，促进细胞免疫功能。

第二节　儿童常见病症的营养防治方法

生活中许多儿童存在营养问题，但家长却并不知晓，更没有想办法去解决，导致不少儿童缺乏一些营养素如钙、铁、锌、维生素等，某些营养素如脂肪又过剩，营养不均衡的则更多，严重影响儿童的身心发育、智力水平和身体健康。

儿童生长发育很快，营养需求量很大，一个 6 岁的小孩营养需求量等于一个成年母亲的需求量，供应量往往不能满足儿童的需要，容易引起营养缺乏病症或营养缺乏病。

一、儿童常见的病症

儿童常见营养相关病症包括发育不良、贫血、过度活跃、食物过敏、孤僻、便秘、蛀牙、近视和肥胖等。

1. 发育不良　若儿童的饮食缺乏某些营养素，如钙、维生素 D、蛋白质、维生素 C 等，可能会导致体重增长缓慢和骨骼发育延缓。缺乏锌可能会影响性器官的发育。

2. 贫血　主要是因为缺乏铁质而引起的，通常发生在 6 个月至 6 岁大的孩童，因为这时期孩子成长快速，饮用大量牛奶，但牛奶却贫铁。详见本书第十二章。

3. 过度活跃　是轻微脑功能失调而引起的病症，男孩多于女孩。过度活跃的原因：①与饮食营养有关，如缺 DHA。②与食物添加剂如人工色素有关。③与缺乏铁、铜、锌等矿物质有关。找到病因，给予针对性处理。

4. 食物过敏　儿童的消化道和免疫系统功能尚未成熟，容易发生过敏。当儿童有过敏性体质时，身体会把食物视为外来物质，进而产生对抗这些食物的抗体，引发一系列的消化道、呼吸道和皮肤的连锁反应。详见本书第十二章。

5. 孤僻　可能与缺乏某些矿物质和维生素有关，如钙、镁、锌、铜和 B 族维生素等。

6. 便秘　原因是许多儿童进食肉类过多，而摄入的纤维过少。

7. 蛀牙　导致蛀牙的主要原因：①常吃高糖的食物或零食；②不适当的洁牙方法。

8. 近视　可能与缺乏钙等营养素有关。当人眼内钙量不足时，眼球巩膜弹性降低，晶状体压力增高，迫使眼球前后径拉长，造成近视。

9. 肥胖　儿童经常食用薯条、汽水、雪糕等高糖和高脂肪的食物，而又欠缺适量的运动，便容易导致肥胖。过胖的儿童易患疾病，如高脂血症、高血压、糖尿病等，也容易产生自卑感。详见本书第十二章。

二、儿童常见病症的发生原因

（1）儿童处于发育时期，对热量和各种营养素的需求量较大。

（2）母亲孕期营养不足。

（3）食品加工致营养素大量流失。

（4）父母的引导不当。

（5）生活习惯及饮食习惯不合理。比如早餐吃得不好，甚至不吃早餐；午餐太差，太随便；平时吃太多零食；不喝牛奶，不吃鸡蛋；怕长胖，强迫自己不吃；偏食；父母陪孩子吃饭时间少，小孩随便乱吃。

三、培养儿童良好的饮食习惯很重要

培养儿童良好的饮食习惯，关键在父母。父母如能以身作则，言传身教，儿童模仿性强，自然就会养成良好的饮食习惯。

1. 为幼儿创造良好的进餐环境　为幼儿创造一个良好的进餐环境很重要，宜清洁整齐、安静舒适。通过进餐时间和环境的"刺激"，使幼儿建立起固定的条件反射，为就餐做好心理准备，以利于胃液的分泌，促进消化和吸收。

2. 培养幼儿食物多样化习惯　避免挑食、偏食及吃单一食物。粗细搭配，荤素搭配，变换花样和注意烹调方法。以讲故事或歌谣形式教育幼儿。

3. 培养餐前洗手的卫生习惯　教育幼儿饭前洗手，人们常强调"病从口入"。手常带有几万个细菌，指甲缝里的污垢可藏细菌几十种。

4. 饮食要定时定量　根据幼儿年龄的需要量供给相应的食物。三餐两点。给孩子定时开饭，让孩子每天都能按时就餐。

5. 培养良好的饮食习惯　培养孩子细嚼慢咽的习惯。帮助孩子每次进餐能在 20 至 30 分钟内完成，不要过急催促。不要让孩子边吃边玩，也不要一边吃，一边看电视、看书或过多说话。

6. 尽早让孩子参与做饭做菜　尽早让孩子自己动手吃饭。这样做，不仅能增强孩子的自主性，还有助于开发智力。随着年龄的增长，家长要让孩子做些力所能及的劳动，如择菜、淘米；在八九岁时，可教他们烧饭炒菜，煮鸡蛋，煮粥，会做一般的家常饭菜。

7. 教会子女一些用餐礼仪　不要持筷子指指点点和在菜盘里扒来扒去；打喷嚏和咳嗽时，要用餐巾或手帕掩着嘴，把头远离餐桌。

8. 培养孩子良好的饮食习惯需要耐心和恒心　习惯的培养，是在不断重复的日常生活中逐渐养成，不是一朝一夕的事，要始终如一，持之以恒，日复一日地进行训练。同时，家园配合，要求一致，就能取得好的效果。

四、儿童常见问题的营养处理方法

1. 儿童偏食怎么办　不要过分在意，对讨厌的食物不要以交换条件的方式来引诱孩童去吃，改变做菜的方式，继续将这种食物摆在桌上。

2. 如何令儿童尝试不同的食物　每次只给儿童尝试一种新的食物，多注意食物的颜色、味道和形状，引起好奇。

3. 孩子吃得少怎么办　儿童的胃很小，很快会被填满，所以饭前不要喝水。可以少吃多餐。

4. 孩子不吃早餐好不好　早餐是孩子最重要的一餐。儿童不吃早餐便去上学，会出现注意力不集中、易烦躁及昏昏欲睡的情形，解答作业时亦易犯错。

5. 应该给孩子吃点心吗　孩童在正餐之间应有点心，在餐前两小时进食点心，如新鲜水果、酸奶、牛奶、熟鸡蛋、豆类、坚果等，避免甜饼、有盐的薯片等零食。

6. 应该给孩子喝脱脂奶吗　2 岁以前的儿童，不提倡喝脱脂奶，否则不易摄取足够的热量。

7. 如何帮助孩子减肥　儿童减肥的一个重要途径是改善饮食习惯，而不应以减轻体重为目的，以保持体重为原则，注意营养均衡，适量运动也是必需的。

第三节　儿童益生菌的重要性及合理使用

一、关乎儿童肠胃健康的益生菌

在人体的肠道内栖息着 100 多种、100 兆个肠内细菌，这些细菌形成了肠内菌群。在这肠内菌群之中，除了对身体有益的乳酸菌和双歧杆菌外，还混杂了对身体有害的细菌。所谓益生菌就是能活着到达小肠，并且抑制有害菌在肠内的繁殖，促进肠道运动，从而提高肠道功能，改善排便状况的细菌。因此平日给儿童吃一些含有益生菌的食物对儿童是很有好处的。

儿童生病的时候，通常会使用抗生素药品治疗感染症，其不仅杀死了致病菌，同时也将一些原本对儿童非常有益的益生菌给杀死了，从而导致儿童的抵抗力减弱，让儿童再次生病。

二、益生菌及其作用

国际营养学界普遍认可的定义是：益生菌系一种对人体有益的细菌，它们可直接作为食品添加剂服用，以维持肠道菌丛的平衡。在国外已开发出数以百计的益生菌产品，其中包括含益生菌的酸奶、酸乳酪、酸豆奶以及含多种益生菌的口服液、片剂、胶囊、粉末剂等。

益生菌是对人体有益的细菌，它们有很多种，包括乳杆菌类、双歧杆菌类及革兰氏阳性球菌等。营养学家指出，这些被认可的益生菌经人类长期安全食用已被证明是有效的，并能在人体内正常生存。现今，最为人类熟知和长期安全食用的益生菌是嗜酸乳杆菌和双杆菌类，它们可直接作为食品添加剂服用。

三、服用益生菌的好处

1. 降低肠道感染概率　儿童服用益生菌后，就好似给结肠增加了大量"友军"，可以阻止有害菌在肠道内"定居"，从而减少消化道感染性疾病。

2. 增强儿童的免疫力　益生菌能够抑制肠道有害菌生长，使肠道菌群保持动态平衡，增强肠道抗感染力。除此，还能刺激体内产生免疫球蛋白 A，增强儿童消化道和呼吸道的免疫力，减少感冒、腹泻。

3. 帮助身体均衡营养　益生菌有助于体内营养均衡，产生醋酸、乳酸，制造 B 族维生素及维生素 K，促进儿童的正常生长发育。

4. 有助于减少过敏反应 有些儿童对牛奶过敏，经常发生腹泻。服用益生菌后，可使儿童对牛奶过敏的症状减轻，从而使腹泻症状得到改善。

四、儿童补充益生菌的最佳时机

1. 服用抗生素时 消化道及呼吸道感染在童年经常发生，少不了要服用抗生素。然而，抗生素尤其是广谱抗生素，进入体内后不能识别有害菌和有益菌，经常一概而杀。因此，这样往往把有益菌也杀死了，造成肠道菌群失调，反而促使有害菌生长繁殖。如果在服用抗生素时注意补充益生菌或过后补充益生菌，都会对维持肠道菌群平衡起到很好的作用。

2. 多种原因引起营养不良时 如果在儿童消化不良、喝牛奶不适应、急慢性腹泻、大便干燥及胃肠吸收不好时，适量补充益生菌，便可防治某些营养缺乏症。

3. 儿童外出肠胃不适 在带儿童出行时，最好带上点益生菌产品，儿童随时有可能出现肠胃不适。

4. 身体免疫力低下时 对于反复感冒发烧或经常腹泻的儿童，服用一些益生菌可增强免疫力，降低发病率。

五、服用益生菌注意事项

1. 如果同时使用抗生素，应该在使用抗生素后 2 小时服用，避免益生菌被抗生素杀死，失去效果，其他情况下没有时间上的限制。

2. 目前市场上的合生元、汉臣氏，以及药用型的妈咪爱和培菲康都是不错的益生菌。

第四节　儿童常见病症的营养防治方法练习题

一、理论练习题

（一）单项选择题

1. 以下哪种不是含铁质丰富的食物？（　　　）

（A）母乳　　　　　　（B）动物肝脏　　　　（C）禽畜肉类　　　　（D）芝麻酱

答案：A

2. 肥胖可发生于任何年龄，但最常见于（　　　）

（A）婴儿期　　　　　（B）5～6 岁　　　　　（C）青春期　　　　　（D）以上均是

答案：D

3. 对于单纯性肥胖儿童，以下哪项属于不良饮食习惯？（　　　）

（A）每天吃早餐　　　（B）不吃零食　　　　（C）狼吞虎咽　　　　（D）饭前喝汤

答案：C

4. 锌的生理功能不包括（　　　）

（A）许多酶的组成部分　　　　　　　　　（B）维持心肌的正常功能

（C）促进生长发育　　　　　　　　　　　（D）促进食欲

答案：B

5. 铁的生理功能不包括（　　　）

（A）参与体内氧的运送和呼吸组织过程　　（B）维持正常的造血功能

（C）参与体内氧和二氧化碳转运　　　　　（D）维持细胞内外的酸碱平衡

答案：D

6. "匙状甲"往往可见于（　　　）的患者

（A）严重缺铁性贫血　　　　　　　　　　（B）严重缺锌

（C）A 与 B 均正确　　　　　　　　　　　（D）A 与 B 均错误

答案：C

7. 下列有关维生素 A 的描述错误的是（　　　）

（A）维生素 A 缺乏时皮肤干燥，过多中毒时皮肤脱皮

（B）维生素 A 缺乏时眼角膜溃疡，过多中毒时出现头痛头晕

（C）维生素 A 缺乏时生殖功能下降

（D）维生素 A 中毒症状主要为食欲加强、情绪低落

答案：D

8. 下列关于儿童肥胖症营养治疗的说法中不正确的是（　　　）

（A）需要限制热能的摄入

（B）为满足饱腹感，可多用蔬菜和水果

（C）吃饭的速度减慢，细嚼慢咽

（D）辅助使用降低食欲的药物

答案：D

9. 高膳食纤维可预防多种疾病，但不包括（　　　）

（A）便秘、糖尿病　　　　　　　　　　　（B）肥胖症

（C）高脂血症、高胆固醇血症　　　　　　（D）肺结核

答案：D

10. 重度肥胖儿童的理想减重，体重为每周不超过（　　　）

（A）0.1kg　　　　（B）0.25kg　　　　（C）0.5kg　　　　（D）1.0kg

答案：B

11. 牛奶与酸奶的营养特点相比较的差别是（　　　）

（A）牛奶比酸奶更容易吸收　　　　　　　（B）牛奶乳糖已经分解

（C）牛奶适合乳糖酶缺乏的人食用　　　　（D）以上选项都错误

答案：D

12. 酸牛奶的营养特点包括（　　　）

（A）含有乳酸杆菌　　　　　　　　　　　（B）乳糖已经部分分解

（C）脂肪容易吸收　　　　　　　　　　　（D）以上都对

答案：D

13. 儿童应养成的饮食习惯不包括（　　　）

（A）进食时专心，但可以看电视

（B）定时、定量进食

（C）让小儿自己进食，充分咀嚼，不狼吞虎咽

（D）不贪吃零食，不偏食、不挑食、不过量进食

答案：A

14. 肥胖儿童需限制每日能量摄入量，但不得低于（　　　），以免影响孩子发育

（A）1200kcal　　　　（B）1300kcal　　　　（C）1400kcal　　　　（D）1500kcal

答案：C

15. 限制肥胖儿童的热量摄入时，应以减少（　　　）的份量为先

（A）奶类　　　　　　　（B）主食及油脂　　　（C）蛋、豆、鱼类　　（D）水果

答案：B

（二）判断题（正确的填"A"，错误的填"B"）

1. 缺铁性贫血时可出现抵抗感染、寒冷的能力下降。（　　）

答案：A

2. 缺铁性贫血时，血红蛋白降低。（　　）

答案：A

3. 维生素 B_1 在维持正常食欲、胃肠道蠕动和消化液的分泌等方面都有明显的作用。（　　）

答案：A

4. 学龄期儿童营养不良或不均衡可导致贫血、龋齿、便秘、近视、过敏、性早熟、发育不良等疾病。（　　）

答案：A

5. 在给学龄儿童选择食物时，要注意某些膳食中容易缺乏的营养素，如维生素 A、维生素 B_1、维生素 B_2 和钙等。（　　）

答案：A

6. 学龄儿童早餐宜选择食物组合使食物生理效价较高，以利大脑神经细胞功能的发挥。（　　）

答案：A

7. 一个苹果派的热量比一杯草莓奶昔高。（　　）

答案：B

8. 不良的饮食习惯是性早熟的一个重要促进因素，而膳食认知度较低是造成不良饮食习惯的原因。（　　）

答案：A

9. 肥胖婴儿和儿童不应过多地减少热量的摄入，因为在身体发育期使体重快速降低既不必要，也不合适。（　　）

答案：A

10. 儿童肥胖症需限制热能摄入，以减少肉蛋类的份量为优先。（　　）

答案：B

二、技能练习题

（一）哪些营养素缺乏容易导致儿童感冒，请阐述理由。

解题步骤：

1. 蛋白质缺乏　蛋白质是合成抗体和细胞因子的主要原料，而抗体和细胞因子是抗病毒和细菌的有效武器。如果儿童蛋白质摄入不足，体内形成的抗体和细胞因子就少，尤其是 SIgA 抗体减少，容易感冒。

2. 维生素 A　维生素 A 能维护上皮细胞的健康和促进免疫球蛋白的合成。当维生素 A 不足或缺乏时，上皮表面层发生细胞变扁、不规则、干燥等变化，削弱了防止细菌侵袭的天然屏障，容易发生感染；维生素 A 缺乏时，细胞免疫功能下降，容易感冒。

3. 维生素 D　维生素 D 可以帮助提升身体的免疫能力，对抗各种疾病，减少感冒。体内维生素 D 缺乏，免疫系统受到抑制，使得人体在病毒面前变得更加脆弱，容易感冒。

4. 维生素 C　大剂量的维生素 C，能有效帮助体内合成抗体，激活白细胞、增强白血球对抗

病毒的能力，全面增强人体的抵抗力。此外，维生素 C 具有抗氧化作用，当患感冒时，中性白细胞会释出大量氧自由基及氧化性物质，从而引起相关症状，而白细胞内的维生素 C 则能阻止这些有毒物质跑到白细胞之外。

5. 铁　缺铁会导致贫血，儿童身体虚弱，容易感冒和生病。缺铁时体内物质代谢和能量代谢都会受到影响，也会影响儿童的抵抗力。

6. 锌　缺锌可使小儿机体免疫功能降低，免疫球蛋白减少，抵抗力低下，细胞免疫功能受到影响，所以容易引起感染。锌能促进维生素 A 的吸收。缺乏维生素 A 和锌的孩子容易感冒。

（二）简述有效预防儿童感冒的方法。

解题步骤：

1. 合理膳食　增强营养，提高机体抵抗力。

2. 充分摄入维生素　维生素 C、维生素 A 缺乏是造成小儿反复呼吸道感染的一个常见原因。多吃一些富含维生素 C 的新鲜蔬菜和水果，或适量补充维生素 C、维生素 A 制剂。

3. 注意天气变化　及时添加衣物。

4. 增加儿童室外活动　锻炼身体，提高抵抗力。

5. 补充益生菌　能有效减少发热、流涕、咳嗽的发生率和抗生素的应用。常用的活菌制剂有乳杆菌和双歧杆菌。

6. 其他　如做擦胸运动，擦胸是提高免疫力的一种方法。注意室内通风，注意个人卫生，按摩鼻梁；保证充足的睡眠，婴儿提倡母乳喂养，避免去人多拥挤的公共场所等。

（三）请阐述儿童感冒的膳食营养指导方法。

解题步骤：

1. 膳食结构合理，食物多样化　不同的食物含有不同的营养，食物多样化才能做到营养均衡。应以易消化食物为主，减少高蛋白的肉、蛋、奶的供应，以减轻消化道的负担。可以选择一些润肺的食物，比如银耳、木耳、百合、白萝卜、莲藕等。选择食用一些深色蔬菜，这些食材具有消炎、抗炎、促进呼吸道黏膜修复的功效，它们富含胡萝卜素、叶绿素、番茄红素、多糖等植物化学物，如胡萝卜、菜花、西红柿、西兰花、青菜、紫甘蓝等。适当选择食用一些菌菇类食物，如香菇、木耳、蟹味菇、海带等食材，这些食材富含多糖类物质，有提高免疫力的功效。

2. 保证充足的能量摄入　患儿感冒体力消耗较大，故应提供充足能量，保证患儿身体需要及康复需要。

3. 清淡饮食　儿童感冒后很容易出现恶心、食欲降低的现象，因此给儿童准备的食物要以清淡为主。清淡食物能够提高孩子食欲。

4. 流质食物，少食多餐　儿童感冒后肠胃的消化能力降低，很多食物都会增加肠胃负担。因此，重感冒时儿童的食物要以流质为主，同时可以搭配富含维生素的果汁等饮品。

5. 充分补水　感冒后儿童身体的水分流失较多，因此要注意及时、适当地补充水分，分多次补充。

6. 其他　如改变烹饪方式，以蒸、热拌、煮为主；调整生活方式，适当多休息，可以适当进行室外活动；不要去人多空气不流通的地方。

（四）儿童服用益生菌有哪些好处？

解题步骤：

1. 降低肠道感染概率　儿童服用益生菌后，就好似给结肠增加了大量"友军"，可以阻止有害菌在肠道内"定居"，从而减少消化道感染性疾病。

2. 增强儿童的免疫力 益生菌能够抑制肠道有害菌生长，使肠道菌群保持动态平衡，增强肠道抗感染力。除此，还能刺激体内产生免疫球蛋白 A，增强儿童消化道和呼吸道的免疫力，减少感冒、腹泻。

3. 帮助身体均衡营养 益生菌有助于体内营养均衡，产生醋酸、乳酸，制造 B 族维生素及维生素 K，促进儿童的正常生长发育。

4. 有助于减少过敏反应 有些儿童对牛奶过敏，经常发生腹泻。服用益生菌后，可使儿童对牛奶过敏的症状减轻，从而使腹泻症状得到改善。

参考文献

［1］葛可佑. 中国营养师培训教材［M］. 北京：人民卫生出版社，2017.

［2］吴为群. 营养防病圣典［M］. 北京：中国医药科技出版社，2015.

［3］苏宜香. 儿童营养及相关疾病［M］. 北京：人民卫生出版社，2016.

［4］Santiago-Torres M，Adams AK，Carrel AL，et al. Home food availability，parental dietary intake，familial eating habits influence the diet quality of urban Hispanic children.Childhood obesity，2014，10（5）：408－415.

（吴为群）

第十二章
儿童营养及营养相关性疾病的膳食指导

第一节 蛋白质－能量营养不良

蛋白质－能量营养不良（protein-energy malnutrition，PEM）是由于缺乏能量和（或）蛋白质所致的一种营养缺乏症，主要见于 3 岁以下婴幼儿，特征为体重不增、体重下降、渐进性消瘦或水肿、皮下脂肪减少或消失，常伴全身各脏器不同程度的功能低下及新陈代谢失常。PEM 常伴多种微量营养素缺乏，可能导致儿童生长障碍、抵抗力下降、智力发育迟缓、学习能力下降等后果，对其成年后的健康和发展也可产生长远的不利影响，是发展中国家首要营养缺乏病。PEM 是一个重大的全球性公共卫生问题。随着经济水平的提高，我国儿童严重 PEM 的发生率和严重程度有所下降，但由于自然环境、食物资源和文化背景等因素影响，轻度或亚临床状态的 PEM 仍然普遍存在，尤其在不发达地区。2012 年 5 月 31 日，国家卫生健康委员会（原卫生部）关于我国儿童营养状况的发展报告指出，我国 5 岁以下儿童生长迟缓率为 9.9%，低体重率为 3.6%，消瘦率为 2.3%。轻度或亚临床状态的 PEM 常易被忽视，但其对儿童的生长发育、抵御疾病的能力都有很大影响，是目前威胁我国儿童健康的重要问题之一。

一、常见病因

1. 营养素摄入不足　小儿处于生长发育阶段，对营养素尤其是蛋白质的需要相对较多，喂养不当是导致营养不良的重要原因，如母乳不足而未及时添加其他富含蛋白质的牛奶；奶粉配制过稀；突然停奶而未及时添加辅食；长期以淀粉类食品（粥、米粉等）喂养等。较大儿童的营养不良多为婴儿期营养不良的继续，或因不良的饮食习惯如偏食、挑食、吃零食过多、不吃早餐等引起。

2. 营养素吸收利用障碍　消化道疾病如消化系统解剖或功能上的异常（包括唇裂、腭裂、幽门梗阻等）、迁延性腹泻、过敏性肠炎、肠吸收不良综合征等可影响食物中营养素的消化和吸收，肝脏疾病则使营养素利用率或储备能力下降。

3. 营养素损耗增加　长期发热、创伤、大型手术、代谢功能亢进、恶性肿瘤、放化疗等引起代谢加速及营养素丢失。

4. 营养素需要增加　儿童生长发育期、急慢性传染病（如麻疹、伤寒、肝炎、结核病）的恢复期等都会使营养需求增加而造成营养素相对缺乏。

二、发病后营养代谢改变

1. 当短期蛋白质、能量摄入不足时，可使机体很快出现负氮平衡，体重快速减轻。

2. 当长期蛋白质、能量摄入不足时，可见全身脂肪大量消耗伴随血浆蛋白降低，并出现电解质紊乱。同时，体内多种激素水平发生明显改变，如胰岛素水平下降，甲状腺素、性激素分泌减少，皮质醇、生长激素水平增高等。重度营养不良会导致蛋白质、能量、维生素和微量元素缺乏，致使贫血、免疫功能下降、重要器官功能下降。

3. 负氮平衡导致婴幼儿生长发育受限，表现为身材矮小，智商低下，体重增加缓慢，甚至体重减轻。如在幼儿大脑发育高峰期发生营养不良，将影响脑的体积和化学组成，导致幼儿智商低下。对于青少年，则导致第二性征发育延迟。

三、发病机制

1. 新陈代谢失常 ①糖代谢 糖原储存不足或消耗过多，造成血糖过低，重者发生低血糖性休克。②蛋白质代谢：摄入不足或参与供能，造成负氮平衡，血浆总蛋白、白蛋白和氨基酸浓度低。重者导致水肿，组织器官萎缩。③脂肪代谢：由于体内储存脂肪消耗，脂肪减少，血胆固醇下降。肝脏对脂肪的合成、加工与分解异常，可造成肝大及脂肪肝。④水、电解质代谢：总液量相对较多，细胞外液呈低渗性，体内血钠、血钾、血镁、血氯等浓度低。⑤其他营养素：常常有维生素和微量元素缺乏。

2. 组织器官功能低下 ①消化系统：胃肠道壁变薄，腺体萎缩，蠕动减弱，各种消化酶减少，导致吸收不良，肠道菌群失调而腹泻。胰腺滤泡萎缩、胶质减少，但胰岛不受影响。②循环系统：心肌纤维纤细和变性，收缩力减弱，导致心搏量减少、血压偏低和脉搏细弱。③泌尿系统：浓缩能力下降引起尿量增多和低比重尿。④中枢神经系统：脑组织只能利用糖产生能量，血糖低下使供能不足，DNA合成减少，脑皮质细胞减少、层次紊乱，胶质细胞增生。早期表现为烦躁，后期可出现抑制的表现。⑤免疫功能：非特异性和特异性免疫功能均低下，如皮肤屏障功能、白细胞吞噬功能、补体结合功能降低，免疫球蛋白IgG、IgM、IgA减少和细胞免疫功能降低，易并发各种感染并且常常迁延不愈。

四、临床表现及分型

蛋白质-能量营养不良的早期表现是活动减少、精神较差、体重不增。随着营养不良加重，体重逐渐下降，主要表现为消瘦。皮下脂肪层厚度是判断营养不良程度的重要指标之一，皮下脂肪消耗的顺序先是腹部，其次为躯干、臀部、四肢，最后为面颊。皮下脂肪逐渐减少以致消失，皮肤干燥、苍白，渐失去弹性，额部出现皱纹，肌张力渐降低、肌肉松弛、肌肉萎缩呈"皮包骨"时，四肢可有挛缩。营养不良初期身高不受影响，但随着病情加重，骨骼生长减慢，身高也低于正常。轻度PEM精神状态正常；重度可有精神萎靡、反应差、体温偏低、脉细无力、无食欲，腹泻、便秘交替。血浆白蛋白明显下降时出现凹陷性水肿，严重时感染形成慢性溃疡。重度营养不良可伴有重要脏器功能损害。

急性发病者常伴有水、电解质紊乱，慢性者常伴有多种营养素缺乏。根据临床表现主要分为五型：水肿型（kwashiorkor）、干瘦型（marasmus）、混合型（marasmic-kwashiorkor）、营养性侏儒（nutritional dwarfing）、低体重（underweight）。①水肿型：由蛋白质严重缺乏导致，以全身水肿为主要特征，轻者见于下肢、足背，重者见于腰背部、外生殖器及面部。儿童身高可正常，脂肪未见减少，但肌肉松弛，表情淡漠、烦躁易怒。②干瘦型：由长期严重缺乏能量导致，以消瘦为主要特征。主要表现有生长发育迟缓，低血压，低体温，易哭闹，体重明显减轻，肌肉萎缩无力，皮下脂肪减少或无，四肢又如"皮包骨"，头发稀疏，皮肤干燥无弹性，"蛙状腹"，腹壁薄甚至可见到肠蠕动或摸到大便包块。③混合型：临床表现介于上述两者之间。此种情况常呈区域性出现，与膳食蛋白质缺乏程度及社会因素有关。④营养性侏儒：年龄别体重低下，体重低于标准体重的60%。⑤低体重：轻-中度的亚临床蛋白质-能量营养不良，此种情况临床上最多见。患者体重为其标准体重的60%~80%，血浆白蛋白减少。干瘦型和水肿型重度PEM特点比较见表 12-1。

表 12-1　重度 PEM 类型及特点

	干瘦型	水肿型
基本原因	能量摄入不足	蛋白质摄入不足，应激状态
发展所需时间	数月至数年	数周至数月
实验室指标	血浆白蛋白>35g/L	血浆白蛋白<35g/L 血浆转铁蛋白<2.0g/L 淋巴细胞<1.8×10L 迟发性皮肤超敏反应（－）
临床过程	较好的耐受短期应激	伤口愈合差，免疫力下降，感染及其他并发症多
病死率	低（除非原发病致死）	高

PEM 常见并发症有营养性贫血，以小细胞低色素性贫血最常见，还可有多种维生素缺乏以维生素 A 缺乏常见。营养不良时维生素 D 缺乏症状不明显，恢复期生长发育加快时可伴有维生素 D 缺乏。大部分患儿伴有锌缺乏。由于免疫功能低下，易患各种感染，加重营养不良，从而形成恶性循环。还可并发自发性低血糖，可突然表现为面色灰白、神志不清、脉搏减慢、呼吸暂停、体温不升但无抽搐，若诊治不及时，可危及生命。

五、诊断

1. 病史　喂养史及膳食调查对于儿童 PEM 诊断非常重要。可采用食物回顾法询问家长，回顾儿童 24 小时、48 小时或数天内所有食物和液体的摄入情况，了解患儿蛋白质和能量等营养素的实际摄入量，并将结果与 RNI 进行比较，以确定是否存在蛋白质和能量的摄入不足。此外，腹泻、感染性疾病等原发性疾病史也有助于 PEM 的诊断。

2. 体格评价指标　PEM 的体格发育评价可分别以体重/年龄、身长（身高）/年龄和体重/身长（身高）为评估指标，采用标准差法进行评估和分类，当评估结果低于均值减 2 个标准差（s）分别视为体重低下、生长迟缓和消瘦。

（1）体重低下　体重低于同年龄、同性别参照人群的均值减 2s 以下为体重低下。如在同年龄、同性别参照人群均值减 2～3s 范围内为中度体重低下；低于均值减 3s 为重度体重低下。该项指标可以反映慢性或急性营养不良。

（2）生长迟缓　身长低于同年龄、同性别参照人群的均值减 2s 为生长迟缓。如在同年龄、同性别参照人均值减 2～3s 范围内为中度生长迟缓；低于均值减 3s 为重度生长迟缓。此指标主要反映慢性长期营养不良。

（3）消瘦　体重低于同性别、同身高参照人群的均值减 2s 为消瘦。如在同性别、同身高参照人群均值减 2～3s 范围内为中度消瘦；低于均值减 3s 为重度消瘦。此项指标主要反映近期、急性营养不良。

以上三项指标异常可以同时存在，也可仅有其中一项。符合一项即可做出营养不良的诊断。

3. 实验室检查　目前尚无特异性检测指标，以下方法供临床参考。PEM 时患儿的体内代谢发生变化，主要表现为蛋白质合成减少，分解增多，因此可以利用某些实验室检测方法进行早期诊断。

（1）血浆白蛋白　正常儿童应在 35g/L 以上；PEM 时可出现下降，30～34g/L 可疑，25～29g/L 作为诊断依据，＜25g/L 可确诊。

（2）血清前白蛋白　正常儿童水平为 150～296mg/L，100～150mg/L 为轻度缺乏，50～100mg/L 为中度缺乏，＜50mg/L 为重度缺乏。

（3）尿中羟脯氨酸排出量　PEM 时尿中羟脯氨酸排出量减少，治疗开始后排出量增加。此指标可采用与尿中肌酐的比值作为校正指数应用于临床工作，羟脯氨酸指数在 4 岁以内较少受到体内外其他因素影响而比较恒定，因此适用于婴幼儿。羟脯氨酸指数测定的标本为任意一次尿样，正常学龄前儿童为 2.0～5.0，生长缓慢者＜2.0。

（4）其他蛋白质　如甲状腺素结合蛋白、视黄醇结合蛋白等，均为肝脏合成的微量蛋白质，PEM 时其血清水平下降明显。因其半衰期短，所以在 PEM 早期即出现显著变化，是比较敏感的指标，但目前尚未被广泛应用，也无统一的判定标准。

六、营养治疗原则

营养治疗的目的是改善儿童营养状况，降低由营养不良引起的死亡率，减轻疾病负担，促进健康。

营养不良的治疗原则是祛除病因，提供充足蛋白质和能量，补充微量营养素，全面改善营养状况，积极处理各种并发症，促进消化功能，逆转病情发展。

1. 祛除病因　在查明病因的基础上，积极治疗原发疾病，如改进喂养方法、纠正消化道畸形、控制感染性疾病、根治各种消耗性疾病等。

2. 能量与营养素需求　患者摄入的能量及营养素应比正常儿童高。在补充时，应注意以下原则。

（1）逐步增加　能量可从 40～55kcal/（kg·d）开始，逐步增加到 120～150kcal/（kg·d）。蛋白质摄入量从 1.5～2.0g/（kg·d）开始，逐步增加到 3.0～4.5g/（kg·d）。

（2）蛋白质和能量应同时补充　单独过快地补充碳水化合物可能引起钠潴留、严重水肿和心力衰竭，而同时补充蛋白质则能较好耐受。

（3）尽量保证母乳喂养　对婴儿尽量保证母乳喂养，所添加的辅食最好是半流质和半固体食物。

3. 食物选择

（1）母乳喂养婴儿应按需哺乳　人工喂养婴儿首先给予稀释奶，适应后逐步提高配方奶浓度和奶量，必要时可给予高能量密度配方奶。＞4～6 月患儿除给予乳制品外，可添加蛋类、肝泥、鱼粉、肉末等高蛋白食物。食物既要保证充足能量和蛋白质，也要含有丰富的维生素和矿物质。

（2）选择易于消化吸收的食物　开始进食量和钠盐不宜过多，应少食多餐，予低渗透压和低乳糖的食物，可先用流质或半流质饮食，若无不良反应，逐步过渡到高能量密度食物。逐渐增加进餐量，直至恢复普通饮食。

（3）增进食欲　必要时可口服酶制剂、B 族维生素、肠道微生态制剂等以助消化。锌制剂可以提高味觉敏感度。

4. 营养支持

（1）营养支持途径　根据患者疾病状态及其胃肠道功能等情况选择营养补充途径，可以口服补充、管饲喂养或静脉营养。当患者基础情况和食物耐受能力较差、食欲低下或丧失时，要考虑管饲喂养或静脉营养支持。

（2）营养素的合理补充　PEM 患者营养补充剂量应与患者的需求及代谢能力相适应，补充剂量应从小到大，营养素的浓度应由低到高；营养素的品种应根据患者的营养需要来选择。通过营养补充，协助患儿做到营养均衡，为身体细胞提供合适的原料，促进营养不良的快速改善或康复。

5. 并发症治疗 严重营养不良常伴有各种危及生命的并发症，如腹泻时的严重脱水、电解质紊乱、贫血、感染、低血糖症、心力衰竭等，应积极对症处理。

（1）贫血 轻度贫血可通过饮食治疗；中度贫血需口服铁剂及维生素 C；重度贫血则需静脉输注全血或红细胞。

（2）水、电解质紊乱 首选口服补盐溶液来纠正脱水。液体要少量频繁地饮用，根据血压、排尿量、口渴程度来判断患者的液体量是否补足。不能口服的患者通过静脉补充。

（3）其他 对于感染、低血糖、心力衰竭患者，要积极对症处理。

6. 预后及预防 预后取决于营养不良的发生年龄、持续时间及其严重程度，其中尤以发病年龄最为重要。年龄愈小，其远期影响愈大，尤其是认知能力和抽象思维能力易发生缺陷。故本病还是要以预防为主，普及正确喂养方法、推广应用儿童生长发育监测图、培养婴幼儿良好生活习惯等均是可行的预防方法。

（1）营养知识的普及 婴幼儿和儿童青少年是易患 PEM 的高危人群。预防 PEM 首先应加强营养知识的普及。

（2）合理膳食 合理膳食是预防 PEM 的关键，应遵循膳食指南的原则，选择日常的食物及合理的食物烹调加工方式。

（3）加强预防保健 PEM 的预防是预防保健工作的组成部分，减少 PEM 的发病诱因是预防保健措施中不可忽略的环节。

（4）早发现、早治疗 尽早地发现和治疗 PEM 是降低其危害和病死率的重要措施。

七、蛋白质–能量营养不良的个案分析

例 12–1 患儿者陈某，男，9 个月，因"反复腹泻 3 个月，生长缓慢、体重不增 2 个月"就诊。患儿近 3 个月来反复腹泻，呈稀水样或蛋花汤样大便，每天十余次，病初有呕吐，治疗后好转，食欲欠佳，进食即泻。近两个月主要以米粉为主食，第一胎第一产，足月顺产，出生体重 3kg，母乳喂养至 4 个月，添加牛奶及米粉。体格检查：体重 5.5kg，身长 68cm。精神欠佳，消瘦，皮下脂肪少，无水肿，皮肤松弛、弹性差，前囟 1cm x1cm 稍凹陷，发稀少干枯，心肺检查无异常，腹软，腹壁皮下脂肪 0.2cm，肠鸣音亢进。辅助检查：血常规：Hb87g/L；大便常规：黄色稀便，余（−）；血生化：ALT 54 IU/L，AST 59 IU/L，TP 48g/L，ALB 28g/L，肾功正常，空腹血糖 3.6mmol/L，血 K^+3.5mmol/L，Na^+131mmol/L，Cl^-96mmol /L。

1. 问题：此患者的初步诊断是什么？如何制订营养治疗方案？

2. 解题步骤

（1）诊断 中度蛋白质–能量营养不良；迁延性腹泻；中度贫血。

（2）治疗方案 去除病因；调整饮食，改进喂养方法；治疗并发症，纠正贫血；促进消化改善消化功能，可给予 B 族维生素、胃蛋白酶、肠道微生态制剂。

第二节 维生素 D 缺乏性佝偻病

维生素 D 缺乏性佝偻病（rickets of vitamin D deficiency）简称佝偻病，为维生素 D 缺乏引起体内钙、磷代谢失常，钙盐不能正常地沉着在骨骼的生长部分，导致生长期的骨组织矿化不全，产生以骨骼病变为特征的与生活方式密切相关的全身性慢性营养性疾病。

我国婴幼儿特别是婴儿是高危人群，北方佝偻病患病率高于南方。近年来，随着社会经济文

化水平的提高，我国营养性维生素 D 缺乏性佝偻病发病率逐年降低，病情也趋向轻度。

一、病因

1. 围生期维生素 D 不足　母亲妊娠期特别是妊娠后期维生素 D 营养不足，如母亲严重营养不良、肝肾疾病、慢性腹泻，以及早产、双胎均可使得婴儿体内维生素 D 贮存不足。

2. 日照不足　尽管现代社会有各种维生素 D 强化食品，但人类 95% 以上的维生素 D 来源于日光暴露产生的内源性维生素 D_3。因紫外线不能通过玻璃窗，婴幼儿被长期过多地留在室内活动，使内源性维生素 D 生成不足。大城市高大建筑可阻挡日光照射，大气污染，如烟雾、尘埃可吸收部分紫外线。气候的影响，如冬季日照短，紫外线较弱，亦可影响部分内源性维生素 D 的生成。

3. 维生素 D 需要量增加　如早产及双胎儿生后生长发育快，需要维生素 D 多，且体内贮存的维生素 D 不足。婴儿早期生长速度较快，也易发生佝偻病。

4. 食物中补充维生素 D 不足　天然食物中的维生素 D 含量都比较低。维生素 D_3 主要存在于海鱼、动物肝脏、蛋黄和瘦肉、脱脂牛奶、鱼肝油、乳酪、坚果和海产品中。人乳中钙、磷比例适宜（2:1），易于吸收；而牛奶含钙虽多，但磷过高，吸收较差，故牛奶喂养儿的佝偻病发病率较母乳喂养儿高；同时母乳、牛乳等天然食物中维生素 D 含量低，母乳中维生素 D 含量为 0.4～10U/100ml，牛乳中为 0.3～4U/100ml，均不能满足机体所需，不额外添加维生素 D 制剂或晒太阳少，容易发生维生素 D 缺乏。

5. 疾病和药物影响　胃肠道或肝胆疾病影响维生素 D 的吸收，如婴儿肝炎综合征、慢性腹泻等；肝、肾严重损害可致维生素 D 羟化障碍，$1,25-(OH)_2D_3$ 生成不足而引起佝偻病。长期服用抗惊厥药物可使体内维生素 D 不足，如苯妥英钠、苯巴比妥可刺激肝细胞微粒体的氧化酶系统活性增加，使维生素 D 和 $25-(OH)D_3$ 加速分解为无活性的代谢产物。糖皮质激素有对抗维生素 D 对钙的转运的作用

二、临床表现

本病在临床上可分为四期。

1. 初期（早期）　多见于 6 个月以内特别是 3 个月以内的小婴儿。多为神经兴奋性增高的表现，如易激惹、烦闹、汗多刺激头皮而摇头导致枕秃等。但这些并非佝偻病的特异症状，仅作为临床早期诊断的参考依据。血清 $25-(OH)D_3$＜25nmol/L，骨碱性磷酸酶（bone alkaline phosphatase，BALP）正常或＞250U/L，甲状旁腺激素（PTH）升高，一过性血钙下降，血磷降低；此期常无骨骼病变，骨骼 X 线可正常，或钙化带稍模糊。

2. 活动期（激期）　早期维生素 D 缺乏的婴儿未经治疗，继续加重，出现 PTH 功能亢进和钙、磷代谢失常的典型骨骼改变。

（1）头部　6 月龄以内婴儿的佝偻病以颅骨改变为主。早期可见囟门增大，或闭合月龄延迟，出牙延迟。颅缝加宽，边缘软，重者可呈现乒乓球样颅骨软化（是由于颅骨外层骨板的变薄所致，可通过按压枕骨或顶骨后部来检测，可有一种乒乓球感，而近骨缝的颅骨软化则为一种正常变异）。7～8 个月时颅骨以额、顶骨为中心向外隆起，形成方颅，如隆起加重可出现鞍形颅、臀形颅和十字形颅。

（2）胸部　婴儿期可出现肋软骨区膨大，沿肋骨方向于肋骨与肋软骨交界处可扪及圆形隆起，从上至下如串珠样突起，以第 7～10 肋骨最明显，称佝偻病串珠（rachitic rosary）；肋骨软化后，因受膈肌附着点长期牵引，造成肋缘上部内陷，肋缘外翻。严重佝偻病小儿胸廓的下缘形成一水平凹陷，即肋膈沟或郝氏沟（Harrison's groove）。1 岁左右的小儿可见到胸骨和邻近的软骨向前突起，形成"鸡胸样"畸形。小婴儿漏斗胸主要由先天性畸形引起。

（3）四肢　7～8 个月以后的佝偻病病儿，四肢骨骺部均明显膨大，手腕、足踝部均可形成钝圆形环状隆起，称手、足镯。由于骨质软化与肌肉关节松弛，小儿开始站立与行走后双下肢负重，可出现股骨、胫骨、腓骨弯曲，形成严重的膝内翻（"O"形腿）或膝外翻（"X"形腿）。

（4）脊柱　患儿会坐与站立后，因韧带松弛可致脊柱后弯或侧弯畸形。

此期血生化除血清钙可稍低外，其余指标改变更加显著。X 线显示长骨钙化带消失，干骺端呈毛刷样、杯口状改变；骨骺软骨盘（生长板）增宽（>2mm）；骨质稀疏，骨皮质变薄；可有骨干弯曲畸形或青枝骨折，骨折可无临床症状。

3. 恢复期　以上任何期经治疗及日光照射后，临床症状和体征逐渐减轻或消失。血钙、磷逐渐恢复正常，碱性磷酸酶需 1～2 个月降至正常水平。治疗 2～3 周后骨骼 X 线改变有所改善，出现不规则的钙化线，以后钙化带致密增厚，骨骺软骨盘<2mm，逐渐恢复正常。

4. 后遗症期　多见于 2 岁以后的儿童。因婴幼儿期严重佝偻病，残留不同程度的骨骼畸形。无任何临床症状，血生化正常，X 线检查骨骼干骺端病变消失，不需治疗。

三、诊断

佝偻病的诊断主要依据维生素 D 摄入不足的病史及临床表现，并可通过 X 线片及血生化检查进一步确诊。佝偻病初期骨骼症状不明显，出现的易激惹、夜惊、夜啼等神经精神症状又无特异性，必须结合患儿年龄、季节、是否早产、有无日光照射不足或维生素 D 摄入不足、有无腹泻或肝胆、肾脏疾病，以及母亲孕期情况等进行综合分析，一般可以确诊。

需要注意的是，仅依据临床表现的诊断准确率较低；骨骼的改变可靠；血清生化检测指标中，血钙和血磷指标在佝偻病诊断中并不敏感，待血钙、血磷降低时，患儿往往已处于佝偻病活动期；血生化指标结合骨骼 X 线（手腕摄片）检查是诊断的"金标准"。

血骨碱性磷酸酶（BALP）检测方便、价廉，可作为佝偻病的一个筛查指标。参考标准为：BALP>250 IU/L 时可判断维生素 D 缺乏和钙营养不良状态可能性大，>300 IU/L 以上时，基本可以判断为维生素 D 缺乏和钙营养不良状态。

血清 25－（OH）D_3 水平降低是早期诊断佝偻病的最可靠指标。美国医学研究院（IOM）和美国儿科学会定义：血清 25（OH）D_3 浓度<11ng/ml（27.5nmol/L）为维生素 D 缺乏；有明显佝偻病体征，血清 25（OH）D_3 浓度为 11～15ng/ml（27.5～37.5nmol/L）应提示存在维生素 D 缺乏的危险；血清 25（OH）D_3 浓度为 12～20ng/ml（30～50nmol/L）则可能存在潜在不足的危险；血清 25（OH）D_3 浓度≥20ng/ml（≥50nmol/L）提示机体维生素 D 足够。

四、治疗

治疗目的在于控制佝偻病活动，防止骨骼畸形。治疗措施有以下几个方面。

1. 补充维生素 D　不主张采用大剂量维生素 D 治疗，治疗的原则应以口服为主，一般治疗剂量为每日 50～125μg（2000～5000 IU），持续 4～6 周；之后改为预防量，即小于 1 岁婴儿 400 IU/d，大于 1 岁婴儿 600 IU/d，同时给予多种维生素。治疗 1 个月后应复查效果，如临床表现、血生化与骨骼 X 线改变无恢复征象，应与抗维生素 D 佝偻病鉴别。

2. 补充钙剂　主张通过牛奶、配方奶和豆制品等膳食来补充钙，只要足够牛奶（每天 500ml）就不需要额外补充钙剂，仅在有低血钙表现、严重佝偻病、乳类摄入不足或营养欠佳时可适当补充钙剂和其他微量营养素。

3. 其他辅助治疗　应注意加强营养，保证足够奶量，及时添加转乳期食品，坚持每日户外活动。

五、预防

营养性维生素 D 缺乏性佝偻病是自限性疾病，一旦婴幼儿有足够时间户外活动，可以自愈。有研究证实日光照射和生理剂量的维生素 D 可有效预防和治疗佝偻病。

（1）孕母　孕母应多户外活动，食用富含钙、维生素 D 以及其他营养素的食物。妊娠后期维生素 D 的推荐摄入量为 800 IU/d，这一剂量有利于胎儿贮存充足的维生素 D，以满足生后一段时间生长发育的需要。

（2）婴幼儿　预防的关键在于晒太阳及补充适量维生素 D。出生 1 个月后应带婴儿逐渐坚持户外活动，冬季也应尽量保证每日 1～2 小时的户外活动；与此同时，足月儿生后 2 周开始补充维生素 D400IU/d，1 岁后增加至 600 IU/d。早产儿、低出生体重儿和双胎儿生后 1 周即开始补充维生素 D800IU/d，3 个月后改为上述预防量。如果确保补充维生素 D 至 2 岁，可以有效预防和治疗佝偻病。

六、维生素 D 中毒

误服大量维生素 D 或长期服用大量维生素 D 可引起持续性高钙血症，继而发生各脏器组织钙盐沉积，影响其功能者为维生素 D 中毒。对维生素 D 敏感者易引起中毒。服用大量维生素 D 是指：正常儿童每日服用维生素 D 2 万～5 万 IU/d，连续服用数周或数月可发生维生素 D 中毒；对维生素 D 敏感的小儿，每日服用维生素 D 4000 IU，连续 1～3 个月即可中毒。

七、佝偻病个案分析

例 12－2　患儿，女，11 个月。多汗、易惊、睡眠不安 2 个月余。自入院前 2 个月多起，患儿出现睡眠不安，多汗，睡觉时出汗更多，夜间容易惊醒并哭闹不止。白天可正常吃奶、玩耍，大、小便正常。患儿为足月儿，冬季出生，出生后至今几乎无户外活动，出生后母乳喂养，7 个月时断母乳开始人工喂养，至今未服用鱼肝油，未添加辅食。体格检查：体温 36.3℃，脉搏 110 次/分，体重 8kg，发育正常，营养中等，神志清楚。方颅，颅后枕秃（＋），前囟 1.6cm×1.6cm。肋缘外翻，串珠（－）。实验室检查示碱性磷酸酶（ALP）311 U/L（参考值 27～107mmol/L），血清钙 980mmol/L（参考值 2.10～2.55mmol/L），尺、桡骨正位片可见临时钙化带模糊。临床诊断：维生素 D 缺乏性佝偻病。

1. 问题：发生以上疾病与哪种营养素有关？为避免该病发生，日常饮食应注意哪些？

2. 解题步骤：发生以上疾病与维生素 D 缺乏有关。为避免该病发生，平时应保证该年龄婴儿每天摄入维生素 D 400 IU 及 600mg 钙。维生素 D 通过日照、饮食、鱼肝油补充剂获得。维生素 D 总量应该包含人工喂养与补充剂量，避免过量摄入引起中毒。日照时应注意防晒。

第三节　儿童食物过敏

食物过敏（food allergy，FA）为免疫学机制介导的食物不良反应，即食物蛋白引起的异常或过强的免疫反应，可由 IgE 或非 IgE 介导；表现为一组疾病群，症状可累及皮肤、呼吸系统、消化系统、心血管系统等系统。食物过敏是婴幼儿期常见的变态反应性疾病。

理论上所有食物均可能诱发过敏，但 90% 婴幼儿食物过敏与牛奶、鸡蛋、大豆、小麦、花生、鱼、虾、坚果类等 8 种食物有关。多数国家研究显示鸡蛋和牛奶是儿童食物过敏的最常见过敏原。

一、临床表现

食物过敏免疫反应分三种类型：IgE 介导食物过敏、非 IgE 介导食物过敏和混合介导食物过敏。IgE 是人体的一种抗体，是介导过敏反应的抗体，它是由鼻咽、扁桃体、支气管、胃肠黏膜等处固有层的浆细胞产生。正常人血清中 IgE 含量极微，而某些"过敏体质"者血清 IgE 比正常人高 1000～10000 倍。

1. IgE 介导食物过敏　即速发型免疫反应。通常表现为一组疾病群，临床表现多种多样而无特异性。

（1）皮肤　50%～60% IgE 介导的食物过敏患儿出现皮肤症状。通常在摄入食物蛋白后数分钟～2 小时发生，表现为皮肤瘙痒、潮红、泛发性荨麻疹、口周或眼周的血管性水肿或红斑，严重时伴有呕吐、腹泻、腹绞痛、呼吸困难、喘息、低血压甚至过敏性休克的全身反应。

（2）消化系统　几乎所有消化道症状均可以在食物过敏中出现且无特异性，如拒食、呕吐、腹痛、慢性腹泻、便秘、胃肠道出血等。口腔过敏综合征（oral allergy syndrome，OAS）是一接触性速发过敏反应，常于接触食物后数分钟至半小时内出现症状。如新鲜水果、蔬菜接触口咽部引起的过敏反应，症状多局限于口腔黏膜瘙痒或轻微的血管性水肿，停止食物接触症状即消退，一般认为 OAS 为轻度食物过敏。少数儿童可出现严重咽喉水肿致吞咽与呼吸困难，偶发全身反应。

（3）呼吸系统　为鼻痒、流涕、慢性咳嗽和喘息等症状，但多不独立出现。牛奶蛋白过敏可引起年幼儿童发生过敏性肺部疾病——Heiner 综合征，主要特征为反复的肺部浸润伴慢性咳嗽，但并不多见。

（4）严重过敏反应　临床上将症状累及两个系统以上者称为严重过敏反应。病情进展迅速，常累及心血管系统，出现血压下降及心律失常等表现，重者可出现过敏性休克或死亡。临床上约 50%过敏性休克患者与食物过敏有关。

（5）其他　年长儿童可能出现偏头痛、烦躁等主观症状。严重食物过敏可继发贫血、营养不良、生长迟缓等。

2. 非 IgE 介导食物过敏　为迟发型免疫反应。症状发生于摄食后一小时至数天。非 IgE 介导的食物过敏也可出现一系列症状，但以胃肠道和皮肤表现最为常见，多数表现为胃肠道症状。非 IgE 介导的食物过敏引起的胃肠道疾病有以下三种。

（1）直肠结肠炎　婴儿早期牛奶蛋白诱导的直肠结肠炎以黏液血便为特征，多见于人工喂养婴儿。轻中度时，母亲回避牛奶时症状消失，婴儿生长正常，1 岁左右消退。其他食物也可诱发症状，可据饮食回避效果判断致敏食物。直肠活检可观察到嗜酸粒细胞性炎症，但一般不必直肠活检证实。

（2）肠病　表现为慢性腹泻、生长迟缓以及水肿。水肿是由继发性低蛋白血症引起。

（3）小肠结肠炎综合征　婴儿期常见，摄入过敏食物后表现为剧烈呕吐、血便、生长障碍，甚至发生脱水、休克。诱发食物多为牛奶和大豆，近年发现谷类（大米、燕麦）、家禽也可诱发。症状缓解后再次摄入致敏蛋白可导致迟发症状出现（约 2 小时），症状更重，且易引起休克。过敏缓解常需 2～3 年。

3. 混合介导食物过敏　以胃肠道和皮肤表现最为常见。特应性皮炎（AD）可同时涉及皮肤中的 IgE 及非 IgE 机制。嗜酸粒细胞性食管炎/胃肠炎是以胃肠道嗜酸粒细胞性炎症为特征的一组疾病。症状可与其他胃肠道疾病的表现重叠，如吞咽困难、呕吐、腹泻和吸收障碍。

二、诊断

1. IgE 介导食物过敏的诊断　IgE 介导的速发型食物过敏的诊断，包括详细收集病史、血清特异性 IgE（SIgE）测定、过敏原皮肤点刺试验（skin prichest，SPT）、口服食物激发实验（oral food challenge，OFC）等。其中，OFC 是确诊食物过敏的"金标准"。血清特异性 SIgE 测定和 SPT 均为 IgE 介导食物过敏的筛查试验，阳性结果提示食物特异性 IgE 抗体的存在，即为致敏，但致敏不等同于过敏。在一定程度上，SPT 风团直径越大、SIgE 抗体浓度越高，临床过敏可能性越大。如婴儿期 SPT 风团直径较大（牛奶≥6mm，鸡蛋≥5mm，花生≥4mm）或 SPT 阳性、病史中有明确的对特定食物发生严重过敏反应的婴儿基本确诊食物过敏，可不进行食物激发试验而确诊食物过敏。OFC 为体内试验，可诱发严重过敏反应，应在有抢救设备的医院及专业医护人员的监测下进行。

2. 非 IgE 介导食物过敏的诊断　非 IgE 介导的迟发型过敏反应缺少检测方法，SPT 和 SIgE 测定结果阴性。多数非 IgE 介导的食物过敏表现为胃肠道症状，OFC 亦是非 IgE 介导食物过敏诊断的"金标准"。试验方法基本与 IgE 介导的食物过敏相同，但因食物蛋白诱发的胃肠道疾病肠道黏膜受损，故饮食回避时间和观察间隔时间均应适当延长；非 IgE 介导的食物过敏还可采用内镜和活检辅助诊断；对于疑诊食物过敏诱发的特应性皮炎，而 SPT 或 SIgE 结果均为阴性时，可采用皮肤斑贴试验（atopic patch test，APT）用于证实细胞介导的免疫反应，但因 APT 重复性较差，假阳性率和假阴性率均较高，且缺少标准试剂和统一结果判定标准限制临床应用，尚需要研究证实可靠性。

三、饮食管理和治疗

目前治疗食物过敏唯一有效的措施仍是严格避免特定食物抗原的摄入。

1. 饮食管理方法

（1）母乳喂养的婴儿　多因母亲摄入牛奶制品致婴儿牛奶蛋白过敏。建议母亲回避牛奶制品，若婴儿症状缓解，可继续母乳喂养，但哺乳母亲需补钙。若母亲回避牛奶制品不能缓解中重度过敏症状，则应采用低敏配方。

（2）配方乳喂养的婴儿　牛奶蛋白过敏又无法进行母乳喂养的婴儿可选用低敏配方喂养（氨基酸配方或深度水解蛋白配方）。氨基酸配方（amina acid formula，AAF）不含牛奶蛋白，是牛奶过敏婴儿理想的食物替代品；深度水解蛋白配方（extensive hydrolyzed formula，eHF）采用工业方法将牛奶蛋白处理成短肽或部分氨基酸，仍残留少许免疫原性，约 10%婴儿不能耐受。eHF 口感较 AAF 好、价格略低，家长依从性较好，故各国指南均建议首选 eHF，其次为 AAF。但过敏症状严重者或非 IgE 介导食物过敏者则建议首选 AAF。因婴儿存在大豆过敏可能，同时大豆营养价值较低，各国过敏指南均不建议以大豆蛋白配方替代牛奶蛋白。羊奶与牛奶有交叉过敏，各国指南均不建议采用羊奶替代牛奶。可于低敏配方喂养 12~24 个月后随访激发试验以确定是否耐受。

2. 对症治疗　严重的过敏症状可短期采用药物缓解，如抗组胺药、肥大细胞稳定剂、糖皮质激素等。发生过敏性休克时需立即按常规救治。

3. 治疗进展

（1）特异性免疫疗法　机制是采用小剂量过敏原调节机体免疫反应，使机体获得免疫耐受。特异性免疫疗法已广泛用于治疗过敏性鼻炎及哮喘，近年有学者试用特异性免疫疗法治疗食物过敏，如口服免疫疗法及舌下免疫疗法。因存在潜在风险，特异性免疫疗法尚未被美国 FDA 批准临床使用。

（2）中医药治疗　传统中药价廉、有一定疗效、副作用较小，受到国内外学者关注。国内学者采用浮萍、防风、苏叶等对鱼虾等过敏有一定疗效。美国已有 11 味中草药治疗食物过敏配方（FAHF-2）进入临床试验阶段。重庆医科大学儿童医院的动物实验证实单一金银花对鸡蛋蛋白致敏有较好治疗效果。

四、预后

多数食物过敏患儿预后良好，随年龄增长有自愈趋势。少数儿童持续食物过敏，或发生过敏性鼻炎或支气管哮喘等过敏性疾病。有报道显示 35%严重过敏性湿疹患儿共患 IgE 介导的食物过敏，6%的哮喘儿童发生过食物诱导的喘息；1 岁时 45%～50%牛奶蛋白过敏儿童可获得耐受，2 岁时为 60%～75%，3 岁时耐受率达 85%～90%；鸡蛋过敏在 3 岁前出现耐受，约 2/3 的鸡蛋过敏儿童 7 岁前临床耐受；花生、坚果、鱼、虾、蟹等过敏持续时间较长，部分可能持续终身；是否已获得耐受通常需经反复的试验确定，如 SIgE 抗体降低提示过敏的缓解，也可经食物激发试验确定。

五、预防

1. 高危人群　特应性疾病家族史阳性者为食物过敏的高危人群，即至少一位一级亲属患过敏性疾病。近年有学者认为，已有食物过敏原或环境过敏原致敏的儿童也应纳入高危人群。虽然过敏病家族史是儿童发生食物过敏的高危因素，但受其他因素影响发生食物过敏的人数中无明确过敏病家族史的儿童与有过敏病家族史的儿童各占 1/2。因此，有学者认为过敏性疾病的预防应是所有婴儿，而不仅仅是高危儿。

2. 预防策略　按疾病的发展阶段分为Ⅰ、Ⅱ、Ⅲ级预防。Ⅰ级预防是阻断食物致敏过程，即 IgE 产生；Ⅱ级预防为抑制过敏性疾病症状发生，即减少再暴露；Ⅲ级预防是对症治疗，即减缓过敏症状。重点应进行Ⅰ、Ⅱ级预防，但目前多为Ⅱ、Ⅲ级预防。

3. 预防措施

（1）Ⅱ级预防措施

①纯母乳喂养：尽管缺乏强有力的证据显示母乳喂养可预防特应性疾病，但因母乳喂养的其他益处显著，2010 年美国《食物过敏诊断和处理指南》专家组意见及 2013 年《中国婴幼儿牛奶蛋白过敏诊治循证建议》均建议所有婴儿包括有过敏性疾病家族史的婴儿纯母乳喂养至 4～6 月龄。

②适度水解蛋白配方（partial hydrolyzed formula，pHF）：应是"婴儿喂养的第二选择"。目前认为对于不能纯母乳喂养的高危儿，采用 pHF 喂养至 4 月龄或更长时间，有助于减少后期过敏性疾病的发生。不推荐采用大豆蛋白配方及其他动物乳预防牛奶蛋白过敏。

③益生菌：尽管缺乏强有力证据支持，但 2015 年世界变态反应组织（The World Allergy Organization，WAO）的指南指出，尽管证据水平较低，仍建议高危妊娠妇女（有一过敏性疾病的儿童）、母乳喂养的母亲（婴儿为高危儿）以及高危儿补充益生菌，有助预防过敏性疾病。

（2）Ⅲ级预防措施　建议食物回避的同时应转诊至相应专科进行对症治疗。

4. 健康教育

（1）定期随访　随着儿童年龄增长，食物过敏有消退趋势，建议 3～6 个月再评估，有过敏性休克家族史或严重食物过敏症状儿童的饮食回避时间应延长。

（2）营养教育　教育家长学习营养知识；严格饮食回避治疗过程中，医生、营养师与家长共同监测儿童体格发育及营养状况，及时调整饮食治疗方案，避免发生营养不良。家长需学习阅读食品标签，减少儿童暴露于致敏食物的机会。

（3）风险教育　教育家长与食物过敏儿童了解严重过敏反应的后果，曾发生严重过敏反应的儿童宜随身备有救助卡片，便于紧急情况时及时处理。花生、坚果过敏儿童应随身备用肾上腺素自动注射器，以防严重过敏发生。

第四节　缺铁性贫血

贫血是指外周血中单位容积内的红细胞数或血红蛋白量低于正常。婴儿和儿童的红细胞数和血红蛋白量随年龄不同而有差异。根据世界卫生组织的资料，血红蛋白（Hb）的低限值6～59个月（5岁）者Hb为110g/L，5～11岁为115g/L，12～14岁为120g/L。海拔每升高1000m，血红蛋白上升4%。6个月以下的婴儿由于生理性贫血等因素，血红蛋白值变化较大，目前尚无统一标准。我国小儿血液会议建议：血红蛋白在新生儿期<145g/L，1～4个月时<90g/L，4～6个月时<100g/L为贫血。

儿童贫血的程度划分：新生儿时期Hb120～144g/L为轻度贫血，90～120g/L为中度贫血，60～90g/L为重度贫血，<60g/L为极重度贫血；6月龄～6岁Hb 90～110g/L为轻度贫血，60～90g/L为中度贫血，30～60g/L为重度贫血，<30g/L为极重度贫血。

缺铁性贫血（iron deficiency anemia，IDA）是体内铁缺乏导致血红蛋白合成减少，临床上以小细胞低色素性贫血、血清铁蛋白减少和铁剂治疗有效为特点的贫血症。本病以婴幼儿发病率最高，严重危害小儿健康，是我国重点防治的小儿常见病之一。

铁是合成血红蛋白的原料，缺铁时血红素生成不足，进而血红蛋白合成减少，导致新生的红细胞内血红蛋白含量不足，细胞浆减少，细胞变小；而缺铁对细胞的分裂、增殖影响较小，故红细胞数量减少程度不如血红蛋白降低明显，从而形成小细胞低色素性贫血。缺铁通常经过以下三个阶段才发生贫血：①铁减少期（iron depletion，ID）：此阶段体内贮存铁已减少，但供红细胞合成血红蛋白的铁尚未减少；②红细胞生成缺铁期（iron deficienterythropoiesis，IDE）：此期贮存铁进一步耗竭，红细胞生成所需的铁亦不足，但循环中血红蛋白的量尚未减少；③缺铁性贫血期（iron deficiency anemia，IDA）：此期出现小细胞低色素性贫血，可合并一些非造血系统的症状。

一、病因

1. 先天储铁不足　胎儿从母体获得的铁以妊娠最后3个月最多，故早产、双胎或多胎、胎失血和孕母严重缺铁等均可使胎儿储铁减少。

2. 铁摄入量不足　这是缺铁性贫血的主要原因。人乳、牛乳、谷物中含铁量均低，如不及时添加含铁较多的辅食，容易发生缺铁性贫血。

3. 生长发育因素　婴儿期生长发育较快，5个月和1岁时体重分别为出生时的2倍和3倍；随着体重增加，血容量也增加较快，1岁时血液循环中的血红蛋白增加2倍；未成熟儿的体重及血红蛋白增加倍数更高；如不及时添加含铁丰富的食物，则易致缺铁。

4. 铁的吸收障碍　食物搭配不合理可影响铁的吸收。慢性腹泻不仅使铁的吸收不良，而且使铁的排泄也增加。

5. 铁的丢失过多　正常婴儿每天排泄铁量相对比成人多。每1ml血约含铁0.5mg，长期慢性失血可致缺铁，如肠息肉、梅克尔憩室、膈疝、钩虫病等可致慢性失血，用不经加热处理的鲜牛奶喂养的婴儿可因对牛奶过敏而致肠出血。

二、临床表现

任何年龄均可发病，以6个月至2岁最多见。发病缓慢，临床表现随病情轻重而有所不同。

1. 一般表现　皮肤黏膜逐渐苍白，以唇、口腔黏膜及甲床较明显，易疲乏，不爱活动。年长儿可诉头晕、眼前发黑、耳鸣等。

2. 髓外造血表现　由于髓外造血，肝、脾可轻度肿大；年龄越小，病程越久，贫血越重，肝脾肿大越明显。

3. 非造血系统症状

（1）消化系统症状 食欲减退，少数有异食癖（如嗜食泥土、墙皮、煤渣等）；可有呕吐、腹泻；可出现口腔炎、舌炎或舌乳头萎缩；重者可出现萎缩性胃炎或吸收不良综合征。

（2）神经系统症状 表现为烦躁不安或萎靡不振、精神不集中、记忆力减退，智力多数低于同龄儿。

（3）心血管系统症状 贫血明显时心率增快，严重者心脏扩大，甚至发生心力衰竭。

（4）其他 因细胞免疫功能降低，常容易合并感染。可因上皮组织异常而出现反甲。

三、实验室检查

1. 外周血象 血红蛋白降低比红细胞数减少明显，呈小细胞低色素性贫血。外周血涂片可见红细胞大小不等，以小细胞为多，中央淡染区扩大。平均红细胞容积（MCV）＜80fl，平均红细胞血红蛋白量（MCH）＜26pg，平均红细胞血红蛋白浓度（MCHC）＜0.31。网织红细胞数正常或轻度减少。白细胞、血小板一般无改变。

2. 骨髓象 呈增生活跃骨髓象，以中、晚幼红细胞增生为主。各期红细胞均较小，胞浆少，染色偏蓝，显示胞浆成熟程度落后于胞核。粒细胞和巨核细胞系一般无明显异常。

3. 有关铁代谢的检查

（1）血清铁蛋白（serum ferritin，SF） 可较敏感地反映体内贮存铁的情况，因而是诊断缺铁减少期（ID 期）的敏感指标。其放射免疫法测定的正常值：＜3 个月婴儿为 194～238μg/L，3 个月后为 18～91μg/L；＜12μg/L，提示缺铁。由于感染、肿瘤、肝脏和心脏疾病时 SF 明显升高，故当缺铁合并这些疾病时其 SF 值可不降低，此时测定红细胞内碱性铁蛋白有助诊断。

（2）红细胞游离原卟啉（free erythrocyte protoporphyrin，FEP） 红细胞内缺铁时 FEP 不能完全与铁结合成血红素，血红素减少又反馈性地使 FEP 合成增多，未被利用的 FEP 在红细胞内堆积，导致 FEP 值增高，当 FEP＞0.9μmol/L（500μg/dl）即提示细胞内缺铁。如 SF 值降低、FEF 升高而未出现贫血，这是缺铁红细胞生成缺铁期（IDE 期）的典型表现。FEP 增高还见于铅中毒、慢性炎症和先天性原卟啉增多症。

（3）血清铁（SI）、总铁结合力（TIBC）和转铁蛋白饱和度（TS） 这三项检查反映血浆中的铁通常在缺铁性贫血期（IDA 期）才出现异常。即 SI 和 TS 降低，TIBC 升高。SI 正常值为 12.8～31.3μmol/L（75～175μg/dl），＜9.0～10.7μmol/L（50～60μg/dl）有意义，但其生理变异大，并且在感染、恶性肿瘤、类风湿关节炎等疾病时也可降低。TIBC＞62.7μmol/L（350μg/dl）有意义；其生理变异较小，在病毒性肝炎时可增高。TS＜15%有诊断意义。

4. 骨髓可染铁 骨髓涂片用普鲁士蓝染色镜检，细胞外铁减少。观察红细胞内铁粒细胞数，如＜15%提示贮存铁减少（细胞内铁减少），这是一项反映体内贮存铁的敏感而可靠的指标。

四、诊断

根据病史，特别是喂养史、临床表现和血象特点，一般可作出初步诊断。进一步进行有关代谢的生化检查有确诊意义。必要时可进行骨髓检查。用铁剂治疗有效可证实诊断。

地中海贫血、异常血红蛋白病、维生素 B$_6$ 缺乏性贫血、铁粒幼红细胞性贫血和铅中毒等亦表现为小细胞低色素性贫血，应根据各病临床特点和实验室检查特征加以鉴别。

五、治疗

治疗原则为去除病因和补充铁剂。

1. 一般治疗 加强护理，保证充足睡眠；避免感染，如伴有感染者应积极控制感染；重度贫血者注意保护心脏功能。根据患儿消化能力，适当增加含铁质丰富的食物，注意饮食的合理搭配，以增加铁的吸收。

（1）含铁丰富的动物性食物　动物肝脏、动物全血、禽畜肉类、鱼类等。

（2）含铁丰富的植物性食物　黑木耳、香菇、芝麻酱、大豆、白菜、油菜、雪里蕻、苋菜、韭菜、海带、发菜、紫菜等。

2. 去除病因　对饮食不当者应纠正不合理的饮食习惯和食物组成，有偏食习惯者应予纠正。如有慢性失血性疾病，如钩虫病、肠道畸形等，应予及时治疗。

3. 铁剂治疗

（1）口服铁剂　铁剂是治疗缺铁性贫血的特效药，若无特殊原因，应采用口服法给药；二价铁盐容易吸收，故临床均选用二价铁盐制剂。常用的口服铁剂有硫酸亚铁（含元素铁20%）、富马酸亚铁（含元素铁33%）、葡萄糖酸亚铁（含元素铁12%）和琥珀酸亚铁（含元素铁35%）等，口服铁剂的剂量为元素铁每日 4～6mg/kg，分 3 次口服，以两餐之间口服为宜；为减少胃肠道副反应，可从小剂量开始，如无不良反应，可在 1～2 日内加至足量。蛋白琥珀酸铁每天 1 次的临床疗效与传统铁剂每天 3 次相当，依从性增高。同时服用维生素 C 可增加铁的吸收。牛奶、茶、咖啡及抗酸药等与铁剂同服均可影响铁的吸收。

（2）注射铁剂　注射铁剂较容易发生不良反应，甚至可发生过敏反应致死，故应慎用。补给铁剂 12～24 小时后，细胞内含铁酶开始恢复，烦躁等精神症状减轻，食欲增加。网织红细胞于服药 2～3 天后开始上升，5～7 日达高峰，2～3 周后下降至正常。治疗 1～2 周后血红蛋白逐渐上升，通常于治疗 3～4 周达到正常。如 3 周内血红蛋白上升不足 20g/L，应注意寻找原因。如治疗反应满意，血红蛋白恢复正常后再继续服用铁剂 6～8 周，以增加铁贮存。

（3）合并地中海贫血患儿的铁剂治疗　由于中间型和重型 β 地中海贫血患儿需要定期输注红细胞治疗，易致铁沉积，故这些患儿不会发生铁缺乏，无须补铁而应注重祛铁。但对于轻型地中海贫血儿童，身体铁代谢跟正常小孩无异，如果食物中铁不足，可以合并缺铁性贫血，这类患儿可以补铁，补铁治疗后贫血将迅速得到改善。

4. 输红细胞　一般不必输红细胞。输注红细胞的适应证是：①贫血严重，尤其是发生心力衰竭者；②合并感染者；③急需外科手术者。贫血越严重，每次输注量应越少。Hb 在 30g/以下者每次可输注浓缩红细胞 4～6ml/kg；Hb 在 60g/L 以上者，不必输红细胞。

六、预防

可以通过多种途径积极宣传预防营养性缺铁性贫血的重要性。预防重点应放在合理安排饮食上，具体措施如下所述。

1. 胎儿期预防措施　孕母膳食中应供给足够的铁，不足时应及时补充，特别是妊娠最后 3 个月以防止孕母严重缺铁。孕母每日需吸收 1～3mg 铁，食物中应每日供给 20～48mg 铁。鼓励孕母多食富含铁的食物，每餐应有鱼、肉、肝等动物性食物，饭后适当摄入富含维生素 C 的水果或加服维生素 C100～200mg，以促进铁的吸收。

2. 婴儿期预防措施

（1）早产和低出生体重儿　出生时断脐不可过早，使新生儿获得较多的脐带血，增加体内储铁量。断脐时使脐带位于胎儿之上，在脐动脉停搏后断脐，这样可使新生儿增加血量 75～125ml，为新生儿血量的 1/4～1/3。提倡母乳喂养，纯母乳喂养儿从出生 2 月龄开始补铁，剂量为 1～2mg/（kg·d）元素铁，直至 1 周岁。人工喂养儿应采用铁强化配方乳，一般无须额外补铁。

（2）足月儿　大力提倡母乳喂养，因母乳中铁吸收率高。2001 年 5 月世界卫生大会向全球倡议：至少纯母乳喂养六个月，并在添加辅食的基础上坚持哺乳 24 个月以上。足月儿最迟从 4 个月后开始补铁，每日 1mg/kg。可给予铁强化食品，如婴儿配方乳或铁强化米粉。5～6 个月后可陆续添加含铁丰富的食品，如蛋黄、肝泥、鱼泥、动物血泥、豆泥、肉泥等，补铁应持续到 1 岁末，最好能到 2 岁。牛奶含铁量和吸收率低，1 岁以内不宜采用单纯牛乳喂养。婴儿时期每日供给的铁总量（包括食物中含有的强化铁、铁剂）不应超过 15mg/d。家中储存的铁剂或铁强化食品不宜超过 1 个月量，以防变质和发生意外中毒。

3. 幼儿期预防措施　注意食物的均衡和营养，纠正挑食、偏食等不良习惯；多食用含铁量多、吸收率高的食物，保证足够的动物性食物和豆类制品，同时鼓励进食含维生素 C 丰富的蔬菜和水果，促进铁的吸收；尽量采用铁强化配方乳，不建议单纯牛乳喂养。

4. 青春期儿童预防措施　应注重青春期心理健康和咨询，加强营养，合理搭配饮食。尤其是青春期女童，鼓励进食一定量肝脏和红肉类食品，同时保证蔬菜和水果，促进铁的吸收。一般无须额外补充铁剂。

5. 按时进行健康检查　必要时做贫血筛查，以便尽早发现轻症缺铁病儿。根据我国现状，建议对缺铁的高危儿童进行筛查，包括早产儿、低出生体重儿、出生 4～6 个月后仍纯母乳喂养而未添加富铁食物或未采用铁强化配方乳补授的婴儿，不能母乳喂养的婴儿以及单纯牛乳喂养婴儿。早产儿和低出生体重儿建议在出生后 3～6 个月进行 Hb 检测，其他儿童可在 9～12 个月时检测 Hb。具有缺铁高危因素的幼儿，建议每年检查 Hb 一次。青春期儿童尤其是女童应常规定期进行 Hb 检测。

七、缺铁性贫血个案分析

例 12-3　1992 年 WHO 报告，孕妇贫血患病率平均为 51%，我国为 35%左右，主要为缺铁性贫血。据 2002 年中国居民营养与健康状况调查，我国居民的贫血患病率平均为 15.2%，2 岁以内的婴幼儿、育龄妇女的贫血患病率分别为 24.2%和 20.6%。

问题：缺铁性贫血如何预防？

解题步骤：缺铁性贫血主要预防措施：①营养健康教育。②使用铁强化食品，如铁强化酱油、铁强化面粉。③铁补充：婴儿出生时体内贮存铁 280mg，这个贮存量一般能够满足正常婴儿头 4～6 个月的需要。我国营养学会建议孕期铁的膳食适宜摄入量由成年非孕妇每天 20mg 增至孕中期 25mg、孕晚期 35mg。④提高食物铁的利用率：增加摄入富含铁的动物性食品如猪肝、猪血等，同时食用富含维生素 C 的新鲜蔬菜、水果等，以促进铁吸收利用。

第五节　儿童单纯性肥胖

儿童单纯性肥胖（obesity）是由于长期能量摄入超过人体的消耗，使体内脂肪过度积聚、体重超过参考值范围的一种营养障碍性疾病。肥胖不仅影响儿童健康，且与成年期代谢综合征的发生密切相关，已成为当今大部分公共健康问题的根源。2015 年公布的《中国居民营养与健康状况调查报告》显示 6～17 岁儿童青少年超重率为 9.6%，肥胖率为 6.4%，比 2002 年上升了 5.1 和 4.3 个百分点，十年有了显著增加。目前在我国部分城市学龄期儿童超重和肥胖率已高达 20%以上。2014 年公布的中国食物与营养发展纲要（2014～2020 年）中指出，要遏制儿童青少年超重、肥胖增长态势。

一、病因

1. 能量摄入过多　是肥胖的主要原因。快餐、膨化食品、煎炸类食品、烧烤类食品、含糖饮料、零食摄入增多，饮食不均衡，脂肪摄入过多等使多余的能量转化为脂肪贮存于体内，导致儿童肥胖。另外孕母摄入过多，巨大儿出生增加，导致早期超重和肥胖增多。

2. 活动量过少 电子产品的流行、活动过少和缺乏适当的体育锻炼是引发肥胖症的重要原因。肥胖儿童大多不喜爱运动，如此形成恶性循环。

3. 遗传因素与环境因素 研究认为，人类肥胖的家族性与多基因遗传有关。双亲均肥胖的后代发生肥胖者高达 70%～80%；双亲之一肥胖者，后代肥胖发生率为 40%～50%；双亲正常的后代发生肥胖者仅 10%～14%。

4. 其他 如进食过快，或饱食中枢和饥饿中枢调节失衡以致多食；精神创伤（如亲人病故或学习成绩低下）以及心理异常等因素亦可致儿童过量进食。

二、临床表现

肥胖可发生于任何年龄，但最常见于婴儿期、5～6 岁和青春期，且男童多于女童。患儿食欲旺盛且喜吃甜食和高脂肪食物。明显肥胖儿童常有疲劳感，用力时气短或腿痛。严重肥胖者由于脂肪的过度堆积限制了胸廓和膈肌运动，使肺通气量不足、呼吸浅快，故肺泡换气量减少，造成低氧血症、气急、发绀、红细胞增多、心脏扩大或出现充血性心力衰竭甚至死亡，称肥胖−换氧不良综合征（pickwickian syndrome）。

体格检查可见患儿皮下脂肪丰满，但分布均匀，腹部膨隆下垂。严重肥胖者可因皮下脂肪过多，使胸腹、臀部及大腿皮肤出现皮纹；因体重过重，走路时双下肢负荷过重可致膝外翻和扁平足。女孩胸部脂肪堆积应与乳房发育相鉴别，后者可触到乳腺组织硬结。男性肥胖儿因大腿内侧和会阴部脂肪堆积，阴茎可隐匿在阴阜脂肪垫中而被误诊为阴茎发育不良。

肥胖小儿性发育常较早，故最终身高常略低于正常小儿。由于怕被别人讥笑而不愿与其他小儿交往，故常有心理上的障碍，如自卑、胆怯、孤独等。

三、诊断

目前常用的儿童肥胖的评价指标及判定标准有以下几类。

（1）根据国际生命科学学会中国肥胖问题工作组以我国汉族学生为参考人群，制定了"中国学龄儿童青少年超重、肥胖筛查体质指数分类标准"，见表 12−2。该标准适用于 7～18 岁儿童青少年"超重"和"肥胖"的筛查，可作为人群体重状况评价和个体肥胖筛查的参考依据。

（2）国际标准：美国国家卫生统计中心（National Center for Health Statistics，NCHS）和美国疾病预防控制中心（CDC）参照美国健康调查（National Health Examination Survey，NHES）制定标准，对 2～20 岁的儿童少年推荐应用性别、年龄别"BMI 生长曲线"进行评价，≥性别、年龄别"BMI 生长曲线"中第 95 百分位数为"超重"，介于第 85 和 95 百分位数之间为"有超重危险"。

（3）年龄别体质指数：体质指数（body mass index，BMI）是国际上常用的衡量人体肥胖程度的重要标准。BMI 计算公式 = 体重（kg）/身高的平方（m²），是目前全球应用最广泛的评价儿童超重和肥胖状态的间接测量指标。当儿童的 BMI 在 P85～P95 为超重，超过 P95 为肥胖。详见附录十九～二十二。

（4）身高（身长）别体重：身高和体重的测量方法可靠、易操作、成本低，受试者依从性好，被认为是较好的评价肥胖的间接指标。当儿童身高（身长）别体重在 P85～P97 为超重，＞P97 为肥胖。详见附录十七～二十二。

（5）腰围：中华医学会儿科学分会参考国外标准提出，中心性肥胖定义为 6～10 岁儿童中，腰围≥同年龄性别儿童腰围的 P95；10 岁及以上儿童中，腰围≥同年龄性别儿童腰围的 90 百分位值（P90）。

（6）Z 评分：WHO 制订儿童生长标准时采用的一个指标，广泛应用于 0～5 岁儿童营养与健康状况的评价。可采用身高/身长别体重 Z 评分或者年龄别 BMI Z 评分进行判断，介于+1～+2 之间为超重，+2～+3 之间为肥胖，＞+3 为重度肥胖。

表 12-2　中国学龄儿童青少年超重、肥胖体质指数分类标准（kg/m²）

年龄（岁）	男性	女性	男性	女性
7～	17.4	17.2	19.2	18.9
8～	18.1	18.1	20.3	19.9
9～	18.9	19.0	21.4	21.0
10～	19.6	20.0	22.5	22.1
11-	20.3	21.1	23.6	23.3
12～	21.0	21.9	24.7	24.5
13～	21.9	22.6	25.7	25.6
14～	22.6	23.0	26.4	26.3
15～	23.1	23.4	26.9	26.9
16～	23.5	23.7	27.4	27.4
17～	23.8	23.8	27.8	27.7
18～	24.0	24.0	28.0	28.0

引自：中国肥胖问题工作组.中国学龄儿童青少年超重、肥胖筛查体重指数分类标准.中华流行病学杂志.

四、治疗

肥胖症的治疗原则是减少产能性食物的摄入和增加机体对热能的消耗，使体内脂肪不断减少，体重逐步下降。儿童不宜短期内（＜3 个月）减重过多，因短期内体重减少 10%可危害健康。儿童肥胖防治需要保证儿童的正常发育，制定与年龄和严重程度有关的个体化方案，使肥胖儿童的体重恢复理想状态，维持至成人期。饮食疗法和运动疗法是两项最主要的治疗措施。现有的减肥药物和手术方法其安全性和有效性尚待证实，不主张儿童采用减肥食品、药物或手术方法减重。

1. 饮食疗法

（1）营养治疗目的　建立健康的行为和生活方式，在保证正常生长发育的前提下，控制体重的过度增长，一般情况下不建议减重。

（2）营养治疗原则

（1）能量与营养素的需求：采取平衡膳食，依据个体化原则，保证供给儿童生长发育需要的能量和营养素，同时加强身体活动。

平衡膳食是指能满足儿童少年正常生长发育和维持健康两方面营养需要的膳食。儿童在饮食中要保持食物的多样化，注意荤素搭配、粗细搭配，保证鱼、肉、奶、豆类和蔬菜的摄入。合理的膳食制度一般为：每天三餐，两餐间隔 4～5 小时，三餐比例要适宜，按照所提供的能量占全天总能量的比例，早餐占 30%，午餐占 40%，晚餐占 30%；蛋白质、脂肪、碳水化合物的供能比例分别为 12%～14%，25%～30%，55%～65%。在控制总能量摄入的同时，要保证蛋白质、维生素、矿物质的充足供应。可根据情况适当补充零食，但应注意选择低能量健康食物，比如水果、酸奶等，不选择油炸食品、碳酸饮料等。

（2）健康饮食行为与食物选择 研究证实，膳食多样化、食物分量大、不吃早餐、含能量饮料的消费、在外就餐频率等进餐模式与能量摄入量增加有关。儿童应培养健康的饮食行为，包括：①三餐有规律，定时适量，尽量在家或学校进餐，减少吃快餐和在外就餐的次数。②保证吃好早餐，晚餐不吃太饱，进食量要控制，不宜饥一顿饱一顿，不暴饮暴食。③家中少做或不做高脂肪、高能量的膳食；采用较小的盘子进餐；控制就餐速度。④合理选择和使用零食，尤其是在看电视时更要注意。⑤饮用清淡不含糖的饮料，不购买含糖饮料，在外就餐时也要注意均衡营养，选择有益健康的饮品如牛奶、鲜果汁，选择有蔬菜的品种如蔬菜沙拉，以补充维生素、矿物质和膳食纤维。

考虑到小儿止处于生长发育阶段以及肥胖治疗的长期性，不主张肥胖儿童采用任何形式的饥饿疗法，推荐低脂肪、低糖类和高蛋白、高微量营养素、适量纤维素食谱。低脂饮食可迫使机体消耗自身的脂肪储备，但也会使蛋白质分解，故需同时进食优质蛋白质。糖类分解成葡萄糖后会强烈刺激胰岛素分泌，从而促进脂肪合成，故必须适量限制。适量纤维素食物在一定程度上会使患儿产生饱腹感，新鲜水果和蔬菜富含多种维生素和纤维素，且热能低，故应鼓励其多吃体积大而热能低的蔬菜类食品，其纤维还可减少糖类的吸收和胰岛素的分泌，并能阻止胆盐的肠肝循环，促进胆固醇排泄，且有一定的通便作用，萝卜、青菜、黄瓜、番茄、莴苣、苹果、柑橘、竹笋等均可选择。良好的饮食习惯对减肥具有重要作用，如避免不吃早餐或晚餐过饱、不吃夜宵、不吃零食、减慢进食速度、细嚼慢咽、饭前喝汤等。不要用食物对儿童进行奖励。

2. 运动疗法 适当的运动能促使脂肪分解，减少胰岛素分泌，使脂肪合成减少，蛋白质合成增加，促进肌肉发育。肥胖小儿常因动作笨拙和活动后易累而不愿锻炼，可选择患儿喜欢和有效且易于坚持的运动，如晨跑、散步、做操等，每天坚持至少运动 30 分钟～1 小时，运动要循序渐进，不要操之过急。运动量以运动后轻松愉快、不感到疲劳为原则。如果运动后疲惫不堪、心慌气促以及食欲大增或没有胃口均提示活动过度；尤其注意饭后不要立刻坐下来看电视，提倡饭后参加家务和散步。

五、预防

1. 预防儿童肥胖的四个关键时期

（1）胎儿期 注意孕期母亲营养平衡，尤其是妊娠晚期，保证母亲与胎儿营养供应正常，避免胎儿体重增长过快或胎儿营养不良。

（2）婴儿期 是生后脂肪集聚的第一个关键时期，尤其是 0～6 月龄。人乳对婴儿期肥胖有一定预防作用，故提倡母乳喂养。

（3）学龄前期 是体内脂肪增长的第二个高峰期，培养良好的饮食习惯和生活行为有助于控制体重增长过快。

（4）青春期 是生长发育的第二个高峰期，也是形成成人期肥胖的关键时期。既要保证青少年的正常生长发育，也要避免体重增长过快；加强运动，养成良好的生活习惯。

2. 健康生活方式教育 包括营养知识、良好的饮食习惯和健康的生活方式教育。营养健康教育以改进家庭饮食和行为习惯为目标，不良生活方式的逐渐改变和长期保持是干预有效的标志。

（1）家庭 家长学习营养科普知识，选择健康的食物；创造健康的家庭环境，鼓励家长起模范作用，帮助儿童早期形成健康的生活方式。建议家长限制儿童喝含糖饮料，按推荐量摄入水果与蔬菜，>2 岁儿童喝脱脂奶，每日有早餐，尽可能在家与家人就餐，限制儿童在外就餐（特别是快餐），适当减少进食量，保证充足睡眠。

（2）学校 学校是儿童进行健康教育最直接、最有效的场所，如在学校开展减肥计划，如"营养课堂"和"快乐十分钟"身体活动为主要干预措施。

（3）社区　社区进行健康教育和开展肥胖的防治计划，带动社区建立健康观念和行为，互相影响形成良性循环，使社会风气向有利于健康促进的方向发展，有利于儿童与成人肥胖发病率的控制。

（4）初级卫生保健　WHO 提出以初级卫生保健为基础的策略，卫生保健人员参与、促进家长和儿童形成健康的生活习惯；家长定期与健康保健医生联系咨询，获得改善健康状况的建议和保健知识。儿童保健医生应将每年定期评估的儿童膳食、体育活动量等情况告知家长，与家长紧密联系，制定和落实体重控制方案。

六、儿童肥胖个案分析

例 12 - 4　患儿，女，10 岁，身高 1.4m，体重 60kg，无特殊病史。不喜欢运动，喜欢吃零食及炸鸡腿等洋快餐，常看电视、玩电脑。全天饮食可提供能量 2000～3000kcal。患儿已排除任何器质性疾病。试评价其体重，并制定营养治疗措施。

解题步骤：

1. 判断体重情况

计算 BMI = 60kg/（1.4m）^{2} = 30.6kg/m；

查阅表 12 - 2，与同年龄性别标准比较，该女童 BMI ＞22.1kg/m^2，为原发性肥胖。

2. 制订营养治疗方案

（1）查阅 DRIs，10 岁女童能量需要 1650kcal，而该女童日常膳食摄入能量 2000～3000kcal，能量摄入过多。可根据体重变化及身体活动情况适当减少能量摄入。

（2）注意采取平衡膳食，荤素搭配、粗细搭配，保证鱼、肉、奶、豆类和蔬菜的摄入。合理选择零食，可选择水果、酸奶等作为加餐零食，不选择洋快餐等。

（3）改变生活方式，控制看电视等静坐活动时间在每天 2 小时以内，坚持每天中等强度活动30 分钟～1 小时。可以选择游戏的方式，与小朋友或者家长一起活动。

（4）家长应以身作则，带头做到健康饮食并规律活动，鼓励儿童保持良好的生活方式。

第六节　儿童常见病的调养食谱

一、感冒调养食谱

（一）豆腐葱花汤

1. 材料　豆腐 100 克。

2. 调料　葱花、盐、香油各适量。

3. 做法　①豆腐用清水浸泡 30 分钟捞出，洗净，切片。②炒锅置火上，加入适量清水，放入豆腐片，大火煮沸后，再用小火煮 20 分钟。③ 撒入葱花，再煮 2 分钟，关火，加入盐调味，淋少许香油即可。

4. 功效分析　豆腐味甘、微寒，能补脾益胃、清热润燥、利小便、解热毒；葱辛温，可通阳宣痹、发汗解毒。因此，豆腐葱花汤又称为"感冒治疗汤"，对预防和治疗感冒有效。

（二）薄荷牛蒡子粥

1. 材料　薄荷 6 克、牛蒡子 10 克、大米 50 克。

2. 调料　白糖适量。

3. 做法　①将薄荷、牛蒡子、大米分别洗净备用。②砂锅置火上，加入适量清水，放入牛蒡子煮 15 分钟，捞出牛蒡子，留汁备用。③锅中加入适量清水，放入大米大火煮沸，转小火煮 10 分钟后，放入薄荷。④粥将好时，将牛蒡子倒入锅中，煮 5 分钟，出锅后加入适量白糖调味即可。

二、扁桃体炎调养食谱：煎丝瓜饮

1. 材料　老丝瓜 200g。

2. 调料　蜂蜜适量。

3. 做法　①丝瓜用清水洗净，去皮，剖开，去籽，切碎。②砂锅内加水，放入切好的丝瓜，大火烧沸后，转小火煎熬 1 小时。③捞出丝瓜渣，继续用小火将汁液煎熬至黏稠，关火，加入适量蜂蜜搅匀即可。

三、咳嗽调养食谱：梨藕二汁饮

1. 材料　鲜藕、梨各 250g。

2. 调料　白糖适量。

3. 做法　①藕洗净，去皮，切片；梨洗净，去皮、核，切块。②将藕片、梨块一同放入榨汁机中榨汁。③将榨好的汁过滤后加入白糖，搅匀即可。

4. 功效分析　梨藕二汁饮对风热咳嗽有一定的调养作用。儿童患风热咳嗽后，会出现咽红口干、咳痰黄且黏稠、鼻流浊涕等症状。

四、贫血调养食谱：蛋黄羹

1. 材料　鸡蛋 3 个。

2. 调料　肉汤、盐各适量。

3. 做法　①鸡蛋放入沸水中煮熟，剥皮，取蛋黄，放入碗内，研碎，倒入适量肉汤，搅匀。②锅置火上，加入适量清水，放入蛋黄汤煮沸，加入盐，边煮边搅拌，混合均匀即可。

4. 功效作用　鸡蛋用肉汤调制成蛋羹有很好的补血作用，妈妈切记要将蛋羹煮嫩一点，太老的蛋羹味道不好，儿童会不喜欢。

五、便秘调养食谱：蜜奶芝麻羹

1. 材料　牛奶 100～200 毫升，白芝麻 10～20 克。

2. 调料　蜂蜜适量。

3. 做法　①白芝麻去杂质，用清水洗净，沥水。②平底锅置火上，放入白芝麻小火炒熟，盛出后研成细末。③牛奶放入锅中煮沸，加入蜂蜜、白芝麻末，搅匀即可。

六、腹泻调养食谱：胡萝卜泥

1. 材料　胡萝卜 500g。

2. 调料　蜂蜜适量。

3. 做法　胡萝卜洗净，去根须，放入清水锅中煮熟，取出捣烂，加蜂蜜拌匀即可。

4. 功效作用　腹泻是儿童常见病之一，胡萝卜可抑制肠道蠕动，因消化不良而引起腹泻的宝宝可适当食用。

七、积食调养食谱：粟米山药粥

1. 材料　粟米 50 克、山药 25 克。

2. 调料　白糖适量。

3. 做法　①粟米洗净备用；山药洗净，去皮，切小块备用。②煲锅置火上，加入适量清水，放入粟米、山药块，大火煮沸后，再小火煮至粥烂熟，加入白糖搅匀即可。

第七节　儿童营养及营养相关性疾病的膳食指导练习题

一、理论练习题
（一）单项选择题

1. 生长迟缓是指身长低于同年龄、同性别参照人群均值减 2s。该指标反映的是：（　　）

（A）近期、急性营养不良　　　　　　　　（B）慢性营养不良

（C）急性或慢性营养不良　　　　　　　　（D）长期、慢性营养不良

答案：D

2. 体重低于同性别、同身高参照人群值的均值减 2s 为消瘦。该指标反映的是：（　　）

（A）近期、急性营养不良　　　　　　　　（B）慢性营养不良

（C）急性或慢性营养不良　　　　　　　　（D）长期、慢性营养不良

答案：A

3. 蛋白质－能量营养不良患儿皮下脂肪消耗的先后顺序是：（　　）

（A）腹部→躯干→臀部→四肢→面颊　　　（B）面颊→躯干→臀部→四肢→腹部

（C）臀部→四肢→腹部→躯干→面颊　　　（D）躯干→臀部→四肢→腹部→面颊

答案：A

4. 关于婴幼儿维生素 D 缺乏性佝偻病的预防，以下说法正确的是：（　　）

（A）预防的关键在于晒太阳及补充适量维生素 D

（B）足月儿生后 1 月开始补充维生素 D400IU/d，1 岁后增加至 600 IU/d

（C）早产儿、低出生体重儿和双胎儿生后 2 周即开始补充维生素 D600IU/d，3 个月后改为 400IU/d

（D）婴幼儿应补充维生素 D 至 3 岁

答案：A

5. 关于天然食物中的维生素 D，下列说法错误的是：（　　）

（A）天然食物中的维生素 D 含量都比较低

（B）维生素 D_3 主要存在于海鱼、动物肝脏、蛋黄和瘦肉、脱脂牛奶、鱼肝油、乳酪、坚果和海产品中

（C）母乳中维生素 D 含量适宜，完全可以满足婴儿生长发育需要

（D）牛奶中维生素 D 含量不足，故牛奶喂养儿需要额外补充维生素 D

答案：C

6. 关于钙剂的补充，下列说法错误的是：（　　）

（A）诊断佝偻病的患儿，在维生素 D 治疗的同时，应常规补充钙剂

（B）诊断佝偻病的患儿，在维生素 D 治疗的同时，只要奶量足够（每天 500ml）就无须额外补充钙剂

（C）当患儿有低血钙表现、严重佝偻病、乳类摄入不足时当补充钙剂

（D）钙主要从牛奶、配方奶和豆制品中补充

答案：A

7. 关于早产儿、低出生体重儿和双胎儿补充维生素 D 的方法，以下说法错误的是：（　　）

（A）生后 1 周即开始补充维生素 D 800IU/d

（B）生后 2 周即开始补充维生素 D 600IU/d

（C）3 个月后补充维生素 D 预防量 400IU/d

（D）坚持补充维生素 D 至 2 岁

答案：B

8. 关于 IgE 介导食物过敏的特点，下列说法错误的是：（　　　）

（A）通常在摄入食物蛋白后数分钟至 2 小时发生

（B）临床表现多种多样而无特异性

（C）血清特异性 SIgE 测定可作为 IgE 介导食物过敏的确诊试验

（D）口服食物激发试验是确诊 IgE 介导食物过敏的"金标准"

答案：C

9. 牛奶蛋白过敏又无法进行母乳喂养的小婴儿建议首选：（　　　）

（A）氨基酸配方　　　　　　　　　（B）深度水解蛋白配方

（C）适度水解蛋白配方　　　　　　（D）大豆蛋白配方

答案：B

10. 儿童食物过敏的营养教育内容是：（　　　）

（A）教育家长学习营养知识

（B）严格饮食回避治疗过程中，医生、营养师与家长共同监测儿童体格发育及营养状况，及时调整饮食治疗方案，避免发生营养不良

（C）家长需学习阅读食品标签，减少儿童暴露于致敏食物的机会

（D）以上均正确

答案：D

11. 关于口服铁剂，以下说法错误的是：（　　　）

（A）三价铁盐较二价铁盐更容易吸收

（B）为减少胃肠道副反应，建议在两餐之间口服

（C）同时服用维生素 C 可增加铁的吸收

（D）不可与牛奶、茶、咖啡及抗酸药等同服，以免影响铁的吸收

答案：A

12. 以下哪项不是预防早产和低出生体重儿缺铁性贫血的措施？（　　　）

（A）出生时延迟断脐　　　　　　　（B）纯母乳喂养儿无须额外补铁

（C）人工喂养儿应采用铁强化配方乳　　（D）5～6 个月后可陆续添加含铁丰富的食品

答案：B

13. 以下哪个是缺铁的高危儿童？（　　　）

（A）早产儿、低出生体重儿　　　　（B）出生 4～6 个月后仍纯母乳喂养的婴儿

（C）单纯牛乳喂养儿　　　　　　　（D）以上均是

答案：D

14. 纯母乳喂养的早产儿和低出生体重儿应从多大开始补铁？（　　　）

（A）2 月龄　　　　（B）3 月龄　　　　（C）4 月龄　　　　（D）5 月龄

答案：A

15. 关于儿童单纯性肥胖症的治疗，下列说法错误的是：（　　　）

（A）减少产热能性食物的摄入　　　　（B）增加机体对热能的消耗

（C）儿童不宜短期内（＜3 个月）减重　　　（D）可以采用减肥药物或手术减肥

答案：D

16. 单纯性肥胖儿童的食谱要求：（　　　）

（A）低脂肪、低糖　　　　　　　　　　　（B）优质蛋白、高微量营养素

（C）适量纤维素　　　　　　　　　　　　（D）以上都是

答案：D

17. 肥胖儿童家庭健康生活方式教育内容不包括：（　　　）

（A）家长学习营养科普知识，选择健康食物

（B）限制儿童喝含糖饮料，按推荐量摄入水果与蔬菜

（C）每日有早餐，尽可能在家与家人就餐

（D）减少儿童睡眠时间

答案：D

（二）判断题（正确的填"A"，错误的填"B"）

1. 营养性贫血是儿童蛋白质－能量营养不良的常见并发症，属正细胞正色素性贫血。（B）

2. 营养不良患儿摄入的能量及营养素应比正常儿童高。（A）

3. 营养不良的母乳喂养儿应停喂母乳，改喂高能量密度配方奶。（B）

4. 牛奶中钙、磷含量高，故牛奶喂养儿的佝偻病发病率较母乳喂养儿低。（B）

5. 鸡蛋和牛奶是儿童食物过敏的最常见过敏原。（A）

6. 过敏症状严重者或非 IgE 介导食物过敏者建议首选深度水解蛋白配方奶粉。（B）

7. 由于牛奶含铁量和吸收率低，1 岁以内不宜采用单纯牛乳喂养。（A）

8. 肥胖不仅影响儿童健康，且与成年期代谢综合征的发生密切相关。（A）

二、技能练习题

（一）2 个月女婴，混合喂养，以母乳为主。反复皮疹 1 个月。母亲有进食奶、蛋、鱼等食物，父亲有"虾蟹"过敏。查体：一般情况好，面部和躯干散在分布较多红色丘疹，部分融合成片，无渗液。心肺腹未见异常。检查血常规、大便常规均无异常。

请你完成下列操作：

（1）初步考虑诊断是什么？依据是什么？

（2）请给予较为合理的喂养指导至患儿 1 岁。

解题步骤：

（1）根据患儿年龄 2 月龄，反复皮疹 1 月，母亲未回避奶、蛋、鱼等食物，父亲有"虾蟹"过敏等特应性疾病史，初步考虑患儿牛奶蛋白过敏可能。

（2）继续混合喂养。母亲严格回避奶、蛋、鱼等食物，继续坚持母乳喂养，奶粉则改用深度水解蛋白奶粉喂养，观察 1 周，若皮疹基本消失，则持续深度水解蛋白奶粉喂养 6 个月。之后，可试用部分（适度）水解蛋白奶粉，观察 1 周若无不适，持续喂养至 1 岁。1 岁后可试喂普通（全蛋白）奶粉。

（二）6 岁男孩，食欲旺盛，喜吃甜食和肉类。父母带其来进行营养评价和指导。体格测量：该男孩身高 118cm，体重 30.5kg。查青少年生长发育表可知：6 岁男孩体质指数（BMI）的 P85 为 16.87，P95 为 18.12；6 岁男孩身高的 P50 为 117.7cm。请你完成下列操作：

（1）对患儿进行营养评价，并写出计算过程。

（2）给予适当的营养和保健指导。

解题步骤：

1. 患儿身高 118cm，6 岁男孩身高的 P50 为 117.7cm，说明患儿身高中等。计算患儿的 BMI＝30.5/1.18²＝21.91＞6 岁男孩体质指数的 P95，故患儿可诊断为单纯性肥胖。

2. 患儿应采用饮食疗法和运动疗法。饮食推荐低脂肪、低糖类和优质蛋白、高微量营养素、适量纤维素食谱。必须适量限制甜食和高脂肪饮食。逐渐养成良好的饮食习惯，如晚餐吃少、不吃夜宵、不吃零食、减慢进食速度、细嚼慢咽、饭前喝汤等。运动可选择患儿喜欢和有效且易于坚持的运动，如晨跑、散步、做操等，每天坚持至少运动 30 分钟～1 小时，活动量以运动后轻松愉快、不感到疲劳为原则。注意饭后不要立刻坐下或躺下，提倡饭后参加家务和散步。

（三）10 月大女婴，纯母乳喂养，未添加辅食。儿童保健时查体：精神欠佳，发育可，体重 8.35kg，身长 73cm。皮肤、甲床及睑结膜均较为苍白。查血常规：Hb83g/L，MCV64.36fl（↓），MCH＜19.52pg（↓），MCHC290.5g/L（↓），红细胞型态呈现小细胞低色素特点。请你完成下列操作。

（1）初步诊断考虑什么？依据是什么？

（2）为确定诊断，建议下一步做何检查。

（3）请给予具体的喂养指导。

解题步骤：

（1）初步诊断考虑为缺铁性贫血。依据：10 月大女婴，纯母乳喂养，未添加辅食。母乳中虽铁的吸收率高，但含铁量低，如不及时在 4～6 月大时开始添加含铁较多的辅食，容易发生缺铁性贫血。查体皮肤、甲床及睑结膜均较为苍白，血常规提示 Hb＜110g/L，呈现小细胞低色素性贫血。

（2）为确定诊断，建议做血清铁三项检查，包括血清铁、血清铁蛋白、总铁结合力。

（3）在继续母乳喂养的基础上，开始添加辅食，遵循由一种到多种，由少到多、由稀到稠、由细到粗的原则逐步添加。特别要逐步添加强化铁的米粉、蛋黄、动物肝脏、动物全血、禽畜肉类、鱼类等。

（四）简述儿童蛋白质–能量营养不足时的食物选择原则。

解题步骤：

1. 母乳喂养婴儿应按需哺乳。人工喂养婴儿首先给予稀释奶，适应后逐步提高配方奶浓度和奶量，必要时可给予高能量密度配方奶。＞4～6 月患儿除给予乳制品外，可添加蛋类、肝泥、鱼粉、肉末等高蛋白食物。食物既要保证充足能量和蛋白质，也要含有丰富的维生素和矿物质。

2. 选择易于消化吸收的食物。开始进食量和钠盐不宜过多，应少食多餐，予低渗透压和低乳糖的食物，可先用流质或半流质饮食，若无不良反应，逐步过渡到高能量密度食物。逐渐增加进餐量，直至恢复普通饮食。

3. 增进食欲。必要时可口服酶制剂、B 族维生素、肠道微生态制剂等以助消化。锌制剂可以提高味觉敏感度。

（五）简述儿童患佝偻病时补充维生素 D 及钙剂的方法。

解题步骤：

1. 补充维生素 D 不主张采用大剂量维生素 D 治疗，治疗的原则应以口服为主，一般治疗剂量为每日 50～125μg（2000～5000 IU），持续 4～6 周；之后改为预防量，即小于 1 岁婴儿 400 IU/d，大于 1 岁婴儿 600 IU/d，同时给予多种维生素。治疗 1 个月后应复查效果，如临床表现、血生化与骨骼 X 线改变无恢复征象，应与抗维生素 D 佝偻病鉴别。

2. 补充钙剂 主张通过牛奶、配方奶和豆制品等膳食来补充钙，只要足够牛奶（每天 500ml）

就不需要额外补充钙剂，仅在有低血钙表现、严重佝偻病、乳类摄入不足或营养欠佳时可适当补充钙剂和其他微量营养素。

3. 其他辅助治疗 应注意加强营养，保证足够奶量，及时添加转乳期食品，坚持每日户外活动。

（六）简述婴儿食物过敏的饮食管理方法。

解题步骤：

1. 母乳喂养的婴儿 多因母亲摄入牛奶制品致婴儿牛奶蛋白过敏引起。建议母亲回避牛奶制品，若婴儿症状缓解，可继续母乳喂养，但哺乳母亲需补钙，钙有抗过敏作用。若母亲回避牛奶制品不能缓解中重度过敏症状，则应采用低敏配方。

2. 配方乳喂养的婴儿 牛奶蛋白过敏又无法进行母乳喂养的小婴儿可选用低敏配方喂养（氨基酸配方或深度水解蛋白配方）。氨基酸配方不含牛奶蛋白，是牛奶过敏婴儿理想的食物替代品。深度水解蛋白配方（eHF）采用工业方法将牛奶蛋白处理成短肽或部分氨基酸，仍残留少许免疫原性，约10%婴儿不能耐受，但口感较好、价格略低，家长依从性较好，故得到各国指南首先建议。但过敏症状严重者建议首选氨基酸配方。因婴儿存在大豆过敏可能，同时大豆营养价值较低，所以各国过敏指南均不建议以大豆蛋白配方替代牛奶蛋白。羊奶与牛奶有交叉过敏，各国指南也均不建议采用羊奶替代牛奶。可于低敏配方喂养12～24个月后随访激发试验以确定是否耐受。

参考文献

[1] 葛可佑. 中国营养师培训教材［M］. 北京：人民卫生出版社，2017.

[2] 让蔚清，刘烈刚. 妇幼营养学［M］. 北京：人民卫生出版社，2014.

[3] 苏宜香. 儿童营养及相关疾病［M］. 北京：人民卫生出版社，2016.

[4] 石淑华，戴耀华. 儿童保健学［M］. 北京：人民卫生出版社，2017.

[5] Vale S，Trost SG，Rego C，et al. Physical activity，obesity status，and blood perssure in preschool children.The Journal of pediatrics，2015，167（1）：98–102.

[6] Colquitt JL，Loveman E，O'Malley C，et al.Diet，physical activity，and behavioural interventions for the treatment of overweight or obesity in preschool children up to the age of 6 years.The Cochrane Library，2016.

（张巧玲）

附　录

附录一　儿童营养师职业水平评价考试大纲

第一部分　儿童营养师理论基础知识

第一章　儿童营养学概论

一、儿童营养师介绍

1. 儿童营养师职业定义

2. 儿童营养师职业水平评价的目的

3. 儿童营养学定义

4. 目前我国儿童存在诸多营养问题

二、儿童营养的重要性

1. 儿童营养的作用和显著特点

2. 影响儿童智力发育的营养因素

3. 影响儿童体格发育的营养因素

三、儿童营养学发展史

1. 儿童营养学的发展史

2. 儿童营养师的职业前景广阔

第二章　营养相关的医学基础知识

一、人体解剖学基础知识

1. 人体解剖学知识概述

2. 消化系统的解剖知识

二、食物消化和吸收的生理学知识

1. 食物的消化生理知识

2. 食物的吸收生理知识

第三章　营养学基础

一、基础营养

1. 能量

2. 蛋白质

3. 脂类

4. 碳水化合物

5. 矿物质

6. 维生素

7. 水

8. 植物化学物

二、食物营养与膳食补充剂

1. 食物营养价值的概念和血糖生成指数

2. 植物性食物的营养价值

3. 动物性食物的营养价值

4. 营养强化食品

5. 膳食营养补充剂

6. 预包装食品营养标签解读

三、膳食结构与膳食指南

1. 膳食营养素参考摄入量

2. 膳食结构及其特点

3. 中国居民膳食指南

第四章　儿童体格发育评价及儿童营养评估

一、儿童体格发育

1. 儿童体格生长发育特点

2. 儿童体格生长发育的影响因素

3. 儿童体格测量

二、儿童体格发育评价

1. 儿童体格发育评价的原则和意义

2. 儿童体格生长发育的评价内容

（1）生长水平评价及常用的评价方法

（2）生长速度评价及生长曲线

（3）生长匀称度评价

三、儿童营养评估

1. 人体测量及评价指标

2. 膳食调查和膳食评价

3. 临床征象的评价

4. 实验室评价

第五章　婴儿营养及喂养指导

一、婴儿的生长特点及生理特点

1. 婴儿期体格生长特点

2. 早产儿体格生长特点

3. 婴儿消化道生理和功能特点

二、母乳喂养

1. 母乳喂养的好处

2. 母乳喂养禁忌证

3. 母乳成分及影响因素

4. 泌乳调节

5. 母乳喂养成功的促进措施

6. 特殊情况下的母乳喂养

7. 母乳喂养常见问题及处理

三、配方奶喂养

1. 常见的配方奶种类

2. 配方奶喂养方法

3. 配方奶调配

4. 配方奶储存及奶具消毒

5. 混合喂养/部分母乳喂养

四、早产儿喂养

1. 早产儿喂养的几个相关概念

2. 早产儿营养喂养

3. 早产儿的营养评估

4. 早产儿营养管理的目标

五、食物转换

1. 食物转换的生理意义

2. 食物转换的时机、原则和方法

3. 半固体食物/固体食物制作的方法及食谱举例

六、婴儿喂养指南及营养素补充

1. 6个月龄婴儿喂养指南

2. 7~12个月龄婴儿喂养指南

3. 婴儿期其他营养素补充

七、婴儿期常见营养性问题及处理

1. 溢奶

2. 婴儿腹泻

3. 婴儿营养不良

4. 婴儿肥胖

5. 婴儿食物过敏

6. 母乳喂养常见误区

八、婴儿生长发育监测与生长促进

1. 体重生长偏离

2. 身长生长偏离

3. 纵向生长速度及生长发育检测

4. 婴儿个性化营养喂养方案的制定

第六章　幼儿期儿童营养与膳食指导

一、幼儿期儿童的生理和营养代谢特点

1. 幼儿期儿童特点

2. 幼儿期儿童体格生长规律

3. 影响幼儿体格生长发育的主要环境因素

4. 幼儿消化功能和排泄功能

5. 幼儿期儿童进食技能与行为

二、幼儿期儿童营养需求及重点营养素

1. 幼儿营养需求特征

2. 幼儿能量需要及参考摄入量

3. 蛋白质需要及参考摄入量

4. 脂肪及脂肪酸需要及参考摄入量

5. 碳水化合物需要及参考摄入量

6. 幼儿不同营养素供能比要求

7. 主要矿物质需要及参考摄入量

8. 维生素需要及参考摄入量

三、幼儿期儿童膳食营养原则及平衡膳食宝塔

1. 幼儿膳食原则

2. 幼儿平衡膳食宝塔

3. 幼儿喂养指南

四、幼儿期儿童营养配餐及食谱举例

1. 幼儿食谱编制原则

2. 幼儿食谱编制方法

3. 幼儿营养食谱及营养餐制作

4. 幼儿零食选择指导

五、幼儿身高促进和智力发育促进

1. 幼儿身高促进原则

2. 幼儿大脑和智力发育促进

六、幼儿期儿童膳食营养补充剂

1. 幼儿需要营养补充剂的原因

2. 幼儿常用的膳食补充剂

第七章　学龄前期儿童营养与膳食指导

一、学龄前儿童的生长发育特点及存在的饮食问题

1. 体格生长发育特点

2. 脑和神经系统发育特点

3. 消化系统发育特点

4. 心理发育特征

5. 中国学龄前儿童存在的饮食行为问题

第八章　集体儿童营养管理

五、幼儿膳食特点及集体儿童的食谱编制

1. 幼儿不同时期的膳食要点及食谱举例

2. 特殊儿童营养

3. 集体儿童营养配餐与食谱编制

六、托幼机构卫生保健信息管理系统软件介绍

1. 使用膳食软件制定食谱

2. 使用膳食软件进行膳食调查

第九章　学龄期儿童营养与膳食指导

一、学龄期儿童的生长发育和营养代谢特点

1. 学龄期儿童的生长发育和营养代谢特点

2. 学龄期儿童的心理特点

二、学龄期儿童的膳食需求及重点营养素

1. 我国学龄期儿童营养状况

2. 学龄前儿童的营养需要

三、学龄期儿童膳食营养原则及平衡膳食算盘

1. 认识食物，学习烹饪，提高营养科学素养

2. 三餐合理，规律进餐，培养健康饮食行为

3. 合理选择零食，足量饮水，不喝含糖饮料

4. 不偏食节食，不暴饮暴食，保持适宜体重增长

5. 保证每天至少活动 60 分钟，增加户外活动时间

6. 中国儿童平衡膳食算盘

四、学龄期儿童营养配餐及食谱编制

1. 制定学龄期儿童营养食谱的基本原则

2. 学龄期儿童营养食谱的制定步骤

3. 学龄期儿童营养食谱编制举例

五、学龄期儿童常见膳食营养问题及处理方法

1. 早餐营养的重要性

2. 儿童营养与性早熟

第十章　青春期少年营养与膳食指导

一、青春期少年的生理和营养代谢特点

1. 青春期的生理和心理特点

2. 青春期营养代谢特点

二、青春期少年膳食营养需求

1. 能量

2. 蛋白质

3. 脂类

4. 碳水化合物

5. 矿物质

6. 维生素

三、青春期少年膳食营养指导

1. 青春期饮食模式和特点

2. 青春期少年的合理膳食

3. 青春期少年的膳食指导

四、青春期少年营养配餐及食谱编制

1. 青春期少年营养食谱的编制原则

2. 食谱编制步骤和方法

五、青春期少年营养常见问题

1. 常见饮食营养误区

2. 学生考试前饮食安排

六、青春期少年生长发育监测与生长促进

1. 青春期少年生长发育监测

2. 青春期生长促进

第十一章　儿童常见病症的营养防治方法

一、儿童感冒

1. 儿童感冒的常见原因

2. 儿童感冒的临床表现

3. 儿童感冒的治疗原则和有效预防

4. 儿童感冒的膳食指导和营养调理

二、儿童常见病症的营养防治方法

1. 儿童常见的病症

2. 儿童常见病症的发生原因

3. 培养儿童良好的饮食习惯很重要

4. 儿童常见问题的营养处理方法

三、儿童益生菌的重要性及合理使用

1. 益生菌及其作用

2. 服用益生菌的好处

3. 补充益生菌的最佳时机

第十二章　儿童营养及营养相关性疾病的膳食指导

一、蛋白质-能量营养不良

1. 蛋白质-能量营养不良的常见原因

2. 蛋白质-能量营养不良发病后营养代谢改变

3. 蛋白质-能量营养不良的发病机制

4. 蛋白质-能量营养不良的临床表现及分型

5. 蛋白质-能量营养不良的诊断

6. 蛋白质-能量营养不良营养治疗原则

二、维生素 D 缺乏性佝偻病

1. 维生素 D 缺乏性佝偻病病因
2. 维生素 D 缺乏性佝偻病临床表现
3. 维生素 D 缺乏性佝偻病诊断
4. 维生素 D 缺乏性佝偻病治疗
5. 维生素 D 缺乏性佝偻病预防

三、儿童食物过敏

1. 儿童食物过敏的临床表现
2. 儿童食物过敏的诊断
3. 儿童食物过敏的饮食管理和治疗
4. 儿童食物过敏的预防

四、缺铁性贫血

1. 儿童缺铁性贫血的病因
2. 儿童缺铁性贫血的临床表现
3. 儿童缺铁性贫血的实验室检查
4. 儿童缺铁性贫血的诊断
5. 儿童缺铁性贫血的治疗
6. 儿童缺铁性贫血的预防

五、儿童单纯性肥胖症

1. 单纯性肥胖症的病因
2. 单纯性肥胖症临床表现
3. 单纯性肥胖症的诊断
4. 单纯性肥胖症的治疗
5. 单纯性肥胖症的预防

六、儿童常见病的调养食谱

1. 感冒调养食谱
2. 扁桃体炎调养食谱
3. 咳嗽调养食谱
4. 贫血调养食谱
5. 便秘调养食谱
6. 腹泻调养食谱
7. 积食调养食谱

第二部分　儿童营养师理论知识鉴定要素细目表

名称代码	名称代码	序号	鉴定点
第一章 儿童营养学概论	1. 儿童营养学定义	1	儿童营养师职业定义
		2	儿童营养师职业水平评价的目的
		3	儿童营养学定义
		4	我国儿童存在的营养问题

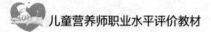

名称代码	名称代码	序号	鉴定点
第一章 儿童营养学概论	2. 儿童营养的重要性	5	生命最初 1000 天的概念及重要性
		6	儿童营养的作用
		7	儿童营养的显著特点
		8	影响儿童智力发育的营养因素
		9	影响儿童体格发育的营养因素
	3. 儿童营养学发展史	10	儿童营养学的发展史
		11	儿童营养师的职业前景广阔
第二章 营养相关的医学基础知识	1. 人体解剖学基础知识	12	人体九大系统
		13	人体的四种组织
		14	细胞学知识
		15	消化系统的组成
		16	消化管的结构组成
		17	消化腺的种类和作用
	2. 食物消化和吸收的生理学知识	18	食物消化的概念
		19	化学性消化的概念
		20	机械性消化的概念
		21	胰液的主要作用
		22	影响胃排空的因素
		23	食物吸收的概念
		24	小肠绒毛的结构和功能特点
		25	蛋白质脂肪糖的吸收
		26	影响钙吸收的因素
第三章 营养学基础	1. 基础营养	27	能量单位与能量系数
		28	人体的能量来源、能量消耗及参考摄入量
		29	基础代谢的概念及影响因素
		30	蛋白质的食物来源、互补作用及参考摄入量
		31	优质蛋白与非优质蛋白
		32	脂类的生理功能、食物来源及参考摄入量
		33	碳水化合物的分类、食物来源及参考摄入量
		34	乳糖不耐受
		35	矿物质分类、特点及主要生理功能
		36	钙的生理功能、食物来源与参考摄入量
		37	影响钙吸收的因素
		38	钙的缺乏与过量
		39	铁的生理功能、食物来源与参考摄入量

名称代码	名称代码	序号	鉴定点
第三章 营养学基础	1. 基础营养	40	铁的缺乏与过量
		41	锌的生理功能、食物来源与参考摄入量
		42	锌的缺乏与过量
		43	碘的生理功能、食物来源与参考摄入量
		44	碘缺乏与过量
		45	维生素的命名与分类
		46	维生素 A 的主要生理功能、食物来源与参考摄入量
		47	维生素 A 的缺乏与过量
		48	维生素 D 的主要生理功能、食物来源与参考摄入量
		49	维生素 D 的缺乏与过量
		50	维生素 E 的主要生理功能、食物来源与参考摄入量
		51	维生素 E 的缺乏与过量
		52	维生素 B_1 的主要生理功能、食物来源与参考摄入量
		53	维生素 B_1 的缺乏与过量
		54	维生素 B_6 的主要生理功能、食物来源与参考摄入量
		55	维生素 B_6 缺乏与过量
		56	维生素 C 的主要生理功能、食物来源与参考摄入量
		57	维生素 C 缺乏与过量
		58	叶酸的主要生理功能、食物来源与参考摄入量
		59	叶酸的缺乏与过量
		60	水的主要生理功能、来源与需要量
		61	水的缺乏与过量
		62	膳食纤维的主要生理功能、食物来源与参考摄入量
		63	植物化学物的食物来源、功效及应用
	2. 食物营养与膳食补充剂	64	食物营养价值的概念
		65	营养质量指数的概念及其意义
		66	血糖生成指数的概念
		67	谷类、薯类、大豆及大豆制品食物的营养价值
		68	蔬菜和水果类食物的营养价值
		69	畜、禽肉类、蛋类、水产类食物的营养价值
		70	乳类及奶制品营养价值
		71	食品加工、烹调及储存对食物营养价值的影响
		72	营养强化的主要目的
		73	营养强化食品分类
		74	儿童常见的膳食补充剂

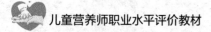

续表

名称代码	名称代码	序号	鉴定点
第三章 营养学基础	2. 食物营养与膳食补充剂	75	食品营养标签的概念及标示内容
		76	食品标签营养素参考值的计算及意义
	3. 膳食结构与膳食指南	77	中国居民膳食营养素参考摄入量的主要指标
		78	膳食结构的定义、类型及特点
		79	合理营养的基本要求
		80	平衡膳食的定义
		81	中国居民膳食指南的定义及内容
		82	中国居民平衡膳食宝塔的内容及应用
第四章 儿童体格发育评价 及儿童营养评估	1. 儿童体格发育	83	儿童体格生长发育特点
		84	儿童体格生长发育的影响因素
		85	儿童体格测量方法
	2. 儿童体格发育评价	86	儿童体格发育评价的原则和意义
		87	儿童体格生长发育的评价内容
		88	生长水平评价及常用的评价方法
		89	标准差等级评价法评价生长发育的标准及应用
		90	标准差 Z 评分法评价生长发育的标准及应用
		91	百分位数法评价生长发育的标准及应用
		92	生长速度评价及生长曲线
		93	生长匀称度评价
	3. 儿童营养评估	94	膳食调查方法
		95	就餐人日数计算
		96	膳食评价
		97	临床征象评价
		98	实验室评价
第五章 婴儿营养及喂养指导	1. 婴儿的生长特点及生理特点	99	婴儿期体格生长特点
		100	早产儿体格生长特点
		101	婴儿消化道生理特点和功能特点
	2. 母乳喂养	102	母乳喂养的好处
		103	母乳喂养禁忌证
		104	母乳成分及影响因素
		105	泌乳调节
		106	母乳喂养成功的促进措施
		107	母乳喂养常见问题及处理
	3. 配方奶喂养	108	常见的配方奶种类
		109	配方奶喂养方法

名称代码	名称代码	序号	鉴定点
第五章 婴儿营养及喂养指导	3. 配方奶喂养	110	配方奶调配
		111	配方奶储存及奶具消毒
		112	混合喂养/部分母乳喂养
	4. 早产儿喂养	113	早产儿追赶生长
		114	早产儿营养喂养
		115	早产儿的营养评估
		116	早产儿营养管理的目标
	5. 食物转换	117	食物转换的生理意义
		118	食物转换的时机
		119	食物转换的原则
		120	食物转换的方法
	6. 婴儿喂养指南及营养素补充	121	6 个月龄婴儿喂养指南
		122	7～12 个月龄婴儿喂养指南
		123	婴儿期其他营养素补充
	7. 婴儿期常见营养性问题及处理	124	溢奶
		125	婴儿腹泻
		126	婴儿营养不良
		127	婴儿肥胖
		128	婴儿食物过敏
		129	母乳喂养常见误区
	8. 婴儿生长发育监测与生长促进	130	体重生长偏离
		131	身长生长偏离
		132	纵向生长速度及生长发育监测
		133	婴儿个体化营养喂养方案的制定
第六章　幼儿期营养与膳食指导	1. 幼儿的生理和营养代谢特点	134	幼儿期儿童特点
		135	幼儿期儿童体格生长规律
		136	幼儿期身高体重测量方法
		137	幼儿期其他体格生长指标测量方法
		138	幼儿消化排泄功能特点
		139	幼儿进食技能与行为
	2. 幼儿膳食营养需求及重点营养素	140	幼儿营养需求特征
		141	幼儿能量需要及参考摄入量
		142	幼儿蛋白质需要及参考摄入量
		143	幼儿脂肪及脂肪酸需要及参考摄入量
		144	幼儿不同营养素供能比

名称代码	名称代码	序号	鉴定点
第六章　幼儿期营养与膳食指导	2. 幼儿膳食营养需求及重点营养素	145	幼儿主要矿物质需要及参考摄入量
		146	维生素需要及参考摄入量
	3. 幼儿膳食营养原则及平衡膳食宝塔	147	幼儿膳食原则
		148	幼儿平衡膳食宝塔
		149	幼儿喂养指南
	4. 幼儿营养配餐及食谱举例	150	幼儿食谱编制原则
		151	幼儿食谱编制方法
		152	幼儿营养食谱及营养餐制作
		153	幼儿零食选择指导
	5. 幼儿身高和智力发育促进	154	幼儿身高促进原则
		155	幼儿大脑和智力发育促进
	6. 幼儿膳食营养补充剂	156	幼儿需要营养补充剂的理由
		157	幼儿常用的膳食营养补充剂
第七章　学龄前期营养与膳食指导	1. 学龄前儿童的生长发育特点及存在的饮食问题	158	生长发育特点
		159	身高体重增长规律
		160	心理发育特征
		161	学龄前儿童存在的饮食行为问题
	2. 学龄前儿童的膳食营养需求及重点营养素	162	能量需要及参考摄入量
		163	不同营养素的供能比
		164	宏量营养素需要及参考摄入量
		165	微量营养素需要及参考摄入量
		166	水的需要量及参考摄入量
	3. 学龄前儿童膳食指南及平衡膳食宝塔	167	学龄前儿童膳食指南
		168	学龄前儿童平衡膳食宝塔
	4. 学龄前儿童食谱编制	169	学龄前儿童膳食营养原则
		170	学龄前儿童个人营养食谱的编制
	5. 学龄前儿童常见营养问题及解决方法	171	儿童膳食营养补充剂的合理选择
		172	儿童营养饮料
		173	学龄前儿童食物安全建议
		174	强迫进食、无限制饮食的后果
	6. 学龄前儿童体格发育促进	175	促进学龄前儿童体格发育的原则
第八章　集体儿童营养管理	1. 集体儿童食堂管理	176	中华人民共和国食品安全法
		177	餐饮服务食品安全操作规范
		178	餐饮服务食品安全监督管理办法
		179	学校食堂与学生集体用餐卫生管理规定

名称代码	名称代码	序号	鉴定点
第八章 集体儿童营养管理	1. 集体儿童食堂管理	180	集体儿童食堂卫生管理
		181	集体儿童膳食安全管理
		182	集体儿童膳食营养
		183	安全制备食品的原则
		184	烹调的卫生管理
	2. 集体儿童食堂管理布局及 　食品卫生管理工作重点	185	食堂建筑及布局要求
		186	食堂设备要求
		187	食堂环境卫生要求
		188	食品采购、贮存及加工的卫生要求
		189	食堂从业人员卫生要求
		190	食堂管理与监督处罚
	3. 集体儿童膳食调查与评价	191	膳食调查步骤
		192	介绍集体儿童膳食调查方法
		193	掌握调查方法–称重法
		194	调查前准备工作
		195	调查资料记录
		196	膳食调查结果计算
		197	膳食调查结果综合表填写
		198	膳食调查结果评价
	4. 集体儿童的合理营养	199	幼儿进食特点及幼儿膳食安排
		200	平衡膳食的概念
		201	食物专门制作及烹调要求
		202	制定合理膳食制度
		203	培养健康的饮食习惯
		204	食物选择原则
		205	合理进餐安排
		206	合理烹调的原则
	5. 幼儿膳食特点及集体儿童 　的食谱编制	207	幼儿不同时期的膳食要点
		208	特殊儿童营养
		209	幼儿园食谱编制的原则
		210	集体儿童食谱编制的步骤
		211	幼儿园配餐制度
		212	幼儿园监测制度
		213	合理的膳食制度

名称代码	名称代码	序号	鉴定点
第八章 集体儿童营养管理	6. 托幼机构卫生保健信息管理系统软件介绍	214	集体儿童营养软件的使用方法
		215	使用营养软件制定一周带量食谱
		216	使用营养软件进行膳食调查
		217	营养软件计算结果的分析
第九章　学龄期营养与膳食指导	1. 学龄期儿童的生长发育和营养代谢特点	218	生长发育特点
		219	营养代谢特点
		220	学龄期儿童的心理特点
	2. 学龄期儿童的膳食营养需求及重点营养素	221	中国学龄期儿童营养状况
		222	能量和蛋白质需要及参考摄入量
		223	脂肪和脂肪酸需要及参考摄入量
		224	碳水化合物需要及参考摄入量
		225	矿物质需要及参考摄入量
		226	维生素需要及参考摄入量
	3. 学龄期儿童膳食营养原则及平衡膳食算盘	227	中国学龄儿童膳食指南
		228	学龄期儿童膳食安排
		229	中国儿童平衡膳食算盘
	4. 学龄期儿童营养配餐及食谱编制	230	学龄期儿童营养配餐原则
		231	学龄期儿童营养食谱的制定步骤
	5. 学龄期儿童常见膳食营养问题	232	早餐营养的重要性
		233	合理选择快餐
		234	儿童营养与性早熟
第十章　青春期营养与膳食指导	1. 青春期的生理和营养代谢特点	235	青春期的概念及年龄阶段
		236	青春期体格发育特点
		237	体格发育相关营养素及作用
		238	性发育相关营养素及作用
		239	心理发育与良好饮食习惯养成
		240	青春期男女营养代谢的特点与差异
	2. 青春期少年膳食营养需求	241	热能推荐供给量及缺乏或过剩的危害
		242	蛋白质推荐供给量及供热比
		243	脂类推荐供给量及供热比
		244	碳水化合物供给量及供热比
		245	主要矿物质推荐供给量及重要性
		246	主要维生素需求与特点
	3. 青春期少年膳食营养指导	247	青春期少年饮食模式及特点
		248	青春期少年的合理膳食
		249	青春期少年的膳食指导

名称代码	名称代码	序号	鉴定点
第十章 青春期营养与膳食指导	4. 青春期少年营养配餐及食谱编制	250	青春期少年营养食谱的编制原则
		251	青春期少年食谱编制的方法和步骤
		252	食谱编制食物交换份法的应用
	5. 青春期少年营养常见问题	253	摄入含糖饮料及甜食过多
		254	不吃早餐或早餐过于简单
		255	盲目节食
		256	学生考试前饮食安排
	6. 青春期少年生长发育监测与生长促进	257	青春期少年体格、功能发育和性发育监测
		258	青春期少年体格生长的影响因素
		259	青春期少年身高促进方法
		260	青春期少年性早熟
第十一章 儿童常见病症的营养防治方法	1. 儿童感冒	261	儿童感冒的常见原因
		262	儿童感冒的临床表现
		263	儿童感冒的有效预防
		264	儿童感冒的膳食指导和营养调理
	2. 儿童常见病症的营养防治方法	265	儿童常见病症的发生原因
		266	培养儿童良好的饮食习惯很重要
		267	儿童问题的营养处理方法
	3. 儿童益生菌	268	益生菌及其作用
		269	服用益生菌的好处
		270	补充益生菌的最佳时机
第十二章 儿童营养及营养相关性疾病的膳食指导	1. 蛋白质－能量营养不良	271	蛋白质－能量营养不良的定义
		272	蛋白质－能量营养不良的特征
		273	蛋白质－能量营养不良的病因
		274	蛋白质－能量营养不良的早期表现
		275	重度蛋白质－能量营养不良的临床表现及其分型
		276	体重低下的概念及分度
		277	生长迟缓的概念及分度
		278	消瘦的概念及分度
		279	蛋白质－能量营养不良的营养指导原则
	2. 维生素 D 缺乏性佝偻病	280	维生素 D 缺乏性佝偻病的定义
		281	维生素 D 缺乏性佝偻病的病因
		282	评价维生素 D 缺乏的监测指标
		283	维生素 D 缺乏性佝偻病的临床分期及各期的主要临床表现
		284	诊断维生素 D 缺乏性佝偻病的"金标准"

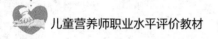

续表

名称代码	名称代码	序号	鉴定点
第十二章 儿童营养及营养相关性疾病的膳食指导	2. 维生素 D 缺乏性佝偻病	285	补充维生素 D 的治疗量和预防量
		286	早产儿、低出生体重儿、双胎儿如何补充维生素 D
		287	钙和磷的膳食补充
		288	预防婴儿期维生素 D 缺乏性佝偻病的关键措施
		289	中国儿童维生素 D 和钙的推荐摄入量
		290	妊娠晚期和哺乳期母亲维生素 D 推荐摄入量
	3. 食物过敏	291	食物过敏的定义
		292	儿童食物过敏的最常见过敏原
		293	食物过敏免疫反应的分型及其特征
		294	血清特异性 IgE 检测的临床意义
		295	诊断食物过敏的"金标准"
		296	食物过敏儿童的饮食管理原则
		297	牛奶蛋白过敏的食物替代品
		298	食物过敏儿童的预后
	4. 缺铁性贫血	299	缺铁性贫血的定义及特点
		300	不同年龄段儿童贫血的判断标准
		301	缺铁性贫血的病因
		302	缺铁性贫血的铁剂治疗方法
		303	婴儿缺铁性贫血的早期筛查方案
		304	缺铁性贫血的预防性食疗
	5. 单纯性肥胖症	305	儿童单纯性肥胖的定义
		306	判断儿童肥胖的直接和间接评价指标
		307	儿童单纯性肥胖的病因
		308	2 岁以上儿童超重/肥胖的诊断标准
		309	儿童单纯性肥胖的治疗原则
		310	预防儿童肥胖的关键时期
		311	儿童单纯性肥胖的食谱原则
		312	肥胖儿童家庭健康教育的内容

第三部分　儿童营养师水平评价技能要求

儿童营养师水平评价技能要求共包括七个部分，详见下表。

职业功能	工作内容	技能要求
1. 儿童营养学概论	儿童营养的重要性	1. 熟悉儿童营养的显著特点 2. 掌握影响儿童智力发育的营养因素 3. 掌握影响儿童体格发育的营养因素

职业功能	工作内容	技能要求
2. 营养学基础	1. n-3 多不饱和脂肪酸作用	1. 熟悉 n-3 多不饱和脂肪酸的作用
	2. 食品标签营养素参考值	2. 掌握食品标签营养素参考值的应用
	3. 中国居民膳食指南和膳食宝塔	3. 掌握中国居民膳食指南的内容和应用 4. 掌握中国居民膳食宝塔的内容及应用
3. 儿童体格发育评价及儿童营养评估	1. 儿童体格发育	1. 掌握儿童体格测量方法
	2. 儿童体格发育评价	2. 掌握标准差等级评价法评价生长发育的标准及应用 3. 掌握标准差 Z 评分法评价生长发育的标准及应用 4. 掌握百分位数法评价生长发育的标准及应用
	3. 儿童营养评估	5. 掌握儿童营养评估的方法
4. 婴儿营养及喂养指导	1. 母乳喂养	1. 掌握母乳喂养的好处及母乳喂养禁忌证 2. 掌握母乳成分及影响因素 3. 熟悉特殊情况下的母乳喂养方法 4. 掌握母乳喂养成功的促进措施 5. 会处理母乳喂养常见问题
	2. 配方奶喂养	1. 掌握配方奶喂养方法 2. 掌握配方奶调配方法 3. 熟悉配方奶储存及奶具消毒方法 4. 熟悉混合喂养/部分母乳喂养
	3. 早产儿喂养	1. 熟悉早产儿喂养方法 2. 熟悉早产儿营养评估方法
	4. 食物转换	1. 掌握食物转换的时机、原则和方法 2. 了解半固体食物/固体食物的制作方法
	5. 婴儿喂养指南及营养素补充	1. 掌握婴儿喂养指南 2. 熟悉婴儿期营养素补充方法
	6. 婴儿期常见营养性问题	会处理婴儿期常见营养性问题
	7. 婴儿生长发育监测与生长促进	1. 会判断体重生长偏离 2. 会判断身长生长偏离 3. 会进行纵向生长速度及生长发育监测 4. 会制定婴儿个性化营养喂养方案
5. 幼儿期营养与膳食指导	1. 幼儿膳食营养原则和平衡膳食宝塔	1. 掌握幼儿膳食和喂养的原则 2. 能指导幼儿期儿童合理膳食和补充营养素 3. 掌握幼儿膳食宝塔的具体内容
	2. 幼儿期儿童营养配餐及食谱编制	1. 掌握幼儿的合理膳食制度 2. 掌握幼儿期儿童营养配餐及食谱编制的方法 3. 掌握幼儿膳食结构和食物选择的主要原则 4. 掌握幼儿膳食合理烹调的原则 5. 掌握合理选用零食的方法 6. 掌握为幼儿选择零食时的注意事项
6. 学龄前期营养与膳食指导	1. 学龄前儿童膳食指南及平衡膳食宝塔	1. 能根据学龄前期营养需求和膳食营养原则，指导学龄前期儿童合理膳食和补充营养素 2. 掌握学龄前儿童膳食指南及平衡膳食宝塔 3. 掌握正确引导学龄前儿童规律就餐、专注进食的方法 4. 掌握防止学龄前儿童挑食、偏食的方法 5. 熟悉学龄前儿童加餐的益处 6. 熟知学龄前儿童每天饮奶的重要性，掌握促进儿童饮奶的方法
	2. 学龄前儿童营养配餐及食谱编制	1. 掌握学龄前儿童膳食营养原则 2. 掌握学龄前儿童营养配餐及个人食谱编制的方法
	3. 学龄前儿童体格发育促进	熟悉促进学龄前儿童体格发育的原则

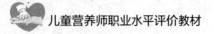

续表

职业功能	工作内容	技能要求
7. 集体儿童营养管理	1. 集体儿童食堂管理	掌握安全制备食品的十条原则
	2. 集体儿童膳食调查与评价	会做集体儿童膳食调查与评价
	3. 集体儿童的合理营养	能根据集体儿童的合理膳食原则，指导幼儿园儿童的合理膳食
	4. 幼儿膳食特点及集体儿童的食谱编制	1. 掌握幼儿园食谱编制的原则 2. 掌握幼儿园儿童团队食谱编制的方法 3. 熟悉幼儿园营养配餐制度 4. 熟悉幼儿园营养监测制度
8. 学龄期营养与膳食指导	1. 学龄期儿童的膳食营养需求	1. 熟悉学龄期儿童的营养需求特点 2. 熟悉维生素A缺乏和过量的症状和表现 3. 了解中国学龄期儿童营养状况
	2. 学龄期膳食营养原则及平衡膳食算盘	1. 掌握中国学龄儿童膳食指南（2016）的主要内容 2. 掌握中国儿童平衡膳食算盘（2016）的内容 3. 能根据学龄期营养需求和膳食营养原则，指导学龄期儿童合理膳食和补充营养素
	3. 学龄期儿童营养配餐及食谱编制	掌握学龄期儿童营养配餐及食谱编制的方法（个人及团体）
	4. 学龄期儿童常见膳食营养问题	掌握有效防治儿童性早熟的膳食原则
9. 青春期营养与膳食指导	1. 青春期少年膳食营养需求	掌握青春期少年膳食营养需求特点
	2. 青春期少年膳食营养指导	能根据青春期营养需求和膳食营养原则，指导青春期儿童合理膳食和补充营养素
	3. 青春期少年营养配餐及食谱编制	掌握青春期儿童营养配餐及食谱编制的方法（个人及团体）
	4. 青春期少年营养常见问题	1. 熟悉儿童长期不吃早餐的危害 2. 熟悉盲目减肥和节食的危害 3. 熟悉摄入含糖饮料及甜食过多对身体的危害 4. 掌握青春期少年应试期间的膳食营养指导原则
	5. 青春期少年生长发育监测与生长促进	1. 掌握青春期男女性发育的一般规律。 2. 熟悉青春期骨骼发育与钙和维生素D的关系
10. 儿童常见病症的营养防治方法	1. 儿童感冒	1. 熟知营养素缺乏容易导致儿童感冒的机制 2. 掌握有效预防儿童感冒的方法 3. 掌握儿童感冒的膳食指导和营养调理方法
	2. 儿童益生菌	1. 熟悉益生菌及其作用 2. 熟悉服用益生菌的好处
11. 儿童营养及营养相关性疾病的膳食指导	1. 蛋白质–能量营养不良	1. 能判断儿童蛋白质–能量营养不良 2. 能合理干预儿童蛋白质–能量营养不良
	2. 维生素D缺乏性佝偻病	1. 能判断维生素D缺乏性佝偻病 2. 掌握维生素D的治疗量和预防量
	3. 儿童食物过敏	1. 能判断儿童食物过敏 2. 了解儿童食物过敏的诊断方法 3. 掌握儿童食物过敏的饮食管理原则 4. 了解牛奶蛋白过敏的食物替代品
	4. 缺铁性贫血	1. 掌握不同年龄段儿童贫血的判断标准 2. 掌握儿童缺铁性贫血的铁剂治疗和预防性食疗
	5. 儿童单纯性肥胖症	1. 掌握2岁以上儿童超重/肥胖的诊断标准 2. 掌握儿童肥胖症的治疗原则及食谱原则

附录二　儿童营养师职业水平评价制度及考试实施办法

第一章　总　则

一、职业前景

为适应社会经济发展，国家出台"健康中国 2030 规划纲要"和国民营养计划，提倡由专业协会来开展水平评价工作。国家要大力发展健康产业，需要大量专业人才，需要许多培训机构来培训人才，而培养的人才需要专业协会来做水平评价。为了积极配合落实国家职业评价新政策，经广东省人民政府及省民政厅批准，广东省营养师协会决定在开展"广东省公共营养师水平评价"工作的基础上，进一步开展"儿童营养师"等职业水平评价工作。

近年中国每年新生儿人口在 2000 万左右，儿童健康是每一个家庭关注的焦点。生养一个健康和聪明的宝宝需要很多条件，营养均衡是基本的条件，是必要条件，也是最重要的条件。因此，儿童营养师这个职业应运而生，社会需求将会越来越大。

儿童处在长身体时期，有其特殊的营养需求，实际生活中不少家长缺乏营养知识，在营养方面存在很多误区，给孩子的成长带来不利的影响。我国《居民营养与健康状况调查》报告指出，我国儿童存在着较多营养问题，其中营养失衡、营养不良、运动能力下降等，导致儿童生长迟缓、低体重、肥胖等问题日益严重。如果孩子缺乏营养，如胎儿缺叶酸、锌，可能会导致严重的先天神经管畸形。7 岁以前是儿童智力发育的关键时期，错过了肯定会后悔一辈子。儿童免疫系统发育还不完善，容易感冒和生病，与营养缺乏或不均衡关系最大。

为了孩子的未来，必须补上儿童营养这一必修课。

二、儿童营养师职业定义

儿童营养师是指导儿童合理膳食，有效干预儿童常见营养疾病，传播儿童营养知识，评价儿童营养状况，促进儿童体格发育和身心健康的专业人员。

三、儿童营养师主要适用对象

（1）幼儿园工作人员，如园长、营养师、医生、老师。

（2）中小学食堂负责人和校医。

（3）基层社区医务人员和计生人员。

（4）儿童营养产品企业的销售人员和客服人员。

（5）医院儿科医生和护士。

（6）儿童营养师自由从业者。

（7）对儿童营养感兴趣的家长和社会各界人士。

四、儿童营养师职业水平评价的目的

目的是规范儿童营养师的培养，为幼儿园、儿童食品生产企业培养具备相应职业技能的合格营养师，推进科技人才评价专业化和社会化，方便用人单位选择合格专业人才，促进儿童营养相关产业的发展。

五、儿童营养师职业水平评价工作领导机构

广东省营养师协会设立儿童营养专业委员会，主要负责儿童营养师水平评价工作。专业委员会负责制定《广东省儿童营养师职业水平评价制度及考试实施办法》《广东省儿童营养师职业水平评价考试大纲》。广东省营养师协会秘书处负责儿童营养师水平评价项目的日常事务和财务工作。

广东省营养师协会开展儿童营养师职业水平评价工作，面向社会提供儿童营养相关专业从业人员水平评

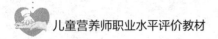

价服务。本规定适用于从事儿童营养相关工作人员的专业知识和技能水平评价。通过职业水平评价考试的人员，表明已经具备从事儿童营养专业工作的职业能力和水平。

第二章　职业水平评价工作

一、儿童营养师职业水平评价的主要内容

第一章　儿童营养学概论

第二章　营养相关的医学基础知识

第三章　营养学基础

第四章　儿童体格发育评价及儿童营养评估

第五章　婴儿营养及喂养指导

第六章　幼儿期营养与膳食指导

第七章　学龄前期营养与膳食指导

第八章　集体儿童营养管理

第九章　学龄期营养与膳食指导

第十章　青春期营养与膳食指导

第十一章　儿童常见营养相关病症及其防治方法

第十二章　儿童营养及营养相关性疾病的膳食指导

二、职业水平评价级别

分为儿童营养师和高级儿童营养师两个级别。

1. 儿童营养师。具有营养学专业知识和技能的幼儿园从业人员，通过广东省营养师协会组织的儿童营养师职业水平评价考试。儿童营养师能运用营养科学知识，独立从事儿童个人或团体膳食管理、营养咨询和指导工作。

2. 高级儿童营养师。具有营养学和膳食营养学专业知识和技能的从业人员，通过广东省营养师协会组织的高级儿童营养师职业水平评价考试。高级儿童营养师能够独立从事健康或疾病状态下的儿童个人或团体膳食管理、营养咨询和营养指导工作。

三、职业水平评价工作组

儿童营养专业委员会下设三个工作小组。

命题组负责制定儿童营养师水平评价考试大纲，编写考试题库。

考务组负责组织考试，包括考生资质审查，试卷印制、保管、运送和回收，阅卷，成绩登录等考务工作。负责考评员队伍的建立和管理，组织监考和阅卷。负责考试基地、阅卷基地的资质认定及标准的拟定。

教材组负责编写及修订教材。

四、考试方式

儿童营养师职业水平评价考试包括理论考试和技能考试，考试实行统一大纲、统一命题、统一组织，每年举行两次考试。都采用闭卷笔试的方式，理论考试为 90 分钟，技能考试时间为 120 分钟。理论考试和技能考试均实行百分制，两门成绩都达到 60 分以上者为合格。

五、考试时间和地点

考试时间由广东省营养师协会儿童营养专业委员会提前 3 个月以上向社会发布。考试地点考前公布。考试结束 1 个月内公布成绩。

六、考生报名

考生按有关规定办理报名手续。考试实施机构按照规定的程序和报名条件要求，核发准考证。参加考试

人员凭准考证和有效身份证件在指定的时间和地点参加考试。

七、成绩发布

参加儿童营养师职业水平评价考试成绩合格者，发放广东省营养师协会儿童营养师职业水平评价证书。

八、报名条件

1. 儿童营养师（职业资格三级水平）

（1）在本职业连续工作 2 年以上。

（2）具有医学或食品及相关专业中专或中专以上毕业证书。

（3）经本职业三级正规培训达规定标准学时数，并取得结业证书。

2. 高级儿童营养师（职业资格二级水平）

（1）在本职业连续工作 6 年以上。

（2）取得本职业三级职业资格证书后，连续从事本职业工作 2 年以上，经本职业二级正规培训达规定标准学时数，并取得结业证书。

（3）具有医学或食品相关专业大学专科及以上毕业证书。

（4）具有非医学或非食品相关专业大学专科及以上毕业证书，连续从事本职业工作 2 年以上。

（5）具有医学或食品及相关专业硕士研究生及以上学历。

（6）具有非医学或非食品相关专业大学专科及以上毕业证书，经本职业二级正规培训达规定标准学时数，并取得结业证书。

第三章　培训要求

一、培训期限

晋级培训期限：儿童营养师不少于 100 标准学时，高级母婴营养师不少于 120 标准学时。全日制职业学校要根据学校教学计划来确定培训期限，一般不少于 48 学时。

二、培训教师

培训儿童营养师的教师应具有本职业高级职业资格证书或相关专业中级以上（含中级）专业技术职务任职资格；培训高级儿童营养师的教师应具有本职业高级职业资格证书 2 年以上或相关专业高级专业技术职务任职资格。

第四章　资质认证

一、报考资质认证

儿童营养师由各地具有教学或培训资质的机构来培养。培训机构的报名资质由广东省营养师协会进行认证，认证合格的机构才有报名资质，签订工作协议后正式生效。认证有效期为三年，期满后需重新申请资质认证。

二、广州以外考试基地认证

符合儿童营养师培训资质的机构可向广东省营养师协会提出申请。经评估合格后，可开展儿童营养师的考试工作。

三、违规处理方法

培训机构或考试基地在工作过程中，违反国家法律，违反广东省营养师协会章程及儿童营养师职业水平评价考试规定，造成不良社会影响的，广东省营养师协会将取消其报名资质。违法违纪行为由国家有关部门依法处理。

第五章 收 费

广东省营养师协会儿童营养师职业水平评价工作是非盈利性的社会服务类项目，为保证工作的持续运转，按规定收取水平评价费用，包括报名和考试费。儿童营养师职业水平评价费每人 380 元，高级儿童营养师每次 580 元。

第六章 附 则

一、保密要求

考试管理部门和考务实施机构，应当严格执行考务工作的各项规章制度，遵守考试工作纪律，切实做好试卷命题、印刷、发送和保管过程中的保密工作，严防泄密。

二、违纪处理

对违反考试工作纪律和有关规定的人员，按照国家有关规定由国家主管部门进行处理。

三、其他

本办法的解释权归广东省营养师协会儿童营养专业委员会。

本规定自 2018 年 11 月 26 日起试行。

广东省营养师协会

2018 年 11 月 25 日

附录三 中国居民膳食能量需要量（EER）

人群	能量/（kcal/d）											
	男			女			男			女		
	身体活动水平（轻）	身体活动水平（中）	身体活动水平（重）	身体活动水平（轻）	身体活动水平（中）	身体活动水平（重）	身体活动水平（轻）	身体活动水平（中）	身体活动水平（重）	身体活动水平（轻）	身体活动水平（中）	身体活动水平（重）
0 岁～	0.38MJ/（kg.d）			0.38MJ/（kg.d）			90kcal/（kg.d）			90kcal/（kg.d）		
0.5 岁～	0.33MJ/（kg.d）			0.33MJ/（kg.d）			80kcal/（kg.d）			80kcal/（kg.d）		
1 岁～	3.77			3.35			900			800		
2 岁～	4.60			4.18			1100			1000		
3 岁～	5.23			5.02			1250			1200		
0 岁～	0.38MJ/（kg.d）			0.38MJ/（kg.d）			90kcal/（kg.d）			90kcal/（kg.d）		
4 岁～	5.44			5.23			1300			1250		
5 岁～	5.86			5.44			1400			1300		
6 岁～	5.86	6.69	7.53	5.23	6.07	6.90	1400	1600	1800	1250	1450	1650
7 岁～	6.28	7.11	7.95	5.65	6.49	7.32	1500	1700	1900	1350	1550	1750

人群	能量/（kcal/d）											
	男			女			男			女		
	身体活动水平（轻）	身体活动水平（中）	身体活动水平（重）	身体活动水平（轻）	身体活动水平（中）	身体活动水平（重）	身体活动水平（轻）	身体活动水平（中）	身体活动水平（重）	身体活动水平（轻）	身体活动水平（中）	身体活动水平（重）
8 岁～	6.90	7.74	8.79	6.07	7.11	7.95	1650	1850	2100	1450	1700	1900
9 岁～	7.32	8.37	9.41	6.49	7.53	8.37	1750	2000	2250	1550	1800	2000
10 岁～	7.53	8.58	9.62	6.90	7.95	9.00	1800	2050	2300	1650	1900	2150
11 岁～	8.58	9.83	10.88	7.53	8.58	9.62	2050	2350	2600	1800	2050	2300
14 岁～	10.46	11.92	13.39	8.37	9.62	10.67	2500	2850	3200	2000	2300	2550
18 岁～	9.41	10.88	12.55	7.53	8.79	10.04	2250	2600	3000	1800	2100	2400
50 岁～	8.79	10.25	11.72	7.32	8.58	9.83	2100	2450	2800	1750	2050	2350
65 岁～	8.58	9.83	—a	7.11	8.16	—	2050	2350	—	1700	1950	—
80 岁～	7.95	9.20	—	6.28	7.32	—	1900	2200	—	1500	1750	—
孕妇（早）	—	—	—	+0b	+0	+0	—	—	—	+0	+0	+0
孕妇（中）	—	—	—	+1.26	+1.26	+1.26	—	—	—	+300	+300	+300
孕妇（晚）	—	—	—	+1.88	+1.88	+1.88	—	—	—	+450	+450	+450
乳母	—	—	—	+2.09	+2.09	+2.09	—	—	—	+500	+500	+500

a 未制定参考值者用“—”表示。

b “＋”表示在同龄人群参考值基础上额外增加量。

附录四　中国居民膳食蛋白质参考摄入量（DRIs）

人群	EAR/（g/d）		RNI/（g/d）	
	男	女	男	女
0 岁～	—a	—	9（AI）	9（AI）
0.5 岁～	15	15	20	20
1 岁～	20	20	25	25
2 岁～	20	20	25	25
3 岁～	25	25	30	30
4 岁～	25	25	30	30
5 岁～	25	25	30	30
6 岁～	25	25	35	35
7 岁～	30	30	40	40

人群	EAR/（g/d）		RNI/（g/d）	
	男	女	男	女
8 岁～	30	30	40	40
9 岁～	40	40	45	45
10 岁～	40	40	50	50
11 岁～	50	45	60	55
14 岁～	60	50	75	60
18 岁～	60	50	65	55
50 岁～	60	50	65	55
65 岁～	60	50	65	55
80 岁～	60	50	65	55
孕妇（早）	—	+0[b]	—	+0
孕妇（中）	—	+10	—	+15
孕妇（晚）	—	+25	—	+30
乳母	—	+20	—	+25

未制定参考值者用"—"表示。"＋"表示在同龄人群参考值基础上额外增加量。

附录五　中国居民膳食碳水化合物、脂肪酸参考摄入量（DRIs）

人群	总碳水化合物/（g/d）	亚油酸/（%E[b]）	α-亚麻酸/（%E）	EPA＋DHA/（g/d）
	EAR	AI	AI	AI
0 岁～	60（AI）	7.3（0.15g[c]）	0.87	0.10[d]
0.5 岁～	85（AI）	6.0	0.66	0.10[d]
1 岁～	120	4.0	0.60	0.10[d]
4 岁～	120	4.0	0.60	—
7 岁～	120	4.0	0.60	—
11 岁～	150	4.0	0.60	—
14 岁～	150	4.0	0.60	—
18 岁～	120	4.0	0.60	—
50 岁～	120	4.0	0.60	—
65 岁～	—[a]	4.0	0.60	—
80 岁～	—	4.0	0.60	—
孕妇（早）	130	4.0	0.60	0.25（0.20[d]）
孕妇（中）	130	4.0	0.60	0.25（0.20[d]）
孕妇（晚）	130	4.0	0.60	0.25（0.20[d]）
乳母	160	4.0	0.60	0.25（0.20[d]）

a 未制定参考值者用"—"表示；b %E 为占能量的百分比；c 为花生四烯酸；d DHA。

注：我国 2 岁以上儿童及成人膳食中来源于食品工业加工产生的反式脂肪酸的 UL 为＜1%E。

附录六　中国居民膳食常量元素参考摄入量（DRIs）

人群	钙/（mg/d）			磷/（mg/d）			钾/（mg/d）		钠/（mg/d）		镁/（mg/d）		氯/（mg/d）
	EAR	RNI	UL	EAR	RNI	UL^c	AI	PI	AI	PI	EAR	RNI	AI
0岁~	—^{a}	200（AI）	1000	—	100（AI）	—	350	—	170	—	—	20（AI）	260
0.5岁~	—	250（AI）	1500	—	180（AI）	—	550	—	350	—	—	65（AI）	550
1岁~	500	600	1500	250	300	—	900	—	700	—	110	140	1100
4岁~	650	800	2000	290	350	—	1200	2100	900	1200	130	160	1400
7岁~	800	1000	2000	400	470	—	1500	2800	1200	1500	180	220	1900
11岁~	1000	1200	2000	540	640	—	1900	3400	1400	1900	250	300	2200
14岁~	800	1000	2000	590	710	—	2200	3900	1600	2200	270	320	2500
18岁~	650	800	2000	600	720	3500	2000	3600	1500	2000	280	330	2300
50岁~	800	1000	2000	600	720	3500	2000	3600	1400	1900	280	330	2200
65岁~	800	1000	2000	590	700	3000	2000	3600	1400	1800	270	320	2200
80岁~	800	1000	2000	560	670	3000	2000	3600	1300	1700	260	310	2000
孕妇（早）	+0^b	+0	2000	+0	+0	3500	+0	3600	+0	2000	+30	+40	+0
孕妇（中）	+160	+200	2000	+0	+0	3500	+0	3600	+0	2000	+30	+40	+0
孕妇（晚）	+160	+200	2000	+0	+0	3500	+0	3600	+0	2000	+30	+40	+0
乳母	+160	+200	2000	+0	+0	3500	+400	3600	+0	2000	+0	+0	+0

^{a} 未制定参考值者用"—"表示；^{b} "+"表示在同龄人群参考值基础上额外增加量，并不表示过量摄入没有健康风险；
^{c} 有些营养素未制定可耐受最高摄入量，主要是因为研究资料不充分，并不表示过量摄入没有健康风险。

附录七　中国居民膳食微量元素参考摄入量（DRIs）

人群	铁/（mg/d） EAR 男	EAR 女	RNI 男	RNI 女	ULᶜ	碘/（µg/d） EAR	RNI	UL	锌/（mg/d） EAR 男	EAR 女	RNI 男	RNI 女	UL	硒/（µg/d） EAR	RNI	UL	铜/（mg/d） EAR	RNI	UL	氟/（mg/d） AI	UL	铬/（µg/d） AI	锰/（mg/d） AI	UL	钼/（µg/d） EAR	RNI	UL
0岁~	—	—ᵃ	0.3 (AI)	0.3 (AI)	—	—	85(AI)	—	—	—	—	2.0 (AI)	—	—	15(AI)	55	—	0.3 (AI)	—	0.01	—	0.2	0.01	—	—	2 (AI)	—
0.5岁~	7	7	10	10	—	—	115 (AI)	—	—	2.8	—	3.5	—	—	20 (AI)	80	—	0.3 (AI)	—	0.23	—	4.0	0.7	—	—	15 (AI)	—
1岁~	6	6	9	9	25	65	90	—	—	3.2	—	4.0	8	20	25	100	0.25	0.3	2	0.6	0.8	15	1.5	—	35	40	200
4岁~	7	7	10	10	30	65	90	200	—	4.6	—	5.5	12	25	30	150	0.30	0.4	3	0.7	1.1	20	2.0	3.5	40	50	300
7岁~	10	10	13	13	35	75	90	300	—	5.9	—	7.0	19	35	40	200	0.40	0.5	4	1.0	1.7	25	3.0	5.0	55	65	450
11岁~	11	14	15	18	40	85	110	400	8.2	7.6	10.0	9.0	28	45	55	300	0.55	0.7	6	1.3	2.5	30	4.0	8.0	75	90	650
14岁~	12	14	16	18	40	85	120	500	9.7	6.9	11.5	8.5	35	50	60	350	0.60	0.8	7	1.5	3.1	35	4.5	10	85	100	800
18岁~	9	15	12	20	42	85	120	600	10.4	6.1	12.5	7.5	40	50	60	400	0.60	0.8	8	1.5	3.5	30	4.5	11	85	100	900
50岁~	9	9	12	12	42	85	120	600	10.4	6.1	12.5	7.5	40	50	60	400	0.60	0.8	8	1.5	3.5	30	4.5	11	85	100	900
65岁~	9	9	12	12	42	85	120	600	10.4	6.1	12.5	7.5	40	50	60	400	0.60	0.8	8	1.5	3.5	30	4.5	11	85	100	900
80岁~	9	9	12	12	42	85	120	600	10.4	6.1	12.5	7.5	40	50	60	400	0.60	0.8	8	1.5	3.5	30	4.5	11	85	100	900
孕妇（早）	—	+0ᵇ	—	+0	42	+75	+110	600	—	+1.7	—	+2.0	40	+4	+5	400	+0.10	+0.1	8	+0	+3.5	+1.0	+0.4	11	+7	+10	900
孕妇（中）	—	+4	—	+4	42	+75	+110	600	—	+1.7	—	+2.0	40	+4	+5	400	+0.10	+0.1	8	+0	+3.5	+4.0	+0.4	11	+7	+10	900
孕妇（晚）	—	+7	—	+9	42	+75	+110	600	—	+1.7	—	+2.0	40	+4	+5	400	+0.10	+0.1	8	+0	+3.5	+6.0	+0.4	11	+7	+10	900
乳母	—	+3	—	+4	42	+85	+120	600	—	+3.8	—	+4.5	40	+15	+18	400	+0.50	+0.6	8	+0	+3.5	+7.0	+0.3	11	+3	+3	900

ᵃ 未制定参考值者用"—"表示；ᵇ "+"表示在同龄人群参考值基础上额外增加量；
ᶜ 有些营养素未制定可耐受最高摄入量，主要是因为研究资料不充分，并不表示过量摄入没有健康风险。

附录八　中国居民膳食脂溶性维生素参考摄入量（DRIs）

人群	维生素 A/（μgRAE/d）ᶜ					维生素 D/（μg/d）			维生素 E/（mgα-TE/d）ᵈ		维生素 K/（μg/d）
	EAR		RNI		UL^f	EAR	RNI	UL	AI	UL^e	AI
	男	女	男	女							
0 岁~	—ᵃ	—	300（AI）		600	—	10（AI）	20	3	—	2
0.5 岁~	—	—	350（AI）		600	—	10（AI）	20	4	—	10
1 岁~	220		310		700	8	10	20	6	150	30
4 岁~	260		360		900	8	10	30	7	200	40
7 岁~	360		500		1500	8	10	45	9	350	50
11 岁~	480	450	670	630	2100	8	10	50	13	500	70
14 岁~	590	450	820	630	2700	8	10	50	14	600	75
18 岁~	560	480	800	700	3000	8	10	50	14	700	80
50 岁~	560	480	800	700	3000	8	10	50	14	700	80
65 岁~	560	480	800	700	3000	8	15	50	14	700	80
80 岁~	560	480	800	700	3000	8	15	50	14	700	80
孕妇（早）		+0ᵇ	—	+0	3000	+0	+0	50	+0	700	+0
孕妇（中）		+50	—	+70	3000	+0	+0	50	+0	700	+0
孕妇（晚）		+50	—	+70	3000	+0	+0	50	+0	700	+0
乳母		+400	—	+600	3000	+0	+0	50	+3	700	+5

ᵃ 未制定参考值者用"—"表示；ᵇ "+"表示在同龄人群参考值基础上额外增加量。
ᶜ 视黄醇活性当量（RAE，μg）=膳食或补充剂来源全反式视黄醇（μg）+1/2 补充剂纯品全反式 β-胡萝卜素（μg）+1/12 膳食全反式 β-胡萝卜素（μg）+1/24 其他膳食维生素 A 原类胡萝卜素（μg）。
ᵈ α-生育酚当量（α-TE，mg），膳食中总 α-TE 当量（mg）=1×α-生育酚（mg）+0.5×β-生育酚（mg）+0.1×γ-生育酚（mg）+0.02×δ-生育酚（mg）+0.3×α-三烯生育酚（mg）。
ᵉ 有些营养素未制定可耐受最高摄入量，主要是因为研究资料不充分，并不表示过量摄入没有健康风险；ᶠ 不包括来自膳食维生素 A 原类胡萝卜素的 RAE。

附录九 中国居民膳食水溶性维生素参考摄入量（DRIs）

人群	维生素 B1/ (mg/d) EAR 男	女	RNI 男	女	维生素 B2/ (mg/d) EAR 男	女	RNI 男	女	维生素 B6/ (mg/d) EAR	RNI	UL[f]	维生素 B12/ (μg/d) EAR	RNI	泛酸/ (mg/d) AI	叶酸/ (μgDFE/d)[c] EAR	RNI	UL[d]	烟酸/ (mgNE/d)[e] EAR 男	女	RNI 男	女	UL	烟酰胺/ (mg/d) UL	胆碱/ (mg/d) AI 男	女	UL	生物素/ (μg/d) AI	维生素 C/ (mg/d) EAR	RNI	PI	UL
0岁~	—	—	0.1 (AI)	0.1 (AI)	—	—	0.4 (AI)	0.4 (AI)	—	0.2 (AI)	—	—	0.3 (AI)	1.7	—	65 (AI)	—	—	—	2 (AI)	2 (AI)	—	—	120	120	—	5	—	40 (AI)	—	—
0.5岁~	—	—	0.3 (AI)	0.3 (AI)	—	—	0.5 (AI)	0.5 (AI)	—	0.4 (AI)	—	—	0.6 (AI)	1.9	—	100 (AI)	—	—	—	3 (AI)	3 (AI)	—	—	150	150	—	9	—	40 (AI)	—	—
1岁~	0.5	0.5	0.6	0.6	0.5	0.5	0.6	0.6	0.5	0.6	20	0.8	1.0	2.1	130	160	300	5	5	6	6	10	100	200	200	1000	17	35	40	—	400
4岁~	0.6	0.6	0.8	0.8	0.6	0.6	0.7	0.7	0.6	0.7	25	1.0	1.2	2.5	150	190	400	7	6	8	8	15	130	250	250	1000	20	40	50	—	600
7岁~	0.8	0.8	1.0	1.0	0.8	0.8	1.0	1.0	0.8	1.0	35	1.3	1.6	3.5	210	250	600	9	8	11	10	20	180	300	300	1500	25	55	65	—	1000
11岁~	1.1	1.0	1.3	1.1	1.1	0.9	1.3	1.1	1.1	1.3	45	1.8	2.1	4.5	290	350	800	11	10	14	12	25	240	400	400	2000	35	75	90	—	1400
14岁~	1.3	1.1	1.6	1.3	1.3	1.0	1.5	1.2	1.2	1.4	55	2.0	2.4	5.0	320	400	900	14	11	16	13	30	280	500	400	2500	40	85	100	—	1800
18岁~	1.2	1.0	1.4	1.2	1.2	1.0	1.4	1.2	1.2	1.4	60	2.0	2.4	5.0	320	400	1000	12	10	15	12	35	310	500	400	3000	40	85	100	200	2000
50岁~	1.2	1.0	1.4	1.2	1.2	1.0	1.4	1.2	1.3	1.6	60	2.0	2.4	5.0	320	400	1000	12	10	14	12	35	310	500	400	3000	40	85	100	200	2000
65岁~	1.2	1.0	1.4	1.2	1.2	1.0	1.4	1.2	1.3	1.6	60	2.0	2.4	5.0	320	400	1000	11	9	14	11	35	300	500	400	3000	40	85	100	200	2000
80岁~	1.2	1.0	1.4	1.2	1.2	1.0	1.4	1.2	1.3	1.6	60	2.0	2.4	5.0	320	400	1000	11	8	13	10	30	280	500	400	3000	40	85	100	200	2000
孕妇（早）	—	+0[b]	—	+0	—	+0	—	+0	+0.7	+0.8	60	+0.4	+0.5	+1.0	+200	+200	1000	—	+0	—	+0	35	310	—	+20	3000	+0	+0	+0	200	2000
孕妇（中）	—	+0.1	—	+0.2	—	+0.1	—	+0.2	+0.7	+0.8	60	+0.4	+0.5	+1.0	+200	+200	1000	—	+0	—	+0	35	310	—	+20	3000	+0	+10	+15	200	2000
孕妇（晚）	—	+0.2	—	+0.3	—	+0.2	—	+0.3	+0.7	+0.8	60	+0.4	+0.5	+1.0	+200	+200	1000	—	+0	—	+0	35	310	—	+20	3000	+0	+10	+15	200	2000
乳母	—	+0.2	—	+0.3	—	+0.2	—	+0.3	+0.2	+0.3	60	+0.6	+0.8	+2.0	+130	+150	1000	—	+2	—	+3	35	310	—	+120	3000	+10	+40	+50	200	2000

a 未制定参考值者用"—"表示。

b "+"表示在同龄人群参考值基础上额外增加量。

c 膳食叶酸当量（DFE, μg）=天然食物来源叶酸（μg）+1.7×合成叶酸（μg）。

d 指合成叶酸摄入量上限，不包括天然食物来源的叶酸量，单位：μg/d。

e 烟酸当量（NE, mg）=烟酸（mg）+1/60色氨酸（mg）。

f 有些营养素未制定可耐受最高摄入量，主要是因为研究资料不充分，并不表示过量摄入没有健康风险。

附 录

附录十 中国居民膳食矿物质推荐摄入量/适宜摄入量（RNI/AI）

人群	钙/(mg/d) RNI	磷/(mg/d) RNI	钾/(mg/d) AI	钠/(mg/d) AI	镁/(mg/d) RNI	氯/(mg/d) AI	铁/(mg/d) RNI 男	铁/(mg/d) RNI 女	碘/(μg/d) RNI	锌/(mg/d) RNI 男	锌/(mg/d) RNI 女	硒/(μg/d) RNI	铜/(mg/d) RNI	氟/(mg/d) AI	铬/(μg/d) AI	锰/(mg/d) AI	钼/(μg/d) RNI
0 岁~	200 (AI)	100 (AI)	350	170	20 (AI)	260	0.3 (AI)		85 (AI)	2.0 (AI)		15 (AI)	0.3 (AI)	0.01	0.2	0.01	2 (AI)
0.5 岁~	250 (AI)	180 (AI)	550	350	65 (AI)	550	10		115 (AI)	3.5		20 (AI)	0.3 (AI)	0.23	4.0	0.7	15 (AI)
1 岁~	600	300	900	700	140	1100	9		90	4.0		25	0.3	0.6	15	1.5	40
4 岁~	800	350	1200	900	160	1400	10		90	5.5		30	0.4	0.7	20	2.0	50
7 岁~	1000	470	1500	1200	220	1900	13		90	7.0		40	0.5	1.0	25	3.0	65
11 岁~	1200	640	1900	1400	300	2200	15	18	110	10.0	9.0	55	0.7	1.3	30	4.0	90
14 岁~	1000	710	2200	1600	320	2500	16	18	120	11.5	8.5	60	0.8	1.5	35	4.5	100
18 岁~	800	720	2000	1500	330	2300	12	20	120	12.5	7.5	60	0.8	1.5	30	4.5	100
50 岁~	1000	720	2000	1400	330	2200	12	12	120	12.5	7.5	60	0.8	1.5	30	4.5	100
65 岁~	1000	700	2000	1400	320	2200	12	12	120	12.5	7.5	60	0.8	1.5	30	4.5	100
80 岁~	1000	670	2000	1300	310	2000	12	12	120	12.5	7.5	60	0.8	1.5	30	4.5	100
孕妇（早）	+0[b]	+0	+0	+0	+40	+0	—[a]	+0	+110	—	+2.0	+5	+0.1	+0	+1.0	+0.4	+10
孕妇（中）	+200	+0	+0	+0	+40	+0	—	+4	+110	—	+2.0	+5	+0.1	+0	+4.0	+0.4	+10
孕妇（晚）	+200	+0	+0	+0	+40	+0	—	+9	+110	—	+2.0	+5	+0.1	+0	+6.0	+0.4	+10
乳母	+200	+0	+400	+0	+0	+0	—	+4	+120	—	+4.5	+18	+0.6	+0	+7.0	+0.3	+3

a 未制定参考值者用"—"表示。

b "+"表示在同龄人群参考值基础上额外增加量。

附录十一 中国居民膳食维生素推荐摄入量/适宜摄入量（RNI/AI）

人群	维生素A/（μgRAE/d）^c RNI 男	女	维生素D/（μg/d） RNI	维生素E/（mgα-TE/d）^d AI	维生素K/（μg/d） AI	维生素B1/（mg/d） RNI 男	女	维生素B2/（mg/d） RNI 男	女	维生素B6/（mg/d） RNI	维生素B12/（μg/d） RNI	泛酸/（mg/d） AI	叶酸/（μgDFE/d）^e RNI	烟酸/（mgNE/d）^f RNI 男	女	胆碱/（mg/d） AI 男	女	生物素/（μg/d） AI	维生素C/（mg/d） RNI
0岁~	300 (AI)		10 (AI)	3	2	0.1 (AI)		0.4 (AI)		0.2 (AI)	0.3 (AI)	1.7	65 (AI)	2 (AI)		120		5	40 (AI)
0.5岁~	350 (AI)		10 (AI)	4	10	0.3 (AI)		0.5 (AI)		0.4 (AI)	0.6 (AI)	1.9	100 (AI)	3 (AI)		150		9	40 (AI)
1岁~	310		10	6	30	0.6		0.6		0.6	1.0	2.1	160	6		200		17	40
4岁~	360		10	7	40	0.8		0.7		0.7	1.2	2.5	190	8		250		20	50
7岁~	500		10	9	50	1.0		1.0		1.0	1.6	3.5	250	11	10	300		25	65
11岁~	670	630	10	13	70	1.3	1.1	1.3	1.1	1.3	2.1	4.5	350	14	12	400		35	90
14岁~	820	630	10	14	75	1.6	1.3	1.5	1.2	1.4	2.4	5.0	400	16	13	500	400	40	100
18岁~	800	700	10	14	80	1.4	1.2	1.4	1.2	1.4	2.4	5.0	400	15	12	500	400	40	100
50岁~	800	700	10	14	80	1.4	1.2	1.4	1.2	1.6	2.4	5.0	400	14	12	500	400	40	100
65岁~	800	700	15	14	80	1.4	1.2	1.4	1.2	1.6	2.4	5.0	400	14	11	500	400	40	100
80岁~	800	700	15	14	80	1.4	1.2	1.4	1.2	1.6	2.4	5.0	400	13	10	500	400	40	100
孕妇（早）	—	+0^b	+0	+0	+0	—	+0	—	+0	+0.8	+0.5	+1.0	+200	—	+0	—	+20	+0	+0
孕妇（中）	—	+70	+0	+0	+0	—	+0.2	—	+0.2	+0.8	+0.5	+1.0	+200	—	+0	—	+20	+0	+15
孕妇（晚）	—	+70	+0	+0	+0	—	+0.3	—	+0.3	+0.8	+0.5	+1.0	+200	—	+0	—	+20	+0	+15
乳母	—	+600	+0	+3	+5	—	+0.3	—	+0.3	+0.3	+0.8	+2.0	+150	—	+3	—	+120	+10	+50

a 未制定参考值者用"—"表示。

b "+"表示在同龄人群参考值基础上额外增加量。

c 视黄醇活性当量（RAE，μg）=膳食或补充剂纯品全反式视黄醇（μg）+1/2补充剂纯品全反式β-胡萝卜素（μg）+1/12膳食全反式β-胡萝卜素（μg）+1/24其他膳食维生素A原类胡萝卜素（μg）。

d α-生育酚当量（α-TE，mg），膳食中总α-TE当量（mg）=1×α-生育酚（mg）+0.5×β-生育酚（mg）+0.1×γ-生育酚（mg）+0.02×δ-生育酚（mg）+0.3×α-三烯生育酚（mg）。

e 膳食叶酸当量（DFE，μg）=天然食物来源叶酸（μg）+1.7×合成叶酸（μg）。

f 烟酸当量（NE，mg）=烟酸（mg）+1/60色氨酸（mg）。

附录十二 中国居民膳食微量营养素可耐受最高摄入量（UL）

人群	钙/(mg/d)	磷/(mg/d)	铁/(mg/d)	碘/(μg/d)	锌/(mg/d)	硒/(μg/d)	铜/(mg/d)	氟/(mg/d)	锰/(mg/d)	钼/(μg/d)	维生素A/(μg RAE/d) b	维生素D/(μg/d)	维生素E/(mga-TE/d) c	维生素B6/(mg/d)	叶酸/(μgDFE/d) e	烟酸/(mg NE/d) d	烟酰胺/(mg/d)	胆碱/(mg/d)	维生素C/(mg/d)
0岁~	1000	—ᵃ	—	—	—	55	—	—	—	—	600	20	—	—	—	—	—	—	—
0.5岁~	1500	—	—	—	—	80	—	—	—	—	600	20	—	—	—	—	—	—	—
1岁~	1500	—	25	—	8	100	2	0.8	—	200	700	20	150	20	300	10	100	1000	400
4岁~	2000	—	30	200	12	150	3	1.1	3.5	300	900	30	200	25	400	15	130	1000	600
7岁~	2000	—	35	300	19	200	4	1.7	5.0	450	1500	45	350	35	600	20	180	1500	1000
11岁~	2000	—	40	400	28	300	6	2.5	8.0	650	2100	50	500	45	800	25	240	2000	1400
14岁~	2000	—	40	500	35	350	7	3.1	10	800	2700	50	600	55	900	30	280	2500	1800
18岁~	2000	3500	42	600	40	400	8	3.5	11	900	3000	50	700	60	1000	35	310	3000	2000
50岁~	2000	3500	42	600	40	400	8	3.5	11	900	3000	50	700	60	1000	35	310	3000	2000
65岁~	2000	3000	42	600	40	400	8	3.5	11	900	3000	50	700	60	1000	35	300	3000	2000
80岁~	2000	3000	42	600	40	400	8	3.5	11	900	3000	50	700	60	1000	30	280	3000	2000
孕妇（早）	2000	3500	42	600	40	400	8	3.5	11	900	3000	50	700	60	1000	35	310	3000	2000
孕妇（中）	2000	3500	42	600	40	400	8	3.5	11	900	3000	50	700	60	1000	35	310	3000	2000
孕妇（晚）	2000	3500	42	600	40	400	8	3.5	11	900	3000	50	700	60	1000	35	310	3000	2000
乳母	2000	3500	42	600	40	400	8	3.5	11	900	3000	50	700	60	1000	35	310	3000	2000

a 未制定 UL 值者用 "—" 表示。这些营养素未制定可耐受最高摄入量，主要是因为研究资料不充分，并不表示过量摄入没有健康风险。

b 视黄醇活性当量 (RAE, μg) = 膳食或补充剂来源全反式视黄醇 (μg) + 1/2 补充剂纯品全反式 β-胡萝卜素 (μg) + 1/12 膳食全反式 β-胡萝卜素 (μg) + 1/24 其他膳食维生素 A 原类胡萝卜素 (μg)。

c α-生育酚当量 (α-TE, mg), 膳食中总 α-TE 当量 (mg) = 1×α-生育酚 (mg) + 0.5×β-生育酚 (mg) + 0.1×γ-生育酚 (mg) + 0.02×δ-生育酚 (mg) + 0.3×α-三烯生育酚 (mg)。

d 烟酸当量 (NE, mg) = 烟酸 (mg) + 1/60 色氨酸 (mg)。

e 指合成叶酸摄入量上限, 不包括天然食物来源的叶酸。

f 不包括来自膳食维生素 A 原类胡萝卜素的 RAE。

附录十三　中国居民膳食宏量营养素可接受范围（AMDR）

人群	总碳水化合物/（%E[a]）	添加糖/（%E）	总脂肪/（%E）	饱和脂肪酸U－AMDR/（%E）	n－6多不饱和脂肪酸/（%E）	n－3多不饱和脂肪酸（%E）	EPA＋DHA/（g/d）
0 岁～	—[b]	—	48（AI）	—	—	—	—
0.5 岁～	—	—	40（AI）	—	—	—	—
1 岁～	50～65	—	35（AI）	—	—	—	—
4 岁～	50～65	＜10	20～30	＜8	—	—	—
7 岁～	50～65	＜10	20～30	＜8	—	—	—
11 岁～	50～65	＜10	20～30	＜8	—	—	—
14 岁～	50～65	＜10	20～30	＜8	—	—	—
18 岁～	50～65	＜10	20～30	＜10	2.5～9.0	0.5～2.0	0.25～2.0
50 岁～	50～65	＜10	20～30	＜10	2.5～9.0	0.5～2.0	0.25～2.0
65 岁～	50～65	＜10	20～30	＜10	2.5～9.0	0.5～2.0	0.25～2.0
80 岁～	50～65	＜10	20～30	＜10	2.5～9.0	0.5～2.0	0.25～2.0
孕妇（早）	50～65	＜10	20～30	＜10	2.5～9.0	0.5～2.0	—
孕妇（中）	50～65	＜10	20～30	＜10	2.5～9.0	0.5～2.0	—
孕妇（晚）	50～65	＜10	20～30	＜10	2.5～9.0	0.5～2.0	—
乳母	50～65	＜10	20～30	＜10	2.5～9.0	0.5～2.0	—

[a] %E 为占能量的百分比。

[b] 未制定参考值者用"—"表示。

附录十四　中国居民膳食营养素参考摄入量（PI）

人群	钾/（mg/d）	钠/（mg/d）	维生素 C/（mg/d）
0 岁～	—[a]	—	—
0.5 岁～	—	—	—
1 岁～	—	—	—
4 岁～	2100	1200	—
7 岁～	2800	1500	—
11 岁～	3400	1900	—
14 岁～	3900	2200	—
18 岁～	3600	2000	200
50 岁～	3600	1900	200
65 岁～	3600	1800	200
80 岁～	3600	1700	200
孕妇（早）	3600	2000	200
孕妇（中）	3600	2000	200
孕妇（晚）	3600	2000	200
乳母	3600	2000	200

[a] 未制定参考值者用"—"表示。

附录十五　中国居民膳食水适宜摄入量（AI）

人群	饮水量 a/（L/d）		总摄入量 b/（L/d）	
	男	女	男	女
0 岁～	—d		0.7c	
0.5 岁～	—		0.9	
1 岁～	—		1.3	
4 岁～	0.8		1.6	
7 岁～	1.0		1.8	
11 岁～	1.3	1.1	2.3	2.0
14 岁～	1.4	1.2	2.5	2.2
18 岁～	1.7	1.5	3.0	2.7
50 岁～	1.7	1.5	3.0	2.7
65 岁～	1.7	1.5	3.0	2.7
80 岁～	1.7	1.5	3.0	2.7
孕妇（早）	—	+0.2e	—	+0.3
孕妇（中）	—	+0.2	—	+0.3
孕妇（晚）	—	+0.2	—	+0.3
乳母	—	+0.6	—	+1.1

a 温和气候条件下，轻身体活动水平。如果在高温或进行中等以上身体活动时，应适当增加水摄入量。

b 总摄入量包括食物中的水以及饮水中的水。

c 来自母乳。

d 未制定参考值者用"—"表示。

e "＋"表示在同龄人群参考值基础上额外增加量。

附录十六　中国居民膳食蛋白质推荐摄入量（DRIs，2000 年）

人群	RNI/（g/d）	
	男	女
0 岁～	1.5～3g（kg.d）	
1 岁～	35	35
2 岁～	40	40
3 岁～	45	45
4 岁～	50	50
5 岁～	55	55
6 岁～	55	55
7 岁～	60	60

续表

人群	RNI/（g/d）	
	男	女
8 岁～	65	65
10 岁～	70	65
11 岁～	75	75
14 岁～	85	80
18 岁～		
轻体力劳动	75	65
中体力劳动	80	70
重体力劳动	90	80
孕妇（早）	—	+5
孕妇（中）	—	+15
孕妇（晚）	—	+20
乳母	—	+20
60 岁～	75	65

未制定参考值者用"—"表示。"＋"表示在同龄人群参考值基础上额外增加量。

附录十七　中国 7 岁以下儿童生长发育参照标准

原卫生部妇幼保健与社区卫生司

二〇〇九年九月

表 1　7 岁以下男童身高（长）标准值（cm）

年龄	月龄	−3SD	−2SD	−1SD	中位数	+1SD	+2SD	+3SD
出生	0	45.2	46.9	48.6	50.4	52.2	54.0	55.8
	1	48.7	50.7	52.7	54.8	56.9	59.0	61.2
	2	52.2	54.3	56.5	58.7	61.0	63.3	65.7
	3	55.3	57.5	59.7	62.0	64.3	66.6	69.0
	4	57.9	60.1	62.3	64.6	66.9	69.3	71.7
	5	59.9	62.1	64.4	66.7	69.1	71.5	73.9
	6	61.4	63.7	66.0	68.4	70.8	73.3	75.8
	7	62.7	65.0	67.4	69.8	72.3	74.8	77.4
	8	63.9	66.3	68.7	71.2	73.7	76.3	78.9
	9	65.2	67.6	70.1	72.6	75.2	77.8	80.5
	10	66.4	68.9	71.4	74.0	76.6	79.3	82.1
	11	67.5	70.1	72.7	75.3	78.0	80.8	83.6
1 岁	12	68.6	71.2	73.8	76.5	79.3	82.1	85.0
	15	71.2	74.0	76.9	79.8	82.8	85.8	88.9

年龄	月龄	−3SD	−2SD	−1SD	中位数	+1SD	+2SD	+3SD
	18	73.6	76.6	79.6	82.7	85.8	89.1	92.4
	21	76.0	79.1	82.3	85.6	89.0	92.4	95.9
2 岁	24	78.3	81.6	85.1	88.5	92.1	95.8	99.5
	27	80.5	83.9	87.5	91.1	94.8	98.6	102.5
	30	82.4	85.9	89.6	93.3	97.1	101.0	105.0
	33	84.4	88.0	91.6	95.4	99.3	103.2	107.2
3 岁	36	86.3	90.0	93.7	97.5	101.4	105.3	109.4
	39	87.5	91.2	94.9	98.8	102.7	106.7	110.7
	42	89.3	93.0	96.7	100.6	104.5	108.6	112.7
	45	90.9	94.6	98.5	102.4	106.4	110.4	114.6
4 岁	48	92.5	96.3	100.2	104.1	108.2	112.3	116.5
	51	94.0	97.9	101.9	105.9	110.0	114.2	118.5
	54	95.6	99.5	103.6	107.7	111.9	116.2	120.6
	57	97.1	101.1	105.3	109.5	113.8	118.2	122.6
5 岁	60	98.7	102.8	107.0	111.3	115.7	120.1	124.7
	63	100.2	104.4	108.7	113.0	117.5	122.0	126.7
	66	101.6	105.9	110.2	114.7	119.2	123.8	128.6
	69	103.0	107.3	111.7	116.3	120.9	125.6	130.4
6 岁	72	104.1	108.6	113.1	117.7	122.4	127.2	132.1
	75	105.3	109.8	114.4	119.2	124.0	128.8	133.8
	78	106.5	111.1	115.8	120.7	125.6	130.5	135.6
	81	107.9	112.6	117.4	122.3	127.3	132.4	137.6

注：表中 3 岁前为身长，3 岁及 3 岁后为身高

表 2　7 岁以下女童身高（长）标准值（cm）

年龄	月龄	−3SD	−2SD	−1SD	中位数	+1SD	+2SD	+3SD
出生	0	44.7	46.4	48.0	49.7	51.4	53.2	55.0
	1	47.9	49.8	51.7	53.7	55.7	57.8	59.9
	2	51.1	53.2	55.3	57.4	59.6	61.8	64.1
	3	54.2	56.3	58.4	60.6	62.8	65.1	67.5
	4	56.7	58.8	61.0	63.1	65.4	67.7	70.0
	5	58.6	60.8	62.9	65.2	67.4	69.8	72.1
	6	60.1	62.3	64.5	66.8	69.1	71.5	74.0
	7	61.3	63.6	65.9	68.2	70.6	73.1	75.6
	8	62.5	64.8	67.2	69.6	72.1	74.7	77.3
	9	63.7	66.1	68.5	71.0	73.6	76.2	78.9
	10	64.9	67.3	69.8	72.4	75.0	77.7	80.5
	11	66.1	68.6	71.1	73.7	76.4	79.2	82.0
1 岁	12	67.2	69.7	72.3	75.0	77.7	80.5	83.4
	15	70.2	72.9	75.6	78.5	81.4	84.3	87.4

续表

年龄	月龄	-3SD	-2SD	-1SD	中位数	+1SD	+2SD	+3SD
1 岁	18	72.8	75.6	78.5	81.5	84.6	87.7	91.0
	21	75.1	78.1	81.2	84.4	87.7	91.1	94.5
2 岁	24	77.3	80.5	83.8	87.2	90.7	94.3	98.0
	27	79.3	82.7	86.2	89.8	93.5	97.3	101.2
	30	81.4	84.8	88.4	92.1	95.9	99.8	103.8
	33	83.4	86.9	90.5	94.3	98.1	102.0	106.1
3 岁	36	85.4	88.9	92.5	96.3	100.1	104.1	108.1
	39	86.6	90.1	93.8	97.5	101.4	105.4	109.4
	42	88.4	91.9	95.6	99.4	103.3	107.2	111.3
	45	90.1	93.7	97.4	101.2	105.1	109.2	113.3
4 岁	48	91.7	95.4	99.2	103.1	107.0	111.1	115.3
	51	93.2	97.0	100.9	104.9	109.0	113.1	117.4
	54	94.8	98.7	102.7	106.7	110.9	115.2	119.5
	57	96.4	100.3	104.4	108.5	112.8	117.1	121.6
5 岁	60	97.8	101.8	106.0	110.2	114.5	118.9	123.4
	63	99.3	103.4	107.6	111.9	116.2	120.7	125.3
	66	100.7	104.9	109.2	113.5	118.0	122.6	127.2
	69	102.0	106.3	110.7	115.2	119.7	124.4	129.1
6 岁	72	103.2	107.6	112.0	116.6	121.2	126.0	130.8
	75	104.4	108.8	113.4	118.0	122.7	127.6	132.5
	78	105.5	110.1	114.7	119.4	124.3	129.2	134.2
	81	106.7	111.4	116.1	121.0	125.9	130.9	136.1

注：表中 3 岁前为身长，3 岁及 3 岁后为身高

表 3　7 岁以下男童体重标准值（kg）

年龄	月龄	-3SD	-2SD	-1SD	中位数	+1SD	+2SD	+3SD
出生	0	2.26	2.58	2.93	3.32	3.73	4.18	4.66
	1	3.09	3.52	3.99	4.51	5.07	5.67	6.33
	2	3.94	4.47	5.05	5.68	6.38	7.14	7.97
	3	4.69	5.29	5.97	6.70	7.51	8.40	9.37
	4	5.25	5.91	6.64	7.45	8.34	9.32	10.39
	5	5.66	6.36	7.14	8.00	8.95	9.99	11.15
	6	5.97	6.70	7.51	8.41	9.41	10.50	11.72
	7	6.24	6.99	7.83	8.76	9.79	10.93	12.20
	8	6.46	7.23	8.09	9.05	10.11	11.29	12.60
	9	6.67	7.46	8.35	9.33	10.42	11.64	12.99
	10	6.86	7.67	8.58	9.58	10.71	11.95	13.34
	11	7.04	7.87	8.80	9.83	10.98	12.26	13.68
1 岁	12	7.21	8.06	9.00	10.05	11.23	12.54	14.00
	15	7.68	8.57	9.57	10.68	11.93	13.32	14.88

年龄	月龄	-3SD	-2SD	-1SD	中位数	+1SD	+2SD	+3SD
	18	8.13	9.07	10.12	11.29	12.61	14.09	15.75
	21	8.61	9.59	10.69	11.93	13.33	14.90	16.66
2 岁	24	9.06	10.09	11.24	12.54	14.01	15.67	17.54
	27	9.47	10.54	11.75	13.11	14.64	16.38	18.36
	30	9.86	10.97	12.22	13.64	15.24	17.06	19.13
	33	10.24	11.39	12.68	14.15	15.82	17.72	19.89
3 岁	36	10.61	11.79	13.13	14.65	16.39	18.37	20.64
	39	10.97	12.19	13.57	15.15	16.95	19.02	21.39
	42	11.31	12.57	14.00	15.63	17.50	19.65	22.13
	45	11.66	12.96	14.44	16.13	18.07	20.32	22.91
4 岁	48	12.01	13.35	14.88	16.64	18.67	21.01	23.73
	51	12.37	13.76	15.35	17.18	19.30	21.76	24.63
	54	12.74	14.18	15.84	17.75	19.98	22.57	25.61
	57	13.12	14.61	16.34	18.35	20.69	23.43	26.68
5 岁	60	13.50	15.06	16.87	18.98	21.46	24.38	27.85
	63	13.86	15.48	17.38	19.60	22.21	25.32	29.04
	66	14.18	15.87	17.85	20.18	22.94	26.24	30.22
	69	14.48	16.24	18.31	20.75	23.66	27.17	31.43
6 岁	72	14.74	16.56	18.71	21.26	24.32	28.03	32.57
	75	15.01	16.90	19.14	21.82	25.06	29.01	33.89
	78	15.30	17.27	19.62	22.45	25.89	30.13	35.41
	81	15.66	17.73	20.22	23.24	26.95	31.56	37.39

表4　7岁以下女童体重标准值（kg）

年龄	月龄	-3SD	-2SD	-1SD	中位数	+1SD	+2SD	+3SD
出生	0	2.26	2.54	2.85	3.21	3.63	4.10	4.65
	1	2.98	3.33	3.74	4.20	4.74	5.35	6.05
	2	3.72	4.15	4.65	5.21	5.86	6.60	7.46
	3	4.40	4.90	5.47	6.13	6.87	7.73	8.71
	4	4.93	5.48	6.11	6.83	7.65	8.59	9.66
	5	5.33	5.92	6.59	7.36	8.23	9.23	10.38
	6	5.64	6.26	6.96	7.77	8.68	9.73	10.93
	7	5.90	6.55	7.28	8.11	9.06	10.15	11.40
	8	6.13	6.79	7.55	8.41	9.39	10.51	11.80
	9	6.34	7.03	7.81	8.69	9.70	10.86	12.18
	10	6.53	7.23	8.03	8.94	9.98	11.16	12.52
	11	6.71	7.43	8.25	9.18	10.24	11.46	12.85
1 岁	12	6.87	7.61	8.45	9.40	10.48	11.73	13.15
	15	7.34	8.12	9.01	10.02	11.18	12.50	14.02

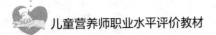

年龄	月龄	−3SD	−2SD	−1SD	中位数	+1SD	+2SD	+3SD
	18	7.79	8.63	9.57	10.65	11.88	13.29	14.90
	21	8.26	9.15	10.15	11.30	12.61	14.12	15.85
2 岁	24	8.70	9.64	10.70	11.92	13.31	14.92	16.77
	27	9.10	10.09	11.21	12.50	13.97	15.67	17.63
	30	9.48	10.52	11.70	13.05	14.60	16.39	18.47
	33	9.86	10.94	12.18	13.59	15.22	17.11	19.29
3 岁	36	10.23	11.36	12.65	14.13	15.83	17.81	20.10
	39	10.60	11.77	13.11	14.65	16.43	18.50	20.90
	42	10.95	12.16	13.55	15.16	17.01	19.17	21.69
	45	11.29	12.55	14.00	15.67	17.60	19.85	22.49
4 岁	48	11.62	12.93	14.44	16.17	18.19	20.54	23.30
	51	11.96	13.32	14.88	16.69	18.79	21.25	24.14
	54	12.30	13.71	15.33	17.22	19.42	22.00	25.04
	57	12.62	14.08	15.78	17.75	20.05	22.75	25.96
5 岁	60	12.93	14.44	16.20	18.26	20.66	23.50	26.87
	63	13.23	14.80	16.64	18.78	21.30	24.28	27.84
	66	13.54	15.18	17.09	19.33	21.98	25.12	28.89
	69	13.84	15.54	17.53	19.88	22.65	25.96	29.95
6 岁	72	14.11	15.87	17.94	20.37	23.27	26.74	30.94
	75	14.38	16.21	18.35	20.89	23.92	27.57	32.00
	78	14.66	16.55	18.78	21.44	24.61	28.46	33.14
	81	14.96	16.92	19.25	22.03	25.37	29.42	34.40

表5　7岁以下男童头围标准值（cm）

年龄	月龄	−3SD	−2SD	−1SD	中位数	+1SD	+2SD	+3SD
出生	0	30.9	32.1	33.3	34.5	35.7	36.8	37.9
	1	33.3	34.5	35.7	36.9	38.2	39.4	40.7
	2	35.2	36.4	37.6	38.9	40.2	41.5	42.9
	3	36.7	37.9	39.2	40.5	41.8	43.2	44.6
	4	38.0	39.2	40.4	41.7	43.1	44.5	45.9
	5	39.0	40.2	41.5	42.7	44.1	45.5	46.9
	6	39.8	41.0	42.3	43.6	44.9	46.3	47.7
	7	40.4	41.7	42.9	44.2	45.5	46.9	48.4
	8	41.0	42.2	43.5	44.8	46.1	47.5	48.9
	9	41.5	42.7	44.0	45.3	46.6	48.0	49.4
	10	41.9	43.1	44.4	45.7	47.0	48.4	49.8
	11	42.3	43.5	44.8	46.1	47.4	48.8	50.2

续表

年龄	月龄	-3SD	-2SD	-1SD	中位数	+1SD	+2SD	+3SD
1 岁	12	42.6	43.8	45.1	46.4	47.7	49.1	50.5
	15	43.2	44.5	45.7	47.0	48.4	49.7	51.1
	18	43.7	45.0	46.3	47.6	48.9	50.2	51.6
	21	44.2	45.5	46.7	48.0	49.4	50.7	52.1
2 岁	24	44.6	45.9	47.1	48.4	49.8	51.1	52.5
	27	45.0	46.2	47.5	48.8	50.1	51.4	52.8
	30	45.3	46.5	47.8	49.1	50.4	51.7	53.1
	33	45.5	46.8	48.0	49.3	50.6	52.0	53.3
3 岁	36	45.7	47.0	48.3	49.6	50.9	52.2	53.5
	42	46.2	47.4	48.7	49.9	51.3	52.6	53.9
4 岁	48	46.5	47.8	49.0	50.3	51.6	52.9	54.2
	54	46.9	48.1	49.4	50.6	51.9	53.2	54.6
5 岁	60	47.2	48.4	49.7	51.0	52.2	53.6	54.9
	66	47.5	48.7	50.0	51.3	52.5	53.8	55.2
6 岁	72	47.8	49.0	50.2	51.5	52.8	54.1	55.4

表6　7岁以下女童头围标准值（cm）

年龄	月龄	-3SD	-2SD	-1SD	中位数	+1SD	+2SD	+3SD
出生	0	30.4	31.6	32.8	34.0	35.2	36.4	37.5
	1	32.6	33.8	35.0	36.2	37.4	38.6	39.9
	2	34.5	35.6	36.8	38.0	39.3	40.5	41.8
	3	36.0	37.1	38.3	39.5	40.8	42.1	43.4
	4	37.2	38.3	39.5	40.7	41.9	43.3	44.6
	5	38.1	39.2	40.4	41.6	42.9	44.3	45.7
	6	38.9	40.0	41.2	42.4	43.7	45.1	46.5
	7	39.5	40.7	41.8	43.1	44.4	45.7	47.2
	8	40.1	41.2	42.4	43.6	44.9	46.3	47.7
	9	40.5	41.7	42.9	44.1	45.4	46.8	48.2
	10	40.9	42.1	43.3	44.5	45.8	47.2	48.6
	11	41.3	42.4	43.6	44.9	46.2	47.5	49.0
1 岁	12	41.5	42.7	43.9	45.1	46.5	47.8	49.3
	15	42.2	43.4	44.6	45.8	47.2	48.5	50.0
	18	42.8	43.9	45.1	46.4	47.7	49.1	50.5
	21	43.2	44.4	45.6	46.9	48.2	49.6	51.0
2 岁	24	43.6	44.8	46.0	47.3	48.6	50.0	51.4
	27	44.0	45.2	46.4	47.7	49.0	50.3	51.7
	30	44.3	45.5	46.7	48.0	49.3	50.7	52.1
	33	44.6	45.8	47.0	48.3	49.6	50.9	52.3

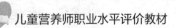

续表

年龄	月龄	-3SD	-2SD	-1SD	中位数	+1SD	+2SD	+3SD
3 岁	36	44.8	46.0	47.3	48.5	49.8	51.2	52.6
	42	45.3	46.5	47.7	49.0	50.3	51.6	53.0
4 岁	48	45.7	46.9	48.1	49.4	50.6	52.0	53.3
	54	46.0	47.2	48.4	49.7	51.0	52.3	53.7
5 岁	60	46.3	47.5	48.7	50.0	51.3	52.6	53.9
	66	46.6	47.8	49.0	50.3	51.5	52.8	54.2
6 岁	72	46.8	48.0	49.2	50.5	51.8	53.1	54.4

表7　45～110cm 身长的体重标准值（男）

身长（cm）	体重（kg）						
	-3SD	-2SD	-1SD	中位数	+1SD	+2SD	+3SD
46	1.80	1.99	2.19	2.41	2.65	2.91	3.18
48	2.11	2.34	2.58	2.84	3.12	3.42	3.74
50	2.43	2.68	2.95	3.25	3.57	3.91	4.29
52	2.78	3.06	3.37	3.71	4.07	4.47	4.90
54	3.19	3.51	3.87	4.25	4.67	5.12	5.62
56	3.65	4.02	4.41	4.85	5.32	5.84	6.41
58	4.13	4.53	4.97	5.46	5.99	6.57	7.21
60	4.61	5.05	5.53	6.06	6.65	7.30	8.01
62	5.09	5.56	6.08	6.66	7.30	8.00	8.78
64	5.54	6.05	6.60	7.22	7.91	8.67	9.51
66	5.97	6.50	7.09	7.74	8.47	9.28	10.19
68	6.38	6.93	7.55	8.23	9.00	9.85	10.81
70	6.76	7.34	7.98	8.69	9.49	10.38	11.39
72	7.12	7.72	8.38	9.12	9.94	10.88	11.93
74	7.47	8.08	8.76	9.52	10.38	11.34	12.44
76	7.81	8.43	9.13	9.91	10.80	11.80	12.93
78	8.14	8.78	9.50	10.31	11.22	12.25	13.42
80	8.49	9.15	9.88	10.71	11.64	12.70	13.92
82	8.85	9.52	10.27	11.12	12.08	13.17	14.42
84	9.21	9.90	10.66	11.53	12.52	13.64	14.94
86	9.58	10.28	11.07	11.96	12.97	14.13	15.46
88	9.96	10.68	11.48	12.39	13.43	14.62	16.00
90	10.34	11.08	11.90	12.83	13.90	15.12	16.54
92	10.74	11.48	12.33	13.28	14.37	15.63	17.10
94	11.14	11.90	12.77	13.75	14.87	16.16	17.68
96	11.56	12.34	13.22	14.23	15.38	16.72	18.29
98	11.99	12.79	13.70	14.74	15.93	17.32	18.95

身长（cm）	体重（kg）						
	-3SD	-2SD	-1SD	中位数	+1SD	+2SD	+3SD
100	12.44	13.26	14.20	15.27	16.51	17.96	19.67
102	12.89	13.75	14.72	15.83	17.12	18.64	20.45
104	13.35	14.24	15.25	16.41	17.77	19.37	21.29
106	13.82	14.74	15.79	17.01	18.45	20.15	22.21
108	14.27	15.24	16.34	17.63	19.15	20.97	23.19
110	14.74	15.74	16.91	18.27	19.89	21.85	24.27

表 8　80～140cm 身高的体重标准值（男）

身长（cm）	体重（kg）						
	-3SD	-2SD	-1SD	中位数	+1SD	+2SD	+3SD
80	8.61	9.27	10.02	10.85	11.79	12.87	14.09
82	8.97	9.65	10.41	11.26	12.23	13.34	14.60
84	9.34	10.03	10.81	11.68	12.68	13.81	15.12
86	9.71	10.42	11.21	12.11	13.13	14.30	15.65
88	10.09	10.81	11.63	12.54	13.59	14.79	16.19
90	10.48	11.22	12.05	12.99	14.06	15.30	16.73
92	10.88	11.63	12.48	13.44	14.54	15.82	17.30
94	11.29	12.05	12.92	13.91	15.05	16.36	17.89
96	11.71	12.50	13.39	14.40	15.57	16.93	18.51
98	12.15	12.95	13.87	14.92	16.13	17.54	19.19
100	12.60	13.43	14.38	15.46	16.72	18.19	19.93
102	13.05	13.92	14.90	16.03	17.35	18.89	20.74
104	13.52	14.41	15.44	16.62	18.00	19.64	21.61
106	13.98	14.91	15.98	17.23	18.69	20.43	22.54
108	14.44	15.41	16.54	17.85	19.41	21.27	23.56
110	14.90	15.92	17.11	18.50	20.16	22.18	24.67
112	15.37	16.45	17.70	19.19	20.97	23.15	25.90
114	15.85	16.99	18.32	19.90	21.83	24.21	27.25
116	16.33	17.54	18.95	20.66	22.74	25.36	28.76
118	16.83	18.10	19.62	21.45	23.72	26.62	30.45
120	17.34	18.69	20.31	22.30	24.78	27.99	32.34
122	17.87	19.31	21.05	23.19	25.91	29.50	34.48
124	18.41	19.95	21.81	24.14	27.14	31.15	36.87
126	18.97	20.61	22.62	25.15	28.45	32.96	39.56
128	19.56	21.31	23.47	26.22	29.85	34.92	42.55
130	20.18	22.05	24.37	27.35	31.34	37.01	45.80

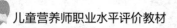
身长（cm）	体重（kg）						
	−3SD	−2SD	−1SD	中位数	+1SD	+2SD	+3SD
132	20.84	22.83	25.32	28.55	32.91	39.21	49.23
134	21.53	23.65	26.32	29.80	34.55	41.48	52.72
136	22.25	24.51	27.36	31.09	36.23	43.78	56.20
138	23.00	25.40	28.44	32.44	37.95	46.11	59.62
140	23.79	26.33	29.57	33.82	39.71	48.46	62.96

表 9　45～110cm 身长的体重标准值（女）

身长（cm）	体重（kg）						
	−3SD	−2SD	−1SD	中位数	+1SD	+2SD	+3SD
46	1.89	2.07	2.28	2.52	2.79	3.09	3.43
48	2.18	2.39	2.63	2.90	3.20	3.54	3.93
50	2.48	2.72	2.99	3.29	3.63	4.01	4.44
52	2.84	3.11	3.41	3.75	4.13	4.56	5.05
54	3.26	3.56	3.89	4.27	4.70	5.18	5.73
56	3.69	4.02	4.39	4.81	5.29	5.82	6.43
58	4.14	4.50	4.91	5.37	5.88	6.47	7.13
60	4.59	4.99	5.43	5.93	6.49	7.13	7.85
62	5.05	5.48	5.95	6.49	7.09	7.77	8.54
64	5.48	5.94	6.44	7.01	7.65	8.38	9.21
66	5.89	6.37	6.91	7.51	8.18	8.95	9.82
68	6.28	6.78	7.34	7.97	8.68	9.49	10.40
70	6.64	7.16	7.75	8.41	9.15	9.99	10.95
72	6.98	7.52	8.13	8.82	9.59	10.46	11.46
74	7.30	7.87	8.49	9.20	10.00	10.91	11.95
76	7.62	8.20	8.85	9.58	10.40	11.34	12.41
78	7.93	8.53	9.20	9.95	10.80	11.77	12.88
80	8.26	8.88	9.57	10.34	11.22	12.22	13.37
82	8.60	9.23	9.94	10.74	11.65	12.69	13.87
84	8.95	9.60	10.33	11.16	12.10	13.16	14.39
86	9.30	9.98	10.73	11.58	12.55	13.66	14.93
88	9.67	10.37	11.15	12.03	13.03	14.18	15.50
90	10.06	10.78	11.58	12.50	13.54	14.73	16.11
92	10.46	11.20	12.04	12.98	14.06	15.31	16.75
94	10.88	11.64	12.51	13.49	14.62	15.91	17.41
96	11.30	12.10	12.99	14.02	15.19	16.54	18.11
98	11.73	12.55	13.49	14.55	15.77	17.19	18.84

身长（cm）	体重（kg）						
	−3SD	−2SD	−1SD	中位数	+1SD	+2SD	+3SD
100	12.16	13.01	13.98	15.09	16.37	17.86	19.61
102	12.58	13.47	14.48	15.64	16.98	18.55	20.39
104	13.00	13.93	14.98	16.20	17.61	19.26	21.22
106	13.43	14.39	15.49	16.77	18.25	20.00	22.09
108	13.86	14.86	16.02	17.36	18.92	20.78	23.02
110	14.29	15.34	16.55	17.96	19.62	21.60	24.00

表 10　80～140cm 身高的体重标准值（女）

身长（cm）	体重（kg）						
	−3SD	−2SD	−1SD	中位数	+1SD	+2SD	+3SD
80	8.38	9.00	9.70	10.48	11.37	12.38	13.54
82	8.72	9.36	10.08	10.89	11.81	12.85	14.05
84	9.07	9.73	10.47	11.31	12.25	13.34	14.58
86	9.43	10.11	10.87	11.74	12.72	13.84	15.13
88	9.80	10.51	11.30	12.19	13.20	14.37	15.71
90	10.20	10.92	11.74	12.66	13.72	14.93	16.33
92	10.60	11.36	12.20	13.16	14.26	15.51	16.98
94	11.02	11.80	12.68	13.67	14.81	16.13	17.66
96	11.45	12.26	13.17	14.20	15.39	16.76	18.37
98	11.88	12.71	13.66	14.74	15.98	17.42	19.11
100	12.31	13.17	14.16	15.28	16.58	18.10	19.88
102	12.73	13.63	14.66	15.83	17.20	18.79	20.68
104	13.15	14.09	15.16	16.39	17.83	19.51	21.52
106	13.58	14.56	15.68	16.97	18.48	20.27	22.41
108	14.01	15.03	16.20	17.56	19.16	21.06	23.36
110	14.45	15.51	16.74	18.18	19.87	21.90	24.37
112	14.90	16.01	17.31	18.82	20.62	22.79	25.45
114	15.36	16.53	17.89	19.50	21.41	23.74	26.63
116	15.84	17.07	18.50	20.20	22.25	24.76	27.91
118	16.33	17.62	19.13	20.94	23.13	25.84	29.29
120	16.85	18.20	19.79	21.71	24.05	26.99	30.78
122	17.39	18.80	20.49	22.52	25.03	28.21	32.39
124	17.94	19.43	21.20	23.36	26.06	29.52	34.14
126	18.51	20.07	21.94	24.24	27.13	30.90	36.04
128	19.09	20.72	22.70	25.15	28.26	32.39	38.12
130	19.69	21.40	23.49	26.10	29.47	33.99	40.43
132	20.31	22.11	24.33	27.11	30.75	35.72	42.99

身长（cm）	体重（kg）						
	−3SD	−2SD	−1SD	中位数	+1SD	+2SD	+3SD
134	20.96	22.86	25.21	28.19	32.12	37.60	45.81
136	21.65	23.65	26.14	29.33	33.59	39.61	48.88
138	22.38	24.50	27.14	30.55	35.14	41.74	52.13
140	23.15	25.39	28.19	31.83	36.77	43.93	55.44

附录十八　2006 年世界卫生组织儿童身高、体重参考值及评价标准

二〇〇八年四月

表1　0～24 个月男孩的年龄身高（厘米）表（卧位）

年龄（月）	百分位数											标准差						
	1	3	5	15	25	50	75	85	95	97	99	−3SD	−2SD	−1SD	平均值	1SD	2SD	3SD
0	45.5	46.3	46.8	47.9	48.6	49.9	51.2	51.8	53.0	53.4	54.3	44.2	46.1	48.0	49.9	51.8	53.7	55.6
1	50.2	51.1	51.5	52.7	53.4	54.7	56.0	56.7	57.9	58.4	59.3	48.9	50.8	52.8	54.7	56.7	58.6	60.6
2	53.8	54.7	55.1	56.4	57.1	58.4	59.8	60.5	61.7	62.2	63.1	52.4	54.4	56.4	58.4	60.4	62.4	64.4
3	56.7	57.6	58.1	59.3	60.1	61.4	62.8	63.5	64.8	65.3	66.2	55.3	57.3	59.4	61.4	63.5	65.5	67.6
4	59.0	60.0	60.5	61.7	62.5	63.9	65.3	66.0	67.3	67.8	68.7	57.6	59.7	61.8	63.9	66.0	68.0	70.1
5	61.0	61.9	62.4	63.7	64.5	65.9	67.3	68.1	69.4	69.9	70.8	59.6	61.7	63.8	65.9	68.0	70.1	72.2
6	62.6	63.6	64.1	65.4	66.2	67.6	69.1	69.8	71.1	71.6	72.6	61.2	63.3	65.5	67.6	69.8	71.9	74.0
7	64.1	65.1	65.6	66.9	67.7	69.2	70.6	71.4	72.7	73.2	74.2	62.7	64.8	67.0	69.2	71.3	73.5	75.7
8	65.5	66.5	67.0	68.3	69.1	70.6	72.1	72.9	74.2	74.7	75.7	64.0	66.2	68.4	70.6	72.8	75.0	77.2
9	66.8	67.7	68.3	69.6	70.5	72.0	73.5	74.3	75.7	76.2	77.2	65.2	67.5	69.7	72.0	74.2	76.5	78.7
10	68.0	69.0	69.5	70.9	71.7	73.3	74.8	75.6	77.0	77.6	78.6	66.4	68.7	71.0	73.3	75.6	77.9	80.1
11	69.1	70.2	70.7	72.1	73.0	74.5	76.1	77.0	78.4	78.9	80.0	67.6	69.9	72.2	74.5	76.9	79.2	81.5
12	70.2	71.3	71.8	73.3	74.1	75.7	77.4	78.2	79.7	80.2	81.3	68.6	71.0	73.4	75.7	78.1	80.5	82.9
13	71.3	72.4	72.9	74.4	75.3	76.9	78.6	79.4	80.9	81.5	82.6	69.6	72.1	74.5	76.9	79.3	81.8	84.2
14	72.3	73.4	74.0	75.5	76.4	78.0	79.7	80.6	82.1	82.7	83.8	70.6	73.1	75.6	78.0	80.5	83.0	85.5
15	73.3	74.4	75.0	76.5	77.4	79.1	80.9	81.8	83.3	83.9	85.0	71.6	74.1	76.6	79.1	81.7	84.2	86.7
16	74.2	75.4	76.0	77.5	78.5	80.2	82.0	82.9	84.5	85.1	86.2	72.5	75.0	77.6	80.2	82.8	85.4	88.0
17	75.1	76.3	76.9	78.5	79.5	81.2	83.0	84.0	85.6	86.2	87.4	73.3	76.0	78.6	81.2	83.9	86.5	89.2
18	76.0	77.2	77.8	79.5	80.4	82.3	84.1	85.1	86.7	87.3	88.5	74.2	76.9	79.6	82.3	85.0	87.7	90.4
19	76.8	78.1	78.7	80.4	81.4	83.2	85.1	86.1	87.8	88.4	89.7	75.0	77.7	80.5	83.2	86.0	88.8	91.5
20	77.7	78.9	79.6	81.3	82.3	84.2	86.1	87.1	88.8	89.5	90.7	75.8	78.6	81.4	84.2	87.0	89.8	92.6
21	78.4	79.7	80.4	82.2	83.2	85.1	87.1	88.1	89.9	90.5	91.8	76.5	79.4	82.3	85.1	88.0	90.9	93.8
22	79.2	80.5	81.2	83.0	84.1	86.0	88.0	89.1	90.9	91.6	92.9	77.2	80.2	83.1	86.0	89.0	91.9	94.9
23	80.0	81.3	82.0	83.8	84.9	86.9	89.0	90.0	91.9	92.6	93.9	78.0	81.0	83.9	86.9	89.9	92.9	95.9
24	80.7	82.1	82.8	84.6	85.8	87.8	89.9	91.0	92.8	93.6	94.9	78.7	81.7	84.8	87.8	90.9	93.9	97.0

表2　2～5岁男孩的年龄身高（厘米）表（立位）

年:月	百分位数											标准差						
	1	3	5	15	25	50	75	85	95	97	99	−3SD	−2SD	−1SD	平均值	1SD	2SD	3SD
2：0	80.0	81.4	82.1	83.9	85.1	87.1	89.2	90.3	92.1	92.9	94.2	78.0	81.0	84.1	87.1	90.2	93.2	96.3
2：1	80.7	82.1	82.8	84.7	85.9	88.0	90.1	91.2	93.1	93.8	95.2	78.6	81.7	84.9	88.0	91.1	94.2	97.3
2：2	81.4	82.8	83.6	85.5	86.7	88.8	90.9	92.1	94.0	94.8	96.2	79.3	82.5	85.6	88.8	92.0	95.2	98.3
2：3	82.1	83.5	84.3	86.3	87.4	89.6	91.8	93.0	94.9	95.7	97.1	79.9	83.1	86.4	89.6	92.9	96.1	99.3
2：4	82.8	84.2	85.0	87.0	88.2	90.4	92.6	93.8	95.8	96.6	98.1	80.5	83.8	87.1	90.4	93.7	97.0	100.3
2：5	83.4	84.9	85.7	87.7	88.9	91.2	93.4	94.7	96.7	97.5	99.0	81.1	84.5	87.8	91.2	94.5	97.9	101.2
2：6	84.0	85.5	86.3	88.4	89.6	91.9	94.2	95.5	97.5	98.3	99.9	81.7	85.1	88.5	91.9	95.3	98.7	102.1
2：7	84.6	86.2	87.0	89.1	90.3	92.7	95.0	96.2	98.4	99.2	100.7	82.3	85.7	89.2	92.7	96.1	99.6	103.0
2：8	85.2	86.8	87.6	89.7	91.0	93.4	95.7	97.0	99.2	100.0	101.5	82.8	86.4	89.9	93.4	96.9	100.4	103.9
2：9	85.8	87.4	88.2	90.4	91.7	94.1	96.5	97.8	99.9	100.8	102.4	83.4	86.9	90.5	94.1	97.6	101.2	104.8
2：10	86.4	88.0	88.8	91.0	92.3	94.8	97.2	98.5	100.7	101.5	103.2	83.9	87.5	91.1	94.8	98.4	102.0	105.6
2：11	86.9	88.5	89.4	91.6	93.0	95.4	97.9	99.2	101.4	102.3	103.9	84.4	88.1	91.8	95.4	99.1	102.7	106.4
3：0	87.5	89.1	90.0	92.2	93.6	96.1	98.6	99.9	102.2	103.1	104.7	85.0	88.7	92.4	96.1	99.8	103.5	107.2
3：1	88.0	89.7	90.6	92.8	94.2	96.7	99.3	100.6	102.9	103.8	105.5	85.5	89.2	93.0	96.7	100.5	104.2	108.0
3：2	88.5	90.2	91.1	93.4	94.8	97.4	99.9	101.3	103.6	104.5	106.2	86.0	89.8	93.6	97.4	101.2	105.0	108.8
3：3	89.1	90.8	91.7	94.0	95.4	98.0	100.6	102.0	104.3	105.2	106.9	86.5	90.3	94.2	98.0	101.8	105.7	109.5
3：4	89.6	91.3	92.2	94.6	96.0	98.6	101.3	102.7	105.0	105.9	107.7	87.0	90.9	94.7	98.6	102.5	106.4	110.3
3：5	90.1	91.9	92.8	95.2	96.6	99.2	101.9	103.3	105.7	106.6	108.4	87.5	91.4	95.3	99.2	103.2	107.1	111.0
3：6	90.6	92.4	93.3	95.7	97.2	99.9	102.5	104.0	106.4	107.3	109.1	88.0	91.9	95.9	99.9	103.8	107.8	111.7
3：7	91.1	92.9	93.9	96.3	97.7	100.4	103.1	104.6	107.0	108.0	109.8	88.4	92.4	96.4	100.4	104.5	108.5	112.5
3：8	91.6	93.4	94.4	96.8	98.3	101.0	103.8	105.2	107.7	108.6	110.4	88.9	93.0	97.0	101.0	105.1	109.1	113.2
3：9	92.1	93.9	94.9	97.4	98.9	101.6	104.4	105.8	108.3	109.3	111.1	89.4	93.5	97.5	101.6	105.7	109.8	113.9
3：10	92.6	94.4	95.4	97.9	99.4	102.2	105.0	106.5	109.0	109.9	111.8	89.8	94.0	98.1	102.2	106.3	110.4	114.6
3：11	93.1	94.9	95.9	98.5	100.0	102.8	105.6	107.1	109.6	110.6	112.4	90.3	94.4	98.6	102.8	106.9	111.1	115.2
4：0	93.6	95.4	96.4	99.0	100.5	103.3	106.2	107.7	110.2	111.2	113.1	90.7	94.9	99.1	103.3	107.5	111.7	115.9
4：1	94.0	95.9	96.9	99.5	101.0	103.9	106.7	108.3	110.8	111.8	113.7	91.2	95.4	99.7	103.9	108.1	112.4	116.6
4：2	94.5	96.4	97.4	100.0	101.6	104.4	107.3	108.9	111.5	112.5	114.4	91.6	95.9	100.2	104.4	108.7	113.0	117.3
4：3	95.0	96.9	97.9	100.5	102.1	105.0	107.9	109.5	112.1	113.1	115.0	92.1	96.4	100.7	105.0	109.3	113.6	117.9
4：4	95.5	97.4	98.4	101.1	102.6	105.6	108.5	110.1	112.7	113.7	115.7	92.5	96.9	101.2	105.6	109.9	114.2	118.6
4：5	95.9	97.9	98.9	101.6	103.2	106.1	109.1	110.7	113.3	114.3	116.3	93.0	97.4	101.7	106.1	110.5	114.9	119.2
4：6	96.4	98.4	99.4	102.1	103.7	106.7	109.6	111.2	113.9	115.0	116.9	93.4	97.8	102.3	106.7	111.1	115.5	119.9
4：7	96.9	98.8	99.9	102.6	104.2	107.2	110.2	111.8	114.5	115.6	117.6	93.9	98.3	102.8	107.2	111.7	116.1	120.6
4：8	97.3	99.3	100.4	103.1	104.7	107.8	110.8	112.4	115.2	116.2	118.2	94.3	98.8	103.3	107.8	112.3	116.7	121.2
4：9	97.8	99.8	100.9	103.6	105.3	108.3	111.4	113.0	115.8	116.8	118.8	94.7	99.3	103.8	108.3	112.8	117.4	121.9
4：10	98.3	100.3	101.4	104.1	105.8	108.9	111.9	113.6	116.4	117.4	119.5	95.2	99.7	104.3	108.9	113.4	118.0	122.6
4：11	98.7	100.8	101.9	104.7	106.3	109.4	112.5	114.2	117.0	118.1	120.1	95.6	100.2	104.8	109.4	114.0	118.6	123.2
5：0	99.2	101.2	102.3	105.2	106.8	110.0	113.1	114.8	117.6	118.7	120.7	96.1	100.7	105.3	110.0	114.6	119.2	123.9

表 3 5～6 岁男孩的年龄身高（厘米）表（立位）

岁：月	百分位数													标准差						
	3	5	10	20	30	40	50	60	70	80	90	95	97	−3SD	−2SD	−1SD	平均值	1SD	2SD	3SD
5：1	101.8	102.9	104.5	106.6	108.0	109.3	110.5	111.6	112.9	114.4	116.4	118.1	119.2	96.6	101.2	105.8	110.5	115.1	119.7	124.3
5：2	102.3	103.4	105.1	107.1	108.6	109.8	111.0	112.2	113.4	114.9	117.0	118.6	119.7	97.1	101.7	106.4	111.0	115.6	120.3	124.9
5：3	102.8	103.9	105.6	107.6	109.1	110.4	111.5	112.7	114.0	115.5	117.5	119.2	120.3	97.5	102.2	106.9	111.5	116.2	120.9	125.5
5：4	103.2	104.3	106.0	108.1	109.6	110.9	112.1	113.2	114.5	116.0	118.1	119.8	120.9	98.0	102.7	107.4	112.1	116.8	121.4	126.1
5：5	103.7	104.8	106.5	108.6	110.1	111.4	112.6	113.8	115.1	116.5	118.5	120.3	121.4	98.4	103.2	107.9	112.6	117.3	122.0	126.7
5：6	104.2	105.3	107.0	109.1	110.6	111.9	113.1	114.3	115.6	117.1	119.2	120.9	122.0	98.9	103.6	108.4	113.1	117.8	122.6	127.3
5：7	104.7	105.8	107.5	109.6	111.1	112.4	113.6	114.8	116.1	117.6	119.7	121.4	122.6	99.3	104.1	108.9	113.6	118.4	123.1	127.9
5：8	105.1	106.3	108.0	110.1	111.6	112.9	114.1	115.3	116.6	118.1	120.2	122.0	123.1	99.8	104.6	109.3	114.1	118.9	123.7	128.4
5：9	105.6	106.7	108.5	110.6	112.1	113.4	114.6	115.8	117.1	118.7	120.8	122.5	123.6	100.2	105.0	109.8	114.6	119.4	124.2	129.0
5：10	106.0	107.2	108.9	111.1	112.6	113.9	115.1	116.3	117.6	119.2	121.3	123.0	124.2	100.7	105.5	110.3	115.1	119.9	124.7	129.6
5：11	106.5	107.6	109.4	111.5	113.1	114.4	115.6	116.8	118.1	119.7	121.8	123.6	124.7	101.1	105.9	110.8	115.6	120.4	125.3	130.1
6：0	107.0	108.1	109.9	112.0	113.5	114.9	116.1	117.3	118.6	120.2	122.3	124.1	125.2	101.5	106.4	111.2	116.1	121.0	125.8	130.7
6：1	107.4	108.6	110.3	112.5	114.0	115.3	116.5	117.8	119.1	120.7	122.8	124.6	125.8	101.9	106.8	111.7	116.6	121.5	126.3	131.2
6：2	107.8	109.0	110.8	112.9	114.5	115.8	117.1	118.3	119.6	121.2	123.3	125.1	126.3	102.4	107.3	112.2	117.1	122.0	126.9	131.8
6：3	108.3	109.4	111.2	113.4	115.0	116.3	117.5	118.8	120.1	121.7	123.8	125.6	126.8	102.8	107.7	112.6	117.5	122.5	127.4	132.3
6：4	108.7	109.9	111.7	113.9	115.4	116.8	118.0	119.3	120.6	122.2	124.3	126.1	127.3	103.2	108.1	113.1	118.0	123.0	127.9	132.9
6：5	109.2	110.3	112.1	114.3	115.9	117.2	118.5	119.7	121.1	122.7	124.8	126.6	127.8	103.6	108.6	113.5	118.5	123.4	128.4	133.4
6：6	109.6	110.8	112.6	114.8	116.3	117.7	119.0	120.2	121.6	123.1	125.3	127.1	128.3	104.0	109.0	114.0	119.0	123.9	128.9	133.9
6：7	110.0	111.2	113.0	115.2	116.8	118.1	119.4	120.7	122.0	123.6	125.8	127.6	128.8	104.4	109.4	114.4	119.4	124.4	129.4	134.4
6：8	110.4	111.6	113.4	115.7	117.2	118.6	119.9	121.1	122.5	124.1	126.3	128.1	129.3	104.8	109.8	114.9	119.9	124.9	129.9	134.9
6：9	110.9	112.1	113.9	116.1	117.7	119.1	120.3	121.6	123.0	124.6	126.8	128.6	129.8	105.2	110.3	115.3	120.3	125.4	130.4	135.4
6：10	111.3	112.5	114.3	116.5	118.1	119.5	120.8	122.1	123.4	125.0	127.3	129.1	130.3	105.6	110.7	115.7	120.8	125.8	130.9	136.0
6：11	111.7	112.9	114.7	117.0	118.6	120.0	121.2	122.5	123.9	125.5	127.7	129.6	130.8	106.0	111.1	116.2	121.2	126.3	131.4	136.5

表 4 0～24 个月女孩的年龄身高（厘米）表（卧位）

年龄（月）	百分位数											标准差						
	1	3	5	15	25	50	75	85	95	97	99	−3SD	−2SD	−1SD	平均值	1SD	2SD	3SD
0	44.8	45.6	46.1	47.2	47.9	49.1	50.4	51.1	52.2	52.7	53.5	43.6	45.4	47.3	49.1	51.0	52.9	54.7
1	49.1	50.0	50.5	51.7	52.4	53.7	55.0	55.7	56.9	57.4	58.2	47.8	49.8	51.7	53.7	55.6	57.6	59.5
2	52.3	53.2	53.7	55.0	55.7	57.1	58.4	59.2	60.4	60.9	61.8	51.0	53.0	55.0	57.1	59.1	61.1	63.2
3	54.9	55.8	56.3	57.6	58.4	59.8	61.2	62.0	63.3	63.8	64.7	53.5	55.6	57.7	59.8	61.9	64.0	66.1
4	57.1	58.0	58.5	59.8	60.6	62.1	63.5	64.3	65.7	66.2	67.1	55.6	57.8	59.9	62.1	64.3	66.4	68.6
5	58.9	59.9	60.4	61.7	62.5	64.0	65.5	66.3	67.7	68.2	69.2	57.4	59.6	61.8	64.0	66.2	68.5	70.7
6	60.5	61.5	62.0	63.4	64.2	65.7	67.3	68.1	69.5	70.0	71.0	58.9	61.2	63.5	65.7	68.0	70.3	72.5

续表

年龄（月）	百分位数											标准差						
	1	3	5	15	25	50	75	85	95	97	99	−3 SD	−2 SD	−1 SD	平均值	1SD	2SD	3SD
7	61.9	62.9	63.5	64.9	65.7	67.3	68.8	69.7	71.1	71.6	72.7	60.3	62.7	65.0	67.3	69.6	71.9	74.2
8	63.2	64.3	64.9	66.3	67.2	68.7	70.3	71.2	72.6	73.2	74.3	61.7	64.0	66.4	68.7	71.1	73.5	75.8
9	64.5	65.6	66.2	67.6	68.5	70.1	71.8	72.6	74.1	74.7	75.8	62.9	65.3	67.7	70.1	72.6	75.0	77.4
10	65.7	66.8	67.4	68.9	69.8	71.5	73.1	74.0	75.5	76.1	77.2	64.1	66.5	69.0	71.5	73.9	76.4	78.9
11	66.9	68.0	68.6	70.2	71.1	72.8	74.5	75.4	76.9	77.5	78.6	65.2	67.7	70.3	72.8	75.3	77.8	80.3
12	68.0	69.2	69.8	71.3	72.3	74.0	75.8	76.7	78.3	78.9	80.0	66.3	68.9	71.4	74.0	76.6	79.2	81.7
13	69.1	70.3	70.9	72.5	73.4	75.2	77.0	77.9	79.5	80.2	81.3	67.3	70.0	72.6	75.2	77.8	80.5	83.1
14	70.1	71.3	72.0	73.6	74.6	76.4	78.2	79.2	80.8	81.4	82.6	68.3	71.0	73.7	76.4	79.1	81.7	84.4
15	71.1	72.4	73.0	74.7	75.7	77.5	79.4	80.3	82.0	82.7	83.9	69.3	72.0	74.8	77.5	80.2	83.0	85.7
16	72.1	73.3	74.0	75.7	76.7	78.6	80.5	81.5	83.2	83.9	85.1	70.2	73.0	75.8	78.6	81.4	84.2	87.0
17	73.0	74.3	75.0	76.7	77.7	79.7	81.6	82.6	84.4	85.0	86.3	71.1	74.0	76.8	79.7	82.5	85.4	88.2
18	74.0	75.2	75.9	77.7	78.7	80.7	82.7	83.7	85.5	86.2	87.5	72.0	74.9	77.8	80.7	83.6	86.5	89.4
19	74.8	76.2	76.9	78.7	79.7	81.7	83.7	84.8	86.6	87.3	88.6	72.8	75.8	78.8	81.7	84.7	87.6	90.6
20	75.7	77.0	77.7	79.6	80.7	82.7	84.7	85.8	87.7	88.4	89.7	73.7	76.7	79.7	82.7	85.7	88.7	91.7
21	76.5	77.9	78.6	80.5	81.6	83.7	85.7	86.8	88.7	89.4	90.8	74.5	77.5	80.6	83.7	86.7	89.8	92.9
22	77.3	78.7	79.5	81.4	82.5	84.6	86.7	87.8	89.7	90.5	91.9	75.2	78.4	81.5	84.6	87.7	90.8	94.0
23	78.1	79.6	80.3	82.2	83.4	85.5	87.7	88.8	90.7	91.5	92.9	76.0	79.2	82.3	85.5	88.7	91.9	95.0
24	78.9	80.3	81.1	83.1	84.2	86.4	88.6	89.8	91.7	92.5	93.9	76.7	80.0	83.2	86.4	89.6	92.9	96.1

表5　2～5岁女孩的年龄身高（厘米）表（立位）

年：月	百分位数											标准差						
	1	3	5	15	25	50	75	85	95	97	99	−3 SD	−2 SD	−1 SD	平均值	1SD	2SD	3SD
2：0	78.2	79.6	80.4	82.4	83.5	85.7	87.9	89.1	91.0	91.8	93.2	76.0	79.3	82.5	85.7	88.9	92.2	95.4
2：1	79.0	80.4	81.2	83.2	84.4	86.6	88.8	90.0	92.0	92.8	94.2	76.8	80.0	83.3	86.6	89.9	93.1	96.4
2：2	79.7	81.2	82.0	84.0	85.2	87.4	89.7	90.9	92.9	93.7	95.2	77.5	80.8	84.1	87.4	90.8	94.1	97.4
2：3	80.4	81.9	82.7	84.8	86.0	88.3	90.6	91.8	93.8	94.6	96.1	78.1	81.5	84.9	88.3	91.7	95.0	98.4
2：4	81.1	82.6	83.5	85.5	86.8	89.1	91.4	92.7	94.7	95.6	97.1	78.8	82.2	85.7	89.1	92.5	96.0	99.4
2：5	81.8	83.4	84.2	86.3	87.6	89.9	92.2	93.5	95.6	96.4	98.0	79.5	82.9	86.4	89.9	93.4	96.9	100.3
2：6	82.5	84.0	84.9	87.0	88.3	90.7	93.1	94.3	96.5	97.3	98.9	80.1	83.6	87.1	90.7	94.2	97.7	101.3
2：7	83.1	84.7	85.6	87.7	89.0	91.4	93.9	95.2	97.3	98.2	99.8	80.7	84.3	87.9	91.4	95.0	98.6	102.2
2：8	83.8	85.4	86.2	88.4	89.7	92.2	94.6	95.9	98.2	99.0	100.6	81.3	84.9	88.6	92.2	95.8	99.4	103.1
2：9	84.4	86.0	86.9	89.1	90.4	92.9	95.4	96.7	99.0	99.8	101.5	81.9	85.6	89.3	92.9	96.6	100.3	103.9
2：10	85.0	86.7	87.5	89.8	91.1	93.6	96.2	97.5	99.8	100.6	102.3	82.5	86.2	89.9	93.6	97.4	101.1	104.8
2：11	85.6	87.3	88.2	90.5	91.8	94.4	96.9	98.3	100.5	101.4	103.1	83.1	86.8	90.6	94.4	98.1	101.9	105.6
3：0	86.2	87.9	88.8	91.1	92.5	95.1	97.6	99.0	101.3	102.2	103.9	83.6	87.4	91.2	95.1	98.9	102.7	106.5
3：1	86.8	88.5	89.4	91.7	93.1	95.7	98.3	99.7	102.1	103.0	104.7	84.2	88.0	91.9	95.7	99.6	103.4	107.3

年:月	百分位数											标准差						
	1	3	5	15	25	50	75	85	95	97	99	-3SD	-2SD	-1SD	平均值	1SD	2SD	3SD
3:2	87.4	89.1	90.0	92.4	93.8	96.4	99.0	100.5	102.8	103.7	105.5	84.7	88.6	92.5	96.4	100.3	104.2	108.1
3:3	87.9	89.7	90.6	93.0	94.4	97.1	99.7	101.2	103.6	104.5	106.3	85.3	89.2	93.1	97.1	101.0	105.0	108.9
3:4	88.5	90.3	91.2	93.6	95.1	97.7	100.4	101.9	104.3	105.2	107.0	85.8	89.8	93.8	97.7	101.7	105.7	109.7
3:5	89.0	90.8	91.8	94.2	95.7	98.4	101.1	102.6	105.0	106.0	107.8	86.3	90.4	94.4	98.4	102.4	106.4	110.5
3:6	89.6	91.4	92.4	94.8	96.3	99.0	101.8	103.3	105.7	106.7	108.5	86.8	90.9	95.0	99.0	103.1	107.2	111.2
3:7	90.1	92.0	92.9	95.4	96.9	99.7	102.4	103.9	106.4	107.4	109.2	87.4	91.5	95.6	99.7	103.8	107.9	112.0
3:8	90.7	92.5	93.5	96.0	97.5	100.3	103.1	104.6	107.1	108.1	110.0	87.9	92.0	96.2	100.3	104.5	108.6	112.7
3:9	91.2	93.0	94.0	96.6	98.1	100.9	103.7	105.3	107.8	108.8	110.7	88.4	92.5	96.7	100.9	105.1	109.3	113.5
3:10	91.7	93.6	94.6	97.2	98.7	101.5	104.4	105.9	108.5	109.5	111.4	88.9	93.1	97.3	101.5	105.8	110.0	114.2
3:11	92.2	94.1	95.1	97.7	99.3	102.1	105.0	106.6	109.2	110.2	112.1	89.3	93.6	97.9	102.1	106.4	110.7	114.9
4:0	92.7	94.6	95.6	98.3	99.8	102.7	105.6	107.2	109.8	110.8	112.8	89.8	94.1	98.4	102.7	107.0	111.3	115.7
4:1	93.2	95.1	96.2	98.8	100.4	103.3	106.3	107.8	110.5	111.5	113.4	90.3	94.6	99.0	103.3	107.7	112.0	116.4
4:2	93.7	95.7	96.7	99.4	100.9	103.9	106.9	108.4	111.1	112.1	114.1	90.7	95.1	99.5	103.9	108.3	112.7	117.1
4:3	94.2	96.2	97.2	99.9	101.5	104.5	107.5	109.1	111.8	112.8	114.8	91.2	95.6	100.1	104.5	108.9	113.3	117.7
4:4	94.7	96.7	97.7	100.4	102.0	105.0	108.1	109.7	112.4	113.4	115.4	91.7	96.1	100.6	105.0	109.5	114.0	118.4
4:5	95.2	97.2	98.2	101.0	102.6	105.6	108.6	110.3	113.0	114.1	116.1	92.1	96.6	101.1	105.6	110.1	114.6	119.1
4:6	95.6	97.6	98.7	101.5	103.1	106.2	109.2	110.9	113.6	114.7	116.7	92.6	97.1	101.6	106.2	110.7	115.2	119.8
4:7	96.1	98.1	99.2	102.0	103.6	106.7	109.8	111.5	114.3	115.3	117.4	93.0	97.6	102.2	106.7	111.3	115.9	120.4
4:8	96.6	98.6	99.7	102.5	104.2	107.3	110.4	112.1	114.9	116.0	118.0	93.4	98.1	102.7	107.3	111.9	116.5	121.1
4:9	97.0	99.1	100.2	103.0	104.7	107.8	111.0	112.6	115.5	116.6	118.6	93.9	98.5	103.2	107.8	112.5	117.1	121.8
4:10	97.5	99.6	100.7	103.5	105.2	108.4	111.5	113.2	116.1	117.2	119.3	94.3	99.0	103.7	108.4	113.0	117.7	122.4
4:11	97.9	100.0	101.1	104.0	105.7	108.9	112.1	113.8	116.7	117.8	119.9	94.7	99.5	104.2	108.9	113.6	118.3	123.1
5:0	98.4	100.5	101.6	104.5	106.2	109.4	112.6	114.4	117.2	118.4	120.5	95.2	99.9	104.7	109.4	114.1	118.9	123.7

表6　5~6岁女孩的年龄身高（厘米）表（立位）

年:月	百分位数													标准差						
	3	5	10	20	30	40	50	60	70	80	90	95	97	-3SD	-2SD	-1SD	平均值	1SD	2SD	3SD
5:1	100.5	101.6	103.2	105.2	106.6	107.8	108.9	110.0	111.3	112.7	114.6	116.3	117.3	95.5	100.0	104.5	108.9	113.4	117.8	122.3
5:2	101.0	102.1	103.7	105.7	107.1	108.3	109.5	110.6	111.8	113.2	115.2	116.8	117.9	96.0	100.5	105.0	109.5	113.9	118.4	122.9
5:3	101.5	102.5	104.2	106.2	107.6	108.8	110.0	111.1	112.4	113.8	115.8	117.4	118.5	96.4	100.9	105.4	110.0	114.5	119.1	123.6
5:4	101.9	103.0	104.6	106.7	108.1	109.4	110.5	111.7	112.9	114.4	116.4	118.0	119.1	96.8	101.4	105.9	110.5	115.1	119.7	124.2
5:5	102.4	103.4	105.1	107.1	108.6	109.9	111.0	112.2	113.5	114.9	117.0	118.6	119.7	97.2	101.8	106.4	111.0	115.7	120.3	124.9
5:6	102.8	103.9	105.6	107.6	109.1	110.4	111.6	112.7	114.0	115.5	117.5	119.2	120.3	97.6	102.2	106.9	111.6	116.2	120.9	125.5
5:7	103.2	104.3	106.1	108.1	109.6	110.9	112.1	113.3	114.5	116.0	118.1	119.8	120.9	98.0	102.7	107.4	112.1	116.8	121.5	126.2
5:8	103.7	104.8	106.5	108.6	110.1	111.4	112.6	113.8	115.1	116.6	118.7	120.4	121.5	98.4	103.1	107.9	112.6	117.3	122.1	126.8

续表

年:月	百分位数													标准差						
	3	5	10	20	30	40	50	60	70	80	90	95	97	-3 SD	-2 SD	-1 SD	平均值	1SD	2SD	3SD
5:9	104.1	105.2	107.0	109.1	110.6	111.9	113.1	114.3	115.8	117.1	119.2	121.0	122.1	98.8	103.5	108.3	113.1	117.9	122.7	127.5
5:10	104.5	105.7	107.4	109.6	111.1	112.4	113.6	114.8	116.1	117.7	119.8	121.6	122.7	99.1	104.0	108.8	113.6	118.4	123.3	128.1
5:11	105.0	106.1	107.9	110.0	111.6	112.9	114.1	115.4	116.7	118.2	120.4	122.1	123.3	99.5	104.4	109.3	114.1	119.0	123.9	128.7
6:0	105.4	106.5	108.3	110.5	112.1	113.4	114.6	115.9	117.2	118.8	120.9	122.7	123.9	99.9	104.8	109.7	114.6	119.6	124.5	129.4
6:1	105.8	107.0	108.8	111.0	112.5	113.9	115.1	116.4	117.7	119.3	121.5	123.3	124.5	100.2	105.2	110.2	115.1	120.1	125.1	130.0
6:2	106.2	107.4	109.2	111.4	113.0	114.4	115.6	116.9	118.3	119.9	122.1	123.9	125.1	100.6	105.6	110.6	115.6	120.6	125.7	130.7
6:3	106.6	107.8	109.7	111.9	113.5	114.9	116.1	117.4	118.8	120.4	122.6	124.5	125.7	101.0	106.0	111.1	116.1	121.2	126.3	131.3
6:4	107.0	108.2	110.1	112.3	114.0	115.3	116.6	117.9	119.3	120.9	123.2	125.0	126.2	101.3	106.4	111.5	116.6	121.7	126.8	131.9
6:5	107.4	108.7	110.5	112.8	114.4	115.8	117.1	118.4	119.8	121.5	123.7	125.6	126.8	101.7	106.8	112.0	117.1	122.3	127.4	132.6
6:6	107.9	109.1	111.0	113.3	114.9	116.3	117.6	118.9	120.4	122.0	124.3	126.2	127.4	102.0	107.2	112.4	117.6	122.8	128.0	133.2
6:7	108.3	109.5	111.4	113.7	115.4	116.8	118.1	119.5	120.9	122.5	124.8	126.7	128.0	102.4	107.6	112.9	118.1	123.4	128.6	133.9
6:8	108.7	109.9	111.8	114.2	115.8	117.3	118.6	120.0	121.4	123.1	125.4	127.3	128.6	102.7	108.0	113.3	118.6	123.9	129.2	134.5
6:9	109.1	110.3	112.3	114.6	116.3	117.8	119.1	120.5	121.9	123.6	125.9	127.9	129.1	103.1	108.4	113.8	119.1	124.4	129.8	135.1
6:10	109.5	110.7	112.7	115.1	116.8	118.2	119.6	121.0	122.4	124.1	126.5	128.5	129.7	103.4	108.8	114.2	119.6	125.0	130.4	135.8
6:11	109.9	111.2	113.1	115.5	117.2	118.7	120.1	121.5	122.9	124.7	127.0	129.0	130.3	103.8	109.2	114.7	120.1	125.5	131.0	136.4

表7 0～5岁男孩的年龄体重（公斤）表

年:月	百分位数											标准差						
	1	3	5	15	25	50	75	85	95	97	99	-3 SD	-2 SD	-1 SD	平均值	1SD	2SD	3SD
0:0	2.3	2.5	2.6	2.9	3.0	3.3	3.7	3.9	4.2	4.3	4.6	2.1	2.5	2.9	3.3	3.9	4.4	5.0
0:1	3.2	3.4	3.6	3.9	4.1	4.5	4.9	5.1	5.5	5.7	6.0	2.9	3.4	3.9	4.5	5.1	5.8	6.6
0:2	4.1	4.4	4.5	4.9	5.1	5.6	6.0	6.3	6.8	7.0	7.4	3.8	4.3	4.9	5.6	6.3	7.1	8.0
0:3	4.8	5.1	5.2	5.6	5.9	6.4	6.9	7.2	7.7	7.9	8.3	4.4	5.0	5.7	6.4	7.2	8.0	9.0
0:4	5.4	5.6	5.8	6.2	6.5	7.0	7.6	7.9	8.4	8.6	9.1	4.9	5.6	6.2	7.0	7.8	8.7	9.7
0:5	5.8	6.1	6.2	6.7	7.0	7.5	8.1	8.4	9.0	9.2	9.7	5.3	6.0	6.7	7.5	8.4	9.3	10.4
0:6	6.1	6.4	6.6	7.1	7.4	7.9	8.5	8.9	9.5	9.7	10.2	5.7	6.4	7.1	7.9	8.8	9.8	10.9
0:7	6.4	6.7	6.9	7.4	7.7	8.3	8.9	9.3	9.9	10.2	10.7	5.9	6.7	7.4	8.3	9.2	10.3	11.4
0:8	6.7	7.0	7.2	7.7	8.0	8.6	9.3	9.6	10.3	10.5	11.1	6.2	6.9	7.7	8.6	9.6	10.7	11.9
0:9	6.9	7.2	7.4	7.9	8.3	8.9	9.6	10.0	10.6	10.9	11.4	6.4	7.1	8.0	8.9	9.9	11.0	12.3
0:10	7.1	7.5	7.7	8.2	8.5	9.2	9.9	10.3	10.9	11.2	11.8	6.6	7.4	8.2	9.2	10.2	11.4	12.7
0:11	7.3	7.7	7.9	8.4	8.7	9.4	10.1	10.5	11.2	11.5	12.1	6.8	7.6	8.4	9.4	10.5	11.7	13.0
1:0	7.5	7.8	8.1	8.6	9.0	9.6	10.4	10.8	11.5	11.8	12.4	6.9	7.7	8.6	9.6	10.8	12.0	13.3
1:1	7.6	8.0	8.2	8.8	9.2	9.9	10.6	11.1	11.8	12.1	12.7	7.1	7.9	8.8	9.9	11.0	12.3	13.7
1:2	7.8	8.2	8.4	9.0	9.4	10.1	10.9	11.3	12.1	12.4	13.0	7.2	8.1	9.0	10.1	11.3	12.6	14.0

年：月	百分位数											标准差						
	1	3	5	15	25	50	75	85	95	97	99	−3 SD	−2 SD	−1 SD	平均值	1SD	2SD	3SD
1：3	8.0	8.4	8.6	9.2	9.6	10.3	11.1	11.6	12.3	12.7	13.3	7.4	8.3	9.2	10.3	11.5	12.8	14.3
1：4	8.1	8.5	8.8	9.4	9.8	10.5	11.3	11.8	12.6	12.9	13.6	7.5	8.4	9.4	10.5	11.7	13.1	14.6
1：5	8.3	8.7	8.9	9.6	10.0	10.7	11.6	12.0	12.9	13.2	13.9	7.7	8.6	9.6	10.7	12.0	13.4	14.9
1：6	8.4	8.9	9.1	9.7	10.1	10.9	11.8	12.3	13.1	13.5	14.2	7.8	8.8	9.8	10.9	12.2	13.7	15.3
1：7	8.6	9.0	9.3	9.9	10.3	11.1	12.0	12.5	13.4	13.7	14.4	8.0	8.9	10.0	11.1	12.5	13.9	15.6
1：8	8.7	9.2	9.4	10.1	10.5	11.3	12.2	12.7	13.6	14.0	14.7	8.1	9.1	10.1	11.3	12.7	14.2	15.9
1：9	8.9	9.3	9.6	10.3	10.7	11.5	12.5	13.0	13.9	14.3	15.0	8.2	9.2	10.3	11.5	12.9	14.5	16.2
1：10	9.0	9.5	9.8	10.5	10.9	11.8	12.7	13.2	14.2	14.5	15.3	8.4	9.4	10.5	11.8	13.2	14.7	16.5
1：11	9.2	9.7	9.9	10.6	11.1	12.0	12.9	13.4	14.4	14.8	15.6	8.5	9.5	10.7	12.0	13.4	15.0	16.8
2：0	9.3	9.8	10.1	10.8	11.3	12.2	13.1	13.7	14.7	15.1	15.9	8.6	9.7	10.8	12.2	13.6	15.3	17.1
2：1	9.5	10.0	10.2	11.0	11.4	12.4	13.3	13.9	14.9	15.3	16.1	8.8	9.8	11.0	12.4	13.9	15.5	17.5
2：2	9.6	10.1	10.4	11.1	11.6	12.5	13.6	14.1	15.2	15.6	16.4	8.9	10.0	11.2	12.5	14.1	15.8	17.8
2：3	9.7	10.2	10.5	11.3	11.8	12.7	13.8	14.4	15.4	15.9	16.7	9.0	10.1	11.3	12.7	14.3	16.1	18.1
2：4	9.9	10.4	10.7	11.5	12.0	12.9	14.0	14.6	15.7	16.1	17.0	9.1	10.2	11.5	12.9	14.5	16.3	18.4
2：5	10.0	10.5	10.8	11.6	12.1	13.1	14.2	14.8	15.9	16.4	17.3	9.2	10.4	11.7	13.1	14.8	16.6	18.7
2：6	10.1	10.7	11.0	11.8	12.3	13.3	14.4	15.0	16.2	16.6	17.5	9.4	10.5	11.8	13.3	15.0	16.9	19.0
2：7	10.3	10.8	11.1	11.9	12.4	13.5	14.6	15.2	16.4	16.9	17.8	9.5	10.7	12.0	13.5	15.2	17.1	19.3
2：8	10.4	10.9	11.2	12.1	12.6	13.7	14.8	15.5	16.6	17.1	18.0	9.6	10.8	12.1	13.7	15.4	17.4	19.6
2：9	10.5	11.1	11.4	12.2	12.8	13.8	15.0	15.7	16.9	17.3	18.3	9.7	10.9	12.3	13.8	15.6	17.6	19.9
2：10	10.6	11.2	11.5	12.4	12.9	14.0	15.2	15.9	17.1	17.6	18.6	9.8	11.0	12.4	14.0	15.8	17.8	20.2
2：11	10.7	11.3	11.6	12.5	13.1	14.2	15.4	16.1	17.3	17.8	18.8	9.9	11.2	12.6	14.2	16.0	18.1	20.4
3：0	10.8	11.4	11.8	12.7	13.2	14.3	15.6	16.3	17.5	18.0	19.1	10.0	11.3	12.7	14.3	16.2	18.3	20.7
3：1	11.0	11.6	11.9	12.8	13.4	14.5	15.8	16.5	17.8	18.3	19.3	10.1	11.4	12.9	14.5	16.4	18.6	21.0
3：2	11.1	11.7	12.0	12.9	13.5	14.7	15.9	16.7	18.0	18.5	19.6	10.2	11.5	13.0	14.7	16.6	18.8	21.3
3：3	11.2	11.8	12.2	13.1	13.7	14.8	16.1	16.9	18.2	18.7	19.8	10.3	11.6	13.1	14.8	16.8	19.0	21.6
3：4	11.3	11.9	12.3	13.2	13.8	15.0	16.3	17.1	18.4	19.0	20.1	10.4	11.8	13.3	15.0	17.0	19.3	21.9
3：5	11.4	12.1	12.4	13.4	14.0	15.2	16.5	17.3	18.6	19.2	20.3	10.5	11.9	13.4	15.2	17.2	19.5	22.1
3：6	11.5	12.2	12.5	13.5	14.1	15.3	16.7	17.5	18.9	19.4	20.6	10.6	12.0	13.6	15.3	17.4	19.7	22.4
3：7	11.7	12.3	12.7	13.6	14.3	15.5	16.9	17.7	19.1	19.7	20.8	10.7	12.1	13.7	15.5	17.6	20.0	22.7
3：8	11.8	12.4	12.8	13.8	14.4	15.7	17.1	17.9	19.3	19.9	21.1	10.8	12.2	13.8	15.7	17.8	20.2	23.0
3：9	11.9	12.5	12.9	13.9	14.6	15.8	17.3	18.1	19.5	20.1	21.3	10.9	12.4	14.0	15.8	18.0	20.5	23.3
3：10	12.0	12.7	13.0	14.1	14.7	16.0	17.4	18.3	19.8	20.4	21.6	11.0	12.5	14.1	16.0	18.2	20.7	23.6
3：11	12.1	12.8	13.2	14.2	14.9	16.2	17.6	18.5	20.0	20.6	21.9	11.1	12.6	14.3	16.2	18.4	20.9	23.9
4：0	12.2	12.9	13.3	14.3	15.0	16.3	17.8	18.7	20.2	20.9	22.1	11.2	12.7	14.4	16.3	18.6	21.2	24.2
4：1	12.3	13.0	13.4	14.5	15.2	16.5	18.0	18.9	20.4	21.1	22.4	11.3	12.8	14.5	16.5	18.8	21.4	24.5

续表

年：月	百分位数											标准差						
	1	3	5	15	25	50	75	85	95	97	99	-3SD	-2SD	-1SD	平均值	1SD	2SD	3SD
4：2	12.4	13.1	13.5	14.6	15.3	16.7	18.2	19.1	20.7	21.3	22.6	11.4	12.9	14.7	16.7	19.0	21.7	24.8
4：3	12.5	13.3	13.7	14.7	15.4	16.8	18.4	19.3	20.9	21.6	22.9	11.5	13.1	14.8	16.8	19.2	21.9	25.1
4：4	12.6	13.4	13.8	14.9	15.6	17.0	18.6	19.5	21.1	21.8	23.2	11.6	13.2	15.0	17.0	19.4	22.2	25.4
4：5	12.7	13.5	13.9	15.0	15.7	17.2	18.8	19.7	21.4	22.1	23.4	11.7	13.3	15.1	17.2	19.6	22.4	25.7
4：6	12.9	13.6	14.0	15.2	15.9	17.3	19.0	19.9	21.6	22.3	23.7	11.8	13.4	15.2	17.3	19.8	22.7	26.0
4：7	13.0	13.7	14.1	15.3	16.0	17.5	19.2	20.1	21.8	22.5	24.0	11.9	13.5	15.4	17.5	20.0	22.9	26.3
4：8	13.1	13.8	14.3	15.4	16.2	17.7	19.3	20.3	22.1	22.8	24.2	12.0	13.6	15.5	17.7	20.2	23.2	26.6
4：9	13.2	13.9	14.4	15.6	16.3	17.8	19.5	20.5	22.3	23.0	24.5	12.1	13.7	15.6	17.8	20.4	23.4	26.9
4：10	13.3	14.1	14.5	15.7	16.5	18.0	19.7	20.7	22.5	23.3	24.8	12.2	13.8	15.8	18.0	20.6	23.7	27.2
4：11	13.4	14.2	14.6	15.8	16.6	18.2	19.9	20.9	22.8	23.5	25.0	12.3	14.0	15.9	18.2	20.8	23.9	27.6
5：0	13.5	14.3	14.7	16.0	16.7	18.3	20.1	21.1	23.0	23.8	25.3	12.4	14.1	16.0	18.3	21.0	24.2	27.9

表8　5～6岁男孩的年龄体重（公斤）表

岁：月	百分位数													标准差						
	3	5	10	20	30	40	50	60	70	80	90	95	97	-3SD	-2SD	-1SD	平均值	1SD	2SD	3SD
5：1	14.8	15.3	16.1	17.0	17.7	18.3	18.8	19.5	20.1	20.9	22.0	22.9	23.4	12.4	14.6	16.7	18.8	21.3	23.7	26.2
5：2	15.0	15.5	16.2	17.2	17.9	18.5	19.0	19.6	20.3	21.1	22.2	23.1	23.7	12.6	14.7	16.9	19.0	21.5	24.0	26.5
5：3	15.1	15.6	16.4	17.3	18.0	18.6	19.2	19.8	20.5	21.3	22.4	23.3	23.9	12.7	14.8	17.0	19.2	21.7	24.2	26.7
5：4	15.2	15.7	16.5	17.5	18.2	18.8	19.3	20.0	20.7	21.5	22.6	23.6	24.2	12.8	15.0	17.1	19.3	21.9	24.5	27.0
5：5	15.4	15.9	16.7	17.6	18.3	18.9	19.5	20.2	20.9	21.7	22.8	23.8	24.4	12.9	15.1	17.3	19.5	22.1	24.7	27.3
5：6	15.5	16.0	16.8	17.8	18.5	19.1	19.7	20.3	21.1	21.9	23.1	24.0	24.7	13.0	15.2	17.4	19.7	22.3	25.0	27.6
5：7	15.6	16.2	17.0	18.0	18.7	19.3	19.8	20.5	21.2	22.1	23.3	24.3	24.9	13.1	15.4	17.6	19.8	22.5	25.2	27.9
5：8	15.8	16.3	17.1	18.1	18.8	19.4	20.0	20.7	21.4	22.3	23.5	24.5	25.2	13.2	15.5	17.7	20.0	22.7	25.5	28.2
5：9	15.9	16.4	17.3	18.3	19.0	19.6	20.2	20.9	21.6	22.5	23.7	24.8	25.4	13.4	15.6	17.9	20.2	23.0	25.7	28.5
5：10	16.0	16.6	17.4	18.4	19.1	19.8	20.3	21.1	21.8	22.7	24.0	25.0	25.7	13.5	15.8	18.0	20.3	23.2	26.0	28.9
5：11	16.2	16.7	17.5	18.6	19.3	19.9	20.5	21.2	22.0	22.9	24.2	25.3	25.9	13.6	15.9	18.2	20.5	23.4	26.3	29.2
6：0	16.3	16.8	17.7	18.7	19.5	20.1	20.7	21.4	22.2	23.2	24.5	25.5	26.2	13.7	16.0	18.4	20.7	23.6	26.6	29.5
6：1	16.4	17.0	17.8	18.9	19.6	20.3	20.9	21.6	22.4	23.4	24.7	25.8	26.5	13.8	16.2	18.5	20.9	23.8	26.8	29.8
6：2	16.6	17.1	18.0	19.0	19.8	20.4	21.0	21.8	22.6	23.6	24.9	26.0	26.8	13.9	16.3	18.7	21.0	24.1	27.1	30.2
6：3	16.7	17.3	18.1	19.2	20.0	20.6	21.2	22.0	22.8	23.8	25.2	26.3	27.0	14.0	16.4	18.8	21.2	24.3	27.4	30.5
6：4	16.8	17.4	18.3	19.3	20.1	20.8	21.4	22.2	23.0	24.0	25.4	26.6	27.3	14.1	16.5	19.0	21.4	24.5	27.7	30.9
6：5	17.0	17.5	18.4	19.5	20.3	20.9	21.6	22.4	23.2	24.3	25.7	26.9	27.6	14.2	16.7	19.1	21.6	24.8	28.0	31.2
6：6	17.1	17.7	18.6	19.7	20.4	21.1	21.7	22.6	23.5	24.5	25.9	27.1	27.9	14.3	16.8	19.3	21.7	25.0	28.3	31.6
6：7	17.2	17.8	18.7	19.8	20.6	21.3	21.9	22.8	23.7	24.7	26.2	27.4	28.2	14.4	16.9	19.4	21.9	25.3	28.6	31.9

续表

岁：月	百分位数													标准差						
	3	5	10	20	30	40	50	60	70	80	90	95	97	-3SD	-2SD	-1SD	平均值	1SD	2SD	3SD
6:8	17.4	18.0	18.9	20.0	20.8	21.5	22.1	23.0	23.9	25.0	26.5	27.7	28.5	14.6	17.1	19.6	22.1	25.5	28.9	32.3
6:9	17.5	18.1	19.0	20.1	21.0	21.6	22.3	23.2	24.1	25.2	26.7	28.0	28.8	14.7	17.2	19.7	22.3	25.8	29.2	32.7
6:10	17.6	18.2	19.2	20.3	21.1	21.8	22.5	23.4	24.3	25.5	27.0	28.3	29.1	14.8	17.3	19.9	22.5	26.0	29.5	33.1
6:11	17.8	18.4	19.3	20.5	21.3	22.0	22.7	23.6	24.6	25.7	27.3	28.6	29.4	14.9	17.5	20.1	22.7	26.3	29.9	33.5

表9 0~5岁女孩的年龄体重（公斤）表

年：月	百分位数											标准差						
	1	3	5	15	25	50	75	85	95	97	99	-3SD	-2SD	-1SD	平均值	1SD	2SD	3SD
0:0	2.3	2.4	2.5	2.8	2.9	3.2	3.6	3.7	4.0	4.2	4.4	2.0	2.4	2.8	3.2	3.7	4.2	4.8
0:1	3.0	3.2	3.3	3.6	3.8	4.2	4.6	4.8	5.2	5.4	5.7	2.7	3.2	3.6	4.2	4.8	5.5	6.2
0:2	3.8	4.0	4.1	4.5	4.7	5.1	5.6	5.9	6.3	6.5	6.9	3.4	3.9	4.5	5.1	5.8	6.6	7.5
0:3	4.4	4.6	4.7	5.1	5.4	5.8	6.4	6.7	7.2	7.4	7.8	4.0	4.5	5.2	5.8	6.6	7.5	8.5
0:4	4.8	5.1	5.2	5.6	5.9	6.4	7.0	7.3	7.9	8.1	8.6	4.4	5.0	5.7	6.4	7.3	8.2	9.3
0:5	5.2	5.5	5.6	6.1	6.4	6.9	7.5	7.8	8.4	8.7	9.2	4.8	5.4	6.1	6.9	7.8	8.8	10.0
0:6	5.5	5.8	6.0	6.4	6.7	7.3	7.9	8.3	8.9	9.2	9.7	5.1	5.7	6.5	7.3	8.2	9.3	10.6
0:7	5.8	6.1	6.3	6.7	7.0	7.6	8.3	8.7	9.4	9.6	10.2	5.3	6.0	6.8	7.6	8.6	9.8	11.1
0:8	6.0	6.3	6.5	7.0	7.3	7.9	8.6	9.0	9.7	10.0	10.6	5.6	6.3	7.0	7.9	9.0	10.2	11.6
0:9	6.2	6.6	6.8	7.3	7.6	8.2	8.9	9.3	10.1	10.4	11.0	5.8	6.5	7.3	8.2	9.3	10.5	12.0
0:10	6.4	6.8	7.0	7.5	7.8	8.5	9.2	9.6	10.4	10.7	11.3	5.9	6.7	7.5	8.5	9.6	10.9	12.4
0:11	6.6	7.0	7.2	7.7	8.0	8.7	9.5	9.9	10.7	11.0	11.7	6.1	6.9	7.7	8.7	9.9	11.2	12.8
1:0	6.8	7.1	7.3	7.9	8.2	8.9	9.7	10.2	11.0	11.3	12.0	6.3	7.0	7.9	8.9	10.1	11.5	13.1
1:1	6.9	7.3	7.5	8.1	8.4	9.2	10.0	10.4	11.3	11.6	12.3	6.4	7.2	8.1	9.2	10.4	11.8	13.5
1:2	7.1	7.5	7.7	8.3	8.6	9.4	10.2	10.7	11.5	11.9	12.6	6.6	7.4	8.3	9.4	10.6	12.1	13.8
1:3	7.3	7.7	7.9	8.5	8.9	9.6	10.4	10.9	11.8	12.2	12.9	6.7	7.6	8.5	9.6	10.9	12.4	14.1
1:4	7.4	7.8	8.1	8.7	9.0	9.8	10.7	11.2	12.1	12.5	13.2	6.9	7.7	8.7	9.8	11.1	12.6	14.5
1:5	7.6	8.0	8.2	8.8	9.2	10.0	10.9	11.4	12.3	12.7	13.5	7.0	7.9	8.9	10.0	11.4	12.9	14.8
1:6	7.8	8.2	8.4	9.0	9.4	10.2	11.1	11.6	12.6	13.0	13.8	7.2	8.1	9.1	10.2	11.6	13.2	15.1
1:7	7.9	8.3	8.6	9.2	9.6	10.4	11.4	11.9	12.9	13.3	14.1	7.3	8.2	9.2	10.4	11.8	13.5	15.4
1:8	8.1	8.5	8.7	9.4	9.8	10.6	11.6	12.1	13.1	13.5	14.4	7.5	8.4	9.4	10.6	12.1	13.7	15.7
1:9	8.2	8.7	8.9	9.6	10.0	10.9	11.8	12.4	13.4	13.8	14.6	7.6	8.6	9.6	10.9	12.3	14.0	16.0
1:10	8.4	8.8	9.1	9.8	10.2	11.1	12.0	12.6	13.6	14.1	14.9	7.8	8.7	9.8	11.1	12.5	14.3	16.4
1:11	8.5	9.0	9.2	9.9	10.4	11.3	12.3	12.8	13.9	14.3	15.2	7.9	8.9	10.0	11.3	12.8	14.6	16.7
2:0	8.7	9.2	9.4	10.1	10.6	11.5	12.5	13.1	14.2	14.6	15.5	8.1	9.0	10.2	11.5	13.0	14.8	17.0
2:1	8.9	9.3	9.6	10.3	10.8	11.7	12.7	13.3	14.4	14.9	15.8	8.2	9.2	10.3	11.7	13.3	15.1	17.3
2:2	9.0	9.5	9.8	10.5	10.9	11.9	12.9	13.6	14.7	15.2	16.1	8.4	9.4	10.5	11.9	13.5	15.4	17.7
2:3	9.2	9.6	9.9	10.7	11.1	12.1	13.2	13.8	15.0	15.4	16.4	8.5	9.5	10.7	12.1	13.7	15.7	18.0
2:4	9.3	9.8	10.1	10.8	11.3	12.3	13.4	14.0	15.2	15.7	16.7	8.6	9.7	10.9	12.3	14.0	16.0	18.3

续表

年：月	百分位数											标准差						
	1	3	5	15	25	50	75	85	95	97	99	-3 SD	-2 SD	-1 SD	平均值	1SD	2SD	3SD
2：5	9.5	10.0	10.2	11.0	11.5	12.5	13.6	14.3	15.5	16.0	17.0	8.8	9.8	11.1	12.5	14.2	16.2	18.7
2：6	9.6	10.1	10.4	11.2	11.7	12.7	13.8	14.5	15.7	16.2	17.3	8.9	10.0	11.2	12.7	14.4	16.5	19.0
2：7	9.7	10.3	10.5	11.3	11.9	12.9	14.1	14.7	16.0	16.5	17.6	9.0	10.1	11.4	12.9	14.7	16.8	19.3
2：8	9.9	10.4	10.7	11.5	12.0	13.1	14.3	15.0	16.2	16.8	17.8	9.1	10.3	11.6	13.1	14.9	17.1	19.6
2：9	10.0	10.5	10.8	11.7	12.2	13.3	14.5	15.2	16.5	17.0	18.1	9.3	10.4	11.7	13.3	15.1	17.3	20.0
2：10	10.1	10.7	11.0	11.8	12.4	13.5	14.7	15.4	16.8	17.3	18.4	9.4	10.5	11.9	13.5	15.4	17.6	20.3
2：11	10.3	10.8	11.1	12.0	12.5	13.7	14.9	15.7	17.0	17.6	18.7	9.5	10.7	12.0	13.7	15.6	17.9	20.6
3：0	10.4	11.0	11.3	12.1	12.7	13.9	15.1	15.9	17.3	17.8	19.0	9.6	10.8	12.2	13.9	15.8	18.1	20.9
3：1	10.5	11.1	11.4	12.3	12.9	14.0	15.3	16.1	17.5	18.1	19.3	9.7	10.9	12.4	14.0	16.0	18.4	21.3
3：2	10.6	11.2	11.6	12.5	13.0	14.2	15.6	16.3	17.8	18.4	19.6	9.8	11.1	12.5	14.2	16.3	18.7	21.6
3：3	10.8	11.4	11.7	12.6	13.2	14.4	15.8	16.6	18.0	18.6	19.9	9.9	11.2	12.7	14.4	16.5	19.0	22.0
3：4	10.9	11.5	11.8	12.8	13.4	14.6	16.0	16.8	18.3	18.9	20.2	10.1	11.3	12.8	14.6	16.7	19.2	22.3
3：5	11.0	11.6	12.0	12.9	13.5	14.8	16.2	17.0	18.6	19.2	20.5	10.2	11.5	13.0	14.8	16.9	19.5	22.7
3：6	11.1	11.8	12.1	13.1	13.7	15.0	16.4	17.3	18.8	19.5	20.8	10.3	11.6	13.1	15.0	17.2	19.8	23.0
3：7	11.3	11.9	12.2	13.2	13.9	15.2	16.6	17.5	19.1	19.7	21.1	10.4	11.7	13.3	15.2	17.4	20.1	23.4
3：8	11.4	12.0	12.4	13.4	14.0	15.3	16.8	17.7	19.3	20.0	21.4	10.5	11.8	13.4	15.3	17.6	20.4	23.7
3：9	11.5	12.1	12.5	13.5	14.2	15.5	17.0	17.9	19.6	20.3	21.7	10.6	12.0	13.6	15.5	17.8	20.7	24.1
3：10	11.6	12.3	12.6	13.7	14.3	15.7	17.3	18.2	19.9	20.6	22.0	10.7	12.1	13.7	15.7	18.1	20.9	24.5
3：11	11.7	12.4	12.8	13.8	14.5	15.9	17.5	18.4	20.1	20.8	22.3	10.8	12.2	13.9	15.9	18.3	21.2	24.8
4：0	11.8	12.5	12.9	14.0	14.7	16.1	17.7	18.6	20.4	21.1	22.6	10.9	12.3	14.0	16.1	18.5	21.5	25.2
4：1	11.9	12.6	13.0	14.1	14.8	16.3	17.9	18.9	20.6	21.4	22.9	11.0	12.4	14.2	16.3	18.8	21.8	25.5
4：2	12.1	12.8	13.2	14.3	15.0	16.4	18.1	19.1	20.9	21.7	23.2	11.1	12.6	14.3	16.4	19.0	22.1	25.9
4：3	12.2	12.9	13.3	14.4	15.1	16.6	18.3	19.3	21.2	22.0	23.5	11.2	12.7	14.5	16.6	19.2	22.4	26.3
4：4	12.3	13.0	13.4	14.5	15.3	16.8	18.5	19.5	21.4	22.2	23.9	11.3	12.8	14.6	16.8	19.4	22.6	26.6
4：5	12.4	13.1	13.5	14.7	15.4	17.0	18.7	19.8	21.7	22.5	24.2	11.4	12.9	14.8	17.0	19.7	22.9	27.0
4：6	12.5	13.2	13.7	14.8	15.6	17.2	18.9	20.0	22.0	22.8	24.5	11.5	13.0	14.9	17.2	19.9	23.2	27.4
4：7	12.6	13.4	13.8	15.0	15.8	17.3	19.1	20.2	22.2	23.1	24.8	11.6	13.2	15.1	17.3	20.1	23.5	27.7
4：8	12.7	13.5	13.9	15.1	15.9	17.5	19.3	20.4	22.5	23.3	25.1	11.7	13.3	15.2	17.5	20.3	23.8	28.1
4：9	12.8	13.6	14.0	15.3	16.1	17.7	19.6	20.7	22.7	23.6	25.4	11.8	13.4	15.3	17.7	20.6	24.1	28.5
4：10	12.9	13.7	14.2	15.4	16.2	17.9	19.8	20.9	23.0	23.9	25.7	11.9	13.5	15.5	17.9	20.8	24.4	28.8
4：11	13.1	13.8	14.3	15.5	16.4	18.0	20.0	21.1	23.3	24.2	26.0	12.0	13.6	15.6	18.0	21.0	24.6	29.2
5：0	13.2	14.0	14.4	15.7	16.5	18.2	20.2	21.3	23.5	24.4	26.3	12.1	13.7	15.8	18.2	21.2	24.9	29.5

表 10　5～6 岁女孩的年龄体重（公斤）表

岁：月	百分位数													标准差						
	3	5	10	20	30	40	50	60	70	80	90	95	97	−3 SD	−2 SD	−1 SD	平均值	1SD	2SD	3SD
5：1	14.1	14.6	15.3	16.2	16.8	17.3	17.8	18.5	19.3	20.2	21.4	22.5	23.1	11.9	13.9	15.9	17.8	20.6	23.5	26.3
5：2	14.2	14.7	15.4	16.3	16.9	17.5	18.0	18.7	19.5	20.4	21.6	22.7	23.3	12.0	14.0	16.0	18.0	21.0	23.7	26.5
5：3	14.3	14.8	15.5	16.4	17.1	17.6	18.1	18.8	19.6	20.5	21.8	22.9	23.6	12.1	14.1	16.1	18.1	21.0	23.9	26.8
5：4	14.4	14.9	15.7	16.5	17.2	17.7	18.3	18.9	19.8	20.7	22.0	23.1	23.8	12.2	14.2	16.2	18.3	21.2	24.1	27.1
5：5	14.5	15.0	15.8	16.7	17.3	17.9	18.4	19.2	20.0	20.9	22.2	23.3	24.0	12.2	14.3	16.4	18.4	21.4	24.4	27.4
5：6	14.6	15.1	15.9	16.8	17.5	18.0	18.6	19.3	20.1	21.1	22.4	23.6	24.3	12.3	14.4	16.5	18.6	21.6	24.6	27.7
5：7	14.7	15.2	16.0	16.9	17.6	18.2	18.7	19.5	20.3	21.3	22.7	23.8	24.5	12.4	14.5	16.6	18.7	21.8	24.9	28.0
5：8	14.9	15.4	16.1	17.1	17.7	18.3	18.9	19.7	20.5	21.5	22.9	24.0	24.8	12.5	14.6	16.7	18.9	22.0	25.1	28.3
5：9	15.0	15.5	16.3	17.2	17.9	18.5	19.0	19.8	20.7	21.7	23.1	24.3	25.0	12.5	14.7	16.9	19.0	22.2	25.4	28.6
5：10	15.1	15.6	16.4	17.3	18.0	18.6	19.2	20.0	20.9	21.9	23.3	24.5	25.3	12.6	14.8	17.0	19.2	22.4	25.7	28.9
5：11	15.2	15.7	16.5	17.5	18.2	18.8	19.4	20.2	21.1	22.1	23.6	24.8	25.5	12.7	14.9	17.1	19.4	22.6	25.9	29.2
6：0	15.3	15.8	16.6	17.6	18.3	19.0	19.5	20.4	21.3	22.3	23.8	25.0	25.8	12.8	15.0	17.3	19.5	22.9	26.2	29.6
6：1	15.4	15.9	16.8	17.8	18.5	19.1	19.7	20.5	21.5	22.6	24.1	25.3	26.1	12.8	15.1	17.4	19.7	23.1	26.5	29.9
6：2	15.5	16.0	16.9	17.9	18.7	19.3	19.9	20.7	21.7	22.8	24.3	25.6	26.4	12.9	15.2	17.5	19.9	23.3	26.8	30.2
6：3	15.6	16.2	17.0	18.1	18.8	19.5	20.0	20.9	21.9	23.0	24.6	25.8	26.7	13.0	15.3	17.7	20.0	23.6	27.1	30.6
6：4	15.7	16.3	17.2	18.2	19.0	19.6	20.2	21.1	22.1	23.2	24.8	26.1	27.0	13.0	15.4	17.8	20.2	23.6	27.4	31.0
6：5	15.8	16.4	17.3	18.4	19.1	19.8	20.4	21.3	22.3	23.5	25.1	26.4	27.3	13.1	15.5	18.0	20.4	24.1	27.7	31.4
6：6	15.9	16.5	17.4	18.5	19.3	20.0	20.6	21.5	22.6	23.7	25.4	26.7	27.6	13.2	15.7	18.1	20.6	24.3	28.0	31.8
6：7	16.1	16.7	17.6	18.7	19.5	20.2	20.8	21.8	22.8	24.0	25.7	27.0	27.9	13.2	15.8	18.3	20.8	24.6	28.4	32.2
6：8	16.2	16.8	17.7	18.8	19.7	20.3	21.0	22.0	23.0	24.2	25.9	27.3	28.3	13.3	15.9	18.4	21.0	24.9	28.7	32.6
6：9	16.3	16.9	17.9	19.0	19.8	20.5	21.2	22.2	23.3	24.5	26.2	27.7	28.6	13.4	16.0	18.6	21.2	25.1	29.1	33.0
6：10	16.4	17.0	18.0	19.2	20.0	20.7	21.4	22.4	23.5	24.8	26.6	28.0	29.0	13.4	16.1	18.8	21.4	25.4	29.4	33.5
6：11	16.5	17.2	18.2	19.3	20.2	20.9	21.6	22.7	23.8	25.1	26.9	28.4	29.3	13.5	16.2	18.9	21.6	25.7	29.8	33.9

表 11　身高 45～110 厘米男孩的身高体重（公斤）表（卧位）

身高（cm）	百分位数											标准差						
	1	3	5	15	25	50	75	85	95	97	99	−3 SD	−2 SD	−1 SD	平均值	1SD	2SD	3SD
45.0	2.0	2.1	2.1	2.2	2.3	2.4	2.6	2.7	2.9	2.9	3.0	1.9	2.0	2.2	2.4	2.7	3.0	3.3
45.5	2.1	2.1	2.2	2.3	2.4	2.5	2.7	2.8	2.9	3.0	3.1	1.9	2.1	2.3	2.5	2.8	3.1	3.4
46.0	2.1	2.2	2.3	2.4	2.5	2.6	2.8	2.9	3.0	3.1	3.3	2.0	2.2	2.4	2.6	2.9	3.1	3.5
46.5	2.2	2.3	2.3	2.5	2.5	2.7	2.9	3.0	3.1	3.2	3.4	2.1	2.3	2.5	2.7	3.0	3.2	3.6
47.0	2.3	2.4	2.4	2.5	2.6	2.8	3.0	3.1	3.2	3.3	3.5	2.1	2.3	2.5	2.8	3.0	3.3	3.7
47.5	2.3	2.4	2.5	2.6	2.7	2.9	3.0	3.1	3.3	3.4	3.6	2.2	2.4	2.6	2.9	3.1	3.4	3.8
48.0	2.4	2.5	2.6	2.7	2.8	2.9	3.1	3.2	3.4	3.5	3.7	2.3	2.5	2.7	2.9	3.2	3.6	3.9
48.5	2.5	2.6	2.6	2.8	2.9	3.0	3.2	3.3	3.5	3.6	3.8	2.3	2.6	2.8	3.0	3.3	3.7	4.0

续表

身高 (cm)	百分位数											标准差						
	1	3	5	15	25	50	75	85	95	97	99	−3 SD	−2 SD	−1 SD	平均 值	1SD	2SD	3SD
49.0	2.6	2.7	2.7	2.9	2.9	3.1	3.3	3.4	3.6	3.7	3.9	2.4	2.6	2.9	3.1	3.4	3.8	4.2
49.5	2.6	2.7	2.8	2.9	3.0	3.2	3.4	3.5	3.8	3.8	4.0	2.5	2.7	3.0	3.2	3.5	3.9	4.3
50.0	2.7	2.8	2.9	3.0	3.1	3.3	3.5	3.7	3.9	4.0	4.1	2.6	2.8	3.0	3.3	3.6	4.0	4.4
50.5	2.8	2.9	3.0	3.1	3.2	3.4	3.6	3.8	4.0	4.1	4.2	2.7	2.9	3.1	3.4	3.8	4.1	4.5
51.0	2.9	3.0	3.1	3.2	3.3	3.5	3.8	3.9	4.1	4.2	4.4	2.7	3.0	3.2	3.5	3.9	4.2	4.7
51.5	3.0	3.1	3.2	3.3	3.4	3.6	3.9	4.0	4.2	4.3	4.5	2.8	3.1	3.3	3.6	4.0	4.4	4.8
52.0	3.1	3.2	3.3	3.4	3.5	3.8	4.0	4.1	4.4	4.5	4.6	2.9	3.2	3.5	3.8	4.1	4.5	5.0
52.5	3.2	3.3	3.4	3.6	3.7	3.9	4.1	4.3	4.5	4.6	4.8	3.0	3.3	3.6	3.9	4.2	4.6	5.1
53.0	3.3	3.4	3.5	3.7	3.8	4.0	4.3	4.4	4.6	4.7	4.9	3.1	3.4	3.7	4.0	4.4	4.8	5.3
53.5	3.4	3.5	3.6	3.8	3.9	4.1	4.4	4.5	4.8	4.9	5.1	3.2	3.5	3.8	4.1	4.5	4.9	5.4
54.0	3.5	3.6	3.7	3.9	4.0	4.3	4.5	4.7	4.9	5.0	5.3	3.3	3.6	3.9	4.3	4.7	5.1	5.6
54.5	3.6	3.8	3.8	4.0	4.2	4.4	4.7	4.8	5.1	5.2	5.4	3.4	3.7	4.0	4.4	4.8	5.3	5.8
55.0	3.7	3.9	4.0	4.2	4.3	4.5	4.8	5.0	5.3	5.4	5.6	3.6	3.8	4.2	4.5	5.0	5.4	6.0
55.5	3.9	4.0	4.1	4.3	4.4	4.7	5.0	5.1	5.4	5.5	5.8	3.7	4.0	4.3	4.7	5.1	5.6	6.1
56.0	4.0	4.1	4.2	4.4	4.6	4.8	5.1	5.3	5.6	5.7	5.9	3.8	4.1	4.4	4.8	5.3	5.8	6.3
56.5	4.1	4.3	4.3	4.6	4.7	5.0	5.3	5.4	5.7	5.9	6.1	3.9	4.2	4.6	5.0	5.4	5.9	6.5
57.0	4.2	4.4	4.5	4.7	4.8	5.1	5.4	5.6	5.9	6.0	6.3	4.0	4.3	4.7	5.1	5.6	6.1	6.7
57.5	4.4	4.5	4.6	4.8	5.0	5.3	5.6	5.8	6.1	6.2	6.5	4.1	4.5	4.9	5.3	5.7	6.3	6.9
58.0	4.5	4.6	4.7	5.0	5.1	5.4	5.7	5.9	6.2	6.4	6.6	4.3	4.6	5.0	5.4	5.9	6.4	7.1
58.5	4.6	4.8	4.9	5.1	5.3	5.6	5.9	6.1	6.4	6.5	6.8	4.4	4.7	5.1	5.6	6.1	6.6	7.2
59.0	4.7	4.9	5.0	5.2	5.4	5.7	6.0	6.2	6.6	6.7	7.0	4.5	4.8	5.3	5.7	6.2	6.8	7.4
59.5	4.8	5.0	5.1	5.4	5.5	5.9	6.2	6.4	6.7	6.9	7.2	4.6	5.0	5.4	5.9	6.4	7.0	7.6
60.0	5.0	5.1	5.2	5.5	5.7	6.0	6.3	6.5	6.9	7.0	7.3	4.7	5.1	5.5	6.0	6.5	7.1	7.8
60.5	5.1	5.3	5.4	5.6	5.8	6.1	6.5	6.7	7.1	7.2	7.5	4.8	5.2	5.6	6.1	6.7	7.3	8.0
61.0	5.2	5.4	5.5	5.8	5.9	6.3	6.6	6.8	7.2	7.4	7.7	4.9	5.3	5.8	6.3	6.8	7.4	8.1
61.5	5.3	5.5	5.6	5.9	6.1	6.4	6.8	7.0	7.4	7.5	7.8	5.0	5.4	5.9	6.4	7.0	7.6	8.3
62.0	5.4	5.6	5.7	6.0	6.2	6.5	6.9	7.1	7.5	7.7	8.0	5.1	5.6	6.0	6.5	7.1	7.7	8.5
62.5	5.5	5.7	5.8	6.1	6.3	6.7	7.0	7.3	7.6	7.8	8.1	5.2	5.7	6.1	6.7	7.2	7.9	8.6
63.0	5.6	5.8	5.9	6.2	6.4	6.8	7.2	7.4	7.8	8.0	8.3	5.3	5.8	6.2	6.8	7.4	8.0	8.8
63.5	5.7	5.9	6.0	6.3	6.5	6.9	7.3	7.5	7.9	8.1	8.4	5.4	5.9	6.4	6.9	7.5	8.2	8.9
64.0	5.8	6.0	6.2	6.5	6.6	7.0	7.4	7.7	8.1	8.2	8.6	5.5	6.0	6.5	7.0	7.6	8.3	9.1
64.5	5.9	6.1	6.3	6.6	6.8	7.1	7.6	7.8	8.2	8.4	8.7	5.6	6.1	6.6	7.1	7.8	8.5	9.3
65.0	6.0	6.3	6.4	6.7	6.9	7.3	7.7	7.9	8.3	8.5	8.9	5.7	6.2	6.7	7.3	7.9	8.6	9.4
65.5	6.1	6.4	6.5	6.8	7.0	7.4	7.8	8.1	8.5	8.7	9.0	5.8	6.3	6.8	7.4	8.0	8.7	9.6
66.0	6.2	6.5	6.6	6.9	7.1	7.5	7.9	8.2	8.6	8.8	9.1	5.9	6.4	6.9	7.5	8.2	8.9	9.7
66.5	6.3	6.6	6.7	7.0	7.2	7.6	8.1	8.3	8.8	8.9	9.3	6.0	6.5	7.0	7.6	8.3	9.0	9.9
67.0	6.4	6.7	6.8	7.1	7.3	7.7	8.2	8.4	8.9	9.1	9.4	6.1	6.6	7.1	7.7	8.4	9.2	10.0
67.5	6.5	6.8	6.9	7.2	7.4	7.9	8.3	8.6	9.0	9.2	9.6	6.2	6.7	7.2	7.9	8.5	9.3	10.2

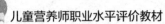

续表

身高	百分位数											标准差						
（cm）	1	3	5	15	25	50	75	85	95	97	99	-3 SD	-2 SD	-1 SD	平均值	1SD	2SD	3SD
68.0	6.6	6.9	7.0	7.3	7.5	8.0	8.4	8.7	9.2	9.3	9.7	6.3	6.8	7.3	8.0	8.7	9.4	10.3
68.5	6.7	7.0	7.1	7.4	7.7	8.1	8.5	8.8	9.3	9.5	9.8	6.4	6.9	7.5	8.1	8.8	9.6	10.5
69.0	6.8	7.1	7.2	7.5	7.8	8.2	8.7	8.9	9.4	9.6	10.0	6.5	7.0	7.6	8.2	8.9	9.7	10.6
69.5	6.9	7.1	7.3	7.6	7.9	8.3	8.8	9.1	9.5	9.7	10.1	6.6	7.1	7.7	8.3	9.0	9.8	10.8
70.0	7.0	7.2	7.4	7.7	8.0	8.4	8.9	9.2	9.7	9.9	10.3	6.6	7.2	7.8	8.4	9.2	10.0	10.9
70.5	7.1	7.3	7.5	7.8	8.1	8.5	9.0	9.3	9.8	10.0	10.4	6.7	7.3	7.9	8.5	9.3	10.1	11.1
71.0	7.2	7.4	7.6	8.0	8.2	8.6	9.1	9.4	9.9	10.1	10.5	6.8	7.4	8.0	8.6	9.4	10.2	11.2
71.5	7.3	7.5	7.7	8.1	8.3	8.8	9.3	9.6	10.1	10.3	10.7	6.9	7.5	8.1	8.8	9.5	10.4	11.3
72.0	7.4	7.6	7.8	8.2	8.4	8.9	9.4	9.7	10.2	10.4	10.8	7.0	7.6	8.2	8.9	9.6	10.5	11.5
72.5	7.5	7.7	7.9	8.3	8.5	9.0	9.5	9.8	10.3	10.5	11.0	7.1	7.6	8.3	9.0	9.8	10.6	11.6
73.0	7.5	7.8	8.0	8.4	8.6	9.1	9.6	9.9	10.4	10.7	11.1	7.2	7.7	8.4	9.1	9.9	10.8	11.8
73.5	7.6	7.9	8.0	8.4	8.7	9.2	9.7	10.0	10.6	10.8	11.2	7.2	7.8	8.5	9.2	10.0	10.9	11.9
74.0	7.7	8.0	8.1	8.5	8.8	9.3	9.8	10.1	10.7	10.9	11.4	7.3	7.9	8.6	9.3	10.1	11.0	12.1
74.5	7.8	8.1	8.2	8.6	8.9	9.4	9.9	10.3	10.8	11.0	11.5	7.4	8.0	8.7	9.4	10.2	11.2	12.2
75.0	7.9	8.2	8.3	8.7	9.0	9.5	10.1	10.4	10.9	11.2	11.6	7.5	8.1	8.8	9.5	10.3	11.3	12.3
75.5	8.0	8.2	8.4	8.8	9.1	9.6	10.2	10.5	11.0	11.3	11.7	7.6	8.2	8.8	9.6	10.4	11.4	12.5
76.0	8.0	8.3	8.5	8.9	9.2	9.7	10.3	10.6	11.2	11.4	11.9	7.6	8.3	8.9	9.7	10.6	11.5	12.6
76.5	8.1	8.4	8.6	9.0	9.3	9.8	10.4	10.7	11.3	11.5	12.0	7.7	8.3	9.0	9.8	10.7	11.6	12.7
77.0	8.2	8.5	8.7	9.1	9.4	9.9	10.5	10.8	11.4	11.6	12.1	7.8	8.4	9.1	9.9	10.8	11.7	12.8
77.5	8.3	8.6	8.7	9.2	9.5	10.0	10.6	10.9	11.5	11.7	12.2	7.9	8.5	9.2	10.0	10.9	11.9	13.0
78.0	8.4	8.7	8.8	9.3	9.5	10.1	10.7	11.0	11.6	11.8	12.3	7.9	8.6	9.3	10.1	11.0	12.0	13.1
78.5	8.4	8.7	8.9	9.3	9.6	10.2	10.8	11.1	11.7	12.0	12.4	8.0	8.7	9.4	10.2	11.1	12.1	13.2
79.0	8.5	8.8	9.0	9.4	9.7	10.3	10.9	11.2	11.8	12.1	12.5	8.1	8.7	9.5	10.3	11.2	12.2	13.3
79.5	8.6	8.9	9.1	9.5	9.8	10.4	11.0	11.3	11.9	12.2	12.7	8.2	8.8	9.5	10.4	11.3	12.3	13.4
80.0	8.7	9.0	9.1	9.6	9.9	10.4	11.1	11.4	12.0	12.3	12.8	8.2	8.9	9.6	10.4	11.4	12.4	13.6
80.5	8.7	9.1	9.2	9.7	10.0	10.5	11.2	11.5	12.1	12.4	12.9	8.3	9.0	9.7	10.5	11.5	12.5	13.7
81.0	8.8	9.1	9.3	9.8	10.1	10.6	11.3	11.6	12.2	12.5	13.0	8.4	9.1	9.8	10.6	11.6	12.6	13.8
81.5	8.9	9.2	9.4	9.9	10.2	10.7	11.4	11.7	12.3	12.6	13.1	8.5	9.1	9.9	10.7	11.7	12.7	13.9
82.0	9.0	9.3	9.5	10.0	10.2	10.8	11.5	11.8	12.5	12.7	13.2	8.5	9.2	10.0	10.8	11.8	12.8	14.0
82.5	9.1	9.4	9.6	10.1	10.3	10.9	11.6	11.9	12.6	12.8	13.3	8.6	9.3	10.1	10.9	11.9	13.0	14.2
83.0	9.2	9.5	9.7	10.1	10.4	11.0	11.7	12.0	12.7	13.0	13.5	8.7	9.4	10.2	11.0	12.0	13.1	14.4
83.5	9.3	9.6	9.8	10.3	10.6	11.2	11.8	12.2	12.8	13.1	13.6	8.8	9.5	10.3	11.2	12.1	13.2	14.4
84.0	9.4	9.7	9.9	10.4	10.7	11.3	11.9	12.3	12.9	13.2	13.7	8.9	9.6	10.4	11.3	12.2	13.3	14.6
84.5	9.5	9.8	10.0	10.5	10.8	11.4	12.0	12.4	13.1	13.3	13.9	9.0	9.7	10.5	11.4	12.4	13.5	14.7
85.0	9.6	9.9	10.1	10.6	10.9	11.5	12.2	12.5	13.2	13.5	14.0	9.1	9.8	10.6	11.5	12.5	13.6	14.9
85.5	9.7	10.0	10.2	10.7	11.0	11.6	12.3	12.7	13.3	13.6	14.1	9.2	9.9	10.7	11.6	12.6	13.7	15.0
86.0	9.8	10.1	10.3	10.8	11.1	11.7	12.4	12.8	13.5	13.7	14.3	9.3	10.0	10.8	11.7	12.8	13.9	15.2
86.5	9.9	10.2	10.4	10.9	11.2	11.9	12.5	12.9	13.6	13.9	14.4	9.4	10.1	11.0	11.9	12.9	14.0	15.3

续表

身高（cm）	百分位数											标准差						
	1	3	5	15	25	50	75	85	95	97	99	-3 SD	-2 SD	-1 SD	平均值	1SD	2SD	3SD
87.0	10.0	10.3	10.5	11.0	11.4	12.0	12.7	13.1	13.7	14.0	14.6	9.5	10.2	11.1	12.0	13.0	14.2	15.5
87.5	10.1	10.4	10.6	11.2	11.5	12.1	12.8	13.2	13.9	14.2	14.7	9.6	10.4	11.2	12.1	13.2	14.3	15.6
88.0	10.2	10.6	10.7	11.3	11.6	12.2	12.9	13.3	14.0	14.3	14.9	9.7	10.5	11.3	12.2	13.3	14.5	15.8
88.5	10.3	10.7	10.9	11.4	11.7	12.4	13.1	13.5	14.2	14.4	15.0	9.8	10.6	11.4	12.4	13.4	14.6	15.9
89.0	10.4	10.8	11.0	11.5	11.8	12.5	13.2	13.6	14.3	14.6	15.2	9.9	10.7	11.5	12.5	13.5	14.7	16.1
89.5	10.5	10.9	11.1	11.6	11.9	12.6	13.3	13.7	14.4	14.7	15.3	10.0	10.8	11.6	12.6	13.7	14.9	16.2
90.0	10.6	11.0	11.2	11.7	12.1	12.7	13.4	13.8	14.6	14.9	15.4	10.1	10.9	11.8	12.7	13.8	15.0	16.4
90.5	10.7	11.1	11.3	11.8	12.2	12.8	13.6	14.0	14.7	15.0	15.6	10.2	11.0	11.9	12.8	13.9	15.1	16.5
91.0	10.8	11.2	11.4	11.9	12.3	13.0	13.7	14.1	14.8	15.1	15.7	10.3	11.1	12.0	13.0	14.1	15.3	16.7
91.5	10.9	11.3	11.5	12.0	12.4	13.1	13.8	14.2	15.0	15.3	15.9	10.4	11.2	12.1	13.1	14.2	15.4	16.8
92.0	11.0	11.4	11.6	12.2	12.5	13.2	13.9	14.4	15.1	15.4	16.0	10.5	11.3	12.2	13.2	14.3	15.6	17.0
92.5	11.1	11.5	11.7	12.3	12.6	13.3	14.1	14.5	15.2	15.5	16.1	10.6	11.4	12.3	13.3	14.4	15.7	17.1
93.0	11.2	11.6	11.8	12.4	12.7	13.4	14.2	14.6	15.4	15.7	16.3	10.7	11.5	12.4	13.4	14.6	15.8	17.3
93.5	11.3	11.7	11.9	12.5	12.8	13.5	14.3	14.7	15.5	15.8	16.4	10.7	11.6	12.5	13.5	14.7	16.0	17.4
94.0	11.4	11.8	12.0	12.6	12.9	13.7	14.4	14.9	15.6	16.0	16.6	10.8	11.7	12.6	13.7	14.8	16.1	17.6
94.5	11.5	11.9	12.1	12.7	13.1	13.8	14.5	15.0	15.8	16.1	16.7	10.9	11.8	12.7	13.8	14.9	16.3	17.7
95.0	11.6	12.0	12.2	12.8	13.2	13.9	14.7	15.1	15.9	16.2	16.9	11.0	11.9	12.8	13.9	15.1	16.4	17.9
95.5	11.7	12.1	12.3	12.9	13.3	14.0	14.8	15.3	16.0	16.4	17.0	11.1	12.0	12.9	14.0	15.2	16.5	18.0
96.0	11.8	12.2	12.4	13.0	13.4	14.1	14.9	15.4	16.2	16.5	17.2	11.2	12.1	13.1	14.1	15.3	16.7	18.2
96.5	11.9	12.3	12.5	13.1	13.5	14.3	15.1	15.5	16.3	16.7	17.3	11.3	12.2	13.2	14.3	15.5	16.8	18.4
97.0	12.0	12.4	12.6	13.2	13.6	14.4	15.2	15.7	16.5	16.8	17.5	11.4	12.3	13.3	14.4	15.6	17.0	18.5
97.5	12.1	12.5	12.7	13.4	13.7	14.5	15.3	15.8	16.6	17.0	17.6	11.5	12.4	13.4	14.5	15.7	17.1	18.7
98.0	12.2	12.6	12.8	13.5	13.9	14.6	15.5	15.9	16.8	17.1	17.8	11.6	12.5	13.5	14.6	15.9	17.3	18.9
98.5	12.3	12.7	13.0	13.6	14.0	14.8	15.6	16.1	16.9	17.3	18.0	11.7	12.6	13.6	14.8	16.0	17.5	19.1
99.0	12.4	12.8	13.1	13.7	14.1	14.9	15.7	16.2	17.1	17.4	18.1	11.8	12.7	13.7	14.9	16.2	17.6	19.2
99.5	12.5	12.9	13.2	13.8	14.2	15.0	15.9	16.4	17.2	17.6	18.3	11.9	12.8	13.9	15.0	16.3	17.8	19.4
100.0	12.6	13.0	13.3	13.9	14.4	15.2	16.0	16.5	17.4	17.8	18.5	12.0	12.9	14.0	15.2	16.5	18.0	19.6
100.5	12.7	13.2	13.4	14.1	14.5	15.3	16.2	16.7	17.6	17.9	18.7	12.1	13.0	14.1	15.3	16.6	18.1	19.8
101.0	12.8	13.3	13.5	14.2	14.6	15.4	16.3	16.8	17.7	18.1	18.8	12.2	13.2	14.2	15.4	16.8	18.3	20.0
101.5	12.9	13.4	13.6	14.3	14.7	15.6	16.5	17.0	17.9	18.3	19.0	12.3	13.3	14.4	15.6	16.9	18.5	20.2
102.0	13.0	13.5	13.8	14.5	14.9	15.7	16.6	17.2	18.1	18.5	19.2	12.4	13.4	14.5	15.7	17.1	18.7	20.4
102.5	13.2	13.6	13.9	14.6	15.0	15.9	16.8	17.3	18.3	18.6	19.4	12.5	13.5	14.6	15.9	17.3	18.8	20.6
103.0	13.3	13.8	14.0	14.7	15.2	16.0	17.0	17.5	18.4	18.8	19.6	12.6	13.6	14.8	16.0	17.4	19.0	20.8
103.5	13.4	13.9	14.1	14.8	15.3	16.2	17.1	17.7	18.6	19.0	19.8	12.7	13.7	14.9	16.2	17.6	19.2	21.0
104.0	13.5	14.0	14.3	15.0	15.4	16.3	17.3	17.8	18.8	19.2	20.0	12.8	13.9	15.0	16.3	17.8	19.4	21.2
104.5	13.6	14.1	14.4	15.1	15.6	16.5	17.4	18.0	19.0	19.4	20.2	12.9	14.0	15.2	16.5	17.9	19.6	21.5
105.0	13.7	14.2	14.5	15.3	15.7	16.6	17.6	18.2	19.2	19.6	20.4	13.0	14.1	15.3	16.6	18.1	19.8	21.7
105.5	13.9	14.4	14.6	15.4	15.9	16.8	17.8	18.4	19.4	19.8	20.6	13.2	14.2	15.4	16.8	18.3	20.0	21.9

身高（cm）	百分位数											标准差						
	1	3	5	15	25	50	75	85	95	97	99	−3 SD	−2 SD	−1 SD	平均值	1SD	2SD	3SD
106.0	14.0	14.5	14.8	15.5	16.0	16.9	18.0	18.5	19.6	20.0	20.8	13.3	14.4	15.6	16.9	18.5	20.2	22.1
106.5	14.1	14.6	14.9	15.7	16.2	17.1	18.1	18.7	19.7	20.2	21.0	13.4	14.5	15.7	17.1	18.6	20.4	22.4
107.0	14.2	14.8	15.0	15.8	16.3	17.3	18.3	18.9	19.9	20.4	21.2	13.5	14.6	15.9	17.3	18.8	20.6	22.6
107.5	14.4	14.9	15.2	16.0	16.5	17.4	18.5	19.1	20.1	20.6	21.4	13.6	14.7	16.0	17.4	19.0	20.8	22.8
108.0	14.5	15.0	15.3	16.1	16.6	17.6	18.7	19.3	20.3	20.8	21.7	13.7	14.9	16.2	17.6	19.2	21.0	23.1
108.5	14.6	15.2	15.5	16.3	16.8	17.8	18.8	19.5	20.5	21.0	21.9	13.8	15.0	16.3	17.8	19.4	21.2	23.3
109.0	14.7	15.3	15.6	16.4	16.9	17.9	19.0	19.6	20.8	21.2	22.1	14.0	15.1	16.5	17.9	19.6	21.4	23.6
109.5	14.9	15.4	15.7	16.6	17.1	18.1	19.2	19.8	21.0	21.4	22.3	14.1	15.3	16.6	18.1	19.8	21.7	23.8
110.0	15.0	15.6	15.9	16.7	17.2	18.3	19.4	20.0	21.2	21.6	22.6	14.2	15.4	16.8	18.3	20.0	21.9	24.1

表12 身高65～120厘米男孩的身高体重（公斤）表（立位）

身高（cm）	百分位数											标准差						
	1	3	5	15	25	50	75	85	95	97	99	−3 SD	−2 SD	−1 SD	平均值	1SD	2SD	3SD
65.0	6.2	6.4	6.5	6.8	7.0	7.4	7.9	8.1	8.5	8.7	9.1	5.9	6.3	6.9	7.4	8.1	8.8	9.6
65.5	6.3	6.5	6.6	6.9	7.1	7.6	8.0	8.2	8.7	8.9	9.2	6.0	6.4	7.0	7.6	8.2	8.9	9.8
66.0	6.4	6.6	6.7	7.1	7.3	7.7	8.1	8.4	8.8	9.0	9.3	6.1	6.5	7.1	7.7	8.3	9.1	9.9
66.5	6.5	6.7	6.8	7.2	7.4	7.8	8.2	8.5	8.9	9.1	9.5	6.1	6.6	7.2	7.8	8.5	9.2	10.1
67.0	6.6	6.8	6.9	7.3	7.5	7.9	8.4	8.6	9.1	9.3	9.6	6.2	6.7	7.3	7.9	8.6	9.4	10.2
67.5	6.7	6.9	7.0	7.4	7.6	8.0	8.5	8.7	9.2	9.4	9.8	6.3	6.8	7.4	8.0	8.7	9.5	10.4
68.0	6.8	7.0	7.1	7.5	7.7	8.1	8.6	8.9	9.3	9.5	9.9	6.4	6.9	7.5	8.1	8.8	9.6	10.5
68.5	6.8	7.1	7.2	7.6	7.8	8.2	8.7	9.0	9.5	9.7	10.0	6.5	7.0	7.6	8.2	9.0	9.8	10.7
69.0	6.9	7.2	7.3	7.7	7.9	8.4	8.8	9.1	9.6	9.8	10.2	6.6	7.1	7.7	8.4	9.1	9.9	10.8
69.5	7.0	7.3	7.4	7.8	8.0	8.4	9.0	9.2	9.7	9.9	10.3	6.7	7.2	7.8	8.4	9.2	10.0	11.0
70.0	7.1	7.4	7.5	7.9	8.1	8.6	9.1	9.4	9.9	10.1	10.5	6.8	7.3	7.9	8.6	9.3	10.2	11.1
70.5	7.2	7.5	7.6	8.0	8.2	8.7	9.2	9.5	10.0	10.2	10.6	6.9	7.4	8.0	8.7	9.5	10.3	11.3
71.0	7.3	7.6	7.7	8.1	8.3	8.8	9.3	9.6	10.1	10.3	10.7	6.9	7.5	8.1	8.8	9.6	10.4	11.4
71.5	7.4	7.7	7.8	8.2	8.4	8.9	9.4	9.7	10.2	10.5	10.9	7.0	7.6	8.2	8.9	9.7	10.6	11.6
72.0	7.5	7.8	7.9	8.3	8.5	9.0	9.5	9.8	10.4	10.6	11.0	7.1	7.7	8.3	9.0	9.8	10.7	11.7
72.5	7.6	7.8	8.0	8.4	8.6	9.1	9.7	10.0	10.5	10.7	11.1	7.2	7.8	8.4	9.1	9.9	10.8	11.8
73.0	7.7	7.9	8.1	8.5	8.7	9.2	9.8	10.1	10.6	10.8	11.3	7.3	7.9	8.5	9.2	10.0	11.0	12.0
73.5	7.8	8.0	8.2	8.6	8.8	9.3	9.9	10.2	10.7	11.0	11.4	7.4	7.9	8.6	9.3	10.2	11.1	12.1
74.0	7.8	8.1	8.3	8.7	8.9	9.4	10.0	10.3	10.9	11.1	11.5	7.4	8.0	8.7	9.4	10.3	11.2	12.2
74.5	7.9	8.2	8.4	8.8	9.0	9.5	10.1	10.4	11.0	11.2	11.7	7.5	8.1	8.8	9.5	10.4	11.3	12.4
75.0	8.0	8.3	8.4	8.9	9.1	9.6	10.2	10.5	11.1	11.3	11.8	7.6	8.2	8.9	9.6	10.5	11.4	12.5
75.5	8.1	8.4	8.5	9.0	9.2	9.7	10.3	10.6	11.2	11.4	11.9	7.7	8.3	9.0	9.7	10.6	11.6	12.6
76.0	8.2	8.5	8.6	9.0	9.3	9.8	10.4	10.7	11.3	11.6	12.0	7.7	8.4	9.1	9.8	10.7	11.7	12.8

续表

身高 （cm）	百分位数											标准差						
	1	3	5	15	25	50	75	85	95	97	99	−3 SD	−2 SD	−1 SD	平均 值	1SD	2SD	3SD
76.5	8.2	8.5	8.7	9.1	9.4	9.9	10.5	10.8	11.4	11.7	12.1	7.8	8.5	9.2	9.9	10.8	11.8	12.9
77.0	8.3	8.6	8.8	9.2	9.5	10.0	10.6	10.9	11.5	11.8	12.3	7.9	8.5	9.2	10.0	10.9	11.9	13.0
77.5	8.4	8.7	8.9	9.3	9.6	10.1	10.7	11.0	11.6	11.9	12.4	8.0	8.6	9.3	10.1	11.0	12.0	13.1
78.0	8.5	8.8	8.9	9.4	9.7	10.2	10.8	11.1	11.7	12.0	12.5	8.0	8.7	9.4	10.2	11.1	12.1	13.3
78.5	8.5	8.8	9.0	9.5	9.7	10.3	10.9	11.2	11.9	12.1	12.6	8.1	8.8	9.5	10.3	11.2	12.2	13.4
79.0	8.6	8.9	9.1	9.5	9.8	10.4	11.0	11.3	12.0	12.2	12.7	8.2	8.8	9.6	10.4	11.3	12.3	13.5
79.5	8.7	9.0	9.2	9.6	9.9	10.5	11.1	11.4	12.1	12.3	12.8	8.3	8.9	9.7	10.5	11.4	12.4	13.6
80.0	8.8	9.1	9.3	9.7	10.0	10.6	11.2	11.5	12.2	12.4	12.9	8.3	9.0	9.7	10.6	11.5	12.6	13.7
80.5	8.9	9.2	9.3	9.8	10.1	10.7	11.3	11.6	12.3	12.5	13.0	8.4	9.1	9.8	10.7	11.6	12.7	13.8
81.0	8.9	9.3	9.4	9.9	10.2	10.8	11.4	11.8	12.4	12.6	13.1	8.5	9.2	9.9	10.8	11.7	12.8	14.0
81.5	9.0	9.3	9.5	10.0	10.3	10.9	11.5	11.9	12.5	12.8	13.3	8.6	9.3	10.0	10.9	11.8	12.9	14.1
82.0	9.1	9.4	9.6	10.1	10.4	11.0	11.6	12.0	12.6	12.9	13.4	8.7	9.3	10.1	11.0	11.9	13.0	14.2
82.5	9.2	9.5	9.7	10.2	10.5	11.1	11.7	12.1	12.7	13.0	13.5	8.7	9.4	10.2	11.1	12.1	13.1	14.4
83.0	9.3	9.6	9.8	10.3	10.6	11.2	11.8	12.2	12.9	13.1	13.6	8.8	9.5	10.3	11.2	12.2	13.3	14.5
83.5	9.4	9.7	9.9	10.4	10.7	11.3	12.0	12.3	13.0	13.3	13.8	8.9	9.6	10.4	11.3	12.3	13.4	14.6
84.0	9.5	9.8	10.0	10.5	10.8	11.4	12.1	12.5	13.1	13.4	13.9	9.0	9.7	10.5	11.4	12.4	13.5	14.8
84.5	9.6	9.9	10.1	10.6	10.9	11.5	12.2	12.6	13.3	13.5	14.1	9.1	9.9	10.7	11.5	12.5	13.7	14.9
85.0	9.7	10.1	10.2	10.7	11.1	11.7	12.3	12.7	13.4	13.7	14.2	9.2	10.0	10.8	11.7	12.7	13.8	15.1
85.5	9.8	10.2	10.3	10.9	11.2	11.8	12.5	12.8	13.5	13.8	14.3	9.3	10.1	10.9	11.8	12.8	13.9	15.2
86.0	9.9	10.3	10.5	11.0	11.3	11.9	12.6	13.0	13.7	13.9	14.5	9.4	10.2	11.0	11.9	12.9	14.1	15.4
86.5	10.0	10.4	10.6	11.1	11.4	12.0	12.7	13.1	13.8	14.1	14.6	9.5	10.3	11.1	12.0	13.1	14.2	15.5
87.0	10.1	10.5	10.7	11.2	11.5	12.2	12.9	13.2	13.9	14.2	14.8	9.6	10.4	11.2	12.2	13.2	14.4	15.7
87.5	10.2	10.6	10.8	11.3	11.6	12.3	13.0	13.4	14.1	14.4	14.9	9.7	10.5	11.3	12.3	13.3	14.5	15.8
88.0	10.3	10.7	10.9	11.4	11.8	12.4	13.1	13.5	14.2	14.5	15.1	9.8	10.6	11.5	12.4	13.5	14.7	16.0
88.5	10.5	10.8	11.0	11.5	11.9	12.5	13.2	13.6	14.4	14.6	15.2	9.9	10.7	11.6	12.5	13.6	14.8	16.1
89.0	10.6	10.9	11.1	11.7	12.0	12.6	13.4	13.8	14.5	14.8	15.4	10.0	10.8	11.7	12.6	13.7	14.9	16.3
89.5	10.7	11.0	11.2	11.8	12.1	12.8	13.5	13.9	14.6	14.9	15.5	10.1	10.9	11.8	12.8	13.9	15.1	16.4
90.0	10.8	11.1	11.3	11.9	12.2	12.9	13.6	14.0	14.8	15.1	15.6	10.2	11.0	11.9	12.9	14.0	15.2	16.6
90.5	10.9	11.2	11.4	12.0	12.3	13.0	13.7	14.1	14.9	15.2	15.8	10.3	11.1	12.0	13.0	14.1	15.3	16.7
91.0	11.0	11.3	11.5	12.1	12.4	13.1	13.9	14.3	15.0	15.3	15.9	10.4	11.2	12.1	13.1	14.2	15.5	16.9
91.5	11.0	11.4	11.6	12.2	12.5	13.2	14.0	14.4	15.2	15.5	16.1	10.5	11.3	12.2	13.2	14.4	15.6	17.0
92.0	11.1	11.5	11.7	12.3	12.7	13.4	14.1	14.5	15.3	15.6	16.2	10.6	11.4	12.3	13.4	14.5	15.8	17.2
92.5	11.2	11.6	11.8	12.4	12.8	13.5	14.2	14.7	15.4	15.7	16.3	10.7	11.5	12.4	13.5	14.6	15.9	17.3
93.0	11.3	11.7	11.9	12.5	12.9	13.6	14.4	14.8	15.6	15.9	16.5	10.8	11.6	12.6	13.6	14.7	16.0	17.5
93.5	11.4	11.8	12.0	12.6	13.0	13.7	14.5	14.9	15.7	16.0	16.6	10.9	11.7	12.7	13.7	14.9	16.2	17.6
94.0	11.5	11.9	12.1	12.7	13.1	13.8	14.6	15.0	15.8	16.1	16.8	11.0	11.8	12.8	13.8	15.0	16.3	17.8
94.5	11.6	12.0	12.2	12.8	13.2	13.9	14.7	15.2	16.0	16.3	16.9	11.1	11.9	12.9	13.9	15.1	16.5	17.9

续表

身高（cm）	百分位数											标准差						
	1	3	5	15	25	50	75	85	95	97	99	−3SD	−2SD	−1SD	平均值	1SD	2SD	3SD
95.0	11.7	12.1	12.4	12.9	13.3	14.1	14.9	15.3	16.1	16.4	17.1	11.1	12.0	13.0	14.1	15.3	16.6	18.1
95.5	11.8	12.2	12.5	13.1	13.4	14.2	15.0	15.4	16.2	16.6	17.2	11.2	12.1	13.1	14.2	15.4	16.7	18.3
96.0	11.9	12.3	12.6	13.2	13.6	14.3	15.1	15.6	16.4	16.7	17.4	11.3	12.2	13.2	14.3	15.5	16.9	18.4
96.5	12.0	12.4	12.7	13.3	13.7	14.4	15.2	15.7	16.5	16.9	17.5	11.4	12.3	13.3	14.4	15.7	17.0	18.6
97.0	12.1	12.5	12.8	13.4	13.8	14.6	15.4	15.9	16.7	17.0	17.7	11.5	12.4	13.4	14.6	15.8	17.2	18.8
97.5	12.2	12.7	12.9	13.5	13.9	14.7	15.5	16.0	16.8	17.2	17.9	11.6	12.5	13.6	14.7	15.9	17.4	18.9
98.0	12.3	12.8	13.0	13.6	14.0	14.8	15.7	16.1	17.0	17.3	18.0	11.7	12.6	13.7	14.8	16.1	17.5	19.1
98.5	12.4	12.9	13.1	13.8	14.2	14.9	15.8	16.3	17.2	17.5	18.2	11.8	12.8	13.8	14.9	16.2	17.7	19.3
99.0	12.5	13.0	13.2	13.9	14.3	15.1	15.9	16.4	17.3	17.7	18.4	11.9	12.9	13.9	15.1	16.4	17.9	19.5
99.5	12.7	13.1	13.3	14.0	14.4	15.2	16.1	16.6	17.5	17.8	18.5	12.0	13.0	14.0	15.2	16.5	18.0	19.7
100.0	12.8	13.2	13.5	14.1	14.5	15.4	16.2	16.7	17.6	18.0	18.7	12.1	13.1	14.2	15.4	16.7	18.2	19.9
100.5	12.9	13.3	13.6	14.2	14.7	15.5	16.4	16.9	17.8	18.2	18.9	12.2	13.2	14.3	15.5	16.9	18.4	20.1
101.0	13.0	13.4	13.7	14.4	14.8	15.6	16.5	17.1	18.0	18.4	19.1	12.3	13.3	14.4	15.6	17.0	18.5	20.3
101.5	13.1	13.6	13.8	14.5	15.0	15.8	16.7	17.2	18.2	18.5	19.3	12.4	13.4	14.5	15.8	17.2	18.7	20.5
102.0	13.2	13.7	13.9	14.6	15.1	15.9	16.9	17.4	18.3	18.7	19.5	12.5	13.6	14.7	15.9	17.3	18.9	20.7
102.5	13.3	13.8	14.1	14.8	15.2	16.1	17.0	17.6	18.5	18.9	19.7	12.6	13.7	14.8	16.1	17.5	19.1	20.9
103.0	13.4	13.9	14.2	14.9	15.3	16.2	17.2	17.7	18.7	19.1	19.9	12.8	13.8	14.9	16.2	17.7	19.3	21.1
103.5	13.6	14.0	14.3	15.0	15.5	16.4	17.3	17.9	18.9	19.3	20.1	12.9	13.9	15.1	16.4	17.8	19.5	21.3
104.0	13.7	14.2	14.4	15.2	15.6	16.5	17.5	18.1	19.1	19.5	20.3	13.0	14.0	15.2	16.5	18.0	19.7	21.6
104.5	13.8	14.3	14.6	15.3	15.8	16.7	17.7	18.2	19.2	19.7	20.5	13.1	14.2	15.4	16.7	18.2	19.9	21.8
105.0	13.9	14.4	14.7	15.4	15.9	16.8	17.8	18.4	19.4	19.9	20.7	13.2	14.3	15.5	16.8	18.4	20.1	22.0
105.5	14.0	14.5	14.8	15.6	16.1	17.0	18.0	18.6	19.6	20.1	20.9	13.3	14.4	15.6	17.0	18.5	20.3	22.2
106.0	14.2	14.7	15.0	15.7	16.2	17.2	18.2	18.8	19.8	20.3	21.1	13.4	14.5	15.8	17.2	18.7	20.5	22.5
106.5	14.3	14.8	15.1	15.9	16.4	17.3	18.4	19.0	20.0	20.5	21.3	13.5	14.7	15.9	17.3	18.9	20.7	22.7
107.0	14.4	14.9	15.2	16.0	16.5	17.5	18.5	19.1	20.2	20.7	21.5	13.7	14.8	16.1	17.5	19.1	20.9	22.9
107.5	14.5	15.1	15.4	16.2	16.7	17.7	18.7	19.3	20.4	20.9	21.7	13.8	14.9	16.2	17.7	19.3	21.1	23.2
108.0	14.7	15.2	15.5	16.3	16.8	17.8	18.9	19.5	20.6	21.1	22.0	13.9	15.1	16.4	17.8	19.5	21.3	23.4
108.5	14.8	15.3	15.6	16.5	17.0	18.0	19.1	19.7	20.8	21.3	22.2	14.0	15.2	16.5	18.0	19.7	21.5	23.7
109.0	14.9	15.5	15.8	16.6	17.1	18.2	19.3	19.9	21.1	21.5	22.4	14.1	15.3	16.7	18.2	19.8	21.8	23.9
109.5	15.1	15.6	15.9	16.8	17.3	18.3	19.5	20.1	21.3	21.7	22.7	14.3	15.5	16.8	18.3	20.0	22.0	24.2
110.0	15.2	15.8	16.1	16.9	17.5	18.5	19.7	20.3	21.5	22.0	22.9	14.4	15.6	17.0	18.5	20.2	22.2	24.4
110.5	15.3	15.9	16.2	17.1	17.6	18.7	19.9	20.5	21.7	22.2	23.1	14.5	15.8	17.1	18.7	20.4	22.4	24.7
111.0	15.5	16.1	16.4	17.2	17.8	18.9	20.1	20.7	21.9	22.4	23.4	14.6	15.9	17.3	18.9	20.7	22.7	25.0
111.5	15.6	16.2	16.5	17.4	18.0	19.1	20.3	20.9	22.1	22.6	23.6	14.8	16.0	17.5	19.1	20.9	22.9	25.2
112.0	15.7	16.3	16.7	17.6	18.1	19.2	20.5	21.1	22.4	22.9	23.9	14.9	16.2	17.6	19.2	21.1	23.1	25.5
112.5	15.9	16.5	16.8	17.7	18.3	19.4	20.7	21.4	22.6	23.1	24.1	15.0	16.3	17.8	19.4	21.3	23.4	25.8
113.0	16.0	16.6	17.0	17.9	18.5	19.6	20.9	21.6	22.8	23.4	24.4	15.2	16.5	18.0	19.6	21.5	23.6	26.0

身高 （cm）	百分位数											标准差						
	1	3	5	15	25	50	75	85	95	97	99	−3 SD	−2 SD	−1 SD	平均 值	1SD	2SD	3SD
113.5	16.2	16.8	17.1	18.1	18.7	19.8	21.1	21.8	23.1	23.6	24.6	15.3	16.6	18.1	19.8	21.7	23.9	26.3
114.0	16.3	17.0	17.3	18.2	18.8	20.0	21.3	22.0	23.3	23.8	24.9	15.4	16.8	18.3	20.0	21.9	24.1	26.6
114.5	16.5	17.1	17.5	18.4	19.0	20.2	21.5	22.2	23.5	24.1	25.2	15.6	16.9	18.5	20.2	22.1	24.4	26.9
115.0	16.6	17.3	17.6	18.6	19.2	20.4	21.7	22.4	23.8	24.3	25.4	15.7	17.1	18.6	20.4	22.4	24.6	27.2
115.5	16.8	17.4	17.8	18.7	19.4	20.6	21.9	22.7	24.0	24.6	25.7	15.8	17.2	18.8	20.6	22.6	24.9	27.5
116.0	16.9	17.6	17.9	18.9	19.5	20.8	22.1	22.9	24.3	24.8	25.9	16.0	17.4	19.0	20.8	22.8	25.1	27.8
116.5	17.1	17.7	18.1	19.1	19.7	21.0	22.3	23.1	24.5	25.1	26.2	16.1	17.5	19.2	21.0	23.0	25.4	28.0
117.0	17.2	17.9	18.3	19.3	19.9	21.2	22.5	23.3	24.7	25.3	26.5	16.2	17.7	19.3	21.2	23.3	25.6	28.3
117.5	17.4	18.0	18.4	19.4	20.1	21.4	22.8	23.6	25.0	25.6	26.7	16.4	17.9	19.5	21.4	23.5	25.9	28.6
118.0	17.5	18.2	18.6	19.6	20.3	21.6	23.0	23.8	25.2	25.8	27.0	16.5	18.0	19.7	21.6	23.7	26.1	28.9
118.5	17.7	18.4	18.7	19.8	20.4	21.8	23.2	24.0	25.5	26.1	27.3	16.7	18.2	19.9	21.8	23.9	26.4	29.2
119.0	17.8	18.5	18.9	20.0	20.6	22.0	23.4	24.2	25.7	26.3	27.5	16.8	18.3	20.0	22.0	24.1	26.6	29.5
119.5	17.9	18.7	19.1	20.1	20.8	22.2	23.6	24.5	26.0	26.6	27.8	16.9	18.5	20.2	22.2	24.4	26.9	29.8
120.0	18.1	18.8	19.2	20.3	21.0	22.4	23.8	24.7	26.2	26.8	28.1	17.1	18.6	20.4	22.4	24.6	27.2	30.1

表 13　身高 120～139 厘米男孩的身高体重（公斤）表（立位）

身高 （cm）	百分位数													标准差						
	3	5	10	20	30	40	50	60	70	80	90	95	97	−3 SD	−2 SD	−1 SD	平均 值	1SD	2SD	3SD
120.0	18.8	19.2	19.9	20.7	21.2	21.7	22.2	22.8	23.5	24.2	25.3	26.2	26.8	16.7	18.5	20.4	22.2	24.6	27.1	29.5
120.5	18.9	19.4	20.0	20.8	21.4	21.9	22.4	23.0	23.7	24.5	25.6	26.5	27.1	16.9	18.7	20.6	22.4	24.9	27.4	29.8
121.0	19.1	19.5	20.2	21.0	21.6	22.1	22.6	23.2	23.9	24.7	25.8	26.7	27.3	17.0	18.9	20.7	22.6	25.1	27.6	30.2
121.5	19.3	19.7	20.4	21.2	21.8	22.3	22.8	23.4	24.1	25.0	26.1	27.0	27.6	17.2	19.1	20.9	22.8	25.4	27.9	30.5
122.0	19.5	19.9	20.6	21.4	22.0	22.5	23.0	23.7	24.4	25.2	26.4	27.3	27.9	17.4	19.2	21.1	23.0	25.6	28.3	30.9
122.5	19.7	20.1	20.8	21.6	22.2	22.7	23.2	23.9	24.6	25.5	26.6	27.6	28.2	17.5	19.4	21.3	23.2	25.9	28.6	31.2
123.0	19.8	20.3	21.0	21.8	22.4	22.9	23.4	24.1	24.9	25.7	26.9	27.9	28.6	17.7	19.6	21.5	23.4	26.2	28.9	31.6
123.5	20.0	20.5	21.2	22.0	22.6	23.1	23.6	24.3	25.1	26.0	27.2	28.2	28.9	17.9	19.8	21.7	23.6	26.4	29.2	32.0
124.0	20.2	20.7	21.4	22.2	22.8	23.4	23.9	24.6	25.3	26.2	27.5	28.5	29.2	18.0	20.0	21.9	23.9	26.7	29.5	32.4
124.5	20.4	20.9	21.6	22.4	23.1	23.6	24.1	24.8	25.6	26.5	27.8	28.8	29.5	18.2	20.2	22.1	24.1	27.0	29.9	32.7
125.0	20.6	21.1	21.8	22.6	23.3	23.8	24.3	25.1	25.9	26.8	28.1	29.1	29.8	18.4	20.4	22.3	24.3	27.2	30.2	33.1
125.5	20.8	21.3	22.0	22.9	23.5	24.0	24.5	25.3	26.1	27.1	28.4	29.5	30.2	18.6	20.5	22.5	24.5	27.5	30.5	33.5
126.0	21.0	21.5	22.2	23.1	23.7	24.3	24.8	25.5	26.4	27.3	28.7	29.8	30.5	18.7	20.7	22.8	24.8	27.8	30.9	33.9
126.5	21.2	21.7	22.4	23.3	23.9	24.5	25.0	25.8	26.6	27.6	29.0	30.1	30.9	18.9	20.9	23.0	25.0	28.1	31.2	34.4
127.0	21.4	21.9	22.6	23.5	24.2	24.7	25.2	26.0	26.9	27.9	29.3	30.5	31.2	19.1	21.1	23.2	25.2	28.4	31.6	34.8
127.5	21.6	22.1	22.8	23.7	24.4	25.0	25.5	26.3	27.2	28.2	29.6	30.8	31.6	19.2	21.3	23.4	25.5	28.7	32.0	35.2
128.0	21.8	22.3	23.0	24.0	24.6	25.2	25.7	26.6	27.5	28.5	30.0	31.2	31.9	19.4	21.5	23.6	25.7	29.0	32.3	35.6
128.5	22.0	22.5	23.2	24.2	24.9	25.4	26.0	26.8	27.7	28.8	30.3	31.5	32.3	19.6	21.7	23.8	26.0	29.3	32.7	36.1

身高 (cm)	百分位数													标准差						
	3	5	10	20	30	40	50	60	70	80	90	95	97	−3 SD	−2 SD	−1 SD	平均值	1SD	2SD	3SD
129.0	22.2	22.7	23.5	24.4	25.1	25.7	26.2	27.1	28.0	29.1	30.6	31.9	32.7	19.8	21.9	24.1	26.2	29.7	33.1	36.5
129.5	22.4	22.9	23.7	24.7	25.3	25.9	26.5	27.4	28.3	29.4	31.0	32.2	33.1	19.9	22.1	24.3	26.5	30.0	33.5	37.0
130.0	22.6	23.1	23.9	24.9	25.6	26.2	26.8	27.7	28.6	29.8	31.3	32.6	33.5	20.1	22.3	24.5	26.8	30.3	33.9	37.5
130.5	22.8	23.3	24.1	25.1	25.8	26.5	27.0	27.9	28.9	30.1	31.7	33.0	33.9	20.3	22.5	24.8	27.0	30.7	34.3	37.9
131.0	23.0	23.5	24.4	25.4	26.1	26.7	27.3	28.2	29.2	30.4	32.0	33.4	34.3	20.4	22.7	25.0	27.3	31.0	34.7	38.4
131.5	23.2	23.8	24.6	25.6	26.4	27.0	27.6	28.5	29.5	30.7	32.4	33.8	34.7	20.6	22.9	25.2	27.6	31.3	35.1	38.9
132.0	23.4	24.0	24.8	25.9	26.6	27.3	27.8	28.8	29.9	31.1	32.8	34.2	35.1	20.8	23.1	25.5	27.8	31.7	35.5	39.4
132.5	23.6	24.2	25.1	26.1	26.9	27.5	28.1	29.1	30.2	31.4	33.2	34.6	35.5	21.0	23.3	25.7	28.1	32.1	36.0	39.9
133.0	23.8	24.4	25.3	26.4	27.1	27.8	28.4	29.4	30.5	31.8	33.5	35.0	35.9	21.1	23.6	26.0	28.4	32.4	36.4	40.4
133.5	24.1	24.6	25.5	26.6	27.4	28.1	28.7	29.7	30.8	32.1	33.9	35.4	36.4	21.3	23.8	26.2	28.7	32.8	36.9	40.9
134.0	24.3	24.9	25.8	26.9	27.7	28.4	29.0	30.1	31.2	32.5	34.3	35.8	36.8	21.5	24.0	26.5	29.0	33.2	37.3	41.5
134.5	24.5	25.1	26.0	27.2	28.0	28.7	29.3	30.4	31.5	32.9	34.7	36.3	37.3	21.6	24.2	26.7	29.3	33.5	37.8	42.0
135.0	24.7	25.3	26.3	27.4	28.2	29.0	29.6	30.7	31.9	33.2	35.1	36.7	37.7	21.8	24.4	27.0	29.6	33.9	38.2	42.5
135.5	24.9	25.6	26.5	27.7	28.5	29.3	29.9	31.0	32.2	33.6	35.6	37.2	38.2	22.0	24.6	27.3	29.9	34.3	38.7	43.1
136.0	25.2	25.8	26.8	28.0	28.8	29.6	30.2	31.4	32.6	34.0	36.0	37.6	38.7	22.1	24.8	27.5	30.2	34.7	39.2	43.7
136.5	25.4	26.0	27.0	28.2	29.1	29.9	30.6	31.7	33.0	34.4	36.4	38.1	39.1	22.3	25.0	27.8	30.6	35.1	39.7	44.2
137.0	25.6	26.3	27.3	28.5	29.4	30.2	30.9	32.1	33.3	34.8	36.8	38.5	39.6	22.4	25.3	28.1	30.9	35.5	40.2	44.8
137.5	25.8	26.5	27.5	28.8	29.7	30.5	31.2	32.4	33.7	35.2	37.3	39.0	40.1	22.6	25.5	28.4	31.2	36.0	40.7	45.4
138.0	26.0	26.7	27.8	29.1	30.0	30.8	31.6	32.8	34.1	35.6	37.7	39.5	40.6	22.8	25.7	28.6	31.6	36.4	41.2	46.0
138.5	26.3	27.0	28.1	29.4	30.3	31.1	31.9	33.1	34.5	36.0	38.2	40.0	41.1	22.9	25.9	28.9	31.9	36.8	41.7	46.6

表 14　身高 45~110 厘米女孩的身高体重（公斤）表（卧位）

身高 (cm)	百分位数											标准差						
	1	3	5	15	25	50	75	85	95	97	99	−3 SD	−2 SD	−1 SD	平均值	1SD	2SD	3SD
45.0	2.0	2.1	2.1	2.2	2.3	2.5	2.6	2.7	2.9	2.9	3.1	1.9	2.1	2.3	2.5	2.7	3.0	3.3
45.5	2.1	2.2	2.2	2.3	2.4	2.5	2.7	2.8	3.0	3.0	3.2	2.0	2.1	2.3	2.5	2.8	3.1	3.4
46.0	2.1	2.2	2.3	2.4	2.5	2.6	2.8	2.9	3.1	3.1	3.3	2.0	2.2	2.4	2.6	2.9	3.2	3.5
46.5	2.2	2.3	2.3	2.5	2.6	2.7	2.9	3.0	3.2	3.2	3.4	2.1	2.3	2.5	2.7	3.0	3.3	3.6
47.0	2.3	2.4	2.4	2.6	2.6	2.8	3.0	3.1	3.3	3.3	3.5	2.2	2.4	2.6	2.8	3.1	3.4	3.7
47.5	2.4	2.4	2.5	2.6	2.7	2.9	3.1	3.2	3.4	3.4	3.6	2.2	2.4	2.6	2.9	3.2	3.5	3.8
48.0	2.4	2.5	2.6	2.7	2.8	3.0	3.2	3.3	3.5	3.5	3.7	2.3	2.5	2.7	3.0	3.3	3.6	4.0
48.5	2.5	2.6	2.7	2.8	2.9	3.1	3.3	3.4	3.6	3.7	3.8	2.4	2.6	2.8	3.1	3.4	3.7	4.1
49.0	2.6	2.7	2.7	2.9	3.0	3.2	3.4	3.5	3.7	3.8	3.9	2.4	2.6	2.9	3.2	3.5	3.8	4.2
49.5	2.7	2.8	2.8	3.0	3.1	3.3	3.5	3.6	3.8	3.9	4.1	2.5	2.7	3.0	3.3	3.6	3.9	4.3
50.0	2.7	2.8	2.9	3.1	3.2	3.4	3.6	3.7	3.9	4.0	4.2	2.6	2.8	3.1	3.4	3.7	4.0	4.5
50.5	2.8	2.9	3.0	3.2	3.3	3.5	3.7	3.8	4.0	4.1	4.3	2.7	2.9	3.2	3.5	3.8	4.2	4.6

身高 （cm）	百分位数											标准差						
	1	3	5	15	25	50	75	85	95	97	99	−3 SD	−2 SD	−1 SD	平均 值	1SD	2SD	3SD
51.0	2.9	3.0	3.1	3.2	3.4	3.6	3.8	3.9	4.2	4.3	4.4	2.8	3.0	3.3	3.6	3.9	4.3	4.8
51.5	3.0	3.1	3.2	3.4	3.5	3.7	3.9	4.0	4.3	4.4	4.6	2.8	3.1	3.4	3.7	4.0	4.4	4.9
52.0	3.1	3.2	3.3	3.5	3.6	3.8	4.0	4.2	4.4	4.5	4.7	2.9	3.2	3.5	3.8	4.2	4.6	5.1
52.5	3.2	3.3	3.4	3.6	3.7	3.9	4.2	4.3	4.6	4.7	4.9	3.0	3.3	3.6	3.9	4.3	4.7	5.2
53.0	3.3	3.4	3.5	3.7	3.8	4.0	4.3	4.4	4.7	4.8	5.0	3.1	3.4	3.7	4.0	4.4	4.9	5.4
53.5	3.4	3.5	3.6	3.8	3.9	4.2	4.4	4.6	4.9	5.0	5.2	3.2	3.5	3.8	4.2	4.6	5.0	5.5
54.0	3.5	3.6	3.7	3.9	4.0	4.3	4.6	4.7	5.0	5.1	5.3	3.3	3.6	3.9	4.3	4.7	5.2	5.7
54.5	3.6	3.7	3.8	4.0	4.2	4.4	4.7	4.9	5.2	5.3	5.5	3.4	3.7	4.0	4.4	4.8	5.3	5.9
55.0	3.7	3.9	3.9	4.1	4.3	4.5	4.8	5.0	5.3	5.4	5.7	3.5	3.8	4.2	4.5	5.0	5.5	6.1
55.5	3.8	4.0	4.0	4.3	4.4	4.7	5.0	5.2	5.5	5.6	5.8	3.6	3.9	4.3	4.7	5.1	5.7	6.3
56.0	3.9	4.1	4.2	4.4	4.5	4.8	5.1	5.3	5.6	5.8	6.0	3.7	4.0	4.4	4.8	5.3	5.8	6.4
56.5	4.0	4.2	4.3	4.5	4.7	5.0	5.3	5.5	5.8	5.9	6.2	3.8	4.1	4.5	5.0	5.4	6.0	6.6
57.0	4.1	4.3	4.4	4.6	4.8	5.1	5.4	5.6	5.9	6.1	6.3	3.9	4.3	4.6	5.1	5.6	6.1	6.8
57.5	4.3	4.4	4.5	4.8	4.9	5.2	5.6	5.7	6.1	6.2	6.5	4.0	4.4	4.8	5.2	5.7	6.3	7.0
58.0	4.4	4.5	4.6	4.9	5.0	5.4	5.7	5.9	6.2	6.4	6.7	4.1	4.5	4.9	5.4	5.9	6.5	7.1
58.5	4.5	4.6	4.7	5.0	5.2	5.5	5.8	6.0	6.4	6.5	6.8	4.2	4.6	5.0	5.5	6.0	6.6	7.3
59.0	4.6	4.8	4.9	5.1	5.3	5.6	6.0	6.2	6.6	6.7	7.0	4.3	4.7	5.1	5.6	6.2	6.8	7.5
59.5	4.7	4.9	5.0	5.2	5.4	5.7	6.1	6.3	6.7	6.9	7.2	4.4	4.8	5.3	5.7	6.3	6.9	7.7
60.0	4.8	5.0	5.1	5.4	5.5	5.9	6.3	6.5	6.9	7.0	7.3	4.5	4.9	5.4	5.9	6.4	7.1	7.8
60.5	4.9	5.1	5.2	5.5	5.6	6.0	6.4	6.6	7.0	7.2	7.5	4.6	5.0	5.5	6.0	6.6	7.3	8.0
61.0	5.0	5.2	5.3	5.6	5.8	6.1	6.5	6.7	7.2	7.3	7.6	4.7	5.1	5.6	6.1	6.7	7.4	8.2
61.5	5.1	5.3	5.4	5.7	5.9	6.3	6.7	6.9	7.3	7.5	7.8	4.8	5.2	5.7	6.3	6.9	7.6	8.4
62.0	5.2	5.4	5.5	5.8	6.0	6.4	6.8	7.0	7.4	7.6	8.0	4.9	5.3	5.8	6.4	7.0	7.7	8.5
62.5	5.3	5.5	5.6	5.9	6.1	6.5	6.9	7.2	7.6	7.8	8.1	5.0	5.4	5.9	6.5	7.1	7.8	8.7
63.0	5.4	5.6	5.7	6.0	6.2	6.6	7.0	7.3	7.7	7.9	8.3	5.1	5.5	6.0	6.6	7.3	8.0	8.8
63.5	5.5	5.7	5.8	6.1	6.3	6.7	7.2	7.4	7.9	8.0	8.4	5.2	5.6	6.2	6.7	7.4	8.1	9.0
64.0	5.6	5.8	5.9	6.2	6.4	6.9	7.3	7.5	8.0	8.2	8.5	5.3	5.7	6.3	6.9	7.5	8.3	9.1
64.5	5.7	5.9	6.0	6.3	6.6	7.0	7.4	7.7	8.1	8.3	8.7	5.4	5.8	6.4	7.0	7.6	8.4	9.3
65.0	5.8	6.0	6.1	6.5	6.7	7.1	7.5	7.8	8.3	8.5	8.8	5.5	5.9	6.5	7.1	7.8	8.6	9.5
65.5	5.9	6.1	6.2	6.6	6.8	7.2	7.7	7.9	8.4	8.6	9.0	5.5	6.0	6.6	7.2	7.9	8.7	9.6
66.0	6.0	6.2	6.3	6.7	6.9	7.3	7.8	8.0	8.5	8.7	9.1	5.6	6.1	6.7	7.3	8.0	8.8	9.8
66.5	6.1	6.3	6.4	6.8	7.0	7.4	7.9	8.2	8.7	8.9	9.3	5.7	6.2	6.8	7.4	8.1	9.0	9.9
67.0	6.1	6.4	6.5	6.9	7.1	7.5	8.0	8.3	8.8	9.0	9.4	5.8	6.3	6.9	7.5	8.3	9.1	10.0
67.5	6.2	6.5	6.6	7.0	7.2	7.6	8.1	8.4	8.9	9.1	9.5	5.9	6.4	7.0	7.6	8.4	9.2	10.2
68.0	6.3	6.6	6.7	7.1	7.3	7.7	8.2	8.5	9.0	9.2	9.7	6.0	6.5	7.1	7.7	8.5	9.4	10.3
68.5	6.4	6.7	6.8	7.2	7.4	7.9	8.4	8.6	9.2	9.4	9.8	6.1	6.6	7.2	7.9	8.6	9.5	10.5
69.0	6.5	6.7	6.9	7.3	7.5	8.0	8.5	8.8	9.3	9.5	9.9	6.1	6.7	7.3	8.0	8.7	9.6	10.6

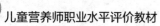
续表

身高 （cm）	百分位数											标准差						
	1	3	5	15	25	50	75	85	95	97	99	−3 SD	−2 SD	−1 SD	平均 值	1SD	2SD	3SD
69.5	6.6	6.8	7.0	7.3	7.6	8.1	8.6	8.9	9.4	9.6	10.0	6.2	6.8	7.4	8.1	8.8	9.7	10.7
70.0	6.7	6.9	7.1	7.4	7.7	8.2	8.7	9.0	9.5	9.7	10.2	6.3	6.9	7.5	8.2	9.0	9.9	10.9
70.5	6.7	7.0	7.1	7.5	7.8	8.3	8.8	9.1	9.6	9.9	10.3	6.4	6.9	7.6	8.3	9.1	10.0	11.0
71.0	6.8	7.1	7.2	7.6	7.9	8.4	8.9	9.2	9.8	10.0	10.4	6.5	7.0	7.7	8.4	9.2	10.1	11.1
71.5	6.9	7.2	7.3	7.7	8.0	8.5	9.0	9.3	9.9	10.1	10.5	6.5	7.1	7.7	8.5	9.3	10.2	11.3
72.0	7.0	7.3	7.4	7.8	8.1	8.6	9.1	9.4	10.0	10.2	10.7	6.6	7.2	7.8	8.6	9.4	10.3	11.4
72.5	7.1	7.4	7.5	7.9	8.2	8.7	9.2	9.5	10.1	10.3	10.8	6.7	7.3	7.9	8.7	9.5	10.5	11.5
73.0	7.2	7.4	7.6	8.0	8.3	8.8	9.3	9.6	10.2	10.4	10.9	6.8	7.4	8.0	8.8	9.6	10.6	11.7
73.5	7.2	7.5	7.7	8.1	8.3	8.9	9.4	9.7	10.3	10.6	11.0	6.9	7.4	8.1	8.9	9.7	10.7	11.8
74.0	7.3	7.6	7.8	8.2	8.4	9.0	9.5	9.9	10.4	10.7	11.2	6.9	7.5	8.2	9.0	9.8	10.8	11.9
74.5	7.4	7.7	7.8	8.3	8.5	9.1	9.6	10.0	10.5	10.8	11.3	7.0	7.6	8.3	9.1	9.9	10.9	12.0
75.0	7.5	7.8	7.9	8.3	8.6	9.1	9.7	10.1	10.7	10.9	11.4	7.1	7.7	8.4	9.1	10.0	11.0	12.2
75.5	7.6	7.8	8.0	8.4	8.7	9.2	9.8	10.2	10.8	11.0	11.5	7.1	7.8	8.5	9.2	10.1	11.1	12.3
76.0	7.6	7.9	8.1	8.5	8.8	9.3	9.9	10.3	10.9	11.1	11.6	7.2	7.8	8.5	9.3	10.2	11.2	12.4
76.5	7.7	8.0	8.2	8.6	8.9	9.4	10.0	10.4	11.0	11.2	11.7	7.3	7.9	8.6	9.4	10.3	11.4	12.5
77.0	7.8	8.1	8.2	8.7	9.0	9.5	10.1	10.5	11.1	11.3	11.8	7.4	8.0	8.7	9.5	10.4	11.5	12.6
77.5	7.9	8.2	8.3	8.8	9.1	9.6	10.2	10.6	11.2	11.4	11.9	7.4	8.1	8.8	9.6	10.5	11.6	12.8
78.0	7.9	8.2	8.4	8.9	9.1	9.7	10.3	10.7	11.3	11.5	12.1	7.5	8.2	8.9	9.7	10.6	11.7	12.9
78.5	8.0	8.3	8.5	8.9	9.2	9.8	10.4	10.8	11.4	11.7	12.2	7.6	8.2	9.0	9.8	10.7	11.8	13.0
79.0	8.1	8.4	8.6	9.0	9.3	9.9	10.5	10.9	11.5	11.8	12.3	7.7	8.3	9.1	9.9	10.8	11.9	13.1
79.5	8.2	8.5	8.7	9.1	9.4	10.0	10.6	11.0	11.6	11.9	12.4	7.7	8.4	9.1	10.0	10.9	12.0	13.3
80.0	8.3	8.6	8.7	9.2	9.5	10.1	10.7	11.1	11.7	12.0	12.5	7.8	8.5	9.2	10.1	11.0	12.1	13.4
80.5	8.3	8.7	8.8	9.3	9.6	10.2	10.8	11.2	11.9	12.1	12.7	7.9	8.6	9.3	10.2	11.2	12.3	13.5
81.0	8.4	8.8	8.9	9.4	9.7	10.3	10.9	11.3	12.0	12.2	12.8	8.0	8.7	9.4	10.3	11.3	12.4	13.7
81.5	8.5	8.8	9.0	9.5	9.8	10.4	11.1	11.4	12.1	12.4	12.9	8.1	8.8	9.5	10.4	11.4	12.5	13.8
82.0	8.6	8.9	9.1	9.6	9.9	10.5	11.2	11.6	12.2	12.5	13.1	8.1	8.8	9.6	10.5	11.5	12.6	13.9
82.5	8.7	9.0	9.2	9.7	10.0	10.6	11.3	11.7	12.4	12.6	13.2	8.2	8.9	9.7	10.6	11.6	12.8	14.1
83.0	8.8	9.1	9.3	9.8	10.1	10.7	11.4	11.8	12.5	12.8	13.3	8.3	9.0	9.8	10.7	11.8	12.9	14.2
83.5	8.9	9.2	9.4	9.9	10.2	10.9	11.5	11.9	12.6	12.9	13.5	8.4	9.1	9.9	10.9	11.9	13.1	14.4
84.0	9.0	9.3	9.5	10.0	10.3	11.0	11.7	12.1	12.8	13.1	13.6	8.5	9.2	10.1	11.0	12.0	13.2	14.5
84.5	9.1	9.4	9.6	10.1	10.5	11.1	11.8	12.2	12.9	13.2	13.8	8.6	9.3	10.2	11.1	12.1	13.3	14.7
85.0	9.2	9.5	9.7	10.2	10.6	11.2	11.9	12.3	13.0	13.3	13.9	8.7	9.4	10.3	11.2	12.3	13.5	14.9
85.5	9.3	9.6	9.8	10.4	10.7	11.3	12.1	12.5	13.2	13.5	14.1	8.8	9.5	10.4	11.3	12.4	13.6	15.0
86.0	9.4	9.8	9.9	10.5	10.8	11.5	12.2	12.6	13.3	13.6	14.2	8.9	9.7	10.5	11.5	12.6	13.8	15.2
86.5	9.5	9.9	10.1	10.6	10.9	11.6	12.3	12.7	13.5	13.8	14.4	9.0	9.8	10.6	11.6	12.7	13.9	15.4
87.0	9.6	10.0	10.2	10.7	11.0	11.7	12.5	12.9	13.6	13.9	14.5	9.1	9.9	10.7	11.7	12.8	14.1	15.5
87.5	9.7	10.1	10.3	10.8	11.2	11.8	12.6	13.0	13.8	14.1	14.7	9.2	10.0	10.9	11.8	13.0	14.2	15.7

身高（cm）	百分位数											标准差						
	1	3	5	15	25	50	75	85	95	97	99	−3 SD	−2 SD	−1 SD	平均值	1SD	2SD	3SD
88.0	9.8	10.2	10.4	10.9	11.3	12.0	12.7	13.2	13.9	14.2	14.9	9.3	10.1	11.0	12.0	13.1	14.4	15.9
88.5	9.9	10.3	10.5	11.0	11.4	12.1	12.9	13.3	14.1	14.4	15.0	9.4	10.2	11.1	12.1	13.2	14.5	16.0
89.0	10.0	10.4	10.6	11.2	11.5	12.2	13.0	13.4	14.2	14.5	15.2	9.5	10.3	11.2	12.2	13.4	14.7	16.2
89.5	10.1	10.5	10.7	11.3	11.6	12.3	13.1	13.6	14.4	14.7	15.3	9.6	10.4	11.3	12.3	13.5	14.8	16.4
90.0	10.2	10.6	10.8	11.4	11.8	12.5	13.3	13.7	14.5	14.8	15.5	9.7	10.5	11.4	12.5	13.7	15.0	16.5
90.5	10.3	10.7	10.9	11.5	11.9	12.6	13.4	13.8	14.6	15.0	15.6	9.8	10.6	11.5	12.6	13.8	15.1	16.7
91.0	10.4	10.8	11.0	11.6	12.0	12.7	13.5	14.0	14.8	15.1	15.8	9.9	10.7	11.7	12.7	13.9	15.3	16.9
91.5	10.5	10.9	11.1	11.7	12.1	12.8	13.7	14.1	14.9	15.3	15.9	10.0	10.8	11.8	12.8	14.1	15.5	17.0
92.0	10.6	11.0	11.2	11.8	12.2	13.0	13.8	14.2	15.1	15.4	16.1	10.1	10.9	11.9	13.0	14.2	15.6	17.2
92.5	10.7	11.1	11.3	12.0	12.3	13.1	13.9	14.4	15.2	15.6	16.3	10.1	11.0	12.0	13.1	14.3	15.8	17.4
93.0	10.8	11.2	11.5	12.1	12.5	13.2	14.0	14.5	15.4	15.7	16.4	10.2	11.1	12.1	13.2	14.5	15.9	17.5
93.5	10.9	11.3	11.6	12.2	12.6	13.3	14.2	14.7	15.5	15.9	16.6	10.3	11.2	12.2	13.3	14.6	16.1	17.7
94.0	11.0	11.4	11.7	12.3	12.7	13.5	14.3	14.8	15.7	16.0	16.7	10.4	11.3	12.3	13.5	14.7	16.2	17.9
94.5	11.1	11.5	11.8	12.4	12.8	13.6	14.4	14.9	15.8	16.2	16.9	10.5	11.4	12.4	13.6	14.9	16.4	18.0
95.0	11.2	11.6	11.9	12.5	12.9	13.7	14.6	15.1	16.0	16.3	17.0	10.6	11.5	12.6	13.7	15.0	16.5	18.2
95.5	11.3	11.8	12.0	12.6	13.0	13.8	14.7	15.2	16.1	16.5	17.2	10.7	11.6	12.7	13.8	15.2	16.7	18.4
96.0	11.4	11.9	12.1	12.7	13.2	14.0	14.9	15.4	16.3	16.6	17.4	10.8	11.7	12.8	14.0	15.3	16.8	18.6
96.5	11.5	12.0	12.2	12.9	13.3	14.1	15.0	15.5	16.4	16.8	17.5	10.9	11.8	12.9	14.1	15.4	17.0	18.7
97.0	11.6	12.1	12.3	13.0	13.4	14.2	15.1	15.6	16.6	16.9	17.7	11.0	12.0	13.0	14.2	15.6	17.1	18.9
97.5	11.7	12.2	12.4	13.1	13.5	14.4	15.3	15.8	16.7	17.1	17.9	11.1	12.1	13.1	14.4	15.7	17.3	19.1
98.0	11.8	12.3	12.5	13.2	13.6	14.5	15.4	15.9	16.9	17.3	18.0	11.2	12.2	13.3	14.5	15.9	17.5	19.3
98.5	11.9	12.4	12.7	13.3	13.8	14.6	15.5	16.1	17.0	17.4	18.2	11.3	12.3	13.4	14.6	16.0	17.6	19.5
99.0	12.0	12.5	12.8	13.5	13.9	14.8	15.7	16.2	17.2	17.6	18.4	11.4	12.4	13.5	14.8	16.2	17.8	19.6
99.5	12.2	12.6	12.9	13.6	14.0	14.9	15.8	16.4	17.4	17.8	18.5	11.5	12.5	13.6	14.9	16.3	18.0	19.8
100.0	12.3	12.7	13.0	13.7	14.1	15.0	16.0	16.5	17.5	17.9	18.7	11.6	12.6	13.7	15.0	16.5	18.1	20.0
100.5	12.4	12.9	13.1	13.8	14.3	15.2	16.1	16.7	17.7	18.1	18.9	11.7	12.7	13.9	15.2	16.6	18.3	20.2
101.0	12.5	13.0	13.2	14.0	14.4	15.3	16.3	16.9	17.9	18.3	19.1	11.8	12.8	14.0	15.3	16.8	18.5	20.4
101.5	12.6	13.1	13.4	14.1	14.5	15.5	16.4	17.0	18.0	18.5	19.3	11.9	13.0	14.1	15.5	17.0	18.7	20.6
102.0	12.7	13.2	13.5	14.2	14.7	15.6	16.6	17.2	18.2	18.6	19.5	12.0	13.1	14.3	15.6	17.1	18.9	20.8
102.5	12.8	13.3	13.6	14.4	14.8	15.8	16.8	17.4	18.4	18.8	19.7	12.1	13.2	14.4	15.8	17.3	19.0	21.0
103.0	13.0	13.5	13.7	14.5	15.0	15.9	16.9	17.5	18.6	19.0	19.9	12.3	13.3	14.5	15.9	17.5	19.2	21.3
103.5	13.1	13.6	13.9	14.6	15.1	16.1	17.1	17.7	18.8	19.2	20.1	12.4	13.5	14.7	16.1	17.6	19.4	21.5
104.0	13.2	13.7	14.0	14.8	15.3	16.2	17.3	17.9	19.0	19.4	20.3	12.5	13.6	14.8	16.2	17.8	19.6	21.7
104.5	13.3	13.9	14.1	14.9	15.4	16.4	17.4	18.1	19.1	19.6	20.5	12.6	13.7	15.0	16.4	18.0	19.8	21.9
105.0	13.5	14.0	14.3	15.1	15.6	16.5	17.6	18.2	19.3	19.8	20.7	12.7	13.8	15.1	16.5	18.2	20.0	22.2
105.5	13.6	14.1	14.4	15.2	15.7	16.7	17.8	18.4	19.5	20.0	20.9	12.8	14.0	15.3	16.7	18.4	20.2	22.4
106.0	13.7	14.3	14.6	15.4	15.9	16.9	18.0	18.6	19.7	20.2	21.1	13.0	14.1	15.4	16.9	18.5	20.5	22.6

身高 (cm)	百分位数											标准差						
	1	3	5	15	25	50	75	85	95	97	99	−3 SD	−2 SD	−1 SD	平均值	1SD	2SD	3SD
106.5	13.9	14.4	14.7	15.5	16.0	17.1	18.2	18.8	20.0	20.4	21.4	13.1	14.3	15.6	17.1	18.7	20.7	22.9
107.0	14.0	14.5	14.8	15.7	16.2	17.2	18.4	19.0	20.2	20.6	21.6	13.2	14.4	15.7	17.2	18.9	20.9	23.1
107.5	14.1	14.7	15.0	15.8	16.4	17.4	18.5	19.2	20.4	20.9	21.8	13.3	14.5	15.9	17.4	19.1	21.1	23.4
108.0	14.3	14.8	15.1	16.0	16.5	17.6	18.7	19.4	20.6	21.1	22.1	13.5	14.7	16.0	17.6	19.3	21.3	23.6
108.5	14.4	15.0	15.3	16.2	16.7	17.8	18.9	19.6	20.8	21.3	22.3	13.6	14.8	16.2	17.8	19.5	21.6	23.9
109.0	14.6	15.1	15.5	16.3	16.9	18.0	19.1	19.8	21.0	21.5	22.5	13.7	15.0	16.4	18.0	19.7	21.8	24.2
109.5	14.7	15.3	15.6	16.5	17.0	18.1	19.3	20.0	21.3	21.8	22.8	13.9	15.1	16.5	18.1	20.0	22.0	24.4
110.0	14.9	15.4	15.8	16.7	17.2	18.3	19.5	20.2	21.5	22.0	23.0	14.0	15.3	16.7	18.3	20.2	22.3	24.7

表15　身高65～120厘米女孩的身高体重（公斤）表（立位）

身高 (cm)	百分位数											标准差						
	1	3	5	15	25	50	75	85	95	97	99	−3 SD	−2 SD	−1 SD	平均值	1SD	2SD	3SD
65.0	5.9	6.1	6.3	6.6	6.8	7.2	7.7	8.0	8.4	8.6	9.0	5.6	6.1	6.6	7.2	7.9	8.7	9.7
65.5	6.0	6.2	6.4	6.7	6.9	7.4	7.8	8.1	8.6	8.8	9.2	5.7	6.2	6.7	7.4	8.1	8.9	9.8
66.0	6.1	6.3	6.5	6.8	7.0	7.5	7.9	8.2	8.7	8.9	9.3	5.8	6.3	6.8	7.5	8.2	9.0	10.0
66.5	6.2	6.4	6.5	6.9	7.1	7.6	8.1	8.3	8.8	9.0	9.4	5.8	6.4	6.9	7.6	8.3	9.1	10.1
67.0	6.3	6.5	6.6	7.0	7.2	7.7	8.2	8.5	9.0	9.2	9.6	5.9	6.4	7.0	7.7	8.4	9.3	10.2
67.5	6.4	6.6	6.7	7.1	7.3	7.8	8.3	8.6	9.1	9.3	9.7	6.0	6.5	7.1	7.8	8.5	9.4	10.4
68.0	6.4	6.7	6.8	7.2	7.4	7.9	8.4	8.7	9.2	9.4	9.8	6.1	6.6	7.2	7.9	8.7	9.5	10.5
68.5	6.5	6.8	6.9	7.3	7.5	8.0	8.5	8.8	9.3	9.5	10.0	6.2	6.7	7.3	8.0	8.8	9.7	10.7
69.0	6.6	6.9	7.0	7.4	7.6	8.1	8.6	8.9	9.4	9.7	10.1	6.3	6.8	7.4	8.1	8.9	9.8	10.8
69.5	6.7	7.0	7.1	7.5	7.7	8.2	8.7	9.0	9.6	9.8	10.2	6.3	6.9	7.5	8.2	9.0	9.9	10.9
70.0	6.8	7.0	7.2	7.6	7.8	8.3	8.8	9.1	9.7	9.9	10.3	6.4	7.0	7.6	8.3	9.1	10.0	11.1
70.5	6.9	7.1	7.3	7.7	7.9	8.4	8.9	9.3	9.8	10.0	10.5	6.5	7.1	7.7	8.4	9.2	10.1	11.2
71.0	6.9	7.2	7.4	7.8	8.0	8.5	9.0	9.4	9.9	10.1	10.6	6.6	7.1	7.8	8.5	9.3	10.3	11.3
71.5	7.0	7.3	7.4	7.9	8.1	8.6	9.2	9.5	10.0	10.3	10.7	6.7	7.2	7.9	8.6	9.4	10.4	11.5
72.0	7.1	7.4	7.5	7.9	8.2	8.7	9.3	9.6	10.1	10.4	10.8	6.7	7.3	8.0	8.7	9.5	10.5	11.6
72.5	7.2	7.5	7.6	8.0	8.3	8.8	9.4	9.7	10.3	10.5	11.0	6.8	7.4	8.1	8.8	9.7	10.6	11.7
73.0	7.3	7.6	7.7	8.1	8.4	8.9	9.5	9.8	10.4	10.6	11.1	6.9	7.5	8.1	8.9	9.8	10.7	11.8
73.5	7.4	7.6	7.8	8.2	8.5	9.0	9.6	9.9	10.5	10.7	11.2	7.0	7.6	8.2	9.0	9.9	10.8	12.0
74.0	7.4	7.7	7.9	8.3	8.6	9.1	9.7	10.0	10.6	10.8	11.3	7.0	7.6	8.3	9.1	10.0	11.0	12.1
74.5	7.5	7.8	8.0	8.4	8.7	9.2	9.8	10.1	10.7	10.9	11.4	7.1	7.7	8.4	9.2	10.1	11.1	12.2
75.0	7.6	7.9	8.0	8.5	8.7	9.3	9.9	10.2	10.8	11.1	11.5	7.2	7.8	8.5	9.3	10.2	11.2	12.3
75.5	7.7	8.0	8.1	8.6	8.8	9.4	10.0	10.3	10.9	11.2	11.7	7.2	7.9	8.6	9.4	10.3	11.3	12.5
76.0	7.7	8.0	8.2	8.6	8.9	9.5	10.1	10.4	11.0	11.3	11.8	7.3	8.0	8.7	9.5	10.4	11.4	12.6
76.5	7.8	8.1	8.3	8.7	9.0	9.6	10.2	10.5	11.1	11.4	11.9	7.4	8.0	8.7	9.6	10.5	11.5	12.7
77.0	7.9	8.2	8.4	8.8	9.1	9.6	10.3	10.6	11.2	11.5	12.0	7.5	8.1	8.8	9.6	10.6	11.6	12.8

身高（cm）	百分位数											标准差						
	1	3	5	15	25	50	75	85	95	97	99	-3SD	-2SD	-1SD	平均值	1SD	2SD	3SD
77.5	8.0	8.3	8.4	8.9	9.2	9.7	10.4	10.7	11.3	11.6	12.1	7.5	8.2	8.9	9.7	10.7	11.7	12.9
78.0	8.0	8.4	8.5	9.0	9.3	9.8	10.5	10.8	11.4	11.7	12.2	7.6	8.3	9.0	9.8	10.8	11.8	13.1
78.5	8.1	8.4	8.6	9.1	9.4	9.9	10.6	10.9	11.6	11.8	12.3	7.7	8.4	9.1	9.9	10.9	12.0	13.2
79.0	8.2	8.5	8.7	9.2	9.4	10.0	10.7	11.0	11.7	11.9	12.5	7.8	8.4	9.2	10.0	11.0	12.1	13.3
79.5	8.3	8.6	8.8	9.2	9.5	10.1	10.8	11.1	11.8	12.1	12.6	7.8	8.5	9.3	10.1	11.1	12.2	13.4
80.0	8.4	8.7	8.9	9.3	9.6	10.2	10.9	11.2	11.9	12.2	12.7	7.9	8.6	9.4	10.2	11.2	12.3	13.6
80.5	8.5	8.8	9.0	9.4	9.7	10.3	11.0	11.4	12.0	12.3	12.8	8.0	8.7	9.5	10.3	11.3	12.4	13.7
81.0	8.6	8.9	9.1	9.5	9.8	10.4	11.1	11.5	12.2	12.4	13.0	8.1	8.8	9.6	10.4	11.4	12.6	13.9
81.5	8.6	9.0	9.2	9.6	9.9	10.6	11.2	11.6	12.3	12.6	13.1	8.2	8.9	9.7	10.6	11.6	12.7	14.0
82.0	8.7	9.1	9.3	9.7	10.1	10.7	11.3	11.7	12.4	12.7	13.2	8.3	9.0	9.8	10.7	11.7	12.8	14.1
82.5	8.8	9.2	9.4	9.9	10.2	10.8	11.5	11.9	12.5	12.8	13.4	8.4	9.1	9.9	10.8	11.8	13.0	14.3
83.0	8.9	9.3	9.5	10.0	10.3	10.9	11.6	12.0	12.7	13.0	13.5	8.5	9.2	10.0	10.9	11.9	13.1	14.5
83.5	9.0	9.4	9.6	10.1	10.4	11.0	11.7	12.1	12.8	13.1	13.7	8.5	9.3	10.1	11.0	12.1	13.3	14.6
84.0	9.1	9.5	9.7	10.2	10.5	11.1	11.8	12.2	13.0	13.3	13.8	8.6	9.4	10.2	11.1	12.2	13.4	14.8
84.5	9.2	9.6	9.8	10.3	10.6	11.3	12.0	12.4	13.1	13.4	14.0	8.7	9.5	10.3	11.3	12.3	13.5	14.9
85.0	9.3	9.7	9.9	10.4	10.7	11.4	12.1	12.5	13.2	13.5	14.1	8.8	9.6	10.4	11.4	12.5	13.7	15.1
85.5	9.4	9.8	10.0	10.5	10.9	11.5	12.2	12.7	13.4	13.7	14.3	8.9	9.7	10.6	11.5	12.6	13.8	15.3
86.0	9.5	9.9	10.1	10.6	11.0	11.6	12.4	12.8	13.5	13.8	14.4	9.0	9.8	10.7	11.6	12.7	14.0	15.4
86.5	9.6	10.0	10.2	10.8	11.1	11.8	12.5	12.9	13.7	14.0	14.6	9.1	9.9	10.8	11.8	12.9	14.2	15.6
87.0	9.7	10.1	10.3	10.9	11.2	11.9	12.6	13.1	13.8	14.1	14.8	9.2	10.0	10.9	11.9	13.0	14.3	15.8
87.5	9.9	10.2	10.4	11.0	11.3	12.0	12.8	13.2	14.0	14.3	14.9	9.3	10.1	11.0	12.0	13.2	14.5	15.9
88.0	10.0	10.3	10.5	11.1	11.4	12.1	12.9	13.3	14.1	14.4	15.1	9.4	10.2	11.1	12.1	13.3	14.6	16.1
88.5	10.1	10.4	10.6	11.2	11.6	12.3	13.0	13.5	14.3	14.6	15.2	9.5	10.3	11.2	12.3	13.4	14.8	16.3
89.0	10.2	10.5	10.8	11.3	11.7	12.4	13.2	13.6	14.4	14.7	15.4	9.6	10.4	11.4	12.4	13.6	14.9	16.4
89.5	10.3	10.6	10.9	11.4	11.8	12.5	13.3	13.8	14.6	14.9	15.5	9.7	10.5	11.5	12.5	13.7	15.1	16.6
90.0	10.4	10.8	11.0	11.5	11.9	12.6	13.4	13.9	14.7	15.0	15.7	9.8	10.6	11.6	12.6	13.8	15.2	16.8
90.5	10.5	10.9	11.1	11.7	12.0	12.8	13.6	14.0	14.9	15.2	15.9	9.9	10.7	11.7	12.8	14.0	15.4	16.9
91.0	10.6	11.0	11.2	11.8	12.1	12.9	13.7	14.2	15.0	15.3	16.0	10.0	10.9	11.8	12.9	14.1	15.5	17.1
91.5	10.7	11.1	11.3	11.9	12.3	13.0	13.8	14.3	15.1	15.5	16.2	10.1	11.0	11.9	13.0	14.3	15.7	17.3
92.0	10.8	11.2	11.4	12.0	12.4	13.1	14.0	14.4	15.3	15.6	16.3	10.2	11.1	12.0	13.1	14.4	15.8	17.4
92.5	10.9	11.3	11.5	12.1	12.5	13.3	14.1	14.6	15.4	15.8	16.5	10.3	11.2	12.1	13.3	14.5	16.0	17.6
93.0	11.0	11.4	11.6	12.2	12.6	13.4	14.2	14.7	15.6	15.9	16.6	10.4	11.3	12.3	13.4	14.7	16.1	17.8
93.5	11.1	11.5	11.7	12.3	12.7	13.5	14.4	14.9	15.7	16.1	16.8	10.5	11.4	12.4	13.5	14.8	16.3	17.9
94.0	11.2	11.6	11.8	12.4	12.8	13.6	14.5	15.0	15.9	16.2	16.9	10.6	11.5	12.5	13.6	14.9	16.4	18.1
94.5	11.3	11.7	11.9	12.6	13.0	13.8	14.6	15.1	16.0	16.4	17.1	10.7	11.6	12.6	13.8	15.1	16.6	18.3
95.0	11.4	11.8	12.0	12.7	13.1	13.9	14.8	15.3	16.2	16.5	17.3	10.8	11.7	12.7	13.9	15.2	16.7	18.5
95.5	11.5	11.9	12.1	12.8	13.2	14.0	14.9	15.4	16.3	16.7	17.4	10.8	11.8	12.8	14.0	15.4	16.9	18.6

续表

身高 （cm）	百分位数											标准差						
	1	3	5	15	25	50	75	85	95	97	99	-3 SD	-2 SD	-1 SD	平均 值	1SD	2SD	3SD
96.0	11.6	12.0	12.3	12.9	13.3	14.1	15.0	15.6	16.5	16.9	17.6	10.9	11.9	12.9	14.1	15.5	17.0	18.8
96.5	11.7	12.1	12.4	13.0	13.4	14.3	15.2	15.7	16.6	17.0	17.8	11.0	12.0	13.1	14.3	15.6	17.2	19.0
97.0	11.8	12.2	12.5	13.1	13.6	14.4	15.3	15.8	16.8	17.2	17.9	11.1	12.1	13.2	14.4	15.8	17.4	19.2
97.5	11.9	12.3	12.6	13.3	13.7	14.5	15.5	16.0	16.9	17.3	18.1	11.2	12.2	13.3	14.5	15.9	17.5	19.3
98.0	12.0	12.4	12.7	13.4	13.8	14.7	15.6	16.1	17.1	17.5	18.3	11.3	12.3	13.4	14.7	16.1	17.7	19.5
98.5	12.1	12.6	12.8	13.5	13.9	14.8	15.7	16.3	17.3	17.7	18.4	11.4	12.4	13.5	14.8	16.2	17.9	19.7
99.0	12.2	12.7	12.9	13.6	14.1	14.9	15.9	16.4	17.4	17.8	18.6	11.5	12.5	13.7	14.9	16.4	18.0	19.9
99.5	12.3	12.8	13.0	13.8	14.2	15.1	16.0	16.6	17.6	18.0	18.8	11.6	12.7	13.8	15.1	16.5	18.2	20.1
100.0	12.4	12.9	13.2	13.9	14.3	15.2	16.2	16.8	17.8	18.2	19.0	11.7	12.8	13.9	15.2	16.7	18.4	20.3
100.5	12.5	13.0	13.3	14.0	14.5	15.4	16.4	16.9	17.9	18.3	19.2	11.9	12.9	14.1	15.4	16.9	18.6	20.5
101.0	12.7	13.1	13.4	14.1	14.6	15.5	16.5	17.1	18.1	18.5	19.4	12.0	13.0	14.2	15.5	17.0	18.7	20.7
101.5	12.8	13.3	13.5	14.3	14.7	15.7	16.7	17.2	18.3	18.7	19.5	12.1	13.1	14.3	15.7	17.2	18.9	20.9
102.0	12.9	13.4	13.7	14.4	14.9	15.8	16.8	17.4	18.5	18.9	19.7	12.2	13.3	14.5	15.8	17.4	19.1	21.1
102.5	13.0	13.5	13.8	14.5	15.0	16.0	17.0	17.6	18.7	19.1	19.9	12.3	13.4	14.6	16.0	17.5	19.3	21.4
103.0	13.1	13.6	13.9	14.7	15.2	16.1	17.2	17.8	18.8	19.3	20.2	12.4	13.5	14.7	16.1	17.7	19.5	21.6
103.5	13.3	13.8	14.1	14.8	15.3	16.3	17.3	17.9	19.0	19.5	20.4	12.5	13.6	14.9	16.3	17.9	19.7	21.8
104.0	13.4	13.9	14.2	15.0	15.5	16.4	17.5	18.1	19.2	19.7	20.6	12.6	13.8	15.0	16.4	18.1	19.9	22.0
104.5	13.5	14.0	14.3	15.1	15.6	16.6	17.7	18.3	19.4	19.9	20.8	12.8	13.9	15.2	16.6	18.2	20.1	22.3
105.0	13.6	14.2	14.5	15.3	15.8	16.8	17.9	18.5	19.6	20.1	21.0	12.9	14.0	15.3	16.8	18.4	20.3	22.5
105.5	13.8	14.3	14.6	15.4	15.9	16.9	18.1	18.7	19.8	20.3	21.2	13.0	14.2	15.5	16.9	18.6	20.5	22.7
106.0	13.9	14.5	14.8	15.6	16.1	17.1	18.2	18.9	20.0	20.5	21.4	13.1	14.3	15.6	17.1	18.8	20.8	23.0
106.5	14.1	14.6	14.9	15.7	16.3	17.3	18.4	19.1	20.2	20.7	21.7	13.3	14.5	15.8	17.3	19.0	21.0	23.2
107.0	14.2	14.7	15.1	15.9	16.4	17.5	18.6	19.3	20.5	21.0	21.9	13.4	14.6	15.9	17.5	19.2	21.2	23.5
107.5	14.3	14.9	15.2	16.1	16.6	17.7	18.8	19.5	20.7	21.2	22.1	13.5	14.7	16.1	17.7	19.4	21.4	23.7
108.0	14.5	15.0	15.4	16.2	16.8	17.8	19.0	19.7	20.9	21.4	22.4	13.7	14.9	16.3	17.8	19.6	21.7	24.0
108.5	14.6	15.2	15.5	16.4	16.9	18.0	19.2	19.9	21.1	21.6	22.6	13.8	15.0	16.4	18.0	19.8	21.9	24.3
109.0	14.8	15.4	15.7	16.6	17.1	18.2	19.4	20.1	21.4	21.9	22.9	13.9	15.2	16.6	18.2	20.0	22.1	24.5
109.5	14.9	15.5	15.8	16.7	17.3	18.4	19.6	20.3	21.6	22.1	23.1	14.1	15.4	16.8	18.4	20.3	22.4	24.8
110.0	15.1	15.7	16.0	16.9	17.5	18.6	19.8	20.6	21.8	22.4	23.4	14.2	15.5	17.0	18.6	20.5	22.6	25.1
110.5	15.2	15.8	16.2	17.1	17.7	18.8	20.1	20.8	22.1	22.6	23.7	14.4	15.7	17.1	18.8	20.7	22.9	25.4
111.0	15.4	16.0	16.3	17.3	17.8	19.0	20.3	21.0	22.3	22.8	23.9	14.5	15.8	17.3	19.0	20.9	23.1	25.7
111.5	15.5	16.2	16.5	17.4	18.0	19.2	20.5	21.2	22.6	23.1	24.2	14.7	16.0	17.5	19.2	21.2	23.4	26.0
112.0	15.7	16.3	16.7	17.6	18.2	19.4	20.7	21.5	22.8	23.4	24.5	14.8	16.2	17.7	19.4	21.4	23.6	26.2
112.5	15.9	16.5	16.8	17.8	18.4	19.6	20.9	21.7	23.1	23.6	24.7	15.0	16.3	17.9	19.6	21.6	23.9	26.5
113.0	16.0	16.7	17.0	18.0	18.6	19.8	21.2	21.9	23.3	23.9	25.0	15.1	16.5	18.0	19.8	21.8	24.2	26.8
113.5	16.2	16.8	17.2	18.2	18.8	20.0	21.4	22.2	23.6	24.1	25.3	15.3	16.7	18.2	20.0	22.1	24.4	27.1
114.0	16.3	17.0	17.4	18.4	19.0	20.2	21.6	22.4	23.8	24.4	25.6	15.4	16.8	18.4	20.2	22.3	24.7	27.4

身高 （cm）	百分位数											-3 SD	-2 SD	-1 SD	平均 值	1SD	2SD	3SD
	1	3	5	15	25	50	75	85	95	97	99							
114.5	16.5	17.2	17.5	18.5	19.2	20.5	21.8	22.6	24.1	24.7	25.8	15.6	17.0	18.6	20.5	22.6	25.0	27.8
115.0	16.7	17.3	17.7	18.7	19.4	20.7	22.1	22.9	24.3	24.9	26.1	15.7	17.2	18.8	20.7	22.8	25.2	28.1
115.5	16.8	17.5	17.9	18.9	19.6	20.9	22.3	23.1	24.6	25.2	26.4	15.9	17.3	19.0	20.9	23.0	25.5	28.4
116.0	17.0	17.7	18.1	19.1	19.8	21.1	22.5	23.4	24.9	25.5	26.7	16.0	17.5	19.2	21.1	23.3	25.8	28.7
116.5	17.2	17.9	18.3	19.3	20.0	21.3	22.8	23.6	25.1	25.7	27.0	16.2	17.7	19.4	21.3	23.5	26.1	29.0
117.0	17.3	18.0	18.4	19.5	20.2	21.5	23.0	23.8	25.4	26.0	27.3	16.3	17.8	19.6	21.5	23.8	26.3	29.3
117.5	17.5	18.2	18.6	19.7	20.4	21.7	23.2	24.1	25.6	26.3	27.5	16.5	18.0	19.8	21.7	24.0	26.6	29.6
118.0	17.7	18.4	18.8	19.9	20.6	22.0	23.5	24.3	25.9	26.5	27.8	16.6	18.2	19.9	22.0	24.2	26.9	29.9
118.5	17.8	18.6	19.0	20.1	20.8	22.2	23.7	24.6	26.2	26.8	28.1	16.8	18.4	20.1	22.2	24.5	27.2	30.3
119.0	18.0	18.7	19.1	20.3	21.0	22.4	23.9	24.8	26.4	27.1	28.4	16.9	18.5	20.3	22.4	24.7	27.4	30.6
119.5	18.2	18.9	19.3	20.5	21.2	22.6	24.2	25.1	26.7	27.4	28.7	17.1	18.7	20.5	22.6	25.0	27.7	30.9
120.0	18.3	19.1	19.5	20.6	21.4	22.8	24.4	25.3	27.0	27.6	29.0	17.3	18.9	20.7	22.8	25.2	28.0	31.2

表 16　身高 120～137 厘米女孩的身高体重（公斤）表（立位）

身高 （cm）	百分位数													标准差					
	3	5	10	20	30	40	50	60	70	80	90	95	97	-3 SD	-2 SD	-1 SD	平均 值	1SD	2SD	3SD
120.0	18.3	18.7	19.4	20.2	20.8	21.3	21.8	22.5	23.2	24.0	25.1	26.1	26.7	16.2	18.1	20.0	21.8	24.4	27.0	29.6
120.5	18.5	18.9	19.6	20.4	21.0	21.6	22.0	22.7	23.4	24.2	25.4	26.4	27.0	16.4	18.3	20.1	22.0	24.7	27.3	29.9
121.0	18.6	19.1	19.8	20.6	21.2	21.8	22.2	22.9	23.7	24.5	25.7	26.7	27.3	16.5	18.4	20.3	22.2	24.9	27.6	30.3
121.5	18.8	19.3	20.0	20.8	21.5	22.0	22.5	23.2	23.9	24.8	26.0	27.0	27.6	16.7	18.6	20.5	22.5	25.2	27.9	30.7
122.0	19.0	19.5	20.2	21.0	21.7	22.2	22.7	23.4	24.1	25.0	26.3	27.3	27.9	16.8	18.8	20.7	22.7	25.5	28.3	31.1
122.5	19.2	19.7	20.4	21.2	21.9	22.4	22.9	23.6	24.4	25.3	26.6	27.6	28.3	17.0	19.0	20.9	22.9	25.8	28.6	31.5
123.0	19.4	19.8	20.6	21.5	22.1	22.6	23.1	23.9	24.7	25.6	26.9	27.9	28.6	17.1	19.1	21.1	23.1	26.1	29.0	31.9
123.5	19.6	20.0	20.8	21.7	22.3	22.9	23.4	24.1	24.9	25.9	27.2	28.3	29.0	17.3	19.3	21.3	23.4	26.4	29.3	32.3
124.0	19.7	20.2	21.0	21.9	22.5	23.1	23.6	24.4	25.2	26.2	27.5	28.6	29.3	17.4	19.5	21.6	23.6	26.7	29.7	32.8
124.5	19.9	20.4	21.2	22.1	22.8	23.3	23.9	24.6	25.5	26.5	27.8	29.0	29.7	17.6	19.7	21.8	23.9	27.0	30.1	33.2
125.0	20.1	20.5	21.4	22.3	23.0	23.6	24.1	24.9	25.8	26.8	28.2	29.3	30.1	17.8	19.9	22.0	24.1	27.3	30.5	33.7
125.5	20.3	20.8	21.6	22.5	23.2	23.8	24.3	25.2	26.1	27.1	28.5	29.7	30.5	17.9	20.1	22.2	24.3	27.6	30.9	34.2
126.0	20.5	21.0	21.8	22.8	23.5	24.0	24.6	25.4	26.4	27.4	28.9	30.1	30.9	18.1	20.2	22.4	24.6	28.0	31.3	34.7
126.5	20.7	21.2	22.0	23.0	23.7	24.3	24.9	25.7	26.7	27.8	29.3	30.5	31.3	18.2	20.4	22.7	24.9	28.3	31.7	35.2
127.0	20.9	21.4	22.2	23.2	23.9	24.6	25.1	26.0	27.0	28.1	29.6	30.9	31.8	18.4	20.6	22.9	25.1	28.6	32.2	35.7
127.5	21.1	21.6	22.5	23.5	24.2	24.8	25.4	26.3	27.3	28.4	30.0	31.3	32.2	18.6	20.8	23.1	25.4	29.0	32.6	36.2
128.0	21.3	21.9	22.7	23.7	24.5	25.1	25.7	26.6	27.6	28.8	30.4	31.8	32.6	18.7	21.0	23.3	25.7	29.4	33.1	36.8
128.5	21.5	22.1	22.9	24.0	24.7	25.3	25.9	26.9	27.9	29.1	30.8	32.2	33.1	18.9	21.2	23.6	25.9	29.7	33.6	37.4
129.0	21.7	22.3	23.2	24.2	25.0	25.6	26.2	27.2	28.3	29.5	31.2	32.7	33.6	19.0	21.4	23.8	26.2	30.1	34.0	37.9
129.5	21.9	22.5	23.4	24.5	25.2	25.9	26.5	27.5	28.6	29.9	31.7	33.1	34.1	19.2	21.6	24.1	26.5	30.5	34.5	38.6

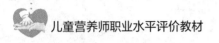

续表

身高 （cm）	百分位数													标准差						
	3	5	10	20	30	40	50	60	70	80	90	95	97	−3 SD	−2 SD	−1 SD	平均 值	1SD	2SD	3SD
130.0	22.1	22.7	23.6	24.7	25.5	26.2	26.8	27.9	29.0	30.3	32.1	33.6	34.6	19.4	21.8	24.3	26.8	30.9	35.1	39.2
130.5	22.4	23.0	23.9	25.0	25.8	26.5	27.1	28.2	29.3	30.7	32.5	34.1	35.1	19.5	22.1	24.6	27.1	31.3	35.6	39.8
131.0	22.6	23.2	24.1	25.2	26.1	26.8	27.4	28.5	29.7	31.1	33.0	34.6	35.6	19.7	22.3	24.8	27.4	31.8	36.1	40.5
131.5	22.8	23.4	24.4	25.5	26.3	27.1	27.7	28.9	30.1	31.5	33.5	35.1	36.1	19.1	22.5	25.1	27.7	32.2	36.7	41.1
132.0	23.0	23.6	24.6	25.8	26.6	27.4	28.0	29.2	30.5	31.9	33.9	35.6	36.7	20.0	22.7	25.4	28.0	32.6	37.2	41.8
132.5	23.2	23.9	24.9	26.1	26.9	27.2	28.4	29.6	30.8	32.3	34.4	36.1	37.3	20.2	22.9	25.6	28.4	33.1	37.8	42.6
133.0	23.5	24.1	25.1	26.3	27.2	28.0	28.7	29.9	31.2	32.8	34.9	36.7	37.8	20.4	23.1	25.9	28.7	33.6	38.4	43.3
133.5	23.7	24.4	25.4	26.6	27.5	28.3	29.0	30.3	31.6	33.2	35.4	37.3	38.4	20.5	23.4	26.2	29.0	34.0	39.0	44.0
134.0	23.9	24.6	25.7	26.9	27.8	28.6	29.4	30.7	32.1	33.7	36.0	37.8	39.0	20.7	23.6	26.5	29.4	34.5	39.7	44.8
134.5	24.1	24.8	25.9	27.2	28.2	29.0	29.7	31.0	32.5	34.2	36.5	38.4	39.7	20.8	23.8	26.8	29.7	35.0	40.3	45.6
135.0	24.4	25.1	26.2	27.5	28.5	29.3	30.1	31.4	32.9	34.6	37.0	39.0	40.3	21.0	24.0	27.0	30.1	35.5	41.0	46.4
135.5	24.6	25.3	26.5	27.8	28.8	29.6	30.4	31.8	33.4	35.1	37.6	39.6	41.0	21.2	24.3	27.3	30.4	36.0	41.6	47.2
136.0	24.9	25.6	26.7	28.1	29.1	30.0	30.8	32.2	33.8	35.6	38.2	40.3	41.6	21.3	24.5	27.6	30.8	36.5	42.3	48.1
136.5	25.1	25.9	27.0	28.4	29.5	30.3	31.1	32.6	34.3	36.1	38.8	40.9	42.3	21.5	24.7	27.9	31.1	37.1	43.0	49.0
137.0	25.3	26.1	27.3	28.8	29.8	30.7	31.5	33.1	34.7	36.7	39.4	41.6	43.0	21.7	25.0	28.2	31.5	37.6	43.7	49.9

附录十九　0~18岁儿童青少年身高/年龄百分位数值（cm）

（2005年中国9市儿童体格发育调查，2005年中国学生体质与健康调查）

年龄 （岁）	男							女						
	3rd	10th	25th	50th	75th	90th	97th	3rd	10th	25th	50th	75th	90th	97th
0	47.09	48.13	49.19	50.38	51.58	52.68	53.76	46.55	47.55	48.57	49.72	50.88	51.94	53.00
1	71.48	73.08	74.71	76.55	78.41	80.10	81.80	70.01	71.56	73.16	74.97	76.81	78.49	80.17
2	82.05	84.09	86.19	88.55	90.94	93.13	95.31	80.91	82.88	84.92	87.23	89.58	91.74	93.90
3	89.71	91.93	94.21	96.78	99.39	101.77	104.15	88.64	90.81	93.05	95.59	98.17	100.53	102.91
4	96.73	99.06	101.44	104.13	106.85	109.34	111.82	95.82	98.09	100.42	103.05	105.73	108.18	110.63
5	103.29	105.80	108.38	111.28	114.23	116.91	119.59	102.34	104.80	107.34	110.20	113.10	115.75	118.40
6	109.10	111.81	114.58	117.70	120.86	123.75	126.63	108.10	110.76	113.50	116.57	119.69	122.54	125.38
7	114.62	117.56	120.58	123.97	127.41	130.54	133.67	113.31	116.21	119.19	122.53	125.92	129.00	132.08
8	119.90	123.08	126.34	130.00	133.71	137.08	140.45	118.50	121.64	124.86	128.46	132.10	135.41	138.71
9	124.56	127.96	131.45	135.36	139.32	142.92	146.51	123.31	126.71	130.19	134.09	138.01	141.58	145.12
10	128.65	132.28	135.99	140.15	144.36	148.17	151.98	128.35	132.07	135.86	140.10	144.36	148.22	152.05

年龄 （岁）	男							女						
	3rd	10th	25th	50th	75th	90th	97th	3rd	10th	25th	50th	75th	90th	97th
11	132.91	136.84	140.85	145.34	149.87	153.98	158.06	134.21	138.15	142.16	146.63	151.11	155.16	159.16
12	138.10	142.49	146.96	151.95	156.97	161.51	166.02	140.24	144.11	148.03	152.39	156.75	160.67	164.54
13	144.97	149.60	154.31	159.54	164.79	169.52	174.20	144.96	148.57	152.23	156.29	160.34	163.99	167.58
14	152.34	156.66	161.03	165.88	170.73	175.09	179.39	147.93	151.34	154.79	158.62	162.44	165.87	169.25
15	157.49	161.43	165.40	169.81	174.20	178.15	182.04	149.48	152.79	156.13	159.83	163.53	166.85	170.12
16	159.88	163.62	167.41	171.60	175.78	179.54	183.23	149.84	153.12	156.44	160.12	163.78	167.08	170.32
17	160.87	164.53	168.24	172.35	176.44	180.12	183.74	150.13	153.39	156.69	160.34	163.99	167.26	170.48
18	161.26	164.90	168.58	172.65	176.71	180.36	183.94	150.44	153.68	156.96	160.59	164.21	167.45	170.66

附录二十　0～18 岁儿童青少年体重/年龄百分位数值（kg）

年龄 （岁）	男							女						
	3rd	10th	25th	50th	75th	90th	97th	3rd	10th	25th	50th	75th	90th	97th
0	2.62	2.83	3.06	3.32	3.59	3.85	4.12	2.57	2.76	2.96	3.21	3.49	3.75	4.04
1	8.16	8.72	9.33	10.05	10.83	11.58	12.37	7.70	8.20	8.74	9.40	10.12	10.82	11.57
2	10.22	10.90	11.65	12.54	13.51	14.46	15.46	9.76	10.39	11.08	11.92	12.84	13.74	14.71
3	11.94	12.74	13.61	14.65	15.80	16.92	18.12	11.50	12.27	13.11	14.13	15.25	16.36	17.55
4	13.52	14.43	15.43	16.64	17.98	19.29	20.71	13.10	13.99	14.97	16.17	17.50	18.81	20.24
5	15.26	16.33	17.52	18.98	20.61	22.23	24.00	14.64	15.68	16.84	18.26	19.83	21.41	23.14
6	16.80	18.06	19.49	21.26	23.26	25.29	27.55	16.10	17.32	18.68	20.37	22.27	24.19	26.30
7	18.48	20.04	21.81	24.06	26.66	29.35	32.41	17.58	19.01	20.62	22.64	24.94	27.28	29.89
8	20.32	22.24	24.46	27.33	30.71	34.31	38.49	19.20	20.89	22.81	25.25	28.05	30.95	34.23
9	22.04	24.31	26.98	30.46	34.61	39.08	44.35	20.93	22.93	25.23	28.19	31.63	35.26	39.41
10	23.89	26.55	29.66	33.74	38.61	43.85	50.01	22.98	25.36	28.15	31.76	36.05	40.63	45.97
11	26.21	29.33	32.97	37.69	43.27	49.20	56.07	25.74	28.53	31.81	36.10	41.24	46.78	53.33
12	29.09	32.77	37.03	42.49	48.86	55.50	63.04	29.33	32.42	36.04	40.77	46.42	52.49	59.64
13	32.82	37.04	41.90	48.08	55.21	62.57	70.83	33.09	36.29	40.00	44.79	50.45	56.46	63.45
14	37.36	41.80	46.90	53.37	60.83	68.53	77.20	36.38	39.55	43.19	47.83	53.23	58.88	65.36
15	41.43	45.77	50.75	57.08	64.40	72.00	80.60	38.73	41.83	45.36	49.82	54.96	60.28	66.30
16	44.28	48.47	53.26	59.35	66.40	73.73	82.05	39.96	43.01	46.47	50.81	55.79	60.91	66.69
17	46.04	50.11	54.77	60.68	67.51	74.62	82.70	40.44	43.47	46.90	51.20	56.11	61.15	66.82
18	47.01	51.02	55.60	61.40	68.11	75.08	83.00	40.71	43.73	47.14	51.41	56.28	61.28	66.89

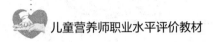

附录二十一　0~7 岁儿童体重指数（BMI）百分位数和标准差单位（s）标准值

年龄岁：月	男（kg/m²）						女（kg/m²）					
	百分位数			标准差单位（s）			百分位数			标准差单位（s）		
	3rd	50th	97th	−2s	Median	2s	3rd	50th	97th	−2s	Median	2s
0：00	11.17	13.07	15.30	11.06	13.07	15.45	11.09	13.00	15.43	10.98	13.00	15.61
0：03	14.80	17.48	20.50	14.64	17.48	20.71	14.29	16.69	19.69	14.16	16.69	19.90
0：06	15.28	17.96	21.23	15.12	17.96	21.47	14.96	17.41	20.49	14.82	17.41	20.71
0：09	15.11	17.62	20.77	14.97	17.62	21.00	14.85	17.19	20.15	14.72	17.19	20.36
1：00	14.84	17.19	20.17	14.71	17.19	20.38	14.52	16.74	19.55	14.39	16.74	19.76
1：03	14.53	16.78	19.63	14.41	16.78	19.83	14.18	16.32	19.03	14.06	16.32	19.22
1：06	14.30	16.47	19.25	14.18	16.47	19.45	13.95	16.03	18.69	13.83	16.03	18.88
1：09	14.14	16.26	18.98	14.03	16.26	19.18	13.79	15.84	18.47	13.68	15.84	18.66
2：00	14.00	16.07	18.72	13.88	16.07	18.92	13.65	15.67	18.27	13.54	15.67	18.46
2：06	13.75	15.73	18.29	13.64	15.73	18.48	13.43	15.40	17.96	13.32	15.40	18.15
3：00	13.74	15.66	18.22	13.63	15.66	18.41	13.45	15.42	18.03	13.35	15.42	18.22
3：06	13.55	15.45	18.02	13.44	15.45	18.21	13.31	15.27	17.90	13.20	15.27	18.10
4：00	13.40	15.32	17.93	13.30	15.32	18.13	13.17	15.15	17.84	13.06	15.15	18.05
4：06	13.28	15.23	17.93	13.18	15.23	18.14	13.04	15.06	17.84	12.93	15.06	18.05
5：00	13.21	15.22	18.06	13.10	15.22	18.28	12.92	14.99	17.88	12.81	14.99	18.10
5：06	13.16	15.27	18.30	13.05	15.27	18.54	12.84	14.96	17.96	12.72	14.96	18.20
6：00	13.12	15.35	18.61	13.00	15.35	18.87	12.77	14.96	18.09	12.66	14.96	18.34
6：06	13.09	15.45	18.97	12.97	15.45	19.26	12.72	14.97	18.25	12.60	14.97	18.51
7：00	13.10	15.59	19.40	12.97	15.59	19.72	12.68	15.02	18.45	12.56	15.02	18.73

附录二十二　中国 7~17 岁儿童营养状况的 BMI 标准

年龄（岁）	男生				女生			
	消瘦	正常	超重	肥胖	消瘦	正常	超重	肥胖
7～	≤13.9	14.0~17.3	17.4~19.1	≥19.2	≤13.4	13.5~17.1	17.2~18.8	≥18.9
8～	≤14.0	14.1~18.0	18.1~20.2	≥20.3	≤13.6	13.7~18.0	18.1~19.8	≥19.9
9～	≤14.1	14.2~18.8	18.9~21.3	≥21.4	≤13.8	13.9~18.9	19.0~20.9	≥21.0
10～	≤14.4	14.5~19.5	19.6~22.4	≥22.5	≤14.0	14.1~19.9	20.0~22.0	≥22.1
11～	≤14.9	15.0~20.2	20.3~23.5	≥23.6	≤14.3	14.4~21.0	21.1~23.2	≥23.3
12～	≤15.4	15.5~20.9	21.0~24.6	≥24.7	≤14.7	14.8~21.8	21.9~24.4	≥24.5
13～	≤15.9	16.0~21.8	21.9~25.6	≥25.7	≤15.3	15.4~22.5	22.6~25.5	≥25.6
14～	≤16.4	16.5~22.5	22.6~26.3	≥26.4	≤16.0	16.1~22.9	23.0~26.2	≥26.3
15～	≤16.9	17.0~23.0	23.1~26.8	≥26.9	≤16.6	16.7~23.3	23.4~26.8	≥26.9
16～	≤17.3	17.4~23.4	23.5~27.3	≥27.4	≤17.0	17.1~23.6	23.7~27.3	≥27.4
17～	≤17.7	17.8~23.7	23.8~27.7	≥27.8	≤17.2	17.3~23.7	23.8~27.6	≥27.7

附录二十三　男童女童生长曲线图（首都儿科研究所制定）

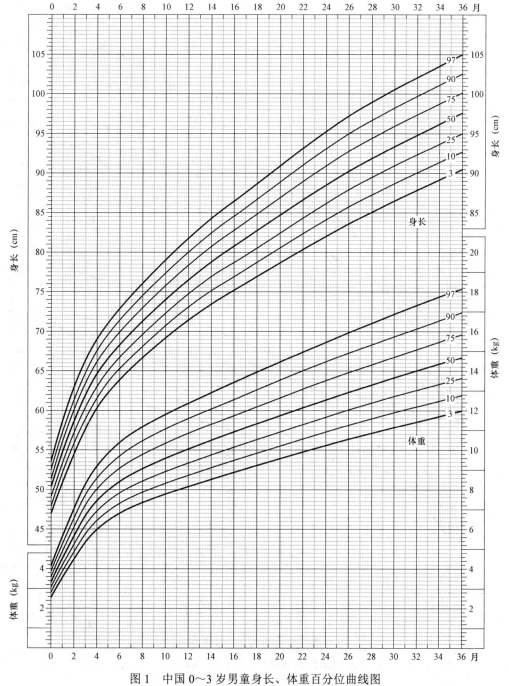

图 1　中国 0～3 岁男童身长、体重百分位曲线图

注：根据 2005 年九市儿童体格发育调查数据研究制定　　参考文献：中华儿科杂志，2009 年 3 期。

首都儿科研究所生长发育研究室　　制作

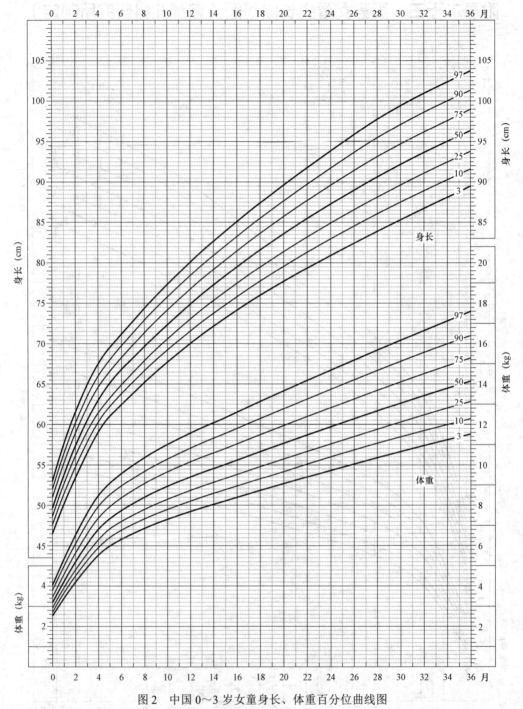

图2　中国0～3岁女童身长、体重百分位曲线图

注：根据 2005 年九市儿童体格发育调查数据研究制定　　参考文献：中华儿科杂志，2009 年 3 期。

首都儿科研究所生长发育研究室　制作

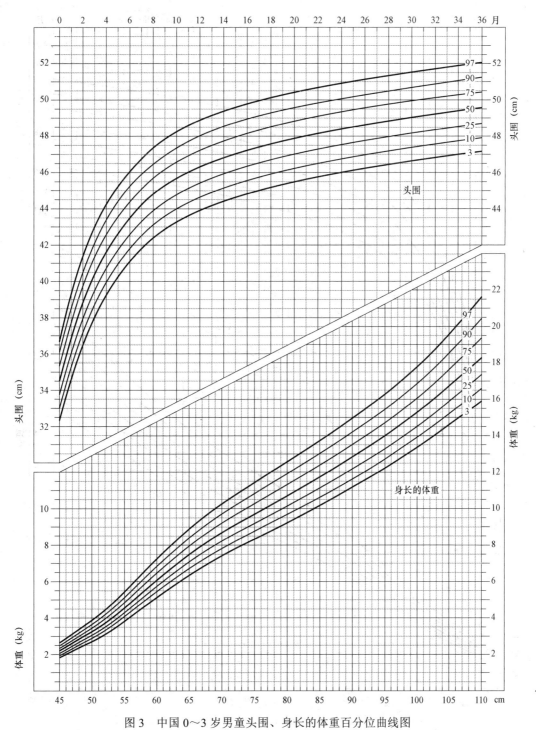

图 3　中国 0～3 岁男童头围、身长的体重百分位曲线图

注：根据 2005 年九市儿童体格发育调查数据研究制定　参考文献：中华儿科杂志，2009 年 3、4 期。

首都儿科研究所生长发育研究室　制作

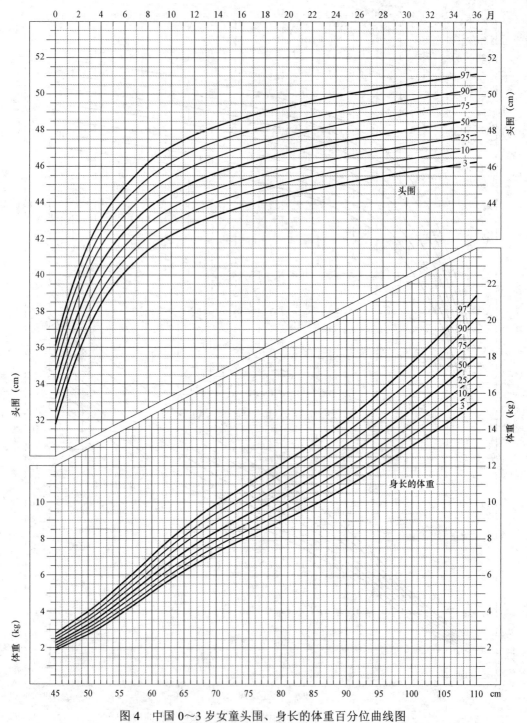

图 4 中国 0～3 岁女童头围、身长的体重百分位曲线图

注：根据 2005 年九市儿童体格发育调查数据研究制定　　参考文献：中华儿科杂志，2009 年 3、4 期。

首都儿科研究所生长发育研究室　制作

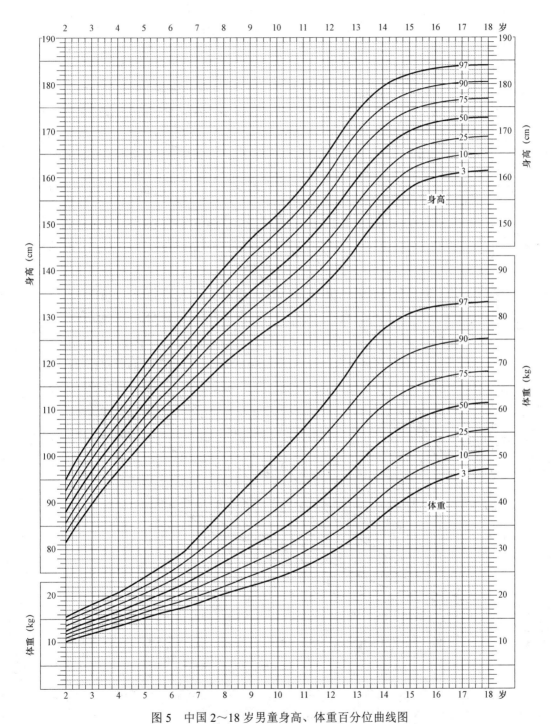

图 5　中国 2～18 岁男童身高、体重百分位曲线图

注：根据 2005 年九省/市儿童体格发育调查数据研究制定　　参考文献：中华儿科杂志，2009 年 7 期。

首都儿科研究所生长发育研究室　制作

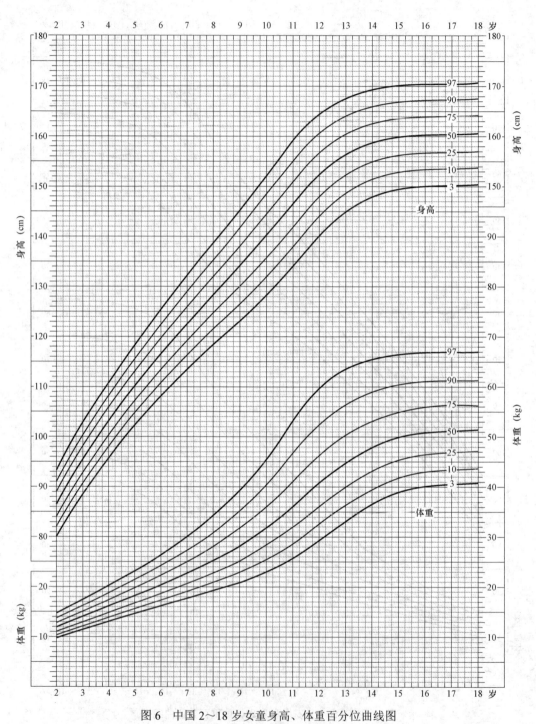

图6　中国2～18岁女童身高、体重百分位曲线图

注：根据2005年九省/市儿童体格发育调查数据研究制定　　参考文献：中华儿科杂志，2009年7期。

首都儿科研究所生长发育研究室　制作

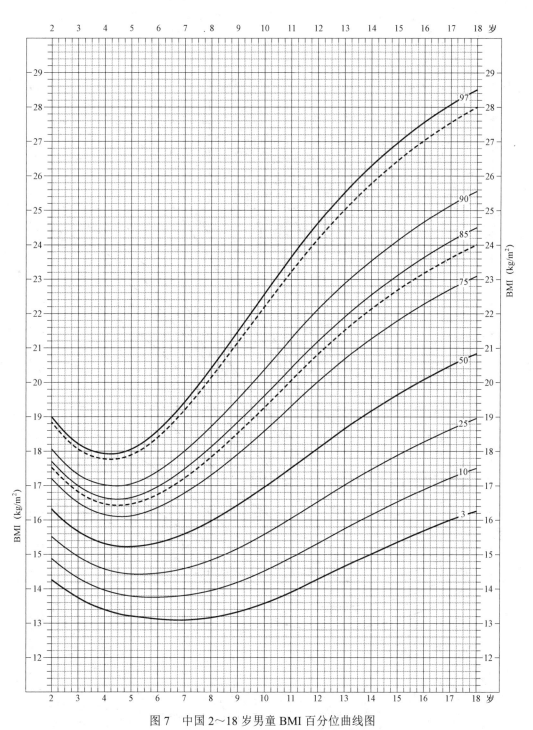

图 7　中国 2～18 岁男童 BMI 百分位曲线图

注：①根据 2005 年九省/市儿童体格发育调查数据研究制定　　参考文献：中华儿科杂志，2009 年 7 期。
　　②虚线为超重、肥胖筛查界值点

首都儿科研究所生长发育研究室　　制作

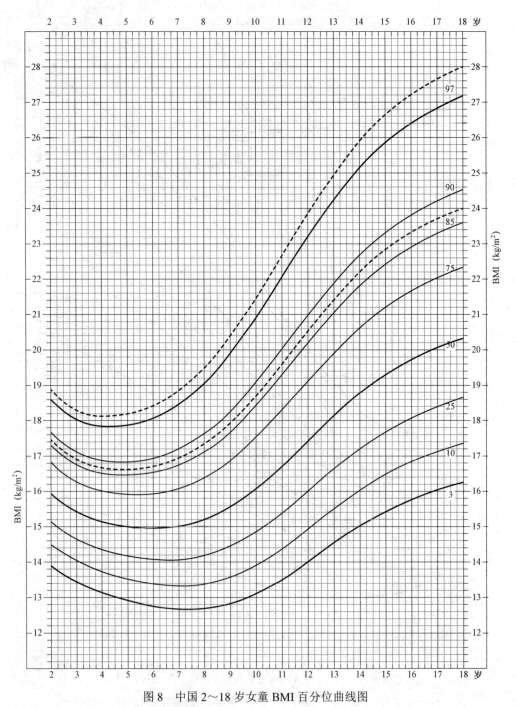

图8　中国2～18岁女童BMI百分位曲线图

注：①根据2005年九省/市儿童体格发育调查数据研究制定　　参考文献：中华儿科杂志，2009年7期。

②虚线为超重、肥胖筛查界值点

首都儿科研究所生长发育研究室　　制作

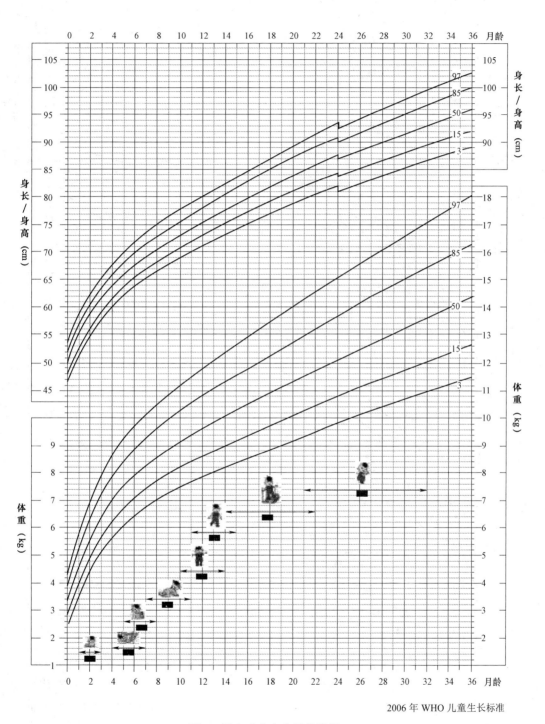

2006 年 WHO 儿童生长标准

图 9　男女童身高生长曲线图 A

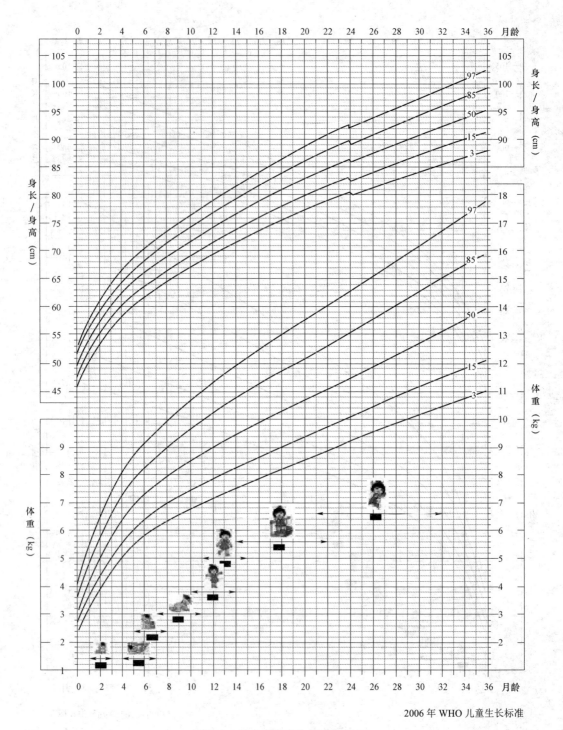

2006 年 WHO 儿童生长标准

图 10 男女童身高生长曲线图 B

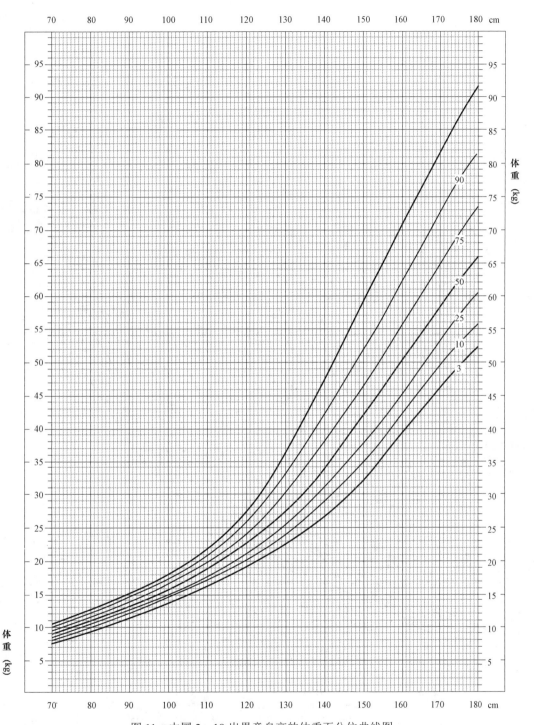

图 11　中国 2～18 岁男童身高的体重百分位曲线图

注：根据 2005 年九省/市儿童体格发育调查数据研究制定

首都儿科研究所生长发育研究室　制作

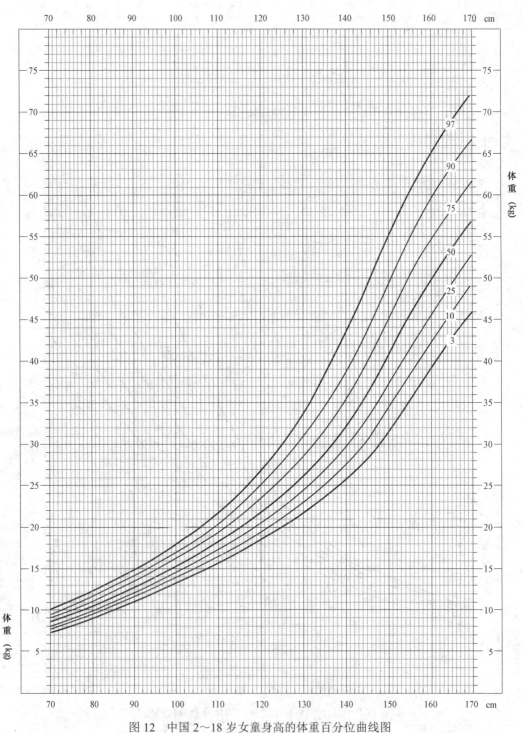

图 12　中国 2～18 岁女童身高的体重百分位曲线图

注：根据 2005 年九省/市儿童体格发育调查数据研究制定

首都儿科研究所生长发育研究室　制作

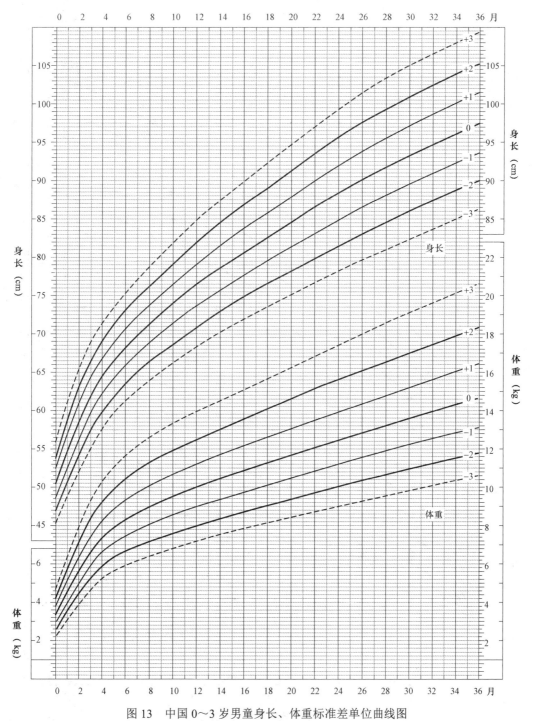

图 13　中国 0～3 岁男童身长、体重标准差单位曲线图

注：根据 2005 年九市儿童体格发育调查数据研究制定　　参考文献：中华儿科杂志，2009 年 3 期。

首都儿科研究所生长发育研究室　制作

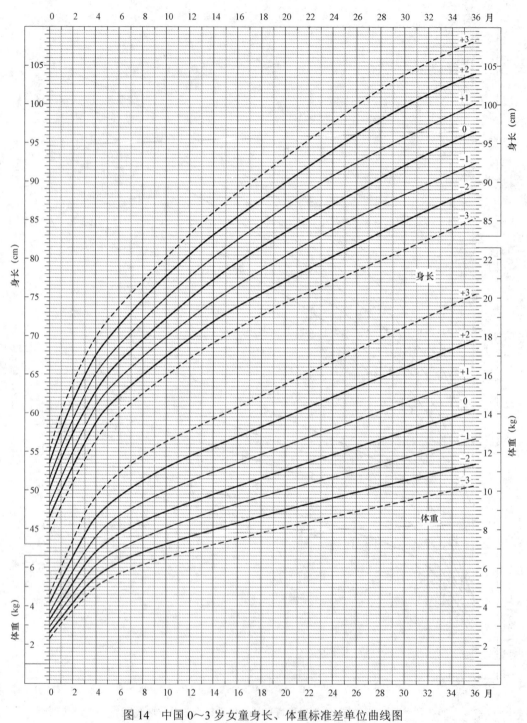

图 14　中国 0～3 岁女童身长、体重标准差单位曲线图

注：根据 2005 年九市儿童体格发育调查数据研究制定　　参考文献：中华儿科杂志，2009 年 3 期。

首都儿科研究所生长发育研究室　制作

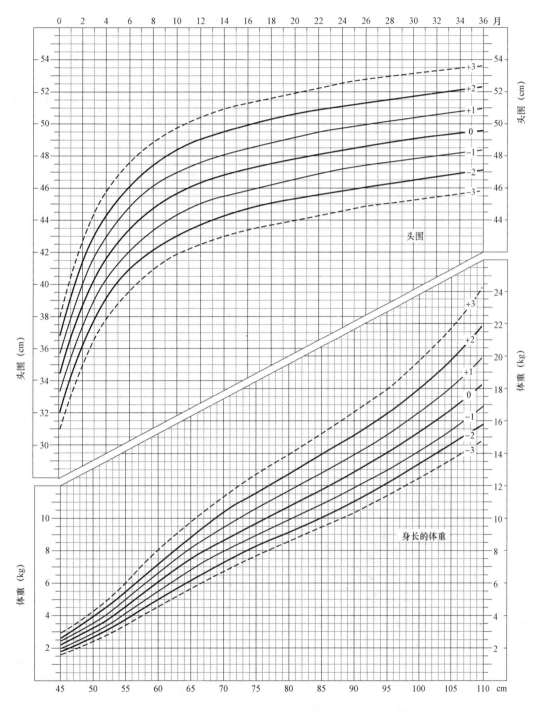

图 15　中国 0～3 岁男童头围、身长的体重标准差单位曲线图

注：根据 2005 年九市儿童体格发育调查数据研究制定　　参考文献：中华儿科杂志，2009 年 3、4 期。

首都儿科研究所生长发育研究室　制作

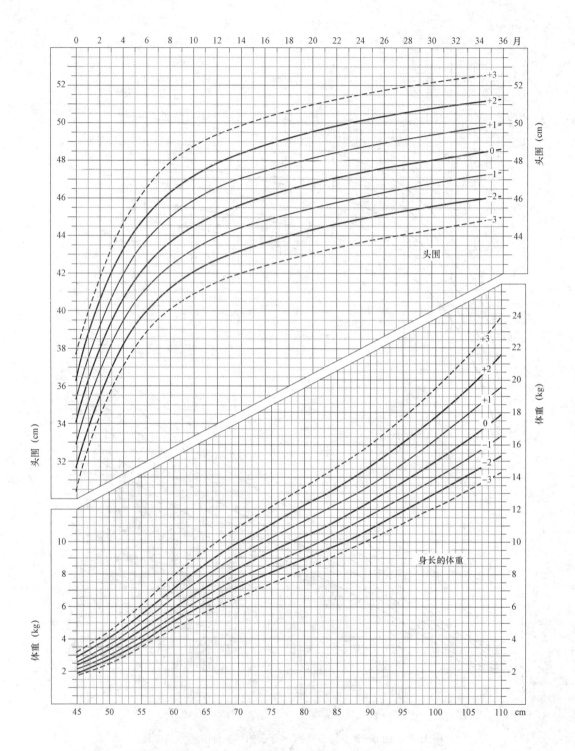

图 16　中国 0～3 岁女童头围、身长的体重标准差单位曲线图

注：根据 2005 年九市儿童体格发育调查数据研究制定　　参考文献：中华儿科杂志，2009 年 3、4 期。

首都儿科研究所生长发育研究室　　制作

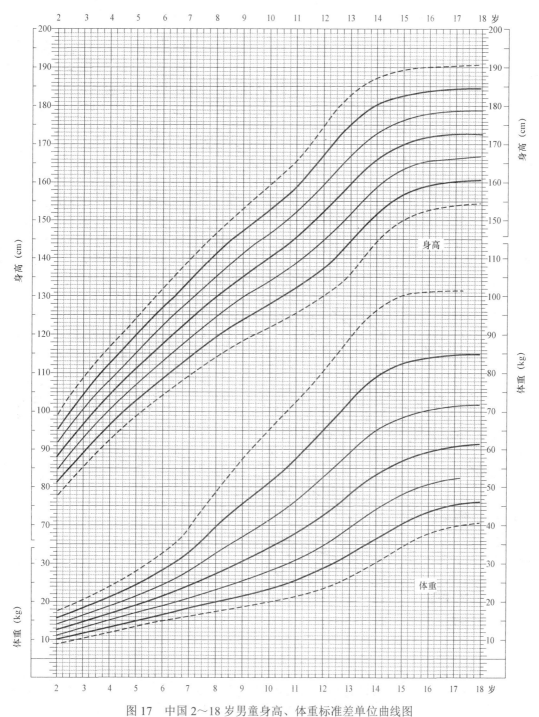

图 17　中国 2～18 岁男童身高、体重标准差单位曲线图

注：根据 2005 年九市儿童体格发育调查数据研究制定　　参考文献：中华儿科杂志，2009 年 7 期。

首都儿科研究所生长发育研究室　制作

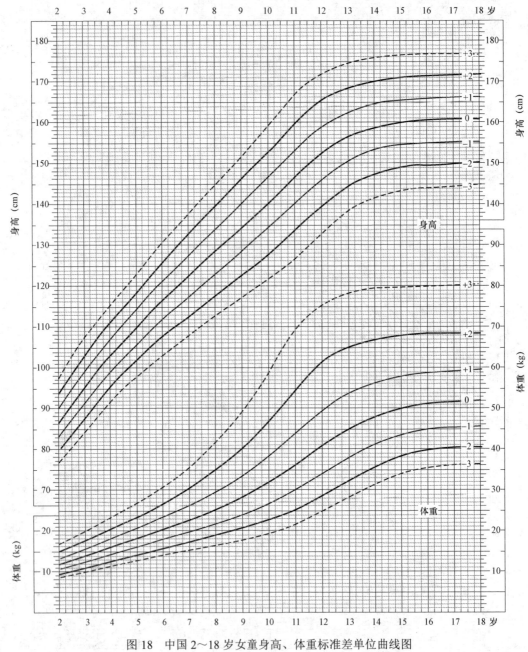

图18　中国2～18岁女童身高、体重标准差单位曲线图

注：根据2005年九市儿童体格发育调查数据研究制定　　参考文献：中华儿科杂志，2009年7期。

首都儿科研究所生长发育研究室　制作

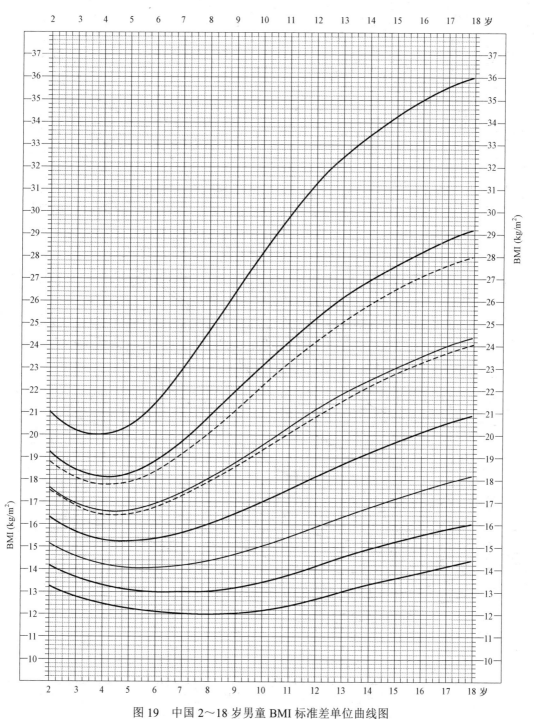

图 19　中国 2～18 岁男童 BMI 标准差单位曲线图

注：①根据 2005 年九省/市儿童体格发育调查数据研究制定　　参考文献：中华儿科杂志，2009 年 7 期。
　　②虚线为超重、肥胖筛查界值点

首都儿科研究所生长发育研究室　制作

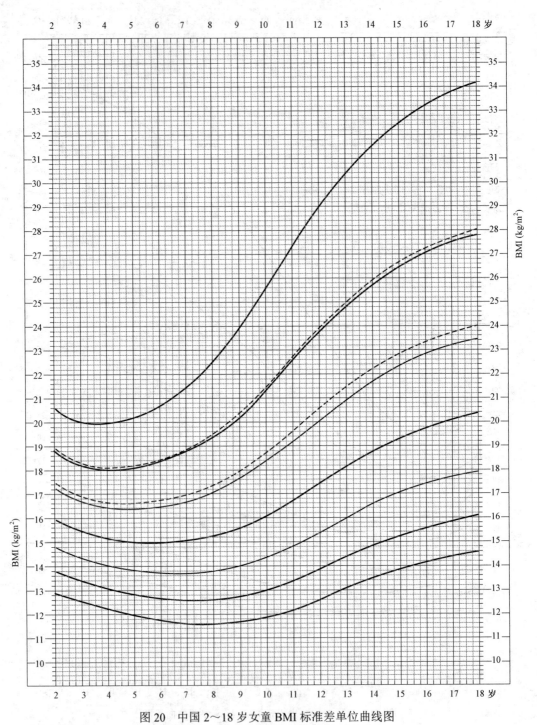

图 20　中国 2～18 岁女童 BMI 标准差单位曲线图

注：①根据 2005 年九省/市儿童体格发育调查数据研究制定　　参考文献：中华儿科杂志，2009 年 7 期。

　　②虚线为超重、肥胖筛查界值点

首都儿科研究所生长发育研究室　制作

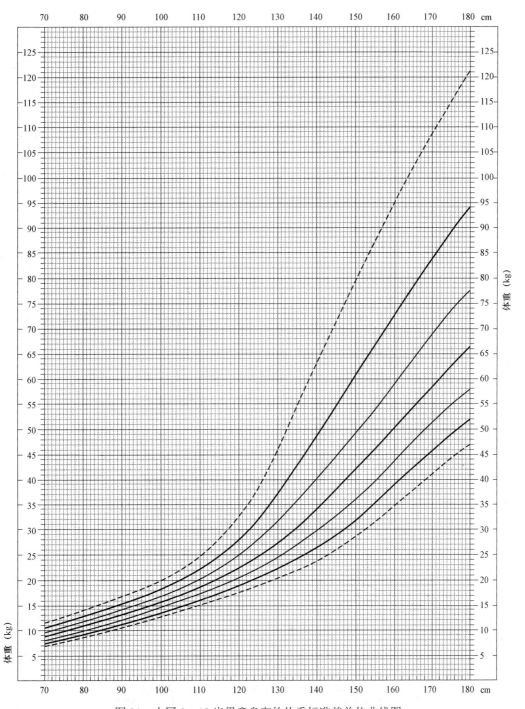

图 21 中国 2～18 岁男童身高的体重标准差单位曲线图
注：根据 2005 年九省/市儿童体格发育调查数据研究制定
首都儿科研究所生长发育研究室 制作

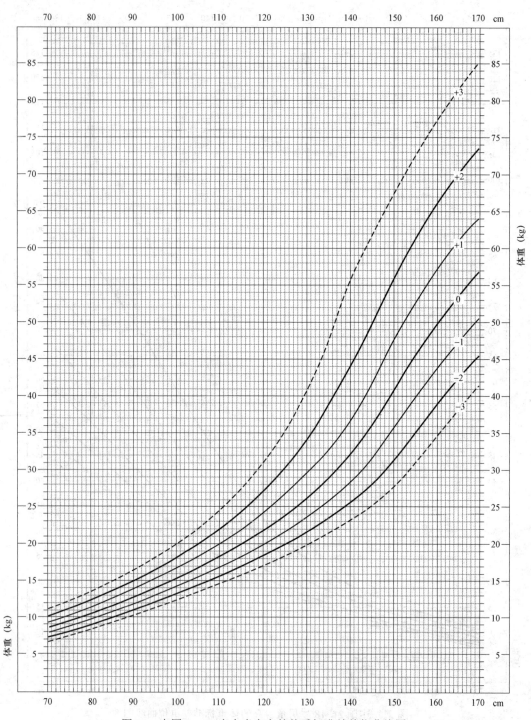

图 22　中国 2～18 岁女童身高的体重标准差单位曲线图

注：根据 2005 年九省/市儿童体格发育调查数据研究制定

首都儿科研究所生长发育研究室　制作

附录二十四 预包装食品营养标签通则
（GB 28050—2011，部分）

1 范围

本标准适用于预包装食品营养标签上营养信息的描述和说明。本标准不适用于保健食品及预包装特殊膳食用食品的营养标签标示。

2 术语和定义

2.1 营养标签

预包装食品标签上向消费者提供食品营养信息和特性的说明，包括营养成分表、营养声称和营养成分功能声称。营养标签是预包装食品标签的一部分。

2.2 营养素

食物中具有特定生理作用，能维持机体生长、发育、活动、繁殖以及正常代谢所需的物质，包括蛋白质、脂肪、碳水化合物、矿物质及维生素等。

2.3 营养成分

食品中的营养素和除营养素以外的具有营养和（或）生理功能的其他食物成分。各营养成分的定义可参照 GB/Z21922《食品营养成分基本术语》。

2.4 核心营养素

营养标签中的核心营养素包括蛋白质、脂肪、碳水化合物和钠。

2.5 营养成分表

标有食品营养成分名称、含量和占营养素参考值（NRV）百分比的规范性表格。

2.6 营养素参考值（NRV）

专用于食品营养标签，用于比较食品营养成分含量的参考值。

2.7 营养声称

对食品营养特性的描述和声明，如能量水平、蛋白质含量水平。营养声称包括含量声称和比较声称。

2.7.1 含量声称

描述食品中能量或营养成分含量水平的声称。声称用语包括"含有""高""低"或"无"等。

2.7.2 比较声称

与消费者熟知的同类食品的营养成分含量或能量值进行比较以后的声称。声称用语包括"增加"或"减少"等。

2.8 营养成分功能声称

某营养成分可以维持人体正常生长、发育和正常生理功能等作用的声称。

2.9 修约间隔

修约值的最小数值单位。

2.10 可食部

预包装食品净含量去除其中不可食用部分后的剩余部分。

3 基本要求

3.1 预包装食品营养标签标示的任何营养信息，应真实、客观，不得标示虚假信息，不得夸大产品的营养作用或其他作用。

3.2 预包装食品营养标签应使用中文。如同时使用外文标示的，其内容应当与中文相对应，外文字号

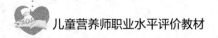

不得大于中文字号。

3.3 营养成分表应以一个"方框表"的形式表示（特殊情况除外），方框可为任意尺寸，并与包装的基线垂直，表题为"营养成分表"。

3.4 食品营养成分含量应以具体数值标示，数值可通过原料计算或产品检测获得。各营养成分的营养素参考值（NRV）见附录 A。

3.5 营养标签的格式见附录 B，食品企业可根据食品的营养特性、包装面积的大小和形状等因素选择使用其中的一种格式。

3.6 营养标签应标在向消费者提供的最小销售单元的包装上。

4 强制标示内容

4.1 所有预包装食品营养标签强制标示的内容，包括能量、核心营养素的含量值及其占营养素参考值（NRV）的百分比。当标示其他成分时，应采取适当形式使能量和核心营养素的标示更加醒目。

4.2 对除能量和核心营养素外的其他营养成分进行营养声称或营养成分功能声称时，在营养成分表中还应标示出该营养成分的含量及其占营养素参考值（NRV）的百分比。

4.3 使用了营养强化剂的预包装食品，除 4.1 的要求外，在营养成分表中还应标示强化后食品中该营养成分的含量值及其占营养素参考值（NRV）的百分比。

4.4 食品配料含有或生产过程中使用了氢化和（或）部分氢化油脂时，在营养成分表中还应标示出反式脂肪（酸）的含量。

4.5 上述未规定营养素参考值（NRV）的营养成分仅需标示含量。

5 可选择标示内容

5.1 除上述强制标示内容外，营养成分表中还可选择标示表 1 中的其他成分。

5.2 当某营养成分含量标示值符合表 C.1 的含量要求和限制性条件时，可对该成分进行含量声称，声称方式见表 C.1。当某营养成分含量满足表 C.3 的要求和条件时，可对该成分进行比较声称，声称方式见表 C.3。当某营养成分同时符合含量声称和比较声称的要求时，可以同时使用两种声称方式，或仅使用含量声称。含量声称和比较声称的同义语见表 C.2 和表 C.4。

5.3 当某营养成分的含量标示值符合含量声称或比较声称的要求和条件时，可使用附录 D 中相应的一条或多条营养成分功能声称标准用语。不应对功能声称用语进行任何形式的删改、添加和合并。

6 营养成分的表达方式

6.1 预包装食品中能量和营养成分的含量，应以每 100 克（g）和（或）每 100 毫升（ml）和（或）每份食品可食部中的具体数值来标示。当用份标示时，应标明每份食品的量。份的大小可根据食品的特点或推荐量规定。

6.2 营养成分表中强制标示和可选择性标示的营养成分的名称和顺序、标示单位、修约间隔、"0"界限值应符合表 1 的规定。当不标示某一营养成分时，依序上移。

6.3 当标示 GB14880 和卫生部公告中允许强化的除表 1 外的其他营养成分时，其排列顺序应位于表 1 所列营养素之后。

附录二十五 学生营养午餐营养供给量国家标准

1. 范围

本标准规定了学生营养午餐营养素摄入标准值及各类食物的供给量。

本标准适用于集中供应中小学生营养午餐的学校食堂、机关食堂和公共饮食业。

2. 定义

本标准采用下列定义。

2.1 学生营养午餐

在上学日，由学校食堂或饮食供应中心等为在校学生提供的符合营养要求的午餐。

2.2 营养午餐标准

以一周五天为单位的日平均食物摄入量，午餐各类营养素的摄入量应占《推荐的每日膳食营养素供给量标准》的40%。

3. 学生营养午餐标准

3.1 学生营养午餐摄入标准值，见表1。

表1 学生营养午餐摄入标准值

营养素	中小学生		
	6~8岁	9~11岁	12~15岁
热量，MJ（kcal）	2.92（700）	3.34（800）	3.89（930）
蛋白质（g）	24	28	32
来自动物及大豆的蛋白质（g）	8~12	10~14	11~16
脂肪（g）	占总热量30%以下	占≤总热量30%以下	占≤总热望25%以下
钙（mg）	320	400	480
铁（mg）	4	4.8	7.2
锌（mg）	4	6.0	6.0
视黄醇当量（μg）	300	300	320
维生素 B_1（mg）	0.5	0.6	0.7
维生素 B_2（mg）	0.5	0.6	0.7
维生素 C（mg）	18	20	24

3.2 学生营养午餐各类食物的供给量标准，见表2。

表2 学生营养午餐各类食物的供给量标准（单位：g 每人每餐）

食物分类		小学生		初中学生
		6~8岁平均体重 21.9kg	9~11岁平均体重 29.1kg	12~15岁平均体重 40.6kg
模式一	粮食类（包括谷类、除大豆以外的干豆类、薯类）	100	150	200
	动物性食品（包括畜肉、禽、鱼、虾、蛋、动物内脏）	50	65	75
	奶类	100	125	125
	大豆及豆制品	20	25	30
	蔬菜	120	150	200
	植物油	5	6	7

食物分类		小学生		初中学生
		6～8 岁平均体重 21.9kg	9～11 岁平均体重 29.1kg	12～15 岁平均体重 40.6kg
模式二	粮食类（包括谷类、除大豆以外的干豆类、薯类）	120	170	220
	动物性食品（包括畜肉、禽、鱼、虾、蛋、动物内脏等）	25	30	35
	豆粉	40	50	50
	大豆及豆制品	40	50	60
	蔬菜	120	170	220
	植物油	6	7	8

豆粉应冲成适量豆浆饮用
注：
1. 所列部分均为可食部分
2. 蔬菜组成一半以上为绿色蔬菜
3. 大豆及其制品量以豆腐干为准。

3.3　学生营养午餐所用食物原料的卫生要求：食物质量应符合有关的食品卫生标准，不得采用有毒、有害、变质的食物。

3.4　各类食物应经常调换品种，尽可能地做到食物多样化。

3.5　食盐要限量，每人每日食用量以不超过 6g 为宜。午餐不宜超过 2g。

3.6　学生营养午餐中的饱和脂肪不超过总脂肪量的三分之一。午餐不得以糕点、甜食取代副食。

4. 营养教育

在本标准的实施过程中，应向学生进行营养教育，使学生了解何谓平衡膳食，各类食物的营养价值，培养良好的饮食习惯。学校还应每周公布学生营养午餐营养素的摄入量及带量食谱。

5. 食谱编制原则及方法

学校应根据营养午餐食物标准数量，结合该地区季节的食物供应情况，食堂设备、炊事人员的技术力量、学生家庭的经济条件、饮食习惯等因素编制切实可行的食谱，一般每周编制一次带有主副食名称和原料数量的带量食谱。编制时既要考虑色、香、味，易于消化，卫生安全，也要考虑营养含量及配比。

附录二十六　常用食物成分表（以食部 100g 计算）

食物名称	食部 (%)	水分 (g)	能量 (kJ)	能量 (kcal)	蛋白质 (g)	脂肪 (g)	碳水化合物 (g)	膳食纤维 (g)	维生素A (μgRE)	硫胺素 (mg)	核黄素 (mg)	维生素C (mg)	钙 (mg)	磷 (mg)	铁 (mg)	锌 (mg)	铜 (mg)
							谷类及制品										
稻米（大米）	100	13.3	1448	346	7.4	0.8	77.9	0.7	—	0.11	0.05	—	13	110	2.3	1.7	0.3
挂面（标准粉）	100	12.4	1439	344	10.1	0.7	76	1.6	—	0.19	0.04	—	14	153	3.5	1.22	0.44
挂面（富强粉）	100	12.7	1452	347	9.6	0.6	76	0.3	—	0.2	0.04	—	21	112	3.2	0.74	0.4

食物名称	食部(%)	水分(g)	能量(kJ)	能量(kcal)	蛋白质(g)	脂肪(g)	碳水化合物(g)	膳食纤维(g)	维生素A(μgRE)	硫胺素(mg)	核黄素(mg)	维生素C(mg)	钙(mg)	磷(mg)	铁(mg)	锌(mg)	铜(mg)
面条（标准粉，切面）	100	29.7	1172	280	8.5	0.6	59.5	1.5	–	0.35	0.1	–	13	142	2.6	1.07	0.2
糯米	100	12.6	1456	348	7.3	1	78.3	0.8	–	0.11	0.04	–	26	113	1.4	1.54	0.25
小麦粉（标准粉）	100	12.7	1439	344	11.2	1.5	73.6	2.1	–	0.28	0.08	–	31	188	3.5	1.64	0.42
玉米（黄,干）	100	13.2	1402	335	8.7	3.8	73	6.4	17	0.21	0.13	–	14	218	2.4	1.7	0.25
薯类、淀粉及制品																	
甘薯（红心）	90	73.4	414	99	1.1	0.2	24.7	1.6	125	0.04	0.04	26	23	39	0.5	0.15	0.18
马铃薯	94	79.8	318	76	2	0.2	17.2	0.7	5	0.08	0.04	27	8	40	0.8	0.37	0.12
团粉（芡粉）	100	12.6	1448*	346*	1.5	…	85.8	0.8	–	0.01	0	–	34	25	3.6	0.18	0.06
粉丝	100	15	1402	335	0.8	0.2	83.7	1.1	–	0.03	0.02	–	31	16	6.4	0.27	0.05
干豆类及制品																	
蚕豆（去皮）	100	11.3	1431	342	25.4	1.6	58.9	2.5	50	0.2	0.2	–	54	181	2.5	3.32	1.17
豆腐	100	82.8	339	81	8.1	3.7	4.2	0.4	–	0.04	0.03	–	164	119	1.9	1.11	0.27
豆腐干	100	65.2	586	140	16.2	3.6	11.5	0.8	–	0.03	0.07	–	308	273	4.9	1.76	0.77
豆浆	100	96.4	59	13	1.8	0.7	1.1	1.1	15	0.02	0.02	–	10	30	0.5	0.24	0.07
豆沙	100	39.2	1017	243	5.5	1.9	52.7	1.7	–	0.03	0.05	–	42	68	8	0.32	0.13
黄豆	100	10.2	1502	359	35	16	34.2	15.5	37	0.41	0.2	–	191	465	8.2	3.34	1.35
豇豆	100	10.9	1347	322	19.3	1.2	65.6	7.1	10	0.16	0.08	–	40	344	7.1	3.04	2.1
绿豆	100	12.3	1322	316	21.6	0.8	62	6.4	22	0.25	0.11	–	81	337	6.5	2.18	1.08
豌豆	100	10.4	1310	313	20.3	1.1	65.8	10.4	42	0.49	0.14	–	97	259	4.9	2.35	0.47
蔬菜类及制品																	
根菜类																	
白萝卜	95	93.4	88	21	0.9	0.1	5	1	3	0.02	0.03	21	36	26	0.5	0.3	0.04
红皮萝卜	94	91.6	113	27	1.2	0.1	6.4	1.2	3	0.03	0.04	24	45	33	0.6	0.29	0.04
胡萝卜（黄）	97	87.4	180	43	1.4	0.2	10.2	1.3	668	0.04	0.04	16	32	16	0.5	0.14	0.03
苤蓝（球茎甘蓝）	78	90.8	126	30	1.3	0.2	7	1.3	3	0.04	0.02	41	25	46	0.3	0.7	0.02
鲜豆类																	
扁豆	91	88.3	155	37	2.7	0.2	8.2	2.1	25	0.04	0.07	13	38	54	1.9	0.72	0.12
蚕豆	31	70.2	435	104	8.8	0.4	19.5	3.1	52	0.37	0.1	16	16	200	3.5	1.37	0.39
黄豆芽	100	88.8	184	44	4.5	1.6	4.5	1.5	5	0.04	0.07	8	21	74	0.9	0.54	0.14
豇豆（长）	97	7	121	29	2.9	0.3	5.9	2.3	42	0.07	0.09	19	27	63	0.5	0.54	0.14
绿豆芽	100	94.6	75	18	2.1	0.1	2.9	0.8	3	0.05	0.06	6	9	37	0.6	0.35	0.1
毛豆（青豆）	53	69.6	515	123	13.1	5	10.5	4	22	0.15	0.07	27	135	188	3.5	1.73	0.54
四季豆（菜豆）	96	91.3	117	28	2	0.4	5.7	1.5	35	0.07	0.07	6	42	51	1.5	0.23	0.11
豌豆（带荚）	42	70.2	439	105	7.4	0.3	21.2	3	37	0.34	0.09	14	21	127	1.7	1.29	0.22
豌豆尖	100	42.1	933*	223*	3.1	Tr	53.9	1.3	452	0.07	0.23	11	17	65	5.1	0.93	0.06

食物名称	食部 (%)	水分 (g)	能量 (kJ)	能量 (kcal)	蛋白质 (g)	脂肪 (g)	碳水化合物 (g)	膳食纤维 (g)	维生素A (μgRE)	硫胺素 (mg)	核黄素 (mg)	维生素C (mg)	钙 (mg)	磷 (mg)	铁 (mg)	锌 (mg)	铜 (mg)
茄果，瓜类																	
冬瓜	80	96.6	46	11	0.4	0.2	2.6	0.7	13	0.01	0.01	18	19	12	0.2	0.07	0.07
黄瓜	92	95.8	63	15	0.8	0.2	2.9	0.5	15	0.02	0.03	9	24	24	0.5	0.18	0.05
苦瓜	81	93.4	79	19	1	0.1	4.9	1.4	17	0.03	0.03	56	14	35	0.7	0.36	0.06
南瓜	85	93.5	92	22	0.7	0.1	5.3	0.8	148	0.03	0.04	8	16	24	0.4	0.14	0.03
丝瓜	83	94.3	84	20	1	0.2	4.2	0.6	15	0.02	0.04	5	14	29	0.04	0.21	0.06
茄子（紫皮，长）	96	3.1	79	19	1	0.1	5.4	1.9	30	0.03	0.03	7	55	2	0.4	0.16	0.07
柿子椒	82	93	92	22	1	0.2	5.4	1.4	57	0.03	0.03	72	14	2	0.8	0.19	0.09
西红柿	100	95.6	54	13	0.6	0.1	3.2	0.8	88	0.05	0.02	8	15	21	0.4	0.14	0.45
辣椒(青,尖)	84	91.9	96	23	1.4	0.3	5.8	2.1	5	0.03	0.04	62	15	3	0.7	0.22	0.11
葱蒜类																	
洋葱（葱头）	90	89.2	163	39	1.1	0.2	9	0.9	3	0.03	0.03	8	24	39	0.6	0.23	0.05
大葱	82	91	126	30	1.7	0.3	6.5	1.3	10	0.03	0.05	17	29	38	0.7	0.4	0.08
大蒜（蒜头）	85	66.6	527	126	4.5	0.2	27.6	1.1	5	0.04	0.06	7	39	117	1.2	0.88	0.22
蒜苗	82	88.9	155	37	2.1	0.4	8	1.8	47	0.11	0.08	35	29	44	1.4	0.46	0.05
嫩茎，叶，花类																	
大白菜（白梗）	92	93.6	88	21	1.7	0.2	3.7	0.6	42	0.06	0.07	47	69	30	0.5	0.21	0.03
菠菜（赤根菜）	89	91.2	100	24	2.6	0.3	4.5	1.7	487	0.04	0.11	32	66	47	2.9	0.85	0.1
菜花（脱水）	100	9.8	1197	286	6.5	0.6	76.8	13.2	0	0.21	0.18	82	185	182	6.4	2.15	0.79
冬苋菜	58	89.6	126	30	3.9	0.4	4.9	2.2	1158	0.15	0.05	20	82	56	2.4	1.37	0.13
青头菜（芥菜）	92	95	29	7	1.3	0.2	2.8	2.8	47	0	0.02	7	23	35	0.7	0.25	0.05
甘蓝	86	93.2	92	22	1.5	0.2	4.6	1	12	0.03	0.03	40	49	26	0.6	0.25	0.04
瓢儿白	79	94.1	63	15	1.7	0.2	3.2	1.6	200	0	0.03	10	59	36	1.8	0.54	0.06
芹菜（白茎）	66	94.2	59	14	0.8	0.1	3.9	1.4	10	0.01	0.08	12	48	50	0.8	0.46	0.09
雍菜	76	92.9	84	20	2.2	0.3	3.6	1.4	253	0.03	0.08	25	99	38	2.3	0.39	0.1
莴笋	62	95.5	59	14	1	0.1	2.8	0.6	25	0.02	0.02	4	23	48	0.9	0.33	0.07
苋菜（紫）	73	88.8	130	31	2.8	0.4	5.9	1.8	248	0.03	0.1	30	178	63	2.9	0.7	0.07
小白菜	81	94.5	63	15	1.5	0.3	2.7	1.1	280	0.02	0.09	28	90	36	1.9	0.54	0.08
水生蔬菜																	
藕（莲藕）	88	80.5	293	70	1.9	0.2	16.4	1.2	3	0.09	0.03	44	39	58	1.4	0.23	0.11
茭白	74	92.2	96	23	1.2	0.2	5.9	1.9	5	0.02	0.03	5	4	36	0.4	0.33	0.06
薯芋类																	
姜（黄姜）	95	87	172	41	1.3	0.6	10.3	2.7	28	0.02	0.03	4	27	25	1.4	0.34	0.14
芋头（毛芋）	84	78.6	331	79	2.2	0.2	18.1	1	27	0.06	0.05	6	36	55	1	0.49	0.37
野生蔬菜类																	
小蒜	82	90.4	126	30	1	0.4	7.7	2.2	113	0.03	0.12	28	89	38	1.2	0.5	0.03

食物名称	食部(%)	水分(g)	能量(kJ)	能量(kcal)	蛋白质(g)	脂肪(g)	碳水化合物(g)	膳食纤维(g)	维生素A(μgRE)	硫胺素(mg)	核黄素(mg)	维生素C(mg)	钙(mg)	磷(mg)	铁(mg)	锌(mg)	铜(mg)
菌藻类																	
蘑菇（干）	100	13.7	1054	252	21	4.6	52.7	21	273	0.1	1.1	5	127	357	0	6.28	1.05
黑木耳（干）	100	15.5	858	205	12.1	1.5	65.5	29.9	17	0.17	0.44	–	247	292	97.4	3.18	0.32
平菇	93	92.5	84	20	1.9	0.3	4.6	2.3	2	0.06	0.16	4	5	86	1	0.61	0.08
香菇（干）	95	12.3	883	211	20	1.2	61.7	31.6	3	0.19	1.26	5	83	258	10.5	8.57	1.03
银耳（干）	96	14.6	837	200	10	1.4	67.3	30.4	8	0.05	0.25	–	36	369	4.1	3.03	0.08
珍珠白蘑（干）	100	12.1	887	212	18.3	0.7	56.3	23.3	–	Tr	0.02	–	24	28	189.8	3.55	1.03
海带（干）	98	70.5	322	77	1.8	0.1	23.4	6.1	40	0.01	0.1	0	348	52	4.7	0.65	0.14
紫菜（干）	100	12.7	866	207	26.7	1.1	44.1	21.6	228	0.27	1.02	2	264	350	54.9	2.47	1.68
水果类																	
菠萝	68	88.4	172	41	0.5	0.1	10.8	1.3	3	0.04	0.02	18	12	9	0.6	0.14	0.07
草莓	97	91.3	126	30	1	0.2	7.1	1	5	0.02	0.03	47	18	27	1.8	0.14	0.04
橙	74	87.4	197	47	0.8	0.2	11.1	0.6	27	0.05	0.04	33	20	22	0.4	0.14	0.03
柑橘	77	86.9	213	51	0.7	0.2	11.9	0.4	148	0.08	0.04	28	35	18	0.2	0.08	0.04
桃	86	86.4	201	48	0.9	0.1	12.2	1.3	3	0.01	0.03	7	6	20	0.8	0.34	0.05
枣（干）	80	26.9	1105	264	3.2	0.5	67.8	6.2	2	0.04	0.16	14	64	51	2.3	0.65	0.27
红橘（四川）	78	89.1	167	40	0.7	0.1	9.8	0.7	30	0.24	0.04	33	42	25	0.5	0.17	0.04
香蕉	59	75.8	381	91	1.4	0.2	22	1.2	10	0.02	0.04	8	7	28	0.	0.18	0.14
蜜橘	76	88.2	176	42	0.8	0.4	10.3	1.4	277	0.05	0.04	19	19	18	0.2	0.1	0.07
猕猴桃	83	83.4	234	56	0.08	0.6	14.5	2.6	22	0.05	0.02	62	27	26	1.2	0.57	1.87
梨	82	85.8	184	44	0.4	0.2	13.1	3.1	6	0.03	0.06	6	9	14	0.5	0.46	0.62
鸭梨	82	88.3	180	43	0.2	0.2	11.1	1.1	2	0.03	0.03	4	4	14	0.9	0.1	0.19
苹果	76	85.9	218	52	0.2	0.2	13.5	1.2	3	0.06	0.02	4	4	12	0.6	0.19	0.06
葡萄	86	88.7	180	43	0.5	0.2	10.3	0.4	8	0.04	0.02	25	5	13	0.4	0.18	0.09
杏	91	89.4	151	36	0.9	0.1	9.1	1.3	75	0.02	0.03	4	14	15	0.6	0.2	0.11
李子	91	90	151	36	0.7	0.2	8.7	0.9	5	0.03	0.02	5	8	11	0.6	0.14	0.04
西瓜	56	93.3	105	25	0.6	0.1	5.6	0.3	75	0.02	0.03	6	8	9	0.3	0.1	0.05
坚果种子类																	
核桃（干）	43	5.2	2623	627	14.9	58.8	19.1	9.5	5	0.15	0.14	1	56	294	2.7	2.17	1.17
花生（鲜）	53	48.3	1247	298	12	25.4	13	7.7	2	0	0.04	14	8	250	3.4	1.79	0.68
花生仁（生）	100	6.9	2356	563	24.8	44.3	21.7	5.5	5	0.72	0.13	2	39	24	2.1	2.5	0.95
葵花子（炒）	52	2	2577	616	22.6	52.8	17.3	4.8	5	0.43	0.26	0	72	564	6.1	5.91	1.95
南瓜子（炒）	68	4.1	2402	574	36	46.1	7.9	4.1	0	0.08	0.16	0	37	0	6.5	7.12.	1.44
西瓜子（炒）	43	4.3	2397	573	32.7	44.8	14.2	4.5	0	0.04	0.08	0	28	765	8.2	6.76	1.82
芝麻（黑）	100	5.7	2222	531	19.1	46.1	24	14	0	0.66	0.25	0	780	516	22.7	6.13	1.77

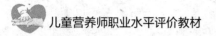

食物名称	食部(%)	水分(g)	能量(kJ)	能量(kcal)	蛋白质(g)	脂肪(g)	碳水化合物(g)	膳食纤维(g)	维生素A(μgRE)	硫胺素(mg)	核黄素(mg)	维生素C(mg)	钙(mg)	磷(mg)	铁(mg)	锌(mg)	铜(mg)
蓄肉类及制品
牛肉（肥瘦）	99	72.8	523	125	19.9	4.2	2	0	7	0.04	0.14	0	23	168	3.3	4.73	0.18
牛肉松	100	2.7	1862	445	8.2	15.7	67.7	0	90	0.04	0.11	0	76	74	4.6	0.55	0.05
兔肉	10	76.2	427	102	19.7	2.2	0.9	0	26	0.11	0.1	0	12	165	2	1.3	0.12
午餐肉	100	59.9	958	229	9.4	15.9	12	0	0	0.24	0.05	0	57	81	0	1.39	0.08
羊肉（肥瘦）	90	65.7	849	203	19	14.1	0	0	22	0.05	0.14	0	6	146	2.3	3.22	0.75
猪大排	68	58.8	1105	264	18.3	20.4	1.7	0	12	0.8	0.15	0	8	125	0.8	1.72	0.12
猪肝	99	70.7	540	129	19.3	3.5	0.7	0	4.972	0.21	208	20	6	310	22.6	5.78	0.65
猪肚	96	78.2	460	110	15.2	5.1	0.7	0	3	0.07	0.16	0	11	124	2.4	1.92	0.1
猪肉（肥瘦）	100	46.8	1653	395	13.2	37	2.4	0	18	0.22	0.16	0	6	162	1.6	2.06	0.06
猪肉松	100	9.4	1657	396	23.4	11.5	49.7	0	44	0.04	0.13	0	41	162	6.4	4.28	0.13
猪血	100	85.8	230	55	12.2	0.3	0.9	0	0	0.03	0.04	0	4	16	8.7	0.28	0.1
禽肉类及制品
鹌鹑	58	75.1	460	110	20.2	3.1	0.2	0	40	0.04	0.2	0	48	179	2.3	1.19	0.1
鹅	63	61.4	1050	251	17.9	19.9	0	0	42	0.07	0.23	0	4	144	3.8	1.36	0.43
鸽	42	66.6	841	201	16.5	14.2	1.7	0	53	0.06	0.2	0	30	136	3.8	0.82	0.24
鸡	66	69	699	167	19.3	9.4	1.3	0	48	0.05	0.09	0	9	156	1.4	1.09	0.07
鸡肝	100	74.4	506	121	16.6	4.8	2.8	0	10414	0.33	1.1	0	7	263	12	2.4	0.32
鸡腿	69	70.2	757	181	16	13	0	0	44	0.02	0.14	0	6	172	1.5	1.12	0.09
鸡血	100	87	205	49	7.8	0.2	4.1	0	56	0.05	0.04	0	10	68	25	0.45	0.03
鸭	68	63.9	1004	240	15.5	19.7	0.2	0	52	0.08	0.22	0	6	122	2.2	1.33	0.21
鸭肝	100	76.3	536	128	14.5	7.5	0.5	0	1040	0.26	1.05	18	18	283	23.1	3.08	1.31
乳类及制品
人乳	100	87.6	272	65	1.3	3.4	7.4	0	11	0.01	0.05	5	30	13	0.1	0.28	0.03
牛乳	100	89.8	226	54	3	3.2	3.4	0	24	0.03	0.14	1	104	73	0.3	0.42	0.02
强化牛奶（VA,VD）	100	89	213	51	2.7	2	5.6	0	66	0.02	0.08	3	140	60	0.2	0.38	0.04
人乳化奶粉	100	2.9	2134	510	14.5	27.1	51.9	0	303	0.35	1.16	5	251	354	8.3	1.82	0.03
婴儿奶粉	100	3.7	1854	443	19.8	15.1	57	0	28	0.12	1.25	0	998	457	5.2	3.5	0.2
全脂速溶奶粉	100	2.3	1950	466	19.9	18.9	54	0	272	0.08	0.8	7	659	571	2.9	2.16	0.12
酸奶	100	84.7	301	72	2.5	2.7	9.3	0	26	0.03	0.15	1	118	85	0.4	0.53	0.03
鲜羊奶	100	88.9	247	59	1.5	3.5	5.4	0	84	0.04	0.12	0	82	98	0.5	0.29	0.04
婴幼儿食品
钙质糕粉	100	7.5	1515	362	7.9	1.3	82.1	2.4	0	0.67	0.03	0	116	202	2.3	1.6	0.31
乳儿糕	100	10.3	1527	365	11.7	2.7	74.1	0.6	0	0.27	0.07	1	143	272	3.4	1.5	0.18

续表

食物名称	食部 (%)	水分 (g)	能量 (kJ)	能量 (kcal)	蛋白质 (g)	脂肪 (g)	碳水化合物 (g)	膳食纤维 (g)	维生素A (μgRE)	硫胺素 (mg)	核黄素 (mg)	维生素C (mg)	钙 (mg)	磷 (mg)	铁 (mg)	锌 (mg)	铜 (mg)
蛋类及制品																	
鹌鹑蛋	86	73	669	160	12.8	11.1	2.1	0	337	0.11	0.49	0	47	180	3.2	1.61	0.09
鹅蛋	87	69.3	820	196	11.1	15.6	2.8	0	192	0.08	0.3	0	34	130	4.1	1.43	0.09
鸡蛋（白）	87	75.8	577	138	12.7	9	1.5	0	310	0.09	0.31	0	48	176	2	1	0.06
鸡蛋（红）	88	73.8	653	156	12.8	11.1	1.3	0	194	0.13	0.32	0	44	182	2.3	1.01	0.07
鸡蛋白	100	84.4	251	60	11.6	0.1	3.1	0	0	0.04	0.31	0	9	18	1.6	0.02	0.05
鸡蛋黄	100	51.5	1372	328	15.2	28.2	3.4	0	438	0.33	0.29	0	112	240	6.5	3.79	0.28
鸭蛋	87	70.3	753	180	12.6	13	3.1	0	261	0.17	0.35	0	62	226	2.9	1.67	0.11
鱼虾蟹贝类																	
草鱼	58	77.3	473	113	16.6	5.2	0	0	11	0.04	0.11	0	38	203	0.8	0.87	0.05
带鱼	76	73.3	531	127	17.7	4.9	3.1	0	29	0.02	0.06	0	28	191	1.2	0.7	0.08
大马哈鱼（鲑鱼）	72	74.1	582	139	17.2	7.8	0	0	45	0.07	0.18	0	13	154	0.3	1.11	0.03
鳝鱼	67	78	372	89	18	1.4	1.2	0	50	0.06	0.98	0	42	206	2.5	1.97	0.05
鲫鱼	54	75.4	452	108	17.1	2.7	3.8	0	17	0.04	0.09	0	79	193	1.3	1.94	0.08
鲤鱼	54	76.7	456	109	17.6	4.1	0.5	0	25	0.03	0.09	0	50	204	1	2.08	0.06
非洲黑鲫鱼	53	80.9	322	77	16	1	1	0	7	Tr	0.28	0	24	150	1.1	0.7	0.11
泥鳅	60	76.6	402	96	17.9	2	1.7	0	14	0.1	0.33	0	299	302	2.9	2.76	0.09
墨鱼	69	79.2	347	82	15.2	0.9	3.4	0	0	0.02	0.04	0	15	165	1	1.34	0.69
乌贼（鲜）	97	80.4	351	84	17.4	1.6	0	0	35	0.02	0.06	0	44	19	0.9	2.38	0.45
鱿鱼（干）	98	21.8	1310	313	60	4.6	7.8	0	0	0.02	0.13	0	87	392	4.1	11.24	1.07
白米虾	57	77.3	339	81	17.3	0.4	.2	0	54	0.05	0.03	0	403	267	2.1	2.03	0.99
海虾	51	79.3	331	79	16.8	0.6	1.5	0	0	0.01	0.05	0	146	196	3	1.44	0.44
河虾	86	78.1	364	87	16.4	2.4	0	0	48	0.04	0.03	0	325	186	4	2.24	0.64
虾皮	100	42.4	640	153	30.7	2.2	2.5	0	19	0.02	0.14	0	991	582	6.7	1.93	1.08
海蟹	55	77.1	397	95	13.8	2.3	4.7	0	30	0.01	0.1	0	208	142	1.6	3.32	1.67
河蟹	42	75.8	431	103	17.5	2.6	2.3	0	389	0.06	0.28	0	126	182	2.9	3.68	2.97
蟹肉	100	84.4	259	62	11.6	1.2	1.1	0	0	0.03	0.09	0	231	159	1.8	2.15	1.33
螺	41	73.6	418	100	15.7	1.2	6.6	0	26	0.03	0.4	0	722	118	7	4.6	1.05
蛤蜊	39	84.1	259	62	10.1	1.1	2.8	0	21	0.01	0.13	0	133	128	10.9	2.38	0.11
油脂类																	
菜籽油	100	0.1	3761*	889*	0	99.9	0	0	0	0	0	0	9	9	3.7	0.54	0.18
花生油	100	0.1	3761*	899*	0	99.9	0	0	0	0	0	0	12	15	2.9	8.48	0.15
色拉油	100	0.2	3757*	898*	0	99.8	0	0	0	0	0	0	18	1	1.7	0.23	0.05

食物名称	食部(%)	水分(g)	能量(kJ)	能量(kcal)	蛋白质(g)	脂肪(g)	碳水化合物(g)	膳食纤维(g)	维生素A(μgRE)	硫胺素(mg)	核黄素(mg)	维生素C(mg)	钙(mg)	磷(mg)	铁(mg)	锌(mg)	铜(mg)
玉米油	100	0.2	3745*	895*	0	99.2	0.5	0	0	0	0	0	1	18	1.4	0.26	0.23
香油（芝麻油）	100	0.1	3757*	898*	0	99.7	0.2	0	0	0	0	0	9	4	2.2	0.17	0.05
猪油（炼）	100	0.2	3753*	897*	0	99.6	0.2	0	27	0.02	0.03	0	0	0	0	0	0
速食食品																	
饼干	100	5.7	1812	433	9	12.7	71.7	1.1	37	0.08	0.04	3	73	88	1.9	0.91	0.23
蛋糕	100	18.6	1452	347	8.6	5.1	67.1	0.4	86	0.09	0.09	0	39	130	2.5	1.01	1.21
面包	100	27.4	1305	312	8.3	5.1	58.6	0.5	0	0.03	0.06	0	49	107	2	0.75	0.24
方便面	100	3.6	1975	472	9.5	21.1	61.6	0.7	0	0.02	0.03	0	25	80	4.1	1.06	0.29
燕麦片	100	9.2	1536	367	15	6.7	66.9	5.3	0	0.3	0.13	0	186	291	7	2.59	0.45
饮料类																	
冰棍	100	88.3	197	47	0.8	0.2	10.5	0	0	0.01	0.01	0	31	13	0.9	0	0.02
冰淇淋	100	74.4	531	127	2.4	5.3	17.3	0	48	0.01	0.03	0	126	67	0.5	0.37	0.02
橘子汁	100	70.1	498*	119*	0	0.1	29.6	0	2	0	0	2	4	0	0.1	0.03	0
橙汁汽水	100	94.9	84*	20*	0	0	5.1	0	10	0	0	0	10	Tr	0.1	0	0.08
糖，蜜饯类																	
白砂糖	100	Tr	1674*	400*	0	0	99.9	0	0	0	0	0	20	8	0.6	0.06	0.04
冰糖	100	0.6	1661*	397*	0	0	99.3	0	0	0.03	0.03	0	23	0	1.4	0.21	0.03
蜂蜜	100	22	1343	321	0.4	1.9	75.6	0	0	0	0.05	3	4	3	1	0.37	0.03
奶糖	100	5.6	1703	407	2.5	6.6	84.5	0	0	0.08	0.17	0	50	26	3.4	0.29	0.14
巧克力	100	1	2452	586	4.3	40.1	53.4	1.5	0	0.06	0.08	0	111	114	1.7	1.02	0.23
山楂果丹皮	100	16.7	1343	321	1	0.8	80	2.6	25	0.02	0.03	3	52	41	11.6	0.73	0.51
调味品																	
醋	100	90.6	130	31	2.1	0.3	4.9	0	0	0.03	0.05	0	17	96	6	1.25	0.04
豆瓣酱	100	46.6	745	178	13.6	6.8	17.1	1.5	0	0.11	0.46	0	53	154	16.4	1.47	0.62
花椒	100	11	1079	258	6.7	8.9	66.5	28.7	23	0.12	0.43	0	639	69	8.4	1.9	1.02
酱油	100	67.3	264	63	5.6	0.1	10.1	0.2	0	0.05	0.13	0	66	204	8.6	1.17	0.06
味精	100	0.2	1121	268	40.1	0.2	26.5	0	0	0.08	0	0	100	4	1.2	0.31	0.12
精盐	100	0.1	0*	0*	0	0	0	0	0	0	0	0	22	0	1	0.24	0.14
榨菜	100	75	121	29	2.2	0.3	6.5	2.1	82	0.03	0.06	2	155	41	3.9	0.63	0.14

注：—：未测定；…：未检出；*：数值不确定或为估计值

（中国食物成分表，2002 年中国疾病预防控制中心营养与食品安全所编著）

附录二十七　常见食物的血糖生成指数（GI）

食物血糖生成指数
glycemic index of foods

食物类 food group	食物名称 food name	GI （%）	食物类 food group	食物名称 food name	GI （%）
糖类				36 黑麦（整粒，煮）	34.0
	1 葡萄糖	100.0		37 玉米（甜，煮）	55.0
	2 绵白糖	83.8		38 玉米面（粗粉，煮）	68.0
	3 蔗糖	65.0		39 玉米面粥	50.9
	4 果糖	23.0		40 玉米糁粥	51.8
	5 乳糖	46.0		41 玉米片	78.5
	6 麦芽糖	105.0		42 玉米片（高纤维）	74.0
	7 蜂蜜	73.0		43 小米（煮）	71.0
	8 胶质软糖	80.3		44 小米粥	61.5
	9 巧克力	49.0		45 米饼	82.0
谷类及制品				46 荞麦（黄）	54.0
	10 小麦（整粒，煮）	41.0		47 荞麦面条	59.3
	11 粗麦（蒸）	65.0		48 荞麦面馒头	66.7
	12 面条（小麦粉）	81.6		49 燕麦麸	55.0
	13 面条（强化蛋白质，细，煮）	27.0	薯类、淀粉及制品		
	14 面条（全麦粉，细）	37.0		50 马铃薯	62.0
	15 面条（白，细，煮）	41.0		51 马铃薯（煮）	66.4
	16 面条（硬质小麦粉，细，煮）	55.0		52 马铃薯（烤）	60.0
	17 鲜面条（实心，细）	35.0		53 马铃薯（蒸）	65.0
	18 通心面	45.0		54 马铃薯（用微波炉烤）	82.0
	19 面条（小麦粉，硬，扁，粗）	49.0		55 马铃薯（烧烤，无油脂）	85.0
	20 面条（硬质小麦粉，加鸡蛋，粗）	49.0		56 马铃薯泥	73 0
	21 面条（硬质小麦粉，细）	55.0		57 马铸薯粉条	13.6
	22 馒头（富强粉）	88.1		58 甘薯[山芋]	54.0
	23 烙饼	79.6		59 甘薯（红，煮）	76.7
	24 油条	74.9		60 藕粉	32.6
	25 大米粥	69.4		61 苕粉	34.5
	26 大米饭	83.2		62 粉丝汤（豌豆）	31.6
	27 粘米饭（含直链淀粉高，煮）	50.0	豆类及制品		
	28 粘米饭（含直链淀粉低，煮）	88.0		63 黄豆（浸泡，煮）	18.0
	29 糙米（煮）	87.0		64 黄豆（罐头）	14.0
	30 稻麸	19.0		65 黄豆挂面	66.6
	31 糯米饭	87.0		66 豆腐（炖）	31.9
	32 大米糯米粥	65.3		67 豆腐（冻）	22.3
	33 黑米粥	42.3		68 豆腐干	23.7
	34 大麦（整粒，煮）	25.0		69 绿豆	27.2
	35 大麦粉	66.0		70 绿豆挂面	33.4

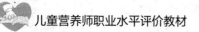

食物类 food group	食物名称 food name	GI (%)	食物类 food group	食物名称 food name	GI (%)
豆类及制品	71 蚕豆（五香）	16.9		110 葡萄干	64.0
	72 扁豆	38.0		111 葡萄（淡黄色，小，无核）	56.0
	73 扁豆（红，小）	38.0		112 猕猴桃	52.0
	74 扁豆（绿，小）	52.0		113 柑	43.0
	75 扁豆（绿，小，罐头）	44.0		114 柚	25.0
	76 小扁豆汤（罐头）	31.0		115 巴婆果	58.0
	77 利马豆[棉豆]	30.0		116 菠萝	66.0
	78 利马豆（加5克蔗糖）	31.0		117 芒果	55.0
	79 利马豆（加10克蔗糖）	31.0		118 芭蕉	53.0
	80 利马豆	32.0		119 香蕉	52.0
	81 鹰嘴豆	33.0		120 香蕉（生）	30.0
	82 鹰嘴豆（罐头）	42.0		121 西瓜	72.0
	83 咖喱鹰嘴豆（罐头）	41.0	种子类		
	84 青刀豆	39.0		122 花生	14.0
	85 青刀豆（罐头）	45.0	乳及乳制品		
	86 黑眼豆	42.0		123 牛奶	27.6
	87 罗马诺豆	46.0		124 牛奶（加糖和巧克力）	34.0
	88 黑豆汤	64.0		125 牛奶（加人工甜味剂和巧克力）	24.0
	89 四季豆	27.0		126 全脂牛奶	27.0
	90 四季豆（高压处理）	34.0		127 脱脂牛奶	32.0
	91 四季豆（罐头）	52.0		128 低脂奶粉	11.9
蔬菜及水果类				129 降糖奶糟	26.0
	92 甜菜	64.0		130 老年奶粉	40.8
	93 胡萝卜[金笋]	71.0		131 加糖奶粉	47.6
	94 南瓜	75.0		132 酸奶（加糖）	48.0
	95 香瓜	65.0		133 酸乳酪（普通）	36.0
	96 山药	51.0		134 酸乳酪（低脂）	33.0
	97 雪魔芋	17.0		135 酸乳酪（低脂，加人工甜味剂）	14.0
	98 芋头（燕）[芋芳，毛芋]	47.7	速食食品		
	99 苹果	36.0		136 大米（即食，煮1分钟）	46.0
	100 梨	36.0		137 大米（即食，煮6分钟）	87.0
	101 桃	28.0		138 小麦片	69.0
	102 桃（罐头，含果汁）	30.0		139 桂格燕麦片	83.0
	103 桃（罐头，含糖浓度低）	52.0		140 荞麦方便面	53.2
	104 桃（罐头，含糖浓度高）	58.0		141 即食羹	69.4
	105 杏干	31.0		142 营养饼	65.7
	106 杏（罐头，含淡味果汁）	64.0		143 全麦维（家乐氏）	42.0
	107 李子	24.0		144 可可米（家乐氏）	77.0
	108 樱桃	22.0		145 卜卜米（家乐氏）	80.0
	109 葡萄	43.0		146 比萨饼（含乳酪）	60.0

食物类 food group	食物名称 food name	GI （%）	食物类 food group	食物名称 food name	GI （%）
	147 汉堡包	61.0		179 爆玉米花	55 0
	148 白面包	87.9	饮料类		
	149 面包（全麦粉）	69.0		180 苹果汁	41 0
	150 面包（粗面粉）	64.0		181 水蜜桃计	32.7
	151 面包（黑麦粉）	65.0		182 巴梨法（罐头）	44.0
	152 面包（小麦粉，高纤维）	68.0		183 菠萝汁（不加糖）	46.0
	153 面包（小麦粉，去面筋）	70.0		184 柚子果汁（不加糖）	48.0
	154 面包（小麦粉，含水果干）	47.0		185 橘子汁	57.0
	155 面包（50%~80%碎小麦粒）	52.0		186 可乐饮料	40.3
	156 面包（75%~80%大麦粒）	34.0		187 芬达软饮料	68.0
	157 面包（50%大麦粒）	46.0		188 冰激凌	61.0
	158 面包（80%～100%大麦粉）	66.0	混合膳食及其他		
	159 面包（黑麦粒）	50.0		189 冰激凌（低脂）	50.0
	160 面包（45%~50%燕麦麸）	47.0		190 馒头+芹菜炒鸡蛋	48.6
	161 面包（80%燕麦粒）	65.0		191 馒头+酱牛肉	49.4
	162 面包（混合谷物）	45.0		192 馒头+黄油	68.0
	163 新月形面包	67.0		193 饼+鸡蛋炒木耳	48.4
	164 棍子面包	90.0		194 饺子（三鲜）	28.0
	165 燕麦粗粉饼干	55.0		195 包子（芹菜猪肉）	39.1
	166 油酥脆饼干	64.0		196 硬质小麦粉肉馅馄饨	39.0
	167 高纤维黑麦薄脆饼干	65.0		197 牛肉面	88.6
	168 竹芋粉饼干	66.0		198 米饭+鱼	37.0
	169 小麦饼干	70.0		199 米饭+芹菜+猪肉	57 1
	170 苏打饼干	72.0		200 米饭+蒜苗	57.9
	171 格雷厄姆饼干	74.0		201 米饭+蒜苗+鸡蛋	68.0
	172 华夫饼干	76.0		202 米饭+猪肉	73.3
	173 香草华夫饼干	77.0		203 玉米粉加人造黄油（煮）	69.0
	174 膨化薄脆饼干	81.0		204 猪肉炖粉条	16.7
	175 达能闲趣饼干	47.0		205 西红柿汤	38.0
	176 达能牛奶香脆	39.3		206 二合面窝头（玉米面+面粉）	64.9
	177 酥皮糕点	59.0		207 牛奶蛋糊（牛奶+淀粉+糖）	43.0
	178 马铃薯片（油炸）	60.3		208 黑五类粉	57.9

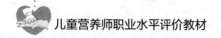

附录二十八　常见身体活动强度和能量消耗表

活动项目		身体活动强度（MET）		能量消耗量［kcal/（标准体重10min）］	
		<3低强度；3～6中强度； 7～9高强度；10～11极高强度		男（66kg）	女（56kg）
家务活动	整理床，站立	低强度	2.0	22.0	18.7
	洗碗，熨烫衣物	低强度	2.3	25.3	21.5
	收拾餐桌，做饭或准备食物	低强度	2.5	27.5	23.3
	擦窗户	低强度	2.8	30.8	26.1
	手洗衣服	中强度	3.3	36.3	30.8
	扫地、扫院子、拖地板、吸尘	中强度	3.5	38.5	32.7
步行	慢速（3km/h）	低强度	2.5	27.5	23.3
	中速（5km/h）	中强度	3.5	38.5	32.7
	快速（5.5～6km/h）	中强度	4.0	44.0	37.3
	很快（7km/h）	中强度	4.5	49.5	42.0
	下楼	中强度	3.0	33.0	28.0
	上楼	高强度	8.0	88.0	74.7
	上下楼	中强度	4.5	49.5	42.0
	走跑结合（慢跑成分不超过10min）	中强度	6.0	66.0	56.0
跑步	慢跑，一般	高强度	7.0	77.0	65.3
	8km/h，原地	高强度	8.0	88.0	74.7
	9km/h	极高强度	10.0	110.0	93.3
	跑，上楼	极高强度	15.0	165.0	140.0
自行车	12～16km/h	中强度	4.0	44.0	37.3
	16～19km/h	中强度	6.0	66.0	56.0
球类	保龄球	中强度	3.0	33.0	28.0
	高尔夫球	中强度	5.0	55.0	47.0
	篮球，一般	中强度	6.0	66.0	56.0
	篮球，比赛	高强度	7.0	77.0	65.3
	排球，一般	中强度	3.0	33.0	28.0
	排球，比赛	中强度	4.0	44.0	37.3
	乒乓球	中强度	4.0	44.0	37.3
	台球	低强度	2.5	27.5	23.3
	网球，一般	中强度	5.0	55.0	46.7
	网球，双打	中强度	6.0	66.0	56.0
	网球，单打	高强度	8.0	88.0	74.7
	羽毛球，一般	中强度	4.5	49.5	42.0
	羽毛球，比赛	高强度	7.0	77.0	65.3
	足球，一般	高强度	7.0	77.0	65.3
	足球，比赛	极高强度	10.0	110.0	93.3

续表

活动项目		身体活动强度（MET）		能量消耗量［kcal/（标准体重 10min）］	
		<3 低强度；3～6 中强度；7～9 高强度；10～11 极高强度		男（66kg）	女（56kg）
跳绳	慢速	高强度	8.0	88.0	74.7
	中速，一般	极高强度	10.0	110.0	93.3
	快速	极高强度	12.0	132.0	112.0
舞蹈	慢速	中强度	3.0	33.0	28.0
	中速	中强度	4.5	49.5	42.0
	快速	中强度	5.5	60.5	51.3
游泳	踩水，中等用力，一般	中强度	4.0	44.0	37.3
	爬泳（慢），自由泳，仰泳	高强度	8.0	88.0	74.7
	蛙泳，一般速度	极高强度	10.0	110.0	93.3
	爬泳（快），蝶泳	极高强度	11.0	121.0	102.7
其他活动	瑜伽	中强度	4.0	44.0	37.3
	单杠	中强度	5.0	55.0	46.7
	俯卧撑	中强度	4.5	49.5	42.0
	太极拳	中强度	3.5	38.5	32.7
	健身操（轻或中等强度）	中强度	5.0	55.0	46.7
	轮滑旱冰	高强度	7.0	77.0	65.3

注：1MET 相当于每千克体重每小时消耗 1kcal 能量［1kcal/（kg·h）］

附录二十九　《中国儿童青少年零食指南（2018）》简介

中国儿童青少年零食指南（2018）根据年龄段分为三册，分别适用于 2～5 岁学龄前儿童、6～12 岁学龄儿童及 13～17 岁青少年。

一、2～5 岁学龄前儿童零食指南

2～5 岁学龄前期是儿童生长发育的关键阶段。这一阶段三顿丰富的正餐与两次适量的加餐是学龄前儿童获得全面营养的保障。如果需要添加零食，应该少量，且要选择健康零食。因此，针对 2～5 岁学龄前儿童的核心推荐包括：

（1）吃好正餐，适量加餐，少量零食；

（2）零食优选水果、奶类和坚果；

（3）少吃高盐、高糖、高脂肪零食；

（4）不喝或少喝含糖饮料；

（5）零食应新鲜、多样、易消化、营养卫生；

（6）安静进食零食，谨防呛堵；

（7）保持口腔清洁，睡前不吃零食。

二、6～12 岁学龄儿童零食指南

6～12 岁学龄儿童饮食模式逐渐从学龄前期的三顿正餐、两次加餐向相对固定的一日三餐过渡，正餐食物摄入量有所增加，但由于饮食间隔时间较长，容易产生饥饿感，且由于学龄前饮食习惯的延续，容易产生零食消费需求。因此，针对 6～12 岁学龄儿童的核心推荐包括：

（1）正餐为主，早餐合理，零食少量；

（2）课间适量加餐，优选水果、奶类和坚果；

（3）少吃高盐、高糖、高脂肪零食；

（4）不喝或少喝含糖饮料，不喝含酒精、含咖啡因饮料；

（5）零食新鲜、营养卫生；

（6）保持口腔清洁，睡前不吃零食。

三、13～17 岁青少年零食指南

13～17 岁青少年正经历着生长发育的第二个高峰期——青春期发育阶段。这一时期的青少年对能量和营养素的需要量大，对食物选择的自主性和独立性更强，容易产生冲动性食物消费，甚至对某些零食产生依赖。因此，针对 13～17 岁青少年的核心推荐包括：

（1）吃好三餐，避免零食替代；

（2）学习营养知识，合理选择零食，优选水果、奶类、水果和坚果；

（3）少吃高盐、高糖、高脂肪及烟熏油炸零食；

（4）不喝或少喝含糖饮料，不饮酒；

（5）零食新鲜、营养卫生；

（6）保持口腔清洁，睡前不吃零食。